Psychiatrie
der Adoleszenz

Helmut Remschmidt

W0066801

53 Abbildungen, 111 Tabellen

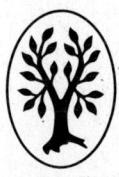

Georg Thieme Verlag Stuttgart · New York 1992

Prof. Dr. med., Dr. phil. Helmut Remschmidt
Direktor der Klinik und Poliklinik
für Kinder- und Jugendpsychiatrie
Geschäftsführender Direktor des Zentrums
für Nervenheilkunde der Philipps-Universität
Hans-Sachs-Straße 4−8
3550 Marburg

Die Deutsche Bibliothek −
CIP-Einheitsaufnahme

Remschmidt, Helmut:
Psychiatrie der Adoleszenz : 111 Tabellen / Helmut
Remschmidt. − Stuttgart ; New York : Thieme, 1992

© 1992 Georg Thieme Verlag,
Rüdigerstraße 14, D-7000 Stuttgart 30
Printed in Germany
Satz: Robert Hurler GmbH,
D-7311 Notzingen (Linotronic 300)
Druck: Gutmann + Co., Heilbronn

ISBN 3-13-767801-3   1 2 3 4 5 6

Wichtiger Hinweis: Wie jede Wissenschaft ist die Medizin ständigen Entwicklungen unterworfen. Forschung und klinische Erfahrung erweitern unsere Erkenntnisse, insbesondere was Behandlung und medikamentöse Therapie anbelangt. Soweit in diesem Werk eine Dosierung oder eine Applikation erwähnt wird, darf der Leser zwar darauf vertrauen, daß Autoren, Herausgeber und Verlag große Sorgfalt darauf verwandt haben, daß diese Angabe dem Wissensstand bei Fertigstellung des Werkes entspricht.
Für Angaben über Dosierungsanweisungen und Applikationsformen kann vom Verlag jedoch keine Gewähr übernommen werden. Jeder Benutzer ist angehalten, durch sorgfältige Prüfung der Beipackzettel der verwendeten Präparate und gegebenenfalls nach Konsultation eines Spezialisten festzustellen, ob die dort gegebene Empfehlung für Dosierungen oder die Beachtung von Kontraindikationen gegenüber der Angabe in diesem Buch abweicht. Eine solche Prüfung ist besonders wichtig bei selten verwendeten Präparaten oder solchen, die neu auf den Markt gebracht worden sind. Jede Dosierung oder Applikation erfolgt auf eigene Gefahr des Benutzers. Autoren und Verlag appellieren an jeden Benutzer, ihm etwa auffallende Ungenauigkeiten dem Verlag mitzuteilen.

Für Ursula, Sabine und Cornelius

Vorwort

Dieses Buch hat eine lange Vorgeschichte, die bis in das Jahr 1973 zurückreicht, als mit Herrn Dr. Bremkamp vom Thieme Verlag in Marburg der Plan abgesprochen und vertraglich fixiert wurde. Durch die Berufung des Verfassers auf den neu gegründeten Lehrstuhl für Psychiatrie und Neurologie des Kindes- und Jugendalters an der Freien Universität Berlin und die damit verbundene Aufbauarbeit (1975–1980) wurde die Arbeit an diesem „Lieblingsplan" immer wieder unterbrochen, bis sie nach seiner Rückkehr an die Philipps-Universität Marburg wieder aufgenommen und schließlich zum Abschluß gebracht werden konnte.

Ziel des Buches ist eine umfassende Darstellung der Probleme der Adoleszenz, die sowohl den biologischen, psychologischen und psychosozialen Aspekten dieser Lebensphase Rechnung trägt und sie in Beziehung setzt zu gestörten Entwicklungen und zu psychischen Erkrankungen. Dabei fühlt sich der Verfasser folgenden Sichtweisen verpflichtet:

1. dem *empirischen Bezug* als wesentlichem Schrittmacher für Fortschritte in der Forschung, aber auch im alltäglichen Umgang mit den Patienten und ihren Familien;
2. der *Entwicklungsperspektive*, die ausschlaggebend ist für das Verständnis phasenspezifischer Besonderheiten von Störungen und Erkrankungen und die uns auch Wege zu ihrer Behandlung weisen kann;
3. dem *interdisziplinären Ansatz*, der anerkennt, daß zur Ätiologie, Diagnose und Therapie psychischer Störungen und Erkrankungen in der Adoleszenz verschiedene ärztliche und nichtärztliche Fachdisziplinen entscheidende Beiträge geleistet haben. In diesem Buch wird der Versuch einer Integration unternommen;
4. dem konstruktiven *Problembewältigungsansatz* (Coping-Ansatz), der den einzelnen

Patienten und seine Störung nicht unwiderruflich determiniert sieht, sondern Raum läßt für eine aktive Mitgestaltung der eigenen Entwicklung.

In diesem Sinne will das Buch sowohl die Situation des „normalen" Adoleszenten aus unterschiedlichen Perspektiven (biologisch, psychologisch, psychosozial) deutlich machen (Teil I) als auch die in der Adoleszenz bedeutsamen psychischen Störungen und Erkrankungen differenziert darstellen (Teil II) und die bewährten Behandlungsmethoden (Teil III) beschreiben. Darüber hinaus werden Fragen der gerichtlichen Jugendpsychiatrie und der Begutachtung (Teil IV) behandelt.

Um den Charakter eines Lehrbuches zu wahren, werden eher die *allgemeinen Tendenzen* in Forschung, Klinik und Praxis betont als einzelne, oft überraschende und noch nicht replizierte Befunde wiedergegeben. Dementsprechend konzentriert sich die zitierte Literatur vorwiegend auf grundlegende, historisch wichtige Arbeiten und auf Übersichtsarbeiten, seltener werden empirische Einzelarbeiten einbezogen.

Besonderer Wert wurde auf die Berücksichtigung der *internationalen Entwicklung* auf dem Gebiete der Adoleszentenpsychiatrie gelegt. Da diese (ob zu Recht oder zu Unrecht) nicht unerheblich durch die „Klassifikationsdiskussion" beeinflußt ist, wurde diesem Aspekt durch die Einbeziehung der gebräuchlichen und in ständiger Weiterentwicklung befindlichen Klassifikationsschemata (ICD-9, ICD-10, DSM-III und DSM-III-R) Rechnung getragen. Dabei wurde bereits die Klassifikation nach ICD-10 berücksichtigt.

Das Buch richtet sich sowohl an Studenten als auch an Ärzte verschiedener Fachrichtungen (Kinder- und Jugendpsychiater, Psychiater, Pädiater), aber auch an die Vertreter anderer

Disziplinen, denen die Lebensphase der Adoleszenz Anliegen und Aufgabe ist.

Bei der Abfassung des Textes waren dem Autor sein Marburger Arbeitskreis und der ständige Kontakt mit den vielen jugendlichen Patienten die größte Hilfe. Ihnen allen sei herzlich gedankt. Besonderer Dank gebührt den Oberärzten der Klinik, Herrn PD Dr. Martin und Herrn Prof. Dr. A. Warnke, für zahlreiche Anregungen und die Vertretung während zweier Forschungssemester, dem Leitenden Psychologen, Herrn Dr. G. Niebergall, sowie Herrn PD Dr. F. Mattejat und Herrn Dr. E. Schulz für ihre Mithilfe und für Verbesserungsvorschläge zu verschiedenen Kapiteln, Frau E. Le Guillarme, Frau I. Grundel, Frau I. Engel und Frau A. Dehnert für die Durchführung der aufwendigen Schreib- und Korrekturarbeiten. Besonders herzlich gedankt sei Frau Dipl.-Psychologin Monika Becker, die sich durch Sachverstand, Genauigkeit und Umsicht große Verdienste um das Buch erworben hat.

Den Mitarbeitern des Georg Thieme Verlages, insbesondere Herrn Dr. Bremkamp, gilt ein herzlicher Dank für die stets wohlwollende und tatkräftige Unterstützung auch bei diesem Buch und darüber hinaus für eine mittlerweile über 20jährige freundschaftliche Zusammenarbeit.

Zuletzt und besonders nachdrücklich aber möchte ich meiner Familie danken, die nicht nur viel Verständnis für dieses Vorhaben bewiesen, sondern mir auch manche Einsichten in die Bedeutung von Entwicklungsprozessen hautnah vermittelt hat. Als Ausdruck dieses Dankes sei das Buch daher meiner Frau Ursula und meinen mittlerweile erwachsenen Kindern Sabine und Cornelius gewidmet.

Marburg, im Januar 1992

Helmut Remschmidt

Inhaltsverzeichnis

II   Klinisch-psychiatrische Syndrome –
A   Allgemeiner Teil   67

II   Klinisch-psychiatrische Syndrome –
B   Spezieller Teil   151

III. Therapie, Rehabilitation, Prävention 467

1. Einführung

Obwohl die Probleme der Adoleszenz für verschiedene klinische Disziplinen (u. a. Pädiatrie, Innere Medizin, Kinder- und Jugendpsychiatrie, Erwachsenenpsychiatrie, Dermatologie, Gynäkologie) von großer Bedeutung sind, ist diese Entwicklungsphase ein auch heute noch vernachlässigtes Gebiet. Dies wird schon daran deutlich, daß es kaum ambulante oder stationäre Behandlungseinrichtungen gibt, die den spezifischen Problemen der Adoleszenten ausreichend Rechnung tragen. Überdies stellt sich in vielen Bereichen die Frage nach der Zuständigkeit neu. Für das Gebiet der Psychiatrie ist dies durch die Einführung eines eigenen Facharztes für Kinder- und Jugendpsychiatrie formell zwar geregelt, jedoch besteht hinsichtlich der institutionellen Realisierung noch erheblicher Nachholbedarf.

1.1 Die Begriffe Pubertät und Adoleszenz

Als **Adoleszenz** wird die Lebensphase bezeichnet, die den *Übergang von der Kindheit zum Erwachsenenalter* markiert. Diese bewußt sehr weit gefaßte Umschreibung zeigt, daß nur eine *mehrdimensionale Betrachtung* den vielfältigen Problemen der Adoleszenz gerecht werden kann. Denn dieser Übergang geht mit tiefgreifenden körperlichen Veränderungen einher, er bringt zahlreiche psychische Wandlungen mit sich, führt manchmal zu heftigen Auseinandersetzungen mit der Gesellschaft und ihren Institutionen (Elternhaus, Schule, Beruf usw.) und weist bei einheitlichen biologischen Gegebenheiten zahlreiche soziokulturelle Differenzen auf.

Die Berechtigung einer solchen mehrdimensionalen Betrachtung, die wir auch dieser Darstellung zugrunde legen, wird durch eine Fülle empirischer Daten gestützt. So sind die somatischen Veränderungen Ausdruck endogen-biologischer Reifungsabläufe und gewiß nicht soziokulturell erklärbar. Hin-

gegen lassen sich viele psychische und psychosoziale Probleme (z. B. die Wandlungen der Vorstellung vom eigenen Körper, die Suche nach Identität, die Entwicklung eines Wertesystems, die Übernahme der Geschlechtsrolle) nicht auf biologische Faktoren reduzieren. Ebensowenig ist das in manchen Kulturen geläufige, in anderen jedoch unbekannte Phänomen einer stürmischen, mit heftigen Aggressionen einhergehenden krisenhaften Pubertätsphase ausschließlich biologisch erklärbar. Auch ist die Zeitdauer der als Adoleszenz bezeichneten Entwicklungsphase kulturabhängig. Abgesehen davon unterliegt die Betrachtung der Adoleszenz historischen Wandlungen und modischen Zeitströmungen, wobei sich gegenwärtig das Pendel mehr zur psychologisch-soziologischen Seite neigt.

Unter Berücksichtigung dieser Gesichtspunkte, die zugleich als relativierende Faktoren zu betrachten sind, läßt sich zur Definition von Pubertät und Adoleszenz ausführen:

Pubertät ist ein primär biologischer Begriff. Es hat Versuche gegeben, eine „physische Pubertät" von einer „psychischen Pubertät" zu unterscheiden (Ch. Bühler 1921), manche Autoren sprechen auch von einer „Kulturpubertät" oder einer „sozialen Pubertät" (Bertlein 1960). Diese Bezeichnungen sind unglücklich und sollten aufgegeben werden. Pubertät umschreibt vielmehr die biologischen und physiologischen Veränderungen, die mit der körperlichen und sexuellen Reifung verbunden sind. Sie wird markiert durch das Auftreten der Menarche bzw. der ersten Ejakulation – Merkmale, die allerdings als Grenzmarken für das Einsetzen der Pubertät insofern umstritten sind, als bereits vor deren Eintritt puberale Veränderungen begonnen haben.

Adoleszenz bezieht sich im Unterschied dazu mehr auf die *psychologische* Bewältigung der körperlichen und sexuellen Reifung oder „die Anpassung der Persönlichkeit des Kindes an die Pubertät" (Bernfeld 1938). *Pubertät* umfaßt also mehr den *körperlichen* Reifungsaspekt, Adoleszenz den psychischen Entwick-

Tabelle 1.**1** Die verschiedenen Altersstufen in Kindheit und Adoleszenz

Bezeichnung	Kriterien
Säuglingsalter	Geburt bis Ende des 1. Lebensjahres
Kindesalter	Geburt bis Ende des 13. Lebensjahres
Jugendalter	14—18 Jahre
Heranwachsendenalter	18—21 Jahre (gesetzliche Definition bis 31. 12. 74)
Junge Volljährige	18—25 Jahre
Minderjährige	alle unter 18 Jahre
Erwachsene	alle über 18 Jahre
Pubertät/Pubeszenz	12/14 Jahre
Adoleszenz (vielfach synonym mit „Jugend")	12/14—25 Jahre

1. *Biologisch* gesehen, umfaßt Adoleszenz die Gesamtheit der somatischen Veränderungen, die sich am augenfälligsten in der körperlichen Entwicklung und der sexuellen Reifung zeigen.
2. *Psychologisch* betrachtet, umfaßt sie die Gesamtheit der individuellen Vorgänge, die mit dem Erleben, der Auseinandersetzung mit und der Bewältigung der somatischen Wandlungen sowie der sozialen Reaktionen auf diese verbunden sind. Dabei kommen insofern psychosoziale Faktoren ins Spiel, als in der jeweiligen Gesellschaft eine mehr oder weniger präzise Vorstellung davon besteht, was als Kindheit oder als Erwachsenenstatus zu bezeichnen ist.
3. *Soziologisch* betrachtet, läßt sich Adoleszenz als ein Zwischenstadium definieren, in welchem die Jugendlichen mit der Pubertät die biologische Geschlechtsreife erreicht haben, ohne jedoch

„mit Heirat und Berufsfindung in den Besitz der allgemeinen Rechte und Pflichten gekommen zu sein, welche die verantwortliche Teilnahme an wesentlichen Grundprozessen der Gesellschaft ermöglichen und erzwingen. In positiver Wendung ließe sich diese Phase als jene bestimmen, in der im Hinblick auf Beruf und Ehepartner die ‚Objektwahl' zunehmend motiviert, aber noch nicht institutionell vollzogen wird" (Neidhardt 1970, S. 14).

4. In *zeitlicher Hinsicht* umfaßt Adoleszenz die Altersphase etwa vom 12. bzw. 13. bis 20./24. Lebensjahr.
5. In *rechtlicher Hinsicht* bedeutet Adoleszenz eine Zunahme von Teilmündigkeiten.

Die zeitlichen Grenzen sind bezüglich aller genannten Kriterien sowohl nach unten als nach oben unscharf. Während die untere Grenze mit dem Eintritt der Menarche bzw. der ersten Ejakulation sowie durch die augenfälligen körperlichen Veränderungen noch einigermaßen präzise zu bestimmen ist (auch dies ist umstritten, s. o.), ist die obere Grenze äußerst variabel und unterliegt weitaus stärker gesellschaftlichen Einflüssen und Definitionen. So hatte z. B. die 1975 erfolgte Herabsetzung des Volljährigkeitsalters auf 18 Jahre erhebliche Auswirkungen in verschiedensten Rechtsbereichen (Stutte u. Remschmidt 1973a u. b).

Angesichts der großen Variabilität der oberen Grenze der Adoleszenzphase (man denke nur

lungsaspekt. Da die körperlichen Reifungsvorgänge gewissermaßen den Anstoß für alle folgenden Wandlungen geben, läßt sich die *Pubertät als Beginn der Adoleszenz* auffassen.

Der Umgang mit der Terminologie in diesem Gebiet wird dadurch erschwert, daß einige Begriffe, die zur Kennzeichnung verschiedener *Altersstufen* verwendet werden, rechtlich definiert sind und andere nicht. Tab. 1.**1** gibt neun Begriffe wieder, von denen die ersten sieben gesetzlich definiert sind, die letzten beiden (Pubertät und Adoleszenz) jedoch nicht. Die Altersstufe der 18- bis 21jährigen wurde bis 1974 als Heranwachsendenalter bezeichnet. Durch das 1975 in Kraft getretene Gesetz zur Herabsetzung des Volljährigkeitsalters entfällt diese Altersklasse im rechtlichen Sinne. Der Begriff wird aber vielfach noch gebraucht, manchmal auch im Sinne von Adoleszenz. Letztere Anwendung ist jedoch nicht richtig, da Adoleszenz einen weit größeren Zeitraum umfaßt.

Angesichts dieser terminologischen Schwierigkeiten gehen wir in diesem Buch vom umfassenden Begriff *Adoleszenz* aus. Dieser Begriff, der von manchen Autoren synonym mit „Jugend" oder „jüngere Generation" angewandt wird, läßt sich wie folgt präzisieren und *differenzieren*:

an die zunehmende Streuung des Berufseintritts und des Heiratsalters) kommt man immer mehr davon ab, feste Altersmarken anzugeben, und geht dazu über, die obere Grenze der Adoleszenzphase nach sozialen Kriterien zu definieren.

Fast alle Theorien unterscheiden zumindest zwei (Ausubel 1968), manche drei (frühe, mittlere und späte Adoleszenz) (Buxbaum 1958), andere fünf *Phasen* der Adoleszenz (Präadoleszenz, frühe Adoleszenz, eigentliche Adoleszenz, Spätadoleszenz und Postadoleszenz) (Blos 1962).

Eine Einteilung in zumindest zwei Phasen ist sicher sinnvoll. Die erste Phase ist durch eine Fülle von Veränderungen im somatischen, psychischen und psychosozialen Bereich gekennzeichnet. Es kommt zu einem mehr oder weniger plötzlichen *Verlust des Status der Kindheit*, es existieren noch unrealistische Vorstellungen von den Statusprivilegien der Jugendlichen ebenso wie vom Erwachsenenstatus. Die Pubertierenden nehmen eine Zwitterstellung ein; sie sind nicht mehr Kind, haben aber auch in der Subkultur der Jugendlichen noch nicht Fuß gefaßt (Ausubel 1968).

Das zweite Stadium der Adoleszenz ist charakterisiert durch eine Phase der *Reorganisation*. Die bis dahin im Vordergrund stehende Beunruhigung und Verunsicherung nimmt ab, die Jugendlichen haben an Orientierung gewonnen, Kontakt zu Gleichaltrigen gefunden und den Status der Kindheit weitgehend abgestreift. Gleichwohl ist die Übernahme des Erwachsenenstatus noch nicht gelungen, es entstehen Probleme mit der Identitätsfindung, und es kann zu Auseinandersetzungen mit den herkömmlichen Strukturen der Gesellschaft kommen.

Diese allgemeine Charakterisierung wird von verschiedenen *Theorien* je nach Ausgangspunkt abgewandelt. In psychoanalytischer Sicht dominieren z. B. die Probleme der Sexualreifung bzw. der Identitätsfindung, in der Feldtheorie die psychosoziale Adaptation, in den kognitiven Theorien die Auseinandersetzungen mit dem in der Adoleszenz erfahrenen Zuwachs an geistigen Fähigkeiten.

1.2 Adoleszenz als eigenständige und als Übergangsphase

Die Adoleszenzphase (unter Einschluß der Pubertät) läßt sich entweder als eine Stufe des menschlichen Lebens sehen, die in sich selber relevant ist, oder im Hinblick auf den Eintritt in die Erwachsenenwelt, wobei sie dann nicht mehr als ein Durchgangsstadium darstellt.

1.2.1 Adoleszenz als Übergangsphase

Vorwiegend wird die Adoleszenz als notwendiger, aber mit Schwierigkeiten belasteter Schritt ins Erwachsenenalter angesehen. Eine Reihe von Faktoren legen diese Betrachtungsweise nahe.

Erstens wird die Adoleszenz *subjektiv* von vielen in der Rückschau als bloßer Übergang zum Erwachsenenalter erlebt, oft sogar als Zeit, an die man sich ungern erinnert. Dazu können beitragen: Beunruhigung durch körperliche und psychische Veränderungen, Träume und Ideale, die aus Sicht des Erwachsenen unrealistisch erscheinen, krisenhafte Auseinandersetzungen mit sich selbst und der Familie, das Erlebnis der Einsamkeit und der Verlust des festen Bezugsrahmens der Kindheit, Insuffizienzgefühle und das rasche Streben nach dem Erwachsenenstatus.

Zweitens fehlen *kulturell verbindlich vorgezeigte Wege* wie die Initiationsriten, die den Übergang ins Erwachsenenalter erleichterten und beschleunigten und mit der Übernahme von Pflichten und Verantwortung in der Erwachsenenwelt gekoppelt waren.

Ein *dritter* Faktor ist der epochale *Trend zu immer komplexeren gesellschaftlichen Verhältnissen.* Je komplizierter die Funktionen sind, die ein Erwachsener innerhalb der Gesellschaft wahrzunehmen hat, um so schwieriger ist deren Übernahme. Da diese erlernt werden müssen, ergibt sich eine *immer längere Übergangsphase*, in welcher zwar zur Verantwortung erzogen werden muß, Verantwortung aber nicht oder noch nicht übernommen werden kann. Dadurch werden vielfach Konflikte vorgebahnt. Auch gesetzliche Bestimmungen tragen dazu bei, daß das richtige Erziehungsziel propagiert wird, möglichst frühzeitig selbständig zu sein und Verantwortung zu übernehmen. Zugleich sind aber die gesellschaftlichen Voraussetzungen nicht vorhanden, um den Adoleszenten entsprechende Aufgaben und Verantwortung zu übertragen.

Ein Teil der genannten Gesichtspunkte läßt sich unter dem soziologischen Begriff der *„Rollenübernahme"* subsumieren. In diesem Sinne wird die *Unselbständigkeit im Hinblick auf soziale Rollen* als Charakteristikum der Adoleszenz angesehen, und die Adoleszenz dient dazu, sich diese Rollen anzueignen. Die Diskussion hierzu geht im wesentlichen von Schelsky (1957) aus, der die soziale Rolle der Jugend lediglich als Übergangsphase zwischen der Eigenständigkeit der Kindheit und festumschriebenem Rollenverhalten des Erwachsenenstatus sieht.

1.2.2 Adoleszenz als eigenständige Phase

Die neueren Erkenntnisse über die physischen, psychischen und psychosozialen Besonderheiten der Adoleszenz legen eine *eigenständige Betrachtung* dieser Altersgruppe nahe. Junge Menschen dieser Lebensphase, die immerhin einen Zeitraum umfaßt, der demjenigen der Kindheit entspricht, haben auch ein Recht darauf, nicht nur unter dem Blickwinkel des noch nicht realisierten Erwachsenenstatus, sondern als Gruppe mit spezifischen Bedürfnissen, Problemen und Sorgen betrachtet zu werden. In diesem langen Zeitraum zeigen die Adoleszenten phasenspezifische Verhaltensweisen, Normen, Einstellungen, Gesellungsformen, Rollenverhalten und Konflikte (Erikson 1965; Eisenstadt 1966).

Eine solche Auffassung der Adoleszenz als eigenständiger Entwicklungsphase wird verschiedentlich bereits vertreten. So tragen legislative Maßnahmen diesem Gesichtspunkt Rechnung (Jugendarbeitsschutzgesetz, Jugendwohlfahrtsgesetz, Jugendgerichtsgesetz, in der Planung befindliches Jugendstrafrecht), sind aber in verschiedenen Bereichen noch nicht in die Praxis umgesetzt. In der Medizin wird die Adoleszenz vielfach als reines Durchgangsstadium angesehen, weshalb beispielsweise kranke Jugendliche sich in einem unzureichend auf sie abgestimmten Raum bewegen. Die einzige Facharztdisziplin, die die Be-

zeichnung „Jugend" in ihrem Namen führt, ist die Kinder- und Jugendpsychiatrie. Auch in der Pädiatrie gibt es mittlerweile entsprechende Tendenzen.

1.3 Historische Aspekte

Bei *Naturvölkern* erfolgt der Übergang von der Kindheit zum Erwachsensein eher abrupt, häufig über einen Initiationsritus. In *archaischen Gesellschaften* (z. B. den alten chinesischen, japanischen, indischen, arabischen und jüdischen Kulturen) besteht eine starke Machtstruktur meist patriarchalischer Prägung, die auch dann bestehen bleibt, wenn die Söhne erwachsen sind.

Die Existenz einer mehr oder weniger für beide Geschlechter und alle sozialen Schichten geltenden Kindheits- und erst recht einer Jugendphase hat im wesentlichen zwei gesellschaftliche Voraussetzungen: Zum einen ist diese Phase um so notwendiger, je höher die beruflichen und sozialen Anforderungen an den Erwachsenen werden, insbesondere je mehr qualifizierte und relativ flexibel einsetzbare Arbeitskräfte beiderlei Geschlechts benötigt werden. Zum anderen müssen die Kosten getragen werden können, um jeweils eine ganze Generation über Jahre hinweg zu ernähren bzw. auszubilden. Beides trifft erst in neuester Zeit und nur in industrialisierten Gesellschaften zu, auch wenn soziale und Geschlechterunterschiede für die Ausgestaltung der Jugendphase durchaus noch maßgeblich sind. Vorher war Jugend, wenn überhaupt davon gesprochen werden konnte, ganz überwiegend eine Angelegenheit der oberen Schichten und des männlichen Geschlechts.

Die Auffassung, wonach Kinder und Jugendliche „Besitz" der Eltern sind, durchzieht die griechische und römische Geschichte und war auch in der zentraleuropäischen Geschichte stets dominierende Auffassung. Erst mit dem Humanismus änderten sich die Auffassungen zusehends.

Eine wesentlich *veränderte Einstellung* zum Kind und auch zum Jugendlichen entsteht im 18. Jahrhundert im Zuge sozialer und technischer Revolutionen. Kinder und Jugendliche werden allmählich als eigenständige Wesen betrachtet mit eigenen Bedürfnissen, Rechten und Pflichten. Freilich gab es auch damals Mißbräuche wie Kinderarbeit, die z. T. dramatische Ausmaße annahm. In der Folgezeit setzte sich jedoch mehr und mehr die Auffassung von der *Eigenständigkeit des Kindes und Jugendlichen* durch, der Entwicklungsgedanke erhielt den ihm gebührenden Platz, und auch in rechtlicher Hinsicht werden Kinder und Jugendliche als schutz- und förderungswürdige Individuen mit eigener Persönlichkeit und eigenen Bedürfnissen betrachtet.

Parallel zu pädagogischen, heilpädagogischen und philosophischen Strömungen entwickelte sich die **Kinder- und Jugendpsychiatrie** zu einer medizinischen Disziplin.

Henry Maudsley verfaßte in seiner „Physiology and Pathology of Mind" (1867) ein Kapitel „Insanity of Early Life", das als Vorläufer späterer kinderpsychiatrischer **Lehrbücher** angesehen werden kann. Eine entsprechende Abteilung mit Ambulanz und stationärer Aufnahmemöglichkeit wurde allerdings erst 1930 in London eingerichtet.

Ein Markstein in der Geschichte der Kinder- und Jugendpsychiatrie ist das Jahr 1887, in dem das erste kinder- und jugendpsychiatrische Lehrbuch erschien, mit dem Titel „Psychische Störungen des Kindesalters" (Emminghaus).

1899 wurde erstmals die Bezeichnung „Kinderpsychiatrie" durch den Franzosen Manheimer verwendet, der sein Buch „Les Troubles Mentaux de l'Enfance" (1899) im Untertitel „Précis de Psychiatrie Infantile" nannte. Etwa zur gleichen Zeit erschienen die Lehrbücher von Moreau (1888) und Ireland (1898), die noch nicht den Terminus „Kinderpsychiatrie", aber verwandte Bezeichnungen im Titel führten. Die weitere Entwicklung ist durch folgende Namen gekennzeichnet:

- Wilhelm Strohmayer (1910), der eine „Psychopathologie des Kindesalters" verfaßte;
- Theodor Ziehen (1917) mit seinem Lehrbuch „Die Geisteskrankheiten des Kindesalters";
- Sante de Sanctis (1925), der den Begriff „Neuropsichiatria infantile" prägte und die „Dementia praecocissima" beschrieb;
- August Homburger (1926), der sein einflußreiches Werk „Vorlesungen über Psychopathologie des Kindesalters" nannte;
- Moritz Tramer, dessen „Lehrbuch der allgemeinen Kinderpsychiatrie" (1942) als erste klare

Umgrenzung des Fachgebietes angesehen werden kann.

Von einer „Adoleszentenpsychiatrie" ist in diesen frühen Entwicklungen noch nicht explizit die Rede. Es geht vor allem um Kinder. Die Jugendpsychiatrie wird teilweise im Kontext der Kinderpsychiatrie betrieben, teilweise im Verbund der Erwachsenenpsychiatrie.

Diese Orientierung am Kindesalter zeigt sich auch in der **Gründung wissenschaftlicher Zeitschriften**.

- 1898 wurde das Periodikum „Die Kinderfehler" gegründet, das seine Fortsetzung in der „Zeitschrift für Kinderforschung" fand, die 1944 mit dem 50. Band ihr Erscheinen einstellen mußte. Erster Redakteur war Werner Villinger. Diese Zeitschrift wurde fortgesetzt in dem von Villinger u. Stutte und später von Stutte herausgegebenen „Jahrbuch für Jugendpsychiatrie und ihre Grenzgebiete" (1956), seit 1973 als „Zeitschrift für Kinder- und Jugendpsychiatrie". Mit dem „Jahrbuch" wird die Bezeichnung „Jugendpsychiatrie" im deutschen Sprachraum etabliert.
- 1934 gründete Tramer die „Zeitschrift für Kinderpsychiatrie", die bis 1984 als „Acta paedopsychiatrica" fortgeführt wurde und seit 1988 (mit Band 51) in einem anderen Verlag weitergeführt wird.
- Als Periodikum mit zunächst stärker psychoanalytischer Orientierung und später interdisziplinärem Ansatz wurde 1952 die „Praxis der Kinderpsychologie und Kinderpsychiatrie" gegründet (von Annemarie Dührssen und Werner Schwidder), die ebenfalls weite Verbreitung gefunden hat.

Die Etablierung neuer Fachdisziplinen setzt ferner entsprechende **Organisationen** bzw. **Fachgesellschaften** voraus.

1939, auf dem letzten Vorkriegskongreß der Deutschen Gesellschaft für Psychiatrie, kam es zur Gründung der „Kinderpsychiatrischen Arbeitsgemeinschaft", die den Auftrag erhielt, eine wissenschaftliche Gesellschaft zu gründen. Die offizielle Gründungsversammlung als *Deutsche Gesellschaft für Kinderpsychiatrie und Heilpädagogik* fand 1940 in Wien statt. Durch den Krieg wurden die wissenschaftlichen und auch die berufspolitischen

Aktivitäten erheblich behindert. 1949 fand das erste Nachkriegssymposium der Kinderpsychiater in Marburg statt. 1950 kam es auf dem Deutschen Psychiater-Kongreß in Stuttgart zur offiziellen Wiedergründung bzw. Neugründung der Gesellschaft als *„Deutsche Vereinigung für Jugendpsychiatrie"*. Hier steht schon im Namen das Jugendalter im Vordergrund, wenngleich in der klinischen Arbeit keineswegs ausreichend Abteilungen für psychisch gestörte Jugendliche eingerichtet wurden. Im Jahre 1973 wurde der Name der Gesellschaft geändert in „Deutsche Vereinigung für Kinder- und Jugendpsychiatrie" und im Jahre 1976 in *„Deutsche Gesellschaft für Kinder- und Jugendpsychiatrie"*.

1954 erfolgte die informelle Gründung der *„Union europäischer Pädopsychiater (UEP)"*. Die offizielle Gründung wurde 1960 in Paris nachgeholt. In der Amtsperiode 1979–1983 erfolgte eine Umbenennung in „European Society for Child and Adolescent Psychiatry" (ESCAP).

Die führenden europäischen Kinderpsychiater schlossen sich 1935 zu einer Gruppe zusammen, aus deren Initiative die „International Association for Child and Adolescent Psychiatry and Allied Professions" (*IACAP and AP*) hervorging. Name und Ziel der Gesellschaft wurden mehrfach verändert und erweitert. Der ursprüngliche Name „International Association for Child Psychiatry" wurde geändert in „International Association for Child Psychiatry and Allied Professions" und 1978 in Melbourne erweitert zu „International Association for Child and Adolescent Psychiatry and Allied Professions (IACAP and AP)".

Neben der „IACAP and AP" existieren *drei weitere internationale* wissenschaftliche *Fachvereinigungen*:

– Die *Section Child and Adolescent Psychiatry* der *World Psychiatric Association*. Sie ist die einzige ärztliche Fachvereinigung, die für die ganze Breite der Kinder- und Jugendpsychiatrie zuständig ist, und wurde 1971 auf der Tagung der World Psychiatric Association in Mexico City gegründet,
– die *International Society for Adolescent Psychiatry*, eine mehreren Berufsgruppen offenstehende Organisation, die sich speziell der Psychiatrie der Adoleszenz widmet, und

– die *World Association for Infant Psychiatry*, die sich speziell mit der Psychiatrie des Säuglings- und frühen Kindesalters beschäftigt.

Eine ausführliche Darstellung der Geschichte der kinder- und jugendpsychiatrischen Institutionen gibt Stutte (1966).

Im Hinblick auf die **fachliche Orientierung** hat sich die Kinder- und Jugendpsychiatrie in eine Richtung entwickelt, die sowohl im diagnostischen als auch im therapeutischen Bereich als im guten Sinne *eklektisch* angesehen werden kann. Dennoch existieren in der klinischen Ausrichtung Schwerpunkte:

– Die *neuropsychiatrische Tradition* geht auf den Einfluß der Psychiatrie und Neurologie zurück, aus der die Kinder- und Jugendpsychiatrie wesentliche Impulse erhalten hat. Viele Abteilungen haben sich aus der Erwachsenenpsychiatrie entwickelt. Diese Tradition findet sich nicht nur im deutschsprachigen Raum, sondern auch in Frankreich, zum Teil sehr ausgeprägt in den sozialistischen Ländern sowie der ehemaligen DDR. Diese Entwicklung hat neuerdings wieder Auftrieb erhalten durch die Neuropsychologie.
– Die *heilpädagogisch-klinische Tradition* ist besonders in der Bundesrepublik Deutschland, in Österreich und der Schweiz an verschiedenen Kliniken verbreitet. Wesentliche Promotoren dieser Entwicklung waren in Österreich Hans Asperger, in der Schweiz Paul Moor und in der Bundesrepublik Deutschland Heinrich Koch.
– Die *psychodynamisch-psychoanalytische Tradition* ist ausschließlich in Westeuropa und der westlichen Welt verbreitet, nicht in den Ostblockländern. Sie wurde begründet durch Sigmund Freud. Wesentliche Impulse erhielt sie durch Anna Freud (1895–1982), Melanie Klein (1882–1960), Alfred Adler (1870–1937), August Aichhorn (1887–1949), René Spitz (1887–1974) und in der Bundesrepublik Deutschland besonders durch Annemarie Dührssen. Verschiedene Kliniken im deutschsprachigen Raum sehen das psychodynamisch-psychoanalytische Konzept als Basis an, integrieren jedoch auch andere Ansätze.

– Die *empirisch-epidemiologisch-statistische Tradition* wird insbesondere in den angelsächsischen Ländern, vor allem in England und den USA, vertreten und ist keiner speziellen theoretischen Richtung verpflichtet. Sie bemüht sich darum, empirische Sachverhalte zu objektivieren, umfassende Versorgungsmodelle zu entwickeln und diagnostische wie therapeutische Methoden einer kritischen Evaluation zu unterziehen.

1.4 Literatur

Ausubel, D. P.: Das Jugendalter: Fakten – Probleme – Theorie. Juventa, München 1968; 4. Aufl. 1974 (Orig.: Theory and Problems of Adolescent Development. Grune & Stratton, New York 1954)

Bernfeld, S.: Types of adolescence. Psychoanalytic Quarterly 7 (1938) 243–253

Bertlein, H.: Das Selbstverständnis der Jugend heute. Eine empirische Untersuchung über ihre geistigen Probleme, ihre Leitbilder und ihr Verhältnis zu den Erwachsenen. Schroedel, Berlin 1960

Blos, P.: Adoleszenz: Eine psychoanalytische Interpretation. Klett, Stuttgart 1973 (Orig.: On Adolescence. A Psychoanalytic Interpretation. Free Press, New York u. Collier-Macmillan, London 1962)

Bühler, Ch.: Das Seelenleben des Jugendlichen. Versuch einer Analyse und Theorie der psychischen Pubertät. Fischer, Jena 1921; 7. Aufl. Fischer, Stuttgart 1991

Buxbaum, E.: The psychology of adolescence. Journal of the American Psychoanalytic Association 6 (1958) 111–120

Eisenstadt, S. N.: Von Generation zu Generation. Altersgruppen und Sozialstruktur. Juventa, München 1966 (Orig.: From Generation to Generation – Age Groups and Social Structure. Free Press, Glencoe/Ill. 1956)

Emminghaus, H.: Die psychischen Störungen des Kindesalters. Laupp, Tübingen 1887

Erikson, E. H.: Identifikation und Identität. In von Friedeburg, L.: Jugend in der modernen Gesellschaft. Kiepenheuer & Witsch, Köln 1965

Homburger, A.: Vorlesungen über Psychopathologie des Kindesalters. Springer, Berlin 1926

Ireland, W. W.: The Mental Affections of Children. Blakiston, Philadelphia 1898

Manheimer, M.: Les troubles mentaux de l'enfance: Précis de psychiatrie infantile avec les applications pédagogiques et médico-legales. Societé d'éditions scientifiques, Paris 1899

Maudsley, H.: The Physiology and Pathology of Mind. Macmillan, London 1867

Moreau, P.: La folie chez les enfants. Baillière, Paris 1888 (dtsch.: Der Irrsinn im Kindesalter. Enke, Stuttgart 1889)

Neidhardt, F.: Bezugspunkte einer soziologischen Theorie der Jugend. In Neidhardt, F., R. Bergius, T. Brocher, D. Eckensberger, W. Hornstein, L. Rosenmayr, W. Loch: Jugend im Spektrum der Wissenschaften. Beiträge zur Theorie des Jugendalters. Juventa, München 1970

de Sanctis, S.: Neuropsichiatria infantile. Stock, Roma 1925

Schelsky, H.: Die skeptische Generation. Eine Soziologie der deutschen Jugend. Diederichs, Düsseldorf 1957

Strohmayer, W.: Vorlesungen über die Psychopathologie des Kindesalters: Für Mediziner und Pädagogen. Laupp, Tübingen 1910

Stutte, H.: Zur Geschichte jugendpsychiatrischer Institutionen. In Förster, E., K.-H. Wewetzer: Jugendpsychiatrische und psychologische Diagnostik. Huber, Bern 1966

Stutte, H., H. Remschmidt: Die Ansichten 17- bis 18jähriger über die Herabsetzung des Volljährigkeitsalters. Monatsschrift für Kriminologie und Strafrechtsreform 56 (1973a) 383–399

Stutte, H., H. Remschmidt: Die Herabsetzung des Volljährigkeitsalters im Urteil der Betroffenen. Ergebnisse einer Befragung von 17- und 18jährigen Jugendlichen. Arbeitsgemeinschaft für Erziehungshilfe (AFET), Hannover 1973b (Wissenschaftliche Informationsschriften der Arbeitsgemeinschaft für Erziehungshilfe [AFET] Heft 7)

Tramer, M.: Lehrbuch der allgemeinen Kinderpsychiatrie: einschließlich der allgemeinen Psychiatrie der Pubertät und Adoleszenz. Schwabe, Basel 1942; 4. Aufl. 1964

Ziehen, T.: Die Geisteskrankheiten des Kindesalters mit besonderer Berücksichtigung des schulpflichtigen Alters. Reuther & Reichard, Berlin 1902 (Sammlung von Abhandlungen aus dem Gebiete der pädagogischen Psychologie und Physiologie, Bd. V, Heft 1)

Ziehen, T.: Die Geisteskrankheiten des Kindesalters. Einschließlich des Schwachsinns und der psychopathischen Konstitutionen. Reuther & Reichard, Berlin 1917; 2. Aufl. 1926

I   Entwicklung in der Adoleszenz

2. Biologische Aspekte der Pubertät und Adoleszenz

Die biologischen Veränderungen der Pubertät stehen am Anfang der Adoleszenzphase und sind wichtige Voraussetzungen für alle folgenden Entwicklungsprozesse. Am augenfälligsten sind das Wachstum und, im Zusammenhang damit, die Veränderungen der körperlichen Proportionen. Diese werden hormonell gesteuert. Im Zusammenhang mit den endokrinen Regulationen erfolgen einerseits die Entwicklung zur Geschlechtsreife, zum anderen zum Teil erhebliche funktionelle und morphologische Veränderungen in verschiedenen Organsystemen.

2.1 Wachstum und Veränderung der körperlichen Proportionen

2.1.1 Körpergröße, Gewicht und Wachstumsgeschwindigkeit

Der Beginn der Pubertät ist durch einen *Wachstumsschub* gekennzeichnet, also eine deutliche Zunahme der Wachstumsgeschwindigkeit. Vor dem Wachstumsschub ist die Wachstumsgeschwindigkeit von Jungen und Mädchen etwa gleich. Der Pubertätswachstumsschub erfolgt bei Mädchen zwei Jahre früher als bei Jungen und erreicht nicht die gleiche Höhe (Abb. 2.**1**).

Wegen großer individueller Unterschiede ist der *Normbereich* weitaus wichtiger als eine Betrachtung der Mittelwerte. Er läßt sich definieren als der Bereich zwischen der 3. und 97. Perzentile, aber auch als Mittelwert ± zwei Standardabweichungen. In diesem Bereich liegen definitionsgemäß jeweils 94% bzw. rund 95% der Kinder. Die *Perzentilenkurven* geben jeweils den Prozentanteil der Kinder wieder, die über bzw. unter der entsprechenden Kurve

liegen. Der Perzentilenwert 10 bedeutet, 10% der Kinder liegen noch unterhalb der Werte dieser Kurve. Werte zwischen der 90. und der 10. Perzentile bzw. zwischen der 97. und der 3. Perzentile betrachtet man als Normalwerte. Die Perzentilenmethode ist anhand solcher Kurven einfach zu handhaben; sie hat darüber hinaus den Vorteil, daß sie auch dann anwendbar ist, wenn keine Normalverteilung vorliegt. Während Zunahme und Wachstumsgeschwindigkeit der Körpergröße im Bereich der Pubertätsveränderungen einer Normalverteilung unterliegen, gilt dies für andere Maße wie z. B. Körpergewicht und Hautfaltendicke nicht. Vor der Pubertät bleibt der Wachstumsverlauf bezüglich der Körpergröße in der Regel auf der gleichen Perzentile oder im jeweiligen Perzentilenkanal (Abb. 2.**2**). Eine nach unten oder oben *abweichende Wachstumskurve* wird als pathologisch angesehen, wenn sie nicht zwischen der 3. und 97. Perzentile liegt. Vor der Pubertät läßt eine nach unten abweichende Wachstumskurve an eine Hypothyreose oder einen hypophysären Minderwuchs denken, eine nach oben abweichende kann ein Hinweis auf eine Pubertas praecox oder ein adrenogenitales Syndrom sein (s. Kap. 23). Während der Pubertät ist ein Abweichen vom Perzentilenverlauf nicht pathologisch, ja sogar in gewisser Weise normal.

Ein ähnlicher Verlauf wie für das Größenwachstum gilt auch für das *Körpergewicht*. Die Gewichtszunahme um die Pubertät ist Ausdruck einer tiefgreifenden morphologischen Veränderung mit hohen Zuwachsraten für das Skelett, die Muskeln, die inneren Organe sowie das Fettgewebe. Die Zunahme des Körpergewichts ist jedoch eine weitaus weniger zuverlässige Variable als die der Körpergröße zur Beurteilung des Entwicklungsablaufes.

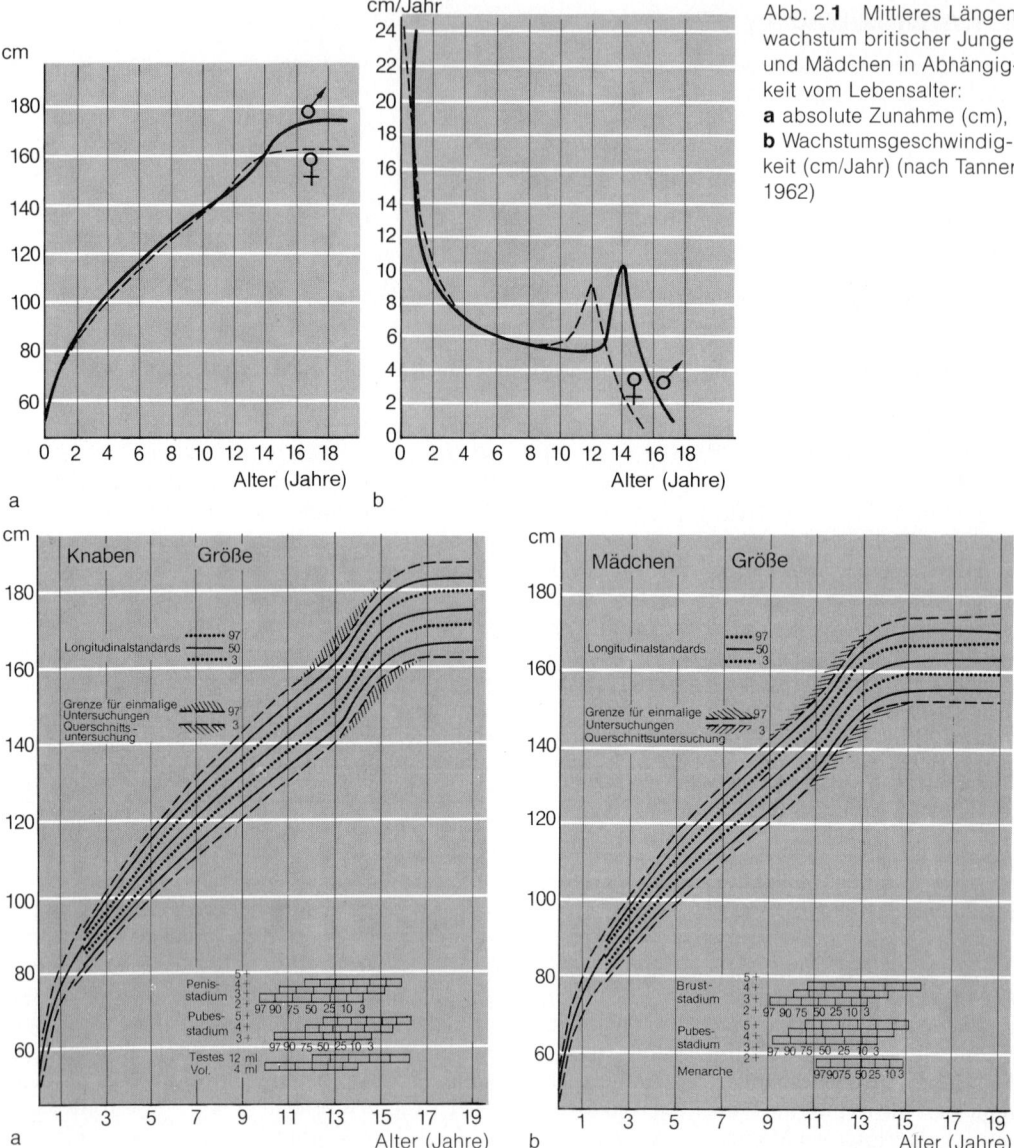

Abb. 2.**1** Mittleres Längenwachstum britischer Jungen und Mädchen in Abhängigkeit vom Lebensalter: **a** absolute Zunahme (cm), **b** Wachstumsgeschwindigkeit (cm/Jahr) (nach Tanner 1962)

Abb. 2.**2** Perzentilenkurven für das Längenwachstum britischer **a** Jungen und **b** Mädchen. Außerdem sind jeweils die Perzentilnormen für weitere Pubertätskriterien nach Tanner eingetragen (nach Tanner u. Whitehouse 1976)

Hinsichtlich der Beurteilung von Wachstum und Wachstumsgeschwindigkeit spielt das *Knochenalter* eine große Rolle. Knochenalter und Knochenreife stellen einen besseren *Maßstab für das biologische Alter* dar als das chronologische Alter. Je stärker das Knochen-

wachstum verzögert ist, um so länger ist die Zeitspanne bis zum Pubertätsbeginn, und um so mehr Wachstum ist noch möglich. Aufgrund der Annahme, daß das Auftreten der Pubertätsmerkmale enger mit dem Knochenalter zusammenhängt als mit dem chronologischen Alter, kommt der Bestimmung des Knochenalters eine große klinische Bedeutung zu.

Innerhalb des normalen Wachstums kann man verschiedene *Varianten* unterscheiden (Falkner 1972):

1. Kinder, die hinsichtlich des Körperwachstums auf allen Altersstufen im Durchschnittsbereich liegen.
2. Kinder, die früh reifen und infolge ihrer Frühreife bereits im Kindesalter hinsichtlich der Größe über dem Durchschnittsbereich liegen. Sie erreichen im Erwachsenenalter eine durchschnittliche Körpergröße.
3. Frühreife Kinder, die aus genetischen Ursachen größer als der Durchschnitt sind. Sie sind dies bereits im Kindesalter und behalten diesen Vorsprung bis ins Erwachsenenalter. Sie erreichen früher den Erwachsenenstatus, und ihre Körpergröße bleibt über dem Durchschnitt.
4. Kinder mit verzögertem Reifungsablauf, deren Wachstumskurve im Kindesalter unter dem Durchschnitt liegt.
5. Kinder mit genetisch bedingt verzögertem Reifungsablauf. Diese Gruppe zeigt die unregelmäßigste Entwicklung, und ihr Entwicklungsverlauf läßt sich am wenigsten genau voraussagen.

Von diesen Varianten muß man die eindeutig pathologischen Wachstumsstörungen unterscheiden.

2.1.2 Veränderung der körperlichen Proportionen

Im Zusammenhang mit dem Pubertätswachstumsschub kommt es zu erheblichen Veränderungen der Körperproportionen (Gestaltwandel). Wenngleich diese kontinuierlich seit dem frühesten Kindesalter erfolgen, so sind sie doch um die Pubertät am ausgeprägtesten. So weist z. B. die Veränderung der Wachstumsgeschwindigkeit von Rumpf- und Beinlänge für Jungen sowie die der Körpergröße jeweils einen unterschiedlichen Wachstumsgipfel (PHV, peak height velocity) auf, der aber recht eng um das 14. Lebensjahr variiert.

Die Veränderung der körperlichen Proportionen vollzieht sich nach allgemeinen *Gesetzmä-*

ßigkeiten. So verläuft der Pubertätswachstumsschub in folgenden Schritten: zunächst erfolgt eine Steigerung des Wachstums von Hand und Fuß, danach von Hüften, Brust und Schultern, zuletzt wird der Rumpf vom Wachstumsschub erfaßt. Am geringsten ist das Kopfwachstum, da Schädelwachstum und Gehirnentwicklung der übrigen Reifung vorauseilen. Innerhalb des Schädelwachstums wachsen die Gesichtsknochen rascher als die übrigen Teile des knöchernen Schädels, so daß es zu einer Streckung des Gesichtes kommt. Alle diese Veränderungen sind bei Jungen ausgeprägter als bei Mädchen. Einige Geschlechterunterschiede sind bereits zum Zeitpunkt der Geburt vorhanden, andere werden erst mit der Pubertät deutlich (z. B. breitere Schultern der Jungen, breitere Hüften und im Vergleich zum Rumpf kürzere Beine bei den Mädchen).

Die Unterschiede hinsichtlich der Körperproportionen zwischen Jungen und Mädchen werden besonders bei *Veränderungen im Reifungsablauf* deutlich. Frühreifende Jungen weisen im Vergleich zu spätreifenden relativ breite Hüften und schmale Schultern auf, spätreifende Jungen und Mädchen sind meist relativ langbeinig und haben einen kürzeren Rumpf als die rascher reifenden Altersgenossen. Ein gewisses Ausmaß an Asynchronie der Reifung ist für diese Altersstufe jedoch typisch.

2.2 Hormonelle Regulationen und Geschlechtsreife

Hormonelle Regulationen können auf verschiedenen *Ebenen* betrachtet werden: auf der Ebene der sezernierenden *Drüsen*, auf der Ebene der Koordination durch die *Hypophyse* und auf der Ebene *zerebraler Auslösungs- und Steuerungsmechanismen*. Das endokrine System ist bereits im pränatalen Entwicklungsstadium wirksam. In der Pubertät kommt es zu erheblichen quantitativen Veränderungen, zum anderen tritt ein neuer Regulationsmechanismus auf den Plan.

Das Längenwachstum wird am meisten durch das Wachstumshormon und der Epiphysenschluß vorwiegend durch die Sexualhormone stimuliert, welche auch die Beendigung des Wachstums herbeiführen. Die Sexualhormone beeinflussen am stärksten die Knochenkern-

Tabelle 2.**1**   Die Wirkung der Hormone auf das Ske-
lettwachstum (Längenwachstum, Knochenkernent-
wicklung und Epiphysenschluß) (aus Bierich, J. R.:
Entwicklungsphysiologie und Auxologie: Wachstum
und Reifung. In Remschmidt, H., M. H. Schmidt: Kin-
der- und Jugendpsychiatrie in Klinik und Praxis, Bd. I.
Thieme, Stuttgart 1988)

Hormon	Längen-wachs-tum	Kno-chen-reifung	Epi-physen-fugen-schluß
Wachstumshormon	++	+	0
Somatomedine	++	+	0
Insulin	permis-siv	?	0
Schilddrüsen-hormone	+	++	0
Androgene	+	++	++
Östrogene	0	++	++
Kortikosteroide	−	−	−

entwicklung und damit das Skelettalter, das
für die Beurteilung einiger Reifungsabläufe
wichtiger ist als das chronologische Alter. Sie
beeinflussen direkt und indirekt auch Wachs-
tumsvorgänge (Tab. 2.**1**). Aus diesen Regula-
tionsmechanismen ergibt sich die *zeitliche Sequenz* der hormonellen Veränderungen: zuerst
erfolgt das vorwiegend durch *Wachstumshormon* und *Schilddrüsenhormone* gesteuerte
Körperwachstum (Pubertätswachstumsschub)
und im zweiten Schritt dessen Abschluß durch
die *Sexualhormone*.

2.2.1 Sexualhormone und Verhalten

Im Zusammenhang mit den Sexualhormonen
ergibt sich die Frage, ob und in welcher Weise
ein Zusammenhang zwischen endokrinen Veränderungen und Verhalten bzw. Befinden festzustellen ist.

So bestehen bei Jungen eindeutige Korrelationen zwischen der Höhe des Testosteron-Plas-
maspiegels und dem Auftreten nächtlicher
*Pollutionen, Masturbation und erstem Verliebt-
sein*. Dabei sind zum Zeitpunkt des steilsten
Testosteronanstieges, der zwischen dem 12.
und 15. Lebensjahr erfolgt, die erwähnten psy-

chischen Reaktionen häufig bzw. treten erstmalig auf. Daraus läßt sich aber kein eindeutiger Schluß auf die Verursachung dieses Verhaltens ziehen. Denn Orgasmus sowie Masturbation kommen bei beiden Geschlechtern bereits vor der Pubertät vor. Auch hinsichtlich
des ersten Verliebtseins tauchen bereits präpu-
bertär ähnliche emotionale Reaktionen auf.
Andererseits ist unzweifelhaft, daß die wichtigsten sexuellen Verhaltensweisen um die Pubertät mit weitaus höherer Intensität als vorher auftreten.

Umgekehrt kann man nach den Folgen eines
plötzlichen *Testosteronentzugs* fragen. Ein solcher liegt bei der *Kastration* vor. Erfolgt diese
vor der Pubertät, so resultiert Impotenz. Erfolgt sie nach der Pubertät, so tritt kurze Zeit
danach ein Potenzverlust sowie ein abruptes
Nachlassen der sexuellen Bedürfnisse ein. In
20% der Fälle tritt dieser Effekt nach rund einem Jahr ein, bei den übrigen kann eine sexuelle Aktivität in sehr begrenztem Ausmaß
noch aufrechterhalten werden.

Ein weiterer Beweis für einen engen Zusammenhang zwischen Testosteron und Potenz sowie sexuellen Bedürfnissen liegt in der Tatsache begründet, daß hypogonadale männliche
Patienten nach einer *Testosteronbehandlung*
eine Potenzbesserung sowie einen entsprechenden Libidozuwachs erfahren.

Solche Beobachtungen sprechen dafür, daß
die Sexualhormone zwar nicht direkt sexuelles
Verhalten hervorrufen, aber im Sinne einer
Aktivatorfunktion Potenz und entsprechendes
Sexualverhalten fördern.

Diskutiert werden ferner Zusammenhänge
zwischen *Testosteron* und aggressivem Verhalten sowie zwischen Testosteron und der Aktivierung sexuellen Verhaltens auch bei Frauen.
Deutliche Korrelationen zwischen Testoste-
ronspiegel und aggressivem Verhalten wurden
im Tierversuch bei Affen gefunden. Auch bei
Menschen scheint ein gewisser Zusammenhang zu bestehen.

Zweifellos sind die Androgene mitverantwortlich für das Erwachen sexueller Bedürfnisse
und sexuellen Verhaltens beim männlichen
Jugendlichen. Beim weiblichen Geschlecht
scheinen sie in gleicher Richtung zu wirken. Es
ist aber die Frage, ob dieser Mechanismus
auch verantwortlich ist für individuelle Diffe-

renzen bezüglich triebhafter Bedürfnisse nach der Pubertät. Es gibt Anhaltspunkte dafür, daß die Androgene lediglich die Phase der sexuellen Aktivität einleiten, daß aber nach der Pubertät andere Mechanismen (Erziehungseinflüsse, eigene Erfahrungen) für das Ausmaß sexueller Bedürfnisse und Aktivitäten verantwortlich sind.

Nach verschiedenen Tierstudien haben Androgene mit Durchsetzungsfähigkeit, Dominanz und Aggressivität ebenso wie mit dem Geschlechtstrieb zu tun. Entsprechende Unterschiede zwischen Jungen und Mädchen werden jedoch nicht erst mit der Hormonproduktion in der Pubertät herbeigeführt, sondern bereits pränatal. Es ist anzunehmen, daß die unterschiedlichen hormonellen Veränderungen zwischen Jungen und Mädchen in der Pubertät auch für gewisse emotionale Unterschiede und Unterschiede im Rollenverhalten mitverantwortlich sind. Jedoch ist dieser Zusammenhang noch nicht bis ins einzelne belegt.

Zusammenfassend kann festgehalten werden, daß in Verbindung mit dem puberalen Anstieg der Sexualhormone die zugehörigen psychischen Verhaltensweisen erstmalig bzw. erheblich intensiviert auftreten, daß sie jedoch nicht direkt durch die hormonellen Veränderungen hervorgerufen werden, sondern im *Zusammenwirken von hormoneller Aktivatorfunktion und Umwelteinflüssen* entstehen. Die endokrinen Veränderungen führen offenbar zu einer größeren Empfänglichkeit für stimulierende Einflüsse und bahnen so die entsprechenden psychischen Verhaltensweisen.

2.2.2 Auslösung der hormonellen Veränderungen in der Pubertät

Die Ursache für die Auslösung der endokrinen Umstellungen in der Pubertät ist bislang nicht bekannt. In der Terminologie des Regelkreismodells ausgedrückt, nimmt man an, daß die *hohe Empfindlichkeitsstufe des Fühlers im Hypothalamus für Sexualhormone* von der relativ hohen Empfindlichkeit im Kindesalter auf die niedrigere des Erwachsenenalters *herabgesetzt* wird. Die bislang vorhandenen Daten sprechen für folgende Hypothese: Mit zunehmender Reifung des Kindes verringert sich die Empfindlichkeit des hypothalamischen Rezep-

tors gegenüber den Sexualhormonen. Als Folge davon werden größere Mengen an Gonadotropinen sezerniert, bis die gesteigerte Gonadenfunktion ein Gleichgewicht zwischen Hypophysen- und Gonadenfunktion erreicht hat. Der Regelkreis wird also auf ein anderes Niveau eingestellt. *Vor der Pubertät* existiert ein empfindlicher negativer Feedback-Mechanismus. Geschlechtshormone und Hypophysenhormone interagieren auf niedrigem Niveau. *Zu Beginn der Pubertät* nimmt die Empfindlichkeit des Fühlers im Hypothalamus gegenüber den Sexualhormonen ab. Es kommt zu einer verstärkten Ausschüttung von LH und FSH, die wiederum die Gonaden zur Produktion größerer Mengen an Sexualhormonen stimuliert. Schließlich erreicht dieser Prozeß ein neues Niveau *beim Erwachsenen*, das durch eine hohe Produktion von LH und FSH sowie einen hohen Spiegel von Sexualhormonen gekennzeichnet ist. Ein neues Regelniveau ist eingestellt (Kulin 1974). Die Ursachen für diese Empfindlichkeitsänderung des hypothalamischen Rezeptors sind unbekannt. Eine Hypothese geht von einer direkten Beziehung zwischen einem bestimmten Körpergewicht und dem Pubertätsbeginn aus.

2.3 Äußere Merkmale der sexuellen Reifung

Ein Großteil der körperlichen Veränderungen in der Pubertät ist äußerlich sichtbar. Tab. 2.2 gibt eine Übersicht über die Entwicklung von Mädchen und Jungen in Pubertät und Adoleszenz. Die Altersangaben unterliegen einer gewissen Variabilität. Die zeitliche Abfolge hingegen verläuft in sehr gesetzmäßiger Weise und erlaubt deshalb eine eindeutige Beurteilung.

2.4 Psychophysische Wechselbeziehungen in Pubertät und Adoleszenz

Zum Zusammenhang zwischen physiologischen Veränderungen und psychischen bzw. psychosozialen Verhaltensweisen ist bislang keine eindeutige Aussage möglich. Empirische Daten aus dem Bereich der *normalen Entwicklung* einerseits und dem Bereich der Entwicklungsvarianten und *pathologischen* Entwick-

Tabelle 2.**2** Zeittafel der Pubertätsentwicklung bei Jungen und Mädchen (nach Bierich 1975)

Jungen		Mädchen	
Alter (Jahre)	**Körperliche Merkmale**	**Alter** (Jahre)	**Körperliche Merkmale**
vor 10	infantile Verhältnisse	vor 8	infantile Verhältnisse
10–12	Testes beginnen zu wachsen	10–11	Brustknospen = Thelarche (B2) Zunahme des Längenwachstums Reifung der Vaginalschleimhaut
		11	erste Pubes = Pubarche (P2) erstes Daumensesambein
		11–12	starkes Wachstum des äußeren und inneren Genitales
12–13	erste Pubes = Pubarche (P2) beginnende Vergrößerung des Penis Zunahme des Längenwachstums	12–13	Pubes- und Bruststadium 3 starkes Längenwachstum
13–14	starkes Wachstum von Testes und Penis Pubesstadium 3 leichte Brustdrüsenschwellung erstes Daumensesambein	13	Menarche, unregelmäßige anovulatorische Menses Axillarbehaarung Pubes- und Bruststadium 4
14	stärkstes Längenwachstum	14–15	regelmäßige ovulatorische Menses Möglichkeit einer Gravidität Pubes- und Bruststadium 5
15–16	beginnende Behaarung der Oberlippe Pubesstadium 4 Axillarbehaarung stärkere Brustdrüsenschwellung		
15–15	Stimmbruch Pubesstadium 5 Hoden und Penis wachsen, reife Spermien Rückgang der Brustdrüsenschwellung	16–17	Epiphysenschluß und Wachstumsstillstand
17–19	Zunahme der Gesichts- und Körperbehaarung Pubesstadium 6 männliche Stirn-Haar-Grenze Epiphysenschluß und Wachstumsstillstand		

lungsmuster andererseits können näher Aufschluß geben.

2.4.1 Normale Entwicklung

Untersuchungen zur normalen Entwicklung legen einen im großen und ganzen *parallelen Verlauf* von somatischen und psychischen bzw. psychosozialen Entwicklungsvorgängen nahe. Im Zusammenhang mit den Veränderungen der endokrinen Drüsen und der Geschlechtsorgane treten sexuelle Interessen und Bedürf-

nisse auf. Parallel zu den vielfältigen Wandlungen in der Pubertät kommt es zu einer kognitiven Umstrukturierung mit einer gesteigerten Fähigkeit zum abstrakten Denken, es entstehen besondere Gesellungsformen, die Jugendsubkultur und -bezugsgruppe werden immer wichtiger usw.

Dieser Ablauf könnte nahelegen, die psychologischen und psychosozialen *Veränderungen als direktes Resultat der körperlichen Reifungsabläufe* anzusehen. Damit im Einklang stünde eine gewisse Latenz zwischen dem Auftreten körperlicher und manchen psychischen Reifungsmerkmalen. Es gibt jedoch keine gesicherte Erklärung, wie es z. B. durch einen Anstieg bestimmter Hormone zu bestimmten Gefühlen kommen kann. Dies gilt nicht nur für Pubertät und Adoleszenz, sondern generell für psychophysische Zusammenhänge. Einleuchtend wäre jedoch, daß die physiologischen Veränderungen den Grundstein für die vielfältigen psychischen und psychosozialen Wandlungen legen, ohne sie selbst zu verursachen. Dies entspricht dem allgemeinen Entwicklungsprinzip, wonach zuerst die Voraussetzungen für eine Funktion geschaffen werden und im zweiten Schritt die Funktion selbst etabliert wird. Während jedoch einleuchtend ist, daß Laufen und Klettern erst dann möglich sind, wenn der physiologische Reifungszustand des Nervensystems es erlaubt, ist im Bereich des subjektiven Erlebens (Gefühle, Stimmungen usw.) der Beweis schwieriger zu führen. Andererseits treten bei Ausbleiben der puberalen Veränderungen bzw. der hormonellen Umstimmung in der Pubertät z. B. sexuelle Empfindungen und Erlebnisse nicht oder nur sehr begrenzt auf. Daraus läßt sich schließen, daß die physiologischen Veränderungen *Voraussetzung* für die psychologischen und psychosozialen sind.

2.4.2 Varianten und Störungen

Zur Frage der psychophysischen Wechselbeziehungen kann die Untersuchung dreier Gruppen von Kindern weitere Einsichten vermitteln: konstitutionell frühreifende Kinder, somatisch akzelerierte Kinder sowie Kinder, die Zeichen einer Pubertas praecox aufweisen. Die beiden zuerstgenannten Gruppen sind als physiologische Varianten aufzufassen, die Pubertas praecox ist eine krankhafte Störung.

Konstitutionelle sexuelle Reifungsverfrühung: Bei diesen Jugendlichen ist der Zeitplan der körperlichen und sexuellen Reifung vorverlegt, d. h., der pubertäre Wachstumsschub und alle typischen Zeichen der Pubertät treten früher ein. Diese körperliche Reifungsverfrühung hat *psychische Konsequenzen*:

- Frühreifende haben eine leicht höhere Intelligenz als Spätreifende (Tanner 1966). Die Differenz ist zwar nicht groß, aber vorhanden. Sie geht nicht auf einen möglichen pubertären Wachstumsspurt der intellektuellen Fähigkeiten zurück, sondern war bereits vorher vorhanden. Es ist nicht bekannt, ob sich dieser „Intelligenzvorsprung" ins Erwachsenenalter fortsetzt.
- Frühreifende zeigen in Abhängigkeit von ihrer Körpergröße bessere Leistungen, d. h., die größeren Kinder leisten mehr als die kleineren.
- Frühreifende Jungen sind auch in ihrer Persönlichkeit überlegen gegenüber spätreifenden (Graham u. Rutter 1977; Clausen 1975). Sie sind im Durchschnitt beliebter, ausgeglichener, selbstbewußter und weniger ängstlich. In einer der wenigen Längsschnittuntersuchungen zu dieser Frage (Jones 1965) verschwanden allerdings einige dieser psychologischen Differenzen mit dem Älterwerden, während andere noch im Alter von 30 Jahren nachzuweisen waren.

Diese Befunde werden eher psychologisch als biologisch erklärt. Dafür spricht, daß alle erwähnten Befunde bei Jungen eindeutiger sind als bei Mädchen. Bei Jungen wird der körperlichen Reifung seitens der Umgebung ein größerer bzw. eindeutiger positiver Stellenwert zugeschrieben. Die günstigere Persönlichkeitsentwicklung bei *Jungen* könnte dadurch bedingt sein, daß sie eher in den Besitz der in diesem Alter sehr wichtigen Körperkräfte und der sekundären Geschlechtsmerkmale kommen, die ihnen ein höheres Maß an positiver sozialer Einschätzung vermitteln als den spätreifenden. Hier wird eine intensive Wechselwirkung zwischen physiologischen Reifungsabläufen und psychosozialen Einflüssen sichtbar.

Akzeleration: Die Wechselwirkung von physiologischer Reifung und psychosozialen Einflüssen ergibt sich insbesondere aus den *Längsschnittuntersuchungen* von Jones (1957, 1965). Die Autorin verfolgte den Lebensweg der Probanden bis etwa zum 30. Lebensjahr. Dabei wurde eine bessere soziale Anpassung der *akzelerierten Jungen* gegenüber den retardierten gefunden. Erstere waren auch als Erwachsene ausgeglichener, verantwortungsbewußter und den Leistungsanforderungen der Gesellschaft besser angepaßt. Die körperlich Retardierten hingegen waren im Jugendalter unruhig bis umtriebig, zeigten eine Fülle von Kompensationsmechanismen, waren als Erwachsene impulsiv bzw. zeigten einen situationsunangemessenen Drang nach Eigenständigkeit und Unabhängigkeit. Es gibt auch einen Zusammenhang zwischen somatischer Akzeleration und Zugehörigkeit zu den oberen *sozialen Schichten* (Lehr 1969), was schwerlich auf genetische Einflüsse, sondern eher auf die besseren Förderungs- und Erziehungsbedingungen in diesen Schichten zurückzuführen ist. Thomae (1973) kommt nach einer Analyse der Literatur zur körperlichen Akzeleration unter dem Blickwinkel der psychosozialen Reife zu dem Schluß, daß „die These einer positiven oder negativen Beeinflussung der psychischen Entwicklung durch die somatische Akzeleration" nicht aufrechtzuerhalten ist. Vielmehr besteht eher eine Abhängigkeit der somatischen Entwicklung von den sozialen Gegebenheiten. Diese wirken wiederum stimulierend oder retardierend auf den genetisch determinierten Reifungsablauf.

Pubertas praecox: Die Untersuchungen zum Zusammenhang zwischen Pubertas praecox und psychischen Verhaltensweisen ergeben ein sehr *heterogenes Bild*. Psychische Reifungsverfrühungen sind in der Regel nicht generell, sondern partiell; ein Großteil der Kinder mit Pubertas praecox zeigt keine psychische Frühreife, sondern eher eine Retardierung. Wenn eine Entwicklungsbeschleunigung sich überhaupt psychisch manifestiert, so kann sie nahezu jeden Bereich ergreifen, ist aber stets nur von episodischem Charakter (Stutte 1960).

2.4.3 Wechselwirkung verschiedener Faktoren

Die bislang angeführten Ergebnisse zeigen, daß die somatischen Reifungsabläufe in der Pubertät zwar *unabdingbare Voraussetzung* für die psychischen und psychosozialen sind, daß sie diese aber nicht ursächlich bedingen, sondern daß deren Zustandekommen im Sinne einer *Wechselwirkung und* unter *starkem psychosozialen Einfluß* zu erklären ist.

Dies soll an der für die Adoleszenz entscheidenden *Sexualentwicklung* verdeutlicht werden. Abb. 2.3 skizziert auf der einen Seite die für die Pubertät charakteristischen körperlichen Veränderungen, insbesondere den *Anstieg der Sexualhormone* (A), auf der anderen

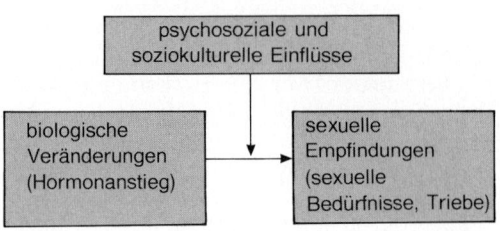

Abb. 2.**3** Beziehung zwischen für die Pubertät charakteristischen körperlichen Veränderungen, insbesondere Anstieg der Sexualhormone (A), sich entwickelnden sexuellen Bedürfnissen (B) und psychosozialen Vorgängen (C) (aus Remschmidt, H.: Z. Kinder- u. Jugendpsychiat. 3 [1975] 75)

Seite die sich entwickelnden *sexuellen Bedürfnisse und Triebe* (B). Identität von A und B kann nach dem heutigen Stand der Forschung nicht angenommen werden. Es ist auch kaum vorstellbar, daß der eine Vorgang (z. B. die sexuellen Empfindungen) ein Epiphänomen des anderen (A) ist. Die Beziehung zwischen beiden ist sicher viel komplizierter. Die biologischen Veränderungen schaffen die Voraussetzung dafür, daß entsprechendes Erleben und Verhalten überhaupt entstehen kann. Dies ist aber nur möglich, wenn *psychosoziale Vorgänge* (C) als Erlebnisse oder Auslöser zur Verfügung stehen, an denen es sich formen kann. Den psychosozialen und soziokulturellen Einflüssen (C) kommt gewissermaßen die Funktion eines Katalysators zu, der den Zusammenhang zwischen hormonellen Veränderungen und psychischen Erlebnissen vermittelt. Bei diesem Vorgang spielt das ZNS als Ort der Integration von nervösen Veränderungen und psychischen Vorgängen eine entscheidende Rolle. Die sich auf diese Weise entwickelnden sexuellen Triebe und Bedürfnisse können unter dem Einfluß psychosozialer und soziokultureller Faktoren (Sexualerziehung, Normen, individuelle psychische Reife, Vorbilder) *in unterschiedlicher Weise verhaltenswirksam* werden: als psychoaffektive, auf einen bestimmten Partner bezogene und vom Gefühl der Liebe und Zuneigung getragene Beziehung oder, weitgehend unabhängig davon, als psychophysiologischer, nicht auf einen Partner bezogener Sexualvollzug. Diese *Dichotomisierung sexueller Beziehungen* (auch als Polarität zwischen Eros und Sexus bekannt) ist in manchen Kulturen anzutreffen, in anderen nicht.

Dieses Modell kann auch *Störungen der Sexualentwicklung* verdeutlichen. Kommt es aus irgendwelchen Gründen zu einem Ausbleiben der hormonellen Veränderung (A), so entsteht weder ein Sexualtrieb noch das entsprechende Erlebnis sexueller Bedürfnisse. Fehlen die notwendigen psychosozialen bzw. soziokulturellen Faktoren oder sind sie Strafen und restriktiven Normen unterworfen (C), so kann es ebenfalls zu einem Ausbleiben oder einer Reduktion der sexuellen Bedürfnisse kommen. In diesem Sinne wirken auch entsprechende gesellschaftliche Normen und Erziehungstechniken. Wichtig für das Entstehen sexueller Gefühle und Bedürfnisse sind auch taktile Empfindungen sowie der Anblick primärer und sekundärer Geschlechtsmerkmale. Die Wirksamkeit dieser Faktoren hängt wiederum von gesellschaftlichen Normen ab.

Den Sexualhormonen kommt die Funktion des Anstoßes der Sexualentwicklung zu, in deren weiterem Verlauf sich später eine *weitgehende Entkoppelung* zwischen hormoneller Basis und psychischem Erleben bzw. Verhalten entwikkeln kann.

Das am Beispiel der Sexualentwicklung aufgezeigte Zusammenwirken biologischer, psychologischer und psychosozialer Faktoren läßt sich analog auf andere Bereiche übertragen, wobei allerdings wesentliche Zwischenglieder noch unbekannt sind.

2.5 Literatur

Bierich, J. R.: Physiologische und pathologische Aspekte der Adoleszenz. Zeitschrift für Kinder- und Jugendpsychiatrie 3 (1975) 300−311

Bierich, J. R.: Entwicklungsphysiologie und Auxologie: Wachstum und Reifung. In Remschmidt, H., M. H. Schmidt: Kinder- und Jugendpsychiatrie in Klinik und Praxis, Bd. I. Thieme, Stuttgart 1988

Clausen, J. A.: The social meaning of differential physical and sexual maturation. In Dragastin, S. E., G. H. Elder: Adolescence in the Life Cycle. Psychological Change and Social Context. Halsted, London 1975

Falkner, F.: Physical growth. In Barnett, H. L., A. H. Einhorn: Pediatrics, 15th ed. Appleton, New York 1972

Graham, P., M. Rutter: Adolescent disorders. In Rutter, M., L. Hersov: Child Psychiatry. Modern Approaches. Blackwell, Oxford 1977

Jones, M. C.: The later careers of boys who were early or late maturing. Child Development 28 (1957) 113−128

Jones, M. C.: Psychological correlates of somatic development. Child Development 36 (1965) 899−911

Kulin, H. E.: The physiology of adolescence in man. Human Biology 46 (1974) 133−144

Lehr, U.: Die Jugend im gesellschaftlichen Wandel. Zeitschrift für Pädagogik 15 (1969) 199−208

Remschmidt, H.: Neuere Ergebnisse zur Psychologie und Psychiatrie der Adoleszenz. Zeitschrift für Kinder- und Jugendpsychiatrie 3 (1975) 67−101

Stutte, H.: Kinderpsychiatrie und Jugendpsychiatrie. In Gruhle, H. W., R. Jung, W. Mayer-Gross, M. Müller: Psychiatrie der Gegenwart, Bd. II: Klinische Psychiatrie. Springer, Berlin 1960

Tanner, J. M.: Wachstum und Reifung des Menschen. Thieme, Stuttgart 1962a (Orig.: Growth at Adolescence. Blackwell, Oxford 1955)

Tanner, J. M.: Growth at Adolescence. With a General Consideration of the Effects of Herediatry and Environmental Factors upon Growth and Maturation from Birth to Maturity, 2nd ed. Blackwell, Oxford 1962b

Tanner, J. M.: Galtonian eugenics and the study of growth. The relation of body size, intelligence test score, and social circumstances in children and adults. Eugenic Review 58 (1966) 122−135

Tanner, J. M., R. H. Whitehouse: Clinical longitudinal standards for height, weight, height velocity, weight velocity, and the stages of puberty. Archives of Disease in Childhood 51 (1976) 170−179

Thomae, H.: Das Problem der „sozialen Reife" von 14- bis 20-jährigen. Eine kritische Literaturanalyse. Hannover, Arbeitsgemeinschaft für Erziehungshilfe (AFET) 1973 (Wissenschaftliche Informationsschriften der AFET, Heft 6)

3. Psychologische Aspekte der Adoleszenz

Mit den beschriebenen körperlichen Veränderungen gehen tiefgreifende psychische Wandlungen einher, die in erheblichem Ausmaß psychosozialen Einflüssen unterliegen.

3.1 Die Bedeutung des Körpers und seiner Veränderungen für den Adoleszenten

In der Adoleszenz ändert sich durch die Wahrnehmung und psychische Verarbeitung der verschiedenen somatischen Wandlungen die Vorstellung vom eigenen Körper erheblich. Im Zusammenhang damit vollzieht auch die soziale Umwelt eine Einstellungsänderung zu dem aufgrund seiner körperlichen Veränderung geschlechtsreifen Individuum.

Die Entwicklung bringt die Jugendlichen dazu, sich auf die physischen Aspekte des Selbst zu konzentrieren. Die Verarbeitung der somatischen Veränderungen und ihre Integration in das *Körperschema* (das Insgesamt der kognitiven Repräsentationen vom eigenen Körper) ist eine der großen Aufgaben der Pubertät. Bei ihrer Lösung wirken innere Variablen (Affektivität, erhöhte erotische und sexuelle Ansprechbarkeit, Regulationen von Stimmungen, Triebe, psychische Verarbeitungsmechanismen, Kognitionen, innerpsychische Konflikte usw.) ebenso mit wie kontextuelle Variablen (gesellschaftlich definierte Interpretationen und Bewertungen der körperlichen Veränderungen, Normen und Idealvorstellungen über Aussehen und Verhalten, soziale Unterstützung usw.). Das Körperschema ist nicht immer objektiv, manchmal sogar konträr zum Urteil der Umwelt.

Das *Gefühl der Identität* setzt u. a. ein Gefühl der Stabilität und Konsistenz über die Zeit hinweg voraus. Die raschen Änderungen in der Pubertät sind in ein neues stabiles Identitätsgefühl zu integrieren.

Die intensive Beobachtung körperlicher Veränderungen in der Pubertät wird durch den generellen körperlichen Wandel begünstigt, der für nicht wenige Jugendliche eine Quelle der Beunruhigung darstellt; zum anderen hängt

die Sexualentwicklung sehr eng mit der Ausbildung des Selbstwertgefühles und der persönlichen Identität zusammen.

Im einzelnen sind folgende Aspekte bedeutsam:

– Es kommt zu einer im Vergleich zum Kindesalter *stärkeren Hinwendung zum Körper* und seinen Funktionen. Dies ist nicht nur durch die physiologischen Veränderungen bedingt, sondern auch durch die soziale Rolle des Adoleszenten, von dem erwartet wird, daß er dank seiner körperlichen Reife bestimmten Entwicklungsaufgaben gewachsen ist.

– Die Jugendlichen werden mit der Endgültigkeit der körperlichen Entwicklung konfrontiert. Diese wird in wenigen Jahren abgeschlossen sein, während vom Kindesalter aus die Zeitspanne bis zum Erwachsenenalter sehr lang erschien. Die *begrenzte Zeitperspektive* der Adoleszenten und ihr Bestreben, sich mit Gleichaltrigen zu vergleichen, führt zur verstärkten Beobachtung des eigenen Körpers und häufig zu Sorgen und Befürchtungen, die Entwicklung verlaufe nicht normal.

– Die Jugendlichen haben nur *unzureichende Vorstellungen von der Variabilität der körperlichen Entwicklung*, so daß sie auch wegen geringfügigen vermeintlichen Normabweichungen übermäßig besorgt sind. Da bei rund 16% der Jungen und Mädchen einer Altersgruppe eine zum Teil erhebliche Variabilität des Entwicklungsverlaufes besteht (innerhalb der normalen Spielbreite), wird diese Besorgnis verständlich.

– Aufgrund der Unkenntnis dieser Variabilität bei den Jugendlichen und deren Eltern oder Bezugspersonen können *wirkliche oder vermeintliche Normabweichungen* überbewertet werden. Dies gilt insbesondere für die körperliche Disproportionierung, die bei den meisten Jugendlichen ein relativ kurzes Übergangsstadium darstellt, und für die prognostische Einschätzung von Jungen und Mädchen mit einer sogenannten konstitutionellen Spätreife.

Aufgrund der großen Variabilität des Wachstums und des Bestrebens der Jugendlichen, sich mit ihren Altersgenossen zu vergleichen, ergeben sich zum Teil erhebliche *Beeinträchtigungen ihrer Selbsteinschätzung* und ihres Selbstwertgefühls. Dies um so mehr, als in der Adoleszenz die physischen Merkmale für die Reaktion der Umgebung und im Hinblick auf die Wirkung auf das andere Geschlecht von großer Bedeutung sind.

Die Adoleszenten registrieren auch die *soziale Reaktion* auf ihre körperlichen Veränderungen (z. B. Anerkennung, Bewunderung oder Ablehnung, Spott oder Mißachtung) und integrieren diese in ihr Selbstbild. Im inadäquaten, ungeschickten oder verletzenden Verhalten erwachsener Bezugspersonen haben nicht wenige Pubertäts- und Adoleszenzkrisen ihren Ursprung.

In der Adoleszenz ist eine *ängstliche Beachtung normativer Vorstellungen* ubiquitär. Adoleszenten neigen leicht dazu, hinsichtlich ihrer Körperlichkeit eine Abweichung von der Norm festzustellen, auch wenn sie sich völlig im Normbereich bewegen. Derartige Vergleiche können, wenn die Spielbreite der Normalität nicht erkannt wird, zu Beunruhigungen und dadurch zu akuten Konfliktsituationen führen, zu aggressivem oder depressivem Verhalten oder aber zu chronifizierten neurotischen Fehlentwicklungen, wie sie Stutte (1957, 1962, 1974) als *Thersites-Komplex* beschrieben hat (s. auch Kap. 20). Sie disponieren auch zu *Derealisations- und Depersonalisationserlebnissen*, die in der Adoleszenz einen Häufigkeitsgipfel erreichen und von schizophrenen Psychosen abgegrenzt werden müssen (Meyer 1959, 1972). Schließlich führt die intensive Selbstbeobachtung nicht selten zu *narzißtischen Krisen* und zur sogenannten *Pubertätshypochondrie*, die auch im Rahmen depressiver Reaktionen zu finden ist. Auch bei der Anorexia nervosa spielen derartige Vorgänge eine Rolle, wenngleich mehr in Richtung einer „Gewichtsphobie".

Rund die Hälfte aller Mädchen und ein Drittel aller Jungen äußern in der Adoleszenz *Sorgen hinsichtlich Körpergröße, Figur und Gewicht*. Dabei gibt es *Unterschiede zwischen Jungen und Mädchen*. Während körperliche Kraft, sportliche Betätigung und eine muskulöse Figur als Insignien der Männlichkeit angesehen werden und daher für Jungen sehr wichtig

sind, sind sie für Mädchen von geringerer oder sogar negativer Bedeutung. Diese richten ihr Augenmerk stärker auf Gesicht, Figur und Haut. Letztere ist allerdings infolge der in der Adoleszenz bei Jungen und Mädchen gleichermaßen häufig auftretenden Acne vulgaris bei beiden Geschlechtern wichtig.

Nicht geringe Befürchtungen beziehen sich auf die *Disproportionierung* des Körpers, die sich jedoch gegen Ende dieser Phase in der Regel vollkommen ausgleicht. Es ist typisch für Jugendliche, derartige Befürchtungen aus Angst, man könne sich lächerlich machen, nicht zuzugeben.

Hinsichtlich der *primären Geschlechtsmerkmale* ergeben sich vor allem *bei Jungen* häufig psychische Probleme. Die Größe der äußeren Genitalien wird oft mit Männlichkeit und männlicher Potenz in Zusammenhang gebracht. Sie hat jedoch, von Extremvarianten abgesehen, keinerlei Bedeutung für die Funktionsfähigkeit der Sexualorgane.

Die *erste Ejakulation* erfolgt in der Regel rund ein Jahr nach Beginn des Hodenwachstums. Der Zeitpunkt variiert sehr stark. Rund 90% aller Jungen haben ihre erste Ejakulation zwischen 9 und 15 Jahren. Sie tritt nicht, wie vielfach angenommen, am häufigsten als nächtliche Pollution auf, sondern nur in rund 13% der Fälle, und in rund zwei Drittel durch Masturbation. Wenngleich mit der Ejakulation der Orgasmus verbunden ist, so gilt nicht, daß vor Auftreten der ersten Ejakulation kein Orgasmus möglich ist. Er kann vielmehr viele Jahre vor der Pubertät, sogar bei relativ jungen Kindern, auftreten. Da mit der Ejakulation aber in der Regel der Orgasmus verbunden ist, lassen sich Zusammenhänge zwischen ihrem Eintritt und anderen Pubertätsmerkmalen herstellen. Danach ist eine Parallelität von männlicher Pubesbehaarung und Ejakulation festzustellen: bei voll entwickelter Pubesbehaarung im Alter von 16-17 Jahren hatten nahezu 100% der Adoleszenten auch eine Ejakulation und damit einen Orgasmus erlebt. Schwierigkeiten können entstehen, wenn die Jungen nicht aufgeklärt und daher auf dieses Ereignis nicht vorbereitet sind. Da die erste Ejakulation oft durch Masturbation herbeigeführt wird und letztere häufig mit Schuldgefühlen verbunden ist, ergeben sich eine Reihe von Konfliktmomenten. Auch das Ausbleiben oder Nichteintreten der Ejakulation bei Vorhandensein sexueller Erlebnisse gibt vielfach Anlaß zur Beunruhigung. Andererseits wird die Ejakulation als positiv erlebt, weil mit ihr sexuelle Befriedigung verbunden ist und daher Spekulationen darüber wegfallen, ob man in der Lage ist, einen Orgasmus zu haben.

Bei Mädchen spielen Unterschiede hinsichtlich der Genitalien keine Rolle, da diese im Körperinneren liegen. Große Bedeutung kommt allerdings der *Menstruation* zu. Die Menarche tritt in unseren Breiten etwa um das 13. Lebensjahr auf mit einer Variationsbreite von $10 1/2 - 15 1/2$ Jahren. Sie rangiert im zeitlichen Ablauf relativ spät, nämlich rund zwei Jahre nach dem Pubertätsbeginn. Das Menarchealter ist nicht nur von genetischen Faktoren, sondern u. a. von Rasse, Ernährung, Meereshöhe des Wohnortes und sozialen Faktoren abhängig. Die Menarche wird allgemein als Symbol der sexuellen Reife aufgefaßt. Ängste und Befürchtungen treten auf, wenn die Mädchen auf dieses Ereignis nicht vorbereitet sind; beunruhigt sind sie aber auch, wenn die Menarche verzögert oder vermeintlich verzögert eintritt. Auch für die sexuelle Identitätsentwicklung ist die Menarche von großer Bedeutung. Die Menarche ist von der psychologischen und sozialen Bedeutung her mit keinem Ereignis in der Pubertät der Jungen direkt vergleichbar. Dramatisch ist sie von ihrer physischen Seite her, zum anderen signalisiert sie erwachsene Sexualität, Weiblichkeit und Fruchtbarkeit und wird daher sowie wegen der damit einhergehenden Vorsichtsmaßnahmen, Einschränkungen und Schwangerschaftsängste oft ambivalent bzw. überwiegend negativ erlebt. Bei den emotionalen Reaktionen auf die Menarche überwiegen in den westlichen Kulturen Überraschung, Verwirrung und Verlegenheit.

Für beide Geschlechter sind die *sekundären Geschlechtsmerkmale* wichtig. Ihr zeitgerechtes Auftreten und ihre im Vergleich zu Gleichaltrigen typische Konfiguration gibt Jungen wie Mädchen das Gefühl, den Status als Mann oder Frau erreicht zu haben. Gleichzeitig besteht eine große Unsicherheit hinsichtlich der damit zusammenhängenden Rollen und Funktionen. Bei ähnlicher anfänglicher Verunsicherung ist die körperliche Veränderung des Mädchens allerdings eher mit Scham, die des Jungen eher mit Stolz verknüpft, da letztere durch die Wertschätzung männlicher Potenz positiv bewertet wird.

Die *Brustentwicklung* ist für *Mädchen* von großer psychologischer Bedeutung. Viele Mädchen beobachten sie sehr genau und machen sich zum Teil Sorgen wegen möglicher Verzögerungen oder Anomalien. Häufig entstehen Beeinträchtigungen des Selbstwertgefühles durch die Befürchtung, die Brust entwickele sich nicht richtig, wozu Verzögerungen im Vergleich zu anderen Mädchen oder auch Asymmetrien der Brustentwicklung Anlaß geben. Dies geschieht um so mehr, je weniger den Mädchen der physiologische Entwicklungsablauf bekannt ist, an dessen Ende Asymmetrien oder ein unregelmäßiger Ablauf der Brustentwicklung meist wieder ausgeglichen sind. Auch ein übermäßig starkes Wachstum der Brust kann zu psychischen Beeinträchtigungen führen. Dies tritt jedoch wesentlich seltener auf.

Auch bei *Jungen* ist eine Brustentwicklung zu beobachten. Diese äußert sich als geringfügiger Größenzuwachs der Brust. Rund 40% der 10- bis 16jährigen Jungen weisen eine merkliche Vergrößerung der Brust in der Pubertät auf, wobei das Maximum des Wachstums um das 14. Lebensjahr auftritt. Eine stärkere Ausprägung im Sinne einer Gynäkomastie findet sich insbesondere bei adipösen Jugendlichen. Die Vergrößerung der männlichen Brust um die Pubertät hat vor allem psychologische Bedeutung. Von den Jugendlichen und ihren Eltern wird sie nicht selten ängstlich beobachtet und als Zeichen einer Feminisierung angesehen. Sie kann ebenfalls Anlaß für psychische Beeinträchtigungen im Sinne eines Thersites-Komplexes sein.

Mit dem Pubertätsablauf sind bei Jungen eine Reihe weiterer Veränderungen vergesellschaftet. Diese betreffen vor allem sekundäre Geschlechtsmerkmale wie Axillarbeharung, Stimmbruch und Veränderungen der Haut. *Axillar- und Gesichtsbehaarung* sind vor allem wegen ihrer psychosozialen Bedeutung wichtig. Auch das Bartwachstum, das als Zeichen der Männlichkeit angesehen wird, hat dann eine psychologische Bedeutung, wenn es im Vergleich zur Bezugsgruppe von Gleichaltrigen verspätet einsetzt.

Ursache des *Stimmbruchs* ist eine Vergröße-rung des Kehlkopfes, der ebenfalls am pubera-len Wachstumsschub teilhat. Auch bei Mäd-chen kommt es in geringerem Ausmaß zu sol-chen Veränderungen. Der Stimmbruch tritt in der Regel relativ spät innerhalb der Pubertäts-veränderungen auf, vielfach ziemlich abrupt. Der Vorgang kann sich über einen längeren Zeitraum hinziehen, wobei sich erhebliche Schwankungen der Stimmlage ergeben kön-nen, die nicht selten Anlaß zu Hänseleien ge-ben und so das psychische Wohlbefinden der Jungen beeinträchtigen.

Da das Körperwachstum bei normal reifenden Individuen mit der sexuellen Reifung verbun-den ist und bei Mädchen die Pubertät rund zwei Jahre früher beginnt als bei Jungen, erge-ben sich häufig *Schwierigkeiten durch die Ko-edukation*. Durch die Überlegenheit der Mäd-chen hinsichtlich körperlicher und sexueller Reife kommt es nicht selten zu Spannungen mit den Jungen, die sich nicht in ihrer männ-lichen Rolle akzeptiert fühlen.

Ansätze für psychische Störungen ergeben sich aus einer tatsächlichen oder vermeintlichen Reifungsverzögerung, Gefährdungen aus ei-ner frühen Reifung, die zu einer verfrühten Sexualisierung des Verhaltens führen kann. So haben Frühreifende z. B. eher sexuelle Erfah-rungen als Spätreifende, was nicht unbedingt als Vorteil angesehen werden kann, da häufig die notwendige emotionale Reife fehlt. Früh-reifende Mädchen neigen zu einer vorzeitigen Schwangerschaft, frühreifende Jungen heira-ten früher (Clausen 1975). Außerdem ziehen sexuell frühreife Jungen und Mädchen die se-xuellen Bedürfnisse ihrer Umwelt stärker auf sich, nicht unbedingt aktiv, und geraten eher vorzeitig in sexuelle Beziehungen oder werden von Erwachsenen sexuell verführt oder miß-braucht.

Auch bei nicht sexuell frühreifen Kindern kann Verführung und *sexueller Mißbrauch* die sexuellen Bedürfnisse fördern, was zu neuroti-scher Fehlentwicklung oder aber sexueller Verwahrlosung führen kann. Letzteres tritt nicht selten bei männlichen Jugendlichen ein, die homosexuell verführt wurden und dann entdecken, daß man auf diese Weise leicht Geld verdienen kann. Bei Mädchen spielt sich Analoges im Hinblick auf die Prostitution ab.

3.2 Kognitive Entwicklung

Die umfassendsten Untersuchungen über die Entwicklung des Denkens verdanken wir Pia-get. Er unterscheidet *fünf Stadien der kogniti-ven Entwicklung*, die sich (allerdings mit gro-ßer Variabilität) bestimmten Altersstufen zu-ordnen lassen (Tab. 3.1). Jede Stufe baut auf der vorherigen auf und führt sie zugleich wei-ter. Dabei spielen die Prozesse der Assimila-tion und Akkommodation eine große Rolle. Unter *Assimilation* versteht man die Einord-nung äußerer Eindrücke und Gegebenheiten in subjektive Bezugssysteme, unter *Akkom-modation* die Umbildung und Veränderung subjektiver Ordnungsschemata durch äußere Gegebenheiten. Nach Piaget ist die kognitive Entwicklung Ergebnis einer permanenten Wechselwirkung dieser beiden Prozesse, wo-bei es zu einer kontinuierlichen Verbesserung der Denk- und Ordnungsstrukturen kommt.

3.2.1 Neue kognitive Strukturen

Zwischen dem 11. und dem 15. Lebensjahr kommt es im kognitiven Bereich zu fundamen-talen Veränderungen. Wesentliches Kennzei-chen ist der *Übergang von konkreten Operatio-nen zum abstrakten und formalen Denken*. Die neuen kognitiven Strukturen führen zu einer verstärkten und umfassenden Introspektions-fähigkeit und erweitern dadurch auch das Spektrum emotionaler Verhaltensweisen.

In der Frühphase der Adoleszenz läßt sich dieser Prozeß durch drei Vorgänge charakterisieren:

1. *Entwicklung der Kombinatorik*: Das Denken gibt seine Gegenstandsbezogenheit auf und befreit sich von anschaulichen Bezügen. Konnte ein Kind in der Phase der konkreten Operationen Gegenstände nur nach Gleichheit oder Ähnlich-keit sortieren, sind jetzt *Klassifikationen nicht-ähnlicher Gegenstände* nach übergeordneten und frei gewählten Gesichtspunkten möglich. Ge-genstände oder Klassen können beliebig kombi-niert, nichtanschauliche Aussagen oder Ideen in vielfältiger Weise in Beziehung gesetzt werden.
2. *Entwicklung von Aussageoperationen*: Aussage-operationen enthalten Urteile, die unter den Ge-sichtspunkten ihres Zutreffens oder Nichtzutref-fens (Wahrheit oder Unwahrheit) kombiniert werden. Sie bilden ein *logisches System*, das sich auf beliebige Sachverhalte unabhängig von den wirklichen Gegebenheiten anwenden läßt und

Tabelle 3.**1**   Schematische Darstellung der kognitiven Entwicklung nach Piaget (Piaget u. Inhelder 1973)

Alter	Entwicklungsstadium	Charakteristika
0–18 Monate	Sensomotorische Intelligenz	Entwicklung sensomotorischer Gegenstands-schemata, Bildung von Wahrnehmungskon-stanten
Bis ca. 4 Jahre	Symbolisch-vorbegriffliche Intelligenz	Entwicklung der Vorstellungsfähigkeit: Nach-ahmung/symbolisches Spiel/Sprache, Bil-dung von Vorbegriffen, Egozentrismus
Bis ca. 7 Jahre	Stadium des intuitiv-anschaulichen Denkens	Entdeckung physikalischer Invarianzen: Zahl, Substanz, Masse, Volumen …, Entwick-lung der logischen Invarianzen: Klassen, Relationen …
Bis ca. 11 Jahre	Stadium der konkreten Operationen	Entwicklung der Reversibilität durch Über-windung des Egozentrismus
Ab ca. 12 Jahre	Stadium der formalen Operationen	Operationen 2. Ordnung unabhängig von der konkreten Basis

den Jugendlichen erstmals ermöglicht, systema-tisch Hypothesen zu bilden und zu prüfen. Ab-strakte Begriffe wie Volumen, Gewicht, Stärke usw. können unabhängig von konkreten Gege-benheiten in die Denkoperationen einbezogen werden. Es ist eine *Reflexion über die gedank-lichen Operationen* selbst möglich. Aufgrund dieser Fähigkeit werden auch Denkprozesse durchgeführt, deren Wirklichkeitsgehalt nicht mehr an der Realität überprüft werden muß, da die formalen Gesetze der Logik eingehalten sind. Damit gewinnt die *formale Logik* Eingang in das Denken.

3. *Hypothetisch-deduktives Vorgehen*: Die Möglich-keit, nach Regeln der Kombinatorik vorzugehen und die Gesetze der formalen Logik anzuwen-den, führt dazu, daß die Jugendlichen *Hypothe-sen* bilden, *Ableitungen* aus ihnen folgern sowie deren Zutreffen experimentell *überprüfen* kön-nen. Die Konstruktion von Hypothesen hat Ähnlichkeit mit der *Bildung von Idealvorstellun-gen*, die sich vielfach gar nicht überprüfen lassen oder mit den Gegebenheiten der Realität kolli-dieren können.

3.2.2 Entwicklung der allgemeinen Intelligenz

Trotz der strukturellen Veränderungen im ko-gnitiven Bereich kommt es bei den intellektu-ellen Funktionen nicht zu einem „Wachstums-schub"; vielmehr setzen sich die auf früheren Altersstufen zu beobachtenden *kontinuier-lichen Veränderungen* fort. Die Adoleszenten scheinen etwa um das 20./21. Lebensjahr ihr maximales intellektuelles Niveau erreicht zu haben, welches von da an kontinuierlich ab-nimmt. Dies ist jedoch ein Kunstprodukt wis-senschaftlicher Methodik und hängt damit zu-sammen, daß die Intelligenz anhand von Auf-gaben gemessen wird, die vorwiegend an Schulleistungen orientiert sind. Mit zuneh-mendem Lebensalter wandelt sich aber auch die Struktur der Intelligenz, und es müßten Aufgaben entwickelt werden, die der jeweili-gen Intelligenzstruktur angemessen sind.

Die testpsychologisch gemessene Intelligenz unterliegt erheblichen Schwankungen. Dabei ist der *Prognosewert* um so sicherer, je näher die Altersstufe liegt, für die die Prognose zu-treffen soll. Faktoren wie Ernährungsbedin-gungen in der frühen Kindheit, die Eltern-Kind-Beziehung, sozioökonomische Faktoren, motivationale Faktoren, stimulierende Ein-flüsse zu Hause und in der Schule sowie Per-sönlichkeit und Selbstkonzept können in er-heblichem Ausmaß die genetisch vorgegebene Basis intellektueller Leistungsfähigkeit verän-dern.

3.2.3 Introspektionsfähigkeit

Eine wesentliche Fähigkeit, die in der Adoleszenz hinzugewonnen wird, ist die der Introspektion. Die kognitiven Umstrukturierungen ermöglichen zum einen, daß *das eigene Denken, Fühlen und Handeln zum Gegenstand gedanklicher Betrachtungen gemacht* wird. Hierfür ist eine Subjekt-Objekt-Spaltung nötig, die einem Kind noch nicht möglich ist. Die Jugendlichen betrachten und registrieren recht bewußt ihre Reaktionen, aber auch die Reaktionen anderer auf ihr Verhalten. Da gleichzeitig eine Fülle körperlicher Veränderungen abläuft, wird Aussehen, Gestalt und Eindruck auf andere Menschen besonders wichtig. Die Fähigkeit, sich vom Standpunkt anderer zu betrachten, konfrontiert mit Mängeln der eigenen Person, die vom Selbstbild oft erheblich divergieren. *Ideales und reales Selbst* geraten in Widerstreit. Nicht zuletzt deshalb wird behinderten Jugendlichen ihr Handicap in der Adoleszenz besonders deutlich. Es konfrontiert mit Möglichkeiten, die ihnen vorenthalten bleiben, und ist nicht selten Anlaß für depressive Verstimmungen (Elkind 1967).

Ein weiterer Aspekt der Introspektion ist die *Fähigkeit, zwischen Denken und Sprechen bzw. Denken und Handeln Gegensätze herzustellen.* Das Denken nutzt die neuen Möglichkeiten zur *Konstruktion von Idealen*, ohne diese immer auszusprechen oder die realen Verhältnisse zu beachten. Man kann etwas denken und etwas anderes aussprechen, man kann ideale Verhältnisse ausdenken, sie mit der ungünstigeren Realität vergleichen und sie durchzusetzen versuchen. Ein nicht geringer Teil der Angriffe und der *Rebellion gegenüber der Erwachsenenwelt* und der Gesellschaft resultiert auch aus dieser neuen Fähigkeit, ideale Situationen und Gegebenheiten zu konstruieren. Da die Erwachsenen in vieler Hinsicht hinter den idealen Konzeptionen zurückbleiben, sagt man ihnen u. a. nach, sie hätten resigniert.

Die Konstruktion von Idealen bezieht sich auch auf konkrete Personen, die *Vorbildcharakter* bekommen. Da kaum eine Person den idealen Anforderungen gerecht werden kann, erfolgt meist nach kurzer Zeit ein enttäuschter Rückzug.

Die Konfrontation von Idealvorstellung und Realität ist bei denjenigen Adoleszenten besonders ausdauernd und intensiv, die wenig mit den praktischen Erfordernissen des beruflichen Lebens in Berührung kommen. Dies gilt besonders für die akademische Jugend. Im Zuge der Konfrontation mit der Arbeitswelt sehen die Adoleszenten die Begrenztheit der Arbeitsrealität wie auch der eigenen Fähigkeiten und Möglichkeiten und bekommen mehr Verständnis für beides. Dabei geht durchaus ein Stück Idealismus als Preis für die Anpassung verloren.

3.2.4 Verknüpfung von kognitiven Funktionen und Affektivität

Die dargestellten kognitiven Umschichtungen sind wesentliche Voraussetzungen auch für affektive Veränderungen. Diese lassen sich keineswegs erschöpfend unter dem Gesichtspunkt von Triebtheorien oder instinktiven Mechanismen erfassen. Auch die psychoanalytische These, wonach die emotionale Entwicklung in der Adoleszenz sich als Neuauflage früherer Veränderungen begreifen läßt (z. B. als Erneuerung des Ödipus-Komplexes), ist nicht belegt. Vielmehr wirken psychosoziale Vorgänge sowie kognitive und biologische Veränderungen zusammen, wobei biologische und kognitive Strukturveränderungen den Boden für die emotionalen vorbereiten.

In diesem Zusammenhang kommt der Entwicklung von und der Ausrichtung an moralischen Werten eine große Bedeutung zu. Diese sind in ihrer allgemeinen Form abstrakt und für Kinder als Richtschnur weder denkbar noch wirksam. Die *moralische Entwicklung erhält mit dem formalen Denken eine neue Dimension*, die darin besteht, daß überindividuelle Werte und Ideale Bedeutung gewinnen. Kinder können erst nach dem 12./13. Lebensjahr Wertvorstellungen wie soziale Gerechtigkeit, Liebe, Aufrichtigkeit, Freiheit usw. verstehen. Durch die Verknüpfung dieser im emotionalen Bereich verankerten Werte mit Idealvorstellungen und gedanklichen Konstruktionen und ihre Ausrichtung auf die Zukunft werden emotionale Kräfte freigesetzt, die zu einem Motor für individuelle und gesellschaftliche Veränderungen werden können.

3.3 Emotionale und Persönlichkeits-
entwicklung

Persönlichkeit können wir definieren als „dynamische Ordnung derjenigen psychophysischen Systeme im Individuum, die seine einzigartige Anpassung an die Umwelt bestimmen" (Allport 1959). Damit soll ausgedrückt werden, daß es sich nicht um ein starres Ordnungsprinzip handelt, sondern um ein solches, das der Entwicklung und Wandlung fähig ist. „Psychophysische Systeme" bezeichnet umfassend die Eigenschaften, Gewohnheiten und Verhaltensweisen eines Menschen, und einzigartige Anpassung besagt, daß ein Mensch in der Art seiner Anpassung an die Umweltbedingungen jeweils einmalig und einzigartig ist.

Der Schwerpunkt des Persönlichkeitsbegriffes liegt auf solchen Abläufen, die wir subjektiv als *Kräfte* erleben und die in der Psychologie unter dem Begriff *Motivation* vereinigt werden, also Bedürfnisse, Triebe und Antriebe, Interessen und Willenserlebnisse.

3.3.1 Allgemeine Charakteristika
der Persönlichkeitsentwicklung

Trotz vielfältiger und manchmal abrupter Veränderungen in der Adoleszenzphase verläuft die Persönlichkeitsentwicklung eher *kontinuierlich* als diskontinuierlich. Einerseits sind die Reifungsabläufe stetig und keineswegs sprunghaft. Zum anderen bleiben die wesentlichen Persönlichkeitseigenschaften und vor allem das, was die Einzigartigkeit einer Persönlichkeit ausmacht, relativ konstant. Dies gilt sowohl für den normalpsychologischen Bereich als auch für den Bereich auffälligen Verhaltens.

Die *Einflüsse auf die Persönlichkeitsentwicklung* sind vielfältig. Wichtig sind sowohl die genetischen und konstitutionellen Grundlagen als auch die biologischen Wandlungsprozesse in der Adoleszenz. Es hängt jedoch in entscheidendem Maße von den Umwelteinflüssen ab, ob die Entwicklungsmöglichkeiten in die Realität umgesetzt werden. So ist z. B. ein frühzeitiger Körperkontakt zwischen Mutter und Kind für eine gesunde emotionale Entwicklung unentbehrlich (Montagu 1984). Weitere Faktoren sind die Geschwindigkeit des Reifungsablaufes, die Eltern als Identifikationsmodelle, die Bezugsgruppen und die gesamte soziale Situation.

3.3.2 Grundbedürfnisse und typische
emotionale Reaktionsweisen

Unter **Bedürfnis** versteht man einen Mangel, der aus einer Diskrepanz zwischen aktueller Bedarfslage und nicht gegebenen Befriedigungsmöglichkeiten resultiert. Viele Bedürfnisse entstehen in der Adoleszenz zum ersten Mal oder in verwandelter Form auf der Grundlage der beschriebenen biologischen und kognitiven Veränderungen. So kann das Bedürfnis nach sexueller Befriedigung erst entstehen, wenn die biologischen Grundlagen hierfür geschaffen sind, das Bedürfnis nach Selbstverwirklichung und Anerkennung als Erwachsener erst, wenn die entsprechenden kognitiven, motivationalen und wirtschaftlichen Voraussetzungen gegeben sind.

Maslow (1954) hat eine *hierarchische Klassifikation von Bedürfnissen* aufgestellt, in welcher die jeweils „höheren" Bedürfnisse sowohl situationsbezogen als auch in der individuellen Entwicklung erst dann auftauchen, wenn die jeweils tieferstehenden befriedigt sind. Diese Rangreihe umfaßt:

1. physiologische Bedürfnisse,
2. Sicherheitsbedürfnisse,
3. Besitz- und Liebesbedürfnisse,
4. Statusbedürfnisse oder Bedürfnisse nach Achtung und
5. Bedürfnisse nach Selbstverwirklichung und Eigenentwicklung.

In Anlehnung an dieses Konzept beschreiben Garrison u. Garrison (1975) die Ausprägung der Bedürfnisse in der Adoleszenz:

1. *Physiologische Bedürfnisse*: Hervorzuheben sind das Bedürfnis nach körperlicher und sexueller Betätigung sowie das Bedürfnis, hinsichtlich der eigenen Körperlichkeit anerkannt zu werden.
2. *Sicherheitsbedürfnis*: Die für die Jugendlichen hinsichtlich ihrer Konsequenzen nur schwer überschaubaren biologischen und psychologischen Veränderungen akzentuieren den Wunsch nach Sicherheit. Diese wird weniger innerhalb der Familie, son-

dern eher in der Gruppe Gleichaltriger gesucht.

3. *Unabhängigkeitsbedürfnis*: Reifungsabläufe und gesellschaftliche Erwartungen lösen einen starken Drang nach Unabhängigkeit aus. Dieser wird verstärkt durch den Zuwachs an kognitiven Möglichkeiten und führt zu Auseinandersetzungen mit den Restriktionen und Erwartungen der Eltern. Gleichzeitig begünstigt der Unabhängigkeitsdrang den Widerstand gegen alles Herkömmliche und die Autorität sowie das Infragestellen von Normen, Regeln und Gewohnheiten.

4. *Bedürfnis nach Zugehörigkeit (Liebesbedürfnis)*: Die Abkehr vom Elternhaus, das Gefühl, nicht verstanden zu werden, der Unabhängigkeitsdrang sowie die neuen kognitiven Möglichkeiten führen vielfach zu einer Isolierung der Adoleszenten, was wiederum ein Bedürfnis nach Liebe und Zuneigung mobilisiert. Dieses wird durch die sexuelle Reifung und die Bedürfnisse nach sexueller Betätigung, nach Zärtlichkeit und verständnisvollem Gedankenaustausch begünstigt. Das Gefühl der Einsamkeit und des Nichtverstandenwerdens ist in unserem Kulturkreis in der Adoleszenz weit verbreitet.

5. *Leistungsbedürfnis (Leistungsmotivation)*: Die Leistungsmotivation hat verschiedene Wurzeln: Wunsch nach Erprobung der neuen kognitiven Fähigkeiten, Erlangung von Achtung und Wertschätzung durch Leistung, Versuch, das andere Geschlecht durch Leistung zu beeindrucken usw. Es gibt Anhaltspunkte dafür, daß die Leistungsmotivation wesentlich auf Erfahrungen in der frühen Kindheit beruht. Sie ist in der Adoleszenz bei denjenigen Kindern hoch, die in der frühen Kindheit und zum Zeitpunkt der Einschulung systematisch an Leistung gewöhnt wurden, deren Kontrolle aber in späteren Stadien der Schulzeit (8.–10. Lebensjahr) sehr gelockert wurde, so daß die eigene Leistungsmotivation an die Stelle der Außenkontrolle trat. Die Leistungsmotivation kann gerade in der Adoleszenz durch die Bezugsgruppe Gleichaltriger entscheidend gemindert werden.

6. *Bedürfnis nach Selbstverwirklichung und Ich-Entwicklung*: Die Motivation zur Entwicklung der eigenen Persönlichkeit findet man in der Adoleszenz in allen Kulturen. Sie ist oft verknüpft mit der Leistungsmotivation und mit dem *Bedürfnis, anerkannt und akzeptiert zu werden*. In unserem Kulturkreis hat dieses Bedürfnis einen starken kognitiven Akzent. Selbstverwirklichung und Ich-Entwicklung bedeuten, die eigenen Fähigkeiten zu realisieren und sie fortlaufend weiterzuentwickeln. Diese Motivation korreliert in hohem Maße mit der Entwicklung eines günstigen Selbstkonzeptes.

Die erwähnten Bedürfnisse und Motivationen sind nicht für die gesamte Zeitspanne der Adoleszenz gleichermaßen bedeutsam. Während in der *Frühadoleszenz* eine relativ starke Orientierung an der Gruppe der Gleichaltrigen erfolgt, die sich z. T. als starker Konformitätsdruck äußert, wird dieser Einfluß in der *späten Adoleszenz* geringer zugunsten eines stärkeren Strebens nach Selbstverwirklichung und Individualität.

Die Ausprägung der Bedürfnisse ist außerdem *geschlechtsspezifisch*: Mädchen haben bereits in der Kindheit ein höheres Sicherheitsbedürfnis, sie sind weniger gruppenorientiert und ängstlicher als Jungen. Jungen sind stärker leistungsorientiert und eher geneigt, dem Reglement straff organisierter Gruppen zu folgen. Solche Geschlechterdifferenzen hängen allerdings auch mit den Geschlechtsrollen zusammen und unterliegen daher soziokulturellen Einflüssen und insofern auch epochalen Wandlungen.

Die interindividuelle Variabilität des emotionalen Verhaltens ist auch in der Adoleszenz sehr groß. **Typische emotionale Reaktionsmuster** sind:

– *Emotionale Instabilität*: Wie im kognitiven Bereich besteht auch in der emotionalen Sphäre noch erhebliche Unsicherheit. Die neuen Gefühle werden wahrgenommen, haben aber noch keine adäquaten Ausdrucksformen oder Bezugspunkte gefunden. Der Konflikt zwischen Selbständigkeitsdrang und Eigenwertstreben auf der einen und Reglementierung und Erwartung auf der anderen Seite kann zu sehr variablen, impulsiven und schwer vorhersehbaren Emotionen führen.

– *Angriff oder Rückzug*: Die beschriebene Situation kann sowohl Angriffsverhalten als auch Rückzugstendenzen begünstigen. Ersteres zeigt sich vielfach in der Infragestellung der gültigen Ordnungen und dem Zuwiderhandeln gegenüber Gesetzen und Regeln im sozialen Umgang. Rückzugsverhalten kann oppositionellen oder aber resignativen Charakter haben als Folge des weitverbreiteten Gefühls, nicht verstanden zu werden.

– *Idealismus*: Die Veränderungen im gedanklichen Bereich begünstigen den Entwurf von Idealvorstellungen. Solche Vorstellungen, die manchmal auch ideologischen Charakter haben, sind kennzeichnend für die Adoleszenz. Diese Haltung wird vielfach für den sogenannten Generationenkonflikt verantwortlich gemacht.

3.3.3 Moralische Entwicklung, Werthaltungen und Einstellungen

Einstellungen und Haltungen lassen sich definieren als „seelisch-geistiger und neurologischer Zustand der Bereitschaft, der aus der Erfahrung erwachsen ist und einen steuernden oder dynamischen Einfluß auf die individuellen Reaktionen gegenüber allen Objekten und Situationen ausübt, mit denen er in Zusammenhang steht" (Allport 1959). Dabei kann man drei *Komponenten* unterscheiden (Oerter 1969):

– die *kognitive* Komponente umfaßt alle Prozesse, die mit Urteilen, Begründen, Meinen und Glauben gegenüber dem betreffenden Objekt zu tun haben,
– die *affektive* Komponente umfaßt alle mit Werthaltungen verbundenen Emotionen einschließlich ihrer vegetativen Äußerungen,
– die *Handlungs*komponente beinhaltet die jeweilige Verhaltensdisposition und Handlungsbereitschaft.

Werte sind für den einzelnen oder für Gruppen gültige Maßstäbe oder Konzepte, an denen Einstellungen und Handlungen gemessen werden.

Die Entstehung von Haltungen und Einstellungen wird in der Regel über Lernprozesse erklärt. Während sozialpsychologische Forschungen den Umwelteinfluß in den Vorder-

Tabelle 3.**2** Stufen der moralischen Entwicklung nach Kohlberg 1969 (aus Remschmidt, H.: Prognose der Dissozialität heute. In Martinius, J.: Jugendpsychiatrie. Aktuelle Themen in Diagnostik und Therapie. MMV Medizin Verlag, München 1987)

I. Prämoralisches Stadium (präkonventionelles Stadium)
   1. Stufe: Orientierung an Gehorsam und Strafe
   2. Stufe: Naive egoistische Orientierung (Richtig ist, was die eigenen Bedürfnisse befriedigt)

II. Stadium der konventionellen Rollenkonformität
   3. Stufe: „Good-boy-Orientierung", man tut, was erwartet wird (Rollenerwartung)
   4. Stufe: Autoritätsorientierung

III. Stadium selbst akzeptierter moralischer Prinzipien (Definition moralischer Werte unabhängig von Rollen und Autorität)
   5. Stufe: „Vertragsartige gesetzliche Orientierung"
   6. Stufe: Prinzipien-Orientierung mit dem Anspruch auf Universalität („Idee der Gerechtigkeit")

---

grund stellen, machen Autoren wie Lorenz und Eysenck die konstitutionellen Einflüsse bzw. instinktives Verhalten für die Entwicklung von Werthaltungen verantwortlich oder mitverantwortlich.

Piaget (1954) hat gezeigt, daß sich das kindliche Konzept von **Moral** und Unrechtsbewußtsein von einer vorwiegend *heteronomen* Fixierung um das 8. Lebensjahr in Richtung auf eine *Internalisierung* moralischer Prinzipien (*Autonomie*) um die Pubertät entwickelt. Kohlberg (1964) konnte dies im Prinzip bestätigen, wenn er auch fand, daß diese Entwicklung von kulturellen Einflüssen, von Sozialisationsbedingungen, vom Erziehungsstil und vor allem von der Situation abhängig ist. Kohlberg (1969) unterscheidet *sechs Stufen der moralischen Entwicklung* (Tab. 3.**2**). In der Adoleszenz erfolgt eine Ablösung des moralischen Verhaltens von Stufe vier und ein Übergang zu den Stufen fünf und sechs.

Das **Gewissen** als Repräsentanz erworbener Moralvorstellungen ist ebenfalls in hohem Maße von den herrschenden kulturellen Wertvorstellungen, die im wesentlichen durch die Eltern verkörpert werden, abhängig. Nach

Ausubel (1968) sind für seine *Entwicklung* drei Bedingungen erforderlich:

- die Internalisierung moralischer Wertvorstellungen,
- die Internalisierung eines Gefühls der Verpflichtung, sich nach ihnen zu richten, und
- die Fähigkeit, eine Diskrepanz zwischen dem eigenen Verhalten und den eigenen Wertvorstellungen zu erkennen.

Offenbar ist diese Art von Gewissensbildung charakteristisch für Jugendliche in industrialisierten Ländern, während in „primitiveren" Kulturen derartige Gesetzmäßigkeiten nicht gelten (Leighton u. Kluckhohn 1947). Ähnliches gilt für die in unserem Kulturkreis mit dem Gewissen eng verknüpften *Schuldgefühle*.

Die Werthaltungen werden in der Adoleszenz komplexer, weniger an Personen gebunden und liberaler, und die persönliche Autonomie wächst. Ungeachtet der unterschiedlichen Vorstellungen und Untersuchungsergebnisse zur moralischen Entwicklung lassen sich folgende Gemeinsamkeiten für die Phase der Adoleszenz herausstellen:

1. *Umschichtung der Wertvorstellungen:* Die Wertvorstellungen werden immer stärker personenunabhängig. Damit ist eine Ablösung von den Bezugspersonen verbunden. Die Eltern treten als Vorbild immer mehr zurück, die Wertvorstellungen an sich gewinnen stärkere Bedeutung.
2. *Liberalisierung der Wertvorstellungen:* Mit der Ablösung von personifizierten Vorbildern und der fortschreitenden kognitiven Entwicklung verlieren die Wertvorstellungen ihre konkrete Bezogenheit, erhalten ein (abstrakteres) Bedeutungs- und Gültigkeitsumfeld, und es werden Abstufungen vorgenommen. Zum anderen erlauben die kognitiven Veränderungen die Entwicklung eines Systems von Werthierarchien, in das Entscheidungsprozesse und Verhaltensweisen eingeordnet werden.
3. *Verlagerung der Vorbildfunktion von den Eltern auf die Bezugsgruppe:* Die „Entwertung" der Eltern als moralisches Vorbild und die zunehmende Bejahung abstrakter Wertvorstellungen bedeutet nicht eine generelle Abwendung von Personen und Gruppen, die moralische Prinzipien verkörpern. Vielmehr wird die zuvor den Eltern

zugedachte Loyalität in zunehmendem Maße auf die Gruppe Gleichaltriger (Bezugsgruppe) übertragen. Dies führt zu einer Ernüchterung hinsichtlich der akzeptierten Wertvorstellungen, da zur Gruppe nicht die gleiche enge emotionale Beziehung besteht. Andererseits entsteht in der Anfangsphase der Adoleszenz ein hoher Konformitätsdruck hinsichtlich der akzeptierten Werte, der sich gegen Ende der Adoleszenzphase allmählich verringert. Im Zusammenhang mit dem Einfluß der Bezugsgruppe kommt es nicht zu einer grundsätzlichen Wandlung der Wertvorstellungen. Die im Elternhaus übernommenen bleiben in groben Zügen erhalten, bleiben jedoch weniger an die Personen der Eltern gebunden. Die Gruppenbildung in der Adoleszenz erfolgt schichtspezifisch, so daß die im Laufe der Entwicklung erworbenen Wertsysteme auch in der „peer group" der Adoleszenten weitgehend erhalten bleiben.

4. *Angleichung an die Wertvorstellungen des jeweiligen Kulturkreises:* Nach einer Phase der Beunruhigung, Auseinandersetzung und Revolte wird im Laufe der Spätadoleszenz ein Großteil der kulturspezifischen Wertvorstellungen übernommen und akzeptiert.
5. *Prinzip der Wechselseitigkeit moralischer Verpflichtungen:* mit zunehmender Reifung und mit dem Aufgeben der Egozentrizität tritt die Wechselseitigkeit moralischer Verpflichtungen in den Vordergrund (Piaget 1954). Das Herausfinden aus der Egozentrizität impliziert folgende Vorgänge bzw. Fähigkeiten:
- Die Fähigkeit, sich selbst nach gleichen Gesichtspunkten zu kritisieren wie andere,
- allgemeine Prinzipien zur Grundlage moralischer Verhaltensweisen zu machen und sich selbst sowie andere daran zu messen und
- Bedürfnisse und Interessen anderer in gleicher Weise wahrzunehmen wie die eigenen.

3.3.4 Ich-Entwicklung und Identitätsfindung

Begriff und Konzept

Unter **Ich** verstehen wir ein organisiertes System von Haltungen, Einstellungen und Motiven, das den Kernbereich der Persönlichkeit repräsentiert und ihr Einmaligkeit, Gleichheit und Unverwechselbarkeit verleiht. Dieses System unterliegt wie alles im psychischen Bereich einer Entwicklung. Es erreicht in der Adoleszenz mit der Festlegung von Werten, Zielen, Idealen, beruflichen und persönlichen Plänen ein für das weitere Leben entscheidendes Stadium.

Nach *psychoanalytischer Auffassung* versteht man unter Ich die Instanz des psychischen Apparates, die zwischen Individuum und Realität sowie zwischen Es und Über-Ich vermittelt. Sie ist verantwortlich für die intrapsychische Verarbeitung und Regulation aller Außenwahrnehmungen und damit für die Organisation der persönlichen Erfahrung.

Verwandte Begriffe sind das **Selbst** als Inbegriff der individuellen Wahrnehmungen und Erinnerungen und das *Selbstkonzept* (Selbstbild) als Abstraktion aller wesentlichen Kennzeichen des Selbst in der eigenen Sicht und in der Sicht der anderen.

Identität umschreibt das *persönliche Bewußtsein der Gleichheit*, der zeitlichen *Kontinuität* und der damit verbundenen Wahrnehmung, daß andere diese anerkennen. Identität meint einen Zustand, **Identifikation** bezeichnet den Vorgang der Identitätsbildung. Letztere ist stets an andere Menschen gebunden, die vorübergehend oder dauerhaft als „Vorbild" dienen können. Identitätsbildung umfaßt also immer die Teilhabe an Gemeinschaften und kulturellen Gegebenheiten.

Die *individuelle Identität* bezieht sich auf den einzelnen und charakterisiert das, was trotz Wandel und Entwicklung konstant bleibt. Innerhalb der individuellen Identität kann man nach Erikson (1971) die *personale Identität* und die *Ich-Identität* unterscheiden. Während die personale Identität weitgehend mit der eingangs gegebenen Definition von Identität übereinstimmt, umfaßt Ich-Identität einen engeren, aber sehr zentralen Bereich, der für die Konstanthaltung der Person verantwortlich ist.

Das Ich assimiliert alle möglichen Einflüsse und verändert sich dadurch, sein Kernbereich bleibt als Ich-Identität konstant. Die Bedeutung dieser Konstruktion wird am ehesten im psychopathologischen Bereich sichtbar, in

dem die Ich-Identität aufgegeben oder verändert werden kann, beispielsweise dergestalt, daß ein Jugendlicher eine gespaltene Ich-Identität besitzt oder um die Aufrechterhaltung seiner Ich-Identität kämpfen muß.

Ich-Entwicklung und Identitätsfindung in der Adoleszenz

Die Entwicklung von Identifikationsverhalten und Identität verläuft kontinuierlich. Sie beginnt im frühen Kindesalter und wird zeitlebens nicht ganz abgeschlossen. Dennoch findet in der Adoleszenz eine gewisse Konsolidierung statt. Es vollzieht sich die Entwicklung der Geschlechtsrollen, die Übernahme anderer Rollen des Erwachsenenalters, die Entwicklung eines ausgeglichenen Verhältnisses zwischen Abhängigkeit und Unabhängigkeit und die Übernahme umschriebener Verhaltensweisen. Die Identifikation ereignet sich stets innerhalb sozialer Beziehungen. Darin nehmen die Eltern und elternähnlichen Bezugspersonen einen herausragenden Platz ein. Wichtig sind auch weitere Erwachsene mit Vorbildcharakter, soziale Bedingungen, konstitutionelle und Persönlichkeitseigenschaften usw.

Ich-Entwicklung und Identitätsfindung sind zusammenhängende und sich ergänzende Vorgänge.

1. **Ich-Entwicklung:** Nach Ausubel u. Kirk (1977) läßt sich die Ich-Entwicklung in der Adoleszenz unter zwei Gesichtspunkten betrachten: dem der Ziele der *Ich-Reifung* und dem der Ziele des *Ich-Status*. Erstere stellen eine kontinuierliche Fortentwicklung der Reifungsabläufe des Kindesalters dar (z. B. Erlangung größerer Unabhängigkeit und größerer Frustrationstoleranz), letztere umfassen diejenigen Status-Eigenschaften, die dem Kindesalter noch vorenthalten sind, in der Adoleszenz erstmalig auftreten und zum Erwachsenenalter hinführen. Beispiele hierfür sind sexuelle und berufliche Status-Eigenschaften.

Es hat sich immer mehr die Betrachtungsweise durchgesetzt, Reifungs- und Entwicklungsprozesse an den Aufgaben zu messen, die auf dem Weg zum Erwachsenwerden zu bewältigen sind. Als *„Entwick-*

lungsaufgaben" haben sie Eingang in die Entwicklungspsychologie gefunden (s. Kap. 3.7). Gleichzeitig stellen die Entwicklungsaufgaben Leitlinien dar, an denen sich Fähigkeiten und Möglichkeiten herausbilden. In Anlehnung an Ausubel u. Kirk (1977) kann man *Aufgaben der Ich-Entwicklung in der Adoleszenz* unterscheiden, wobei zwischen Ich-Reifung und Ich-Status nicht differenziert wird (Tab. 3.3).

2. **Identitätsfindung:** Die *Suche nach persönlicher Identität* ist eine zentrale Aufgabe der Adoleszenz. Die körperliche und psychische Beunruhigung, die gesellschaftlichen Erwartungen und die Entwicklungsaufgaben stellen den Jugendlichen vor Probleme, die nicht einfach zu lösen sind. Wenn derartig vielfältige Aufgaben von einer Persönlichkeit gefordert werden, die sich in mannigfachen biologischen Wandlungen befindet, wird das Finden einer eigenen Mitte als Übereinstimmung zwischen Selbsterleben, Fremderleben und Anpassung an soziale Normen ungemein erschwert. Die Entwicklungsphase der Adoleszenz ist jedoch selbstverständlich keine Krankheit, sondern eine *biologische und „normative"* *Krise* (Erikson 1965), die neben der Labilisierung und Beunruhigung wesentliche Aufbaukräfte bereitstellt. Im Zentrum der Suche nach Identität stehen die Fragen: „Wie bin ich? Wie möchte ich sein? Für wen hält man mich?" Sie können nicht beantwortet werden ohne Orientierung an Vorbildern im familiären und außerfamiliären Bereich, die allerdings gerade in dieser Altersphase fragwürdig geworden sind. Deshalb führt die Suche nach einer Antwort zu einer Reihe von Konflikten.

Nach Erikson durchlebt ein Mensch im Laufe seiner Identitätsentwicklung eine Reihe *kritischer Phasen.* In der *Adoleszenz* ist die *Identitätsbildung* das zentrale Problem und die *Identitätsdiffusion*, also die Auflösung und Gefährdung der Identitätsbildung, ein wesentlicher Krisenfaktor. Die Identitätsbildung hat Vorläufer, die für die Entwicklung einer gesunden Identität, aber auch für das Verständnis von Identitätsstörungen Voraussetzung sind.

Diese Konfliktmöglichkeiten können im Extremfall zu psychischen Erkrankungen führen,

Tabelle 3.**3** Aufgaben der Ich-Entwicklung in der Adoleszenz (nach Ausubel u. Kirk 1977)

A. Erlangung größerer Unabhängigkeit des Wollens
   1. unabhängigere Zeitplanung und Entscheidungsfähigkeit
   2. Assimilation neuer Wertvorstellungen aufgrund der Werte an sich, unabhängig von den Vorstellungen der Eltern oder anderer Bezugspersonen
   3. größeres Zutrauen zu extrafamiliären Gruppen und Einflüssen
   4. Verfolgung realistischerer Rollen und Ziele
   5. Zunahme der Frustrationstoleranz
   6. zunehmende Aufgabe der Fremdbestimmung

B. Veränderung der Zielstruktur auf der Grundlage von Wertvorstellungen
   1. Bedürfnis nach selbsterworbener Identität
   2. erhöhte Ich-Ansprüche
   3. verstärkte Selbstbewertung

C. Ersatz hedonistischer Motivation durch weitreichendere Status-Ziele

D. Entstehung zunehmender Handlungsfähigkeit

E. Übernahme moralischer Verantwortlichkeit auf gesellschaftlicher Basis

sind jedoch normalerweise Durchgangsstadien der Entwicklung in der Adoleszenz.

3.3.5 Selbstkonzept

Beim Selbstkonzept – definiert als „Theorie über sich selbst" oder „Einstellung gegenüber der eigenen Person" (Neubauer 1976) – handelt es sich um eine dynamische psychologische Größe, die von der sozialen Umwelt beeinflußt wird. Es ist eher Veränderungen unterworfen als z. B. die Ich-Identität.

Das *reale Selbstkonzept (Ich-Real)* umschreibt die Auffassung einer Person von sich selbst. „Real" bedeutet dabei nicht, daß diese Konzeption auch „realistisch" sein muß. Entscheidend ist die eigene Einschätzung. Das *ideale Selbstkonzept (Ich-Ideal)* umfaßt die Selbsteinschätzung einer Person nach Maßgabe ihrer Wünsche („So, wie ich sein möchte"). Große Divergenzen von realem und idealem Selbstkonzept können zu einer erheblichen Konfliktquelle werden. Diese sind in der Adoleszenz häufig und im Rahmen von Adoleszentenkrisen besonders auffällig.

Das Selbstkonzept entwickelt sich unter dem Einfluß primärer Sozialisationserfahrungen in der Familie; mit dem Älterwerden werden außerfamiliäre Einflüsse bedeutungsvoll. Mit zunehmender Reifung wird die eigene Person realistischer und unabhängiger von Eltern und Lehrern eingeschätzt. Das Selbstkonzept ist Grundlage für das *Selbstwertgefühl* (Gefühl des eigenen Wertes), das wiederum für das gesamte Verhalten eines Menschen und seine von ihm selbst erlebte Stellung in der Gemeinschaft von größter Bedeutung ist. Man kann die Aufrechterhaltung des Selbstwertgefühles nach dem Modell eines Regelkreises beschreiben. In verschiedenen Stadien der Entwicklung erreicht das Selbstgefühl einen bestimmten Sollwert, der durch Störgrößen beeinträchtigt werden kann. Das Individuum kann sich verschiedener Mechanismen bedienen, um den Zustand des Gleichgewichtes wiederherzustellen, z. B. Rationalisierung, Aggression und Ersatzbefriedigung (Rohracher).

Das Selbstkonzept *schlechter Schüler* ist deutlich ungünstiger als das von guten. Auch *delinquente* Jugendliche (Marshall 1973) sowie Jugendliche, die Maßnahmen der öffentlichen Jugendhilfe ausgesetzt waren, haben ein negatives Selbstkonzept (Remschmidt 1979). Allerdings ist nur in Längsschnittuntersuchungen zu entscheiden, ob das Selbstkonzept bereits *vor* Eintritt der ungünstigen Entwicklungsbedingungen negativ war. Ein ungünstiges Selbstkonzept (wenig Zutrauen zu sich selbst, Versagensängste, geringes Selbstwertgefühl) hat, wenn es einmal entstanden ist, auch weiterhin negative Konsequenzen:

1. Es führt zu geringer Selbstachtung und als Folge häufig zu sozialem Rückzug, Aggressivität und Delinquenz.
2. Es begünstigt konforme Reaktionen in belastenden Situationen. Die betreffenden Adoleszenten unterliegen leicht dem Gruppendruck und damit auch delinquentem Verhalten, das in Gruppen begangen wird.
3. Es kann sogar die Wahrnehmung tiefgreifend verändern. Adoleszenten mit einem negativen Selbstkonzept können z. B. selbsterbrachte gute und angemessene Leistungen kaum akzeptieren, weil sie solche nicht für möglich halten.

3.4 Sexualität und Partnerschaft

3.4.1 Sexualreife und Geschlechtsrolle

In der Adoleszenz sollten der *biologische* Vorgang der Entwicklung zur *Sexualreife* und der *psychosoziale* Vorgang der Übernahme der *Geschlechtsrolle* durch das Individuum bzw. die Anerkennung dieser Übernahme durch die Gesellschaft konvergieren. Beide Vorgänge laufen jedoch *nicht synchron* ab, sondern mehr oder weniger gegeneinander verschoben. Dies resultiert in unserem Kulturkreis daraus, daß ein Jugendlicher auch nach Eintritt der biologischen Sexualreife noch nicht in der Lage ist, die damit verbundenen gesellschaftlichen Funktionen wie berufliche Selbständigkeit, Vaterschaft, Mutterschaft und Unabhängigkeit vom Elternhaus wahrzunehmen.

Für die Sexualentwicklung sind neben genetischen Faktoren das *Geschlechtsrollen*verhalten der Eltern sowie erste eigene Erfahrungen mit Sexualpartnern entscheidend. Ungünstige und traumatisierende sexuelle Erfahrungen, die bis in die früheste Kindheit zurückgehen können, können zu einer Abwehr gegenüber der Sexualität und zu Störungen auf diesem Felde disponieren. Folgende Faktoren können sich negativ auswirken (Ausubel 1968):

- unglückliche Jugend, Geringschätzung der Sexualität, zu enge Eltern-Kind-Beziehung, Verhinderung von Kontakten mit Gleichaltrigen sowie von ersten Beziehungen zum anderen Geschlecht;
- Persönlichkeitsmerkmale: übermäßige Introversion, asketisches Verhalten (Pubertätsaskese), zu starke Intellektualisierung und übermäßige Identifikation mit einem Elternteil;
- physische Mängel, Isolierung von der Gruppe wegen mangelhafter sozialer Fähigkeiten oder aufgrund der Zugehörigkeit zu einer verachteten Minorität.

3.4.2 Sexuelle Entwicklung bis zur Pubertät

Zwar werden im allgemeinen erst während der Pubertät Sexualität und sexuelles Verhalten zu dominierenden Interessen bzw. Problemen; sexuelle Empfindungen und sexuelles Verhalten existieren jedoch bereits im Säuglingsalter.

Freud und seine Nachfolger haben die sexuelle Entwicklung in Phasen eingeteilt und nicht nur Störungen des Sexualverhaltens und der Sexualentwicklung, sondern praktisch alle psychiatrischen Erkrankungen letztlich auf Störungen der sexuellen Entwicklung zurückgeführt.

Bereits im *Säuglingsalter* sind Lust- und Unlustgefühle deutlich voneinander zu differenzieren. Der enge Kontakt zu einer festen Beziehungsperson (meist zur Mutter) setzt sich im *Kleinkindalter* fort. Gleichzeitig nehmen die Kinder auch zu personifizierten Gegenständen oder Lieblingstieren entsprechende Kontakte auf. Mehr als bereits im Säuglingsalter entdecken sie ihre Körper. Sie haben Interesse an den Ausscheidungsfunktionen und spielen an ihrem Genitale. Diese sexuellen Spielereien, die manchmal den Charakter von „Doktorspielen" annehmen, können in einzelnen Fällen über intensive sexuelle Lustempfindungen zu exzessiven Formen der Selbstbefriedigung führen.

Die sexuellen Empfindungen werden im *Schulalter* differenzierter, und das sexuelle Wissen nimmt zu. In den ersten Schuljahren ist das sexuelle Interesse bei den meisten Kindern relativ gering. Mit 10–12 Jahren (Präpubertät) kommen homosexuelle Spielereien bei Jungen relativ häufig vor (20–30%), bei Mädchen ist das entsprechende Verhalten sehr selten. Diese sexuellen Spielereien unter Jungen haben mit homosexuellem Verhalten nichts zu tun. Es ist aber nicht auszuschließen, daß sie, wenn sie sich fixieren und später heterosexuelle Gelegenheiten fehlen, die Entwicklung in Richtung Homosexualität beeinflussen. Im allgemeinen sind dies jedoch nur Durchgangsphasen.

Alle diese Verhaltensweisen müssen in ihrem sozialen Kontext gesehen werden. So richten z. B. Jungen in der *Präpubertät* ihre Phantasien bereits stark auf das andere Geschlecht, und die in diesem Alter bereits häufige Onanie geht bei der überwiegenden Mehrzahl der Jungen mit sexuellen Phantasien bezogen auf das weibliche Geschlecht einher.

Während Kinder im Alter von 7 oder 8 Jahren mit Gleichaltrigen des anderen Geschlechts regelmäßig spielen, verliert sich dies um die Präpubertät. In dieser Phase wird das eigene Geschlecht bevorzugt, was wahrscheinlich der eigenen Rollenfindung dient. Erst in der Pubertät und danach wird das Bestreben dominant, mit dem anderen Geschlecht zusammenzusein.

3.4.3 Sexuelle Interessen und Sexualverhalten in der Adoleszenz

In der Adoleszenz nehmen bei beiden Geschlechtern die sexuellen Interessen und Aktivitäten zu. Entsprechend der Reifeentwicklung beginnen Jungen später mit sexuellen Kontakten als Mädchen. Im Alter von 18–19 Jahren sind jedoch kaum mehr Unterschiede zwischen den Geschlechtern im Hinblick auf sexuelle Erfahrungen festzustellen.

Seit den 60er Jahren hat sich international das Sexualverhalten deutlich gewandelt. Dies betrifft das Alter, in dem der Geschlechtsverkehr erstmals erlebt wird, die Häufigkeit sexueller Aktivitäten, ihre Bewertung sowie die Partnermobilität. Die wesentlichen Tendenzen sind (Pagenstecher 1988, S. 32ff):

– Sexualität wird zunehmend lustvoll, weniger verkrampft und konfliktfrei erlebt. Die Einstellung zu Selbstbefriedigung und Homosexualität ist toleranter geworden; sexuelle Beziehungen werden früher aufgenommen und sind seltener mit Angst und Schuldgefühlen verbunden; vor- bzw. nichteheliche sexuelle Beziehungen gelten als selbstverständlich.
– Jugendsexualität orientiert sich an Liebe, Treue und Partnerschaft. Voreheliche sexuelle Beziehungen gelten nicht mehr als Heiratsversprechen bzw. -verpflichtung. Die Jugendlichen legen Wert auf die Dauerhaftigkeit und Verläßlichkeit ihrer Beziehungen. Es ergeben sich stabile Partnerschaftsbindungen, die jeweils von neuen abgelöst werden.
– Die Geschlechter, die sozialen Schichten sowie Stadt- und Landjugendliche gleichen sich in ihrem Verhalten zunehmend an. Beide Geschlechter lassen sich sexuell früher und häufiger auf einander ein und wechseln häufiger den Sexualpartner.

Dennoch haben viele Jugendliche Hemmungen, über Sexualität zu sprechen. Schuldgefühle und das Gefühl der Unerwünschtheit des Verhaltens scheinen besonders die sexuelle

Selbstbefriedigung zu betreffen, die zwar verbreitet ist, aber subjektiv nicht akzeptiert wird. Außerdem gibt es nach wie vor geschlechtsspezifische Verhaltensvorschriften bzw. Interessen in bezug auf Sexualität.

3.4.4 Geschlechterunterschiede und Sexualverhalten

Zusammen mit Veränderungen im Verhältnis der Geschlechter und der Rolle der Frau in unserer Gesellschaft ändert sich auch die Einstellung zur Sexualität. Galt Sexualität – zumindest die weibliche – lange Zeit nur als legitim im Rahmen einer Ehe und im Hinblick auf die Zeugung von Kindern, wird sie mittlerweile eher als wesentliches Element einer Liebesbeziehung gesehen. Neben der allgemeinen Verfügbarkeit von Verhütungsmitteln hat hierzu wesentlich die wirtschaftliche und rechtliche Unabhängigkeit von Frauen beigetragen.

Während im beruflichen Bereich sich Frauen eher „männliche" Verhaltensmuster aneignen, orientieren sich im Bereich Sexualität seit längerem Männer zunehmend an „weiblichen" Mustern (Metz-Göckel u. Müller 1986): Sie akzeptieren eher Gefühle der Schwäche und erleben Sexualität weniger als isolierten Trieb, als selbstverständlichen Teil ihrer Persönlichkeit und in die emotionale Beziehung integriert.

Dieser tendenziell unterschiedliche Stellenwert der Sexualität besteht auch bei Jugendlichen: Wunsch nach Liebe, Zärtlichkeit, Anerkennung und Geborgenheit bei Mädchen vs. Wunsch nach unmittelbar sexueller Erfahrung bei Jungen (Hornstein 1982, S. 62). Jungen neigen mehr zu häufigeren sexuellen Beziehungen, Mädchen eher zu einer längerfristigen Beziehung zu einem Partner. Mädchen kommt es eher darauf an, daß die Sexualität in der Gesamtbeziehung gut integriert ist und sie mit dem Freund über alles sprechen können. Besonders für männliche Jugendliche können sexuelle (tatsächliche oder fiktive) Aktivitäten zu einem Mittel werden, Pluspunkte im Wettbewerb mit Gleichaltrigen zu sammeln.

3.4.5 Empfängnisverhütung und Schwangerschaft

Fast jedes vierte Mädchen hat Angst vor einer ungewollten *Schwangerschaft*. Bei Mädchen unter 20 Jahren tritt eine ungewollte Schwangerschaft doppelt so häufig ein wie bei älteren Frauen. Die Schwangerschaften bei Jugendlichen nehmen seit Beginn der 50er Jahre ständig zu. Zwar sind nicht alle diese Schwangerschaften ungeplant, überwiegend besteht jedoch eine mangelnde Bereitschaft zu konsequenter Kontrazeption. Es gibt Hinweise darauf, daß die Fruchtbarkeit für sozial deprivierte Mädchen eine der wenigen Möglichkeiten ist, ihr Selbstwertgefühl zu stärken. Die sozialen Gefahren sind vor allem verringerte schulische und berufliche Chancen und auch die Verringerung der Heiratschancen. Oft werden diese jungen Frauen völlig abhängig von den Eltern oder von öffentlichen Institutionen. Die Beziehung zum Kindesvater ist meist schon vor der Geburt des Kindes zerbrochen, und Ehen von Teenagern werden zu 60% innerhalb weniger Jahre durch Scheidung beendet.

Auch die Zahl der *Schwangerschaftsunterbrechungen* ist bei jungen Mädchen relativ gesehen wesentlich höher als bei erwachsenen Frauen. Die medizinischen Folgen lassen sich zwar bei sachgerechter Durchführung gering halten, die psychische Belastung (Schuldgefühle usw.) kann jedoch groß sein.

Im Vergleich zu früheren Jahrzehnten werden sexuelle Kontakte früher aufgenommen, die Bereitschaft zu einer sicheren Verhütung ist jedoch verhältnismäßig gering. Ca. 70% aller Mädchen wenden bei ihrem ersten sexuellen Erlebnis keinerlei Verhütungsmethoden an. Je jünger sie sind, um so weniger sorgfältig verhüten sie. Eine geringfügige Änderung in bezug auf die Anwendung von Verhütungsmitteln bei Jugendlichen scheint allerdings als Folge der AIDS-Gefahr und der damit einhergehenden Aufklärungskampagnen zu erfolgen.

Die Zurückhaltung Jugendlicher gegenüber Empfängnisverhütung geht u. a. auf folgende Faktoren zurück:

– Es gibt bis heute noch *keine problemlose Verhütungsmethode*. Bei allen Methoden ist zwischen dem Risiko einer Schwangerschaft und gesundheitlichen Risiken eines der beiden Partner abzuwägen, abgesehen von der jeweils unterschiedlichen Beeinträchtigung der Spontaneität. Dies kann zu einer fatalistischen Einstellung führen bis hin zu der Entscheidung, einen Schwangerschaftsabbruch in Kauf zu nehmen. Das gesundheitliche Risiko liegt überwiegend beim weiblichen Partner, die meist auch die alleinige Verantwortung für Empfängnisverhütung zu tragen hat.

– Differenziertes *Wissen über Empfängnisverhütungsmethoden* und ihre Vor- und Nachteile ist bei Adoleszenten beiderlei Geschlechts *unzureichend.*

– Die Beeinträchtigung der *Spontaneität* bei vielen Methoden stört Jugendliche in besonderem Maße. Bereits die Notwendigkeit von Planung und Vorbereitung widerspricht dem Wunsch nach spontaner Sexualität. Das „erste Mal" soll unbelastet von „technischen" Aspekten sein.

– Ein weiterer Faktor dürfte das (sexuelle) *Selbstbewußtsein* beider Partner und *besonders des Mädchens* sein, denn der Gebrauch von Verhütungsmitteln nimmt mit dem Alter und der sexuellen Erfahrung zu (Seidenspinner u. Burger 1982; Morrison 1985). Mit zunehmendem Alter des Mädchens ist der Wunsch des männlichen Partners weniger ausschlaggebend für das Ob, Wann und Wie sexueller Beziehungen. Mädchen gehen auch heute noch sexuelle Beziehungen ein, um den Partner nicht zu verlieren. Sie sind in diesem Alter besonders stark verunsichert in bezug auf ihre Geschlechtsrolle. Eine aktive, selbstbewußte Auseinandersetzung mit dem Thema Verhütung und Sexualität stünde im Widerspruch zu der von der traditionellen weiblichen Rolle geforderten Passivität bzw. sexuellem Desinteresse.

3.4.6 Gesundheitliche Risiken

Hierzu zählt neben den Geschlechtskrankheiten gegenwärtig vor allem die AIDS-Gefahr. Ein Teil der Adoleszenten ist durch eine nicht erfolgte oder mangelhafte Aufklärung unzureichend auf mögliche Gefahren vorbereitet. Daher sollte im Rahmen der Gesundheitserziehung spätestens in der Präadoleszenz eine eingehende Aufklärung über Anstekkungsgefahr und Gefährlichkeit dieser Erkrankungen erfolgen. Dabei kommt es darauf an, den Jugendlichen die Gefahren und die notwendigen Vorsichtsmaßnahmen zu erklären, ohne daß sie zugleich die Sexualität als solche ablehnen.

Auch nach einem entsprechenden Sexualkunde-Unterricht bleibt das Wissen über die Vor- und Nachteile von Verhütungsmethoden oft unzureichend. Die Schüler sind befangen und unsicher in der Wortwahl und vermissen die Behandlung ihrer jeweils spezifischen Fragen, die sie aber im Unterricht selbst nicht stellen. Die Unterrichtssituation mit eventuellem Leistungsdruck ist ihrer Aufgeschlossenheit abträglich. Außerdem vermissen Jugendliche oft das Gespräch über die gefühlsmäßigen Aspekte der Sexualität.

3.5 Geschlechtsspezifische Entwicklung und Erwerb der Geschlechtsrollen in der Adoleszenz

3.5.1 Entwicklung des Geschlechtsrollenverhaltens

Die Adoleszenz ist eine wichtige Phase für den Erwerb einer männlichen bzw. weiblichen Identität. Wenngleich die hormonellen Veränderungen in der Pubertät das Rollenverhalten vorbereiten, so ist Geschlechtsrollenverhalten keineswegs nur die Folge der markanten hormonellen Veränderungen in der Pubertät. Vielmehr spielen Erziehungseinflüsse und das in der jeweiligen Gesellschaft akzeptierte Bild der weiblichen oder männlichen Geschlechtsrolle entscheidend mit. Jungen und Mädchen werden praktisch von Geburt an im herkömmlichen Schema ihrer Geschlechtsrolle erzogen. Mit dieser Rolle sind Erwartungshaltungen verknüpft, die im Rahmen der Erziehung von der jeweiligen Umgebung gewissermaßen automatisch vermittelt werden.

Hinsichtlich der Entwicklung des Geschlechtsrollenverhaltens spielen biologische, psychologische und psychosoziale Einflüsse eng ineinander. Körperliche und hormonelle Reifung liefern die Grundlagen, psychosoziale Umstände bilden Vorbilder und Bedingungen der sexuellen Reifung, kognitive und emotionale Entwicklung sind Schrittmacher und stellen Verarbeitungsmechanismen zur Verfügung. Geschlechtsrollenverhalten entwickelt sich von frühester Kindheit an, wobei Eltern und andere Bezugspersonen als wichtige Modelle dienen. *In der Adoleszenz* kommt jedoch hinzu (Ausubel 1968):

– eine größere Wahrnehmungsempfindlichkeit für soziale Situationen und interpersonale Beziehungen und
– die größere Bedeutung der sozialen Geschlechtsrolle.

Geschlechtsrollenverhalten in der Adoleszenz ist durch folgende Vorgänge gekennzeichnet:

– *Zunehmendes Interesse am anderen Geschlecht:* Während 8- bis 10jährige noch überwiegend gleichgeschlechtliche Partner zum Spielen und für Unternehmungen wählen, dominiert bei 13- bis 14jährigen bei weitem das andere Geschlecht. Diese Vorliebe ist bei Jungen und Mädchen gleich ausgeprägt.
– Zunehmende Praktizierung von *Verhaltensweisen, die* direkt oder indirekt *mit der Geschlechtsrolle assoziiert sind.* Direkt mit ihr verknüpft sind verschiedene Formen der psychosexuellen Betätigung, indirekt sekundäre Rollenattribute, wie Wettkampf und Kräftemessen bei Jungen, Interesse für Kleidung und Haushaltsdinge bei Mädchen.
– *Frühzeitigere, dauerhafte und stärker personifizierte Übernahme der Geschlechtsrolle durch Mädchen.* Dies wird damit in Zusammenhang gebracht, daß in der Regel eine stärkere Kontinuität des mütterlichen Einflusses gegeben ist als die des väterlichen bei Jungen. Jungen haben infolge der stärkeren Abwesenheit des Vaters in unserem Kulturkreis weniger Gelegenheit zu einer dauerhaften und personifizierten Identifikation mit ihm. Nach Lynn (1959) identifizieren sie sich daher stärker mit dem allgemeinen kulturellen Stereotyp der Männlichkeit und weniger mit der Verkörperung männlichen Verhaltens durch ihren Vater. Dies steht mit dem Ergebnis einiger Studien in Einklang, wonach die Mutter-Tochter-Ähnlichkeit im Identifikationsverhalten größer ist als die zwischen Vater und Sohn bei Jungen.

Einfluß auf die Übernahme der Geschlechtsrolle hat auch die *soziale Schicht und die familiäre Situation.* Erstere insofern, als Jugendliche aus den niedrigeren sozialen Schichten früher gezwungen sind, ein entsprechendes Verhalten zu übernehmen. Die familiäre Situation wiederum ist durch die Vorbildwirkung der Eltern und die Einflüsse seitens der Geschwister bedeutsam. Eindeutigkeit und Konsistenz des elterlichen Verhaltens prägen entscheidend die Übernahme der Geschlechtsrolle. Dabei ist das Alter zwischen drei und fünf Jahren besonders wichtig. Geschwister sind insofern von Bedeutung, als sie eine stärkere Polarisierung der Rollen oder aber eine Neutralisierung bewirken können. So ist die Übernahme männlicher Rollenmuster bei Jungen, die nur Brüder haben, ausgeprägter als bei solchen, die Brüder und Schwestern haben.

Die Bedeutung der sozialen Einflüsse hinsichtlich der Übernahme der Geschlechtsrolle wird auch durch eine *transkulturelle Betrachtung* verdeutlicht. Sowohl das Sexualverhalten als auch das Rollenverhalten ist in unterschiedlichen Kulturen außerordentlich variabel. Es gibt Völker, in denen die bei uns gültigen Kennzeichen für Männlichkeit und Weiblichkeit dem jeweils anderen Geschlecht zugeschrieben werden. In anderen Kulturen haben sich die Unterschiede der Geschlechterrollen weitgehend verwischt, wie dies zeitweise in China und der UdSSR der Fall war. Dies zeigt die Berechtigung der These, daß bei einheitlichen biologischen Gegebenheiten durch soziokulturelle Einflüsse erhebliche Unterschiede im sexuellen Verhalten und den damit verbundenen Rollenkonfigurationen auftreten.

3.5.2 Besonderheiten der weiblichen Adoleszenz

Die *Definition von Jugend* und auch die des „psychosozialen Moratoriums" orientiert sich vorwiegend an der typischen (berufszentrierten) Biographie des männlichen Individuums: als Zeit der Vorbereitung auf einen qualifizierten Beruf, der dann die Gründung einer eigenen Familie ermöglicht. Eine annähernd vergleichbare Situation gibt es in der weiblichen Entwicklung kaum. Traditionell wurde die *Erforschung der spezifischen weiblichen Situation* vernachlässigt bzw. als Variante oder in manchen Aspekten als Gegenbild der männlichen Entwicklung betrachtet.

Diese formale Gleichbehandlung übergeht die geschlechtsspezifischen Unterschiede in den Lebensverhältnissen (Bilden u. Diezinger 1988, S. 145). So finden sich in allen Kulturen Unterschiede der Geschlechterrollen, die über das hinausgehen, was von den unterschiedlichen Funktionen bei der Fortpflanzung her notwendig ist. Ihr Inhalt entspricht im wesentlichen unserem Geschlechterstereotyp. Männer haben meistens mehr Macht, ihnen wird mehr Achtung entgegengebracht, ihr sexuelles Verhalten wird als aktiver angesehen und weniger reglementiert. Der wichtigste materielle Aspekt der weiblichen Rolle ist die Zuständigkeit für Haushalt und Familie. Die Ausprägung dieser Aufgabe unterscheidet sich deutlich nach sozialer Schicht, zum anderen wird dieser Aspekt von der Gesellschaft durch Geschlechtsrollen betont, verstärkt und ergänzt (Merz 1979).

In den letzten Jahrzehnten wurde zwar die zentrale *Bedeutung von Familie und Hausarbeit für die weibliche Biographie relativiert*. Erwerbsarbeit wurde zumindest phasenweise selbstverständlicher Bestandteil des weiblichen Lebenslaufs, während – auch aufgrund der geringeren Kinderzahl – die „Familienphase" kürzer wurde. Auch wenn Mädchen mittlerweile den Beruf selbstverständlich in ihr Leben einplanen, haben sie auf dem Ausbildungsstellen- und Arbeitsmarkt die geringeren Chancen. Außerdem bringt die doppelte Orientierung auf Beruf und Familie die Notwendigkeit mit sich, im Alltag und in der Lebensplanung eine Balance zwischen beidem herzustellen. Dies beinhaltet auch psychologisch ein Hin- und Herwechseln zwischen tendenziell widersprüchlichen Orientierungen mit den damit verbundenen inneren und äußeren Konflikten: der Betonung von Emotionalität, Hilfsbereitschaft, Einfühlungsvermögen usw. gegenüber der Betonung von Leistung, Konkurrenz usw. Auf Möglichkeiten, mit solchen Konflikten umzugehen, werden Mädchen nur unzureichend vorbereitet.

3.6 Familie und Ablösungsprozeß

3.6.1 Die Rolle der Familie in der Adoleszenz

Zu den Entwicklungsaufgaben der Jugendlichen in unserer Gesellschaft gehört es auch, von den Eltern emotional und materiell zunehmend unabhängiger zu werden (eigener Beruf, eigener Hausstand, evtl. eigene Familie). Der Schritt in die materielle Unabhängigkeit verzögert sich für die Mehrzahl der Adoleszenten immer mehr, da die schulische und berufliche Ausbildung länger dauert und viele deshalb oder in Zeiten der Arbeitslosigkeit länger vom Einkommen der Eltern leben müssen. Trotzdem verläuft der Ablösungsprozeß im allgemeinen weitgehend konfliktlos. Die *Beziehung zur Familie* wandelt sich in der Adoleszenz in folgenden Aspekten:

– Die Reifung der kognitiven und emotionalen Funktionen kann dazu führen, daß die Adoleszenten von ihren neuen Fähigkeiten in Form von *Kritik*, Infragestellung und Alternativäußerungen im Hinblick auf Werte, Einstellungen und Verhaltensweisen regen Gebrauch machen. Dadurch entsteht häufig ein Gegensatz zu den Eltern, besonders wenn ein restriktiver und intoleranter Erziehungsstil praktiziert wird.
– Gleichaltrige und Gruppen Gleichaltriger übernehmen weitgehend die Stelle der Eltern im Sozialisationsprozeß. Diese „*Entwertung*" der Eltern muß von diesen wie von den Jugendlichen selbst verarbeitet werden.
– Die Verlagerung der Sozialisationsinstanz aus der Familie auf die Gleichaltrigen hat zur Folge, daß personale *emotionale Bindungen zu den Eltern reduziert* und durch Beziehungen zu vielen (Gruppen) ersetzt werden, die weniger die Person als Ganze prägen, sondern eher bestimmte Verhaltensweisen. Unter ihnen spielen diejenigen Verhaltensweisen und Eigenschaften eine besondere Rolle, die sich auf Aussehen und äußere Wirkung beziehen (z. B. Kleidung, Haartracht). Durch den für die erste Phase der Adoleszenz typischen Konformitätsdruck gewinnen sie eine große Bedeutung und führen oft zu heftigen Auseinandersetzungen in der Familie. Diese werden sowohl mit den Eltern geführt als auch häufig mit Geschwistern.

- *Die Ablösung vom Elternhaus bezieht sich nicht auf alle Haltungen*, Einstellungen oder Verhaltensweisen. Die These einer universellen Protesthaltung im Zusammenhang mit dem Prozeß der Ablösung läßt sich nicht aufrechterhalten. Es kommt nicht einmal bei der Hälfte der Jugendlichen zu derartigen Auseinandersetzungen (Rutter u. Mitarb. 1976), und die Eltern treten keineswegs generell als Bezugspunkte für die Orientierung und Identifikation in den Hintergrund, sondern nur in bestimmten Bereichen (Douvan u. Adelson 1966).
- Trotz der Verringerung des familiären Einflusses *bleibt die Familie die wesentlichste Bezugsgruppe* für die Adoleszenten. Zwar ist der Ablösungsprozeß eine mit der Verselbständigung notwendigerweise verknüpfte Erscheinung; die Trennung von der Familie ist meist jedoch nur vorübergehend bzw. partiell und wird nach der Erlangung von Selbständigkeit und Autonomie durch die Adoleszenten wieder aufgehoben.

In vollem Umfang verstehbar wird der Ablösungsprozeß erst, wenn die *Familie als System* betrachtet wird. Diese Betrachtungsweise impliziert, daß die Veränderung eines Systemteils das ganze System verändert. Der Ablösungsprozeß wird ausgelöst durch die Entwicklung des Adoleszenten, die ein starkes Streben nach Selbständigkeit und Autonomie einschließt. Diese Veränderungen rufen bei den Eltern Reaktionen hervor wie verstärktes Kontrollbedürfnis, Trauer über den Rückzug der Jugendlichen, Verlustängste oder auch Gelassenheit und Verständnis. Dies beeinflußt wiederum das Verhalten der Jugendlichen und umgekehrt. Der Prozeß der Auseinandersetzung konsolidiert sich gegen Ende der Adoleszenzphase, wobei *verschiedene „Lösungen"* möglich sind. Es kann zum Wiederaufbau einer stabilen und tragfähigen Bindung zu den Eltern kommen, es kann sich eine längere oder dauerhafte Trennung ergeben oder aber eine ambivalente Bindung bei prolongiertem Ablösungsprozeß.

Die meisten Jugendlichen haben eine tragfähige Beziehung zu ihren Eltern und teilen mit ihnen die wesentlichsten Wertvorstellungen. Ausgesprochene Konflikte mit den Eltern sind keineswegs bei der überwiegenden Mehrzahl der Jugendlichen zu finden. Eltern und

Jugendliche erfahren das Zusammenleben zwar als spannungsreich, aber daraus muß man nicht auf ein erhöhtes Konfliktpotential schließen. Vielmehr werden in dem Maße, in dem Jugendliche Einfluß auf Entscheidungen in der Familie nehmen, Konflikte offener ausgetragen. Gelegentliche oder häufige Konflikte mit dem Vater haben knapp ein Sechstel der Jungen und ein Fünftel der Mädchen. Auch das Verhältnis zur Mutter ist für Mädchen etwas schwieriger als für die Jungen.

3.6.2 Typische Konfliktkonstellationen in der Familie

Typische *Konfliktinhalte* betreffen folgende Bereiche (Jugendbericht 1986; Engel u. Hurrelmann 1988):

- Jugendliche wollen sich vor allem mit Gleichaltrigen zusammentun, eigene Interessen entwickeln und wenig kontrolliert werden.
- Im Vergleich zur Jugendzeit der heutigen Elterngeneration in den fünfziger Jahren hat die Bedeutung von Frisur, Kleidung und Unordnung als Streitgegenstand zugenommen. Frisur- und Kleidungsstile sind im Zusammenhang mit der jeweiligen Subkultur z. T. eine „Botschaft" an die Erwachsenengesellschaft.
- Streitanlässe aus dem erotisch-sexuellen Bereich führen im Vergleich zur früheren Jugendgeneration bereits im Alter zwischen 13 und 15 zu Auseinandersetzungen.
- Schulische Probleme belasten die Adoleszenz, da die Schulzeit wesentlich länger geworden ist.
- An der Spitze der Konfliktanlässe stehen Ordentlichkeit, Mithilfe im Haushalt und Schulleistungen. Weniger wichtig sind Ausgehen, Kleidung und Rauchen. Bei den Schulleistungen sind die Jungen etwas stärker betroffen, beim Rauchen gibt es keine Unterschiede. Bei allen anderen Anlässen haben vor allem die Mädchen größere Probleme.

Ein Großteil der Konflikte ist aus dem Spannungsfeld zwischen Autonomiebedürfnis der Jugendlichen und Verantwortungsbewußtsein der Eltern zu verstehen. Ersteres wird aus entwicklungspsychologischen Gründen (Zuwachs an neuen Fähigkeiten, die erprobt sein wollen) von den Adoleszenten übermäßig betont, letzteres vielfach aus übertriebener Besorgnis oder als Abwehr eigener, sich selbst nicht gestatteter Bedürfnisse überzeichnet.

Besondere Probleme der *Mädchen* in der Beziehung zu ihren Eltern sind:

– Sie werden meistens stärker in die Verantwortung für Haushalt und Familie (Betreuung der jüngeren Geschwister) einbezogen und haben dadurch weniger freie Zeit als Jungen. Dieser Bereich ist ein wesentlicher Inhalt der Konflikte mit den Müttern.
– Trotz der Liberalisierung von Erziehungsvorstellungen, insbesondere in bezug auf Sexualität, gibt es nach wie vor die entsprechenden Streitanlässe; die strengere Kontrolle der Töchter im Vergleich zu Söhnen ist geblieben, insbesondere bezüglich Jungenfreundschaften und abendlichen Ausgehens.

3.7 Entwicklungsaufgaben und Rollenprobleme

In der neueren Entwicklungspsychologie werden Entwicklungen auf allen Altersstufen als Bewältigung von **Entwicklungsaufgaben** angesehen. Diese Konzeption hat die Phasen- und Stufenlehren abgelöst. Bereits Spranger (1926) hat diesen Aspekt ausführlich berücksichtigt. Havighurst (1948; 1972) definierte acht solcher *Entwicklungsaufgaben für das Jugendalter*. Sie wurden entsprechend den heutigen Verhältnissen etwas modifiziert von Oerter u. Mitarb. (1987, S. 287):

1. Akzeptieren der eigenen körperlichen Erscheinung und effektive Nutzung des Körpers: Sich des eigenen Körpers bewußt werden. Lernen, den Körper in Sport und Freizeit, aber auch in der Arbeit und bei der Bewältigung der täglichen Aufgaben sinnvoll zu nutzen.
2. Erwerb der männlichen bzw. weiblichen Rolle: Der Jugendliche muß seine individuelle Lösung für das geschlechtsgebundene Verhalten und für die Ausgestaltung der Geschlechtsrolle finden.
3. Erwerb neuer und reiferer Beziehungen zu Altersgenossen beiderlei Geschlechts: Hierbei gewinnt die Gruppe der Gleichaltrigen an Bedeutung.
4. Gewinnung emotionaler Unabhängigkeit von den Eltern und anderen Erwachsenen: Für die

Eltern ist gerade diese Entwicklungsaufgabe schwer einsehbar und oft schmerzlich. Obwohl sie ihre Kinder gerne zu tüchtigen Erwachsenen erziehen wollen, möchten sie die familiäre Struktur mit den wechselseitigen Abhängigkeiten möglichst lange aufrechterhalten.
5. Vorbereitung auf die berufliche Karriere: Lernen im Jugendalter zielt direkt (bei berufstätigen Jugendlichen) oder indirekt (in weiterführenden Schulen) auf die Übernahme einer beruflichen Tätigkeit ab.
6. Vorbereitung auf Heirat und Familienleben: Sie bezieht sich auf den Erwerb von Kenntnissen und sozialen Fertigkeiten für die bei Partnerschaft und Familie anfallenden Aufgaben. Die Verlängerung der Lernzeit bis häufig weit in das dritte Lebensjahrzehnt macht im Zusammenhang mit dem säkularen Wandel allerdings auch neue Lösungen notwendig.
7. Gewinnung eines sozial verantwortungsvollen Verhaltens: Bei dieser Aufgabe geht es darum, sich für das Gemeinwohl zu engagieren und sich mit der politischen und gesellschaftlichen Verantwortung des Bürgers auseinanderzusetzen.
8. Aufbau eines Wertsystems und eines ethischen Bewußtseins als Richtschnur für eigenes Verhalten: Die Auseinandersetzung mit Wertgeltungen in der umgebenden Kultur soll in diesem Lebensabschnitt zum Aufbau einer eigenständigen „internalisierten" Struktur von Werten als Orientierung für das Handeln führen.

Die Entwicklungsaufgaben werden ähnlich auch von anderen Autoren formuliert. Sie stehen in engem Zusammenhang mit der **Rollenübernahme**.

Das Hineinwachsen in soziale Rollen ist ein in der Adoleszenz überaus wichtiger Vorgang. Als *Rolle* definieren wir eine in sich zusammenhängende Folge von Verhaltensweisen (Verhaltenssequenz), die auf die Verhaltenssequenzen anderer Personen abgestimmt ist (Hofstätter 1957). *Rollenkonflikte* entstehen, wenn ein Individuum widersprüchliche Rollen vereinbaren soll. Solche Konflikte sind gerade in der Adoleszenz überaus häufig. Sie können u. U. zu krankhaften Verhaltensweisen führen oder auch dazu, daß die angestrebte und nicht erreichte Rolle oppositionelles Verhalten auslöst. Viele Jugendliche sehen sich in dieser Phase außerstande, eine eindeutig definierte Rolle zu übernehmen. Sie fühlen sich nicht mehr als Kind, aber auch noch nicht als Erwachsene, und wissen vielfach nicht, was die Umgebung von ihnen erwartet.

3.8 Bewältigungsstrategien (Coping)

3.8.1 Allgemeine Gesichtspunkte

Zur Bewältigung der Entwicklungsaufgaben sind Kompetenzen erforderlich, die zum Teil auf Fähigkeiten und Erfahrungen aufbauen, die bereits in der Kindheit erworben wurden, und sich zum Teil in der Adoleszenz neu entwickeln. Man könnte sagen, die Entwicklungsreize provozieren neue Möglichkeiten der Auseinandersetzung und der Bewältigung. Unter *„Coping"* verstehen wir einen „Prozeß der konstruktiven Anpassung" (Olbrich 1984), der den Betreffenden in die Lage versetzt, sich mit den Anforderungen so auseinanderzusetzen, daß die Schwierigkeiten bewältigt werden und das Gefühl entsteht, den Dingen gewachsen zu sein, was wiederum zu einem positiven Selbstwertgefühl führt.

Eine Reihe von *psychopathologischen Symptomen* können als insuffiziente Bewältigungsstrategien aufgefaßt werden. Denn auch psychisch kranke und behinderte Adoleszenten machen von den ihnen neu zugewachsenen Fähigkeiten Gebrauch. Dementsprechend zeigen sich Bewältigungsstrategien bei verschiedenen Erkrankungen und Behinderungen, nur führen sie häufig nicht zu einer konstruktiven Auseinandersetzung mit den jeweiligen Problemen, sondern zu einer Fehlanpassung.

Coping-Verhalten ist notwendig bei *neuen Anforderungen*, die man mit den eingeübten und habitualisierten Verhaltensweisen nicht bewältigen kann. Die Lösung eines solchen Problems erfordert die Entwicklung neuer Verhaltensweisen in Form von konstruktiven Einfällen, der Weiterentwicklung vorhandener Fähigkeiten oder der Entdeckung neuer Möglichkeiten der eigenen Person. All dies setzt entsprechende kognitive Fähigkeiten voraus (Lazarus 1966, 1980). Der *Copingprozeß* läuft wie folgt ab:

– Zunächst kommt es zu einer *„primären Abschätzung" der Situation*. Dies ist ein kognitiver Prozeß, der auch affektive Bewertungskomponenten umfaßt.
– In einem zweiten Schritt werden die *eigenen Möglichkeiten, einschließlich der Hilfestellungen durch die Umgebung, zur Bewälti-*

gung der jeweiligen Aufgabe abgeschätzt. Es handelt sich um eine Art „Hochrechnung" (Olbrich 1985) bezüglich des Situationsausganges unter Berücksichtigung der eigenen Möglichkeiten und der in der Umgebung bereitliegenden Hilfemöglichkeiten. In dieser zweiten Abschätzung zeigen sich bereits oft neu entwickelte Bewältigungsstrategien.
– Schließlich kann es aufgrund von Fehlschlägen in der Bewältigung oder auch aufgrund neuer Informationen zu einer *dritten Abschätzung des Problems* kommen. Diese kann eine Neubewertung der Situation einschließen und neue Verhaltensalternativen.

Am Ende steht der gelungene Ausgang, d. h. die Bewältigung der Situation. Die angeführten Einschätzungen müssen nicht streng hintereinander ablaufen. Sie können ineinander übergehen oder im Sinne einer Wechselwirkung sich gegenseitig beeinflussen. Bewältigungsstrategien sind kein rein kognitiver Vorgang, auch ihre emotionalen Komponenten müssen berücksichtigt werden.

3.8.2 Grundprinzipien von Bewältigungsstrategien

Ausgehend von der kognitiv orientierten Entwicklungspsychologie Piagets können Bewältigungsstrategien unter dem Aspekt der *Assimilation* und *Akkommodation* betrachtet werden. Der eigentliche Motor der Entwicklung wird in Auslenkungen des normalerweise bestehenden Gleichgewichts zwischen Akkommodation und Assimilation gesehen. Neue Anforderungen, Probleme, Krisen führen zu einer Veränderung des Äquilibriums zwischen beiden Prozessen. In diesem Sinne lassen sich auch Bewältigungsstrategien verstehen. Je nach kognitiver (und emotionaler) Entwicklungsstufe geraten die Prozesse der Assimilation und Akkommodation in ein *Disäquilibrium*, welches durch den Einsatz entsprechender Bewältigungsstrategien wieder ausgeglichen wird.

Nachdem die Jugendlichen das *Stadium der formalen Denkoperationen* erreicht haben, sind sie in besonderer Weise in der Lage, kognitive Bewältigungsstrategien zu entwickeln. Denn sie verfügen zum ersten Mal über die Fähigkeit, zu abstrahieren, Hypothesen über ihr

Verhalten und das anderer zu bilden und diese zu testen, eine Metaperspektive einzunehmen (d. h., über sich selbst und über andere nachzudenken) und mögliche eigene oder auch fremde Handlungen hinsichtlich ihrer Konsequenzen probeweise gedanklich vorwegzunehmen (s. Kap. 3.2).

Eine weitere Möglichkcit, Coping-Stratcgicn unter übergeordneten Gesichtspunkten zu betrachten, geht vom *Zusammenhang zwischen Coping und Entwicklung* aus (Olbrich 1984). Dieser Betrachtung liegt die Annahme zugrunde, daß Jugendliche angesichts neuer Anforderungen einen „Glauben" oder ein „*Wissen*" um ihr eigenes *Verhaltenspotential* haben. Im Coping-Prozeß versagen die herkömmlichen und eingeübten Verhaltensweisen, so daß, um den Adaptationsprozeß zu vollziehen, neue Verhaltensweisen entwickelt werden müssen. Hierfür sind im Prinzip drei Möglichkeiten gegeben:

- *Verfestigungen* bewährter Verhaltensweisen, die angesichts neuartiger Anforderungen stabilisiert werden;
- *Weiterentwicklungen*, die durch das Nichtgenügen gewohnheitsmäßiger Verhaltensprogramme in der jeweiligen Anforderungssituation ausgelöst werden und
- *Verflüssigung* von Verhaltensprogrammen, die bei besonders neuartigen und belastenden Anforderungen auftreten dürften. Im Hinblick auf die Verflüssigung muß eine Auflösung und Neustrukturierung entsprechender Verhaltensprogramme gefordert werden.

Erfolgreiche Bewältigungsstrategien gehören zu den protektiven Faktoren eines Individuums und können in erheblichem Ausmaß dazu beitragen, daß psychiatrische Erkrankungen verhindert werden (s. Kap. 7).

3.8.3 Daseinstechniken

Besondere *Formen der Bewältigungsstrategien* wurden von Thomae (1953, 1988) als *Daseinstechniken* beschrieben (s. auch Kap. 6). Dies sind diejenigen Mittel und Methoden, die eine Person anwendet, um einen angestrebten Zustand zu erreichen. Es handelt sich nicht nur um kognitive Prozesse, sondern auch um un-

bewußte Vorgänge, kurzum um alles, was sich für den einzelnen bewährt hat und in der Folge als relativ stabile Strategie zur Problemlösung eingesetzt wird.

Thomae erforschte die Bewältigungsstrategien anhand von Biographien, Beobachtungen und Explorationen. Er entwickelte ein *Klassifikationssystem*, das die Ordnung entsprechender Themen und Techniken des Daseins erlaubt. Er fand heraus, daß die meisten Menschen eine oder mehrere vorherrschende Daseinstechniken einsetzen, um ihre Alltags- und Entwicklungsprobleme zu lösen. Thomae (1952) unterscheidet u. a. folgende Daseinstechniken:

- *Leistungstechniken* werden eingesetzt, um ein Problem auf der sachlichen Ebene durch eine nachweisbare Leistung zu lösen.
- *Anpassungstechniken*, deren Charakeristikum die Veränderung des eigenen Erlebens oder Verhaltens ist mit dem Ziel, eine Übereinstimmung mit den Umweltanforderungen herbeizuführen. Das Individuum kann auf bereits eingeübtes und praktiziertes Verhalten zurückgreifen, das je nach Anforderungen und Bedingungen modifiziert wird.
- *Defensive Techniken* beziehen sich als vorläufige Reaktionsform auf die Abwehr oder den Aufschub einer drängenden Problemsituation, die zunächst nicht bewältigt werden kann. Es handelt sich nicht um eine pathologische Daseinstechnik, sondern um ein normalpsychologisch verständliches und angemessenes Vorgehen.
- *Evasive Techniken* umschreiben ein zeitweiliges Verlassen des Konflikt- oder Spannungsfeldes.
- *Aggressive Daseinstechniken* sind auf die Schädigung anderer ausgerichtet, wobei das aggressive Verhalten verschiedene Formen annehmen kann: Unterdrückung und Unterwerfung anderer, direkte Aggression, um andere in die Flucht zu schlagen usw.

3.8.4 Bewältigung und Abwehr

Haan (1963, 1977) untersuchte Coping-Verhalten von Jugendlichen *aus neoanalytischer Sicht* (s. auch Kap. 6) und stellt *Bewältigungsmechanismen (Coping-Strategien) und Abwehrmechanismen* einander gegenüber. Es handele sich bei Coping-Strategien und Ab-

wehrmechanismen um *die gleichen grundle-
genden Ich-Prozesse*, die auf einem Kontinuum angesiedelt sind, dessen einer Pol eine
konstruktive Seite der Auseinandersetzung
(Coping) verkörpert, während der andere Pol
die rigide Seite der Abwehrmechanismen darstellt.

Es wird angenommen, daß eine Person, soweit
sie nicht psychisch krank ist oder unter schwerwiegenden Problemen leidet, zunächst die „gesunden" Ich-Prozesse in Form von Coping-
Strategien einsetzt und erst dann, wenn eine
Problemsituation ihre Möglichkeiten übersteigt, auf Abwehrmechanismen zurückgreift.
Der Coping-Vorgang beginnt mit der Wahrnehmung der zu bewältigenden Situation.
Diese löst die jeweils vorhandenen und verfügbaren Verhaltensmöglichkeiten aus, so daß
eine konstruktive Lösung der Problemsituation möglich ist. Im Falle krankhafter Veränderungen kann bereits die Wahrnehmung der
Situation beeinträchtigt sein (Reinhard 1988).
Es liegen möglicherweise keine angemessenen
Verhaltensprogramme aufgrund früherer Erfahrungen und kognitiver Strategien vor, so
daß den Individuen nichts anderes übrigbleibt,
als die Situation „abzuwehren". Insofern werden auch Abwehrmechanismen eingesetzt, die
zur neurotischen Symptombildung führen.

3.8.5 Förderung von Coping-Strategien

Wenn die Entwicklung erfolgreicher Bewältigungsstrategien von so großer Bedeutung für
die Lösung der Entwicklungsaufgaben in der
Adoleszenz ist, ergibt sich die Frage, ob es
Möglichkeiten gibt, diese Strategien zu fördern bzw. Hilfestellungen für die konstruktive
Auseinandersetzung mit wichtigen Lebens-

problemen zu geben. Roskies u. Lazarus
(1980) kamen ausgehend von der kognitiven
Verhaltenstherapie zu einem positiven Ergebnis. Nach Olbrich (1985, S. 15) können die folgenden Grundsätze Meichenbaums (1977) als
*Hilfestellung für die Entwicklung wirksamer
Coping-Strategien* im Jugendalter angewandt
werden:

– Wichtig ist die Information über die Rolle
  von Kognitionen bei der Entstehung von
  (Entwicklungs-)Problemen. So können
  selbstabwertende Gedanken, die unkriti-
  sche Übernahme stereotyper Haltungen,
  das Abwerten von Strategien oder auch andere „negative Kognitionen" Anpassungs-
  probleme mit sich bringen.
– Das selbständige Überwachen negativer
  und maladaptativer Aussagen über sich
  selbst und das eigene Verhalten kann Quellen der Ineffektivität eigener Bewältigung
  aufzeigen.
– Grundlegende Strategien der Problemlösung (Problemdefinition, Antizipation von
  Konsequenzen, Bewerten der Rückmeldun-
  gen usw.) sollten vermittelt werden.
– Verhaltensmodelle sollten genutzt und Aussagen eingeübt werden, welche die eigene
  Effektivität prüfen und bestätigen; Auf-
  merksamkeitszentrierung und positive
  Selbstbewertung sollten verstärkt werden.
– Ein Training spezifischer Bewältigungsstrategien ist oft hilfreich.
– Stufenweises Schwererwerden der Aufgabenstellungen erleichtert das Erreichen immer höher gesteckter Ziele.

Diese Gesichtspunkte aus der kognitiven Verhaltenstherapie dürften für die Entwicklung
von Bewältigungsstrategien gesunder wie psychisch kranker Jugendlicher von Bedeutung
sein. Sie werden auch therapeutisch genutzt.

3.9 Literatur

Allport, G. W.: Persönlichkeit. Struktur, Entwicklung
  und Erfassung der menschlichen Eigenart, 2. Aufl.
  Hain, Meisenheim 1959 (Orig.: Personality. A Psy-
  chological Interpretation. Holt, New York 1937)
Ausubel, D. P.: Das Jugendalter: Fakten – Probleme
  – Theorie. Juventa, München 1968; 4. Aufl. 1974.
  (Orig.: Theory and problems of adolescent develop-
  ment. Grune & Stratton, New York 1954)

Ausubel, D. P., D. Kirk: Ego Psychology and Mental
  Disorder: A Developmental Approach to Psycho-
  pathology. Grune & Stratton, New York 1977
Bilden, H., A. Diezinger: Historische Konstitution und
  besondere Gestalt weiblicher Jugend – Mädchen im
  Blick der Jugendforschung. In Krüger, H.-H.:
  Handbuch der Jugendforschung. Leske + Budrich,
  Opladen 1988
Clausen, J. A.: The social meaning of differential phy-
  sical and sexual maturation. In Dragastin, S. E., G.
  H. Elder: Adolescence in the Life Cycle: Psychologi-

cal Change and Social Context. Halsted, London 1975

Deutscher Bundestag: Verbesserung der Chancengleichheit von Mädchen in der Bundesrepublik Deutschland – Sechster Jugendbericht. Bonn 1984 (Deutscher Bundestag, Drucksache 10/1007, 15.2.84)

Deutscher Bundestag: Jugendhilfe und Familie – die Entwicklung familienunterstützender Leistungen der Jugendhilfe und ihre Perspektiven. Siebter Jugendbericht. Bonn 1986 (Deutscher Bundestag, Drucksache 10/6730, 10.12.86)

Douvan, E., J. Adelson: The Adolescent Experience. Wiley, New York 1966

Elkind, D.: Cognitive structure and adolescent experience. Adolescence 2 (1967) 427–434

Engel, U., K. Hurrelmann: Psychosoziale Belastung im Jugendalter. Empirische Befunde zum Einfluß von Familie, Schule und Gleichaltrigengruppe. de Gruyter, Berlin 1989 (Prävention und Intervention im Kindes- und Jugendalter, Bd. 6)

Erikson, E. H.: Identifikation und Identität. In von Friedeburg, L.: Jugend in der modernen Gesellschaft. Kiepenheuer & Witsch, Köln 1965

Erikson, E. H.: Identität und Lebenszyklus: Drei Aufsätze. Suhrkamp, Frankfurt 1971. (Orig.: Identity and the Life Cycle. Int. Univ. Press, New York 1959)

Garrison, K. C., K. C. Garrison jr.: Psychology of Adolescence, 7th ed. Prentice-Hall, Englewood Cliffs/N. J. 1975

Haan, N.: Proposed model of ego functioning. Coping and defense mechanisms in relationship to IQ change. Psychological Monographs 77 (1963) 1–23

Haan, N.: Coping and defending. Process of self-environment organization. Academic Press, New York 1977 (Personality and Psychopathology, vol. 16)

Havighurst, R. J.: Developmental Tasks and Education. McKay, New York 1948; 3rd ed. 1972

Hofstätter, P. R.: Psychologie. Fischer, Frankfurt 1957 (Fischer-Lexikon, Bd. VI)

Hornstein, W.: Unsere Jugend. Über Liebe, Arbeit, Politik. Beltz, Weinheim 1982

Kohlberg, L.: Development of moral character and moral ideology. Review of child development research 1 (1964) 383–431

Kohlberg, L.: Stage and sequence: the cognitive-development approach to socialization. In Goslin, D. A.: Handbook of Socialization Theory and Research. McNally, Chicago 1969 (dtsch.: Kohlberg, L.: Zur kognitiven Entwicklung des Kindes. Suhrkamp, Frankfurt 1974)

Lazarus, R. S.: Psychological Stress and Coping Process. McGraw-Hill, New York 1966

Lazarus, R. S.: The stress and coping paradigms. In Bond, A., J. E. Rosen: Competence and Coping during Adulthood. Univ. Press New England, Boston 1980

Leighton, D., C. Kluckhohn: Children of the People: The Navaho Individual and His Development. Harvard Univ. Press, Cambridge/Mass. 1947

Lynn, D. B.: A note on sex differences in the development of masculine and feminine identification. Psychological Review 66 (1959) 126–135

Marshall, T. E.: An investigation of the delinquency self-concept of Reckless and Dinitz. British Journal of Criminology 13 (1973) 227–236

Maslow, A. H.: Motivation and Personality. Harper & Row, New York 1954

Meichenbaum, D.: Kognitive Verhaltensmodifikation. Urban & Schwarzenberg, München 1979 (Orig.: Cognitive Behavior Modification. An Integrative Approach. Plenum, New York 1977)

Merz, F.: Geschlechterunterschiede und ihre Entwicklung. Ergebnisse und Theorien der Psychologie. Hogrefe, Göttingen 1979 (Lehrbuch der differentiellen Psychologie, Bd. 3)

Metz-Göckel, S., U. Müller: Der Mann. Eine Brigitte-Studie. Beltz, Weinheim 1986

Meyer, J.-E.: Die Entfremdungserlebnisse: Über Herkunft und Entstehungsweisen von Depersonalisation. Thieme, Stuttgart 1959

Meyer, J.-E.: Psychopathologie und Klinik des Jugendalters, der Pubertät und Adoleszenz. In Kisker, K. P., J.-E. Meyer, M. Müller, E. Strömgren: Psychiatrie der Gegenwart, 2. Aufl, Bd. II/1. Springer, Berlin 1972

Montagu, A.: Körperkontakt. Die Bedeutung der Haut für die Entwicklung des Menschen, 4. Aufl. Klett-Cotta, Stuttgart 1984 (Orig.: Touching. The Human Significance of the Skin. Columbia Univ. Press, New York 1971)

Morrison, D. M.: Adolescent contraceptive behavior: a review. Psychological Bulletin 98 (1985) 538–568

Neubauer, W. F.: Selbstkonzept und Identität im Kindes- und Jugendalter. Reinhardt, München 1976 (Erziehung und Psychologie, Nr. 73)

Oerter, R.: Moderne Entwicklungspsychologie, 4. Aufl. Auer, Donauwörth 1969

Oerter, R., L. Montada u. Mitarb.: Entwicklungspsychologie, 2. Aufl. Psychologie Verlags Union, München 1987

Olbrich, E.: Jugendalter – Zeit der Krise oder der produktiven Anpassung? In Olbrich, E., E. Todt: Probleme des Jugendalters. Springer, Berlin 1984

Olbrich, E.: Konstruktive Auseinandersetzung im Jugendalter: Entwicklung, Förderung und Verhalteneffekte. In Oerter, R.: Lebensbewältigung im Jugendalter. Edition Psychologie/VCH, Weinheim 1985

Pagenstecher, L.: Jugend und Sexualität. In Krüger, H.-H.: Handbuch der Jugendforschung. Leske + Budrich, Opladen 1988

Piaget, J.: Das moralische Urteil beim Kinde. Rascher, Zürich 1954 (Orig.: Le jugement moral chez l'enfant. Alcan, Paris 1932 [Bibliothèque de psychologie de l'enfant et de pédagogie])

Piaget, J.: Gesammelte Werke. Studienausgabe in 10 Bänden. Klett, Stuttgart 1975

Piaget, J.: Inhelder, B.: Die Entwicklung der elementaren Strukturen. Teil 1 und 2. Schwann, Düsseldorf 1973

Reinhard, H. G.: Entwicklung und psychische Störung im Jugendalter. Formen der Daseinsbewältigung psychisch gestörter Jugendlicher. Thieme, Stuttgart 1988

Remschmidt, H.: Jugendhilfemaßnahmen in der Retrospektive Betroffener. In Müller-Küppers, M., F. Specht: Recht – Behörde – Kind: Probleme und Konflikte der Kinder- und Jugendpsychiatrie. Huber, Bern 1979

Remschmidt, H.: Prognose der Dissozialität heute. In Martinius, J.: Jugendpsychiatrie. Aktuelle Themen in Diagnostik und Therapie. MMV Medizin Verlag, München 1987

Rohracher, H.: Einführung in die Psychologie, 12. Aufl., Urban & Schwarzenberg, München 1984

Roskies, E., R. S. Lazarus: Coping theory and the teaching of coping skills. In Davidson, P. O., S. M. Davidson: Behavioral Medicine. Brunner/Mazel, New York 1980

Rutter, M., P. Graham, O. F. D. Chadwick, W. Yule: Adolescent turmoil: Fact or fiction? Journal of Child Psychology and Psychiatry 17 (1976) 35–56

Seidenspinner, G., A. Burger: Mädchen 82. Eine repräsentative Untersuchung über die Lebenssituation und das Lebensgefühl 15- bis 19jähriger Mädchen in der Bundesrepublik, durchgeführt vom Deutschen Jugendinstitut München im Auftrag der Zeitschrift Brigitte. Brigitte/Deutsches Jugendinstitut, Hamburg 1982 (DJI Forschungsbericht)

Spranger, E.: Psychologie des Jugendalters, 6. Aufl., Quelle & Meyer, Leipzig 1926; 1. Aufl. 1924

Stutte, H.: Körperliche Selbstwertkonflikte als Verbrechensursache bei Jugendlichen. Monatsschrift für Kriminologie und Strafrechtsreform 40 (1957) 71–85

Stutte, H.: Der Thersiteskomplex, ein phasenspezifischer Konfliktfaktor der Adoleszenz. Criança portuguesa 21 (1962/63) 451–460

Stutte, H.: Neurotische Dissozialität auf dem Boden eines Thersiteskomplexes. Praxis der Kinderpsychologie und Kinderpsychiatrie 23 (1974) 161–166

Thomae, H.: Über Daseinstechniken sozial auffälliger Jugendlicher. Psychologische Forschung 24 (1952) 11–33

Thomae, H.: Das Individuum und seine Welt. Hogrefe, Göttingen 1968; 2. Aufl. 1988

4. Psychosoziale Aspekte der Adoleszenz

4.1 Gesellschaftliche Stellung der Adoleszenten

4.1.1 Kulturelle Rahmenbedingungen

Unsere Gesellschaft ist gekennzeichnet durch einen hohen Komplexitätsgrad und eine Vielfalt von Wertvorstellungen, Einstellungen und Normen. Die für das Erwachsenenalter charakteristischen Aufgaben und Funktionen können erst nach einer sehr langen Ausbildungsphase in vollem Umfange wahrgenommen werden.

In vorindustriellen Gesellschaften haben die Adoleszenten nach einem relativ raschen Übergang in den Erwachsenenstatus Anteil an allen gesellschaftlichen Prozessen. In den industrialisierten Ländern dagegen befinden sie sich in einer immer länger werdenden Wartephase zwischen Kindheitsstatus und Erwachsensein. Diese psychologische und psychosoziale Adoleszenzphase verlängert sich zunehmend, während die biologischen Fakten im großen und ganzen gleich geblieben sind. Die Verlängerung ergibt sich zum einen aus einer Ausweitung des Ausbildungssystems infolge komplexer Arbeitsvorgänge; zum anderen haben sich die Familienstrukturen fortschreitend liberalisiert. So verfügen die Adoleszenten über die biologischen Voraussetzungen zur Erwachsenenreife, werden jedoch im psychologischen und psychosozialen Bereich in einen „Wartestand" versetzt, der ihnen nicht erlaubt, aktiv und verantwortlich an den gesellschaftlichen Prozessen teilzunehmen. Dieses *„psychosoziale Moratorium"* ist ein notwendiger Schonraum, auf der anderen Seite eine Konfliktquelle, nicht zuletzt deshalb, weil die notwendigen Identifikationsprozesse verzögert ablaufen und nicht an die Übernahme von Verantwortung gekoppelt sind. Diese Situation begünstigt sowohl den Rückzug aus gesellschaftlichen Beziehungen als auch ideologische und radikale Auseinandersetzungen.

Vielfalt und Unschärfe gesellschaftlicher Wertvorstellungen und Normen verunsichern die Jugendlichen hinsichtlich ihres Identifikationsverhaltens. Der rasche gesellschaftliche Wandel führt zu Diskrepanzen zwischen Wertvorstellungen der Eltern und der Jugendlichen. Darüber hinaus verlangen die neugewonnenen Fähigkeiten Anwendung und Bestätigung, was infolge der gesellschaftlich gesetzten Schranken vielfach nicht möglich ist. Dies begünstigt in unserem Kulturkreis oppositionelles und rebellisches Verhalten, insbesondere bei denjenigen, bei denen die „experimentelle Durchgangsphase" besonders lange anhält (Gymnasiasten und akademische Jugend).

Veränderungen der familiären Situation (Reduktion der Familie auf die sogenannte Kernfamilie), zunehmende Urbanisierung und immer komplizierter werdende Ausbildungsprozesse führen ferner dazu, daß traditionelle Bindungen und Wertvorstellungen an Verbindlichkeit verlieren und diejenigen einer variablen, vielfältigen und sich sehr rasch ändernden jugendlichen Subkultur an ihre Stelle treten.

In den Entwicklungsaufgaben, die in der Adoleszenz zu bewältigen sind, fließen gesellschaftliche Notwendigkeit und individuelle Bedürfnisse zusammen. An ihnen läßt sich erkennen, wie komplex und differenziert der Anpassungs- und Integrationsprozeß in der Adoleszenz ist.

4.1.2 Betrachtungsweisen zur gesellschaftlichen Stellung der Adoleszenten

Die gesellschaftliche Stellung der Adoleszenten läßt sich jeweils nur im Hinblick auf Einzelne oder Gruppen bestimmen. So entspricht z. B. die vielfach behauptete pauschale Gleichsetzung von Adoleszenz mit *Rebellion und Widerstand* nicht den Tatsachen. Ähnliches gilt für die Charakterisierung der Adoleszenten als *Generation* bzw. den Generationenkonflikt. Eine Generation ist die Gesamtheit der etwa Gleichaltrigen in einer bestimmten Gesellschaft zu einem gegebenen Zeitpunkt, die gleichartige Werte vertreten bzw. ähnliches Verhalten zeigen. Dabei müssen diese etwa Gleichaltrigen durch sie ziemlich ausnahmslos betreffende Ereignisse zu einer Generation geprägt werden. Dennoch hat sich vielfach diese Bezeichnung eingebürgert, z. B. in Form der „skeptischen Generation" (Schelsky 1957) oder der „jungen Generation" (Neidhardt 1970).

4.2 Bezugsgruppe Gleichaltriger und Subkultur

Bereits in der Frühadoleszenz gewinnt die Bezugsgruppe der Gleichaltrigen eine große Bedeutung. Sie ist oft verknüpft mit einer Reihe umschriebener Verhaltensweisen, die sich von denen der Erwachsenen unterscheiden und vielfach als Merkmale der Subkultur bezeichnet werden.

4.2.1 Bezugsgruppe Gleichaltriger

Wenngleich in der Frühadoleszenz eine zunehmende Ablösung der Eltern durch die Bezugsgruppe eintritt, so ist die Art, wie sich dies vollzieht, keineswegs unabhängig vom Einfluß der Eltern. So sind z. B. Kinder von Eltern, die gegenüber freundschaftlichen Beziehungen mit Gleichaltrigen aufgeschlossen sind, eher bezugsgruppenorientiert. Im Hinblick auf die Orientierung an der Bezugsgruppe besteht zunächst eine hohe *Konformität*; in der Spätadoleszenz lockert sich diese Haltung.

4.2.2 Subkultur

Unter Subkultur versteht man eine Eigenkultur kleinerer Gruppen, die gruppenspezifische Besonderheiten aufweisen. Subkulturen haben in der Regel eigene Normen, Sitten und Gewohnheiten, die nicht selten zu der sie umgebenden Kultur im Gegensatz stehen.

In den westlichen Zivilisationen wird die Entstehung jugendlicher Subkulturen vor allem damit in Verbindung gebracht, daß die Phase der Adoleszenz eine erhebliche zeitliche Ausdehnung erfahren hat und durch den raschen gesellschaftlichen Wandel die Distanz zwischen der „Jugendlichen-Generation" und den Erwachsenen ständig wächst.

Vielfach findet sich in der Adoleszenz ein Abweichen von den Vorstellungen der Erwachsenenwelt. Es werden besondere Umgangsformen gepflegt, man unterscheidet sich in Kleidung und Haartracht, Ansichten und Vorstellungen von den Erwachsenen. Allerdings sind diese Äußerungen und Verhaltensweisen keineswegs dauerhaft und beziehen sich nur auf einen Teil der Adoleszenten. Die Teilhabe an einer Subkultur ist für manche Jugendliche eine wichtige Übergangsphase zum Erwachsenenstatus.

Die Subkulturen sind stark an äußerlichen Merkmalen orientiert, und die Einstellungen und Wertungen entsprechen meistens denen der Erwachsenen. Auch prägen neben dem Einfluß Gleichaltriger die Massenmedien entscheidend das Verhalten der Adoleszenten, deren Inhalte wiederum zum großen Teil von Erwachsenen bestimmt werden.

Es gibt verschiedene jugendkulturelle „Antworten" auf die heutigen Lebenssituationen, wobei die Orientierung an traditionellen Lebensmustern überwiegt (Baacke u. Ferchhoff 1988):

– sozialer Rückzug (Drogen, religiöses Sektierertum, Selbsterfahrung, Meditation: narzißtisch gefärbte Innerlichkeit);
– Entfaltung und Kultivierung alternativer, vor allem sozialer und kreativer Kompetenzen (Engagement für Frieden, Umwelt, alternative Betriebe usw.);
– Zynismus: an Mode und Kultur orientierte Strömungen, Ästhetik der sich vom bürgerlichen Lebensalltag zynisch distanzierenden „Großstadtkids", die sich über ihr Erscheinungsbild, Musik usw. definieren und sich vor allem für sich selbst interessieren;
– aggressive körperliche Auseinandersetzung (Rocker, Fußballfans usw.);
– traditionelle Lebensmuster (Vereine, Hobbygruppen usw.).

Cliquen und Banden

Manche Autoren sehen in der Cliquen- und Bandenbildung ein wesentliches Durchgangsstadium der Identitätsbildung im Jugendalter, wobei meist das Sturm-und-Drang-Modell der Adoleszenz zugrundegelegt wird. Eine andere These geht dahin, daß Cliquen, Gruppen und Banden dem seiner Gesellschaft entfremdeten Jugendlichen Identität, Orientierung und soziale Heimat vermitteln, wobei zwischen sozial integrierten und delinquenten Gruppen nur graduelle Unterschiede bestehen. Im Zusammenhang mit der Bandenbildung ist auch das Rockertum und der jugendliche Vandalismus zu sehen.

Cliquen sind vorübergehende Gruppierungen meist gleichen Geschlechts und mit ähnlichem Sozialstatus, die in der Präadoleszenz gebildet werden und sich eine gemeinsame Zielvorstellung geben. Diese kann der Phantasiewelt,

aber auch der Realität entnommen sein. Im allgemeinen sind Cliquen durch folgende Momente gekennzeichnet:

– Es existieren einheitliche Normen, auf deren Einhaltung streng geachtet wird.
– Sie sind hierarchisch gegliedert und werden von einem Anführer geleitet.
– Vielfach bestehen Aufnahmeriten bzw. Bewährungsproben.
– Die Gruppennormen sind innerhalb einer Clique relativ konstant, können zwischen verschiedenen Cliquen aber erheblich divergieren. Ihre Kontinuität wird durch die jeweils älteren Mitglieder gewahrt.
– Cliquen in der Mittel- und Spätadoleszenz beziehen das andere Geschlecht vielfach ein, solche in der Frühadoleszenz in der Regel nicht.
– Cliquen von Mädchen sind weniger häufig und weniger stabil als solche von Jungen. Dies wird mit dem früheren Reifungsablauf und der früheren Partnerorientierung der Mädchen in Verbindung gebracht.

Banden weisen im wesentlichen die gleichen Kennzeichen auf wie Cliquen. Sie unterscheiden sich von Cliquen dadurch, daß ihre Zielvorstellung kriminelle Aktivität oder zumindest *abweichendes Verhalten* ist. Sie sind in der Regel straffer organisiert und praktizieren empfindliche Sanktionen, wenn ihre Mitglieder nicht loyal gegenüber dem Führer bzw. den Normen und Regeln sind. In den letzten Jahren überwiegen zufällige, diffuse Gesellungsformen, die im Hinblick auf delinquente Handlungen aktuell zusammentreten. Banden wurden vielfach als typische und gefährliche Ausdrucksformen der jugendlichen Subkultur angesehen. Bei kriminellen Banden handelt es sich in der Regel um Angehörige der unteren sozialen Schichten. In den letzten Jahren ergab sich in unseren Breiten eine Verlagerung zu den oberen Schichten und eine Verquickung von politischen und kriminellen Motiven.

Ideologien und sogenannte Jugendreligionen

Die Anziehungskraft von Ideologien und sogenannten Jugendreligionen erklärt sich u. a. durch folgende Aspekte (Erikson 1971, S. 187):

– Sie bieten eine vereinfachte Zukunftsperspektive.

– Sie ermöglichen, sich einer gewissen Uniformität des Auftretens und Handelns anzuschließen, die der Befangenheit und Selbstbeobachtung entgegenwirkt.

– Durch kollektives Handeln werden Hemmungen und persönliche Schuldgefühle gemildert.

– Sie erlauben die Unterordnung unter Führer, die als „große Brüder" nicht der Ambivalenz der Eltern-Kind-Beziehung unterliegen.

– Sie bieten eine scheinbare Harmonie der inneren Welt von guten und bösen Kräften mit der äußeren Welt mit ihren realen Zielen und Gefahren.

Diese Gesichtspunkte, vielfach auch das Gefühl, bei den eingeführten Religionen keine adäquate Orientierung zu finden, erklären den Zulauf dieser Gemeinschaften. Sie sprechen vor allem Menschen an, die vereinsamt sind, Angst vor Gegenwart und Zukunft haben oder unter besonderen Belastungen stehen. Die sogenannten neuen Jugendreligionen versprechen ein sinnerfülltes, vom Glauben getragenes Leben in der Gemeinschaft Gleichgesinnter. Sie bieten eine „Führergestalt" (Guru, Messias, Prophet, Philosoph), die oft gottähnliche Züge trägt und anscheinend ein Rezept zur Rettung des Einzelnen und der Welt besitzt, einen Absolutheitsanspruch ihrer Lehrer und der Lehre, ein Zusammenfassen in Gruppen mit intensivem Gruppenerlebnis, ein Elitebewußtsein, eine „Rolle" und Aufstiegschancen innerhalb der Hierarchie (z. B. als „Lehrer", Präsident oder „Center-Leiter"), eine heile Welt, Naherwartung des Heils bzw. Selbsterlösungsvorstellungen (Löffelmann 1979). Sie machen bei der „Bekehrung" und in Übungen von „bewußtseinserweiternden" Methoden Gebrauch, die von jeher in religiösen Kulturen gepflegt wurden: Meditation, Trance und Ekstase. Ziel ist jeweils ein „Umschaltungs- und Umorientierungsprozeß", der z. B. durch Drogeneinnahme oder bestimmte körperliche Übungen (Hyperventilation, Hypoxie, lang anhaltende rhythmische Körperbewegungen) erleichtert werden kann.

Die meisten Gruppen pflegen ein intensives Gruppenleben, allerdings auch einen Gruppenzwang. Die neu gewonnenen Mitglieder geben vielfach Familie, Studium oder Lehrverhältnis auf, bringen ihr gesamtes Privatvermögen als Spende mit und brechen sämtliche Kontakte zu früheren Bezugspersonen ab. Bei einigen Gruppen verlieren sie ihre bisherige Identität und erhalten einen neuen Namen. Die wichtigsten *Folgen* der Zugehörigkeit zu einer solchen Gruppe sind (Löffelmann 1979): süchtige Abhängigkeit von der Gruppe bzw. deren Führer; gravierender Verlust an Selbständigkeit; Unfähigkeit zu emotionalen Bindungen an Nicht-Mitglieder; Verachtung aller Nicht-Mitglieder als „Unwissende"; Mißtrauen gegen rationales, wissenschaftliches Denken; Zerbrechen der familiären Bindungen, wenn die Familie sich nicht loyal zu der neuen Idee verhält; Realitätsferne durch einseitiges Denken im Schatten des „Meisters".

4.3 Schule und Ausbildung

Neben dem Elternhaus ist die Schule die wichtigste Sozialisationsinstanz. Sie beeinflußt den Alltag und die jugendliche Biographie sehr stark. Die Herausbildung einer Jugendphase ist eng mit der Entstehung des allgemeinen Schulsystems verbunden.

Unser Schulsystem umfaßt eine große Zahl unterschiedlicher Schultypen, deren verwirrende Vielfalt durch die Kulturhoheit der Bundesländer noch gesteigert wird. Abb. 4.1 zeigt die Grundzüge des bundesrepublikanischen Bildungssystems.

Eltern und die Jugendlichen selbst sehen heute fast ausnahmslos (unabhängig von der Nationalität und dem Geschlecht der Kinder) die zentrale Bedeutung der schulischen und beruflichen Ausbildung. Dem entspricht eine seit den 60er Jahren stark gestiegene Bildungsbeteiligung und höhere Verweildauer im Bildungswesen.

Seit den 60er Jahren erfolgt aufgrund der Verlängerung der Pflichtschulzeit, der Ausweitung qualifizierter Schulabschlüsse usw. eine deutliche Ausdehnung des Schulbesuchs. Die Verlängerung der Ausbildungszeit wird einerseits als Möglichkeit der Entfaltung und Verselbständigung sowie jugendlicher Freiräume angesehen, andererseits als Einschränkung wichtiger Erfahrungen. Dieser Ausdehnung

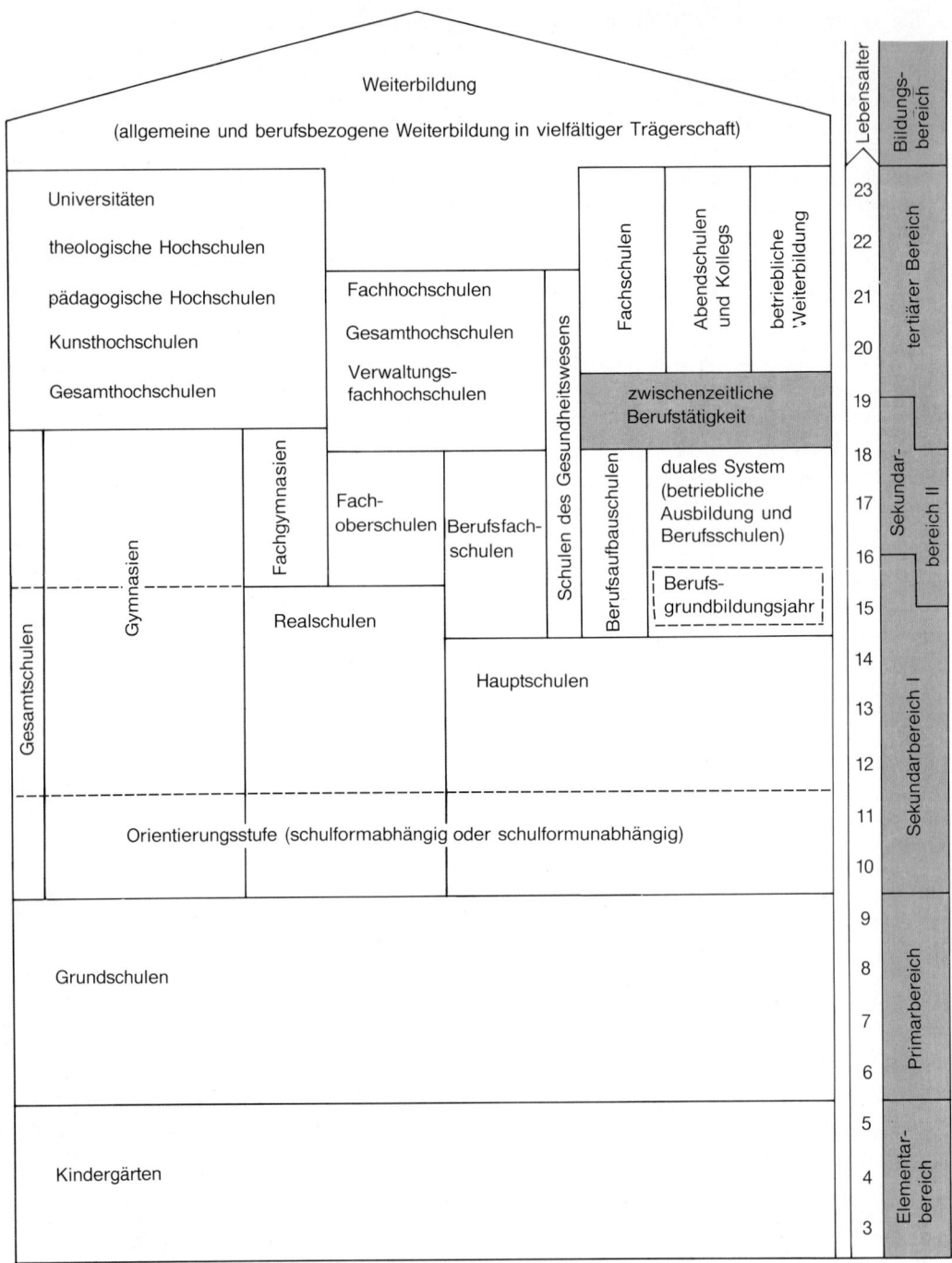

Abb. 4.1   Schematische Darstellung der Struktur des Bildungssystems in der Bundesrepublik Deutschland 1985. (In den einzelnen Bundesländern bestehen Abweichungen. Die Zurechnung des Lebensalters zu den Bildungseinrichtungen gilt für den jeweils frühestmöglichen typischen Eintritt und bei ununterbrochenem Gang durch das Bildungssystem. Die Größe der Rechtecke ist nicht proportional zu den Besuchszahlen) (aus Bundesminister für Bildung und Wissenschaft: Grund- und Strukturdaten 1986/87. Bonn 1986)

der Schulzeit entsprechen Verschiebungen in der Verteilung auf die Schulformen: Besuchten 1960/61 67% aller Schüler die damalige Volksschule und 29% weiterführende Schulen, hat sich dieses Verhältnis Anfang der 80er Jahre nahezu umgekehrt. Parallel dazu reduziert sich die Bedeutung von Arbeit und Erwerbstätigkeit für Jugendliche. Sie schließen etwa zwei Jahre später eine erste Berufsausbildung ab als Jugendliche der 50er Jahre.

Die schicht- und geschlechtsspezifische Benachteiligung ist zwar verringert, aber nach wie vor vorhanden. Mädchen besuchen die Hauptschule deutlich weniger und weiterführende Schulen häufiger als Jungen. Sie erzielen bessere schulische Leistungen und verlassen seltener die Schule ohne Abschluß. Geschlechtsspezifische Kurs- und Fächerwahlen führen allerdings oft in unterbezahlte oder von Arbeitslosigkeit besonders betroffene Berufsbereiche, wobei subtile und nur schwer faßbare Diskriminierungen der Mädchen in den Lehrer-Schüler- und den Peer-Interaktionen eine Rolle zu spielen scheinen.

4.3.1 Funktionen der Schule

Die Schule hat für die Vorbereitung auf das Erwachsenenalter vor allem drei Funktionen, die in enger Verbindung stehen:

Ausbildung: Vermittlung von Kenntnissen und Werten, die hinsichtlich des Fortbestandes der Kultur wesentlich sind und eine Voraussetzung für die Bewältigung von Rollen und Aufgaben eines erwachsenen Menschen sind. Diese Ziele geraten mit dem der individuellen Förderung der Schüler manchmal in Konflikt.

Persönlichkeitsbildung: Vermittlung von Wertvorstellungen und Förderung von Identifikationsverhalten (z. B. über die Vorbildfunktion von Lehrern). Außerdem leistet die Schule einen Beitrag zur Entwicklung des Selbstbildes. Dazu tragen Identifikationen mit Lehrern und Mitschülern, Auseinandersetzungen mit Wertvorstellungen und mit deren Verkörperung in Literatur und Kunst bei.

Förderung angemessenen Sozialverhaltens: Im Rahmen der Entwicklungsaufgaben der Adoleszenz ist die Schule von Bedeutung für die Rollenentwicklung, für die Erlangung einer gewissen Unabhängigkeit vom Elternhaus sowie für die Vermittlung von Werten und Überzeugungen, die als Richtschnur für das eigene Verhalten dienen können. Die Schule kann Einstellungen und Werthaltungen des Elternhauses unterstützen oder abschwächen. Dabei spielt der Leistungsaspekt eine große Rolle.

4.3.2 Soziale Plazierung und Schule

Die Schule nimmt auch eine *Selektion* und soziale Plazierung vor. Der schulische Ausbildungsgang ist für die Zukunft des Kindes entscheidend, zumal gute Schulbildung und hohe gesellschaftliche Stellung eng miteinander korrelieren. Schulleistungen sind nicht allein eine Folge der Begabung, sondern ebenso abhängig von der sozialen Herkunft und der Motivation der Eltern. Mit diesen Faktoren korrelieren wiederum die ökonomischen Voraussetzungen für den Besuch einer derartigen Schule, zum Teil der Lernerfolg der Jugendlichen sowie das Interesse am Besuch weiterführender Schulen.

4.3.3 Leistungsverhalten und Lernorientierung

Leistungsverhalten und Lernorientierung erfahren im Laufe des Überganges vom Kindheitsstatus zur Adoleszenz vielfältige Wandlungen. Soziale Kennwerte der Familie, Persönlichkeitsfaktoren sowie die Eltern-Kind-Beziehung beeinflussen Leistungsverhalten und Lernmotivation stark.

4.3.4 Konflikte in der Schule

Schulische Konflikte konzentrieren sich um die *Bereiche Leistung, Anpassung, Autorität und Autonomie.* Aufgrund von Leistungsanforderungen ergeben sich Konflikte sowohl mit den Lehrern als auch mit Gleichaltrigen. Gegenüber den Lehrern kann es zur Protesthaltung, zur Leistungsverweigerung und zum Rückzug aus der Leistungssituation kommen. Dieses Verhalten tritt auch bei gut begabten und kritischen Adoleszenten auf, deren betonte Leistungsansprüche angesichts ungünstiger Zukunftsperspektiven fragwürdig geworden sind. Gegenüber den Gleichaltrigen kann es zu Rivalitätskonflikten kommen. Dies beeinflußt die psychosoziale Anpassung und die Aufrechterhaltung einer Klassengemeinschaft. Autoritäts- und Autonomiekonflikte konzentrieren sich auf einen Spielraum gegenüber Weisungen und Auflagen der Schule. Adoleszenten wollen Begründungen für Regeln und Weisungen und fühlen sich leicht bevormundet und eingeengt.

4.3.5 Schule als pathogener Faktor

Konflikte in der Schule können zu behandlungsbedürftigen Störungsmustern wie z. B. der Schulphobie (meist begründet in einer Trennungsangst vom Elternhaus), der Schulangst (Angst vor Blamage und Kränkung in der Schule) und dem Schuleschwänzen führen (s. Kap. 21.1). Schulschwierigkeiten gehören heute zu den häufigsten Beratungsanlässen durch den Kinder- und Jugendpsychiater. Eine Reihe von schulischen Einflußgrößen können zur Entstehung psychischer Auffälligkeiten beitragen. Die Identifikation solcher Einflüsse setzt voraus, daß das Beziehungsgeflecht zwischen Schüler, Schule und Elternhaus gesehen und analysiert wird.

1. **Schüler:** Bestimmte Voraussetzungen seitens des Schülers können zu psychischen Auffälligkeiten führen, wenn negative Entwicklungen nicht rechtzeitig erkannt und abgefangen werden. Hierzu gehören mangelhafte *intellektuelle Voraussetzungen*, insbesondere *Teilleistungsstörungen* oder umschriebene Hirnfunktionsstörungen, die mit einer normalen Intelligenz einhergehen können, sich aber in umschriebenen Funktionsausfällen (z. B. optische und akustische Differenzierungsschwäche, Lese-Rechtschreib-Schwäche, Rechenschwäche) manifestieren. Da unser Schul- und Bildungssystem nahezu ausschließlich auf sprachlich-auditive Fähigkeiten Wert legt, sind Kinder mit umschriebenen Ausfällen, z. B. im auditiven Bereich, besonders beeinträchtigt. In der Adoleszenz können derartige Störungsmuster, wenn sie nicht rechtzeitig erkannt und behandelt wurden, sehr gravierend werden: Die Jugendlichen verlieren leicht den Anschluß an die Anforderungen der Erwachsenenwelt (bestimmte

Berufe bleiben ihnen vorenthalten), zum anderen ist in der Regel durch die Chronizität der Störung eine sekundäre Neurotisierung entstanden, die zu einer Vielzahl psychischer Auffälligkeiten bis hin zur Delinquenz führen kann. Auch Jugendliche mit *Persönlichkeitsvarianten*, die vielfach erst in der Adoleszenz deutlich werden, stoßen in der Schule auf geringes Verständnis. Gleiches gilt für Jugendliche mit geringer *Lernmotivation*, wie auch immer diese entstanden sein mag. Auch die soziale *Schichtzugehörigkeit* kann ein Ausgangspunkt für seelische Fehlentwicklungen sein. Die „höhere Schule" ist auch heute noch in ihren Wertvorstellungen und Anforderungen eine typische Mittelschichtsinstitution.

2. **Elternhaus:** Seitens des Elternhauses kann in erster Linie die Eltern-Kind-Beziehung pathogen wirken. Kinder aus psychisch belasteten Familien (Broken-home-Situationen, psychische Erkrankungen eines Elternteils, Disharmonie in der Familie) neigen in erhöhtem Ausmaß zu psychischen Störungen. In der Adoleszenz haben derartige Einflüsse in der Regel schon länger eingewirkt, so daß es bereits zu Fehlprägungen gekommen ist. Auch die wirtschaftliche Situation, der Bildungsstand der Eltern und der Sozialstatus der Familie haben Einfluß auf die Manifestation psychischer Störungen.

3. **Schule:** Die *Persönlichkeit des Lehrers* kann hin und wieder von pathogenem Einfluß sein, fällt aber nicht allzusehr ins Gewicht. Bedeutsamer sind die *Lernziele*. Häufiger Wechsel von Lernzielen sowie von Didaktik und Methodik führt nicht nur bei Schülern, sondern auch bei Lehrern zu Problemen. Diese müssen sich zum Teil sehr rasch auf neue Lerninhalte und Methoden umstellen, was sie oft überfordert. Die Betrachtung der Schule als Experimentierfeld, die Einführung neuer und vielfach nicht erprobter Lehrmethoden und der oft überzogene Anspruch auf Wissenschaftlichkeit setzen die Schüler immer häufiger und rascher sehr heterogenen Anforderungen aus, was zu psychischen Störungen führen kann. Schließlich führt der Wandel in der *Organisationsform der Schulen* – die Auflösung des Klassenverbandes, die Zusammenfassung in Mittelpunkt- und Zentralschulen,

der Übergang zum Fachlehrerprinzip usw. – zu einer Entpersönlichung des schulischen Betriebes, verhindert stabile Gruppenbeziehungen, begünstigt Anonymität und Vereinzelung und reduziert gerade in der Adoleszenz die Möglichkeit zur Entwicklung einer personalen und Gruppenidentität im schulischen Raum.

Die skizzierten Einflußgrößen dürfen jedoch nicht isoliert gesehen werden. Entscheidender ist ihre *Wechselwirkung.* In diesem Sinne macht die Schule z. B. krank, wenn sie auf Kinder und Jugendliche mit umschriebenen Teilleistungsstörungen nicht individuell eingeht, sondern sie mit dem gleichen Maßstab mißt wie andere Kinder. Sie kann krank machen, wenn nicht erprobte Lehrmethoden übereilt an die Stelle bewährter Unterrichtsmethoden gesetzt werden, sie kann psychische Krankheit verstärken, wenn Kinder bereits psychisch krank in die Schule kommen (Hentig 1976), und sie kann pathogen wirken, wenn individuelle und familiäre Voraussetzungen der Schüler nicht berücksichtigt werden.

4.3.6 Schulversagen und vorzeitiger Schulabgang

Rund 40% aller ambulanten Patientenvorstellungen erfolgen im Zusammenhang mit schulischen Leistungsproblemen. Vorzeitiger Schulabgang bzw. Schulversagen sind insofern ernsthafte Probleme, als für diese Jugendlichen eine Integration in die Gesellschaft sehr erschwert ist.

Ursachen vorzeitigen Schulabgangs

Folgende Ursachen wurden von verschiedenen empirischen Untersuchungen als wesentlich herausgestellt:

Ungenügende intellektuelle Voraussetzungen und mangelnde Motivation: Rund 40% der vorzeitigen Schulabgänger weisen Intelligenzquotienten im Bereiche der Minderbegabung auf. Andererseits zeigen etwa 6% der vorzeitigen Schulabgänger Intelligenzquotienten im oberen Intelligenzbereich. Im übrigen gibt es Zusammenhänge zwischen Intelligenzquotient und familiären Bedingungen, wobei sowohl genetische als auch Umweltfaktoren determinierend sind. Nicht zu unterschätzen sind Leistungsversagen und Schulabgang, die auf umschriebene Mängel der intellektuellen Ausstattung (Teilleistungsschwächen) zurückzuführen sind, die vielfach nicht erkannt werden. So gibt es z. B. vorzeitige Ausschulungen bei Adoleszenten mit Lese-Rechtschreib-Schwäche, und zwar sowohl aufgrund ihrer Ausfälle in diesem Bereich als auch wegen der sekundären Folgen (neurotische Fehlentwicklung und Dissozialität). Mangelnde Motivation kann sowohl eine Folge intellektueller Minderbegabung und umschriebener Leistungsausfälle als auch ungenügender Förderung sein.

Psychosoziale Auffälligkeiten und Anpassungsstörungen: Bei dem Großteil der vorzeitigen Schulabgänger finden sich Auffälligkeiten der Persönlichkeit und des psychosozialen Verhaltens. Ausgangspunkt sind häufig Persönlichkeitsstörungen, Neigungen zu Verstimmungen, leichte zerebrale Beeinträchtigungen sowie ungünstige häusliche und familiäre Einflüsse. Unter diesen Bedingungen kommt es zu Störverhalten, das Sanktionen seitens der Schule auslöst und im Gefolge zu einer negativen Einstellung bzw. Ablehnung der Schule und des geforderten Leistungsverhaltens führt, was sich in einer oppositionellen Haltung gegenüber den Lehrern oder in Resignation zeigt.

Ungünstige häusliche Bedingungen: Die meisten Jugendlichen, die vorzeitig die Schule verlassen, stammen aus den unteren sozialen Schichten. Maßgeblich sind einmal die geringere Wertschätzung der Schulbildung, zum anderen generell ungleiche Chancen und eine geringere Unterstützung seitens der Familie.

Ungünstige Einstellungen und Wertvorstellungen: Eine negative Einstellung zur Schule und eine größere Wertschätzung einer früh einsetzenden Verdienstmöglichkeit begünstigen ebenfalls den vorzeitigen Schulabgang. Auch hier besteht ein Zusammenhang mit der Einstellung im Elternhaus. Da diese Haltungen in den unteren sozialen Schichten eher negativ sind und von den Kindern übernommen werden, ist die Schwelle für den vorzeitigen Schulabgang niedriger. Es gibt häufig Konflikte mit Lehrern, deren eigentliche Ursache eine Kombination von negativer Einstellung, illusionärem Selbständigkeitswunsch, dem Bestreben, frühzeitig Geld zu verdienen sowie mangelnder Motivation ist. Auch seitens der Lehrer gibt es negative Haltungen und Vorurteile bis zur ausgesprochenen Stigmatisierung der betreffenden Schüler.

Folgen vorzeitigen Schulabgangs

Auswirkungen auf das Selbstbild: Schulisches Leistungsversagen und vorzeitiger Schulabgang sind in aller Regel verknüpft mit der Entwicklung eines negativen Selbstbildes. Dieses ist gekennzeichnet durch Insuffizienzgefühle, häufig depressive Verstimmung, Versagensangst, Angst vor neuen Bewährungssituationen, geringes Zutrauen zu den eigenen Fähigkeiten, Ablehnung von Personen und Institutionen, die mit Leistungsanforderungen assoziiert sind, und nicht selten durch suizidales Verhalten. Manche kompensieren diese Wirkungen über eine Verlagerung von Aktivitäten auf andere Bereiche, die Selbstbestätigung und Erfolg garantieren. Aus dieser Haltung können sowohl Kriminalität als auch Rückzug in bestimmte Formen der jugendlichen Subkultur resultieren.

Auswirkungen auf das Verhalten: Häufige Auswirkungen sind Weglaufen, inkonstantes Arbeitsverhalten (Gelegenheitsarbeiten) und der Anschluß an Außenseitergruppen. Das Abgleiten in die Alkohol- und Drogenabhängigkeit und/oder in die Delinquenz sind häufig damit assoziiert.

4.4 Berufswahl und Berufstätigkeit

Der Übergang von der Schule in den Beruf bedeutet für die Jugendlichen und auch für ihre Familien eine deutliche Veränderung ihrer Lebenssituation und vielfältige neue Belastungen und Anforderungen.

Die Eltern greifen kaum mehr direktiv in die Berufsvorstellungen ihrer Kinder ein, sind jedoch wichtigste Ansprechpartner und Leitbilder in der Phase der Berufsfindung. Nach wie vor besteht ein enger Zusammenhang zwischen dem Herkunftsmilieu der Jugendlichen und ihren eigenen Ausbildungswegen. Viele Eltern gewähren eine Verselbständigung der Jugendlichen nur in dem Maße, in dem sie sich

in einer Berufsausbildung bzw. der Arbeitswelt bewähren. Arbeitslose Mädchen werden nicht selten von Plänen zur Berufstätigkeit durch Mitarbeit im elterlichen Haushalt abgebracht und damit auf traditionelle Rollenmuster festgelegt.

Berufswahl und Berufstätigkeit sind auch unter dem Gesichtspunkt der Bewältigung von Entwicklungsaufgaben zu sehen. Dazu gehört ein zunehmendes Verständnis für den Beruf, der Aufbau von Bewältigungsstrategien und die Einordnung des Berufs in das bisherige Leben. Je mehr Zeit Arbeit und Beruf im Leben einnehmen, um so mehr definiert sich die Identität durch die berufliche Tätigkeit. Viele berufstätige Jugendliche messen der Freizeit die gleiche Bedeutung wie dem Beruf bei, und in bezug auf das spätere Leben räumen viele der Familie die Hauptbedeutung ein (Oerter 1985). Die Identitätsentwicklung eines großen Teils dieser Jugendlichen verläuft nicht so sehr über Familie und Freizeit und die Peer-Gruppe, sondern über Arbeit und Beruf. Die Marginalposition, in der sich andere Jugendliche befinden, existiert für die meisten berufstätigen Jugendlichen nicht, da sie sich durch die Teilnahme am Arbeitsprozeß und die damit verbundene Verantwortung als Mitglied der Erwachsenengesellschaft fühlen.

Überwiegend kompensieren die Jugendlichen die entfremdete Arbeitssituation, indem sie im Beruf identitätssteigernde Handlungsmöglichkeiten entdecken. In bezug auf die Freizeit steht das Geld noch im Hintergrund, auch wegen des geringen Einkommens. Allerdings sind sie, je weiter die Ausbildung voranschreitet, um so weniger mit ihr zufrieden (Oerter u. Mitarb. 1987, S. 332f).

Die Jugendlichen tendieren dazu, die Möglichkeiten des Berufs zu überschätzen, indem sie die Möglichkeit der Selbstverwirklichung und den Spaß an der Arbeit hervorheben (spannende, abwechslungsreiche Tätigkeit usw.). Die Hervorhebung der Selbstverwirklichung kann als typisch für das Jugendalter angesehen werden.

Die *Konflikte am Arbeitsplatz* sind meist *Integrations- und Anpassungskonflikte.* Die berufstätige Jugend verläßt zu einem relativ frühen Zeitpunkt die Schule und ist auf die Arbeitswelt unzureichend vorbereitet, die sie vor festumschriebene Anforderungen stellt. Dies steht im Widerspruch zu dem sonst den Jugendlichen zugestandenen Experimentier- und Erkundungsspielraum, der bei denen, die weiterführende Schulen besuchen oder studieren, weitaus größer ist. Die Möglichkeiten, Konflikte am Arbeitsplatz auszutragen, sind sehr gering. Daher verlagert sich das Konfliktpotential vielfach in den Freizeitbereich. Die Auseinandersetzungen am Arbeitsplatz sind im wesentlichen auf der Ebene Autorität versus Autonomie zu sehen.

4.5 Freizeitverhalten

Für das Freizeitverhalten von Adoleszenten ergibt sich ein recht heterogenes Bild, das durch folgende *Tendenzen* gekennzeichnet ist:

- Ein Drittel bis knapp die Hälfte der Jugendlichen gehören einem Verein oder einer anderen interessenbezogenen Gruppierung an, deren Aktivitäten die Freizeit wesentlich bestimmen. Nach dem 14.−16. Lebensjahr reduziert sich das Interesse an derartigen Aktivitäten.
- Mit zunehmender Annäherung an das 18. Lebensjahr überwiegen Freizeitaktivitäten, die stärker auf die Begegnung mit dem anderen Geschlecht ausgerichtet sind (private Treffen in Cliquen, Diskothekenbesuche, gemeinsame [oft „motorisierte"] Ausflüge). Dabei bleiben die Jugendlichen recht konstant in ihrer Bezugsgruppe (jeweilige soziale Schicht, Schulumkreis).
- Der Medienkonsum (insbesondere Fernsehen, Kino und Videofilme) spielt eine nicht unerhebliche Rolle in der Freizeitgestaltung, und zwar durch alle Schichten. Dabei werden nicht selten auch Videofilme mit Gewaltdarstellungen „konsumiert".
- Wiewohl sich die Geschlechterunterschiede auch im Freizeitverhalten immer mehr verwischen, sind sie noch existent im Sinne einer gewissen Einschränkung und Benachteiligung der Mädchen.

4.6 Psychosoziale Reife

Entwicklung und Reifung sind eng aufeinander bezogene Vorgänge. Während *Reifung* einen Prozeß umschreibt, meint man mit *Reife* den Abschluß eines Entwicklungsabschnittes. *Psychosoziale Reife* attestiert man Adoleszenten, die die Entwicklungsaufgaben weitgehend bewältigt haben und verantwortliche und pflichtbewußte junge Menschen geworden sind, die an den Prozessen des gesellschaftlichen Lebens Anteil haben. Nach Thomae (1973) kann man zwei Betrachtungsweisen hinsichtlich des psychosozialen Reifebegriffes unterscheiden: 1. psychosoziale Reife als Übereinstimmung zwischen seelischer Entwicklung und sozialer Norm und 2. psychosoziale Reife als Entwicklungsabschluß.

4.6.1 Psychosoziale Reife als Übereinstimmung zwischen seelischer Entwicklung und sozialer Norm

Reifebegriffe dieser Art finden wir in der Schulreife, der Berufsreife, der Verantwortungsreife und der Delikthaftung. Hinsichtlich der *Schulreife* gibt es relativ sichere Bestimmungsmethoden. Die *Berufsreife* läßt sich in allgemeiner Form schwer feststellen, leichter wird die Entscheidung jeweils hinsichtlich eines bestimmten Berufes. Die Bestimmung der *Verantwortungsreife* gemäß § 3 JGG setzt die Prüfung der Frage voraus, ob der Betreffende fähig war, das Unrecht seiner Tat einzusehen und entsprechend dieser Einsicht zu handeln. Während das erste Bestimmungsstück sich einigermaßen gut prüfen läßt, ist die Objektivierung des zweiten (Selbststeuerung, Handlung entsprechend einer Einsicht) nur schwer zu leisten. In diesem Sinne läßt sich am Beispiel der Verantwortungsreife demonstrieren, „daß sowohl mit der Zunahme der Komplexität der Anforderungen als auch mit der Zunahme des Alters die Feststellung des jeweils gemeinten Grades von ‚Reife' als Übereinstimmung zwischen seelischer Entwicklung und sozialer Norm sich als immer schwieriger erweist" (Thomae 1973, S. 15). Auch bei der *Delikthaftung* gemäß § 828 BGB ist zu prüfen, inwiefern eine individuelle Verhaltensstruktur mit einer sozial definierten Norm übereinstimmt.

4.6.2 Psychosoziale Reife als Entwicklungsabschluß

Während bei allen bisher angeführten Varianten des Reifebegriffes stets die Frage der Übereinstimmung zwischen individueller Entwicklung und sozialer Norm im Sinne eines dynamischen Gleichgewichts geprüft werden muß, wird bei anderen Auffassungen von Reife ab einer gewissen Altersstufe eine angemessene psychosoziale Reife vorausgesetzt. Beispiele für diese Auffassung sind Volljährigkeit und Ehemündigkeit sowie die soziale Reife im Sinne des § 105 JGG.

Volljährigkeit und Ehemündigkeit sind durch das Gesetz zur Neuregelung des Volljährigkeitsalters vom 1.1.1975 einheitlich auf das 18. Lebensjahr festgesetzt. Bei dieser Maßnahme handelt es sich um ein rein normatives Vorgehen, das ab einer bestimmten Altersstufe das Vorhandensein der erforderlichen Reife für alle Funktionen eines Erwachsenen voraussetzt.

Die *psychosoziale Reife* im Sinne des § 105 JGG geht einerseits davon aus, daß für die Mehrzahl der Volljährigen ein Reifezustand erreicht ist, der die Behandlung nach dem Erwachsenenstrafrecht rechtfertigt. Andererseits wird ein dynamischer Gesichtspunkt eingeführt, der einen Vergleich des Täters mit der „sittlichen und geistigen Entwicklung" eines Jugendlichen erfordert. Trotz einer relativ statischen Ausgangslage wird hier auch auf die Prüfung einer Übereinstimmung zwischen dem Entwicklungsstand des jungen Volljährigen und dem eines Jugendlichen abgehoben. Auf die Hilfskonstruktionen, die entwickelt wurden, um diesen unscharfen Vergleich tragfähiger zu machen, soll hier nicht eingegangen werden. Dahinter standen letztlich pädagogische oder anthropologische Gesichtspunkte, die darauf hinausliefen, möglichst viele junge Menschen den stärker pädagogisch orientierten Möglichkeiten des Jugendgerichtsgesetzes zuzuführen.

Die Feststellung einer den Funktionen des Erwachsenenalters entsprechenden psychosozialen Reife ist außerordentlich schwierig. Sie wird um so schwieriger, je globaler sie erfolgen soll. Sie läßt sich am ehesten für umschriebene Sachverhalte und Aufgaben präzisieren. An-

dererseits wird sowohl in der Gesetzgebung als auch in der Pädagogik, Psychologie und Jugendpsychiatrie vom Begriff der psychosozialen Reife ausgegangen. Thomae (1973) weist darauf hin, daß die Voraussetzungen zur Erlangung der vollen psychosozialen Reife sich an außerordentlich hohen Maßstäben orientieren und von relativ einheitlichen zeitlichen Gegebenheiten ausgehen. In Wirklichkeit aber erreichen verschiedene junge Menschen die einzelnen Stufen sozialer Reife zu recht unterschiedlichen Zeitpunkten. Dies hat vor allem im Bereich der Psychopathologie große Bedeutung, wenn es um die Feststellung von Reifungsverzögerungen oder um bleibende Unreife geht (Corboz 1967).

4.7 Psychosoziale Konflikte in der Adoleszenz

Die Adoleszenz ist eine Phase besonderer Konflikthäufung, die vielfach zu abweichendem Verhalten führt, welches aber in der Mehrzahl der Fälle zur Anpassung und Einordnung in die Erwachsenenwelt zurückfindet. Hervorstechendste Konfliktfelder sind Elternhaus, Bezugsgruppe sowie Institutionen wie Schule und Arbeitsplatz. Allgemein gilt für die psychosozialen Konflikte der Adoleszenten folgendes (in Anlehnung an Kaiser 1977):

– Die Adoleszenz erstreckt sich über eine immer längere Zeitspanne und führt infolge der Vorenthaltung von Pflichten und Rechten der Erwachsenen zu einem steigenden Konfliktpotential. Psychosoziale Konflikte sind in der Adoleszenz so verbreitet, daß man sie als normal bezeichnen kann.
– Konflikthafte Auseinandersetzungen finden vor allem im sozialen Nahfeld der Jugendlichen statt.
– Der Ursprung der Konflikte im sozialen Nahraum macht den Gedanken einleuchtend, Lösungsstrategien ebenfalls im privaten Raum zu suchen. Dies liegt auch insofern nahe, als Familie, Schule und Gemeinde als Einrichtungen im sozialen Nahfeld Konflikte im allgemeinen folgenärmer lösen können als Institutionen der sozialen Kontrolle (Jugendhilfe, Institutionen, Gericht usw.).
– Diese Instanzen der sozialen Kontrolle müs-

sen aber dann bemüht werden, wenn Normenverstöße im sozialen Nahraum die Rechte Einzelner erheblich beeinträchtigen. Durch die Verlagerung der Konflikte und der Lösungsversuche in anonyme und dem Einzelnen fernstehende Institutionen sowie durch die Maßnahmen als solche werden vielfach Stigmatisierungsprozesse eingeleitet, die einer effektiven Integration und Resozialisierung nicht förderlich sind.

4.7.1 Auseinandersetzung mit der Autorität in Familie und Gesellschaft

Das Hineinwachsen des Jugendlichen in die Gesellschaft geht häufig mit einer Auseinandersetzung mit Autorität, Tradition und gesellschaftlichen Normen einher. Diese spielt sich bei Adoleszenten der mittleren und oberen sozialen Schichten vorwiegend in Familie und Schule, bei den Adoleszenten der unteren sozialen Schichten vorwiegend im beruflichen Bereich ab (Lehre, Arbeitsstelle). Zur Erklärung der in unserem Kulturkreis geläufigen Auflehnung gegen Autorität, Tradition und Normen werden verschiedene *Thesen* herangezogen:

- Die zum Teil erhebliche zeitliche *Diskrepanz* zwischen biologischer *Sexualreife* und *sozialer Unreife* konfrontiert die Adoleszenten mit dem Widerspruch zwischen ihren Fähigkeiten und den ihnen offenstehenden Möglichkeiten.
- Die zu bewältigenden Entwicklungsaufgaben sind nahezu alle auf Selbständigkeit, Eigenständigkeit und *Unabhängigkeit* ausgerichtet. Dies führt dazu, daß die bis dahin praktizierten Identifikationen abgelöst werden müssen durch neue, die aber noch nicht gefunden und entwickelt sind.
- Der in unserer Gesellschaft zu beobachtende *Verlust an Tradition* (Mitscherlich 1965) vergrößert das existentielle Vakuum der Jugendlichen: Entweder kommt es aus dem Erleben der Absurdität des Daseins heraus zu einer *Ablehnung jeglicher Autorität* und Ordnung. Oder es wird die derzeitige Ordnung als verlogen, nicht tragfähig und von Grund auf schlecht abgelehnt und eine *neue, ideale Ordnung postuliert*, die nur durch Zerstörung der derzeit gültigen er-

reicht werden kann. In „primitiven" Gesellschaften werden solche Vorgänge durch *Initiationsriten* und andere kulturgebundene Maßnahmen verhindert, die sowohl eine systematische Vorbereitung auf den Erwachsenenstatus darstellen als auch seine volle Anerkennung in feierlicher Form öffentlich dokumentieren.
- Eine weitere These erklärt die Auflehnung der Jugendlichen durch die *soziale Position einer Minorität*, deren abweichendes Verhalten gesellschaftliche Sanktionen provoziert, die wiederum mit aggressiven Impulsen beantwortet werden.

Generationenkonflikte werden im allgemeinen auf zwei Wurzeln zurückgeführt: den raschen gesellschaftlichen Wandel, der bei der Jugend zur Assimilation von Wertvorstellungen und Verhaltensweisen führt, die mit denen der Erwachsenen inkompatibel sind, und das starre Festhalten der Erwachsenengeneration an kulturell tradierten Wertvorstellungen und Erziehungsidealen. Die Verallgemeinerung der These vom Generationenkonflikt dürfte u. a. dadurch entstanden sein, daß oft Adoleszenten aus klinischen Stichproben oder aus Beratungsstellen zum Maßstab genommen wurden.

Die in unserem Kulturkreis häufig zu beobachtende Protesthaltung kann sich äußern als universeller Protest, als familiärer Protest, als Vaterprotest oder als Weglaufen (Remschmidt 1975). Die zuerst genannten Möglichkeiten beinhalten eine Auseinandersetzung mit Autorität, Ordnung und Normengefüge, die letzte umschreibt den Rückzug durch Flucht. *Autoritätskonflikte* zeigen sich im offenen oder versteckten Widerstand gegen die gültige Ordnung. Sie gehen nicht selten mit Reifungsanomalien oder Asynchronien einher und sind typische Ausdrucksformen der Reifungsabläufe in der Adoleszenz. In ihnen können sich Ansätze für psychopathologische Auffälligkeiten zeigen, z. B. im Rahmen von sogenannten Adoleszentenkrisen. Autoritätskonflikte ergeben sich meist aus der Wechselwirkung zwischen den jeweiligen gesellschaftlichen Rahmenbedingungen und adoleszenztypischen Konfliktneigungen.

Entfremdung (Alienation) bezeichnet den Beziehungsverlust zu Personen, Werten, gesellschaftlichen und technologischen Prozessen sowie den Verlust jeglichen Einflusses auf diese. In dem Gefühl der Entfremdung äußert sich Ohnmacht, das Empfinden, manipuliert zu werden, einer anonymen Masse anzugehören und lediglich eine Nummer im gesellschaftlichen Getriebe zu sein. Tiefgreifendere Auseinandersetzungen mit den Eltern als Ausdruck einer Entfremdung sind bei Jugendlichen mit psychiatrischen Auffälligkeiten rund 4- bis 5mal so häufig wie bei gesunden (Rutter u. Mitarb. 1976). Ein Teil der Studenten ist im Unterschied zur berufstätigen Jugend desillusioniert, hyperkritisch, mißtrauisch und skeptisch hinsichtlich der Zukunft. Möglicherweise kommt dies dadurch zustande, daß letztere direkte Bezüge zum Arbeitsprozeß haben und Verantwortung tragen. In jugendlichen Protestbewegungen werden in erster Linie jene gesellschaftlichen Felder und Prozesse abgelehnt, in denen die Entfremdung erlebt wird (technologischer Fortschritt, mechanisierte Arbeitsvorgänge, überkommene Wertvorstellungen). Zum anderen werden Alternativen zum Vorgang der Entfremdung gesucht. Dies äußert sich in einer Hinwendung zu emotionalen Erlebnissen, in der Bildung von Gruppen und Gesellungsformen, in denen Introspektion und Sinneserfahrung gepflegt werden, für einen kleinen Teil der Adoleszenten in radikalen Gruppen, die einen gesellschaftlichen Umsturz herbeiführen wollen und auch Delikte nicht scheuen.

4.7.2 Konflikte mit Gleichaltrigen

Häufige Konflikte mit Gleichaltrigen sind Rivalitäts- und Partnerschaftskonflikte.

Rivalitätskonflikte kommen sowohl bei männlichen als auch bei weiblichen Adoleszenten vor. Bei beiden Geschlechtern konzentrieren sie sich in der *Frühadoleszenz* vorwiegend auf gleichgeschlechtliche „Partner". Bei *Jungen* geht es häufig um die Führerrolle in Gruppen, um Leistungsvergleiche im physischen und intellektuellen Bereich, um Freundschaft und Zuneigung bzw. Außenseiterpositionen. Bei *Mädchen* erstrecken sich Rivalitätskonflikte auch in der Frühadoleszenz nur in geringerem Umfang auf den Leistungsbereich. Aufgrund des im Vergleich zu Jungen früheren Reifungsablaufes tritt hier das andere Geschlecht auch

zu einem früheren Zeitpunkt in den Vordergrund. Rivalitätskonflikte erstrecken sich dann vorwiegend auf einen Wettbewerb um die Gunst und Zuneigung älterer Jungen.

Partnerschaftskonflikte treten erst in der *Spätadoleszenz* in Erscheinung. Bei heterosexuellen Freundschaften können sich gerade in diesem „Einübungsstadium" partnerschaftlichen Verhaltens zahlreiche Konflikte abzeichnen. Sie zentrieren sich am häufigsten um die Bereiche Familiengründung, voreheliche Geschlechtsbeziehungen, Treue gegenüber dem Partner, gemeinsame Zukunftsperspektive, Normvorstellungen und Auseinandersetzungen mit dem Elternhaus.

4.7.3 Konflikte mit Institutionen

Aufgrund des starken Autonomiestrebens, der Ablösungstendenzen vom Elternhaus und der Suche nach Selbsterkenntnis und Selbstbestimmung stehen die meisten Adoleszenten Institutionen mit einer ausgeprägten Mißtrauenshaltung gegenüber. Konflikte mit Institutionen beziehen sich im wesentlichen auf Schule, Arbeitsplatz, Jugendhilfe sowie die Instanzen der strafrechtlichen Ahndung (Polizei, Gericht, Bewährungshilfe, Strafvollzug).

Konflikte im Zusammenhang mit abweichendem Verhalten: Da alle Institutionen unserer Gesellschaft rechtlich organisiert sind, „folgt aus dem Spannungsverhältnis der Jugendlichen zu den Institutionen gleichzeitig der Konflikt mit dem Recht" (Kaiser 1977). Polizei und Instanzen der Strafverfolgung verkörpern die rechtliche Seite in besonderer Weise und stehen daher im Brennpunkt der Konfliktmöglichkeiten. Die Ubiquität derartiger Konflikte hat dazu veranlaßt, konflikttheoretische Ansätze in Rechtsreformen einzubeziehen und ein „Jugendkonfliktrecht" anstelle des bisherigen Jugendstrafrechts zu fordern (Peters 1966).

Konflikte im Zusammenhang mit dissozialem Verhalten (im Vorfeld der strafrechtlichen Verfolgung): Eine Reihe von Verhaltensweisen in der Adoleszenz kann zu Kollisionen mit der Polizei führen, obwohl sie primär nicht einen Strafrechtstatbestand ausmachen. Hierzu gehören Jugendarbeitslosigkeit, Weglaufen,

Jugendalkoholismus und Drogenmißbrauch, Schulvandalismus und suizidales Verhalten. Ein Teil dieser Phänomene und Verhaltensweisen resultiert nicht aus Konflikten mit Institutionen, sondern aus Persönlichkeitsfaktoren, Erziehungseinflüssen oder sozialen Bedingungen. Ihre Folgen führen aber zu konflikthaften Kollisionen mit den Institutionen.

Jugendalkoholismus und Drogenmißbrauch sind meist Ausdruck eines sehr komplexen Bedingungsgefüges (s. Kap. 25). Zu Konflikten mit Institutionen der Rechtspflege führen sie im Rahmen von Drogendelinquenz und Prädelinquenz (Remschmidt 1972), in der Resozialisierung und im Strafvollzug (Kreuzer 1975).

Unter *Vandalismus* werden verschiedene Formen der Gewaltanwendung gegen Sachen zusammengefaßt (gemeinschaftliche Sachbeschädigung, u. U. auch Brandstiftung). Kennzeichen dieser Aggressionshandlungen ist ihre Ziel- und Zwecklosigkeit, ihr ansteckender Charakter und der in ihnen zum Ausdruck kommende Auffälligkeitsgrad im Sinne öffentlicher Beachtung. In vandalistischem Verhalten kommt ein vielschichtiges Konfliktpotential zum Ausdruck, das sich explosionsartig, vielfach unvorhergesehen, entlädt. An derartigen Delikten sind häufig auch Adoleszenten beteiligt, die ansonsten keinerlei Neigung zu delinquentem Verhalten zeigen.

Konflikte im Zusammenhang mit strafrechtlicher Verfolgung (Delinquenz) (s. auch Kap. 28): Diese Konflikte entstehen besonders dort, wo das ohnehin hohe Konfliktpotential der Adoleszenz durch das Zusammentreffen verschiedener konfliktfördernder Bedingungen verschärft wird. Vielfach treffen häusliche Probleme, ungünstige Erziehungsmethoden, Arbeitslosigkeit, Lehrstellenwechsel, Verwahrlosung, soziale Fehlanpassung, Alkohol- und Drogenmißbrauch zusammen. Unter dem Einfluß von Gruppenbildungen mit einschlägiger Erfahrung kommt es häufig zu delinquenten Verhaltensweisen. Ungünstige Erfahrungen im Verlaufe des Sozialisationsprozesses schlagen sich auch im Selbstbild der Betreffenden nieder, so daß sich ein Mechanismus der Stigmatisierung und der sich selbst erfüllenden Prophezeiung entwickelt. Oft sind mit dem delinquenten Verhalten Jugendlicher auch Persönlichkeitsauffälligkeiten verquickt. Sie neigen vielfach zur Schuldzuschreibung an andere, weisen Vertrauensbrüche im sozialen Nahraum auf und zeigen (aus welchen Gründen auch immer) eine verminderte Bereitschaft zum Einhalten von Regeln des Zusammenlebens (Kaiser 1977). Durch die Verhängung von Jugendstrafen wird, selbst unter pädagogischen Bedingungen, die Resozialisierung häufig nicht erreicht. Vorstrafenbelastung sowie ungünstige familiäre Bedingungen, Konflikte im Leistungs- und Freizeitbereich verringern die Chancen, wieder eine gesellschaftliche Integration zu erreichen.

Konflikte mit Einrichtungen der Jugendhilfe: Einrichtungen der Jugendhilfe verkörpern, wie die Instanzen der Strafverfolgung, die rechtliche Seite, wobei allerdings der pädagogische Gedanke im Vordergrund steht. Pädagogische Maßnahmen, besonders wenn sie unter Zwang eingeleitet werden, rufen verständlicherweise den Widerstand der Jugendlichen hervor und werden meist als Bevormundung empfunden.

4.8 Literatur

Baacke, D., W. Ferchhoff: Jugend, Kultur und Freizeit. In Krüger, H.-H.: Handbuch der Jugendforschung. Leske + Budrich, Opladen 1988

Bundesminister für Bildung und Wissenschaft: Grund- und Strukturdaten 1986/87. Bonn 1986

Corboz, R. J.: Spätreife und bleibende Unreife: Eine Untersuchung über den psychischen Infantilismus anhand von 80 Katamnesen. Springer, Berlin 1967 (Monographien aus dem Gesamtgebiete der Neurologie und Psychiatrie, Heft 117)

Erikson, E. H.: Identität und Lebenszyklus: Drei Aufsätze. Suhrkamp, Frankfurt 1971 (Orig.: Identity and the Life Cycle. Int. Univ. Press, New York 1959)

von Hentig, H.: Psychische Gesundheit und Schule. Aus der Sicht eines Pädagogen. In Nissen, G., F. Specht: Psychische Gesundheit und Schule. Luchterhand, Neuwied 1976

Kaiser, G.: Konflikte der Jugendlichen mit Institutionen. Recht der Jugend und des Bildungswesens 25 (1977) 404–420

Kreuzer, A.: Drogen und Delinquenz: Eine empirisch-jugendkriminologische Untersuchung der Erscheinungsformen und Zusammenhänge. Akademische Verlagsgesellschaft, Wiesbaden 1975

Löffelmann, H.: Neue Sekten. Probleme und Aufgaben für den Jugendschutz. In Müller-Küppers, M., F. Specht: Neue Jugendreligionen. Vandenhoeck & Ruprecht, Göttingen 1979

Mitscherlich, A.: Pubertät und Tradition. In von Friedeburg, L.: Jugend in der modernen Gesellschaft. Kiepenheuer & Witsch, Köln 1965

Neidhardt, F.: Die junge Generation. Jugend und Ge-
  sellschaft in der Bundesrepublik, 3. Aufl. Leske,
  Opladen 1970 (Beiträge zur Sozialkunde, Reihe B,
  Heft 6)
Oerter, R.: Die Anpassung von Jugendlichen an die
  Struktur von Arbeit und Beruf. In Oerter, R.: Le-
  bensbewältigung im Jugendalter. Beltz, Weinheim
  1985
Oerter, R., L. Montada u. Mitarb.: Entwicklungspsy-
  chologie, 2. Aufl. Psychologie Verlags-Union, Mün-
  chen 1987
Peters, K.: Die Grundlagen der Behandlung junger
  Rechtsbrecher. Monatsschrift für Kriminologie und
  Strafrechtsreform 49 (1966) 49–62

Remschmidt, H.: Delinquenz und Prädelinquenz drogenabhängiger Jugendlicher. Recht der Jugend und
  des Bildungswesens 20 (1972) 357–362
Remschmidt, H.: Psychologie und Psychopathologie
  der Adoleszenz. Monatsschrift für Kinderheilkunde
  123 (1975) 316–323
Rutter, M., P. Graham, O. F. D. Chadwick, W. Yule:
  Adolescent turmoil: Fact or fiction? Journal of Child
  Psychology and Psychiatry 17 (1976) 35–56
Schelsky, H.: Die skeptische Generation. Eine Soziologie der deutschen Jugend. Diederichs, Düsseldorf
  1957; Ullstein, Berlin 1975
Thomae, H.: Das Problem der „sozialen Reife" von 14-
  bis 20jährigen. AFET, Hannover 1973 (Wissenschaftliche Informationsschriften der AFET, Heft 6)

5. Transkulturelle Aspekte der Adoleszenz

5.1 Transkulturelle Gemeinsamkeiten und Unterschiede

Spätestens seit den anthropologischen Untersuchungen von Margaret Mead (1928) und Bo-
ris Malinowski (1929) ist bekannt, daß die
Adoleszenz bei einheitlichen biologischen Gegebenheiten in verschiedenen Kulturen sehr
unterschiedlich verläuft. Die biologischen Veränderungen in Pubertät und Adoleszenz entsprechen sich in allen Teilen der Welt, wenn
sie auch hinsichtlich ihres zeitlichen Ablaufes
Unterschiede aufweisen.

In den Kulturen der *Naturvölker* herrschen relativ klare und eindeutige Verhältnisse. Kind-
heits- und Erwachsenenstatus sind hinreichend
klar definiert, der Übergang vom Kindesalter
in den Erwachsenenstatus erfolgt vielfach
plötzlich und ist mit bestimmten Riten verbunden, die Gesellschaften weisen einen geringeren Komplexitätsgrad auf als die Kulturen der
westlichen Welt. Gesellschaftliche Wertvorstellungen und Normen sind einheitlich und
gut definiert und geben dem einzelnen die
Möglichkeit, sein Verhalten nach bewährten
Vorbildern auszurichten. Gleichzeitig erfolgt
der gesellschaftliche Wandel langsam, dementsprechend werden traditionelle Normen lange
aufrechterhalten und exakt befolgt.

Die *Industrieländer* zeigen vielfach genau entgegengesetzte Eigenschaften. Zwischen Kindheit und Erwachsenenalter schiebt sich die immer länger werdende Phase der Adoleszenz.

Aufgrund von Industrialisierung, technologi-
schem Fortschritt und zunehmender Komplexität gesellschaftlicher Prozesse werden die
Ausbildungszeiten immer länger, so daß Unselbständigkeit, ökonomische Abhängigkeit
und die Vorenthaltung von Funktionen und
Verantwortung zu erheblichen Hindernissen
für eine störungsfreie Entwicklung in der Adoleszenz werden. Die den Jugendlichen zugewachsenen kognitiven und emotionalen Fähigkeiten können nicht angemessen angewandt
werden, aufgrund der Pluralität gesellschaftlicher Vorstellungen und Normen entsteht eine
Identifikationsunsicherheit, die vielfach durch
die Entwicklung jugendlicher Subkulturen
kompensiert wird.

Die Betonung dieser kulturellen Aspekte
sollte keineswegs dazu führen, die individuellen intrapsychischen Vorgänge lediglich als
Epiphänomene der gesellschaftlichen aufzufassen. Vielmehr stehen die individuellen psychologischen Voraussetzungen in vielfältiger
Weise mit den sozialen und kulturellen in
Wechselwirkung.

5.2 Adoleszenz in Entwicklungsländern und ausländische Jugendliche im Gastland

Durch die neueren Migrationsbewegungen in
Europa und in anderen Teilen der Welt sind
zwei neue Jugendprobleme entstanden: Die

veränderte Situation der Adoleszenten in den Entwicklungsländern und die zum Teil schwierige Situation ausländischer Jugendlicher im Gastland.

5.2.1 Adoleszenz in den Entwicklungsländern

In den meisten Entwicklungsländern ist in den letzten Jahren eine neue Situation für die Adoleszenten entstanden. Mit dem Wechsel größerer Bevölkerungsgruppen in andere Länder und deren Rückkehr werden *neue Maßstäbe und Werthaltungen* eingeführt. Gleichzeitig vollzieht sich ein rascherer *technologischer Fortschritt*. Dieser führt dazu, daß viele Entwicklungsländer Anschluß an Vorteile, aber auch an Probleme der industrialisierten Staaten finden. Da in vielen Entwicklungsländern (mit großen regionalen Unterschieden) der Übergang von einer vorwiegend postfigurativen (auf Tradition ausgerichteten) Kultur in die moderne Zivilisation überaus rasch erfolgt, werden die Adoleszenten mit Entwicklungen konfrontiert, die für die Generation ihrer Eltern noch unvorstellbar waren. Dabei werden nicht nur Fortschritte und Erkenntnisse übernommen, sondern auch Ideologien und politische Konzepte, die vielfach dem eigenen Land nicht angemessen sind. Aus dieser Entwicklung erklärt sich auch, daß viele Jugendliche zu Schrittmachern politischer Umsturzbewegungen werden, ohne immer deren Hintergründe restlos zu durchschauen. Die entwicklungspsychologisch erklärbare Neigung Jugendlicher zur Übernahme von Ideologien ist dabei ein nicht unerheblicher Faktor.

5.2.2 Ausländische Jugendliche im Gastland

Eine besondere Situation entsteht in den industrialisierten Ländern für die Kinder ausländischer Arbeitnehmer, die in das Stadium der Adoleszenz gelangen. In der Bundesrepublik Deutschland ist dies in Zeiten mangelnder Ausbildungsplätze und der geringen Chancen, die die jugendlichen Ausländer aufgrund ihrer häufig unzureichenden schulischen Ausbildung haben, ein gravierendes Problem. Während in allen Immigrationsländern die Einwanderer der ersten Generation gut angepaßt sind

und aufgrund ihrer Zielorientierung und der daraus resultierenden Normtreue kaum Delikte begehen, gilt dies nicht für die zweite Generation, für die eine weitaus ungünstigere Kriminalitätsprognose besteht (Kreuzer 1978). So haben Untersuchungen an Kindern der ersten Gastarbeitergeneration gezeigt, daß sie nicht häufiger an psychopathologischen Auffälligkeiten leiden (Poustka 1984; Steinhausen u. Remschmidt 1982) und nicht häufiger kriminell werden als deutsche Kinder. Nach den Erfahrungen in anderen Einwanderungsländern (z. B. England) ist dies in der zweiten Generation jedoch anders. Diese Generation teilt vielfach nicht die Ziele ihrer Eltern, ist bezüglich ihrer sozialen, schulischen und beruflichen Chancen den einheimischen Kindern unterlegen, ist Diskriminierungen ausgesetzt, lebt in einer Status- und Identifikationsunsicherheit im Gastland und ist vielfach resigniert und enttäuscht. Diese Jugendlichen können zu einem ernsten Problem für unsere Gesellschaft werden. Daher sollte ihnen die Möglichkeit zur Berufsausbildung, zur geregelten Arbeit und zur Integration in unsere Gesellschaft gegeben werden. Sollte dies nicht gelingen, so ist bei ihnen mit Störungen vielfältiger Art zu rechnen, vor allem mit psychischen Auffälligkeiten und Delinquenz.

Besonderes Augenmerk ist auch auf die Integration der Kinder und Jugendlichen von ethnischen Minderheiten, Asylanten und von Aus- und Übersiedlern zu legen, eine Problematik, für die noch keine angemessenen Lösungswege in Sicht sind.

5.3 Literatur

Kreuzer, A.: Junge Volljährige im Kriminalrecht – aus juristisch-kriminologisch kriminalpolitischer Sicht. Monatsschrift für Kriminologie und Strafrechtsreform 61 (1978) 1–21

Malinowski, B.: Das Geschlechtsleben der Wilden in Nordwest-Melanesien. Liebe, Ehe und Familienleben bei den Eingeborenen der Trobriand-Inseln, British-Neuguinea. Europäische Verlagsanstalt, Frankfurt 1983 (Taschenbuch Syndikat/EVA, 12) (Orig.: The Sexual Life of Savages in North-Western Melanesia. Routledge, London 1929)

Mead, M.: Kindheit und Jugend in Samoa. Jugend und Sexualität in primitiven Gesellschaften, Bd. I. dtv, München 1970 (Orig.: Coming of Age in Samoa. A

Psychological Study of Primitive Youth for Western Civilisation. Morrow, New York 1928)

Poustka, F.: Psychiatrische Störungen bei Kindern ausländischer Arbeitnehmer. Enke, Stuttgart 1984

Steinhausen, C., H. Remschmidt: Migration und psychische Störungen. Ein Vergleich von Kindern griechischer „Gastarbeiter" und deutschen Kindern in West-Berlin. Zeitschrift für Kinder- und Jugendpsychiatrie 10 (1982) 344−364

6. Theorien der Adoleszenz

Die Betrachtung der Adoleszenz als Phase der Unruhe, des Sturm und Drang, des Protests, der Krise und des Generationenkonflikts zieht sich durch Jahrzehnte oder gar Jahrhunderte. Das Sturm-und-Drang-Modell oder „Stör-Reiz-Modell" (Thomae 1969) der Adoleszenz, das lange Zeit die Diskussion beherrschte, ist ebensowenig repräsentativ für die Entwicklung im Jugendalter wie das Krisenmodell und das Modell der Subkultur. Mit dem Anwachsen der empirischen Untersuchungen zur Psychologie, Soziologie und Psychopathologie der Adoleszenz und durch epidemiologische Erhebungen an auslesefreien Stichproben hat sich das Bild der Adoleszenz differenziert und in vielen Punkten verändert. Pars-pro-toto-Thesen, vorzeitige Verallgemeinerungen, einseitige Perspektiven, die inhaltlich und literarisch interessant sein mögen, können das empirische Wissen nicht integrieren und sind daher als Theorien nicht mehr zeitgemäß.

6.1 Biogenetische Theorien

Biogenetische Theorien betrachten Entwicklung im wesentlichen als *Entfaltung von Anlagen*, die sich gesetzmäßig, in Form von aufeinander aufbauenden Entwicklungsstufen vollzieht. Sie gehen von *biologischen Modellvorstellungen* aus, sind stark vom Gedankengut Charles Darwins (1809−1882) und Ernst Haeckels (1834−1919) geprägt und mit den Namen der Entwicklungspsychologen Oswald Kroh (1887−1955) und Heinz Werner (1890−1964) verbunden.

Biogenetische Theorien gehen von folgenden *Annahmen* aus (Trautner 1978):

1. *Endogene Steuerung der Entwicklung:* Die Entwicklung ist biologisch vorprogrammiert und vollzieht sich störungsfrei nach einem vorgegebenen Plan, sofern nicht widrige Bedingungen entgegenwirken. Der Reifungs- und Entfaltungsplan ist genetisch festgelegt und kann je nach Variabilität der genetischen Anlagen sehr unterschiedlich sein. Begriffe wie Wachstum, Reifung, Differenzierung und Strukturierung spielen in diesen Theorien eine große Rolle.

2. *Entwicklung als Stufen- bzw. Phasenfolge:* Lange Zeit hat das Stufen- oder Phasenmodell die Entwicklungspsychologie beherrscht. Die Annahme solcher Stufen und Phasen impliziert, daß Entwicklung nicht stetig, sondern diskontinuierlich verläuft. Dabei werden mehr oder weniger gesetzmäßige, hierarchisch angeordnete Phasen oder Stufen unterschieden, die progressiv und bei gesunder Entwicklung irreversibel durchlaufen werden. Ein Rückfall auf eine frühere Stufe ist in diesem Modell als „Entwicklungsrückschritt" (Regression) anzusehen.

3. *Zusammengehörigkeit von Entfaltungskonzept und Stufenkonzept:* Die Kombination von Entfaltungs- und Stufenkonzept ist ein häufiges, aber kein notwendiges Kennzeichen von Entwicklungsmodellen mit Stufen-, Phasen- oder Stadieneinteilungen; sie trifft z. B. nicht zu auf die psychoanalytische Theorie oder die kognitive Entwicklungstheorie von Piaget.

4. *Betonung von Reifungsprozessen:* Entsprechend dem Grundgedanken der Entfaltung von Anlagen nach einem vorgegebenen Bauplan spielen für die biogenetischen Entwicklungstheorien Reifungsprozesse eine herausragende Rolle. Alle wesentlichen Funktionen des Organismus reifen unter günstigen Umweltbedingungen nach dem immanenten Bauplan, der Reifungsablauf läßt sich aber nicht durch äußere Einflüsse verändern und nur begrenzt beschleunigen.

Derartige Vorstellungen haben zweifellos in gewissen Bereichen Gültigkeit, z. B. bei der Ausreifung verschiedener Strukturen des Zentralnervensystems. Sie können aber nicht auf die Entwicklung aller physischen und psychischen Funktionen des Menschen ausgedehnt werden.

Zu den biogenetischen Theorien gehören auch die *Wachstumsmodelle*. Führende Vertreter sind Carmichael (1951), Olson (1953), Jones (1954) und Stott (1967). Wachstumsmodelle haben mit den biogenetischen Phasen- und Stufenmodellen gemeinsam, daß sie von einer *endogenen Determiniertheit* der Entwicklungsprozesse ausgehen. Im Gegensatz zu diesen betonen sie aber die Kontinuität der Entwicklung. Sie gehen von den biologischen Gegebenheiten des Körperwachstums und der Wachstumsgeschwindigkeit aus.

Der Begriff Wachstum umfaßt dabei auch strukturelle Veränderungen, etwa der Proportionen und der Kompliziertheit (Nickel 1975, Bd. I, S. 60). Im weitesten Sinne umfaßt er eine Vielzahl von Funktionsveränderungen, auch im Sinne einer Abnahme. Dieser weite Wachstumsbegriff wurde auf eine Reihe von Funktionen angewandt: zunächst auf die intellektuellen Funktionen (Anastasi 1965), dann auf die Psychomotorik, auf Gedächtnisvorgänge usw. Kennzeichnend für die Wachstumsmodelle ist die Beobachtung körperlicher und psychischer Funktionen im Längsschnitt und das Festhalten der Veränderungen in sogenannten Wachstumskurven.

6.2 Psychoanalytische Theorien

Nach der **klassischen Psychoanalyse** von Sigmund Freud werden in der Pubertät und der mit ihr beginnenden Adoleszenz aufgrund der biologischen Wandlungen und der biologischen Reifung starke *libidinöse Energien freigesetzt*, denen der Jugendliche zunächst mehr oder weniger ausgeliefert ist. Er lernt deren Kräfte zu kanalisieren. Unterstützt durch die Abwehrmechanismen kann das Ich sich gegen eine Überflutung durch die Kräfte des Es schützen und einen regulären oder pathologischen Anpassungsprozeß herbeiführen. Es gibt Abwehrmechanismen, die eine konstruktive Anpassung ermöglichen (z. B. Sublimie-

rung), während andere ein eher pathologisches Gleichgewicht mit sich bringen, das zur Symptombildung führt (z. B. Verdrängung, Verschiebung oder Projektion).

Für das Verständnis der psychischen Situation der Adoleszenz im psychoanalytischen Modell muß man sich sowohl die *psychoanalytische Entwicklungslehre* als auch die Instanzenlehre in ihren Implikationen vor Augen führen. Die Entwicklungsphasen sind in Tab. 6.1 dargestellt, wobei auch die Konzeptionen von Erikson, Piaget und Jersild berücksichtigt sind. Die Tabelle zeigt auch, welche *Störungsmuster* entsprechend diesem Modell in den einzelnen Phasen ihren Ursprung haben bzw. daß im Rahmen einer Regression ein Rückfall auf die typischen Mechanismen der jeweiligen Entwicklungsphase erfolgen kann.

Anna Freud (1936) hat den Aspekt der Ich-Entwicklung und der Abwehrprozesse wesentlich erweitert. Danach werden die Jugendlichen mit dem vermehrten Aufbrechen triebhafter Impulse durch *ein höheres Maß an libidinöser Energie* beunruhigt als im Kindesalter. Gleichzeitig entwickeln sich vermehrt Energien, um mit diesen Impulsen fertig zu werden. Das klassische Konzept der psychoanalytischen Therapie „Wo Es war, soll Ich werden" stellt sich hier in einem ganz normalen Entwicklungsprozeß für eine bestimmte Lebensetappe gewissermaßen in Reinkultur dar. Bei dem Versuch, mit den triebhaften Impulsen aufgrund gestärkter Ich-Funktionen fertig zu werden, konzentriert sich die libidinöse Energie nicht mehr vorwiegend auf die Eltern, sondern auf andere Erwachsene, die als Vorbild geeignet erscheinen (Identifikation, Idolbildung), aber ebenso auf Gleichaltrige.

Ist dieser Prozeß erfolgreich, so werden Pubertät und Adoleszenz im wesentlichen ohne größere Probleme durchlaufen. Treten Fehlschläge auf, so kann sich die *libidinöse Energie gegen die eigene Person richten*, was zu einer *Regression* auf eine frühere Entwicklungsstufe führen kann. Ein gewisses Ausmaß an Beunruhigung und Konflikten ist in dieser Modellvorstellung normal. Liegt ein Übermaß an Konflikten vor, so spricht dies für eine mangelhafte Bewältigung mit der Gefahr einer Regression. Das völlige Fehlen von Konflikten oder Beunruhigungen kann ebenfalls Zeichen einer Störung sein und auf übermäßig starke Abwehrkräfte hinweisen, die alle andrängenden Es-Impulse durch Abwehrmechanismen sofort binden und damit ein häufig pathologisches (neurotisches) Gleichgewicht herstellen.

Der wesentliche Entwicklungsvorgang in der Adoleszenz besteht also gemäß der klassischen psychoanalytischen Theorie darin, daß die *Ich-Funktionen (also die Persönlichkeit) sich den Triebkräften* von Pubertät und Adoleszenz *anpassen* oder, anders ausgedrückt, daß ein Gleichgewicht zwischen beiden entsteht. Letztlich hat diese Theorie stark biologische Wurzeln. Soziale Momente sind nur insofern berücksichtigt, als andere Personen (Erwachsene oder Gleichaltrige) zum Objekt für die Übertragung der libidinösen Energie werden.

Im Gegensatz zur klassischen Psychoanalyse berücksichtigen die **neoanalytischen Weiterentwicklungen** mehr die Bedeutung der *Ich-Funktionen* (was bereits bei Anna Freud begann) und verknüpfen diese mit einer stärkeren Einbeziehung sozialer Einwirkungen auf Jugendliche. Es besteht eine Verwandtschaft dieser Vorstellungen mit dem aus der kognitiven Psychologie entwickelten Konzept der *Coping-Strategien*, die aus psychoanalytischer Sicht als bewußte Ich-Prozesse aufgefaßt werden können.

6.2.1 Individuations- und Identitätstheorien

Individuationstheorie von Blos

Blos (1962, 1967, 1968) unterscheidet *zwei Individuationsphasen* im Verlaufe der Entwicklung: eine erste im dritten Lebensjahr und eine zweite in der Adoleszenz. Wichtige Elemente im *„zweiten Individuationsprozeß"*, als den Blos die Adoleszenz auffaßt, sind:

1. *Regressionsneigung:* Neigung zu Verhaltensweisen, die für eine wesentlich jüngere Alters- und Entwicklungsstufe typisch sind.
2. *Nonkonformität:* Nach Blos handelt es sich dabei um einen *Abwehrmechanismus gegenüber der ausgeprägten Regressionsneigung.* Im oppositionellen und nonkonformistischen Verhalten finden Jugendliche ihr Selbst, besonders in Abhebung von konformistischen Verhaltensweisen anderer.

Die Individuationstheorie von Blos steht in der Tradition des Sturm-und-Drang-Modells der Adoleszenz, das in allen psychoanalytischen Theorien wiederzufinden ist. Bestechend an diesem Modell ist, daß es eine Vielzahl adoleszenztypischer Verhaltensweisen zu erklären vermag. Es ist jedoch stärker an theoretischen Annahmen orientiert als an empirischen Befunden.

Identitätstheorie von Erikson

Zentraler Gesichtspunkt in der Theorie von Erikson ist das Streben nach einer eigenen Identität. Weitere Kennzeichen seiner Theorie sind:

1. Der *gesellschaftliche Bezug*: Die Entwicklung ist sehr stark abhängig von der jeweiligen sozialen Umgebung, was z. B. im Begriff „psychosoziales Moratorium" zum Ausdruck kommt.
2. Eine *„normative Krise"*: Diese führt dazu, daß die Jugendlichen Auffälligkeiten entwickeln, die an die Psychopathologie grenzen oder zumindest erhebliche Krisen darstellen. Zu diesen Krisen kommt es, weil eine Vielzahl von Aufgaben wie Bewältigung der körperlichen Reifung, Rollenübernahme des Erwachsenen, Entscheidung für einen Beruf, Partnerwahl usw. zusammentreffen, die ein Finden der eigenen Identität extrem erschweren.
3. Ein *gesellschaftlich gebilligtes psychosoziales Moratorium*: In dieser Zeit des Aufschubs können die Adoleszenten ihre künftigen Rollen und Aufgaben als Erwachsene durchprobieren. Dabei kommt es zu überschießenden Reaktionen, zu nonkonformistischem Verhalten und zu Fehlentwicklungen.
4. *Entwicklungsgang und Entwicklungsstufen der Identität*: Die Entwicklung der Identität hat Erikson in Phasen oder Stufen eingeteilt, die er in sogenannten epigenetischen Diagrammen darstellt.

Ein Individuum durchläuft im Laufe seiner Identitätsentwicklung eine Reihe von psychosozialen Krisen, diese spielen sich im Umkreis bestimmter Bezugspersonen ab, hängen mit Elementen der Sozialordnung und psychosozialen Modalitäten zusammen und lassen sich den psychoanalytischen Phasen der sexuellen Entwicklung zuordnen.

Es ist ein großes Verdienst Eriksons, die in der Adoleszenz sehr wichtige Identitätsentwicklung in den Mittelpunkt seiner Theorie gestellt zu haben. Ebenso ist der Bezug, den er zu Rollen und Rollenverhalten hergestellt hat, von allergrößter Bedeutung und zugleich ein Brückenschlag zur soziologischen Betrachtung der Adoleszenz. Andererseits geht seine Theorie davon aus, daß das Modell der „Identitätskrise" auf alle Jugendlichen übertragbar ist, was empirischen Tatsachen nicht entspricht und zugleich seine Orientierung am Sturm-und-Drang-Modell bzw. am Stör-Reiz-Modell der Adoleszenz exemplifiziert.

6.3 Psychologische Theorien

Standen zunächst entwicklungspsychologische Fragestellungen im Vordergrund, die durch den biographisch-deskriptiven Ansatz gekennzeichnet waren und dementsprechend den subjektiven Aspekt herausstellten, hob die Feldtheorie (Lewin 1963) den Einfluß der Umgebung mehr hervor. Die kognitiven Ansätze, die sich parallel hierzu entwickelten und einerseits von Piaget geprägt waren, zum anderen ihre Wurzeln in der Verhaltenstherapie und Verhaltenstheorie sowie der Ich-Psychologie hatten, traten in den letzten Jahren in den Vordergrund. Sie haben auch dazu beigetragen, daß die biographische Methode wieder eine neue Aktualität erlangt hat. Schließlich steht mit dem transaktionalen Ansatz eine Konzeption zur Verfügung, die den Jugendlichen als aktiven Gestalter seiner Entwicklung betrachtet (Coleman 1978; Oerter 1984). Er ist aus dieser Sicht nicht Objekt biologischer, psychologischer und sozialer Einflüsse, sondern Handelnder, der mitentscheiden kann, welche Einflüsse bei ihm die nachhaltigsten Spuren hinterlassen.

Bei allen psychologischen Theorien zur Entwicklung im allgemeinen und zur Adoleszenz im besonderen spielen Lernprozesse eine wichtige Rolle. Die Lerntheorien haben aber nicht zu einer eigenen Konzeption der Adoleszenz geführt und werden daher im folgenden nicht dargestellt.

6.3.1 Biographisch-deskriptiver Ansatz

Wichtigster Vertreter dieser Theorie ist Thomae (1984) (s. auch Kap. 3). Er geht davon aus, daß Bewältigungsverhalten thematisch strukturiert ist. Auftauchende Probleme werden mittels bestimmter *Daseinstechniken* (Leistungstechniken, Anpassungstechniken, defensive Techniken, evasive Techniken, aggressive Verhaltensweisen) gelöst. In der Auseinandersetzung mit einer speziellen Problematik (Entwicklungsaufgabe) kommt es zu einer Lösung, die sowohl von der Persönlichkeit als auch von der Situation abhängt.

Thomae (1952) hat ein *Kategoriensystem* erstellt, das die *Reaktionsformen* auf Konflikte und Belastungen zu erfassen gestattet. Leistung, Widerstand, verschiedene Formen der Anpassung und die Pflege von sozialen Kontakten erwiesen sich als wichtige und an der Spitze stehende Reaktionsformen in der Adoleszenz. Bei *chronisch kranken Jugendlichen* sind in weitaus stärkerem Maße Bagatellisieren, psychosomatische Reaktionen, Inkaufnahme von Risiko, Meidungsreaktionen und Intellektualisierung vertreten (Thomae 1984). Unterschiedliche „Reaktionshierarchien" bestehen nicht nur zwischen gesunden und chronisch kranken Jugendlichen, sondern auch z. B. zwischen verschiedenen Generationen. Deren Reaktionsweisen sind um so ähnlicher, je enger sie zeitlich beieinander liegen. Diesen Befund deutet Thomae ebenfalls im Sinne einer starken exogenen Beeinflussung in der Adoleszenz und weniger als Auswirkung dieser Lebensphase an sich.

Bewältigungsstrategien in der Adoleszenz formen sich an der Art und Qualität der Belastungen und Konflikte unter Berücksichtigung der eigenen Möglichkeiten und Grenzen. Thomae betont, daß in diesem Konzept auch die interindividuelle Variabilität ihren Platz hat, geht auf diesen Aspekt, bezogen auf die Adoleszenz, jedoch nicht näher ein.

6.3.2 Feldtheorie der Adoleszenz

Die Feldtheorie der Adoleszenz geht auf den Gestaltpsychologen Kurt Lewin (1890–1947) zurück. Er geht von dem Postulat aus, daß das Verhalten des einzelnen eine Funktion der

Person und ihrer Umgebung ist. Dabei sind Person und Umgebung wechselseitig voneinander abhängig. Die Summe aller Faktoren von Person und Umgebung und ihre Wechselwirkung bezeichnet Lewin als *„Lebensraum" oder psychologischen Raum*. Das Verhalten des einzelnen ist eine Funktion seines Lebensraumes.

In der *Adoleszenz* wird gemäß dieser Theorie der gesicherte Lebensraum des Kindes verlassen, aber derjenige des Erwachsenen ist noch nicht erreicht. Somit gerät der Jugendliche in eine *Zwischenstellung*, die ihn verunsichert. Verhaltensweisen wie z. B. Abkapselung, Scheu, Aggressivität sind Ausdruck dieser Unsicherheit. Während der Lebensraum im Kindesalter noch wenig strukturiert ist und in der Adoleszenz verunsichert wird, beginnt er sich mit zunehmendem Alter stärker zu strukturieren und zu differenzieren. Der Jugendliche ist *„Marginalperson"*, er gehört weder der Gruppe der Kinder noch der der Erwachsenen an, er ist Außenseiter ähnlich den Angehörigen einer Minorität. Er entwickelt jedoch die notwendigen *Anpassungsmechanismen*, die auf einem Ineinandergreifen von Feldkräften und personenspezifischen Verhaltensweisen beruhen.

Die Frage nach der statistischen Häufigkeit bestimmter Probleme und Verhaltensweisen in der Adoleszenz ist für die Feldtheorie ebenso unerheblich wie die Frage, ob bestimmte Verhaltensweisen eher genetisch oder umweltbedingt sind. Das relativ breite Konzept des Lebensraumes läßt sich sowohl auf Individuen als auch auf Gruppen und auf unterschiedliche Strukturen anwenden. Die Breite dieses Konzeptes verkörpert zugleich die Stärke und die Schwäche dieser Theorie.

6.3.3 Kognitive Ansätze

Kognitive Theorien zur Adoleszenz gehen im wesentlichen von folgenden Ansätzen aus:

– von der *Piagetschen Entwicklungstheorie*, die einen starken Akzent auf die Wandlung und Weiterentwicklung kognitiver Funktionen legt und mit den Prozessen der Assimilation und Akkommodation Anpassungsleistungen, aber auch kreative Weiterentwicklungen des Individuums erklärt;

– von der *Streßtheorie und der Belastungsforschung* (Lazarus 1966, 1980), aus der sich die Coping-Forschung entwickelte;
– vom Konzept der *Entwicklungsaufgabe* (Havighurst 1948), aus deren Sicht die Entwicklung in der Adoleszenz schwerpunktmäßig eine Auseinandersetzung mit jeweils alterstypischen Entwicklungsaufgaben ist. Hier ergeben sich Berührungspunkte mit der *Krisentheorie* (Caplan 1964; Moos 1976), nach der Belastungen und kritische Lebensereignisse sowohl zum Zusammenbruch der Coping-Mechanismen und zu pathologischen Erscheinungen führen können als auch zu konstruktiven Lösungen.

Diese beiden Möglichkeiten (Zusammenbruch oder konstruktive Lösung) sind allen drei genannten theoretischen Positionen eigen. Obwohl sie sowohl das Scheitern als auch die Meisterung von Belastungen und Krisen in ihr mögliches Verhaltensspektrum einbeziehen, betonen sie doch die *konstruktive Auseinandersetzung* und die hieraus resultierenden Aufbau- und Anpassungskräfte.

Am deutlichsten wird dies in der Theorie von Lazarus. Danach setzen Coping-Prozesse dann ein, wenn Gefährdungen, Bedrohungen oder Herausforderungen an ein Individuum herangetragen werden und sein herkömmliches Verhaltensinventar erschöpft ist. Das Individuum muß sich also etwas Neues einfallen lassen, um eine vielleicht noch nie dagewesene Situation konstruktiv zu bewältigen. Deshalb steckt in den Coping-Strategien der Keim der Weiterentwicklung. Die Adoleszenz läßt sich nun als Phase auffassen, in der es aufgrund der entwicklungspsychologischen Gegebenheiten zu einer besonderen *Aktivierung von Coping-Prozessen* kommt, die zugleich ein Stimulus für die Weiterentwicklung sind.

Stark vereinfacht und unter Berücksichtigung neoanalytischer Konzepte wäre danach die *„normale Entwicklung"* in der Adoleszenz schwerpunktmäßig eine Auseinandersetzung im Sinne eines *Entwicklungsreiz-Modells*, in dem konstruktive Coping-Strategien dominieren, während für den *psychopathologischen Bereich* eher das *Stör-Reiz-Modell* angemessen wäre, in welchem Abwehrmechanismen vorherrschen oder auch eine Kombination von konstruktiven Coping-Strategien und Abwehrmechanismen. Die Untersuchung von Reinhard (1988) über „Formen der Daseinsbewältigung psychisch gestörter Jugendlicher" konnte eindeutig Hypothesen, die am „Stör-Reiz-Modell" orientiert waren, bestätigen. Jedoch ist kaum anzunehmen, daß dies in gleicher Weise für alle Jugendlichen gilt.

6.3.4 Fokaltheorie der Adoleszenz (Coleman)

Die Fokaltheorie integriert verschiedene theoretische Ansätze. Coleman geht davon aus, daß jeweils bestimmte Probleme oder Beziehungsmuster auf verschiedenen Altersstufen in den Mittelpunkt treten, daß aber *kein Problem oder Beziehungsmuster für eine Altersstufe spezifisch* sei. Da kein Problemkreis quasi gesetzmäßig für eine Altersstufe als prototypisch gilt, erlaubt diese Annahme ganz verschiedene *individuelle Varianten.* Abb. 6.1 zeigt, wie verschiedene Problemkreise bzw. Entwicklungsaufgaben im Zeitraum zwischen 11 und 17 Jahren variieren und zu unterschiedlichen Zeitpunkten ihre höchste Ausprägung annehmen.

Bei einer weitgehend problemlosen Entwicklung wenden sich Jugendliche jeweils immer nur einem Problemkreis bzw. einer Entwicklungsaufgabe zu. Verschiedene Problemkreise treten zu verschiedenen Altersstufen in den Vordergrund, so daß sich auf diese Weise die Belastungen verteilen und angemessen bewältigt werden. Bei *pathologischen Entwicklungsverläufen* jedoch treten aus verschiedenartigen Gründen mehrere Entwicklungsaufgaben bzw. Problemkreise zur gleichen Zeit auf, so daß sich die Belastungen summieren und die Anpassungsfähigkeit des Jugendlichen überfordern. Aus dieser Überforderung entstehen psychopathologische Auffälligkeiten. Der Grund für die Summation verschiedener Probleme bzw. Entwicklungsaufgaben kann sehr verschieden sein und im körperlichen wie im psychischen Bereich liegen (Reifungsverzögerung, chronische Erkrankung, beeinträchtigende Erlebnisse, prämorbide Auffälligkeiten bzw. Persönlichkeitseigenschaften).

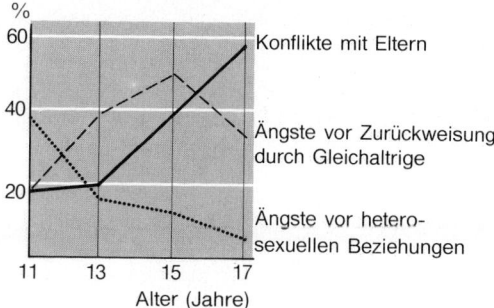

Abb. 6.**1**   Häufigkeit, mit der verschiedene Themen zwischen dem 11. und dem 17. Lebensjahr angesprochen werden (nach Coleman 1984)

6.4 Soziologische Theorien

Soziologische Theorien der Adoleszenz lokalisieren die wichtigsten Entwicklungsdeterminanten in der jeweiligen Umwelt des Individuums.

6.4.1 Rollentheoretische Ansätze

Nach Elder ist die Entwicklung eines Individuums entscheidend durch den Aufbau eines Rollenrepertoires gekennzeichnet, welches einen wichtigen Teil des Selbst des jeweiligen Individuums ausmacht.

Rollen sind stark durch die jeweilige soziokulturelle Umgebung bestimmt. Eine *Rolle* läßt sich in Anlehnung an Hofstätter (1957) als eine in sich zusammenhängende Folge von Verhaltensweisen (Verhaltenssequenz) definieren, die auf die Verhaltenssequenz anderer Personen abgestimmt ist.

In der *Adoleszenz* ergeben sich aus dieser Sicht zwei wichtige Veränderungen (Elder u. Mitarb. 1968):

– Einerseits kommt es zu Veränderungen innerhalb der Rolle. Diese *Binnendifferenzierung* ergibt sich aus der Notwendigkeit, den adoleszenzspezifischen Entwicklungsaufgaben gerecht zu werden, und entspricht zugleich den gesellschaftlichen Erwartungen.
– Andererseits wird es notwendig, *neue Rollen* zu übernehmen. Diese sind aber infolge der für die Adoleszenz typischen Verände-

Tabelle 6.**1** Gegenüberstellung der Phasenlehren von Freud, Erikson, Piaget und Jersild und psychopathologische Handlungsmuster, die mit den jeweiligen Phasen in Verbindung gebracht werden (nach Anthony 1970)

Alter	Psycho-sexuelle Stadien (Freud)	Psycho-soziale Stadien (Erikson)	Kognitive Stufen (Piaget)	Affektive Stadien (Jersild)	Psychopathologie
0–1½	oral	Urvertrauen vs. Urmißtrauen	sensomotorisch	Ängste vor: Dunkelheit Fremden Alleinsein plötzlichen Geräuschen fehlender Hilfe	Autismus anaklitische Depression Eß- und Schlafschwierigkeiten
1½–3	anal	Autonomie vs. Zweifel/Scham	symbolisch	Trennung Verlassenheit plötzliche Bewegungen	Symbiose Negativismus Obstipation Schüchternheit/ Rückzug Nachtängste
3–5	genital ödipal	Initiative vs. Schuldgefühl	Intuition Repräsentanz	Tiere imaginäre Wesen Verletzung	Phobien Alpträume Sprachprobleme Enuresis Enkopresis Angstzustände
6–11	Latenzzeit	Fleiß vs. Minderwertigkeit	konkret operational	Schulversagen ausgelacht werden Eigentumsverlust Entstellung Krankheit, Tod	Schulprobleme Schulphobien Zwänge Konversionssymptome Tics
12–17	Adoleszenz: Wiederbelebung früherer Konflikte	Identität vs. Rollendiffusion	formal operational	körperlich, sozial, intellektuell anders sein sexuelle Ängste Gesichtsverlust	Identitätsdiffusion Anorexia nervosa Delinquenz Schizophrenie

rungen (Ablösung vom Elternhaus, Beginn einer beruflichen Tätigkeit, Aufnahme einer Partnerschaft usw.) im Vergleich zur mehr oder weniger geschützten Kindheit schwer zu übernehmen.

Es kommt zu einer deutlichen *Diskontinuität*, zu Rollen- und Statusunsicherheiten und auch zu Krisen. Die Binnendifferenzierung bereits vorhandener Rollen und die Übernahme neuer Rollen können miteinander in Kollision geraten, so daß der Jugendliche eine mehr oder weniger ausgeprägte Rollendiskontinuität erlebt (Coleman 1984). Diese *Rollendis-*

kontinuität prägt das Selbstbild und die Identität des Jugendlichen.

Schließlich wird die Rollen- und Statusunsicherheit noch dadurch verstärkt, daß in der Gesellschaft gerade für die Adoleszenz (außer vielleicht in der Erwartung ihrer Anpassung) wenig klar definierte Erwartungen bestehen. Auf diese Weise kommt der rollentheoretische Ansatz aus anderer Perspektive zu einer ähnlichen Sicht der Adoleszenz als einer *Phase der Beunruhigung sowie der Rollen- und Statusunsicherheit* wie psychoanalytische Theorien.

6.4.2 Handlungstheoretische Ansätze

Diese Ansätze stützen sich auf die neueren Sozialisationstheorien. Diese bezeichnen mit *„Handeln"* „das bewußte, auf ein Ziel gerichtete, geplante und beabsichtigte Verhalten eines Menschen" (Heitmeyer u. Hurrelmann 1988, S. 47). Für das Jugendalter wichtige und spezifische Handlungsweisen sind *interaktives und kommunikatives Handeln*. Interaktives Handeln ist die wechselseitige Beeinflussung durch bewußtes und geplantes Handeln, während kommunikatives Handeln ein gemeinsames Verständigungsmuster (sprachlicher oder nichtsprachlicher Art) voraussetzt.

Die Phase der Adoleszenz ist gekennzeichnet durch den *Aufbau neuer Handlungskompetenzen*, die, anders als bei deterministischen Modellen (Lerntheorien, systemischen Modellen, Psychoanalyse), durch die gestaltende Kraft des Individuums in der Auseinandersetzung mit der äußeren und inneren Realität aufgebaut werden. In diesem Sinne sind die Beziehungen zwischen Mensch und Gesellschaft wechselseitig.

Vor dem Hintergrund dieser Elemente der Handlungstheorien läßt sich die *Entwicklung in der Adoleszenz* unter zwei wesentlichen Aspekten betrachten (Heitmeyer u. Hurrelmann 1988):

1. *Entwicklung als „Handlung im Kontext"*: Entwicklung beinhaltet eine Abfolge entwicklungsbezogener Handlungen und Handlungskompetenzen, die ganz wesentlich durch die kreative Auseinandersetzung mit den jeweiligen Anforderungen und Lebensbedingungen entstehen. Entwicklungsaufgaben werden nur als sinnvoll anerkannt, wenn sie den jeweiligen gesellschaftlichen Strukturwandel berücksichtigen.

2. *Entwicklung als „Lebensbewältigung"*: Dieses in der psychologischen Literatur bereits sehr differenziert entwickelte Konzept (Thomae 1984; Jessor u. Jessor 1977) läßt sich im wesentlichen mit dem Begriff des Coping und der Coping-Mechanismen beschreiben.

6.4.3 Sozialökologische Ansätze

Dieser Ansatz geht davon aus, daß die objektiven Merkmale der Umgebung eines Individuums ebenso bedeutsam sind wie subjektive Vorgänge oder das Erleben der Umgebung durch das Individuum. Er ist im wesentlichen mit dem Namen Bronfenbrenner (1977) verbunden, der Entwicklung als stetiges Wechselspiel zwischen dem menschlichen Organismus und seiner sich ebenfalls permanent verändernden Umwelt sieht.

Bronfenbrenner (1981) unterscheidet verschiedene *Ebenen bzw. Subsysteme des Ökosystems*, das uns umgibt:

1. Mikrosystem: die unmittelbare Umgebung wie häusliches Milieu, schulische Umgebung usw.
2. Mesosystem: die Wechselbeziehungen zwischen verschiedenen Lebensbereichen, etwa zwischen Schule und Familie.
3. Exosystem: im wesentlichen die gesellschaftlichen Institutionen, Behörden, Administrationssysteme usw. Das Individuum ist nicht in diesem System enthalten, aber dessen Einwirkungen ausgesetzt.
4. Makrosystem: kulturelle und subkulturelle Normen sowie Weltanschauungen und Ideologien, die in einer Gesellschaft herrschen.

Bronfenbrenners Theorie ist ziemlich allgemein gehalten und bezieht sich nicht speziell auf das Jugendalter. Im Hinblick auf die Adoleszenz muß sie erst weiterentwickelt werden. Generell ist der sozioökologische Ansatz zwar von seinem Konzept her einleuchtend, hat aber bislang noch wenig empirische Stützung erfahren.

6.5 Literatur

Anastasi, A.: Differentielle Psychologie. Unterschiede im Verhalten von Individuen und Gruppen. Beltz, Weinheim 1976 (Orig.: Differential Psychology, 3rd ed. Macmillan, New York 1965)

Anthony, E. J.: The behavior disorders of childhood. In Mussen, P. H.: Carmichael's Manual of Child Psychology, 3rd ed., vol. II. Wiley, New York 1970

Blos, P.: The second individuation process of adolescence. Psychoanalytic Study of the Child 22 (1967) 162–186

Blos, P.: Character formation in adolescence. Psychoanalytic Study of the Child 23 (1968) 245–263

Blos, P.: Adoleszenz: Eine psychoanalytische Interpretation. Klett, Stuttgart 1973 (Konzepte der Humanwissenschaften) (Orig.: On Adolescence. A Psychoanalytic Interpretation. Free Press, New York u. Collier-Macmillan, London 1962)

Bronfenbrenner, U.: Toward an experimental ecology of human development. American Psychologist 32 (1977) 513–531

Bronfenbrenner, U.: Die Ökologie der menschlichen Entwicklung. Natürliche und geplante Experimente. Klett, Stuttgart 1981 (Orig.: The Ecology of Human Development. Harvard Univ. Press, Cambridge/Mass. 1979)

Caplan, G.: Principles of Preventive Psychiatry. Basic Books, New York 1964

Carmichael, L.: Ontogenetic development. In Stevens, S. S.: Handbook of Experimental Psychology. Wiley, New York 1951

Coleman, J. C.: Relationships in Adolescence. Routledge & Kegan Paul, London 1974

Coleman, J. C.: Current contradictions in adolescent theory. Journal of Youth and Adolescence 7 (1978) 1–11

Coleman, J. C.: Eine neue Theorie der Adoleszenz. In Olbrich, E., E. Todt: Probleme des Jugendalters. Neuere Sichtweisen. Springer, Berlin 1984

Coleman, J. S.: The Nature of Adolescence. Methuen, London 1980

Elder, G. H., E. F. Borgatta, W. W. Lambert: Adolescent Sozialisation and Development. In Borgatta, E. F., W. W. Lambert: Handbook of Personality Theory and Research. Rand McNally, Chicago 1968

Erikson, E. H.: Kindheit und Gesellschaft. Klett, Stuttgart 1965 (Orig.: Childhood and Society. Norton, New York 1950)

Erikson, E. H.: Identität und Lebenszyklus: Drei Aufsätze. Suhrkamp, Frankfurt 1971. (Orig.: Identity and the Life Cycle. Int. Univ. Press, New York 1959)

Freud, A.: Das Ich und die Abwehrmechanismen. Int. Psychoanalytischer Verlag, Wien 1936

Haeckel, E.: Generelle Morphologie der Organismen. Berlin 1866

Havighurst, R. J.: Developmental Tasks and Education. McKay, New York 1948; 3rd ed. 1972

Heitmeyer, W., K. Hurrelmann: Sozialisations- und handlungstheoretische Ansätze in der Jugendforschung. In Krüger, H.-H.: Handbuch der Jugendforschung, Leske + Budrich, Opladen 1988

Hofstätter, P. R.: Psychologie. Fischer, Frankfurt 1957 (Fischer-Lexikon, Bd. VI)

Jersild, A. T., F. Holmes: Children's fears. Child Development Monographs 20 (1935)

Jessor, R., S. L. Jessor: Problem Behavior and Psychosocial Development. A Longitudinal Study of Youth. Academic Press, New York 1977

Jones, H. E.: The environment and mental development. In Carmichael, L.: Manual of Child Psychology 2nd ed. Wiley, New York 1954

Kroh, O.: Psychologie der Entwicklung. In Kleinert, H., H. Stucki u. Mitarb.: Lexikon der Pädagogik. Francke, Bern 1950–1952 (auch in Muuss, R. E.: Adoleszenz. Klett, Stuttgart 1971)

Lazarus, R. S.: Psychological Stress and the Coping Process. McGraw-Hill, New York 1966

Lazarus, R. S.: The stress and coping paradigms. In Bond, A., J. E. Rosen: Competence and Coping during Adulthood. Univ. Press New England, Boston 1980

Lewin, K.: Feldtheorie in den Sozialwissenschaften. Ausgewählte theoretische Schriften. Huber, Bern 1963 (Orig.: Field Theory in Social Science. Harper, New York 1951)

Moos, R. H.: Human Adaptation: Coping with Life Crises. Heath, Lexington/Mass. 1976

Nickel, H.: Entwicklungspsychologie des Kindes- und Jugendalters, 3. Aufl. Huber, Bern 1975 (Nachdrucke 1976 u. 1979)

Oerter, R.: Zur Entwicklung der Handlungsstruktur im Jugendalter: Eine neue theoretische Perspektive. In Olbrich, E., E. Todt: Probleme des Jugendalters. Neuere Sichtweisen. Springer, Berlin 1984

Olson, W. C.: Die Entwicklung des Kindes. Gehlen, Berlin 1953

Piaget, J.: Gesammelte Werke. Studienausgabe, Bde. I–X. Klett, Stuttgart 1975

Reinhard, H. G.: Entwicklung und psychische Störung im Jugendalter. Formen der Daseinsbewältigung psychisch gestörter Jugendlicher. Thieme, Stuttgart 1988

Stott, L. H.: Child Development. An Individual Longitudinal Approach. Holt, New York 1967

Thomae, H.: Über Daseinstechniken sozial auffälliger Jugendlicher. Psychologische Forschung 24 (1952) 11–33

Thomae, H.: Ansätze zu einer Theorie der Reifezeit. In Thomae, H.: Vita Humana. Beiträge zu einer genetischen Antropologie. Athenäum, Frankfurt 1969

Thomae, H.: Formen der Auseinandersetzung mit Konflikt und Belastung im Jugendalter. In Olbrich, E., E. Todt: Probleme des Jugendalters. Neuere Sichtweisen. Springer, Berlin 1984

Trautner, H. M.: Lehrbuch der Entwicklungspsychologie, Bd. I. Hogrefe, Göttingen 1978

Werner, H.: Einführung in die Entwicklungspsychologie, 4. Aufl. Barth, München 1953 (Nachdruck 1970)

II Klinisch-psychiatrische Syndrome
A Allgemeiner Teil

7. Gesundheit und Krankheit in der Adoleszenz

7.1 Krankheitsbegriff

Wie die Erwachsenenpsychiatrie, so verfügt auch die Adoleszentenpsychiatrie noch nicht über einen anerkannten und allgemeingültigen Krankheitsbegriff. Vielleicht ist die Forderung nach einem auf alle psychischen Erkrankungen anwendbaren Krankheitsbegriff vorerst utopisch, weil noch viele Kenntnisse fehlen, die für eine solche Definition erforderlich wären.

Man hilft sich in der Regel pragmatisch, indem man psychischen Störungen, die „offensichtlich" behandlungsbedürftig sind, den Status von „Krankheiten" zuschreibt. Auf diese Weise wird Krankheit durch *Behandlungsbedürftigkeit* definiert. Dies ist für den „Kernbereich" jugendpsychiatrischer Erkrankungen zweifellos angemessen, weil bei vielen eine spezielle Begründung der Behandlungsbedürftigkeit nicht erforderlich ist (z. B. bei schweren Anorexien, ausgeprägten Zwangsneurosen, schizophrenen Psychosen).

Problematischer wird es, wenn man *Varianten des Normalverhaltens* mit dem Begriff „Krankheit" belegen will. Hier stellt sich oft die Frage des fließenden Überganges von Verhaltensweisen, die im allgemeinen noch als normal angesehen werden, zu solchen, die bereits als pathologisch definiert werden müssen. Es stellt sich auch die Frage, ob eine derartige „Verdünnungsreihe" vom extrem Pathologischen bis zur Normalität für *alle* jugendpsychiatrischen Krankheitsbilder gültig sein kann.

Diese Überlegung betrifft die Frage, ob man von einem eher *„kategorialen"* oder einem *„dimensionalen"* Krankheitsbegriff in der Adoleszentenpsychiatrie ausgehen soll. Ersterer impliziert eine qualitative Andersartigkeit ju-

gendpsychiatrischer Erkrankungen gegenüber der Norm, letzterer läßt fließende Übergänge zu.

Ausweitungen des psychiatrischen Krankheitsbegriffes sind heute häufiger als dessen Einengungen. *Diagnostisch* liegen Ausweitungen dann vor, wenn jede soziale Störung und jede Lebensschwierigkeit mit dem Begriff einer psychiatrischen Erkrankung oder seelischen Störung belegt werden. Derartige Erweiterungen können dazu führen, daß auch alterstypische Entwicklungsschwierigkeiten und Konflikte oder allgemeine Lebensprobleme als Erkrankung angesehen werden. Dies entspricht jedoch nicht der Auffassung der Kinder- und Jugendpsychiatrie. Auch im Bereich umschriebener Funktionsstörungen (Teilleistungsstörungen) kann es zu Ausweitungen kommen, wenn z. B. relative Begabungsmängel oder aufholbare Reifungsverzögerungen als psychiatrische Erkrankung bezeichnet werden. Im Bereich der Persönlichkeitsvarianten sowie der Dissozialität und Delinquenz gibt es ebenfalls häufig Ausweitungen des Krankheitsbegriffes. Ausweitungen des Krankheitsbegriffes im *therapeutischen Bereich* zeigen sich dann, wenn jede Lebensschwierigkeit einer Psychotherapie zugeführt werden soll. Psychotherapie ist und bleibt aber die Behandlung von psychischen Erkrankungen mit psychischen Mitteln. Vor einer Überdehnung des Psychotherapiebegriffes und der Indikation für Psychotherapie muß nachdrücklich gewarnt werden.

Einengungen des Krankheitsbegriffes finden wir *vor allem im gesetzlichen Bereich*, sei es in der gerichtlichen Adoleszentenpsychiatrie, sei es im Bereich der Sozialhilfe. Da die Terminologie gesetzlicher Bestimmungen von anderen Prämissen ausgeht als die psychiatrische No-

menklatur, kommt es immer wieder zu Mißverständnissen, die im Einzelfall durch eine
entsprechend schlüssige Interpretation ausge-
räumt werden müssen.

7.2 Epidemiologie psychischer Störungen in der Adoleszenz

Gemessen an der großen Zahl epidemiologi-
scher Untersuchungen zur Prävalenz psychischer Störungen und Erkrankungen bei Kindern liegen vergleichsweise wenige Studien
vor, die sich speziell auf die Adoleszenz konzentrieren. In zahlreichen Untersuchungen
wird eine breite Altersspanne zugrunde gelegt,
die das Kindesalter und die Adoleszenz umfaßt, wobei häufig keine hinreichende Differenzierung in einzelne Altersgruppen erfolgt.

7.2.1 Methodische Gesichtspunkte

In der medizinischen Epidemiologie unterscheidet man zwischen *Prävalenz-* und Inzi-
denzpopulationen bzw. -raten. Erstere sind
durch die Gesamtzahl der Erkrankungen zu einem bestimmten Zeitpunkt (*Punktprävalenz*)
oder in einem bestimmten Zeitraum (*Strecken-
prävalenz*) definiert, während sich die *Inzidenz* auf die Anzahl der neu auftretenden Erkrankungen in einem bestimmten Zeitraum
bezieht. Die Inzidenz läßt sich zuverlässig nur
im Rahmen von Längsschnittuntersuchungen
an unausgelesenen Populationen erfassen, da
nicht zu erwarten ist, daß alle neu Erkrankten
Hilfe in Anspruch nehmen und Behandlungseinrichtungen aufsuchen.

Probleme der Abgrenzung von Normvarian-ten und psychopathologischen Auffälligkeiten

Eine große Schwierigkeit der psychiatrischen
Epidemiologie besteht darin, psychiatrische
Krankheiten bzw. Auffälligkeiten klar zu definieren und insbesondere ihren Schweregrad
festzulegen. Es geht vielfach um die Frage,
wann ein Verhalten als pathologisch und wann
noch als Normvariante aufzufassen ist. Diese
Schwierigkeit ist im wesentlichen in folgendem
begründet:

1. **Entwicklungsaspekt:** Viele Verhaltensweisen kommen auf bestimmten Altersstufen

so häufig vor, daß man geneigt ist, sie als
„normal" zu bezeichnen. So gehören in der
beginnenden Adoleszenz Rückzugsverhalten, hypochondrische Befürchtungen, Suizidgedanken und vorübergehende Verstimmungszustände zum alterstypischen Entwicklungsverlauf und sind für sich genommen nicht als krankhaft zu betrachten.
Wird allerdings das gesamte Verhalten eines Adoleszenten von derartigen Symptomen so beherrscht, daß er nicht mehr in der
Lage ist, an den altersentsprechenden Lebensvollzügen teilzunehmen, so ist die
Grenze zum pathologischen Verhalten
überschritten. Diese Grenze ist aber vielfach schwer zu definieren.

2. **Situationsbedingtheit des Verhaltens:** Viele
   Verhaltensweisen sind von äußeren Bedingungen (Situation, Person) abhängig. So
   treten Konzentrationsstörungen bei kognitiven Leistungsanforderungen gehäuft in
   der Schule auf, Eß- und Schlafstörungen
   überwiegend zu Hause und Störungen des
   Sozialverhaltens im Kontakt mit Gleichaltrigen. Die Situationsbedingtheit des Verhaltens und die dadurch gegebene Abhängigkeit von einer bestimmten Umgebung
   hat manche Autoren dazu geführt, diesen
   Gesichtspunkt in Klassifikationssysteme
   einzubeziehen (z. B. Achenbach 1989).
   Andere wiederum bezeichnen ein Verhalten erst dann als krankhaft oder besonders
   schwerwiegend, wenn es über mehrere Situationen hinweg (z. B. in der Schule, zu
   Hause und am Arbeitsplatz) persistiert.
   Die Situationsabhängigkeit des Verhaltens
   impliziert, daß man, um sich ein Bild von
   der Störung zu machen, unterschiedliche
   Personen (Lehrer, Eltern, Lehrmeister
   usw.) fragen muß.

3. **Krankheitswahrnehmung:** Jugendliche haben zeitweise eine andere Krankheits- und
   Problemwahrnehmung als Erwachsene. Sie
   ist darüber hinaus nicht unabhängig von der
   jeweiligen Umgebung, wird also von Kon-
   takt- und Bezugspersonen erheblich beeinflußt.

Methoden der Falldefinition

Neben diesen Faktoren gibt es eine Reihe von
Unsicherheiten, die mit der psychiatrischen
Diagnostik zusammenhängen. Hier geht es um

die Frage, wann und mit welcher Methode ein Jugendlicher als psychiatrisch krank, also als „psychiatrischer Fall", definiert wird. In der psychiatrischen Epidemiologie wurden mehrere Methoden der „Falldefinition" entwikkelt:

1. **Klinisch-diagnostisches Vorgehen:** Diese Methode entspricht dem traditionellen Ansatz in der klinischen Praxis. Aufgrund der *Anamnese* und der klinisch-psychiatrischen *Untersuchung* wird eine *psychiatrische Diagnose* gestellt, die die objektivierten Symptome einem Diagnosenschema zuordnet. Zur Feststellung der Symptome haben sich eine Reihe von zusätzlichen Instrumenten als nützlich erwiesen, wie Symptomlisten, psychiatrische Interviews, Forschungskriterien usw. Mit der Einführung einheitlicher diagnostischer Klassifikationssysteme wurde eine verbindliche Nomenklatur hergestellt, die auch eine Vergleichbarkeit von Diagnosen unterschiedlicher Kliniker aus verschiedenen Ländern zuläßt.

2. **Fragebogenmethode:** Ähnlich wie bei der klinisch-psychiatrischen Untersuchung werden, allerdings über vorgegebene Instrumente oder im Rahmen eines standardisierten Interviews, Symptome oder Verhaltensweisen abgefragt und die Antworten zu einem Gesamtscore aufsummiert. Die Antworten können ungewichtet oder gewichtet sein. Man erhält ein *quantitatives Maß*, wobei sich das Problem ergibt, wie man von diesem zu einem *kategorialen Urteil* (z. B. gesund versus krank oder psychiatrisch auffällig) kommt. Um diese Entscheidung zu treffen, ist es notwendig, einen *kritischen Wert* zu definieren, dessen Überschreitung das Vorliegen einer Erkrankung impliziert. Die Methode hat Nachteile wie die Möglichkeit der Fehlklassifikation, eine ungenügende Erfassung monosymptomatischer Krankheitsbilder oder ungenügende Festlegung eines Schweregrades. Andererseits besteht für manche der erprobten Fragebögen eine recht gute Korrelation mit der klinisch-psychiatrisch festgestellten Auffälligkeit.

3. **Faktorenanalytischer Ansatz:** Auf der Grundlage von Fragebögen werden mittels der Faktorenanalyse oder der Cluster-Analyse Krankheitskategorien definiert. Die Symptome und Verhaltensweisen werden einzelnen Dimensionen oder Faktoren zugeordnet, die übergeordnete Kategorien repräsentieren. Entsprechend der Anzahl der extrahierten Faktoren erhält jede Person auf jedem Faktor einen Wert. Dieser setzt sich aus den Item-Antworten zusammen, die auf dem jeweiligen Faktor hoch laden. Der Vorteil dieses empirischen Ansatzes besteht darin, daß er *kategoriale Urteile* ermöglicht. Die Berechnung eines Cut-off-scores im herkömmlichen Sinne ist nicht mehr erforderlich. Als Definitionskriterium für die psychische Auffälligkeit eines Probanden wird die *Standardabweichung des Faktorenwertes* herangezogen. Eine Person gilt dann als auffällig oder als „Fall", wenn ihr Wert auf einem Faktor außerhalb von zwei Standardabweichungen liegt.

Alle angeführten Verfahren sind in zahlreichen Untersuchungen angewandt worden. In der epidemiologischen Forschung hat sich am besten ein *zweistufiges Vorgehen* bewährt: in der ersten Stufe wird in einer großen repräsentativen Stichprobe ein *Screening-Verfahren* angewandt, in der zweiten Stufe werden nur noch die als auffällig definierten Klienten genauer untersucht, in der Regel im Rahmen eines klinischen Interviews mit entsprechenden Zusatzuntersuchungen. Der *Schwellenwert (Cut-off-Wert)* beim Screening-Verfahren wird so angesetzt, daß mehr Fälle als erwartet seligiert werden (Selektionsrate höher als die erwartete Prävalenzrate). Es werden also falsch positive Fälle in Kauf genommen, um falsch negative zu vermeiden.

7.2.2 Häufigkeit psychiatrischer Störungen in der Adoleszenz

Nur wenige epidemiologische Untersuchungen zur Prävalenz psychiatrischer Erkrankungen in der Adoleszenz gehen von *unausgelesenen* Stichproben aus. Wir müssen streng unterscheiden zwischen Erhebungen an einer „Gesamtpopulation" und am selektionierten Krankengut klinischer Einrichtungen. Beide Arten von Erhebungen sind jedoch wichtig. Während die zuerstgenannten uns ein Bild von der Häufigkeit psychiatrischer Störungen, unabhängig von etwaiger Diagnostik und Therapie, ver-

Tabelle 7.**1**   Ergebnisse von Untersuchungen zur Prävalenz psychischer Störungen und Erkrankungen im Jugendalter

Autoren	Stichprobengröße	Alter	Auffälligkeitsrate
1. Shepherd u. Mitarb. England 1971, 1973	6304	5−15	18,7%
2. Graham u. Rutter England 1973 (s. auch Rutter u. Mitarb. 1976)	2303	14−15	7,7% (selegiert) 21,0% (unselegiert)
3. Leslie England 1974	1198	13−14	17,2%
4. Lavik Norwegen 1975, 1977	382 (Oslo) 101 (Provinz)	15−16	19,6% 7,9%
5. Esser u. Schmidt BRD 1987	191	13	18,0%
6. Remschmidt u. Walter BRD 1990	1969	6−17	12,7%

mitteln, erfassen wir in letzteren in der Regel die schwerwiegenderen und behandlungsbedürftigen Störungen. Diese Erhebungen an klinischen Stichproben geben zugleich einen Überblick über die „Inanspruchnahme" kinder- und jugendpsychiatrischer Einrichtungen.

Nach den Ergebnissen der Isle-of-Wight-Studie (Rutter u. Mitarb. 1970, 1976) beträgt die Prävalenz psychiatrischer Störungen bei Adoleszenten zwischen rund 13 und 17,5%. Während diese Prävalenzquoten sich auf jugendpsychiatrische Erkrankungen eines gewissen Schweregrades stützen, zeigen sich in der gleichen Untersuchung Auffälligkeiten, die sich noch nicht auf eindeutige psychiatrische Krankheitsbilder beziehen, jedoch im Rahmen solcher Störungen vorkommen können. Die Quoten sind nicht gering: immerhin zeigten zwischen 41 und 47% der Adoleszenten ein Gefühl des Unglücklichseins, 20−23% hatten erhebliche Selbstwertkrisen, rund 7% hatten Suizidgedanken, rund 29% Beziehungsideen, und 20−28% klagten über Angstgefühle sowie 13% über ein Gefühl der Traurigkeit.

Die *Quote psychischer Störungen und Erkrankungen* in der Altersgruppe von 15−25 Jahren läßt sich bei Anwendung sehr restriktiver Kriterien auf 5−8% schätzen. Die Angabe einer oberen Grenze hängt davon ab, wie man psychische Störungen und Erkrankungen defi-

niert. Gerade in der Adoleszenz gibt es eine Reihe krisenhafter Entwicklungsabläufe, bei denen schwer entscheidbar ist, ob es sich um psychopathologische Zustände handelt oder ob sie Ausdruck überspitzter physiologischer Abläufe sind.

Untersuchungen an unausgelesenen Stichproben

Die Prävalenz psychischer Störungen und Erkrankungen variiert im Jugendalter zwischen 7,7 und 21%. Dabei sind die höheren Altersstufen in der Adoleszenz praktisch nicht untersucht (Tab. 7.**1**).

Über diese globalen Ergebnisse hinaus lassen sich für die Adoleszenz folgende Aussagen machen:

− *Entwicklungsabhängige Störungen* (Sprachentwicklungsstörungen, Enuresis, Enkopresis, Hyperaktivität usw.) gehen mit zunehmendem Lebensalter zurück. Sie sind durchweg bei Jungen häufiger als bei Mädchen.
− Überwiegend *emotionale Störungen* (Zwangssyndrome, Phobien, Angstzustände, suizidale Syndrome) sind ab der Adoleszenz bei Mädchen häufiger als bei Jungen. Vor der Pubertät ist auch bei diesen

Störungen eine Dominanz der Jungen festzustellen.

- Früh manifest werdende *dissoziale Verhaltensweisen*, die ebenfalls überwiegend Jungen betreffen, setzen sich meist in die Adoleszenz und auch ins Erwachsenenalter fort.
- *Schizophrene Erkrankungen und manisch-depressive Psychosen* sind im Kindesalter selten und zeigen in der Adoleszenz einen deutlichen Häufigkeitsanstieg, der sich im Erwachsenenalter fortsetzt. Sie gehören zu den „neu auftretenden Erkrankungen" (s. u.).
- Die meisten *Einzelsymptome* haben eine geringe *prognostische Bedeutung*. Dies trifft jedoch nicht für aggressives und antisoziales Verhalten zu, das eine hohe Stabilität vom Kindesalter bis ins Erwachsenenalter aufweist.

Untersuchungen an klinischen Stichproben (Inanspruchnahmepopulationen) und Versorgungsbedarf

Die überwiegende Zahl psychisch Kranker nimmt die bestehenden Versorgungseinrichtungen und Hilfsangebote nicht in Anspruch. Diese Erkenntnis zählt zu den gesichertsten in der psychiatrischen Epidemiologie und gilt für Kinder, Jugendliche und Erwachsene. Nach einer neueren deutschen Untersuchung (Fichter 1988) zeigen Jugendliche mit einem psychiatrischen Befund sogar eine geringere Behandlungsrate als Erwachsene.

Der Vergleich zwischen Prävalenzraten und Inanspruchnahmeraten zeigt regelmäßig, daß erstere erheblich höher liegen, was den eingangs dargestellten Sachverhalt unterstreicht. So haben Erhebungen in drei hessischen Landkreisen gezeigt, daß eine mittlere Inanspruchnahmerate von nur 3,3% aller 0- bis 17jährigen besteht, während die Rate der psychisch auffälligen Kinder und Jugendlichen 12,7% betrug (Remschmidt u. Walter 1990). Dieses Ergebnis steht im Einklang mit zahlreichen in- und ausländischen Untersuchungen.

Die Faktoren, von welchen es abhängt, ob vorhandene Versorgungseinrichtungen genutzt werden, lassen sich wie folgt zusammenfassen:

1. *Versorgungsnetz:* Psychisch auffällige Jugendliche, die einen Hausarzt aufsuchen, werden häufig nicht an eine Fachinstitution überwiesen. Oft wird der Besuch einer solchen Institution seitens der Jugendlichen verweigert. Dabei spielen auch örtliche Gegebenheiten eine Rolle (längere Wegstrecken, ungünstige Verkehrsverbindungen), allerdings werden diese oft vorgeschoben. Schließlich ist den Jugendlichen, ihren Eltern, manchmal aber auch Ärzten oft nicht hinreichend bekannt, welche Spezialinstitutionen in erreichbarer Nähe sind.

2. *Familiäre Merkmale:* Jugendliche aus den oberen sozialen Schichten suchen häufiger Einrichtungen auf als solche aus den unteren sozialen Schichten. Die Behandlungsbereitschaft nimmt im Durchschnitt mit dem Bildungsniveau der Eltern zu.

3. *Merkmale der Jugendlichen:* Expansive Störungen führen häufiger zur Behandlung als introversive Störungen. Ebenso führen Lern- und Leistungsstörungen häufig zu Behandlungen, insbesondere wenn die Eltern stark leistungsorientiert sind (Fichter 1988). Ferner scheinen psychiatrisch auffällige Jungen häufiger behandelt zu werden als psychiatrisch auffällige Mädchen. Dies mag zum Teil damit zusammenhängen, daß bei männlichen Jugendlichen häufiger leichter erkennbare extraversive Störungen vorliegen. Darüber hinaus weisen nicht berufstätige Jugendliche höhere Behandlungsraten auf als berufstätige, und nichtehelich geborene Jugendliche eine dreimal so hohe Behandlungsrate wie ehelich geborene (Fichter 1988).

4. *Problemwahrnehmung des Jugendlichen und seiner Eltern:* Viele Jugendliche betrachten ihre Auffälligkeit nicht als behandlungsbedürftig, andere neigen zur Überbewertung. Beide Verhaltensweisen können seitens der Umgebung verstärkt oder abgemildert werden.

5. *Einstellung gegenüber Maßnahmen:* Der nächste Schritt nach der Problemwahrnehmung ist die Akzeptanz professioneller Hilfen, was mit der Übernahme einer Krankenrolle oder eines Klientenstatus verbunden ist. Hier existieren zusätzliche Barrieren: bei den Adoleszenten, weil sie ohnehin eine Abneigung gegen Institutionen haben und sich leicht in ihrer Freiheit beeinträchtigt fühlen; bei den Eltern, weil mit psychischen Auffälligkeiten oder Störungen immer noch ein erheblicher Makel verbunden

ist. Beides wird durch die Unkenntnis der Institutionen bzw. Behandlungseinrichtungen verstärkt.

Eine Reihe von Jugendlichen findet eigene Möglichkeiten, mit ihrer Störung oder Erkrankung fertig zu werden, sofern diese nicht extrem schwer ausgeprägt ist oder eine organische Ursache hat. Es ist ein Ziel jeder Therapie, die Bewältigungsmechanismen des Jugendlichen mit ihm gemeinsam aufzufinden und nutzbar zu machen.

7.2.3 Merkmale von Patienten in klinischen Populationen

Im ambulanten Krankengut von Diagnose- und Behandlungseinrichtungen sind Adoleszenten gemessen an ihrem Bevölkerungsanteil unterrepräsentiert. Allerdings ist in den letzten Jahren sowohl in Polikliniken als auch in Erziehungsberatungsstellen ein verstärkter Trend zur Betreuung dieser Altersgruppen erkennbar.

Was die *Geschlechterrelation* betrifft, so überwiegen bis zur Pubertät eindeutig die Jungen, während nach der Pubertät eine Verschiebung des Geschlechterverhältnisses zugunsten der Mädchen stattfindet. Letzteres betrifft überwiegend die introversiven Störungen, während die dissozialen und die extraversiven Störungen auch nach der Pubertät bei den männlichen Jugendlichen überrepräsentiert sind.

Beide Arten von Erkrankungen zeigen im übrigen eine klare Beziehung zur *sozialen Schicht*. Emotionale und neurotische Störungen dominieren in den oberen sozialen Schichten, dissoziale Verhaltensweisen in den unteren.

7.2.4 Verlaufsformen psychiatrischer Störungen in der Adoleszenz

Der Verlauf psychiatrischer Störungen in der Adoleszenz hängt von verschiedenen Faktoren ab: der psychischen Auffälligkeit oder Unauffälligkeit in der Kindheit, der Art der psychischen Störung, der Persönlichkeit, der Art der Behandlung, dem familiären, beruflichen und persönlichen Schicksal, dem Ausgang der

Auseinandersetzung mit den Entwicklungsaufgaben usw. Im Rahmen einer Längsschnittbetrachtung psychiatrischer Störungen vom Kindesalter bis zur Adoleszenz lassen sich etwas vereinfacht drei Verlaufstypen herausstellen (Rutter u. Mitarb. 1970; Remschmidt 1975a u. b):

1. Ein *kontinuierlicher bzw. zweigipfliger Verlauf (Typ A)*, der sich auf psychische Störungen bezieht, die bereits in der frühen Kindheit auftraten und sich entweder kontinuierlich in der Adoleszenz fortsetzen oder aber nach einer mehr oder weniger ausgedehnten stummen Phase in der Adoleszenz wieder aktualisiert werden.
   Dies gilt z. B. für die Schulphobie, die ein Häufigkeitsmaximum zum Zeitpunkt der Einschulung und ein zweites im 14. Lebensjahr aufweist. Die Störungen vom Typ A setzen sich auch ins Erwachsenenalter fort und lassen sich mit einem *Kontinuitätsmodell* psychiatrischer Erkrankungen über weite Lebensphasen vereinbaren. Zu diesem Typus gehören u. a. dissoziale Verhaltensweisen, Persönlichkeitsstörungen, bestimmte Neurosen sowie die bereits erwähnte Schulphobie. Störungen mit diesem Verlauf können wir auch als *persistierende psychiatrische Erkrankungen* bezeichnen.

2. Ein *zweiter Verlaufstyp (Typ B)* ist gekennzeichnet durch einen deutlichen *Häufigkeitsabfall* der Störungsmuster, die in der Kindheit als behandlungsbedürftig angesehen wurden, sich aber in der Adoleszenz zurückbilden.
   Hierzu gehören vor allem viele in der Kindheit geläufige Verhaltensauffälligkeiten (Enuresis, Enkopresis, Hyperaktivität, manche aggressiven Verhaltensweisen) sowie einige neurotische Reaktionen, insbesondere Angstzustände und Tierphobien. Diese Störungen finden häufig in der Adoleszenz ihren Abschluß und setzen sich nicht in das Erwachsenenalter fort. Wir können sie auch als *nichtpersistierende Störungen* bezeichnen.

3. Der *dritte Verlaufstyp (Typ C)* ist durch einen deutlichen *Häufigkeitsanstieg* in der Adoleszenz gekennzeichnet, nach weitgehender psychischer Unauffälligkeit im Kindesalter.
   Hierzu zu rechnen sind Störungen, deren

Erstmanifestation in der Adoleszenz liegt, entweder weil in dieser Phase erstmalig die typischen psychischen Ausdrucksmittel zur Verfügung stehen oder weil zu diesem Zeitpunkt (u. U. begünstigt durch exogene Einflüsse) genetische Dispositionen sich manifestieren. Dies ist der Fall bei depressiven Syndromen verschiedener Genese, bei Zwangssyndromen, bei Anorexia nervosa sowie bei schizophrenen und manisch-depressiven Psychosen. Die unter dem Verlauf des Typ C zusammengefaßten Störungen bezeichnen wir auch als *neu auftretende Erkrankungen*.

Die *Reifungs- oder Adoleszentenkrisen* lassen sich entweder dem Verlaufstyp A oder dem Verlaufstyp C zuordnen. Vieles spricht dafür, daß sich die Adoleszentenkrisen je nach ihrer Zuordnung zum persistierenden Verlauf (Typ A) bzw. zu den neuauftretenden Erkrankungen (Typ C) unterscheiden. Die Verlaufstypen A und C unterscheiden sich hinsichtlich einer Reihe familiärer und individueller Variablen. Da Adoleszentenkrisen sich aber entweder im Rahmen einer aus der Kindheit persistierenden psychiatrischen Erkrankung oder einer in der Adoleszenz neu auftretenden Erkrankung entwickeln können, dürften sich diese Differenzen auch auf die Adoleszentenkrisen übertragen lassen.

7.2.5 Familiäre und individuelle Faktoren im Zusammenhang mit psychischen Störungen in der Adoleszenz

Adoleszenten mit psychiatrischen Auffälligkeiten unterscheiden sich von anderen häufig in folgender Weise (Rutter u. Mitarb. 1976):

– Sie zeigen im *kognitiven* Bereich häufiger einen niedrigeren Intelligenzquotienten sowie Rechen- und Lesestörungen.
– Ihre *familiäre Situation* ist häufiger gekennzeichnet durch getrennt lebende Eltern, außerfamiliäre Pflege zu gewissen Zeiten der eigenen Entwicklung, Ehekrisen und Reizbarkeit der Eltern sowie psychiatrische Erkrankungen in der Familie, insbesondere der Mutter.
– Ferner ist eine gewisse *Eltern-Kind-Entfremdung* zu konstatieren, die sich in Streit, mangelnder Kommunikation, Rückzug des

Jugendlichen aus der Familie sowie Mißbilligung seiner Freunde durch die Eltern äußert.

Diese globale Feststellung läßt sich spezifizieren nach den drei von uns unterschiedenen Verlaufstypen. Da Verlaufstyp B (nichtpersistierende Erkrankungen) für die Adoleszenz weniger bedeutsam ist, beschränken wir uns auf einen *Vergleich zwischen* den in der Adoleszenz *neu auftretenden (Typ C) und* den aus der Kindheit *persistierenden Erkrankungen (Typ A)* hinsichtlich bestimmter familiärer und individueller Variablen. Die Jugendlichen mit persistierenden Störungen (Typ A) unterscheiden sich deutlich von denjenigen mit neu auftretenden. Für sie ist charakteristisch, daß sie seltener mit den leiblichen Eltern zusammenleben, sich zeitweise in außerfamiliärer Pflege befanden und sowohl im Alter von 10 als auch im Alter von 14 Jahren z. T. erhebliche Leseschwierigkeiten (Lese-Rechtschreib-Schwierigkeiten) aufweisen. Zu beachten ist, daß sich die Gruppen hinsichtlich ihres Intelligenzquotienten nicht unterscheiden.

Vergleicht man die Jugendlichen mit persistierenden psychiatrischen Störungen mit solchen ohne psychische Auffälligkeiten, so werden diese Unterschiede noch deutlicher. Zu den genannten signifikanten Unterschieden treten weitere hinzu, die sich auf die Ehekrise der Eltern und auf psychiatrische Erkrankungen der Mutter beziehen. Die Adoleszenten mit persistierenden psychiatrischen Erkrankungen weisen gegenüber einer Kontrollgruppe unauffälliger Adoleszenten auch einen niedrigeren Intelligenzquotienten und eine geringere Rechenleistung auf. Die niedrigeren Lese- und Rechenleistungen bei psychiatrisch auffälligen Adoleszenten sind für das Auftreten neurotischer und dissozialer Störungen bedeutsam. In verschiedenen Untersuchungen ist nachgewiesen worden, daß derartige Ausfälle, sofern sie nicht rechtzeitig einer Behandlung zugeführt werden, zu erheblichen Selbstwertkrisen, neurotischen Fehlentwicklungen und dissozialen Störungen führen können (Weinschenk 1965).

7.3 Literatur

Achenbach, T. M.: Empirically based assessment of child and adolescent disorders: implications for diagnosis, classification, epidemiology, and longitudinal research. In Brambring, M., F. Lösel, H. Skowronek: Children at Risk: Assessment, Longitudinal Research and Intervention. de Gruyter, Berlin 1989

Esser, G., M. H. Schmidt: Epidemiologie und Verlauf kinderpsychiatrischer Störungen im Schulalter – Ergebnisse einer Längsschnittstudie. Nervenheilkunde 6 (1987) 27–35

Fichter, M. M.: Die Oberbayerische Verlaufsuntersuchung. Psychische Erkrankungen in der Bevölkerung. Bericht an die Deutsche Forschungsgemeinschaft über das Projekt D4 am Sonderforschungsbereich 116 („Psychiatrische Epidemiologie") in Mannheim, Außenstelle München. München 1988

Graham, P., M. Rutter: Psychiatric disorder in the young adolescent: a follow-up study. Proceedings of the Royal Society of Medicine 66 (1973) 1226–1229

Lavik, N. J.: Adolescents in the community and service contacts. In Poustka, F., W. Spiel: Therapien in der Kinder- und Jugendpsychiatrie, Bd. II. V. Kongreß der Union Europäischer Pädopsychiater, Wien, 30. 6. – 3. 7. 1975. Engermann, Wien [1975]

Lavik, N. J.: Urban-rural differences in rates of disorder. In Graham, P. J.: Epidemiological Approaches in Child Psychiatry. Academic Press, London 1977

Leslie, S. A.: Psychiatric disorder in the young adolescents of an industrial town. British Journal of Psychiatry 125 (1974) 113–124

Remschmidt, H.: Neuere Ergebnisse zur Psychologie und Psychiatrie der Adoleszenz. Zeitschrift für Kinder- und Jugendpsychiatrie 3 (1975a) 67–101

Remschmidt, H.: Psychologie und Psychopathologie der Adoleszenz. Monatsschrift für Kinderheilkunde 123 (1975b) 316–323

Remschmidt, H., R. Walter: Psychische Auffälligkeiten bei Schulkindern. Eine epidemiologische Untersuchung. (Mit deutschen Normen für die Child Behavior Checklist.) Hogrefe, Göttingen 1990

Rutter, M., J. Tizard, K. Whitmore: Education, Health, and Behaviour. Longmans, London 1970; Reprint: Krieger, Huntington/N. Y. 1981

Rutter, M., P. Graham, O. F. D. Chadwick, W. Yule: Adolescent turmoil: fact or fiction? Journal of Child Psychology and Psychiatry 17 (1976) 35–56

Shepherd, M., B. Oppenheim, S. Mitchell: Childhood Behaviour and Mental Health. Univ. London Press, London 1971 (dtsch.: Auffälliges Verhalten bei Kindern. Verbreitung und Verlauf. Eine epidemiologische Untersuchung. Vandenhoeck & Ruprecht, Göttingen 1973)

Weinschenk, C.: Die erbliche Lese-Rechtschreibschwäche und ihre sozialpsychiatrischen Auswirkungen: Ein Lehrbuch für Ärzte, Psychologen und Pädagogen, 2. Aufl. Huber, Bern 1965

8. Ursachen und Bedingungsfaktoren psychischer Erkrankungen in der Adoleszenz*

Psychische Störungen und Erkrankungen im Kindes- und Jugendalter können durch vielfältige Faktoren verursacht, ausgelöst oder aufrechterhalten werden. Bei vielen Störungsmustern (z. B. manchen organisch bedingten Erkrankungen) ist der ursächliche Zusammenhang eindeutig zu klären, bei einer größeren Zahl jedoch vorerst noch nicht. In diesen Fällen müssen oft mehrere Ursachen angenommen werden.

Eine Einteilung der für die Pathogenese bedeutsamen Faktoren ist nach unterschiedlichen Gesichtspunkten möglich, z. B. dem *Zeitpunkt* und der *Art* der Schädigung, der Art

und Intensität ihrer *Auswirkung* und nach den *beeinträchtigten Funktionen oder Interaktionen*. Auch die *Wechselwirkung* bzw. gegenseitige Beeinflussung verschiedener Faktoren sowie der jedem Einteilungsprinzip zugrundeliegende Normbegriff sind zu berücksichtigen. Tab. 8.1 gibt eine Übersicht über verschiedene Klassifikationsmöglichkeiten pathogenetisch wirksamer Faktoren einschließlich einiger aus ihnen resultierender Konsequenzen.

8.1 Zeitpunkt der Schädigung

Der Zeitpunkt einer Schädigung kann für Diagnostik und Therapie von entscheidender Bedeutung sein. Gewöhnlich werden Schädigungsmöglichkeiten vom Zeitpunkt der Geburt ausgehend in pränatale, perinatale und postnatale Schädigungen unterteilt.

---

* Überarbeitete Fassung des Beitrags „Pathogene Einflüsse und ihre Auswirkungen". In Remschmidt, H., M. H. Schmidt: Kinder- und Jugendpsychiatrie in Klinik und Praxis, Bd. I. Thieme, Stuttgart 1988.

Tabelle 8.**1**   Verschiedene Klassifikationsmöglichkeiten pathogenetisch wirksamer Faktoren und aus ihnen resultierender Konsequenzen (nach Remschmidt 1988a)

1. Zeitpunkt der Schädigung	pränatal	Fetopathien, Embryopathien, Chromosomenstörungen, auch psychische Einflüsse usw.
	perinatal	Sauerstoffmangel, Verletzungen usw.
	postnatal	Entzündungen, Verletzungen, psychische, psychosoziale, pädagogische und soziokulturelle Faktoren
2. Art der Noxe	genetisch	Stoffwechselstörungen
	somatisch	z. B. Entzündungen, Hypoxämien, Verletzungen, Tumoren, Mißbildungen
	psychisch	psychische Traumen, Konflikte
	psychosozial	sozioökonomische Benachteiligung, Diskriminierung, familiäre (pädagogische) Einflüsse
	soziokulturell	Subkultur, Normen, kulturspezifische Sitten und Gebräuche, epochale Einflüsse
3. Art der Auswirkung	Läsion	organisches Substrat nachweisbar
	Reifungsverzögerung	organisches Substrat nicht immer nachweisbar
	Funktionsstörung	organisches Substrat meist nicht nachweisbar, aber funktionelle Ausfälle (z. B. path. EEG-Befund)
	Interaktionsstörung	keine organischen Einflüsse nachweisbar
4. Intensität der Auswirkung	Normvariante	noch in den Normbereich zu rechnen*
	Grenzfall	bereits pathologische Anzeichen*
	pathol. Fall	eindeutig pathologische Zeichen*
5. Beeinträchtigte Funktionen oder Interaktionen	Hirnfunktion	hirnorganisches Psychosyndrom, neuropsychologische Syndrome
	Entwicklung	Entwicklungs- und Reifungsverzögerung
	Intelligenz	Oligophrenien und Demenzprozesse
	Sprache	Sprach- und Sprachentwicklungsstörungen
	Affektivität	Störungen der Affektivität (z. B. Depression, Antriebsarmut)
	Psychomotorik	universelle und umschriebene Störungen der Psychomotorik
	Sexualität	sexuelle Verhaltensabweichungen
	Sozialverhalten	soziale Anpassungsstörungen, Delinquenz
6. Wechselwirkungs- und Normproblem	dynamische Betrachtung	keine Noxe trifft auf ein statisches Gebilde, sondern auf zahlreiche dynamische Prozesse und ein Individuum, das sich mit vielen von ihnen erlebend auseinandersetzt. Betrachtungsweise von Störungen ist normabhängig*

* Alle diese Bezeichnungen und vor allem die Grenzziehung sind wiederum abhängig vom zugrundeliegenden Normbegriff; dieser wiederum von theoretischen Vorstellungen und soziokulturellen Faktoren.

– In der *pränatalen* Phase manifestieren sich vor allem genetische, konstitutionelle und toxische Einflüsse. Im Zusammenhang mit pränatalen Schädigungsmöglichkeiten wird immer wieder die Frage diskutiert, ob auch seelische Belastungen der Mutter während der Schwangerschaft Auswirkungen auf das Kind haben können.

– Unter den *perinatalen* Einflüssen spielen neben erblichen und konstitutionellen Faktoren vor allem Ereignisse während der Geburt (Sauerstoffmangel, Verletzungen sowie Entzündungen) eine entscheidende Rolle. Allerdings genügt es nicht, diese anamnestisch zu erheben. Das Vorhandensein einer Asphyxie sagt keineswegs immer etwas über eine erfolgte Schädigung aus. Mehrere Untersuchungen haben gezeigt, daß die anamnestisch erfaßten prä- und perinatalen Schädigungen nicht viel zur Ursachenaufklärung psychischer Auffälligkeiten beitragen und daß sie vor allem für die Diagnose einer MCD nicht genügen (Grüneberg u. Remschmidt 1984; Esser u. Schmidt 1987).

– Die *postnatale* Phase wird aufgegliedert in Säuglingsalter, Spiel- und Kindergartenalter, Vorschulalter, Schulalter sowie Pubertät und Adoleszenz (s. auch Tab. 1.**1**). Sie umfaßt einen langen Zeitraum, in dem sehr unterschiedliche Faktoren wirksam werden können, von organischen bis zu soziokulturellen Einflüssen.

8.2 Art der Schädigung

Hinsichtlich der Art der Schädigung kann man genetische, somatische, psychische, psychosoziale und soziokulturelle Einflußfaktoren unterscheiden. In den seltensten Fällen ist nur ein Faktor wirksam. Aber auch bei einer einheitlichen Schädigung (z. B. einer körperlich oder psychisch bedingten) kann es im *Verlauf* einer Erkrankung zu vielfältigen *sekundären Überlagerungen* kommen. Ein Beispiel sind sekundäre psychische Störungen, z. B. dissoziale Entwicklungen nach Hirnfunktionsstörungen oder Teilleistungsschwächen.

In der Adoleszenz werden einerseits *genetische Belastungen*, die sich im Kindesalter noch nicht gezeigt haben, manifest. Ein Beispiel ist die Frühmanifestation endogen-phasischer

Psychosen bei Belastung der Eltern mit gleichartigen Erkrankungen. In diesem Falle manifestieren sich die endogen-phasischen Psychosen im Durchschnitt zwei Jahre früher als bei Jugendlichen ohne eine derartige familiäre Belastung.

Andererseits spielen in der Adoleszenz spezifische *psychische Traumen und Konflikte* eine herausragende Rolle. Sie stehen häufig im Zusammenhang mit der Ablösung von der Familie, mit Partnerschaftskonflikten, beruflichen Eingliederungsproblemen und Problemen bei der Identitätsfindung.

Soziokulturelle Einflüsse manifestieren sich in Normvorstellungen und kulturspezifischen Eigenarten sowie in epochalen Einflüssen, die für eine Zeit jeweils typisch und prägend sind. Von besonderer Bedeutung für die Adoleszenz sind z. B. Konflikte in Familien aus anderen soziokulturellen Lebensräumen, bei denen es häufig zum Aufeinanderprallen bzw. zur Unvereinbarkeit von Normen aufgrund unterschiedlicher kultureller Hintergründe kommt.

8.3 Art der Auswirkung

Bei manchen psychiatrischen Erkrankungen in der Adoleszenz lassen sich organische Ursachen in Form einer *Läsion* (strukturelle Schädigung des Gehirns) oder einer *Funktionsstörung* nachweisen. Auch *Reifungsverzögerungen* im psychischen sowie im physischen Bereich sind als Ursache oder Teilursache für psychiatrische Erkrankungen in der Adoleszenz nicht selten. Hinzuweisen wäre z. B. auf umschriebene Entwicklungsstörungen. In vielen Fällen gelingt es aber nicht, Störungen der Hirnfunktionen für psychiatrische Erkrankungen oder Auffälligkeiten verantwortlich zu machen. Häufig sind Konflikte, ungünstige soziale Bedingungen oder eine besondere Verletzlichkeit für die Störungen verantwortlich. Derartige Störungen, von denen die neurotischen am häufigsten sind, manifestieren sich vielfach in Form von *Interaktionsstörungen*, besonders im Sozialbereich. Diese Adoleszenten sind oft nicht in der Lage, mit Gleichaltrigen angemessenen Kontakt aufzunehmen, können sich nicht in eine Gruppe eingliedern, ziehen sich zurück oder reagieren überschießend aggressiv oder dissozial.

8.4 Intensität der Auswirkung und Normproblem

Gerade in der Adoleszenz ist vielfach schwer zu unterscheiden, ob ein Verhalten als *Krankheit oder* noch als *Variante der normalen Entwicklung* zu sehen ist. Dies gilt insbesondere für die sogenannten *Adoleszentenkrisen.*

Diese Fragestellung berührt die Problematik der *Normenbildung,* die die Definition psychiatrischer Störungen und Erkrankungen erheblich beeinflußt (Remschmidt 1988b). Diese sind weder nach der statistischen noch nach der idealen Norm klar und eindeutig abgrenzbar. Auch der Leidensdruck kann nicht der geeignete Maßstab sein, denn es gibt psychisch Kranke, die an ihrer Störung nicht leiden (z. B. Patienten mit manischen Erkrankungen), andererseits Menschen, die erheblich leiden, aber ihren Aufgaben gewachsen sind.

Die normative Beurteilung von Krankheitsbildern und psychischen Auffälligkeiten sollte daher verschiedene *Dimensionen des Krankseins* bzw. die die Krankheit verursachenden oder aufrechterhaltenden Bedingungen einbeziehen. Dies ist z. B. im Multiaxialen Klassifikationsschema (MAS), aber auch im DSM-III-R der Fall, in denen die einzelnen Achsen solche verschiedenen Dimensionen widerspiegeln. Alle diese Achsen oder Dimensionen setzen im Krankheitsfalle voraus, daß ein Jugendlicher so stark auffällig ist, daß er in seinen normalen und altersentsprechenden Lebensvollzügen objektiv eingeschränkt oder behindert ist. Diese allgemeine Umschreibung läßt sich auf den Einzelfall recht gut anwenden. Hier besteht eine Analogie zu den *unbestimmten Rechtsbegriffen,* die auch jeweils im Hinblick auf den einzelnen Fall zu interpretieren sind (s. Kap. 41). Das Kindeswohl beispielsweise kann nicht abstrakt und positiv definiert werden, wohl aber läßt sich im Einzelfall recht genau sagen, welche Maßnahmen ihm entsprechen und welche nicht (Remschmidt 1978).

Dennoch wird in der Praxis häufig die *statistische Norm* zur Abgrenzung von Störungen zugrunde gelegt, denn sie erlaubt, *positive und negative Normabweichungen* festzulegen. Die *Idealnorm* hingegen kennt nur negative Normabweichungen, weil eine „Überbefolgung" der Normen nicht als Variante oder Normabweichung aufgefaßt werden kann. Vielmehr wird das absolute Befolgen einer solchen Norm mit dem Idealzustand gleichgesetzt. Die Psychopathologie und Psychiatrie beschäftigt sich vorwiegend mit „negativen" Normabweichungen. Aber auch „positive", d. h. im oberen Bereich der statistischen Norm liegende Verhaltensabweichungen können pathologisch sein, z. B. psychopathologische Auffälligkeiten bei sehr hoher Intelligenz (Schmidt 1977).

Die Normfrage stellt sich weniger bei schwerwiegenden psychiatrischen Störungen und Erkrankungen (z. B. Anorexien, Schizophrenien, Manien, schweren neurotischen Störungen). Sie wird aber bei einer Reihe von Verhaltensauffälligkeiten bedeutsam, die Überspitzungen normalen Verhaltens darstellen.

8.5 Beeinträchtigte Funktionen und Interaktionen

Eine weitere in der klinischen Praxis brauchbare Form der Einteilung geht von den *Funktionen* aus, die bei psychiatrischen Erkrankungen gestört sein können. Danach unterscheidet man Störungen der Hirnfunktion, der allgemeinen psychischen Entwicklung, der Intelligenz, des Sprechens und der Sprache, der Aktivität, der Motorik, der Sexualität, des Sozialverhaltens usw.

Diese Betrachtungsweise, die meist auch der Klassifikation psychischer Störungen zugrunde liegt, ist im Hinblick auf die *Ursache* der Erkrankung relativ neutral. Sie geht von der Beschreibung der Störungen in bestimmten Funktionsbereichen aus, ohne voreilig Schlüsse auf die Ursachen zu ziehen. Natürlich muß es das Bestreben der Forschung und Praxis bleiben, die Ursachen der Erkrankungen aufzudecken. Da diese jedoch in vielen Fällen noch nicht bekannt sind, ist eine Kennzeichnung der Erkrankung nach ihrer Symptomatik legitim. Dies geschieht in den meisten Klassifikationsschemata, nicht weil man sich von den Ursachen entfernen möchte, sondern weil sich vereinfachte ätiologische Vorstellungen, die früher häufig angenommen wurden, in empirischen Untersuchungen nicht bestätigen ließen.

8.6 Wechselwirkung

Alle bislang angeführten Faktoren wirken bei der Genese psychischer Erkrankungen eng zusammen. Deshalb wird der Realität nur eine *dynamische* Betrachtung gerecht, die davon ausgeht, daß diese Einflüsse nicht auf ein statisches Gebilde, sondern auf zahlreiche dynamische Prozesse und ein Individuum in einem Sozialraum stoßen, das sich, je nach seinen Voraussetzungen, mit den meisten Schädigungen auch „erlebend" auseinandersetzt.

Es kommen Prozesse der Eigendynamik und *Selbstregulation* in Gang, die konstituierende Bestandteile der Entwicklung sind und zur Manifestation wie zur Behebung von Störungen und Erkrankungen einen wesentlichen Beitrag leisten können. Sie zeigen sich in der aktiven Auswahl von Einflüssen, im Beziehungsgefüge zu anderen Menschen, im Bereich der Motivation. Sie zeigen sich gerade in der Adoleszenz vielfach in Persönlichkeitsentwicklungen, die kraft Eigenmotivation in eine individuelle Verwirklichung einmünden, die sich weder durch genetische noch durch Umwelteinflüsse begreifen läßt, sondern als „Überrundung" dieser Einflüsse durch die freie Entscheidung einer Person.

8.7 Literatur

Esser, G. ; M. H. Schmidt: Minimale cerebrale Dysfunktion – Leerformel oder Syndrom? Empirische Untersuchung zur Bedeutung eines zentralen Konzepts in der Kinderpsychiatrie. Enke, Stuttgart 1987 (Klinische Psychologie und Psychopathologie, Bd. 43)

Grüneberg, B., H. Remschmidt: Störungen der sozialen Wahrnehmung bei Kindern mit minimaler cerebraler Dysfunktion (MCD). Zeitschrift für Kinder- und Jugendpsychiatrie 12 (1984) 33−52

Remschmidt, H.: Das Wohl des Kindes aus ärztlicher Sicht. Zeitschrift für Kinder- und Jugendpsychiatrie 6 (1978) 409−428

Remschmidt, H.: Pathogene Einflüsse und ihre Auswirkungen. In Remschmidt, H., M. H. Schmidt: Kinder- und Jugendpsychiatrie in Klinik und Praxis, Bd. I. Thieme, Stuttgart 1988a

Remschmidt, H.: Probleme der Norm. In Remschmidt, H., M. H. Schmidt: Kinder- und Jugendpsychiatrie in Klinik und Praxis, Bd. I. Thieme, Stuttgart 1988b

Schmidt, M. H.: Verhaltensstörungen bei Kindern mit sehr hoher Intelligenz. Huber, Bern 1977 (Zeitschrift für Kinder- und Jugendpsychiatrie, Beih. 1)

9. Diagnostik

9.1 Jugendpsychiatrische Diagnostik

Wie in anderen medizinischen Fachdisziplinen ist auch in der Adoleszentenpsychiatrie eine sorgfältige und *umfassende Diagnostik* Voraussetzung für eine richtige Diagnose und eine angemessene Therapie. Gerade im Jugendalter ist die Diagnostik jedoch mit einer Reihe von *Schwierigkeiten* belastet. Die wichtigsten sind:

– mangelnde Motivation der Jugendlichen, sich überhaupt untersuchen zu lassen;
– fehlende oder eingeschränkte Krankheitseinsicht bzw. Problemverleugnung;
– Abneigung der Jugendlichen gegen Institutionen, Autoritäten und Maßstäbe der Erwachsenenwelt;
– problematische Beziehung zu den Eltern oder anderen Bezugspersonen, die häufig die Untersuchung veranlassen;
– resignative Haltung und fehlendes Vertrauen gegenüber den Helfern (Ärzten, Psychologen, Sozialarbeitern usw.).

Dadurch wird die Diagnostik in der Adoleszenz meist schwieriger als im Kindesalter und im Erwachsenenalter. Bei Kindern sind die Eltern die zentralen Bezugspersonen, über die man die meisten Informationen erhält. Im Erwachsenenalter sind die Patienten häufig selbst motiviert bzw. ihre Angehörigen, so daß die notwendigen Informationen ebenfalls leicht zu erhalten sind. In der Adoleszenz hingegen mit der häufig schwierigen Eltern-Kind-Beziehung hat der Jugendliche oft die Befürchtung, daß eine Allianz zwischen Eltern und Untersucher bzw. Therapeut hinter seinem Rücken errichtet wird, so daß er sich erneut in der Rolle des Unselbständigen findet, die er endlich abstreifen möchte. Von Notfällen abgesehen, die eine direkte Intervention erfordern, haben diagnostische Maßnahmen jeder Art mit den genannten Schwierigkeiten zu kämpfen.

9.1.1 Erstkontakt

Der Erstkontakt ist von entscheidender Bedeutung für das Gelingen diagnostischer und therapeutischer Maßnahmen. Die Jugendlichen werden in der Mehrzahl der Fälle von ihren Eltern oder anderen Bezugspersonen zur Untersuchung geschickt oder gebracht. Die Quote der „Selbstmelder" steigt mit dem Lebensalter an und beträgt bei jungen Erwachsenen (18- bis 21jährigen) bereits etwa 70%.

Der Erstkontakt kommt in der Regel durch eine *telefonische Anmeldung* zustande, die von einer Ambulanzschwester, Arzthelferin oder Sekretärin entgegengenommen wird. Bereits dieser Kontakt ist von großer Bedeutung. Durch einige gezielte Fragen werden die Dringlichkeit der Vorstellung und der Vorstellungsgrund eruiert. Diese Fragen dürfen jedoch nicht bereits Details der Problematik beinhalten. Sie sollen lediglich den *Problembereich abgrenzen* und zu einer klaren Terminvereinbarung führen. Dabei ist jeweils zu klären, ob der Patient oder die Patientin allein zur Vorstellung kommt oder in Begleitung der Eltern bzw. anderer Bezugspersonen.

Der *Erstkontakt zwischen dem Patienten und dem Arzt* findet in der Regel in der Sprechstunde oder Ambulanz statt, wenn es nicht um Notfälle geht. Dabei erweist es sich in den meisten Fällen als zweckmäßig, die Eltern und den Patienten *getrennt* zu explorieren. Danach ist häufig ein gemeinsames Familiengespräch als diagnostische Maßnahme aufschlußreich.

Es empfiehlt sich, zunächst die Eltern mit dem Jugendlichen gemeinsam zu begrüßen und die Vorgehensweise mit allen zu besprechen. Dabei wird in der Regel auch deutlich, ob der Patient damit einverstanden ist. Um längere Wartezeiten zu vermeiden, sollte der Kinder- und Jugendpsychiater zuerst mit den Eltern sprechen, während der Klinische Psychologe sich bereits dem Patienten zuwendet.

Im Anschluß an das *Elterngespräch*, das zunächst den Vorstellungsanlaß und die derzeitige Problematik zum Gegenstand hat und dann auf anamnestische Angaben eingeht, folgt das *Erstgespräch mit dem Jugendlichen*. Diese Reihenfolge kann ebenso umgekehrt sein und ist je nach Alter, Entwicklungsstand und Art der Problematik zu modifizieren.

Bei *Adoleszenten, die aus eigenem Ansporn kommen*, erfolgt ein Großteil der diagnostischen Maßnahmen mit dem Patienten selbst. Es wird aber im Verlaufe des diagnostischen Prozesses die Frage aufgeworfen, *ob er damit einverstanden ist, daß mit den Eltern ein Gespräch geführt wird*. Volljährige Adoleszenten lehnen dies zuweilen ab. Auch bei 16- bis 18jährigen muß man den Wunsch, die Eltern zunächst auszuklammern, akzeptieren; allerdings mit dem Vorsatz, den Jugendlichen davon zu überzeugen, daß seine Eltern oder andere Bezugspersonen zur Klärung der Problematik einen wichtigen Beitrag leisten können. In der Regel gelingt dies, so daß das Elterngespräch später geführt werden kann.

Angesichts der Verschiedenheit der Probleme und der Unterschiedlichkeit adoleszenten Verhaltens ist es schwierig, für den Erstkontakt feste Regeln zu geben. Es ist die Kunst des Untersuchers, sein Vorgehen an die jeweilige Situation anzupassen. Dennoch gibt es einige *Grundsätze für den Erstkontakt mit Adoleszenten*:

1. Der Untersucher muß den Eindruck vermitteln, daß er sich nicht nur für die aktuelle psychiatrische Problematik interessiert, sondern auch für den Jugendlichen als Person mit seinen Interessen, Beziehungen und Problemen. Das Gespräch beginnt deshalb in der Regel mit Fragen nach dem Lebensumfeld (Familie, Schule, berufliche Situation).

2. Die präsentierte Problematik muß ernstgenommen werden. Dazu gehört die Pünktlichkeit des Untersuchers, das Vermeiden
von längeren Wartezeiten und das Vermitteln von Verständnis für die Problematik,
auch wenn diese im Verhältnis zum Anlaß
und Auslöser inadäquat erscheint. Diese
Haltung verbietet dem Untersucher z. B.,
geäußerte Probleme zu bagatellisieren.
3. Dem Patienten muß vermittelt werden, daß
er die Hauptperson ist und daß der Kontakt
zwischen dem Patienten und dem Untersucher die wichtigste Beziehung ist. Damit
wird zugleich der Stellenwert der Eltern als
Informanten festgelegt.
4. Auf den Vorstellungs- bzw. Untersuchungsanlaß sollte sehr detailliert eingegangen
werden. Jugendliche beschreiben oft ein
Problem aus einer gewissen Scheu heraus
sehr allgemein. Hier sollte gezielt nachge-
fragt und darum gebeten werden, eine
Schwierigkeit oder Symptomatik (z. B.
Angstzustände) durch Beispiele zu erläutern.
5. Die Einhaltung der Schweigepflicht muß
dem Jugendlichen gegenüber ausdrücklich
betont werden. Dies gilt insbesondere in
bezug auf seine Eltern.
6. Zum Abschluß des Erstkontaktes wird mit
dem Jugendlichen besprochen, wie die weiteren diagnostischen und therapeutischen
Schritte aussehen sollen (z. B. standardisierte Untersuchungsmethoden, psychologische Untersuchung, somatische Zusatzuntersuchungen, Familiendiagnostik).

Über alle Schritte muß der Jugendliche genau
informiert werden, damit die Arzt-Patient-Beziehung nicht von vornherein durch Mißtrauen
ungünstig gestaltet wird.

Getrennte Gespräche (mit dem Jugendlichen
allein und mit den Eltern allein, gegebenenfalls auch mit beiden Elternteilen allein) sind
außerordentlich wichtig. Sie führen wechselseitig zu unterschiedlichen Informationen und
können daher nicht durch gemeinsame Familiengespräche ersetzt werden.

Das *gemeinsame Familiengespräch* als familiendiagnostische Maßnahme hat einen anderen Zweck als die Einzelgespräche mit dem
Patienten und seinen Eltern (s. Kap. 9.3). Es
dient der Objektivierung des Interaktionsver-

haltens, während bei den Einzelgesprächen
die klinische Symptomatik, die Beobachtung
und anamnestische Aspekte im Vordergrund
stehen.

Es kommt aber auch im Jugendalter vor, daß
der Patient weder ein Einzelgespräch führen
will noch ein Gespräch des Therapeuten mit
seinen Eltern zuläßt. Dies ist insbesondere der
Fall bei einer extrem ausgeprägten Trennungsangst (z. B. Schulphobie). In diesen Fällen
empfiehlt es sich, mit gemeinsamen Familiengesprächen zu beginnen und die Einzelgespräche nachzuholen, wenn das Vertrauen zum
Untersucher hergestellt ist.

9.1.2 Anamnese und Exploration

Anamnese und Exploration sind die wichtigsten Methoden zur Erfassung der psychiatrischen Symptomatik bzw. Problematik. Sie sind
weitaus wichtiger als die Vielzahl der Zusatzmethoden, die zur Ergänzung von großer Bedeutung sind, jedoch Anamnese und Exploration nie ersetzen können. Rund 70% aller Diagnosen können bereits aufgrund der Anamnese und der Exploration gestellt werden.
Dies gilt nicht nur für die Adoleszentenpsychiatrie, sondern ebenso für die Erwachsenenpsychiatrie und für andere medizinische Fach-
gebiete.

Anamnese

Unter Anamnese verstehen wir die *Vorgeschichte des Kranken.* Sie soll in der Psychiatrie neben Erkrankungen und Belastungsfaktoren immer auch das Sozialverhalten des Patienten erfassen sowie seine Einbettung in das
jeweilige Lebensumfeld.

Wie in anderen Gebieten der Medizin unterscheiden wir die *Familienanamnese,* die *Eigenanamnese,* die *aktuelle Anamnese* (jetzige Anamnese) und als Spezifikum in der Psychiatrie
die *biographische Anamnese.*

Werden die Angaben vom Patienten selbst erhoben, so spricht man von einer *subjektiven
Anamnese,* stammen sie von Angehörigen
oder Außenstehenden, die den Patienten gut
kennen, spricht man von einer *objektiven Anamnese.* Diese Bezeichnungen sind eigentlich

unangemessen, denn auch Angehörige können sehr subjektive Angaben über die Entwicklung eines Jugendlichen und mögliche Erkrankungen machen. Angaben Dritter (Angehöriger, Bezugspersonen) sind in der Adoleszentenpsychiatrie aber wichtiger als in anderen medizinischen Fachgebieten, weil Jugendliche naturgemäß über ihre frühkindliche Entwicklung keine Auskunft geben können.

Tab. 9.1 gibt ein einfaches Anamnesenschema wieder, das Familienanamnese, Eigenanamnese und wichtige Sicherungsfragen hinsichtlich körperlicher Erkrankungen enthält.

Familienanamnese

In der Familienanamnese ist danach zu fragen, ob in der näheren oder ferneren Verwandtschaft *psychiatrische Erkrankungen*, Suizide, Alkoholismus, Kriminalität, Einweisungen in psychiatrische Kliniken oder Behandlungen wegen psychischer Erkrankungen vorgekommen sind. Die Familienanamnese zielt auch darauf ab, erbliche Erkrankungen oder seelische Abnormitäten zu erfassen. Aus ihr erhält man oft wichtige *Hinweise auf die Genese des derzeitigen Krankheitsbildes*. Dies gilt nicht nur für Erkrankungen, bei denen eine erbliche Komponente nachgewiesen ist (z. B. Schizophrenien, endogen-phasische Psychosen, Legasthenie), sondern auch für psychische Symptome, die familiär verbreitet sind, ohne daß ein bestimmter Erbgang gesichert ist. So zeigen z. B. Angstzustände verschiedener Art eine ausgesprochen familiäre Verbreitung, wie immer diese Symptomatik vermittelt sein mag.

Die Familienanamnese dient ebenso der Eruierung des Familienklimas, der Beziehung der einzelnen Familienmitglieder untereinander, der Stellung des Adoleszenten innerhalb der Familie und der Objektivierung intrafamiliärer Konflikte.

Die Familienanamnese kann durch eine spezielle *Familiendiagnostik* ergänzt werden, die sich auf testpsychologische Methoden und/oder Videoaufzeichnungen von Familiengesprächen stützt (s. Kap. 9.3).

Beim Erheben der Familienanamnese ergeben sich für den Jugendpsychiater zwei geläufige *Schwierigkeiten*:

Tabelle 9.1   Anamnesenschema

I. Aufnahmemodus

Tag, Zeit, Begleitung, einweisender Arzt, Einweisungsgrund, Unterbringungsmodus (evtl. Hinweis auf das Unterbringungsgesetz), evtl. Verhaltensbeobachtungen in der Aufnahmesituation

II. Anamnese

A. Familienanamnese

1. Standardangaben zu den Verwandten (Großeltern, Eltern, Geschwister des Patienten): Alter, Krankheiten (Mißbildungen, chronische Krankheiten, psychische Auffälligkeiten, psychiatrische Krankheiten, Klinikaufenthalte), aktueller Beruf
2. Persönlichkeit und Entwicklung der Eltern und Geschwister, Geschwisterkonstellation
3. Sozioökonomische Lage der Familie
4. Gesprächseindruck von den Eltern bzw. Referenten

B. Eigenanamnese

1. Frühe Entwicklung: Schwangerschaftsverlauf, Geburt, Neugeborenenperiode, Säuglings- und Kleinkindentwicklung, Entwicklung im Vorschulalter, Primordialsymptomatik
2. Schule und Beruf: Einschulung, Schulstand, Leistungen, Schularbeitssituation, Berufspläne, Ausbildung in Lehre und Beruf
3. Sexualität: Sexueller Entwicklungsstand, Einstellung zur Sexualität, sexuelle Aktivitäten
4. Frühere Krankheiten: Beginn, Maßnahmen, Verlauf
5. Soziale Situation: Freundschaftsbeziehungen, soziale Stellung in der Gleichaltrigengruppe, Interaktionen und Aktivitäten außerhalb der Familie, soziale Auffälligkeiten, Freizeitunternehmungen
6. Primärpersönlichkeit, Hobbys und Interessen
7. Genußmittel, Drogen und Medikamente: Koffein, Nikotin, Alkohol, Rauschmittel und Arzneimittel; jeweils gekennzeichnet hinsichtlich Art, Dosis, Frequenz und Dauer der Einnahme
8. Familiendynamik: Beziehungen des Patienten zu den übrigen Familienmitgliedern, Interaktionen und Aktivitäten innerhalb der Familie
9. Aktuelle Symptomatik: Beginn, situativer Kontext, Intensität, Maßnahmen, Verlauf

C. Sicherungsfragen

1. Kardiale Dekompensation: Dyspnoe, Ödeme
2. Appetit: Widerwille gegen bestimmte Speisen, Unverträglichkeiten
3. Erbrechen, Brechreiz
4. Durst
5. Wasserlassen
6. Stuhlgang
7. Gewichtsverlauf
8. Schlaf
9. Regelmäßig eingenommene Medikamente: Verträglichkeit, Mißbrauch

– Angaben über psychiatrische Krankheiten in einer Familie oder über Familienkonflikte werden sowohl von den jugendlichen Patienten als auch von ihren Angehörigen gern verschwiegen, da diese Krankheiten im Bewußtsein der Gesellschaft immer noch mit dem Makel der Schande behaftet sind.
– Falls man dennoch Angaben erhält, sind diese diagnostisch oft schwer zu verwerten, da sie z. T. ungenau und infolge von Unkenntnis der Materie häufig auf unwichtige Details ausgerichtet sind. Es bleibt daher dem Geschick des Untersuchers überlassen, durch gezielte Fragen zu verläßlicheren und präziseren Angaben zu kommen.

Eigenanamnese

Die Eigenanamnese (in der Regel erhoben von den Eltern) beginnt mit der Frage nach der Erwünschtheit des Kindes, nach dem Schwangerschafts- und Geburtsverlauf, über den man meist nur von der Mutter verläßliche Informationen erhalten kann, geht auf die Entwicklung in den ersten Lebensjahren und auf die schulische Entwicklung ein und endet beim jetzigen Zustandsbild.

Man fragt nach *Geburtsschäden* (z. B. stark verlängertem Geburtsverlauf, Zangengeburt, Blutungen während der Geburt), die häufig Ursachen für frühkindliche Hirnfunktionsstörungen oder Anfallsleiden darstellen, ferner nach Erkrankungen des Gehirns und des Nervensystems (Meningitis, Enzephalitis, Lähmungserscheinungen, Kopfverletzungen, Unfälle usw.), nach *Entwicklungsverzögerungen* (verspätetes Laufen- und Sprechenlernen, verspätete Einschulung, verlängertes Einnässen, Störungen der Sexualentwicklung), nach *Erziehungsschwierigkeiten* und *Verhaltensauffälligkeiten* (z. B. motorische Auffälligkeiten, Angstzustände, dissoziales Verhalten, Alkoholmißbrauch, Mißbrauch von anderen Genußmitteln oder Medikamenten) und nach bereits durchgemachten *psychiatrischen Erkrankungen*.

Schließlich ist es auch wichtig, über das *Sozialverhalten* des Jugendlichen etwas in Erfahrung zu bringen. Hierzu gehört das Sozialverhalten innerhalb und außerhalb der Familie (Schule, Arbeitsplatz, Kontakte mit Gleichaltrigen).

Von Bedeutung sind auch Interessen und Freizeitgestaltung.

Aktuelle Anamnese

Die aktuelle (jetzige) Anamnese beginnt mit der Frage, weshalb der Patient die Sprechstunde oder Klinik aufsucht, und zielt auf den *Beginn* (plötzlich, allmählich, schleichend) und die *Symptomatik* der aktuellen Erkrankung aus der Sicht des Patienten (subjektive Anamnese) oder seiner Angehörigen (objektive Anamnese) ab. Dabei ist es wichtig, nicht nur die Symptomatik als solche genau zu erfassen, sondern nach *auslösenden Ereignissen, Erlebnissen und Belastungen* zu fragen. Viele Jugendlichen bzw. deren Eltern kommen mit einer fertigen „Theorie" über die Entstehung der Erkrankung in die Sprechstunde. Diese sollte man ernst nehmen und durch detaillierte Fragen ergänzen.

Die aktuelle Anamnese muß auch auf *aktuelle Gefährdungsmomente* des Patienten eingehen. Solche sind in allererster Linie Suizidalität, selbstverletzendes Verhalten (Automutilatio), Drogenmißbrauch und Alkoholismus, Wahrnehmungs-, Orientierungs- und Denkstörungen (z. B. bei körperlich begründbaren oder schizophrenen Psychosen) sowie mögliche somatische Folgen psychischer oder psychosomatischer Erkrankungen.

Biographische Anamnese

Die biographische Anamnese zielt als *„lebensgeschichtlich orientierte Krankenbefragung"* (Dührssen 1981) darauf ab, *Krankheitssymptome und Lebensereignisse in einen verstehbaren Zusammenhang zu bringen*. Dieser Zusammenhang ist häufig nicht geradlinig, man arbeitet mit Vermutungen (Hypothesen), weil die objektive Bedeutung bestimmter Lebensereignisse für eine bestimmte Symptomatik oder Konfliktkonstellation schwer nachzuweisen ist.

Dabei spielt auch der *subjektive Charakter von Erlebnissen* für den Patienten eine wesentliche Rolle. Ein bestimmtes Ereignis oder eine bestimmte familiäre Konstellation (z. B. der Erziehungsstil des Vaters) ist nicht nur in seiner objektiven Form von Bedeutung, sondern auch durch die subjektive Bedeutung für den

Patienten. In der Erziehungsstilforschung hat dies z. B. dazu geführt, daß man vom „perzipierten Erziehungsstil" spricht, womit genau dieser Sachverhalt gemeint ist.

Eine sorgfältige biographische Anamnese setzt voraus, daß der Untersucher die wichtigsten im Kindes- und Jugendalter bedeutsamen Belastungsfaktoren und die häufigsten Konfliktkonstellationen innerhalb und außerhalb der Familie kennt.

Nach Dührssen (1981) sollten im Rahmen einer biographischen Anamnese, die auf die Eruierung neurotischer Störungen ausgerichtet ist, *Konfliktkonstellationen in folgenden Lebensbereichen* unterschieden werden:

1. *Persönliche Bindungen, Liebesbeziehungen und Familienleben*
   – Partnerwahl und Bindungsverhalten,
   – Aufnahme einer neuen Beziehung,
   – besondere sexuelle Probleme in der Partnerschaft,
   – Rivalität in der Familie,
   – Besitzkonflikte in Partnerschaft und Familie („orale" Problematik),
   – Verlust durch Trennung,
   – Verlust durch Tod.
2. *Konflikte in der Herkunftsfamilie*
   Hierbei geht es um die frühen Einflüsse auf das Kind innerhalb der Familie, wobei das psychoanalytische Konzept der „ödipalen Konstellation" heute weitgehend zugunsten einer Betrachtung der „gesamten Familiendynamik" verlassen wurde. Es geht also darum, die frühen Beziehungen zwischen Eltern und Kind zu erhellen, wobei die Perspektive durch die Einbeziehung der Großeltern häufig auf das „Drei-Generationen-Konzept" erweitert wird.
3. *Berufsprobleme, Arbeitsstörungen und Lernschwierigkeiten*
   In der Adoleszenz stehen dabei der schulische Bereich und der Beginn der beruflichen Tätigkeit im Vordergrund.
4. *Besitzerleben und -verhalten*
   In psychoanalytischer Sicht wird Besitz mit oralen Triebregungen in Verbindung gebracht, in ethologischer Sicht ist das Streben nach Besitz eine Reminiszenz der im Laufe der Menschheitsentwicklung notwendigen Vorratshaltung.
5. *Konflikte im umgebenden soziokulturellen Raum*
   Hierbei geht es um Konfliktkonstellationen im außerfamiliären Raum (Verhältnis zu Gleichaltrigen, Gruppenzugehörigkeit, Auseinandersetzung mit gesellschaftlichen Strömungen usw.).

Diese Einteilung der Konfliktkonstellationen ist psychoanalytisch orientiert und auf neurotische Störungen zugeschnitten. Sie kann aber auch als allgemeiner Rahmen zur Objektivierung phasentypischer Konflikte und biographischer Ereignisse herangezogen werden.

Der Ansatz der biographischen Anamnese wurde ergänzt bzw. weiterentwickelt durch die *Life-event-Forschung*. Diese versucht, kritische Lebensereignisse quantitativ zu erfassen, was in der Regel dazu führt, daß ein *allgemeiner Belastungsindex* erhoben wird, welcher einen Gradmesser für die Belastung des Patienten darstellt.

Dieser Summenwert kann wichtige Anhaltspunkte für das Ausmaß der Belastung eines Jugendlichen liefern, zeigt jedoch nicht, welche besonderen Lebensereignisse für die jeweilige psychopathologische Konstellation von Bedeutung sind. Dies kann nur durch eine gezielte Befragung und ihre Verknüpfung mit der Symptomatik bzw. ihrer Genese geleistet werden. Holmes u. Rahe (1967) haben eine Skala entwickelt, nach der sich das Risiko abschätzen läßt, daß Erwachsene psychopathologische Symptome entwickeln (Tab. 9.**2**).

Belastende Lebensereignisse (Life events) sind für sich genommen keineswegs ein sicherer Hinweis auf biographische Belastungen von krankheitsverursachender oder -auslösender Wirkung. Denn sowohl die Belastbarkeit als auch die Fähigkeit, entsprechende Bewältigungsstrategien zu entwickeln, sind interindividuell sehr verschieden, so daß gleiche Life events bei verschiedenen Personen unterschiedliche Auswirkungen haben können.

Exploration

Während die Anamnese zur Aufgabe hat, die für die Diagnose wichtige „Vergangenheit" des Patienten zu ermitteln, befaßt sich die Exploration gezielt mit den *derzeitigen Krankheitserscheinungen*. Sie vermittelt dem Untersucher ein Bild von Aufmerksamkeit, Gedächtnis, Denken, Affektivität, also der *Art und Weise der psychischen Abläufe*.

Die Exploration ist *die eigentliche psychiatrische Untersuchungstechnik* und verlangt vom Untersucher Erfahrung und Taktgefühl. Sie darf nicht nach einem starren Schema ablau-

Tabelle 9.**2**   Social Readjustment Rating Scale (SRRS) (Holmes u. Rahe 1987) (Übersetzung nach Warnke 1988)

Rang	Kritisches Lebensereignis	Durch-schnitts-werte der Gewich-tung	Rang	Kritisches Lebensereignis	Durch-schnitts-werte der Gewich-tung
1.	Tod des Ehepartners	100	26.	Ehefrau beginnt oder beendet Arbeitsverhältnis	26
2.	Scheidung	73	27.	Einschulung oder Schulabgang eines Kindes	26
3.	Trennung vom Ehepartner	65	28.	Änderung des Lebensstandards	25
4.	Haftstrafe	63	29.	Änderung persönlicher Gewohnheiten	24
5.	Tod eines Familienangehörigen	63	30.	Ärger mit dem Vorgesetzten	23
6.	Unfallverletzung oder Krankheit	53	31.	Änderung von Arbeitszeit und -bedingungen	20
7.	Eheschließung	50	32.	Wohnungswechsel	20
8.	Verlust des Arbeitsplatzes	47	33.	Schulwechsel der Kinder	20
9.	Aussöhnung mit dem Ehepartner	45	34.	Änderung der Freizeitgewohn-heiten	19
10.	Pensionierung	45	35.	Änderung der kirchlichen Gewohnheiten	19
11.	Änderung im Gesundheitszu-stand eines Familienmitglieds	44	36.	Änderung der gesellschaftlichen Gewohnheiten	18
12.	Schwangerschaft	40	37.	Aufnahme eines Kredits unter 10000 $	17
13.	Sexuelle Schwierigkeiten	39	38.	Änderung der Schlafgewohn-heiten	16
14.	Familienzuwachs	39	39.	Änderung der Häufigkeit familiä-rer Konflikte	15
15.	Geschäftliche Veränderung	39	40.	Änderung der Eßgewohnheiten (Fasten, Gewichtszunahme)	15
16.	Erhebliche Einkommensverände-rung	38	41.	Urlaub	13
17.	Tod eines nahen Freundes	37	42.	Weihnachtszeit	13
18.	Berufswechsel	36	43.	Kleinere Gesetzesübertretungen (Verkehrsdelikt)	11
19.	Änderung in der Häufigkeit von Auseinandersetzungen mit dem Ehepartner	35			
20.	Schulden über 10000 $	31			
21.	Kündigung eines Darlehens	30			
22.	Veränderung im beruflichen Ver-antwortungsbereich	29			
23.	Kind verläßt das Elternhaus	29			
24.	Ärger mit der angeheirateten Verwandtschaft	29			
25.	Großer persönlicher Erfolg	28			

fen, sondern muß sich der Situation und Eigenart des Patienten so anpassen, daß ein Vertrauensverhältnis zwischen Arzt und Patient entsteht oder gewahrt bleibt. Schon aus der Vorgeschichte und der Beobachtung des Patienten muß sich die Reihenfolge und die Richtung ergeben, in die die Exploration geht, aber auch Untersuchungen, die man tunlichst unterläßt. Die Exploration soll ein geschickt geführtes *Gespräch* sein, in das Fragen nach den psychischen Einzelfunktionen mehr oder weniger unauffällig eingeflochten werden.

Mit der Untersuchung von psychischen Einzelfunktionen und der systematischen Einordnung ihrer Störungen befaßt sich die *allgemeine Psychopathologie*. Für die psychopathologische Exploration ist wesentlich, daß Normalfunktion und psychopathologische Abweichung jeweils gemeinsam zu betrachten sind.

In Tab. 9.**3** sind die zu prüfenden psychischen Einzelfunktionen angeführt. Es dürfte aus den bisherigen Ausführungen klar geworden sein, daß die Exploration nicht an die angegebene Reihenfolge gebunden ist.

Tabelle 9.**3**   Im Rahmen der psychopathologischen Exploration zu prüfende psychische Einzelfunktionen und deren Störungen

1. Bewußtsein
- quantitativ (Abstufungen der Bewußtseinshelligkeit): Somnolenz, Sopor, Koma
- qualitativ (Art des Bewußtseinszustandes, Inhalte des Bewußtseins): amentielles Syndrom, delirantes Syndrom, Dämmerzustände (organisch und psychogen)

2. Wahrnehmung
- quantitativ: Über- bzw. Unterempfindlichkeit gegen Sinnesreize, Verlangsamung der Wahrnehmungsvorgänge
- qualitativ (Sinnestäuschungen): Wahrnehmungsanomalien (z. B. Mikropsie, Makropsie), illusionäre Verkennungen (Wirklichkeitsverkennungen), Halluzinationen (Trugwahrnehmungen), Pseudohalluzinationen

3. Orientierung (zeitlich, räumlich, situativ und zur eigenen Person)

4. Gedächtnis (Altgedächtnis, Neugedächtnis, mittelbares und unmittelbares Gedächtnis)
- quantitativ: Amnesie (retrograde, psychogene Amnesie), allmähliches Nachlassen der Gedächtnistätigkeit
- qualitativ: wahnhafte Erinnerungsentstellungen, Pseudologia phantastica, Déjà-vu-Erlebnisse, Jamais-vu-Erlebnisse, Merkfähigkeitsstörungen (Vergeßlichkeit)

5. Antrieb und Aktivität (Motivation)
- quantitativ: Antriebsvermehrung, Antriebsminderung
- qualitativ (Art und Richtung): Zwangsantriebe, Drang- und Impulshandlungen

6. Affektivität (Emotionalität)
- quantitativ: Überempfindlichkeit, affektive Verödung
- qualitativ (Art der Gefühlslage): manisch-euphorisches Syndrom, depressives Syndrom
- Regulationsstörungen (Abstimmung der Affektlagen): Stimmungslabilität, Affektinkontinenz

7. Denken
- formal (Ablauf des Denkens): Denksperre, Denkhemmung, Ideenflucht, Perseveration (Haften), Zerfahrenheit
- inhaltlich: Zwangsideen (Zwangsgedanken), überwertige Ideen, Wahnideen (primäre und sekundäre Wahnideen)

8. Intelligenz
- quantitativ: niedrige intellektuelle Leistungsfähigkeit
- qualitativ: Teilausfälle der Intelligenz (neuropsychologische Syndrome, umschriebene Entwicklungsstörungen)

9. Persönlichkeit
- subjektiv (der Patient selbst erlebt sich oder Teile seines Körpers als fremd): Depersonalisation, Derealisation, Ich-Störungen
- objektiv (die Veränderung wird von Außenstehenden bemerkt): Abnorme Persönlichkeiten (Persönlichkeitsstörungen), organische Wesensänderungen, erlebnisreaktiver Persönlichkeitswandel

9.1.3 Verhaltensbeobachtung

Allgemeine Gesichtspunkte

Die Verhaltensbeobachtung bei Jugendlichen erstreckt sich auf folgende **Bereiche** (s. auch Kap. 9.2.3):

- die Beobachtung während der Untersuchungssituation (Exploration),
- die Beobachtung der Interaktion mit den Eltern,
- die Beobachtung in der Leistungs- und Anforderungssituation (z. B. bei der Durchführung psychologischer Tests),
- die Beobachtung des Verhaltens gegenüber Mitpatienten und dem Personal,
- Beobachtung des schulischen Verhaltens.

Die beiden zuletzt genannten Beobachtungsmöglichkeiten hat man in der Regel nur in der Klinik bzw. Klinikschule.

Was die **Beobachtungstechnik** betrifft, so kann man die Gelegenheitsbeobachtung von der systematischen Beobachtung unterscheiden.

- Die *Gelegenheitsbeobachtung* erfolgt mehr oder weniger zufällig und ist daher nicht repräsentativ. Gleichwohl kann sie wichtige Informationen vermitteln. So kann die Beobachtung eines versteckten Zwangsrituals, das der Patient von sich aus nicht berichtet, einen wichtigen Einblick in seine Erkrankung (z. B. Zwangsneurose, Schizophrenie) geben.

– Bei der *systematischen Beobachtung* versucht man, bestimmte Verhaltensweisen ausführlich und oft unter Zuhilfenahme vorher entworfener Hilfsinstrumente (z. B. Beobachtungsskalen, Merkmalskataloge) zu beschreiben. Eine Sonderform der systematischen Beobachtung ist die *teilnehmende Beobachtung*. Diese hat sich vor allem beim Studium von Gruppenprozessen bewährt. Der Beobachter nimmt z. B. an der jeweiligen Aufgabe oder Tätigkeit teil und beobachtet gleichzeitig die anderen Gruppenmitglieder. Über das Verhalten wird später ein Protokoll erstellt.

Sonderformen der Beobachtung, die man im Gegensatz zu den bisher geschilderten *unmittelbaren* Formen als *mittelbare* bezeichnen könnte, sind die Auswertung von Tagebüchern, Biographien oder Krankengeschichten. Die *Auswertung von Tagebüchern* über das Verhalten von Jugendlichen spielte in der Entwicklungspsychologie lange Zeit eine große Rolle und hat erneut Aktualität erlangt. Sie ist in der Adoleszenz auch deshalb besonders wichtig, weil aus solchen Aufzeichnungen häufig Hinweise für Strategien der Auseinandersetzung und der Bewältigung aufgedeckt werden können, auf die man in der Therapie erfolgreich zurückgreifen kann (Seiffge-Krenke 1985).

Der **Stellenwert der Verhaltensbeobachtung** ist *je nach Störungsmuster* bzw. Problematik und Auftretenshäufigkeit *unterschiedlich*. Während motorische Störungen wie Tics und Stereotypien unmittelbar sichtbar sind, auch meist recht häufig auftreten und demzufolge in der Untersuchungssituation gut beobachtet werden können, trifft dies auf *intrapsychische Vorgänge* (wie bestimmte Konflikte, Entfremdungserlebnisse oder Störungen des Sexualverhaltens) nicht zu. Sie können daher nur vom Patienten selbst oder seinen Eltern erfragt werden, wobei deren Kooperationsbereitschaft relevant ist. Von daher ergeben sich naturgemäß Einschränkungen der Verhaltensbeobachtung.

Abgesehen von diesen mit der Störung zusammenhängenden Schwierigkeiten gibt es zahlreiche *Probleme, die beim Untersucher und seiner Methodik liegen*. Verhaltensbeobachtungen, bei denen eine Vielzahl von Kategorien gleichzeitig zu erfassen sind, sind relativ unzuverlässig, weil der Untersucher schon bei 8−10 Beobachtungskategorien überfordert ist. Dementsprechend sind die Reliabilitätskoeffizienten derartiger Beobachtungen gering. Allerdings läßt sich die Reliabilität durch eine sorgfältige Beobachterschulung deutlich anheben. Diese Schwierigkeiten haben dazu geführt, daß man mit verschiedenen Hilfsmitteln die Beobachtung sowohl valider als auch zuverlässiger zu gestalten versucht.

Videotechnik als Hilfsmittel der Beobachtung

Neben verschiedenen Kategoriensystemen, Skalen und Beobachtungsbögen hat sich die Videotechnik als wichtigstes Hilfsmittel für die Beobachtung herauskristallisiert. Sie hat sich sowohl in der Auswertung von Einzelexplorationen mit dem Patienten als auch in der Familien- und Interaktionsdiagnostik bewährt. Ihr Vorteil liegt darin, daß man die Szenen beliebig häufig abspielen und sie dadurch recht detailliert, auch unter Mitwirkung mehrerer Beobachter (Bestimmung der Inter-Rater-Reliabilität), auswerten kann. Der Einwand, wonach die Tatsache einer Videoaufnahme das Verhalten des Patienten oder die Familieninteraktion entscheidend veränderte, kann mittlerweile als widerlegt gelten. Insbesondere auf bestimmte aktuelle Situationen (z. B. stationäre Aufnahme des Patienten, Diskussionen über die aktuelle Problemlage) trifft dies nicht zu.

Für die *Durchführung* von Videoaufnahmen als Hilfsmittel der Beobachtung und Therapie gelten eine Reihe von *Regeln*, die sorgfältig zu beachten sind:

– Nie darf eine Videoaufnahme ohne Kenntnis und Zustimmung des Patienten bzw. seiner Eltern durchgeführt werden. Die Zustimmung ist auf einem entsprechenden Formblatt, das den Zweck der Videoaufnahme erläutert, schriftlich einzuholen.

– Vor der Durchführung einer Videoaufnahme muß dem Patienten und seinen Eltern der Zweck erläutert werden.

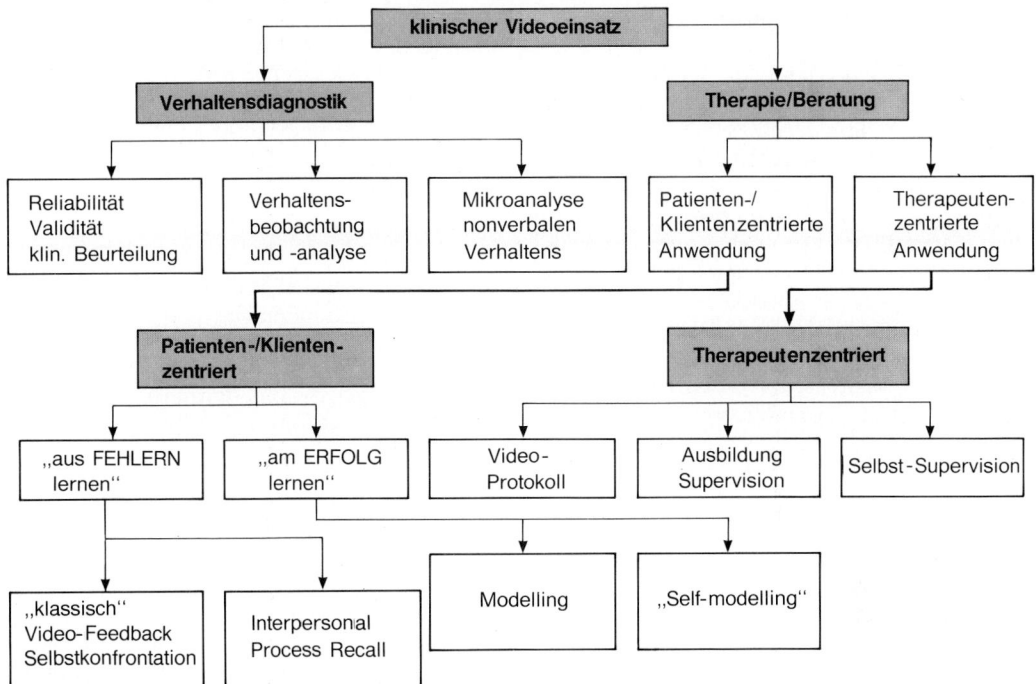

Abb. 9.**1**   Klinischer Videoeinsatz in den Bereichen Diagnostik, Therapie, Beratung und Therapieausbildung (nach Ellgring 1989)

– Zur Aufklärung des Patienten und seiner Eltern gehört auch, was mit der Videoaufnahme nach Abschluß der Diagnostik und Therapie geschieht. Soll sie für Fortbildungszwecke verwendet werden, so ist hierfür die Zustimmung einzuholen.
– Der Hinweis auf die absolute Einhaltung der Schweigepflicht und die Einhaltung der Bestimmungen des Datenschutzes sind unerläßlich.

Während die Anwendung von Videoaufnahmen bei diagnostischen und therapeutischen Vorgehensweisen allgemein akzeptiert ist, bestehen im Hinblick auf ihren Einsatz in der Lehre und in der Öffentlichkeitsarbeit z. T. erhebliche Bedenken und kontroverse Auffassungen. Über die rechtlich-ethische Seite der Videotechnik informiert Kügelgen (1989).

Die *Möglichkeiten des Videoeinsatzes* in Verhaltensdiagnostik und -therapie sowie in der videounterstützten Therapie und Beratung illustriert Abb. 9.1. Es kommt in der *Verhaltensdiagnostik* auf drei Bereiche an: Validität und Reliabilität für die klinische Beurteilung nutzbar zu machen, eine sorgfältige Verhaltensanalyse durchzuführen, die auch Hinweise für die Therapie gibt, und schließlich auch, die Möglichkeit der Erfassung nonverbalen Verhaltens in den diagnostischen Prozeß einzubeziehen. In der *Therapie und Beratung* kann die Anwendung mehr patientenzentriert oder mehr therapeutenzentriert sein. Ersteres erlaubt verschiedene Möglichkeiten des Video-Feedbacks, letzteres wird in der Therapieausbildung und -weiterbildung erfolgreich angewandt. Die Videotechnik eignet sich hervorragend zur Schulung der Gesprächsführung und Explorationstechnik während der jugendpsychiatrischen Weiterbildung und zur Psychotherapie-Supervision (Ahrens u. Linden 1989; Wilke 1989).

9.1.4 Strukturierte Interviews

Strukturierte Interviews, die im Kindes- und Jugendalter angewandt werden können, sind relativ neue Untersuchungsinstrumente. Entsprechend sind sie durchweg noch nicht sehr ausgereift. Dies zeigt sich auch in den bislang vorliegenden *psychometrischen Kennwerten* dieser Verfahren. Dennoch ist die Entwicklung strukturierter Interviews eine wichtige Aufgabe in dem langfristig zu verfolgenden Prozeß, psychiatrische Diagnosen im Kindes- und Jugendalter valider und reliabler zu machen und auf diese Weise von stark subjektiven Einschätzungen wegzukommen.

Das *Prinzip der strukturierten Interviews* besteht darin, daß die für einen Merkmalsbereich relevanten Items im Rahmen einer mehr oder weniger strukturierten Verfahrensweise vom Patienten oder von seinen Eltern im persönlichen Gespräch erhoben werden. Der *Strukturierungsgrad* kann dabei sehr unterschiedlich sein. Hochstrukturierte Interviews schreiben genau die Art der Frage vor. Halbstrukturierte Interviews lassen dem Untersucher Raum, den jeweiligen Merkmalsbereich durch Ad-hoc-Fragen abzuklären.

Die meisten strukturierten Interviews wurden im anglo-amerikanischen Raum entwickelt. Es ist nicht Sinn dieses Abschnittes, auf diese im einzelnen einzugehen. Statt dessen sollen anhand einer tabellarischen Übersicht die wichtigsten Merkmale der bekanntesten *strukturierten Interviews für das Kindes- und Jugendalter* wiedergegeben werden (Tab. 9.4).

Wie Tab. 9.4 zeigt, sind die bekanntesten strukturierten Interviews bis zum 16. bzw. 18. Lebensjahr anwendbar. Die Informanten sind meist die Eltern oder Eltern und Kind bzw. Jugendlicher. Der erfaßte Merkmalsbereich kann die ganze Breite psychopathologischer Symptome umfassen wie beim DICA oder beim DISC oder auf einen engeren Merkmalsbereich eingeschränkt sein wie beim Kiddie-SADS oder der Interview Schedule for Children (ISC). Wie die Tabelle ebenfalls zeigt, sind die psychometrischen Kennwerte (Reliabilität und Validität) bislang nicht sehr hoch.

Es ist eine wichtige Aufgabe für die Zukunft, zuverlässigere strukturierte Interviews zu entwickeln, die nicht nur für Forschungsfragen, sondern auch in der klinischen Praxis mit Gewinn angewandt werden können. Übersichten über den derzeitigen Entwicklungsstand der strukturierten Interviews geben Edelbrock u. Costello (1988) und Poustka (1988).

9.1.5 Fragebogenmethoden und Skalen

Im Vergleich zu den strukturierten Interviews sind Fragebogenmethoden und Skalen in der Adoleszentenpsychiatrie bereits gut eingeführt. Sie wurden zum Teil in der Kinder- und Jugendpsychiatrie, zum Teil in der Erwachsenenpsychiatrie entwickelt.

Tab. 9.5 gibt eine Übersicht über einige gebräuchliche Fragebogenmethoden und Skalen zur Erfassung psychopathologischer Auffälligkeiten von Kindern und Jugendlichen. Die angeführten Methoden sind ausdrücklich für das Kindes- und Jugendalter entwickelt worden. Ihr Altersbereich reicht über das 18. Lebensjahr nicht hinaus. Am bekanntesten geworden sind die Conners-Skalen und die von Achenbach u. Edelbrock entwickelten Instrumente: die Child Behavior Checklist (Achenbach u. Edelbrock 1983) und der Youth Self Report (YSR) (Achenbach u. Edelbrock 1987). Die zuletzt genannten Instrumente haben sich bei Screening-Untersuchungen im Hinblick auf psychopathologische Auffälligkeiten von Kindern und Jugendlichen sehr bewährt (Remschmidt u. Walter 1990) und ermöglichen sowohl die Einbeziehung verschiedener Informanten (Eltern, Lehrer, Kinder und Jugendliche) als auch Auswertungen nach bestimmten Verhaltensdimensionen (z. B. introversive versus extraversive Störungen).

Auch in der Erwachsenenpsychiatrie wurden Methoden entwickelt, die sich sowohl zur Objektivierung allgemeiner psychopathologischer Auffälligkeiten eignen als auch zur speziellen Anwendung bei umschriebenen klinischen Syndromen (Schizophrenie, depressive Syndrome, Angstsyndrome usw.) (Tab. 9.6).

Die *Interaktion zwischen Patient und Untersucher* ist am geringsten bei den Fragebögen und standardisierten Testmethoden und am ausgeprägtesten bei der psychopathologischen Exploration und der Anamneseerhebung. Die Methoden ergänzen sich jedoch wechselseitig.

Tabelle 9.4   Einige strukturierte Interviews für das Kindes- und Jugendalter

Bezeichnung	Alters-bereich	Informant	Erfaßter Merkmals-bereich	Psychometrische Kennwerte	Struk-turierungs-grad
Child Screening Inventory (CSI) (Langner u. Mitarb. 1976)	6–18	Eltern	emotionales Verhalten Verhaltensauf-fälligkeiten	Reliabilität: k.A. Validität: r = 0,33 mit Psychiaterurteil	halb-strukturiert
Kiddie-SADS (Puig-Antich u. Chambers 1978)	6–16	Eltern u. Kind/ Jugendlicher	Schwerpunkt: Affektive Erkrankungen	Reliabilität: Retest 0,55 Validität: hoch bezüglich depressiver Erkrankungen	halb-strukturiert
Diagnostic Inter-view for Children and Adolescents (DICA) (Herjanic u. Reich 1982)	ab 6 J.	Eltern oder Kind bzw. Jugendlicher	ganzer psycho-pathologischer Merkmals-bereich	Reliabilität: Inter-Rater-Übereinstimmung: 85–89% Validität: gute Trennung zwischen psychiatrischen u. pädiatrischen Fällen	hoch-strukturiert
Interview Schedule for Children (ISC) (Kovacs 1985)	8–17	Eltern und Kind/Jugend-licher	Schwerpunkt: Depression, Angstzustände	Reliabilität: r = 0,89 für Symptom-Übereinstimmung zweier Rater Validität: hoch für Depres-sion	halb-strukturiert
Diagnostic Inter-view Schedule for Children (DISC) (Costello u. Mitarb. 1982)	6–18	Eltern oder Kind bzw. Jugendlicher	breiter psycho-pathol. Merk-malsbereich	Retest-Reliabilität: 0,43–0,76 Validität: gute Trennung zwischen psychiatrischen u. pädiatrischen Fällen	hoch-strukturiert

Entscheidend für den Einsatz der verschiede-nen Methoden ist die jeweilige *Fragestellung*. Während man im klinischen Alltag auf den psychopathologischen Befund den größten Wert legt und Skalen bzw. Fragebogenmetho-den lediglich der Ergänzung dienen, wird bei vielen wissenschaftlichen Fragestellungen in-folge der Quantifizierungsmöglichkeit den standardisierten Untersuchungsmethoden der Vorzug gegeben.

9.1.6 Der jugendpsychiatrische Befund (Beispiel)

Der jugendpsychiatrische Befund stellt eine Zusammenfassung verschiedener Untersu-chungen dar, die unter Berücksichtigung ana-mnestischer Daten sowohl eine Diagnosestel-lung erlauben als auch die Ableitung therapeu-tischer bzw. rehabilitativer Maßnahmen. Je

nach Störungsmuster und Problemlage der Pa-tienten sind die Akzente, die in einem derarti-gen Befund gesetzt werden, unterschiedlich. So stehen in Fällen neurotischer Störungen und Krisensituationen die jeweiligen Konflikte des Patienten innerhalb und außerhalb seiner Familie im Vordergrund, während bei hirnor-ganisch verursachten psychiatrischen Erkran-kungen der psychopathologische bzw. neuro-psychologische Befund von besonderer Be-deutung ist. Ein psychopathologischer Befund sollte aber immer erhoben werden. Er bildet zusammen mit dem psychologischen Befund (vgl. Kap. 9.2) die wichtigste Grundlage für die Diagnose und die Therapie. Im folgenden ist ein Beispiel für einen psychopathologischen Befund wiedergegeben, das sich aus didakti-schen Gründen auf einen Patienten bezieht, bei welchem Auffälligkeiten in verschiedenen Bereichen besonders gut zu beobachten wa-ren.

Tabelle 9.**5**   Einige gebräuchliche Fragebogenmethoden und Skalen zur Erfassung psychopathologischer Auffälligkeiten von Kindern und Jugendlichen

Bezeichnung	Items	Alters-be-reich	Infor-mant	Erfaßter Merkmalsbereich	Psychometrische Kenn-werte
Conners Parent Rating Scale (CPRS) (Conners 1970)	93	6–14	Eltern/ Lehrer	verschiedene Verhaltens-auffälligkeiten Furchtsamkeit/Ängstlichkeit Unruhe/Desorganisiertheit Hyperaktivität, externalisiertes Verhalten	Reliabilität: Retest-Rel. 0,85 Validität: zufriedenstellend bezüglich Trennung von klinischen und nichtklinischen Gruppen
Revised Conners Parent Rating Scale (CPRS-R) (Goyette u. Mitarb. 1978)	48	3–17	Eltern/ Lehrer	Hyperaktivität/Impulsivität Lernprobleme, Verhaltens-auffälligkeiten	Reliabilität: Retest-Rel. ∅ Interrater-Rel.: Eltern: 0,46–0,57 Validität: zufriedenstellend bezüglich Trennung von klinischen und nichtklinischen Gruppen
Abbreviated Symptom Questionnaire (ASQ) (Goyette u. Mitarb. 1978)	10	3–17	Eltern/ Lehrer	Hyperaktivität, allgemeine Psychopathologie	Reliabilität: Retest-Rel. ∅ Interrater-Rel.: Eltern: 0,55–0,71 Eltern–Lehrer: 0,49
Child Behavior Checklist (CBCL) (Achenbach u. Edelbrock 1983; deutsche Version: Remschmidt u. Walter 1990)	138	4–16	Eltern	soziale Kompetenz verschiedene psychopathologische Auffälligkeiten: Aggressivität, Hyperaktivität, Angst, Depression faktorenanalytische Dimensionen: internalisierte und externalisierte Störungen sowie Narrow-band-Faktoren (Hyperaktivität, Depressivität, Delinquenz usw.)	Reliabilität: Retest-Rel. (1 Wo.): 0,95 Retest-Rel. (3 Mon.): 0,84 0,97 Validität: zufriedenstellend (Diskrimination zwischen Patienten u. Nicht-Patienten)
Youth Self Report (YSR) (Achenbach u. Edelbrock 1987; deutsche Version: Remschmidt u. Walter 1990)	118	11–18	Jugendliche	soziale Kompetenz psychopathologische Auffälligkeit	Reliabilität: Retest-Rel.: (5 Wo.): 0,89 Validität: zufriedenstellend (Diskrimination zwischen Patienten u. Nicht-Patienten)
Louisville Behavior Checklist (LBCL) (Miller 1984)	164	4–17	Eltern	verschiedene psychopathologische Auffälligkeiten: Aggressivität, Hemmung, Hyperaktivität, sozialer Rückzug, Ängstlichkeit	Reliabilität: Retest-Rel.: (3 Mon.): 0,60 0,92 Validität: gute Trennung zwischen klinischen u. nichtklinischen Gruppen

Tabelle 9.**6**   Standardisierte Untersuchungsmethoden psychopathologischer Störungen (zusammengestellt nach Collegium Internationale Psychiatriae Scalarum 1981) (nach Remschmidt 1988b)

Störung, Anwendungsbereich	Allgemeine psychopathologische Symptome	Schizophrene Symptome	Depressive Symptome	Angstsymptome	Psychosomatische Störung	Schlaf	Therapieerfolg Verlaufskontrolle
Methode							
Selbstbeurteilung quantifizierend	*Bf-S* Befindlichkeitsskala *B-L* Beschwerden-Liste *PD-S* Paranoid-Depressivitäts-Skala *POMS* Profile of Mood States *SCL-90-R* Self-Report Symptom Inventory *STESS*[K] Subject's Treatment Emergent Symptom Scale	*PD-S* Paranoid-Depressivitäts-Skala	*Bf-S* Befindlichkeitsskala *D-S* Depressivitätsskala *ESTA* Eppendorfer-Stimmungs-Antriebsskala *PDS-S* Paranoid-Depressivitäts-Skala *SDS* Self-Rating Depression Scale *TSD* Test zur Erfassung der Schwere einer Depression	*STAI*[K] State-Trait-Anxiety-Inventory *SAS* Self-Rating Anxiety Scale	*Bf-S* Befindlichkeitsskala *B-L* Beschwerden-Liste *FBL-G* Freiburger Beschwerden-Liste Gesamtform *FBL-W* Wiederholungsform *STESS*[K] Subject's Treatment Emergent Symptom Scale	*SF-A* *SF-B* Schlaffragebogen A u. B *VIS-A* *VIS-M* Visuelle Analogskalen	*FBL-W* Freiburger Beschwerden-Liste Wiederholungsform *POMS* Profile of Mood States *STESS*[K] Subject's Treatment Emergent Symptom Scale *TSD* Test zur Erfassung der Schwere einer Depression
Selbstbeurteilung dichotom	*EWL-K* Eigenschaftswörterliste		*EWL-K* Eigenschaftswörterliste		*EWL-K* Eigenschaftswörterliste	*EWL-K* Eigenschaftswörterliste	
Fremdbeurteilung quantifizierend	*BPRS* Brief Psychiatric Rating Scale *FSCL* Fischer-Symptom-Checklist *STESS*[K] Subject's Treatment Emergent Symptom Scale *WITT* Wittenborn Psychiatric Rating Scale	*BPRS* Brief Psychiatric Rating Scale *FSCL-NL* Fischer-Symptom-Checklist Neuroleptika	*FSCL* Fischer-Symptom-Checklist	*ASI* Anxiety Status Inventory *FSCL* Fischer-Symptom-Checklist *HAMA* Hamilton Anxiety Scale	*FSCL* Fischer-Symptom-Checklist *STESS*[K] Subject's Treatment Emergent Symptom Scale	*CGI* Clinical Global Impressions *FSCL* Fischer-Symptom-Checklist *FSCL-NL* Neuroleptika *PTR* Patient Termination Record *STESS*[K] Subject's Treatment Emergent Symptom Scale

[K] auch für Kinder anwendbar

I. Untersuchungsanlaß

Der 15jährige Patient Udo (*Zustand nach Masernenzephalitis*) wurde uns mit der *Frage nach weiteren Rehabilitationsmaßnahmen* am ... ambulant vorgestellt und im Anschluß an die ambulante Voruntersuchung am ... stationär aufgenommen. Dabei ergab sich der nachfolgende psychopathologische Befund.

II. Psychopathologischer Befund

Die Untersuchung fand am frühen Nachmittag des ... statt. Der gut ansprechbare und kooperationsbereite, für sein Alter relativ große, blonde Junge war bewußtseinsklar und war bemüht, auf alle Fragen des Untersuchers zu antworten. Sprach- und Instruktionsverständnis waren erhalten, Udo konnte sich auch auf den Untersuchungsgang einstellen.

Er fiel jedoch gleich zu Beginn der Untersuchung durch ungewöhnliche, der Situation nicht angemessene Verhaltensweisen auf wie unmotiviertes Klatschen in die Hände, distanzlose Fragen und ständige Wiederholung derselben.

Die *Orientierung* erwies sich in drei von vier Qualitäten gestört. Udo war sowohl örtlich und zeitlich als auch zur Situation desorientiert, er wußte weder über seinen Aufenthaltsort noch über Jahres- und Tageszeit Bescheid und konnte auch die Situation nicht einschätzen. Lediglich zur Person war die Orientierung erhalten. Bei der Untersuchung zur Orientierung fiel auf, daß er Wortfindungsstörungen hatte und Begriffe, die ihm nicht geläufig waren, umschrieb oder locker assoziierte. So antwortete er auf die Frage des Untersuchers, wann er in die Klinik gekommen sei: „Vor jeder Menge Wochen". Zum Wochentag Freitag assoziierte er „der freie Tag", und zur Jahreszeit „eine Zeit über das ganze Jahr".

Im Bereich der *Gedächtnisfunktionen* fanden sich massive Ausfälle, vor allem, was Kurzzeitgedächtnis und Merkfähigkeit betraf. Udo konnte weder über alltägliche Ereignisse des gleichen Tages (Mittagessen, Besucher, Teilnahme an Aktivitäten) noch über unmittelbar vorangegangene Erlebnisse korrekte Angaben machen. Er konnte sich nicht einmal eine einstellige Zahl für einige Sekunden merken, um sie nach Ablenkung wieder zu reproduzieren. Hingegen war das Altgedächtnis gut erhalten. Udo konnte differenzierte Angaben zu seiner häuslichen Situation, zur Schulsituation und zu seiner früheren Entwicklung machen. Auch bei der Prüfung anderer kognitiver Funktionen ergaben sich eine Reihe von Ausfällen. Das Aufsagen automatisierter Reihen (Zahlen von 1–20, Wochentage, Monate) gelang zwar mit Hilfe, jedoch wurden hierbei bereits ausgeprägte Perseverationen deutlich. So gelang es Udo nicht, beim Zählen in Zehnerschritten nach der Zahl 90 die folgende Zahl 100 zu reproduzieren. Er

stockte an dieser Stelle lange und sagte dann: „Nach 90 kommt ein sehr kalter Frühling." Diese Antwort hängt damit zusammen, daß unmittelbar vorher die Jahreszeiten aufzuzählen waren. Während Udo flüssig vorlesen konnte, ergaben sich beim Rechnen eine Reihe von Auffälligkeiten. Zwar konnte er im Zahlenraum bis 10 addieren und auch Aufgaben aus dem kleinen Einmaleins lösen (automatisierte Vorgänge), jedoch war er nicht in der Lage, einfachste Divisionsaufgaben zu lösen. Die Divisionsaufgabe 20 : 5 war für ihn unlösbar. Er versuchte, diese Aufgabe sodann schriftlich zu lösen. Dabei fiel auf, daß er Linkshänder ist und kein Gefühl für die Einteilung eines DIN-A4-Blattes hatte; er schrieb nämlich die Divisionsaufgabe in die unterste linke Ecke, und zwar inkorrekt, nämlich 5 : 1 und dann 5 : 5.

Im Bereich des *Denkens* fielen ausgeprägte Perseverationen auf und eine zeitweise ausgesprochene Lockerung des Assoziationsablaufes. Hingegen waren *Sprechen und Sprache* formal nicht gestört, aber durch zahlreiche Wortfindungsstörungen gekennzeichnet. Diese fielen beim spontanen Sprechen des Patienten nicht auf (Möglichkeit zur eigenen Wortwahl!), jedoch bei der Aufgabe, Gegenstände zu benennen. Dabei kam es zu charakteristischen Umschreibungen und auch zu Konfabulationen. So bezeichnete Udo einen Aschenbecher als „Zigarettenbecher", die Mine eines Kugelschreibers, über deren Benennung er längere Zeit laut nachgedacht hatte („Das kenn' ich, das ist super"), als „Schreibling" und eine Handbürste als „Saubermacher". Im Zusammenhang mit der Benennung der Handbürste war folgende *Konfabulation* zu beobachten: Udo berichtete, daß sein Bruder einen derartigen Gegenstand schon einmal „zu Besuch" hatte, ihm aber nicht mitteilen wollte, wie dieser Gegenstand hieß. Als er ihn am dritten Tage noch einmal ganz eindringlich nach dem Namen des Gegenstandes gefragt habe, sei dieser „voll weggelaufen".

Als der Untersucher nach diesem Bericht noch einmal nach der Bezeichnung für die Handbürste fragte, kam als Antwort „Helmut". Diese zunächst völlig sinnfrei erscheinende Antwort ist als Perseveration zu erklären, denn der ältere Bruder des Patienten, von dem vorher im Gespräch die Rede war, heißt Helmut.

Zum Bereich des Denkens und der kognitiven Funktionen fiel ferner auf, daß Udo nicht in der Lage war, wörtliche Bedeutungen von metaphorischen Bedeutungen zu unterscheiden, was die Interpretation von Sprichwörtern deutlich machte. Auch das Wort „Sprichwort" war ihm zunächst nicht klar. Auf die Frage, was Sprichwörter seien, antwortete er: „Die erzähle ich doch die ganze Zeit".

Bei der *Prüfung* komplexerer *sozialer Situationen und Zusammenhänge* anhand von Bildern versagte

Udo fast völlig. Bei dem Erkennen von Mienen, Gesten und Gebärden war er in der Lage, eine Drohgebärde zu identifizieren, er konnte auch mimisch oder gestisch zum Ausdruck gebrachte Bejahungen und Verneinungen erkennen, nicht jedoch auf Bildern dargestellte Zusammenhänge zwischen Personen.

Was die *Antriebslage* betrifft, so war sie als leicht gesteigert anzusehen. Dies zeigte sich in der allgemeinen Lebhaftigkeit des Patienten während des Gespräches, in seinen Bewegungen, aber auch in der zeitweise logorrhoischen Sprache.

Die *Stimmungslage* war während des ganzen Gesprächs vorwiegend euphorisch. Jedoch waren durchaus Modulationen zu beobachten, beispielsweise, wenn Udo in bestimmten Aufgaben versagte. Dies war ihm deutlich unangenehm, und seine Stimmung wurde dabei ernst. Die Regulationsfähigkeit der Stimmungslage erschien eingeengt, zeitweise wirkte Udo in Stimmung und Verhalten der Situation unangemessen. Im Hinblick auf seine Situation hatte er keinerlei Krankheitseinsicht.

Was die *Intelligenz* betrifft, so gewinnt man in der Untersuchung den Eindruck, daß ein früher gutes Intelligenzniveau durch die Erkrankung erheblich beeinträchtigt ist. Dies betrifft vor allem das Urteilsvermögen des Patienten, Sinnzusammenhänge kann er kaum erkennen.

Es fanden sich keine Anhaltspunkte für Halluzinationen, Wahnphänomene oder Depersonalisationsstörungen. Bei der Prüfung der Sinnesqualitäten waren visuelle Wahrnehmung, Gehör, Geruch und Geschmack intakt. Udo wußte jedoch nicht, als er Obst zum Essen angeboten bekam, ob er eine Kirsche oder eine Mirabelle ißt. Er hatte auch Schwierigkeiten, den Kern der Mirabelle loszuwerden, was möglicherweise für eine bukkofaziale Apraxie spricht. Er konnte nur angeben, daß er etwas Gutschmeckendes, Süßes esse. Eine ihm vorgezeigte Tomate hielt er für einen Apfel, war sich aber auch da in der Benennung nicht sicher.

Insgesamt war Udo in der Untersuchungssituation gut lenkbar, freundlich-zugewandt, aber distanzlos (küßt den Untersucher, schlägt der Schwester heftig auf die Schulter).

Diagnose: postenzephalitisches Psychosyndrom nach Masernenzephalitis mit ausgeprägter amnestischer Aphasie.

III. Vorschläge für weitere Untersuchungsmaßnahmen

Dringend erforderlich sind weitere neurologische Untersuchungen unter Einschluß der bildgebenden Verfahren (CT, MNR) sowie eine differenzierte neuropsychologische Untersuchung.

Diese Untersuchungen wurden durchgeführt und waren mitbestimmend für ein auf die Defizite des Patienten abgestimmtes Übungs- und Rehabilitationsprogramm, in dessen Verlauf sich einige Funktionen deutlich verbesserten. Es blieben jedoch massive Störungen der Orientierung, des Gedächtnisses und des Gesamtverhaltens, so daß der Patient auch weiterhin pflege- und betreuungsbedürftig blieb.

9.2 Psychologische Diagnostik

9.2.1 Rahmenbedingungen der psychologischen Diagnostik

Die Rahmenbedingungen der psychologischen Diagnostik werden durch zwei Problemkreise bestimmt:

- die Fragestellung und ihre Einbettung in den gesamten Untersuchungsrahmen (ambulante Diagnostik, Diagnostik im stationären Bereich, forensische Fragestellung usw.) und
- die Methoden, die für die Diagnostik zur Verfügung stehen.

Die **Fragestellungen** sind auch in der Adoleszenz vielfältig. Neben der generellen Zielsetzung der Mithilfe bei der diagnostischen Abklärung eines Krankheitsbildes geht es auch um Interaktionsdiagnostik, Mitwirkung in der Familiendiagnostik, Durchführung von Spezialuntersuchungen zur beruflichen Eignung, Beantwortung spezieller Fragestellungen von Versicherungen, Gerichten usw.

Wie andere **Untersuchungsmethoden**, so unterliegen auch die psychologischen Methoden einer Reihe von *Fehlerquellen* (Abb. 9.**2**, s. auch Tab. 44.**3**). Diese beeinflussen sich zum Teil wechselseitig und müssen bei der Interpretation des psychologischen Befundes wie auch anderer Befunde stets berücksichtigt werden.

Über die in der Psychodiagnostik wichtigen **Datenebenen, Datenquellen und Aufgaben** informiert Tab. 9.7. Sie verdeutlicht, daß psychologische Diagnostik sich am *Erleben* und *Verhalten* eines Probanden orientiert. Dieses kann jeweils für die Vergangenheit erfragt (Anamnese, Interview) oder für die Gegenwart beurteilt werden (Exploration, Beobachtung, Tests, verschiedene Meßmethoden). Die Ergebnisse dieser Untersuchungsmethoden können wiederum durch systematische oder unsystematische Einflußgrößen verändert werden.

In diesem Abschnitt wird weder die psychologische Untersuchungsmethodik ausführlich abgehandelt noch die Vielzahl der Methoden beschrieben. Vielmehr sollen der Stellenwert der psychologischen Untersuchungsmethodik verdeutlicht und einige wichtige Verfahren einbezogen werden, die sich im klinischen Alltag bewährt haben.

9.2.2 Explorationsmethoden

Als Explorationsmethoden werden in der Psychologie verschiedene Methoden der Befragung zusammengefaßt, deren Ziel es ist, vergangenes und gegenwärtiges Erleben und Verhalten mehr oder weniger systematisch zu objektivieren. Das Vorgehen ist ähnlich wie bei der psychiatrischen Exploration, wobei der *Fokus der psychologischen Explorationsmethoden* ein etwas anderer ist. Er konzentriert sich auf kognitives und affektives Verhalten, Einstellungen, Motivationen, soziale Beziehungen in Gegenwart und Vergangenheit, die Art der Kommunikation (z. B. verbale und nichtverbale Elemente) und die während der Exploration vorherrschende emotionale Situation. Im Gegensatz zur psychiatrischen Exploration kommt es bei der psychologischen Exploration nicht primär darauf an, psychopathologische Phänomene zu erheben, sondern zu einer möglichst ausgewogenen *Beurteilung der Persönlichkeit* zu kommen. Auch Anamnese und Interview dienen diesem Ziel.

Empirische Überprüfungen verschiedener Methoden der Exploration haben ergeben, daß sie relativ unzuverlässig ist. Deshalb wurde von verschiedenen Autoren eine *Systematisierung der Befragungstechnik* vorgeschlagen, die im wesentlichen darauf hinausläuft, die Exploration sorgfältig zu planen, zu standardisieren und zu kontrollieren. In diesem Sinne wurden folgende *Kontrollschritte* vorgeschlagen, die für Exploration, Interview und Anamnese gleichermaßen gelten (Schmidtchen 1988):

a) Festlegung der Fragenstruktur vor Beginn des Interviews,
b) Verwendung standardisierter Interviewfragen,
c) Festlegung und Kontrolle des Interviewstils (z. B. abfragend, nichtdirektiv, beziehungsaufbauend, therapieeinleitend),
d) Kontrolle der nichtverbalen Interviewbedingungen (z. B. über Videoaufzeichnungen),
e) Aufzeichnung der Antworten des Interviewten durch Stenogramm oder Tonband,
f) Kontrolle des Interviews durch einen weiteren Interviewpartner,
g) Nachfrage der wichtigsten Interviewdaten nach kurzem Zeitintervall,
h) Kontrolle der Auswertungs- und Interpretationsprozesse der Interviewdaten durch unabhängige Beobachter.

Diese Kontrollschritte stellen ideale Anforderungen dar, die darüber hinaus sehr aufwendig sind. In der Alltagspraxis sind nur einige dieser Kontrollelemente anwendbar, in der Forschung sollten sie jedoch soweit wie möglich berücksichtigt werden.

Exploration, Anamnese und Interview folgen in der psychologischen Untersuchung ähnlichen Gesetzmäßigkeiten wie in der psychiatrischen, so daß hier nicht weiter auf sie eingegangen werden muß. Anamnese, Interview und Exploration sind jedoch im klinisch-diagnostischen Bereich trotz der mangelnden Zuverlässigkeit von hoher Relevanz. Rund 70% der psychiatrischen Diagnosen können aufgrund anamnestischer Angaben in Verbindung mit explorativen Daten gestellt werden.

Zu den Explorationsmethoden im weitesten Sinne können auch die zahlreichen Fragebogenmethoden und die strukturierten Interviews gerechnet werden (s. Kap. 9.1). Viele wurden in Zusammenarbeit zwischen Psychiatern und Psychologen entwickelt, wobei die spezielle Testmethodik aus der Psychologie stammt.

Mittlerweile existieren auch für die Adoleszenz zahlreiche Fragebogenmethoden für sehr verschiedene Merkmalsbereiche (Angst, Hyperaktivität, soziale Kompetenz usw.) und entsprechende Interviews, die mehr oder weniger breite psychopathologische Merkmalsbereiche zu erfassen versuchen.

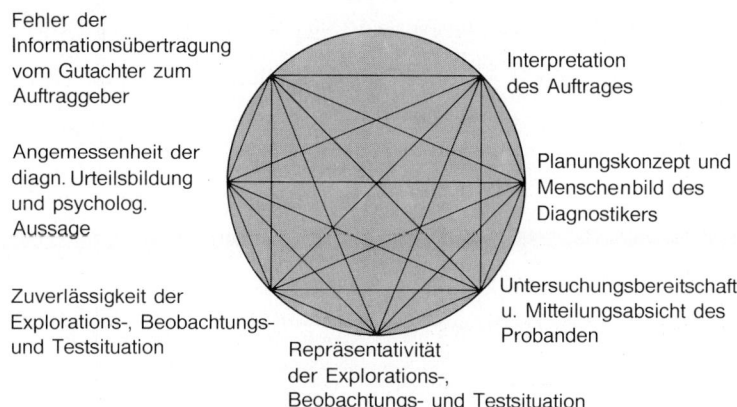

Fehler der
Informationsübertragung
vom Gutachter zum
Auftraggeber

Interpretation
des Auftrages

Angemessenheit der
diagn. Urteilsbildung
und psycholog.
Aussage

Planungskonzept und
Menschenbild des
Diagnostikers

Zuverlässigkeit der
Explorations-, Beobachtungs-
und Testsituation

Untersuchungsbereitschaft
u. Mitteilungsabsicht des
Probanden

Repräsentativität
der Explorations-,
Beobachtungs- und Testsituation

Abb. 9.**2** Mögliche Fehlerquellen psychologischer Aussagen (nach Hartmann 1973 und Schmidtchen 1988)

9.2.3 Beobachtungsmethoden

Die Beobachtung gehört zu den wichtigsten und zugleich schwierigsten Methoden der klinischen Psychologie. Hauptschwierigkeit ist die Auswahl der Beobachtungsgegenstände. Da die Gesamtheit der uns umgebenden Vorgänge nicht übersehbar ist, treffen wir jeweils eine Auswahl. Durch sie kann bereits der Gegenstand unserer Beobachtung verfälscht werden.

Grundsätzlich kann die Fremdbeobachtung von der Eigenbeobachtung (Introspektion) unterschieden werden.

Bei der **Fremdbeobachtung** versucht der Beobachter, die Verhaltensweisen eines Menschen in bestimmten Situationen zu erfassen. Bei der Komplexität vieler Verhaltensweisen ist er meist rasch überfordert. Deshalb hat man *Hilfsmittel* eingeführt, die die Fremdbeobachtung verläßlicher machen sollen. Solche Hilfsmittel sind:

– Die *standardisierte Fremdbeobachtung*, bei der der Beobachter anhand eines vorher konstruierten Fragebogens (Liste), der eine Reihe als repräsentativ angesehener Verhaltensweisen enthält, den Probanden einstuft.
– Die *Zeitprobentechnik*, bei der die Beobachtung nach vorher festgelegten Zeitabschnitten erfolgt. Man will auf diese Weise prüfen, ob das Verhalten des Beobachteten (z. B. des Patienten) zu verschiedenen Zeitpunkten gleich bleibt oder sich verändert.

Die **Eigenbeobachtung (Introspektion)** ist auch bei der psychologischen Untersuchung von Adoleszenten eine wichtige Methode. Obwohl sie vielfach als unzuverlässig eingeordnet wird, kann keine Richtung der Psychologie auf sie verzichten. Die bei der Introspektion gemachten Feststellungen müssen, um anderen zugänglich gemacht zu werden, sprachlich formuliert werden. Dabei läßt sich nur schwer feststellen, ob die sprachliche Schilderung von Ereignissen auch wirklich dem Erleben des Beobachters entspricht.

Die Eigenbeobachtung eines Patienten kann nur über dessen Befragung objektiviert werden. Da im Bereich der Psychiatrie subjektive Vorgänge und die Introspektion von entscheidender Bedeutung sind, bleibt die Schilderung eigener Beobachtung durch den Patienten eine außerordentlich wichtige Datenquelle. Viele Erlebnisse, die durch die Introspektion zutage gefördert werden (z. B. Ängste, Träume, Wahnvorstellungen) kann man nur sehr unzureichend oder gar nicht am Verhalten des Patienten ablesen.

In der klinischen Psychologie sind im Hinblick auf die speziellen Probleme in der Adoleszenz folgende **Aspekte der Beobachtung** von Bedeutung:

– die Persönlichkeitsbeobachtung,
– die Beobachtung von Problemverhaltensweisen,
– die Beobachtung der Interaktion mit Gleichaltrigen,

Tabelle 9.**7**   Methoden der Psychodiagnostik (nach Seidenstücker u. Baumann 1978 und Schmidt 1984)

Datenebenen	Daten-quellen	Aufgabe	Exemplarische Methoden	Systematische und unsystematische Einfluß-größen
Vergangenes Erleben	Patient	Bericht über zurücklie-gende Erfahrungen	Anamnese, biographi-sche Inventare, Frage-bögen, Einstellungs-skalen, Selbstbeurtei-lungen	soziale Erwünschtheit, Zu-stimmungstendenz, Simula-tion und Aggravation, Dissi-mulation und Diminution
Gegenwärtiges Erleben	Patient	Bericht über gegen-wärtiges Erleben	Interview, Befindlich-keitsskalen, Zustandsfragebögen, projektive Tests	soziale Erwünschtheit, Zu-stimmungstendenz, Simula-tion und Aggravation, Dissimulation und Diminu-tion
Vergangene Leistungen	Patient/ Beobachter	Bewertung vergange-ner Leistungen	Zeugnisse, archivari-sche Daten, Selbstbe-wertungen	soziale Erwünschtheit u. ä. (Patient); Mildetendenz und Unent-schiedenheitstendenz (Be-obachter)
Gegenwärtige Leistungen	Patient/ Beobachter	direkte Reaktion (meist „richtige" Reak-tion) oder Antwort	Intelligenztests, „ob-jektive" Persönlich-keitstests	Raten, Instruktion, Übung
Vergangenes Verhalten	Beobachter	Eindrücke über Patient wiedergeben	Fremdbeurteilungen durch Angehörige oder andere Bezugs-personen, Inhaltsana-lyse von (Therapie-) Protokollen	Halo-Effekt, Positionseffekt, zentrale Tendenz
Gegenwärtiges Verhalten	Beobachter	Verhalten der Patien-ten registrieren	Exploration, Beobach-tung in spezifischen Situationen, Gelegen-heitsbeobachtungen	Halo-Effekt, Positionseffekt, zentrale Tendenz
Psychophysio-logische Reak-tionen	Instrument	Registrieren spezifi-zierter psychophysio-logischer Reaktionen	EKG, EMG	Biorhythmen, Störreize, elektrische Artefakte
Neurophysiolo-gische Reaktio-nen	Instrument	Registrieren spezifi-zierter neurophysiolo-gischer Reaktionen	EEG	Biorhythmen, Störreize, elektrische Artefakte
Biochemische Reaktionen	Instrument	Registrieren spezifi-zierter biochemischer Reaktionen	biochemische Analy-severfahren	Stoffwechselprodukte, die von Pharmaka- oder Genuß-mitteln stammen

– die Beobachtung der Familieninteraktion und
– die Beobachtung bei der Bewältigung von Leistungsaufgaben und Tests.

Persönlichkeitsbeobachtung

Nach Thomae (1973) ist bei der Erstellung ei-nes Persönlichkeitsbildes zu beachten, daß eine möglichst repräsentative Erfassung der

Eigenart der Persönlichkeit gelingt. Um dies zu ermöglichen, müssen in den Beobachtungsprozeß die wichtigsten *alterstypischen Verhaltensbereiche* einbezogen werden. Solche sind:

– das Verhalten in Spiel und Freizeit,
– das Verhalten zu Gleichaltrigen bzw. Kameraden,
– das Verhalten gegenüber Eltern, Lehrern, Erziehern und anderen Bezugspersonen,
– das Verhalten gegenüber sich selbst,
– das Verhalten gegenüber Sachen und sachlichen Aufgaben,
– das Verhalten gegenüber Werten und Normen.

Die Schwierigkeit, in allen diesen Bereichen verläßliche Beobachtungen zu erlangen, hat dazu geführt, daß *Hilfsinstrumente für die Beobachtung* erforderlich sind und entsprechende Befragungen durchgeführt werden. Denn nur selten wird man Gelegenheit haben, einen Jugendlichen in all den genannten Bereichen persönlich zu erleben. Bei der Beschreibung des Persönlichkeitsbildes kommt es im übrigen nicht nur darauf an, das jeweilige Verhalten konkret zu beschreiben, sondern daraus Rückschlüsse auf seine kognitive Leistungsfähigkeit, emotionale Reaktionsweisen, Motive und Verhaltensdeterminanten und Einstellungen zu Personen seiner Umgebung sowie zu Wertvorstellungen und Normen zu erhalten.

Beobachtung von Problemverhaltensweisen

Unter *Problemverhaltensweisen* werden hier auffällige Verhaltensweisen verstanden, die häufig nicht in jeder Situation beobachtet werden können.

Sehr viele problematische bzw. pathologische Verhaltensweisen zeigen sich nicht in der Untersuchungssituation, weil sie entweder nur zu bestimmten Zeiten auftreten (z. B. Schlafstörungen, Einnässen, bestimmte Angstzustände) oder weil sie insgesamt so selten sind, daß sie allenfalls zufällig in der Untersuchungssituation auftreten (z. B. ein seltener epileptischer Anfall). Die Beobachtung eines problematischen Verhaltens kommt daher oft einer Gelegenheitsbeobachtung gleich.

Um die Objektivierung problematischer oder pathologischer Verhaltensweisen nicht dem Zufall zu überlassen, wird die Beobachtung des Patienten ergänzt durch eine *systematische Befragung des relevanten Problembereiches*. Hierzu sind eine Reihe von Fragebogenmethoden oder strukturierte Interviews von Nutzen.

Andererseits gibt es zahlreiche Verhaltensauffälligkeiten, die stark von emotionalen Belastungssituationen abhängig sind und sich deshalb in besonderer Weise auch in der Untersuchungssituation zeigen. Hierzu gehören Tics, manche extrapyramidalen Symptome, Angstzustände, Kontakthemmungen, mutistisches Verhalten usw. Bei diesen Verhaltensweisen kommt es darauf an zu eruieren, in welchen Situationen sie auftreten und in welchen nicht. Dies ist häufig nur über eine Befragung Angehöriger herauszufinden.

Beobachtung der Interaktion mit Gleichaltrigen

Bei der Bedeutung der Gruppe Gleichaltriger in der Adoleszenz ist gerade diese Beobachtungsform für eine Beurteilung der Verhaltensweisen Jugendlicher besonders wichtig. Allerdings hat der Untersucher hierzu nur im stationären und teilstationären Bereich eine spontane Gelegenheit. Im ambulanten Untersuchungssetting ist dies allenfalls im Rahmen einer Gruppentherapie möglich.

Bei der *Interaktionsbeobachtung in der Gruppe* kann u. a. folgendes beobachtet werden:

– Kontaktaufnahme,
– verbale und nonverbale Kommunikationsmittel,
– emotionales Verhalten,
– Motivationslage und Frustrierbarkeit,
– Status und Rolle innerhalb der Gruppe und deren Veränderungen,
– Art und Inhalt der Beiträge zum Gruppengeschehen und zum Gruppenklima.

Die *Beobachtungsmethode* ist die teilnehmende Beobachtung, sofern es sich um eine Gruppensituation handelt. Auch durch die Gelegenheitsbeobachtung kann man zuweilen wichtige Aufschlüsse erhalten.

Beobachtung der Familieninteraktion

Die hier geläufigste Methode ist das *gemeinsame Familiengespräch*, das entweder in einer

Institution (ambulant, teilstationär oder stationär) oder auch in der häuslichen Umgebung stattfinden kann. Im ersteren Falle wird das Familiengespräch gewöhnlich aufgezeichnet, so daß eine detaillierte spätere Auswertung mit Hilfe besonderer Einschätzskalen möglich ist (s. Kap. 9.3).

Beobachtung bei der Bewältigung von Leistungsaufgaben und Tests

Diese Beobachtungen sind in der Regel von gleicher Bedeutung wie das Testergebnis. Zu einem psychologischen Testbefund gehört als entscheidender Bestandteil die *Beobachtung der Vorgehensweise* des Probanden bei der jeweiligen Testdurchführung. Diese Beobachtung sollte am Ende des Testbefundes ausführlich beschrieben werden. *Wichtige Kategorien* für diese Art der Beobachtung sind:

– Aufgaben- und Problemverständnis,
– Art der Vorgehensweise bei der Problemlösung (z. B. Versuch und Irrtum, systematisches Vorgehen, Wechsel der Vorgehensweise bei zunehmender emotionaler Belastung),
– Ausweichverhalten bei als belastend empfundenen Leistungsaufgaben,
– Veränderung der emotionalen Befindlichkeit während der Testdurchführung (z. B. Resignation, Depression, aggressives Verhalten),
– Neigung zum Abbrechen der Testsituation,
– Art des Verhaltens gegenüber dem Untersucher.

9.2.4 Testmethoden und experimentelle Methoden

Einen **Test** können wir definieren als standardisierte Verhaltensstichprobe oder (in Anlehnung an Lienert 1969) als wissenschaftliches Routineverfahren zur Untersuchung eines oder mehrerer empirisch abgrenzbarer Persönlichkeitsmerkmale mit dem Ziel einer nach Möglichkeit quantitativen Aussage über den Grad der individuellen Ausprägung des untersuchten Merkmals.

Für jede Testuntersuchung ist ein *Vergleichsmaßstab* erforderlich. Dieser besteht in den aufgrund einer Eichung vorliegenden *Standard- oder Normwerten*. Testen heißt also immer vergleichen. Daraus geht hervor, daß ein Test, der nicht geeicht (standardisiert) ist, keine gesicherten Ergebnisse liefern kann, weil ihm die Vergleichsbasis fehlt. Natürlich hängt es mit der Art des Tests zusammen, ob und inwieweit eine *Standardisierung* überhaupt möglich ist. Bei projektiven Tests ist dies erfahrungsgemäß nur in Grenzen möglich. Bei objektiven Tests (Leistungstests) und bei vielen Persönlichkeitstests muß eine entsprechende Standardisierung vorausgesetzt werden.

Neben der Standardisierung müssen an einen Test folgende Anforderungen gestellt werden:

– hohe *Validität* (Gültigkeit, Treffsicherheit): Die Validität zeigt die diagnostische Verläßlichkeit eines Tests an, d. h., sie gibt an, ob er tatsächlich erfaßt, was man mit seiner Hilfe erfassen möchte (Gedächtnis, Konzentration, Intelligenz usw.);
– hohe *Reliabilität* (Zuverlässigkeit): Darunter versteht man das relative Konstantbleiben der Testergebnisse bei wiederholter Durchführung des Tests an den gleichen Versuchspersonen;
– hohe *Objektivität*: Damit ist die Unabhängigkeit der Testergebnisse vom Untersucher gemeint. Eine optimale Objektivität liegt vor, wenn verschiedene Untersucher bei der Untersuchung einer Versuchsperson mit einem bestimmten Test zu annähernd den gleichen Ergebnissen kommen.

Auf die Methoden, mit deren Hilfe man die genannten Kriterien überprüfen kann, kann hier nicht eingegangen werden.

Unter **experimentellen Methoden** versteht man die Überprüfung psychischer Funktionen mit Hilfe einer eigens für die geplante Prüfung hergestellten Versuchsanordnung (z. B. Reaktionszeitmessungen in einem Wahl-Reaktions-Experiment). Das Experiment stellt einen Sonderfall der Beobachtung unter kontrollierten Bedingungen dar. Bei manchen experimentellen Anordnungen ist eine Standardisierung möglich und durchführbar. In diesem Falle liegen Daten gleichaltriger Versuchspersonen vor, so daß wie beim Test ein Vergleich möglich ist. In vielen Fällen trifft dies jedoch nicht zu, insbesondere bei Experimenten, die ad hoc für eine umschriebene und spezielle Fragestellung entwickelt werden.

Da Testmethoden und experimentelle Methoden vielfach zur Objektivierung gleichartiger psychischer Funktionen verwandt werden, werden sie hier gemeinsam abgehandelt.

Motorik und Lateralität

Entwicklung und Ablauf der **Motorik** und Psychomotorik sind, insbesondere in den ersten Lebensjahren, für die Diagnostik zerebraler Funktionsstörungen von großer Bedeutung. Aber auch in der Adoleszenz lassen sich aus der Beobachtung der Motorik wichtige Rückschlüsse auf frühere oder noch vorhandene Entwicklungsstörungen ziehen sowie auf mögliche Residualzustände zerebraler Erkrankungen. Die meisten vorhandenen Testverfahren beziehen sich allerdings auf jüngere Altersstufen. So der

- *Lincoln-Oseretzky-Test* (LOS-KF 18) (Eggert 1974), der in modifizierter Form Bestandteil der *Testbatterie für geistig Behinderte (TBGB)* von Bondy u. Mitarb. (1969) wurde (7; 0−12; 11 Jahre),
- der *Körper-Koordinationstest für Kinder (KTK)* nach Kiphard u. Schilling (1974) (5.−13. Lebensjahr) sowie
- die *Checklist motorischer Verhaltensweisen (CMV)* nach Schilling (1976) (6−11 Jahre).

Bei der **Lateralität** geht es um funktionelle Asymmetrien paarig angelegter motorischer oder sensorischer Organe oder Organsysteme. Die bekannteste derartige Asymmetrie im Bereich der Motorik ist die Händigkeit. Es gibt aber auch, neben einer Bevorzugung der unteren Extremitäten, solche der Augen und des Gehörs. Im folgenden wird nur auf die Händigkeit eingegangen.

Im Bereich der *Händigkeit* müssen zwei unterschiedliche Funktionen differenziert werden, die Präferenzdominanz und die Leistungsdominanz.

Die *Präferenzdominanz* zeigt sich im überwiegenden spontanen Gebrauch einer Hand bei Verrichtungen des täglichen Lebens oder auch bei neuartigen Aufgaben. Sie wird geprüft, indem man entsprechende Funktionsproben ausführen oder gestisch darstellen läßt und regi-

striert, mit welcher Hand sie ausgeführt werden. Bei Jugendlichen und Erwachsenen können auch entsprechende Fragebögen angewandt werden (Ullmann 1974).

Bei der *Leistungsdominanz* werden Tätigkeiten geprüft, bei denen Genauigkeit, Schnelligkeit und Kraft eine Rolle spielen. Die Prüfung erfolgt getrennt für die rechte und die linke Hand. Aus den Ergebnissen kann ein Index gebildet werden, der rechtshändige und linkshändige Leistungen in ein Verhältnis bringt. Der so gebildete *Dominanzindex* gibt an, in welchem Ausmaß ein Jugendlicher Rechts- bzw. Linkshänder ist.

Die Händigkeit läßt sich in diesem Sinne nicht als eindeutige Rechts- oder Linkshändigkeit definieren (mit Ausnahme weniger Fälle), sondern auf einem Kontinuum als vorwiegend linkshändige oder vorwiegend rechtshändige Ausprägung im Hinblick auf eine ganz bestimmte Leistung. Im Rahmen dieser Konzeption sind reine Linkshänder und reine Rechtshänder selten. Es läßt sich auch zeigen, daß Präferenz- und Leistungsdominanz nicht das gleiche erfassen.

Bekannte *Verfahren* zur Prüfung der Leistungsdominanz sind:

- der Handdominanztest (HDT) von Steingrüber u. Lienert (1971) und
- der Leistungsdominanztest (LDT) von Schilling (1979).

Klinische Bedeutung der Händigkeit: Die Ausprägung der Händigkeit wird häufig als indirektes Maß für die zerebrale Sprachdominanz aufgefaßt. Danach wären bei Rechtshändern die sprachlichen Funktionen in der linken Hemisphäre, bei Linkshändern in der rechten Hemisphäre lokalisiert. Diese Auffassung ist jedoch nur bedingt richtig. Denn es gibt auch Linkshänder mit Lokalisation der Sprachfunktion in der linken Hemisphäre. Linkshändigkeit an sich ist zudem kein pathologisches Merkmal. Auffällig ist allerdings, daß unter Sprachgestörten und auch unter Legasthenikern Linkshändigkeit häufiger vorkommt als in der Durchschnittsbevölkerung (Niebergall 1989). Die Bedeutung dieses Befundes ist vorerst unklar.

Wahrnehmung und Informationsverarbeitung

Störungen der Wahrnehmung und der Informationsverarbeitung lassen sich nicht nur bei zerebralen Schädigungen und Funktionsstörungen nachweisen, sie sind auch bei psychotischen Erkrankungen und bei chronifizierten neurotischen Störungen von großer Bedeutung. Der Gesichtspunkt des Informationsflusses und der Informationsverarbeitung hat sich sowohl bei der Erfassung psychologischer Vorgänge (Sanders 1971) als auch bei der Erfassung neuropsychologischer und psychopathologischer Syndrome bewährt (Ingram 1989). Dabei können im Prinzip alle informationsverarbeitenden Systeme betrachtet werden. Im folgenden sind nur drei herausgegriffen.

Optische Wahrnehmung und Informationsverarbeitung

In diesem Bereich können wir unterscheiden zwischen der *visuellen Wahrnehmung* und der *Visuomotorik*. In beiden Bereichen wurden Verfahren entwickelt, die sich als neuropsychologische Testmethoden zur Diagnostik von Hirnfunktionsstörungen bewährt haben.

Die meisten psychologischen Verfahren, die von der optischen Wahrnehmung und Informationsverarbeitung Gebrauch machen, prüfen sowohl die Gestaltwahrnehmung als auch die Visuomotorik. Die bekanntesten Tests sind:

– der Benton-Test (Benton 1968),
– der Bender-Gestalttest (Bender 1938),
– der Göttinger Formreproduktionstest (GFT) (Schlange u. Mitarb. 1972) und
– das Diagnostikum für Cerebralschädigung (DCS) (Weidlich u. Lamberti 1980).

Akustische Wahrnehmung und Informationsverarbeitung

Sieht man von verschiedenen Formen der Gehörprüfung ab, so ist im wesentlichen auf zwei Gruppen von Verfahren einzugehen: die akustischen Reaktionszeiten und die Differenzierung komplexer akustischer Reize.

Wie bei den **Reaktionszeiten** in anderen Sinnesgebieten unterscheidet man auch hier zwischen der *einfachen Reaktionszeit* (sogenannte a-Reaktion) und der *Wahlreaktionszeit* bei mehreren Alternativen (sogenannte b-Reaktion). Zur Prüfung dieser Größen haben sich verschiedene *Reizreaktionsgeräte* bewährt. Relativ häufig angewandt wird das Reaktionsgerät TR 96 von Bettendorf und das Wiener Determinationsgerät. Mit Hilfe derartiger Apparate ist es möglich, sowohl einfache Reaktionszeiten zu messen als auch über Wahlreaktionszeiten Aufmerksamkeitsprüfungen und Dauerbelastungen unterschiedlichen Ausmaßes zu erzeugen.

Bei der Untersuchung von Kindern und Jugendlichen mit hirntraumatischen Schädigungen und von Kindern mit Aufmerksamkeitsstörungen haben sich diese Methoden bewährt (Remschmidt u. Stutte 1980).

Bei Verdacht auf eine akustische **Differenzierungsschwäche** (z. B. bei einer Legasthenie) sind Untersuchungsmethoden angezeigt, die von der Versuchsperson die *Unterscheidung ähnlicher Reize* (z. B. Laute, Phoneme) verlangen. Derartige Prüfungen sind in verschiedenen Testverfahren enthalten (z. B. im Psycholinguistischen Entwicklungstest [PET] von Angermaier 1977), können aber auch über Tonbandaufnahmen angeboten werden. Die Differenzierung ähnlich lautender Wortpaare gelingt bereits 7- bis 8jährigen Kindern ohne Sinnesmängel und Teilleistungsstörungen fehlerlos. Phonematische Differenzierungsschwächen sind wahrscheinlich eine Ursache für verschiedene umschriebene Hirnfunktionsstörungen und Teilleistungsschwächen. Diese sind auch das Indikationsgebiet derartiger Untersuchungen.

Taktil-kinästhetische Wahrnehmung und Informationsverarbeitung

Die taktilen Funktionen gehören sowohl phylogenetisch als auch ontogenetisch zu den ersten in der Entwicklung überhaupt. Die Entwicklung von Säuglingen, die unter Deprivationsbedingungen aufwachsen, läßt sich durch taktile Stimulation erheblich beschleunigen (Casler 1965). Daraus wird verständlich, daß der Untersuchung taktil-kinästhetischer Funktionen in den letzten Jahren viel Aufmerksamkeit geschenkt wurde.

Ihre *Prüfung* kann intramodal, intermodal oder integrativ erfolgen. In der Regel läßt man die Kinder bzw. Jugendlichen *geometrische Figuren taktil (stereognostisch) erfassen und identifizieren*. Dabei erhalten sie die Aufforderung, für das Auge unsichtbare Figuren hinter einem Tuch oder Vorhang zu identifizieren und entweder mit einer ebenfalls nicht sichtbar dargebotenen Vorlage zu vergleichen (*intramodal*) oder mit einer gezeichneten Vorlage optisch zu vergleichen oder auch sprachlich zu benennen (*intermodal*). Eine *integrative* Prüfung umfaßt verschiedene Modalitäten (z. B. haptisch-optisch-verbal) und erfordert zusätzlich die Einbeziehung von zeitlich-räumlichen Sequenzen.

Es existieren verschiedene derartige Verfahren (deRenzi u. Scotti 1969; Schenck u. Deegener 1979; Steffen 1975). Die Auswertung erfolgt in der Regel nach Fehlerzahlen bzw. Zahl der richtigen Lösungen. Diese Methoden haben sich zur Differenzierung von Kindern mit Hirnfunktionsstörungen (Schenck 1975) bzw. Hirnreifungsverzögerungen (Steffen 1975) von gesunden Kindern bewährt.

Eine Methode ähnlicher Art ist die *Zwei-Punkt-Diskriminierung* mit dem *Weinsteinschen Two-Point-Ästhesiometer* (Wilson u. Wilson 1967). Dabei wird derjenige Abstand zwischen zwei Punkten gemessen, bei dem der Proband gerade noch zu einer Diskriminierung in der Lage ist. Die Messungen werden meist an der Handinnenfläche vorgenommen.

Auffälligkeiten im Bereich der taktil-kinästhetischen Wahrnehmung und Informationsverarbeitung findet man bei Kindern und Jugendlichen mit *frühkindlich erworbenen Hirnfunktionsstörungen*. Es ist anzunehmen, daß derartige Ausfälle auch die Entwicklung der kognitiven, motorischen und emotionalen Funktionen einschränken und zu sensorisch-integrativen Störungen führen (Affolter 1975; Ayres 1979). In der Adoleszenz können nicht selten noch die Folgen von Störungen der taktil-kinästhetischen Wahrnehmung nachgewiesen werden.

Körperschema

Körperschema ist eine zusammenfassende Bezeichnung für Vorstellungen, Wissen und Orientierung in bezug auf den eigenen Körper. Das Körperschema wird durch taktile, kinästhetische und optische Reize der Körperperipherie als Anschauung oder „Konzept" gebildet und in der Hirnrinde repräsentiert. Verschiedene Autoren unterscheiden zwischen der Erfahrung mit dem eigenen Körper (*Körpererfahrung*) und dem Bewußtsein des eigenen Körpers (*Körperbewußtsein*), wobei ersteres die Vorstufe des letzteren ist.

Nach DeAjuriaguerra u. Stucki (1969) kann man im Hinblick auf das Körperschema folgende *Untersuchungsmethoden* anwenden:

- *Untersuchungen zur Topognosie:* Dabei geht es um die Unterscheidung zwischen den Körperteilen sowie um die Rechts-Links-Unterscheidung, die Identifizierung einzelner Finger (Fingergnosie) und darum, derartige Leistungen auch an einem Gegenüber oder vor dem Spiegel vorzunehmen.
- *Untersuchungen unter Zuhilfenahme von Zeichnungen:* Die einfachste Methode dieser Art ist der *Mann-Zeichen-Test* (Ziler 1971). Auffälligkeiten hierbei in der Adoleszenz weisen bei normaler Intelligenz fast immer auf eine Hirnfunktionsstörung hin.

Außerdem kann man die „Körpergrenzen" und den „Körperinnenraum" untersuchen.

Genauere Kenntnisse über die inneren Organe und die Körperfunktionen werden relativ spät erworben (um das 10. Lebensjahr). Zunächst werden die Köperöffnungen identifiziert, dann diejenigen inneren Organe, die mit der Nahrungsaufnahme zu tun haben, das Herz, und im Anschluß daran folgt die Kenntnis der anderen Organe. In der Adoleszenz existieren zuweilen bei hirnorganischen Schädigungen Auffälligkeiten in diesem Bereich.

Die *klinische Bedeutung* von Körperschemaprüfungen in der Adoleszenz besteht nicht nur bei *hirnorganischen Schädigungen* und Funktionsbeeinträchtigungen, sondern auch bei der *Anorexia nervosa* und der *Bulimia nervosa*. Bei diesen Erkrankungen kommt es – nicht bei allen, aber bei einem großen Teil der Patientinnen und Patienten – zu starken Verzerrungen des Körperschemas, so daß dieser Bereich einer speziellen Untersuchung zugeführt werden sollte. Hierzu existieren eine Reihe von Methoden, die ausdrücklich für die Untersuchung dieser Patientengruppe konstruiert wurden.

Aufmerksamkeit und Konzentration

Aufmerksamkeit und Konzentration werden im Rahmen gängiger Verfahren in der Regel nach zwei *Prinzipien* geprüft:

1. Die Aufmerksamkeitsbelastung wird dadurch geprüft, daß aus einer Vielzahl optischer Stimuli ganz bestimmte erkannt werden müssen, wobei das Ergebnis nach Leistungsmenge, Fehlerzahl und Leistungsschwankungen beurteilt wird. Alle gängigen Aufmerksamkeitsbelastungstests arbeiten nach diesem Prinzip.
2. Der andere Zugang fordert eine apparative Antwort auf (vorhersehbare oder nicht vorhersehbare) vorgegebene Reize, wobei Einfach- und Mehrfach-Wahlen erforderlich sein können. Auch Reize in unterschiedlichen Sinnesmodalitäten sind möglich. Bewertet werden die Reaktionszeit und die Fehlerquote.

Alle Aufmerksamkeitstests der erstgenannten Art arbeiten mit optischem Reizmaterial. Dies liegt in der Einfachheit des Verfahrens begründet, bedeutet aber eine Einschränkung der Prüfung. Dreierlei Leistungen werden in der Regel verlangt: Sortieren von Zahlen, Addieren von Zahlen und Unterscheiden von Symbolen, jeweils unter Zeitdruck.

Die bekanntesten *Tests* dieser Art sind:

- der Pauli-Test (Modifikation als Konzentrationsleistungstest [KLT] nach Düker u. Lienert 1959),
- der d2-Aufmerksamkeitsbelastungstest von Brickenkamp (1962) und
- als apparative Methode das Wiener Determinationsgerät.

Eine andere Form der Aufmerksamkeitsbeurteilung ist über das *EEG* möglich, allerdings werden dabei *Vigilanz bzw. zentrale Aktivierung* erfaßt.

Lernen und Gedächtnis

Lernen und Gedächtnis hängen eng zusammen, denn jede Lernleistung setzt weitgehend intakte Gedächtnisfunktionen voraus. Lernen und Gedächtnis werden bei einer psychologischen Untersuchung in der Regel nicht als isolierte Funktion geprüft, es sei denn, es liegen spezielle Fragestellungen vor. Denn diese Funktionen werden in allen Leistungstests einbezogen, insbesondere in den Intelligenztests.

Eine gesonderte Prüfung von Gedächtnis und Lernen in der Adoleszenz erfolgt in der Regel bei zwei *Indikationen*:

- bei hirnorganischen Beeinträchtigungen, die die Gedächtnisfunktionen in Mitleidenschaft ziehen; zu Gedächtnisstörungen kann es allerdings auch aus psychogenen Gründen kommen (psychogene Amnesie), was jedoch aufgrund anderer Verhaltensweisen leicht abgrenzbar ist;
- bei Lern- und Leistungsstörungen, die entweder auf Intelligenzminderungen beruhen oder auf Teilleistungsschwächen.

Zur Prüfung der Gedächtnisfunktionen können in der Adoleszenz folgende *Verfahren* angewandt werden: Benton-Test (Benton 1968), Bender-Test (Bender 1938), Göttinger Formreproduktionstest (GFT) (Schlange u. Mitarb. 1972), Diagnostikum für Cerebralschädigung (DCS) (Weidlich u. Lamberti 1980) und die Gedächtnisprüfung nach Weinschenk (1955). Ferner enthalten die meisten Intelligenztests Untertests, die zur Gedächtnisprüfung mehr oder weniger geeignet sind.

Die *diagnostische Vorgehensweise bei Lern- und Leistungsstörungen* (Schulversagen) in der Adoleszenz geht aus Abb. 9.3 hervor. Zunächst wird eine *Intelligenzprüfung* durchgeführt. Führt diese zur Feststellung einer Minderbegabung, so liegt die Ursache des Versagens sehr wahrscheinlich in ihr. Ist die Intelligenz global ungestört, so muß aufgrund einer Profilanalyse und der Prüfung zusätzlicher Methoden (Lesen, Rechtschreiben, Rechnen, Motorik) festgestellt werden, ob ein *homogenes oder inhomogenes Profil* vorliegt. Bei Vorliegen eines inhomogenen Profils sind die wahrscheinlichsten Hintergründe Teilleistungsschwächen oder Konzentrationsstörungen.

Sprechen und Sprache

Im Gegensatz zum Kindesalter stehen in der Adoleszenz Störungen des Sprechens und der Sprache nicht mehr im Vordergrund. Deshalb wird auf diesen Bereich nicht ausführlicher eingegangen. Zum Verständnis derjenigen Jugendlichen, die an Störungen des Sprechens

(z. B. Stottern, Poltern) oder der Sprache (Aphasie, Sprachentwicklungsrückstände) leiden, ist aber die Kenntnis der normalen Sprachentwicklung Voraussetzung. Die *Untersuchung sprech- und sprachgestörter Jugendlicher* muß drei Gesichtspunkte berücksichtigen:

- eine sorgfältige Anamneseerhebung im Hinblick auf die Sprachentwicklung,
- eine allgemeine Befunderhebung, zu der auch eine sorgfältige Prüfung des Gehörs, eine neurologische Untersuchung, die Untersuchung der Motorik und der intellektuellen Funktionen gehört, sowie
- eine spezielle Untersuchung der Sprache mit Hilfe entsprechender Testverfahren, (z. B. Token-Test (Orgass 1982), Psycholinguistischer Entwicklungstest (Angermaier 1977).

Eine ausführliche Darstellung dieser Störungen findet sich bei Remschmidt u. Niebergall (1981, 1985).

Kognitive Funktionen

Die *Testdiagnostik* kognitiver Funktionen ist relativ weit entwickelt. Für die Adoleszenz geeignet sind folgende Tests: Intelligenzstrukturtest (IST 70) von Amthauer (1973), die Grundintelligenzskala CFT 3 von Weiß (1971), der Mannheimer Intelligenztest (MIT) von Conrad u. Mitarb. (1975), die Grundintelligenzskala CFT 20 von Weiß (1980) und die Hamburg-Wechsler-Intelligenzskalen (Wechsler 1956), wobei sich die Revision HAWIK-R (Tewes 1983) als Verfahren bis zum 15. Lebensjahr bewährt hat. Diese Verfahren zur allgemeinen Intelligenzmessung können ergänzt werden durch Tests, die Kreativität erfassen, und solche, die der Objektivierung spezieller intellektueller Fähigkeiten dienen (vgl. Schmidt u. Voll 1985).

In den letzten Jahren hat die Untersuchung des sogenannten *kognitiven Stils* besonderes Interesse gefunden. Ein vielbenutztes Verfahren zu seiner Bestimmung ist der *Matching-Familiar-Figures-Test* von Kagan (1964), der ein Maß für Impulsivität bzw. Reflexivität darstellt.

Die meisten gebräuchlichen Intelligenztests prüfen praktisch nur konvergentes Denken.

Die Diagnostik divergenter Denkprozesse (sogenannte Kreativitätsdiagnostik) ist erst wenig entwickelt.

Affektive Funktionen (Emotionalität)

Affektive Vorgänge sind der direkten Testung nur schwer zugänglich. Sie lassen sich auf *drei Ebenen* betrachten (Birbaumer 1975):

- der verbal-subjektiven Ebene,
- der Verhaltensebene und
- der physiologischen Ebene.

Dementsprechend beziehen sich Methoden zur Erfassung affektiver Vorgänge auf diese drei Bereiche, wobei für die Adoleszenz auch die *Dimension der Entwicklung* zu berücksichtigen ist.

Das isolierte Herausgreifen affektiver Verhaltensweisen aus dem Gesamtkontext von Verhalten ist künstlich und methodisch kaum möglich. Zur Abgrenzung unterschiedlicher affektiver Zustände und Reaktionen bedient man sich daher meist des Hilfsmittels von Konstrukten (z. B. Angst, Aggression, Frustration), die zumindest auf der verbal-subjektiven Ebene gewisse Differenzierungen erlauben.

Auf der *physiologischen Ebene* sind emotionale Zustände durch vegetative Reaktionen gekennzeichnet, die für die erwähnten Konstrukte nicht spezifisch sind, aber im Zusammenhang mit anderen Variablen (Verhaltensbeobachtung, Schilderung subjektiver Zustände und Erlebnisse) gewisse Aussagen über die Natur der affektiven Reaktionen erlauben.

Die meisten geläufigen *Testverfahren* zur Prüfung affektiver Reaktionen bewegen sich auf der Ebene der beschriebenen Konstrukte und stützen sich auf Fragebögen und Tests. Tab. 9.**8** beschreibt eine Reihe von Verfahren, die speziell zur Erfassung von Angst, Aggressivität und Frustration geeignet sind. Für den klinischen Gebrauch sind die angeführten Verfahren stets zu ergänzen durch Methoden zur Erfassung spezieller psychopathologischer Zustände (Fragebogenmethoden, Skalen, strukturierte Interviews) und durch die psychiatrische Exploration.

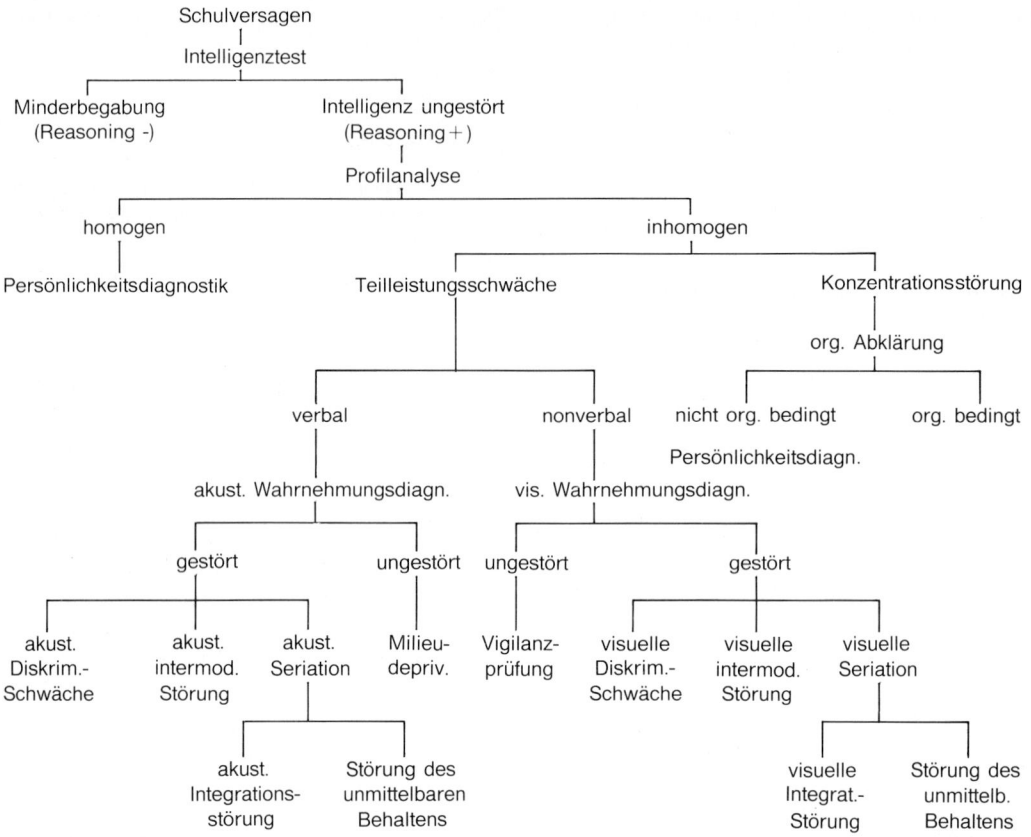

Abb. 9.3 Beispiel für eine sequentielle Entscheidungsstrategie bei Schulversagen (nach Esser u. Focken 1981)

Persönlichkeit

Objektive Persönlichkeitstests

Die objektiven Persönlichkeitstests versuchen auf empirischer Grundlage Einstellungen, Eigenschaften, Haltungen und Gewohnheiten in Form sogenannter Persönlichkeitszüge zu erfassen.

In der Adoleszenz häufig angewandte Persönlichkeitstests sind:

– der High-School-Personality-Questionnaire (HSPQ) (Schumacher u. Cattell 1977),
– die Hamburger Neurotizismus- und Extraversionsskala für Kinder und Jugendliche (HANES-KJ) (Buggle u. Baumgärtel 1975),
– der Angstfragebogen für Schüler (AFS) (Wieczerkowsky u. Mitarb. 1975),

– das Freiburger Persönlichkeitsinventar (FPI) (Fahrenberg u. Mitarb. 1978, 1989),
– das Minnesota-Multiphasic-Personality-Inventory (MMPI) (Hathaway u. McKinley 1951),
– der Gießen-Test (GT) (Beckmann u. Mitarb. 1983).

Diese testtheoretisch relativ gut durchkonstruierten Verfahren versuchen verschiedene *Persönlichkeitsdimensionen* zu erfassen. Solche sind: Ängstlichkeit (AFS), emotionale Labilität und Introversion-Extraversion (HANES), Nervosität, Aggressivität, Depressivität, Erregbarkeit, Geselligkeit, Gelassenheit, Dominanzstreben, Gehemmtheit, Offenheit (FPI), Hypochondrie, Depression, Hysterie, Psychopathie, (maskuline-feminine) Interessen, Paranoia, Psychasthenie, Schizoidie, Hypomanie, soziale Introversion versus Extraversion (MMPI) oder Verhaltensdimensionen innerhalb sozialer Beziehungen wie soziale Resonanz, Dominanz, Kontrolle, Grundstimmung, Durchlässigkeit und soziale Potenz (Gießen-Test).

Bei allen genannten Tests handelt es sich um Fragebogenverfahren, bei denen auch Antworten im Sinne der sozialen Erwünschtheit möglich sind. Andererseits enthalten einige Verfahren (z. B. der MMPI) Kontrollskalen, die derartige Antworttendenzen kontrollieren.

Projektive Persönlichkeitstests

Ein großer Teil der Persönlichkeitstests besteht aus sogenannten projektiven Tests. Unter *Projektion* versteht man das Übertragen (Hinausverlagern) von innerpsychischen Vorgängen (Erlebnissen, Gedanken, Stimmungen) in die Außenwelt. Bei den *projektiven Tests* legt man den Probanden Bilder vor, die mehrdeutige Situationen zeigen oder vieldeutige Figuren, und fordert sie auf, eine Geschichte hierzu zu erzählen bzw. die Figuren zu deuten. Die Hypothese ist dabei, daß der Proband in diese Geschichten oder Deutungen seine eigenen Probleme, Gedanken oder Stimmungen einfließen läßt, die dann Rückschlüsse auf seine Persönlichkeit erlauben. Die am häufigsten angewandten projektiven Persönlichkeitstests sind:

– der Rorschach-Test (Rorschach 1921; Bohm 1951, 1974),
– der Thematische Apperzeptionstest (TAT) (Murray 1943; Revers 1958),
– der Sceno-Test (Staabs 1985),
– verschiedene Formen des Satzergänzungstests (Rotter u. Willerman 1947).

Beim *Rorschach-Test* wird der Patient aufgefordert, zehn teils grau-schwarze, teils mehrfarbige symmetrische Klecksfiguren zu deuten. Die Antworten werden nach bestimmten Kategorien ausgewertet. So wird z. B. der Erfassungstyp festgestellt, der ein Maß für die Art und Weise der Wahrnehmung ist oder der Erlebnistyp, der die Orientierung des Patienten an Farben, Formen, Schattierungen und Bewegungen wiedergibt. Die vom Patienten gegebenen Antworten werden in Form von Buchstabensymbolen signiert und dann prozentual auf die verschiedenen Auswertungskategorien verrechnet. Anschließend erfolgt die Deutung der Testergebnisse, die vom Untersucher sehr viel Erfahrung erfordert.

Der Test eignet sich auch gut zur Objektivierung von Gestaltwahrnehmungsstörungen und von Perseverationsverhalten, die man bei hirnorganischen Erkrankungen findet.

Der *Thematische Apperzeptionstest (TAT)* besteht aus einer Serie von schwarz-weißen Tafeln, auf denen verschiedene thematisch mehrdeutige Szenen dargestellt sind. Die Tafeln werden dem Probanden mit der Aufforderung vorgelegt, eine Geschichte dazu zu erzählen. Da die Darstellungen jeweils diffus gehalten und mehrdeutig sind, fordern sie den Probanden recht intensiv zur projektiven Deutung auf. Ausgewertet wird der Test nach Kriterien wie: Hauptperson, Nebenpersonen und Identifikationsperson des Probanden. Der Test eignet sich gut zur Erfassung personaler Beziehungen und des Kontaktverhaltens und zur Eruierung familiärer Konfliktsituationen.

Projektive Testverfahren dienen vorwiegend der *Hypothesenbildung* und müssen jeweils durch objektive Testverfahren sowie durch Anamnese und Exploration ergänzt werden.

9.2.5 Der psychologische Befund (Beispiel)

Im folgenden ist als Beispiel der psychologische Befund eines knapp 17jährigen Jugendlichen wiedergegeben, der wegen massiver aggressiver Verhaltensweisen stationär aufgenommen werden mußte.

I. Untersuchungsanlaß

D. ist in der Wohngruppe eines Heimes zunehmend durch aggressive Verhaltensweisen, außerordentlich geringe Frustrationstoleranz und schwere soziale Verhaltensstörungen, wobei er Mitbewohner der Einrichtung mehrfach mit einem Messer und anderen Gegenständen bedrohte, auffällig geworden. Deshalb wurde Krisenintervention notwendig.

II. Spezielle Fragestellung bezüglich der psychologischen Untersuchung

Leistungsdiagnostik (Vorbefund im Rahmen einer früheren kinderpsychiatrischen stationären Behandlung: Grenzbefund der Intelligenz, festgestellt mit der Columbia Mental Maturity Scale-Gruppenform [CMM-LB]). Persönlichkeitsdiagnostik (Vorbefund: u. a. Verdacht auf frühkindliche Hirnschädigung mit schwerer Persönlichkeitsstörung einschließlich autistischer, aggressiver und zwanghafter Züge. Leistungsstörung).

Tabelle 9.**8**   Testverfahren zur Erfassung von Angst, Aggressivität und Frustration (nach Remschmidt 1981)

Test	Autoren	Erfaßte Dimensionen	Alter	Testsituation und Dauer der Durchführung	a) Testart b) Standardisierungsniveau
Schulangst-Test (SAT)	E. Husslein 1978	– emotionale Befindlichkeit – körperliche Angstzeichen – Ich-Abwertung – soziale Angst – zukunftsorientierte Bedrohung	ca. 6–16	ca. 60 Min. Einzelsituation	a) verbal-thematisch b) „relative Normen" Experten-Rating
Angstfragebogen für Schüler (AFS)	W. Wieczerkowski u. Mitarb. 1975	– Prüfungsangst – manifeste Angst – Schulunlust – soziale Erwünschtheit	9–17	10–25 Min.	a) Fragebogen b) T-Werte Prozentränge
Kinder-Angst-Test (K-A-T)	F. Thurner, U. Tewes 1972	allgemeine Ängstlichkeit	9–15	10 Min. Einzel- und Gruppensitzung	a) Fragebogen b) Stanine-Werte
Fragebogen für Schüler (FS 5–10)	V. Gärtner-Harnach 1973	Leistungsangst	10–15		a) Fragebogen b) T-Werte
Fragebogen zur Erfassung von Aggressivitätsfaktoren	R. Hampel, H. Selg 1975	Aggressivität – spontane Aggression – reaktive Aggression – Erregbarkeit – Selbstaggression – Aggressionshemmung	ab 15	10–20 Min. Einzel- und Gruppensitzung	a) Fragebogen b) Stanine-Werte T-Werte Prozentränge
Foto-Hand-Test (FHT)	W. Belschner u. Mitarb. 1971	– (offenes) aggressives Verhalten – (manipulative) Beherrschung anderer – affektive Beziehung – sachbezogener Kontakt – soziale Unterordnung – emotionale Labilität	ab 9	20–40 Min. Einzel- und Gruppensitzung	a) Formdenkverfahren b) Mittelwerte, Standardabweichungen
Rosenzweig Picture Frustration Test (PFT) Form für Kinder	Dtsch. Bearbeitung: E. Duhm, J. Hansen 1957	– Extrapunitivität – Intrapunitivität – Impunitivität	ab 6	20 Min. Einzel- und Gruppensitzung	a) verbal-thematisch b) Quartile

III. Durchgeführte Verfahren und Ergebnisse

1. *Intelligenz:*
   a) Hamburg-Wechsler-Intelligenztest für Erwachsene: Gesamt-IQ: 85, Verbal-IQ: 85, Handlungs-IQ: 84.
   b) Grundintelligenztest CFT 20: IQ = 98.
2. *Spezifische Funktionen:*
   a) Legastheniediagnostik (Lesen, Rechtschreiben): o. B.
   b) Rechenprobe: auffällig im Sinne einer Rechenstörung.
   c) Gedächtnisfunktionen: Gedächtnis-Leistungs-Quotient: 4/5 (Gedächtnisschwäche).
   d) Visuomotorische Koordinationsfähigkeit: Göttinger Formreproduktionstest (GFT): auffälliges Ergebnis.
   e) Konzentrationsfähigkeit: Test d2: alle Werte unterdurchschnittlich.
3. *Persönlichkeitstests:*
   a) HSPQ: s. VI.
   b) Rorschach-Test: s. VI.
4. *Explorationsgespräch:*
   s. „Beurteilung".

IV. Psychologische Diagnose

Multiple Teilleistungsstörungen (Rechnen, visuomotorische Koordinationsfähigkeit), „Pseudodebilität", Persönlichkeitsauffälligkeiten.

V. Klassifikation nach dem „Multiaxialen Klassifikationsschema"

Achse 2: 2 (= Rechenstörung), 4 (= Rückstand bzw. Störung der motorischen Entwicklung).
Achse 3: 0 (= durchschnittliches Intelligenzniveau).

VI. Beurteilung

Zur Überprüfung der *intellektuellen Leistungsfähigkeit* wurden zwei Testverfahren eingesetzt (Hamburg-Wechsler-Intelligenztest für Erwachsene, *HAWIE*; Grundintelligenztest CFT 20).

Das Ergebnis im HAWIE zeigt, daß es sich hinsichtlich der Intelligenzentwicklung bei D. um einen Grenzbefund zwischen normaler Intelligenz und Lernbehinderung zu handeln scheint. Bemerkenswert in diesem Zusammenhang und diagnostisch aufschlußreich ist es jedoch, daß es in einzelnen der durchgeführten Untertests zu sehr schlechten, in anderen hingegen zu relativ guten und eindeutig überdurchschnittlichen Teilergebnissen kam. So ist zum Beispiel der Untertest „Allgemeines Wissen" ein sehr schlechter Teilbereich, im Unterschied hierzu

war es überraschend, zu welch guten Leistungen der Jugendliche bei sprachlich abstrakten Aufgaben fähig war (Untertest „Gemeinsamkeitenfinden").

Daß bei dem Patienten relativ gute grundlegende intellektuelle Fähigkeiten vorhanden sind, wurde durch das Ergebnis in dem zweiten Testverfahren (Grundintelligenztest *CFT 20*, Weiß 1980) bestätigt. Hierbei erreichte er durchschnittliche Leistungen, wie sie sonst üblicherweise bei Hauptschülern in seinem Alter gefunden werden.

Die Intelligenztestergebnisse stimmen nicht mit dem bisherigen Schulverlauf (Sonderschule für Lernbehinderte) überein. Die Diskrepanz fällt zu ungunsten des Schulerfolgs aus. Da gleichfalls eine Diskrepanz zu den allgemeinen Verhaltensweisen (im sozialen und schulischen Kontext) mit diesen Intelligenztestleistungen besteht, ist eine sogenannten „Pseudodebilität" nicht auszuschließen.

Die Überprüfung verschiedener *Teilleistungsbereiche* ergab folgendes Bild: Anhaltspunkte für eine Legasthenie (Lese- und Rechtschreibstörung) ergaben sich nach einer orientierenden Überprüfung nicht. Dagegen ließ sich feststellen, daß eine *Rechenstörung* vorhanden ist. Diese äußerte sich darin, daß es D. ohne Zuhilfenahme von konkret-anschaulichen Mitteln (Fingern) nicht gelingt, Additions- und Subtraktionsaufgaben mit größeren Zahlen im Zahlenraum bis 100 zu lösen. Verbunden hiermit ist eine deutliche Selbstwertproblematik (vgl. Weinschenk 1975). Die *visuomotorische Koordinationsfähigkeit*, überprüft mit dem Göttinger Formreproduktionstest (Schlange u. Mitarb. 1977), ist gleichfalls *gestört*. Insbesondere war hierbei auffällig, daß ein grobschlägiger Tremor der linken Hand das Ergebnis negativ beeinflußte. Die Werte in einem *Konzentrationstest* (Test d2 von Brickenkamp 1978) waren unterdurchschnittlich, insbesondere war der Patient nicht in der Lage, altersgemäße Tempoleistungen hierbei zu erzielen. Die *Gedächtnisfunktionen* (überprüft mit dem „Gedächtnis-Leistungs-Quotienten" nach Weinschenk 1955) sind reduziert, aber nicht grob pathologisch auffällig. Hinsichtlich der *Händigkeit* konnte beobachtet werden, daß der Jugendliche durchgängig mit der linken Hand schrieb, und gezielte Fragen ergaben, daß eine linkshändige *Präferenzdominanz* bei ihm besteht. Testmetrisch wurde dieser spezielle Aspekt mit dem Leistungs-Dominanz-Test (Schilling 1979) erfaßt. Auch hierbei ergab sich ein eindeutiger Hinweis für eine *linkshändige Leistungsdominanz*.

Zur Erfassung weiterer Aspekte der Persönlichkeit kamen Persönlichkeitstests zur Anwendung: das Fragebogenverfahren High-School-Personality-Questionnaire (HSPQ) von Schumacher u. Cattell (1977) sowie als projektives Testverfahren der Rorschach-Test. In dem Fragebogenverfahren (HSPQ) finden sich lediglich auf 2 der 14 Persönlichkeitsdimensionen geringfügig außerhalb des Normbereichs liegende Werte. Diese deuten auf eine gewisse „Ich-Schwäche" (emotionale Instabilität, affektbetonte Reaktionen) sowie erhöhte „Erregbarkeit" (Ungeduld, Reizbarkeit) hin. Zum Rorschach-Test ist besonders bemerkenswert, daß der Patient abermals in der Lage war, recht differenzierte Antworten zu geben. Diese deuten an, daß sowohl seine Wahrnehmungsmöglichkeiten als auch seine emotionale Resonanzfähigkeit hinter den nach außen als pseudodebil erscheinenden Verhaltensweisen durchaus intakt sind.

Im *Explorationsgespräch* schilderte D. die Zwischenfälle, zu denen es in seiner Wohngruppe kam und die Anlaß für die stationäre Aufnahme waren. Hierbei hatte er unter anderem eine Mitbewohnerin mit einem Messer bedroht. Bei der Schilderung dieser Handlung versuchte D. einerseits, diese zu bagatellisieren, andererseits distanzierte er sich davon („Ich hatte Wut, ich wollte ihr eigentlich nichts antun, ich mache es nicht wieder"). Ferner schilderte er, daß er in der Wohngruppe oft geärgert werde, Außenseiter in der Heimschule sei, dennoch beabsichtige, weiterhin in der genannten Einrichtung zu verbleiben und sich um ein besser angepaßtes Verhalten zu bemühen.

(Im Vergleich zu den vorliegenden Informationen sowie der langjährigen Krankenanamnese stellte D. die tatsächlichen Schwierigkeiten bei ihm, die massiven Provokationen und aggressiven Verhaltensweisen, die bereits zu einer mehr als 4jährigen stationären Therapie in einer kinder- und jugendpsychiatrischen Klinik geführt hatten, nicht dar.)

Zur Verhaltensbeobachtung: Insgesamt machte D. in der Einzelsituation willig mit. Er freute sich über eigene gute Leistungen, andererseits wurde eine erhöhte Mißerfolgsempfindlichkeit – z. B. durch Äußerungen wie „Bin ich denn blöd?" – deutlich. Gelangen ihm Lösungsversuche nicht sogleich, neigte er zur Resignation, oder er änderte seine bis dahin planvollen Lösungsstrategien um und ging dann nach „Versuch und Irrtum" vor. Er schien durchgängig mehr zu können, als er sich selbst zutraute. Bei einigen Aufgaben des Handlungsteils des HAWIE entstand der Eindruck, daß trotz relativ guter Leistungen eine gewisse Dyspraxie vorhanden ist. Auffällig war ein durchgängig beobachtbarer Tremor beider Hände. Dieser führte auch zu einem Schriftbild, das durch sehr große Buchstaben gekennzeichnet ist. In der Kontaktaufnahme wirkte der Jugendliche eher distanzarm, im Affekt, auch auf entsprechende Fragen, nicht situationsadäquat. So divergierten auch seine Aussagen über die eigene emotionale Befindlichkeit (z. B. Angsterleben) mit tatsächlich beobachtbaren Verhaltensweisen.

Insgesamt handelt es sich nach der psychologischen Diagnostik um einen Jugendlichen mit einer annähernd altersentsprechenden Entwicklung der globalen Intelligenzmaße, jedoch mit einer Reihe spezifischer Intelligenzschwächen und Teilleistungsstörungen, die das Resultat einer frühkindlichen Hirnschädigung sein könnten. Über diese hinausgehend lassen sich Persönlichkeitsauffälligkeiten feststellen, welche die Affektivität und die sozialen Verhaltensweisen betreffen. Hierbei ist anzunehmen, daß der Patient oft überfordert und wohl auch mißverstanden wird. Durch seine gesamte Persönlichkeit und äußere Erscheinung (ungepflegtes Äußeres, starke Brille, dysplastische Körperproportionen) wird er leicht zum Opfer und Sündenbock innerhalb sozialer Gruppierungen. In Verbindung mit einer sehr niedrigen Frustrationstoleranz kommt es wohl auch deshalb bei ihm zu den bekannten eruptiven aggressiven Reaktionen. Nicht auszuschließen ist jedoch, daß es bei der „Pseudodebilität", die eine gewisse Schutzfunktion im Laufe der Persönlichkeitsentwicklung bedeutete, zu therapeutischen Fortschritten kommen kann, wenn entsprechende Maßnahmen im pädagogischen und schulischen Milieu, ergänzt durch psychotherapeutische Maßnahmen, durchgeführt werden.

Gegenwärtig bestehen keine Anhaltspunkte für eine schizophrene Entwicklung, an die nicht zuletzt wegen der familiären Belastung (paranoid-halluzinatorische Psychose der Mutter) sowie wegen der affektiven Besonderheiten des Patienten auch im weiteren Verlauf besonders zu denken ist.

VII. Psychologische Vorschläge für weitere Maßnahmen

Nach Rücksprache mit dem pädagogischen Personal des heilpädagogischen Heimes Reintegration in diese Einrichtung. Die Betreuung dort hat gegenüber der weniger überschaubaren Gruppensituation in der Außenwohngruppe für den Jugendlichen den Vorteil, in besser strukturiertem Milieu und unter einer intensiveren Aufsicht betreut zu werden. Eventuell empfiehlt sich eine zusätzliche medikamentöse Unterstützung dieser Maßnahmen. Bezüglich der Schulsituation ist unbedingt eine gezielte Behandlung der Rechenstörung zu empfehlen. Heilpädagogisch sinnvoll ist es dabei, auf eine Reduzierung von Überforderungs- und Mißerfolgserlebnissen zu achten. Aus psychologischer Sicht läßt sich zur Prognose eine sichere Aussage kaum treffen, bei intensiver (heil-)pädagogischer langjähriger Betreuung und Behandlung in Einzelsituationen unter Beachtung auch der hier beschriebenen psychologischen Befunde lassen sich wohl einige Therapiefortschritte erzielen. Kontrolluntersuchungen in unserer Klinik in ca. 1 Jahr.

9.3 Familiendiagnostik*

Familiendiagnostik hat die Aufgabe, aufzuklären, ob und in welcher Weise die präsentierte Problematik mit familiären Interaktions- und Beziehungsformen zusammenhängt. „Festgefahrene" Beziehungsmuster sind zu analysieren, so daß sich daraus Hinweise für das therapeutische Vorgehen ableiten lassen. Diese Aufgabe kann je nach theoretischem Hintergrund auf sehr unterschiedliche Weise angegangen werden.

9.3.1 Familiendiagnostische Methoden

Mehr noch als der Individualdiagnostik stehen der Familiendiagnostik eine Fülle an Möglichkeiten zur Verfügung (Übersichten s. Cromwell u. Mitarb. 1976; Jacob u. Tennenbaum 1988; Scholz 1978; Jankowski 1978).

Familiendiagnostische Verfahren können nach den Gesichtspunkten Durchführungssetting, diagnostische Prozedur, untersuchter Merkmalsbereich und Auswertungsverfahren geordnet werden. In Tab. 9.9 sind die drei ersten Aspekte aufgeführt.

Was die Vorgehensweise betrifft (Tab. 9.10), so können wir *Befragungsmethoden* und *Beobachtungsmethoden* unterscheiden. Als dritte Kategorie führten Weiss u. Margolin (1986) den Begriff *„Quasi-Beobachtungsmethoden"* ein. Diese nehmen insofern eine Zwischenstellung zwischen Befragungs- und Beobachtungsmethoden ein, als mit ihrer Hilfe ein spezieller Aspekt der Familieninteraktion erfaßt wird, der in hohem Maße von dessen Beobachtung (z. B. der Eltern-Kind-Interaktion) abhängt. Auch das *strukturierte Interview* hat eine Zwischenstellung zwischen Befragungs- und Beobachtungsmethoden. Eine Beobachtung kann in natürlichen oder in Laborsituationen stattfinden. Für beide Bereiche existieren jeweils spezielle Methoden.

Sowohl für das strukturierte Interview als auch für Beobachtungsmethoden hat sich die *Videoaufzeichnung* als wichtige Technik bewährt, die eine beliebige Reproduktion und Einschätzung anhand von Skalen oder anderen Beur-

teilungsinstrumenten ermöglicht (s. auch Kap. 9.1).

Tab. 9.10 gibt eine Übersicht über einige Methoden der Familiendiagnostik. Nur ein Teil der Verfahren ist in einer deutschen Bearbeitung verfügbar. Einige Verfahren werden vorerst mehr im Forschungsbereich angewandt, an Anwendungsmöglichkeiten im klinischen Alltag wird gearbeitet.

Im folgenden besprechen wir entsprechend dem Ordnungsschema in Tab. 9.9 familiendiagnostische Verfahren mit einzelnen Familienmitgliedern und dann Verfahren der gemeinsamen Familiendiagnostik.

Familiendiagnostik mit einzelnen Familienmitgliedern

Bereits die Untersuchung eines einzelnen Familienmitgliedes kann in familiendiagnostischer Hinsicht durchgeführt werden. Das **Einzelinterview** (mit einem oder getrennt mit mehreren Familienmitgliedern) gewinnt seine familiendiagnostische Qualität durch die Akzentuierung des Bereiches der intrafamiliären Interaktionen und Beziehungen.

Fragebogenverfahren können sich beziehen

- auf die eigene Person (Selbstdarstellung),
- auf andere Familienmitglieder (Fremddarstellung) oder
- auf die wahrgenommenen Interaktionen und familiären Beziehungen (eigenes Interaktionsverhalten, Interaktionsverhalten der anderen Familienmitglieder, Beschreibung des Familienlebens insgesamt).

In diesem Bereich sind an erster Stelle Fragebögen zum *Erziehungsverhalten* zu nennen, die sich auf die eigene Person (selbstperzipierter Erziehungsstil) oder auf andere Personen (fremdperzipierter Erziehungsstil, insbesondere vom Kind wahrgenommener elterlicher Erziehungsstil) richten können (Beispiele finden sich bei Lukesch 1975; s. auch Stapf u. Mitarb. 1972).

Zur Erfassung der ehelichen Beziehung oder auch der Beziehung zwischen den Jugendlichen und ihren Eltern werden häufig *beziehungszentrierte Fragebögen* verwendet wie z. B. der im deutschsprachigen Raum bekannte *Gießen-Test* (Beckmann u. Richter

---

* unter Mitarbeit von F. Mattejat

Tabelle 9.9   Ordnungsschema für familiendiagnostische Verfahren

Durchführungssetting	Diagnostische Prozedur				Betrachteter Merkmals-bereich
Einzeldiagnostik mit einem oder mehreren Familien-mitgliedern	Frage-bogen	Tests	Interview	Andere Methoden	Kognitive Funktionen Affektive Funktionen Persönlichkeit Gemeinsame oder unter-schiedliche Problembereiche der Familienmitglieder
Gemeinsame Familien-diagnostik mit dem Ehe-paar, mit Familiendyaden, -triaden oder der ganzen Familie (Zweigenerationen-Familie, Dreigenerationen-Familie)	Gemeinsame Familien-Interviews		Interaktionsaufgaben (Familienaufgaben)		Affektive Beziehungen Aspekt der Kontrolle Kommunikation Systembesonderheiten

1972), der als Persönlichkeitsfragebogen ebenso verwendet werden kann wie zur Beziehungsdiagnostik.

Andere Fragebogenverfahren wie z. B. die *Interpersonal Perception Method* (Laing u. Mitarb. 1971), die im Deutschen von Heil u. Mitarb. (*Trierer Partnerschafts-Inventar*; 1977) aufgegriffen wurde, oder Benjamins Fragebögen zur Strukturanalyse des Sozialverhaltens (Benjamin 1974, 1979) erfassen direkt und spezifisch die Beziehung zwischen jeweils zwei Personen.

Im *Fragebogen zur Erfassung der familiären Adaptivität und Kohäsion (FACES)* (Olson u. Mitarb. 1979, 1982) werden nicht einzelne Interaktionen oder Beziehungsmuster erfragt, sondern *Beschreibungen des Familienlebens*, um zu einer systemtheoretischen Charakterisierung der Familie insgesamt zu gelangen.

Neben Interview und Fragebogenverfahren eignen sich **projektive Verfahren** besonders für familiendiagnostische Zwecke. Eine Reihe von solchen Verfahren für Kinder wie z. B. die „Familie in Tieren" (Brem-Gräser 1975) oder der *Familien-Beziehungs-Test* (Howells u. Likkorish 1972) richten sich auf die familiären Beziehungen, so wie sie vom Kind erlebt werden.

Neben projektiven Verfahren sind **einzelfallbezogene Verfahren** besonders erwähnenswert, da sie unmittelbar zur Therapieplanung und -kontrolle verwendet werden können (Pe-

termann u. Hehl 1979). Dazu zählen z. B. das *Familiensoziogramm* (Niebergall 1987), einzelfallorientierte *„Grid-Techniken"* zur Erfassung subjektiver Strukturen (z. B. der sozialen Wahrnehmung) (s. z. B. Bannister u. Mair 1968; Fransella u. Bannister 1977) und die in der Verhaltenstherapie entwickelte Technik des *„Goal-Attainment-Scaling"* (Wallin u. Koch 1977; Woodward u. Mitarb. 1978).

Es wurde bereits erwähnt, daß es hilfreich sein kann, die genannten Verfahren mit einem einzigen Familienmitglied durchzuführen. Durch die *parallele Durchführung mit mehreren Personen* multipliziert sich die Information, und eine vergleichende Auswertung eröffnet qualitativ andere Aspekte. Aufgrund einer integrierten Auswertung der Daten von mehreren Personen können Beziehungsstrukturen dargestellt werden.

Gemeinsame Familiendiagnostik

Noch komplexer wird die Information, wenn *gleichzeitig mehrere Familienmitglieder* und der sich ständig ändernde Interaktionsfluß zwischen ihnen untersucht werden. Die klinisch bedeutsamste familiendiagnostische Methode ist das **gemeinsame Familiengespräch**, in dem ausgehend von der präsentierten Problematik die familiären Beziehungen und Interaktionen einerseits erfragt, andererseits beobachtet werden können. Neben der diagnosti-

Tabelle 9.**10**   Übersicht über einige Methoden der Familiendiagnostik (zusammengestellt nach Jacob u. Tennenbaum 1988)

Befragungsmethoden	Beobachtungsmethoden	Quasi-Beobachtungsmethoden
Fragebogenmethoden zur Eltern-Kind-Beziehung und zur Geschwisterbeziehung	*Beobachtungsmethoden in Laborsituationen*	
1. Structural Analysis of Social Behavior (SASB) (Benjamin 1974)	1. Card Sort Procedure (Reiss 1981; Reiss u. Klein 1987)	l. Spouse Observation Checklist (SOC) (Weiss u. Perry 1979)
2. Child Report Parental Behavior Inventory (CRPBI) (Schaefer 1965)	2. Familiencodierungssysteme	2. Parent-Child Observation Schedule (PCOS) (Grounds 1985)
3. Parent-Adolescent Communication Scale (PAC) (Barnes u. Olson 1982, 1985)	a) Marital Interaction Coding System (MICS) (Hops u. Mitarb. 1972; Weiss u. Summers 1983)	3. Sibling Observation Schedule (SOS) (Seilhamer 1983)
4. Parent-Child Areas of Change Questionnaire (ACQ) (Weiss u. Mitarb. 1973; Jacob u. Seilhamer 1985)	b) Constraining and Enabling Coding System (CECS) (Hauser u. Mitarb. 1984)	
5. Sibling Relationship Questionnaire (SRQ) (Furman u. Buhrmester 1985a u. b)		
	Beobachtungsmethoden in natürlichen Situationen	
Fragebogenmethoden zur Untersuchung ganzer Familien	1. Family Interaction Coding System (FICS) (Patterson u. Mitarb. 1969; Reid 1978)	
1. Family Environment Scale (FES) (Bagarozzi 1984)	2. Home Observation Assessment Method (HOAM) (Steinglass 1979, 1980)	
2. Family Adaptability and Cohesion Scales (FACES) (Olson u. Mitarb. 1979, 1982)		
3. Family Assessment Measure (FAM) (Skinner u. Mitarb. 1983)		
Strukturiertes Interview		
Camberwell Family Interview Schedule (CFIS) (Brown u. Rutter 1966; Rutter u. Brown 1966)		

schen Aufgabe werden im Erstinterview mit der Familie die Weichen für die Therapie gestellt: Die zentrale Aufgabe des Therapeuten besteht darin, die Kooperationsbereitschaft und Motivation der Familie aufzugreifen und zu fördern (Therapiebündnis; zum Erstinterview s. Mattejat 1981; vgl. hierzu auch Overbeck 1980).

Das *Familienerstgespräch* kann mehr oder weniger systematisiert oder standardisiert durchgeführt werden. Bekannt wurde das standardisierte Interview von Watzlawick (1966). In unseren eigenen Interviews orientieren wir uns –

wie die meisten Familientherapeuten – an einer groben Ablaufstruktur, die von den Präsentierproblemen (Vorstellungsanlaß, Symptomatik) ausgeht, die Erwartungen der Familie erfragt und über den Umgang der Familie mit der Symptomatik zu anderen Aspekten der Familieninteraktion übergeht. Die Diskussion des weiteren Vorgehens und eventuelle Therapievereinbarungen bilden den Abschluß des Gesprächs.

Das gemeinsame Familieninterview kann durch *„Interaktionsverfahren"* oder **„Familienaufgaben"** ergänzt werden. Dabei werden der

Familie Aufgaben gestellt, die es dem Diagnostiker ermöglichen, die Familieninteraktion unter diesen spezifischen Bedingungen zu beobachten.

Wir können zwischen problem- und familienspezifischen und problem- und familienunspezifischen (standardisierten) Familienaufgaben unterscheiden.

Zu den **problem- und familienspezifischen Familienaufgaben** gehören solche Aufgaben oder Instruktionen, in der *typische Familieninteraktionen reproduziert* werden sollen. Das *„Gemeinsame Familien-Lunch"* Minuchins mit Familien anorektischer Kinder (Minuchin u. Mitarb. 1975, 1978) gehört in diesen Bereich ebenso wie die Beobachtung der Mutter-Kind-Interaktion beim Erledigen der Hausarbeiten (Innerhofer 1977) oder Aufforderungen an die Familie, bestimmte problematische Kommunikationsabläufe in der Familiensitzung zu reproduzieren (*„Enactment-Technik"* in der strukturellen Familientherapie; s. hierzu Aponte u. VanDeusen 1981). Ebenso können *Rollenspieltechniken* für familiendiagnostische Zwecke eingesetzt werden.

Während die problemspezifische Aufgabe im Sinne einer einzelfallorientierten Diagnostik auf die jeweilige Familie abgestimmt werden kann und damit deren Eigenheiten differenziert und spezifisch erfaßt, können **problemunspezifische Aufgaben** bei allen Familien in der gleichen Weise durchgeführt werden. Die Familien werden vergleichbar, Erfahrungen mit anderen Familien können genutzt werden. Empirische Untersuchungen mit dem jeweiligen Verfahren können klinisch umgesetzt werden, und der Diagnostiker kann durch die häufige Verwendung eines Verfahrens Sicherheit in dessen Interpretation gewinnen.

Eine der bekanntesten standardisierten Familienaufgaben ist der *gemeinsame Rorschach-Versuch* (Willi 1973) und der *gemeinsame TAT-Versuch*, wie er von Singer u. Wynne (1966) entwickelt wurde. Dem Ehepaar oder der Familie werden die Rorschach- oder TAT-Tafeln vorgegeben mit der Instruktion, eine gemeinsame Deutung bzw. Geschichte zu entwickeln. Im Gegensatz zum Einzelversuch, in dem die produzierten Deutungen interpretiert werden (*ergebnisorientiert*), liegt beim gemeinsamen Versuch der Schwerpunkt auf der Beobachtung und Auswertung der Interaktion und Kommunikation zwischen den Familienmitgliedern (*prozeßorientiert*).

Eine andere bekannte Familienaufgabe ist das *Sprichwortinterpretieren* aus dem standardisierten Familieninterview von Watzlawick (1966). Eine Methode, bei der die Familienmitglieder an einem gemeinsamen Regelspiel teilnehmen, ist die *SIMFAM-Technik* von Olson u. Straus (1978). Häufig werden Leistungsaufgaben z. B. aus Intelligenztests herausgegriffen, die die Familienmitglieder gemeinsam lösen sollen.

Eine *Kombination von Einzeldurchführung mit gemeinsamer Untersuchung* stellt die *„Revealed Differences Technique"* (Strodtbeck 1951) dar, die in unterschiedlichen Variationen durchgeführt werden kann. Die Familienmitglieder machen zunächst getrennt in Einzeluntersuchungen Angaben z. B. über gemeinsame Probleme. In der darauf folgenden Familiensitzung werden die Unterschiede zwischen den Angaben der Familienmitglieder deutlich gemacht und von der Familie diskutiert.

Auswertungsverfahren

Einleitend wurde als vierter Ordnungsgesichtspunkt für familiendiagnostische Methoden das Auswertungsverfahren genannt (zu den Auswertungsmethoden s. Cromwell u. Mitarb. 1976). Die Auswertung kann eher *subjektiv-intuitiv* oder eher *objektivierend*, systematisch und standardisiert erfolgen. Zwischen diesen Polen gibt es Abstufungen. Häufig können auch verschiedene Auswertungsmethoden kombiniert angewandt werden.

Eine andere Differenzierung von Auswertungsverfahren richtet sich z. B. auf die Frage, ob die Familie mit einer allgemeinen *Norm* verglichen wird (z. B. an der Durchschnittsnorm orientierte Fragebogenauswertung) oder ob es sich um eine *einzelfallbezogene bzw. kriterienorientierte Erhebung* handelt.

9.3.2 Beispiele familiendiagnostischer Verfahren

Familienwunschprobe

Die Familienwunschprobe ist eine *problem-unspezifische Familienaufgabe* (Interaktions-aufgabe), die in Analogie zum Familien-Ror-schach-Versuch entwickelt wurde. Ausgangs-punkt war die Wunschprobe („Drei Wün-sche"), wie sie häufig in psychologischen und psychiatrischen Einzelexplorationen ange-wandt wird.

In der Familienwunschprobe bekommt jedes Familienmitglied die Aufgabe, drei Wünsche auf ein Kärtchen aufzuschreiben. Die Instruk-tion entspricht der Wunschprobe in der Einzel-exploration. Die Kärtchen werden eingesam-melt, ohne daß die Familienmitglieder die Wünsche der anderen Personen kennen. An-schließend bekommt die Familie die Aufgabe, sich in einer Diskussion auf drei Wünsche zu einigen, die die Familie gemeinsam vertreten kann. Diese sollen ebenfalls auf ein Kärtchen geschrieben werden.

Die *Auswertung* der Wunschprobe ist gleicher-maßen prozeß- wie ergebnisorientiert. Der Diskussionsprozeß wird beobachtet und kann anhand einer Interaktionskodierung quantita-tiv ausgewertet werden („Wer macht Vor-schläge? wer kritisiert oder bewertet die Vor-schläge? wer geht auf wessen Vorschläge ein? kann sich die Familie einigen? wer schreibt die Familienwünsche auf?"). In der ergebnisorien-tierten Auswertung können die Familienwün-sche mit den Wünschen der einzelnen Perso-nen verglichen werden.

Marburger Familiendiagnostische Skalen (MFS)

Ausgangspunkt für die Entwicklung der „Mar-burger Familiendiagnostischen Skalen" (MFS) war, daß in den meisten Fällen der klinischen Praxis das gemeinsame Familiengespräch die wichtigste familiendiagnostische Informations-quelle ist. Das Gespräch mit der Familie ist durch keine andere diagnostische Methode er-setzbar. Andererseits sind die in der For-schung verwendeten Methoden der Systemati-sierung der erhaltenen Information (Kodie-rungssysteme zur Auswertung von Gesprä-chen) für die klinische Praxis zu aufwendig.

Auf dieser Grundlage entwickelten wir nach Vorversuchen (Remschmidt u. Mattejat 1981; Mattejat u. Remschmidt 1981) und kasuisti-schen Studien ein *System von Einschätzungs-skalen*, in denen die familientherapeutisch we-sentlichsten Aspekte familiärer Beziehungen erfaßt werden. (Zu parallelen Entwicklungen s. z. B. Riskin u. Faunce 1970; Kinston u. Mit-arb. 1979.)

Die MFS liegen in einer *Experimentalversion* vor und werden zur Zeit in der praktischen Diagnostik erprobt, wobei ihre meßtheoreti-schen Eigenschaften überprüft werden. Au-ßerdem werden sie in familiendiagnostischen Trainingskursen angewandt.

In den MFS wird zunächst das *Familienge-spräch beschrieben*, wobei nur auf die aktuel-len Interaktionen und Kommunikationen im Gespräch Bezug genommen wird. Es folgen Einschätzungen, die den Charakter von *Schlußfolgerungen über die Familie* haben. Im dritten Abschnitt wird die Interaktion zwi-schen Familie und Therapeut beschrieben und daraus *Schlußfolgerungen zum weiteren Vorge-hen* abgeleitet.

1. **Einschätzungen zum Familiengespräch**
   – In der *Kommunikationsmatrix* werden Kommunikationsinitiative und Sprech-dauer der Gesprächsteilnehmer erfaßt. Darüber hinaus wird angegeben, auf wen sich die Initiative der Sprecher richtet und wer mit wem wie lange spricht. Die Kom-munikationsmatrix ist der Hintergrund, vor dem alle anderen Gesprächsparameter in-terpretiert werden müssen.
   – Im Abschnitt zum *Interaktionsstil* wird die sozial-emotionale Qualität des Interak-tionsverhaltens zwischen den Familienmit-gliedern dargestellt. Fragen wie: „Wie ver-hält sich die Mutter gegenüber dem Patien-ten? Wie verhält sich der Vater gegenüber dem Patienten? Wie verhält sich der Patient gegenüber den Eltern und wie die Eltern zueinander?" sollen hier beantwortet wer-den. Die Einschätzung geschieht auf vier Skalen: „emotional positive Äußerungen", „emotional negative Äußerungen", „Enga-gement" und „Assertivität".
   – Im Abschnitt „*Kommunikationscharakteri-stiken*" werden problematische Kommuni-kationsformen der Familienmitglieder er-

faßt. Die Kommunikationsprobleme sind in Probleme der Bezugnahme und Probleme der Stellungnahme gegliedert. Als Beispiel seien die *Einzelskalen zur Dimension „Stellungnahme" (ST)* aufgeführt: Direkte und offene ST-Verweigerung, fehlende ST, externale ST, distanzierte ST, tangentiale und irrelevante ST, diffuse ST, widersprüchliche und paradoxe ST, Disqualifikation der eigenen ST, abgrenzungsverwischende ST, unpersönliche ST.

– Im Abschnitt zum *Gesprächsklima* werden ähnliche Interaktionscharakteristiken wie im Abschnitt Interaktionsstil erfaßt, allerdings werden keine Personen bzw. dyadische Relationen beurteilt, sondern das Gesprächsklima insgesamt.

– Der Abschnitt *„Themenbereiche"* schließt die Einschätzungen zum Familiengespräch ab. Es handelt sich um eine rudimentäre Inhaltsanalyse. Der zeitliche Raum, den die Themenbereiche einnehmen (z. B. aktuelle oder frühere Behandlungsmaßnahmen, Symptomatik, andere Verhaltensweisen des Patienten, Erleben und Verhalten der Familienmitglieder, organisatorische und außerfamiliäre Probleme, Diskussion des Therapieprozesses), läßt Schlußfolgerungen auf die Abwehrformen der Familie und die therapeutischen Möglichkeiten zu.

2. Die **Schlußfolgerungen zur Familie** beziehen sich zunächst auf das Erziehungsverhalten der Eltern, das getrennt für Vater und Mutter eingeschätzt wird. Es folgen die Skalen zur personalen (emotionalen) und positionalen (funktionalen) *Differenzierung der Familie*. Den Abschluß bilden die Skalen zu den *psychosozialen Problembereichen*, eine Weiterentwicklung der Achse 5 des MAS (Remschmidt u. Schmidt 1986).

3. Die **therapiebezogenen Skalen** erfassen Aspekte, die sich auf die *Interaktion zwischen Familie und Therapeut* beziehen, wie z. B. die Offenheit der Familie gegenüber dem Therapeuten und ihre Reaktionen auf Interventionen des Therapeuten. In den *Schlußfolgerungen zur Therapie* werden die Annahmen zur Therapiemotivation, zur Therapieform (Setting, Techniken) und zur Prognose zusammengefaßt.

In der *praktischen Anwendung* dienen die MFS der Strukturierung und Lenkung der Informationserhebung, der Familienbeobachtung und der Anleitung bei der Verdichtung der Information auf die wesentlichen Aspekte. Die Eindrücke werden fixiert und damit einer Überprüfung (z. B. auf ihre Intersubjektivität) zugänglich gemacht. Auf Grundlage der familiendiagnostischen Einschätzungen werden Hypothesen über den familieninteraktionalen Zusammenhang der Symptomatik gebildet, die zu gezielten familientherapeutischen Interventionen führen.

9.3.3 Familiendiagnostischer Befund

Es gibt verschiedene Möglichkeiten, Elemente der Familiendiagnostik in einen familiendiagnostischen Befund einzubeziehen. Folgende **Vorgehensweise** hat sich bewährt:

1. Es wird ein *gemeinsames Familiengespräch* mit beiden Eltern und dem Patienten geführt. In diesem Gespräch geht es um die aktuelle Störung bzw. Erkrankung und um Probleme innerhalb der Familie im Zusammenhang mit dieser Erkrankung. Das gemeinsame Familiengespräch wird *mit Hilfe der Videotechnik aufgezeichnet* und kann später mit Hilfe von familiendiagnostischen Skalen genauer eingeschätzt werden.

2. Nach dem gemeinsamen Familiengespräch erfolgt ein *Einzelinterview mit jedem der beiden Elternteile* von zwei verschiedenen Untersuchern. In diesen Einzelgesprächen können Informationen erfragt werden, die in der gemeinsamen Gesprächssituation nicht geäußert wurden. Die Einzelinterviews sind wesentliche Ergänzungen zum gemeinsamen Familiengespräch, sie können es aber nicht ersetzen.

3. Darüber hinaus erfolgt ein *Einzelgespräch mit dem Patienten*.

Die Ergebnisse des Familiengespräches und der Einzelinterviews werden in **familiendiagnostischen Befunden** zusammengefaßt, die folgende Elemente enthalten:

1. Beschreibung des Familiengesprächs (Kontaktaufnahme, Gesprächsbereitschaft, thematische Struktur und Inhalte, Interaktions- und Kommunikationsverhalten).

2. Wesentliche Ergebnisse der Einzelexplorationen.

3. Annahmen zur aktuellen Familien- und Beziehungsdynamik. Hier gehen sowohl die Ergebnisse des Familiengespräches als auch die der Einzelexplorationen ein.

4. Zusammenfassung:
a) pathognostischer Stellenwert der Familie/Umwelt,
b) familientherapeutische Hinweise und gegebenenfalls Vorschläge für spezielle Therapiemaßnahmen.

Die beschriebene Vorgehensweise hat sich in der klinischen Praxis bewährt und wurde systematisch evaluiert. Im folgenden ist ein nach dieser Vorgehensweise erstellter familiendiagnostischer Befund wiedergegeben.

9.3.4 Familiendiagnostischer Befund (Beispiel)

Die 14jährige adoptierte, körperlich vorgereifte Patientin wurde wegen einer typischen *Pubertätsproblematik mit dissozialer Symptomatik* stationär aufgenommen. Die Familiendiagnostik stützt sich auf ein gemeinsames Familiengespräch und auf Einzelexplorationen beider (Adoptiv-)Eltern sowie der Patientin. Der familiendiagnostische Befund stellt eine Ergänzung der übrigen diagnostischen Maßnahmen dar.

I. Das Familiengespräch

A. Beschreibung des Familiengesprächs

1. Kontaktaufnahme und Gesprächsbeteiligung
Die Eltern sind im Gespräch mitteilungsbereit, offen und versuchen auch, mit der Patientin ins Gespräch zu kommen. Patientin wirkt äußerlich zurückhaltend, aber innerlich keineswegs unbeteiligt. Sie ergreift keine Initiative im Gespräch, antwortet aber auf Fragen. Dabei wird ihre Einstellung deutlich: „Erwachsene, die laß ich reden, gegen die kann ich mich sowieso nicht wehren."

2. Thematische Struktur und Inhalte
Aufnahmeanlaß und Vorwürfe der Eltern an die Patientin: Seit einem halben bis dreiviertel Jahr – phasenweise – bleibt sie „nächtelang" weg (war zweimal der Fall) oder kommt zu spät nach Hause, so daß sich die Eltern sorgen, ob sie überhaupt nach Hause kommt; Schulschwänzen;

nicht einverstanden mit der Freundschaft zu einem 19jährigen Jungen, die im übrigen gar keine „richtige Freundschaft" sei und jetzt auch auseinandergegangen ist; die Patientin habe schlechten Umgang („man hat nicht den Eindruck, daß sie bei deren Eltern in guten Händen ist"), sei leicht beeinflußbar; Probleme mit der Polizei wegen der – mittlerweile erwiesenen – Falschaussage, sie sei von einem Ausländer mit dem Messer bedroht worden; die Patientin schweige ständig und schlucke alles, wehre sich nicht; wolle ins Heim unter Jugendliche, was die Eltern entschieden ablehnen. Erinnerungen an die ersten sechs Jahre (mit sechs Jahren wurde die Patientin adoptiert) in der leiblichen Familie: Patientin: „Ich hatte nie die Chance, jemanden auch nur zu sehen, habe nie mit den Eltern zusammen gegessen, war eingesperrt, wurde geschlagen und bin abgehauen."

3. Interaktions-/Kommunikationsverhalten im Familiengespräch
Im Gespräch wiederholt sich die Interaktion, so wie sie von zu Hause berichtet wird: Die Eltern versuchen mit der Patientin ins Gespräch zu kommen, dies bleibt aber einseitig, die Patientin fühlt sich bedrängt, sieht aber gleichzeitig die Vorwürfe (jedenfalls zum Teil) ein und schweigt auch (oder gerade), wenn die Eltern sie dazu auffordern, ihre eigene Meinung deutlich zu machen. Die Kommunikation der Eltern ist im Gespräch völlig auf die Patientin bezogen.

B. Annahmen zur aktuellen Familiendynamik

Die Patientin fühlt sich von ihrer „Clique" stark angezogen, orientiert sich an ihr, zumal sie dort nach ihrer Angabe eine zentrale Position einnimmt; dagegen erscheint der Umgang mit den Eltern für sie weitaus weniger attraktiv. Möglicherweise sind die Eltern ihrer Meinung nach etwas altmodisch und hausbacken. Die Patientin kann wohl die elterlichen Bedenken und Vorhaltungen verstehen, hält aber die Befürchtungen der Eltern (Einschaltung von Fachleuten) für übertrieben. Sie spürt wohl auch die emotionale Bindung, die die Eltern zu ihr haben, entzieht sich den elterlichen Einflußversuchen aber durch passiven Widerstand.

II. Einzelexplorationen

Der *Vater* betont noch einmal, daß „die Patientin eigentlich ein liebes Mädchen ist, folgsam ist, nicht aufmuckt, macht, was man ihr sagt, und das auch nicht widerwillig". Ihr Hauptproblem sei, daß sie keine „richtigen" Freundschaften – weder zu Mädchen noch zu Jungen – habe, sondern nur oberflächliche, und sich bei Konflikten in ein Schneckenhaus zurückziehe. Ihre „Ausschweifungen" (abends nicht oder zu spät nach Hause kommen) werden seit zwei Jahren immer mehr.

Er beschreibt den erbärmlichen Zustand, in dem die Patientin 6jährig in die Familie kam: Damals habe sie Vorräte gehortet, eingenäßt, auch ab und zu gelogen oder Geld genommen, das sei aber schnell vorbeigegangen. Aus diesen Vorerfahrungen der Patientin versteht er ihr Mißtrauen gegenüber Erwachsenen. Wichtig könnte der von der Patientin geäußerte Wunsch sein, die leibliche Mutter kennenzulernen, „von der sie vielleicht ein Ideal aufgebaut hat"…„vielleicht geht das hier in der Klinik".

Auch die *Mutter* betont ähnlich wie ihr Mann die Beziehungs- bzw. Bindungsprobleme der Patientin; darüber hinaus äußert die Mutter Kritik an ihrem Mann, die sie im Familiengespräch nur angedeutet hat; es entsteht sogar der Eindruck, daß sie ihn hinter seinem Rücken schlecht macht. Sie wirft ihm „Aggressivitäten" und (wahrscheinlich) erzieherische Inkompetenz vor, während sie selbst sich wünscht, daß die Patientin mit ihnen spreche, sich auch wehre, sie auch in den Arm nehmen könne. Die Patientin läßt sie nicht an sich heran.

Zusätzlich werden Streitereien zwischen der Patientin und ihrer Schwester deutlich. Die *Patientin* meint, ausbaden zu müssen, was die Schwester angestellt habe.

Die Patientin findet die stationäre Behandlung „eigentlich nicht nötig", wundert sich, daß sie das Eingesperrtsein aushält, „wenn ich zu Hause Hausarrest habe, mache ich Randale", findet es gut, daß sie hier auf Station „in Ruhe gelassen wird". Sie glaubt, sich hier bereits zu verändern, weniger „hart zu werden", „ich denke jetzt schon mehr an die Familie und heule in der Nacht".

III. Zusammenfassung

A. Pathognostischer Stellenwert der
    Familie/Umwelt
Die Beziehungen der Eltern zur Patientin sind im Grunde tragfähig; bei der Patientin handelt es sich um eine typische Pubertätsproblematik, die dadurch verschärft wird, daß die Patientin (aufgrund ihrer problematischen Vorgeschichte: frühkindliche Deprivation) Schwierigkeiten hat, stabile Beziehungen einzugehen.

Zudem wirkt die Patientin weitaus älter als eine 14jährige und wird in der Gruppe der Gleichaltrigen „älter behandelt" (überschätzt und damit auch überfordert) als in der Familie, woraus Spannungen resultieren. Die Auseinandersetzung um stärkere Unabhängigkeit wird von der Patientin vielleicht auch deshalb härter geführt, weil sie (unbewußt) den Adoptiveltern weniger Einfluß zugesteht als leiblichen Eltern. Möglicherweise fühlt sie sich auch als Adop-

tivkind der Schwester gegenüber benachteiligt, was real nach unserer Einschätzung nicht der Fall ist.

Zwischen den Eltern bestehen Unterschiede in Erziehungsfragen, die nicht offen ausgetragen werden.

B. Familientherapeutische Aspekte/Hinweise
Die Therapiemotivation der Patientin ist sehr labil (Ausbruch/Abbruchwunsch), sie wird zumindest zunächst nur kooperieren, z. B. um mehr Freiheiten zu bekommen. Die Eltern sind kooperationsbereit.

Die stationäre Aufnahme ist schon alleine deshalb sinnvoll, um die unproduktiven Kommunikationsversuche der Eltern gegenüber der Patientin auszusetzen; parallel zur Einzelbehandlung der Patientin könnte die Zeit dazu genutzt werden, das Gespräch zwischen den Eltern zu unterstützen.

Mögliche Ziele:
– Aussprache der Eltern über strittige Erziehungsfragen (nicht nur hinsichtlich der Patientin); Förderung einer gemeinsamen Erziehungseinstellung der Eltern.
– Unterstützung einer realistischen Einstellung bei den Eltern; Ertragen von Enttäuschungen, die ihnen die Patientin nicht ersparen wird.
– Ob die Eltern bereit sind, über Eheprobleme zu sprechen, erscheint uns fraglich. Vielleicht erleben sie ein Angebot unsererseits aber auch als hilfreich.
– Förderung der Selbstverantwortlichkeit bei der Patientin; ernsthafte Auseinandersetzung mit den aktuellen Konflikten; Unterstützung von Versuchen der Patientin, für ihre Probleme selbst Lösungen zu entwickeln.
– Mit der Patientin sollte abgeklärt werden, ob und mit welchem Ziel sie ein Gespräch mit der leiblichen Mutter tatsächlich sucht.

9.4 Interne und klinisch-neurologische Untersuchung

Zur vollständigen psychiatrischen Untersuchung gehört auch eine interne und eine klinisch-neurologische Untersuchung. Auf die *interne Untersuchung* wird hier nicht näher eingegangen. Sie wird nach den auch in anderen Fachdisziplinen gültigen Regeln durchgeführt.

Die *klinisch-neurologische Untersuchung* gliedert sich in die Anamneseerhebung und die körperliche Untersuchung.

Die Erhebung der *Anamnese* erfolgt nach den auch für die psychiatrische Anamnese gültigen Gesichtspunkten (aktueller Untersuchungsanlaß, Familienanamnese, Eigenanamnese, aktuelle Anamnese).

Die klinisch-neurologische *Untersuchung*, die stets vollständig durchgeführt werden muß, gliedert sich in folgende Abschnitte (Tab. 9.**11**): 1. Hirnnervenbefund, 2. Erhebung des Reflexstatus, 3. Sensibilität, 4. motorisches System, 5. Koordination, 6. psychischer Befund. Am Ende der neurologischen Untersuchung sollen die auffälligen und pathologischen Befunde gesondert beschrieben werden. Anschließend wird die Diagnose in einer eigenen Rubrik festgehalten und gegebenenfalls eine Dokumentation der Auffälligkeiten in den einzelnen Bereichen durchgeführt.

Die interne und neurologische Untersuchung ist auch bei psychiatrischen Patienten wichtig. Sie gibt oft Anhaltspunkte für hirnorganische Hintergründe psychiatrischer Erkrankungen und führt zur Einleitung der somatischen Zusatzuntersuchungen, die zur Abklärung der jeweiligen Verdachtsdiagnose erforderlich sind.

9.5 Somatische und Zusatzuntersuchungen und Labordiagnostik

Auch in der Adoleszentenpsychiatrie werden eine Reihe von somatischen Untersuchungen und speziellen Labormethoden angewandt. Sie werden eingesetzt, wenn sich aufgrund der klinisch-neurologischen Untersuchung besondere Verdachtsmomente ergeben haben oder wenn bei der psychiatrischen Erkrankung, die vermutet wird oder diagnostiziert ist, Auffälligkeiten zu erwarten sind, die mit den betreffenden Methoden erfaßt werden können.

Die geläufigsten Methoden aus dem Bereich somatischer Zusatzuntersuchungen sind die *neurophysiologischen* und die *neuroradiologischen* Methoden und die *Labordiagnostik*. Die in der Praxis wichtigsten Untersuchungsmethoden aus den drei Bereichen sind in Tab. 9.**12** aufgelistet.

9.5.1 Neurophysiologische Zusatzuntersuchungen

Die Neurophysiologie hat sich zu einem eigenen Fachgebiet mit sehr speziellen Methoden entwickelt. Im folgenden kann nur ein kleiner Ausschnitt der Methoden angeführt werden.

Verwiesen sei auf spezielle Lehrbücher (Dumermuth 1965; Rothenberger 1987).

Elektroenzephalogramm (EEG)

Alle Hirnprozesse werden von elektrischen Vorgängen begleitet. Die oberflächlichen, also *rindennahen elektrischen Vorgänge* kann man mit Hilfe des EEG registrieren. Das EEG wird mit aufgesetzten Elektroden von verschiedenen Punkten der Schädelkalotte abgeleitet, wobei die Elektroden entweder unipolar (gegen einen indifferenten Bezugspunkt) oder bipolar (miteinander) verschaltet werden. Für die Beurteilung des EEG sind folgende Gesichtspunkte wichtig: Frequenz, Amplituden, vorherrschende Wellenformen, Seitenunterschiede und besondere Wellenmuster (z. B. Krampfpotentiale).

Folgende **Wellenformen** können unterschieden werden:

– Deltawellen $^1/_2$–3/s,
– Thetawellen (Zwischenwellen) 4–7/s,
– Alphawellen 8–13/s,
– Betawellen 14–30/s.

Im Wachzustand und bei geschlossenen Augen herrschen beim Jugendlichen und Erwachsenen die Alphawellen vor, die besonders gut im Bereich des Hinterhauptlappens ausgeprägt sind. Öffnet die untersuchte Person die Augen, so werden die Alphawellen unterbrochen, bei erneutem Augenschluß treten sie wieder auf. Im Zustand der Müdigkeit oder im Schlaf ändert sich das Wellenbild des EEG grundlegend. Es treten zunehmend langsamere Frequenzen, z. B. Theta- oder Deltawellen, auf. Nach Maßgabe dieser Wellen kann man unterschiedliche *Schlafstadien* unterscheiden (Stadien A–E).

Die **pathologischen Veränderungen im EEG** lassen sich im wesentlichen auf drei Grundtypen zurückführen:

1. *Allgemeinveränderungen:* Bei ihnen kommt es zu einer Verlangsamung der Grundfrequenz und zur Irregularisierung des Wellenmusters sowie zu Dysrhythmien. Allgemeinveränderungen treten meist bei diffusen zerebralen Funktionsstörungen auf wie z. B. bei entzündlichen Erkrankungen, metabolischen oder endokrinen Störungen,

Tabelle 9.**11**   Abschnitte der klinisch-neurologischen Untersuchung (nach Neundörfer u. Kömpf 1988)

1. Hirnnerven

I	– Anbieten (getrennt für jedes Nasenloch) von aromatischen und V-reizenden Stoffen
Augen (II, III, IV, VI)	– Visus, Fundusskopie, fingerperimetrische Bestimmung des Gesichtsfeldes; Pupillen (Form, Seitenvergleich, Reaktion auf Licht und Konvergenz), Ptosis, Enophthalmus, Exophthalmus, Doppelbilder, Augenmuskelparesen, Blickparesen, Spontannystagmus (Frenzel-Brille), Lage- und Lagerungsnystagmus, Blickrichtungsnystagmus, optokynetischer Nystagmus; bei *Säuglingen:* Blinzeln auf Lichtreize
V	– Kornealreflex, Masseterreflex, Kaumuskeln, Sensibilität
VII	– Gesichtsmuskulatur, bei *Säuglingen:* Saugreflex, Suchreflex
VIII	– Fingerreiben, Uhrenticken, Stimmgabel, Weber- und Rinne-Test, vestibuläre Prüfung: Stehen und Gehen bei geöffneten und geschlossenen Augen, Unterberger-Tretversuch, Nystagmusanalyse) (Rotations- und kalorische Testung: Augen und ENG)
IX und X	– Geschmacksprüfung, Würgereflex, Schluck- und Schlingakt, Phonation
XI	– Mm. sternocleidomastoideus und trapezius
XII	– Zungenabweichen, Atrophie, Faszikulieren

2. Reflexe

Muskeleigenreflexe:
Bizepssehnenreflex (C_5–C_6), Radiusperiostreflex (C_5–C_6), Trizepssehnenreflex (C_6–C_7), Fingerbeugereflex (Trömner, Knipsreflex: C_8), Patellarsehnenreflex (L_2–L_4), Adduktorenreflex (L_2–L_4), Tibialis-posterior-Reflex (L_5), Achillessehnenreflex (S_1), Zehenbeugereflex (Rossollimo: S_1)

Fremdreflexe:
Kornealreflex, Würgereflex, Bauchhautreflex, Kremasterreflex, Analreflex, Plantarreflex

Pyramidenbahnzeichen:
1. Unerschöpfliche Kloni (Patellar- und Fußkloni)

2. Babinski-Gruppe: Babinski, Oppenheim, Gordon, Chaddock
3. Pathologische Mitbewegungen: obere Extremitäten: Wartenberg, Leri (nur bei einseitigem Vorkommen pathologisch!), kontralaterale Mitbewegungen beim Händedruck; untere Extremitäten: Strümpell, Marie-Foix
4. Einseitig gesteigerte Muskeleigenreflexe

Bei *Kindern* sind die Babinski-Gruppe bis zum Ende des 2. Lebensjahres und die pathologischen Mitbewegungen z. T. bis zum Ende des 9. Lebensjahres physiologisch

Bei *Säuglingen* physiologische Reflexe: Greifreflex, Zugreflex, Schreitreflex, Magnetreflex, Moro-Reflex

3. Sensibilität

Qualitativ:	Oberflächensensibilität: Berührung, Schmerz, Temperatur Tiefensensibilität: Vibration, Lage- und Bewegungsempfinden
Quantitativ:	protopathische und epikritische Sensibilität (Zahlenschreiben, Figurenerkennen, Sukzessivreize, 2-Punkt-Diskrimination, Stereognosie, pathologischer Funktionswandel)

4. Motorik

Muskeltonus: Normotonus, Hypotonus, Spastik, Rigor

Muskelumfangmaße, Atrophie

Prüfung der groben Kraft:
0 = keinerlei Aktivität
1 = sichtbare Muskelkontraktion ohne Bewegung
2 = Bewegung unter Ausschaltung der Schwerkraft
3 = Bewegung gegen Schwerkraft
4 = Bewegung gegen mäßigen Widerstand
5 = normale Muskelkraft

Arm- und Beinvorhalteversuch

Hyperkinesen, Tremor, Myoklonien

Bei *Säuglingen und Kleinkindern* ist im Seitenvergleich auf den Unterschied von Spontanbewegungen zu achten

Tabelle 9.**11**   Fortsetzung

5. Koordination	**6. Psychischer Befund**
Zeigeversuche (Finger-Nasen- und Knie-Hacken-Versuch)	Bewußtseinslage (Somnolenz, Sopor, Koma)
	Orientiertheit (örtlich, zeitlich, situativ, zur Person)
Rasche Antagonistenbewegungen (Diadocho-kinese)	Intelligenz (Gedächtnis, Merkfähigkeit, Konzentration, Rechenaufgaben, Allgemeinwissen, Ähnlichkeiten, Unterschiede, Verständnisprüfungen)
Baranyscher Zeigeversuch	
Stand (Romberg) und Gang bei geöffneten und geschlossenen Augen	Inhaltliches und formales Denken
Rebound-Phänomen	Hirnwerkzeugstörungen (neuropsychologische Syndrome)
Artikulation	

Tabelle 9.**12**   Somatische Zusatzuntersuchungen und Labordiagnostik

Neurophysiologische Zusatzuntersuchungen

1. Elektroenzephalogramm (EEG)
2. Evozierte Potentiale
   a) Visuell evozierte Potentiale
   b) Akustisch evozierte Potentiale
   c) Somatosensorisch evozierte Potentiale
3. Neurophysiologische Methoden im experimentellen Ansatz
   a) Brain Mapping unter verschiedenen Bedingungen
   b) Evozierte Potentiale unter verschiedenen Versuchsbedingungen

Neuroradiologische Zusatzuntersuchungen

1. Hirnszintigraphie
2. Zerebrale Angiographie
3. Kraniale Computertomographie
4. Kernspintomographie (Magnetic Resonance Imaging MRI)
5. Emissionstomographie
   a) Single-Photon-Emissionscomputertomographie (SPECT)
   b) Positronen-Emissionstomographie (PET)

Labordiagnostik

1. Routinediagnostik (Urin, Serum, Liquor)
2. Spezialdiagnostik
   a) Bestimmung von Neurotransmittern und ihren Metaboliten (Katecholamine, Serotonin, Dopamin)
   b) Neuroendokrinologische Untersuchungen

atrophischen Prozessen oder beim diffusen Hirndruck.

2. *Herdbefunde:* Sie sind dadurch gekennzeichnet, daß es über dem „Herd" zu einer umschriebenen Kurvenverlangsamung oder -abflachung kommt (Verlangsamungsherd). Herdbefunde sind festzustellen bei akuten Funktionsstörungen wie Contusio cerebri, Hämatomen, Hirntumoren oder auch als Restbefunde abgelaufener zerebraler Schädigungen.

3. *Hypersynchrone Aktivität:* Darunter versteht man Spitzenpotentiale, die auf eine erhöhte Krampfbereitschaft hinweisen. Es handelt sich dabei um zwei Grundtypen:
– *Spike-wave-Entladungen* von weniger als 80 ms Dauer mit hoher Amplitude und
– *Sharp waves* (steil ansteigende, aber flacher abfallende, meist mehrphasige Potentiale von 80–200 ms Dauer).
Für einzelne Epilepsieformen sind recht typische „Krampfpotentiale" charakteristisch, so daß diese Anfallsarten auch im anfallsfreien Intervall an dem typischen Wellenmuster erkannt werden können. Einige Beispiele sind in Abb. 9.4 wiedergegeben.

In den letzten Jahren wurden *Methoden zur* **Auswertung** *des EEG mit Hilfe der Computertechnik* entwickelt. Auf diese Weise können im Frequenz- und Amplitudenbereich feinere Schwankungen erfaßt werden als bei der visuellen Auswertung. Die am häufigsten ange-

Art d. Krampfwellenkomplexe	Anfallstyp	Form	
Spikes and waves (3/s)	Aufwach-Grand-mal Pyknolepsie		①
Slow spikes and waves (Spike-wave-Variante) (2/s)	myoklonisch-asta-tisches Petit-mal		②
Polyspikes and waves	Impulsiv-Petit-mal		③
Hypsarrhythmie	BNS-Krämpfe		④

Abb. 9.**4** Krampfpotential-komplexe (nach Neundörfer u. Kömpf 1988)

wandten Analysemethoden sind die *Fast-Fourier-Analyse* und die *Hjorthsche Analyse*. Ein wichtiges Anwendungsgebiet dieser Computeranalysen ist die experimentelle Untersuchung kognitiver Funktionen. Häufig wird dabei die Computeranalyse des EEG mit der Analyse evozierter Potentiale kombiniert.

Evozierte Potentiale (EP)

Unter *evozierten Potentialen* versteht man die *durch äußere Reize hervorgerufene Reaktion des Gehirns*, die aus der Hintergrundaktivität des EEG mit Hilfe der sogenannten *Averaging-Technik* sichtbar und meßbar gemacht werden kann. Je nach der verwendeten Reizqualität kann man visuell evozierte Potentiale (VEP), auditorisch (akustisch) evozierte Potentiale (AEP) und somatosensorisch evozierte Potentiale (SEP) unterscheiden.

Einige der durch Sinnesreize im EEG hervorgerufenen Veränderungen (z. B. solche durch laute Geräusche) sind an einer erhöhten Amplitude mit bloßem Auge zu erkennen. Die meisten Antworten des Gehirns auf externe Reize sind jedoch in der Hintergrundaktivität verborgen und müssen mit Hilfe der Computertechnik erst sichtbar gemacht werden. Für die Verarbeitung der evozierten Potentiale mit Hilfe der Computertechnik ist eine *Analog-Digital-Wandlung* erforderlich. Mit den digital gespeicherten Potentialen lassen sich dann entsprechende Berechnungen durchführen.

Bei gleichzeitiger Ableitung des EEG wird z. B. ein auditorischer Reiz gesetzt, der ein entsprechendes Potential „evoziert". Das analog aufgezeichnete EEG wird mit Hilfe eines Analog-Digital-Wandlers in digitale Impulse umgewandelt, die gespeichert und der weiteren Berechnung zugeführt werden können.

Die *Auswertung* der evozierten Potentiale kann visuell bzw. durch Ausmessung und computergesteuert erfolgen. Abb. 9.5 zeigt dies für ein auditorisch evoziertes Potential (oberer Teil der Abbildung) und für die kontingente negative Variation (CNV).

Wie der obere Teil der Abbildung zeigt, werden die von der Mittellinie nach oben registrierten Abweichungen als *negative*, die nach unten gehenden als *positive Komponenten* bezeichnet. Der Zeitraum zwischen Reiz (Klick) und der ersten negativen bzw. positiven Komponente wird als *Latenz* bezeichnet.

Unter einer *kontingenten negativen Variation (CNV)* versteht man eine Negativierung der Hirnstromaktivität, die auftritt, wenn die Versuchsperson einen Reiz erwartet, nach dessen Auftreten sie eine Handlung oder Entscheidung vollziehen soll (*Erwartungspotential*). Dies ist im unteren Teil der Abbildung dargestellt. Die Auswertung erfolgt ebenfalls durch visuelles Ausmessen bzw. durch Computerprogramme, die es erlauben, die zeitlichen Verhältnisse genau zu messen oder auch die unter den Kurven befindliche Fläche mit Hilfe der Integralrechnung zu bestimmen.

Visuell evozierte Potentiale (VEP)

Visuell evozierte Potentiale werden häufig kombiniert mit der Ableitung des Elektrookulogrammes und des Elektroretinogrammes.

Sie werden erzeugt durch einen Lichtreiz, ein Schachbrettmuster oder andere Reizkonfigurationen, welche von der Retina aus über die optischen Bahnen bis zur okzipitalen Sehrinde weitergeleitet werden. Von dort bestehen Verbindungen zum sekundären (Area 13) und tertiären (Area 19) visuellen Kortex.

Klinische Bedeutung: Neben den Anwendungen in der Ophthalmologie und Neurologie (zur Überprüfung der Sehschärfe, des Sehfeldes, zur Abklärung einer kortikalen Blindheit usw.) werden VEP in der Kinder- und Jugendpsychiatrie bei Zuständen nach hirnorganischen Schädigungen (Enzephalitis, Zustand nach Hirntumoren, nach Schädel-Hirn-Traumen), bei autistischen Syndromen, Oligophrenien und degenerativen Erkrankungen angewandt, wobei zwei große Indikationsbereiche bestehen (Rothenberger 1987):

1. als Suchmethode zur Auffindung selektiver sensorischer Störungen und
2. als gezielte Ergänzung der klinischen Diagnostik und Therapie.

Auditorisch evozierte Potentiale (AEP)

Hier erfolgt die Stimulation durch akustische Reize (Klicks, Töne). Wie bei den visuell evozierten Potentialen entspricht der erste Teil der AEP der sensorischen Komponente, der letzte Teil kognitiven Komponenten.

Untersuchungen mit Hilfe der auditorisch evozierten Potentiale haben gezeigt, daß bei verschiedenen Störungsmustern (z. B. bei autistischen Syndromen, bei rezeptiven Aphasien, bei Aufmerksamkeitsstörungen und bei der Dyslexie) abweichende Modalitäten der Informationsverarbeitung bestehen.

Auswertungskriterien sind die Latenzzeit zwischen Reiz und Auftreten des Potentials, die Amplituden sowie die Konfiguration des Potentials.

Somatosensorisch evozierte Potentiale (SEP)

Bei dieser Form der evozierten Potentiale wird z. B. durch Reizung des N. medianus am Handgelenk ein elektrischer Impuls erzeugt, der über das EEG als evoziertes Potential abgeleitet werden kann. Wegen der langen zu durchlaufenden polysynaptischen Bahnen handelt es sich um ein recht kompliziertes Potential, das anatomischen Strukturen nur unzureichend zugeordnet werden kann. Die Latenzen der kortikalen somatosensorisch evozierten Potentiale nehmen mit zunehmendem Alter ab und erreichen um das 10. Lebensjahr einen stabilen Wert. Die späten kortikalen

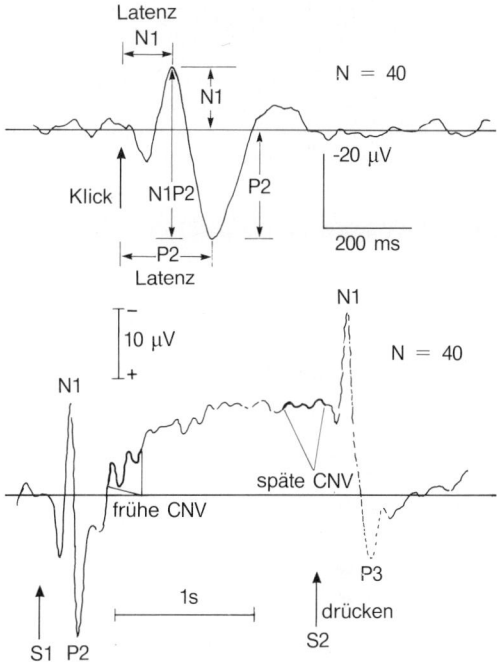

Abb. 9.**5** Beispiele für die Vermessung von Komponenten evozierter Potentiale.
Oben: späte auditorisch evozierte Potentiale (AEP).
Unten: kontingente negative Variation (CNV).
Ableitung Cz gegen verbundene Mastoide (nach Cooper u. Mitarb. 1984)

SEP weisen eine hohe Variabilität auf und sind von der Aufmerksamkeit abhängig.

Klinische Bedeutung: Die Hauptbedeutung liegt im Bereich der Neurologie. Im Bereich der Neuropsychiatrie sind sie vor allem wichtig bei Syndromen mit motorischer Komponente (z. B. bei Tic-Erkrankungen und dem Gilles-de-la-Tourette-Syndrom).

Neurophysiologische Methoden im experimentellen Ansatz

Verschiedene neurophysiologische Methoden haben noch keine praktische klinische Anwendung gefunden, obwohl sie sich in experimentellen Studien als wichtig erwiesen haben. Zu ihnen gehören das *Brain mapping* unter experimentellen Versuchsbedingungen sowie Untersuchungen mit Hilfe der *evozierten Potentiale bei kognitiven Leistungsaufgaben*. Bei letzteren wird häufig von „*kognitiven Potentia-*

len" gesprochen, zu denen die späteren Wellen der evozierten Potentiale gehören (z. B. die P-300-Welle), die kontingente negative Variation (CNV) als Gleichspannungsveränderung der EEG-Grundlinie, die bei konditionierten Erwartungen der Versuchsperson auftritt, und das Bereitschaftspotential (BP), ein negatives Potential vor einer selbstinitiierten Willkürbewegung (ausführlichere Hinweise hierzu bei Rothenberger 1987).

9.5.2 Neuroradiologische Zusatzuntersuchungen

Bei der **Hirnszintigraphie** werden intravenös Radionuklide injiziert, die sich bei manchen Strukturveränderungen im Gehirn (z. B. Hirntumoren, Blutungen, ischämischen Insulten) anreichern. Die Hirnszintigraphie hat mehr Bedeutung in der Neurologie.

Die **zerebrale Angiographie** dient dem Nachweis von Tumoren, Blutungen sowie Gefäßanomalien.

Die **kraniale Computertomographie** dient dem Nachweis hirnstruktureller Veränderungen bei neurologischen Erkrankungen, aber auch bei psychiatrischen Erkrankungen (z. B. Schizophrenien, Anorexien). Interessant ist, daß sich bei vielen Patienten mit Anorexie im Akutstadium eine Pseudoatrophie des Gehirns nachweisen läßt, die jedoch reversibel ist.

Mit Hilfe der **Kernspintomographie**, die auf dem Prinzip der kernmagnetischen Resonanz beruht, können intrazerebrale Strukturen und ihre Veränderungen recht präzise und in drei Ebenen nachgewiesen werden.

Mit Hilfe der **Emissionstomographie** ist es möglich, durch Verrechnung von Meßdaten ein dreidimensionales Bild des Gehirns darzustellen, wobei auch die Abbildung von Stoffwechselprozessen möglich ist. Derzeit existieren hierfür zwei Methoden:

– Bei der *Single-Photon-Emissionscomputer-tomographie (SPECT)* wird die Regionalverteilung eines Gammastrahles erfaßt, wobei verschiedene Isotope verwendet werden. Dadurch ist es möglich, zerebrale Stoffwechselvorgänge in verschiedenen Hirnbezirken zu erfassen.

– Bei der *Positronen-Emissionstomographie (PET)* werden die beim Zerfall eines Nuklids austretenden Positronen, die sich mit einem Elektron vereinigen, in Gammaquanten (Strahlenenergie) zerlegt, die mit Hilfe von Detektoren nachgewiesen werden und dreidimensionale Bilder mit hohem Auflösungsvermögen ermöglichen. Die für die Untersuchung erforderlichen Radionuklide werden mit Hilfe eines Zyklotrons erzeugt. Die Positronen-Emissionstomographie ist ein zukunftsträchtiges Verfahren, weil man mit ihrer Hilfe auch die Verteilung von Aminosäuren, Pharmaka und Neurotransmittern im Hirngewebe messen kann.

9.5.3 Labordiagnostik

Auf die Labordiagnostik kann hier nicht im einzelnen eingegangen werden. Wir unterscheiden eine *Routine-Labordiagnostik*, die sich auf Urinuntersuchungen, Serumuntersuchungen und Liquoruntersuchungen erstreckt, von einer *Spezialdiagnostik*, die im wissenschaftlichen Bereich der Adoleszentenpsychiatrie im wesentlichen zwei Zielen dient:

– der Bestimmung von Neurotransmittern und ihren Metaboliten (Katecholamine, Serotonin, Dopamin) und
– neuroendokrinologischen Spezialuntersuchungen.

Die Bestimmung von *Katecholaminen* im Serum und im Liquor hat bei der Schizophrenie, bei verschiedenen Formen der Depression, bei autistischen Syndromen und bei der Anorexia nervosa Bedeutung.

Neuroendokrinologische Untersuchungen wurden ebenfalls bei Depressionen und der Anorexia nervosa in größerem Umfange vorgenommen. Bei beiden Störungsgruppen hat auch der *Dexamethason-Suppressionstest (DST)* eine gewisse Bedeutung erlangt. Allerdings hat sich die zunächst vermutete Spezifität dieses Tests als Marker für eine endogene Depression nicht bestätigt. Er kann aber in Grenzen für prognostische Aussagen im Hinblick auf depressive Störungen sowie hinsichtlich der Rückfallprognose der Anorexia nervosa verwendet werden (Herpertz-Dahlmann u. Remschmidt 1990).

Eine Übersicht über die Ergebnisse derartiger Laboruntersuchungen in der Kinder- und Jugendpsychiatrie geben Ferguson u. Bawden (1988).

Verschiedene der hier nur kurz abgehandelten somatischen Zusatzuntersuchungen dürften für die *Forschung* in den nächsten Jahren größere Bedeutung gewinnen. Daß sie sich bislang als wenig spezifisch für bestimmte klinisch-psychopathologisch definierte Krankheitsbilder erwiesen haben, spricht nicht gegen ihre Bedeutung. Denn man kann sich die Frage stellen, ob die Krankheitsbilder, die bislang aufgrund klinisch-psychopathologischer Kriterien voneinander abgegrenzt werden, wirklich nosologische Einheiten sind oder ob man nicht den umgekehrten Weg gehen und *Gruppen bzw. Subgruppen* verschiedener Störungen *nach Maßgabe elektrophysiologischer oder biochemischer Parameter* bilden sollte, um dann auf der klinisch-psychopathologischen und testmetrischen Ebene Gemeinsamkeiten zu suchen. Auf diese Weise könnten gerade solche Methoden zur besseren Definition und Validierung von Krankheitsbildern beitragen.

9.6 Der diagnostische Prozeß

9.6.1 Notwendigkeit von Diagnosen

Die Notwendigkeit, Diagnosen zu stellen, ergibt sich aus folgenden Gesichtspunkten:

– Unter einer Diagnose können *gleichartige Krankheitserscheinungen* von Patienten *zusammengefaßt* und von solchen mit anderen psychischen Störungen abgegrenzt werden. Dieses Vorgehen ist für den Fortschritt der Forschung von größter Bedeutung, hat aber auch in der alltäglichen Praxis großen Nutzen.
– Das Stellen von Diagnosen ist ein wichtiges *Instrument der Ursachenforschung.* Man kann annehmen, daß bei gleichen psychiatrischen Erkrankungen auch ähnliche Ursachen am Werke sind.
– Eine Diagnose faßt die wichtigsten Krankheitserscheinungen zusammen, manchmal zusätzlich Ursache und prognostische Aussagen. Dadurch wird zwischen Kliniken und

Mitarbeitern verschiedener Institutionen eine relativ einfache *Verständigung* möglich, sofern sie das gleiche diagnostische System benutzen.
– Schließlich dienen Diagnosen auch der *Entscheidung* darüber, welche *Behandlung* erfolgen soll. So sind z. B. therapeutische Maßnahmen bei einer körperlich begründbaren Psychose und einer neurotischen Erkrankung grundverschieden.

Leider trifft der letztgenannte Gesichtspunkt auf eine Reihe von Diagnosen nicht oder noch nicht zu. Dies ist insbesondere dann der Fall, wenn man sich mit einer eindimensionalen Diagnose (z. B. Neurose, Schizophrenie) begnügt. Beim mehrdimensionalen oder multiaxialen Vorgehen enthält die Diagnose bereits wichtige Informationen über die einzuschlagende Therapie (z. B. Informationen über die Familie, über die Intelligenz, über körperliche Begleiterkrankungen). Daher ist eine multiaxiale Diagnostik der herkömmlichen eindimensionalen überlegen (Remschmidt u. Schmidt 1983).

9.6.2 Einflüsse auf den diagnostischen Prozeß

Das Stellen von Diagnosen ist ein komplizierter Prozeß, in dem der Untersucher über den Patienten oder auch über eine Familie mit Hilfe bestimmter Untersuchungsmethoden wichtige Daten erhebt. Diese sind nicht frei von der Interaktion mit dem Untersucher, sie sind auch nicht unabhängig von der Untersuchungsmethodik und der Untersuchungssituation.

Der allgemeine **Ablauf des diagnostischen Prozesses** ist in Abb. 9.6 wiedergegeben. Das Flußdiagramm zeigt, daß nach der Kontaktaufnahme mit dem Patienten oder der Familie aufgrund der jeweiligen Fragestellung Hypothesen gebildet werden, die zur Auswahl bestimmter Untersuchungsmethoden führen. Nach Vorliegen der Ergebnisse muß entschieden werden, ob eine Diagnose gestellt werden kann oder ob die Hypothese gegebenenfalls zu ändern ist. Kommt der Untersucher zur Entscheidung, daß die richtige Diagnose gestellt ist, so werden die entsprechenden Maßnahmen eingeleitet, deren Erfolg zu kontrollieren

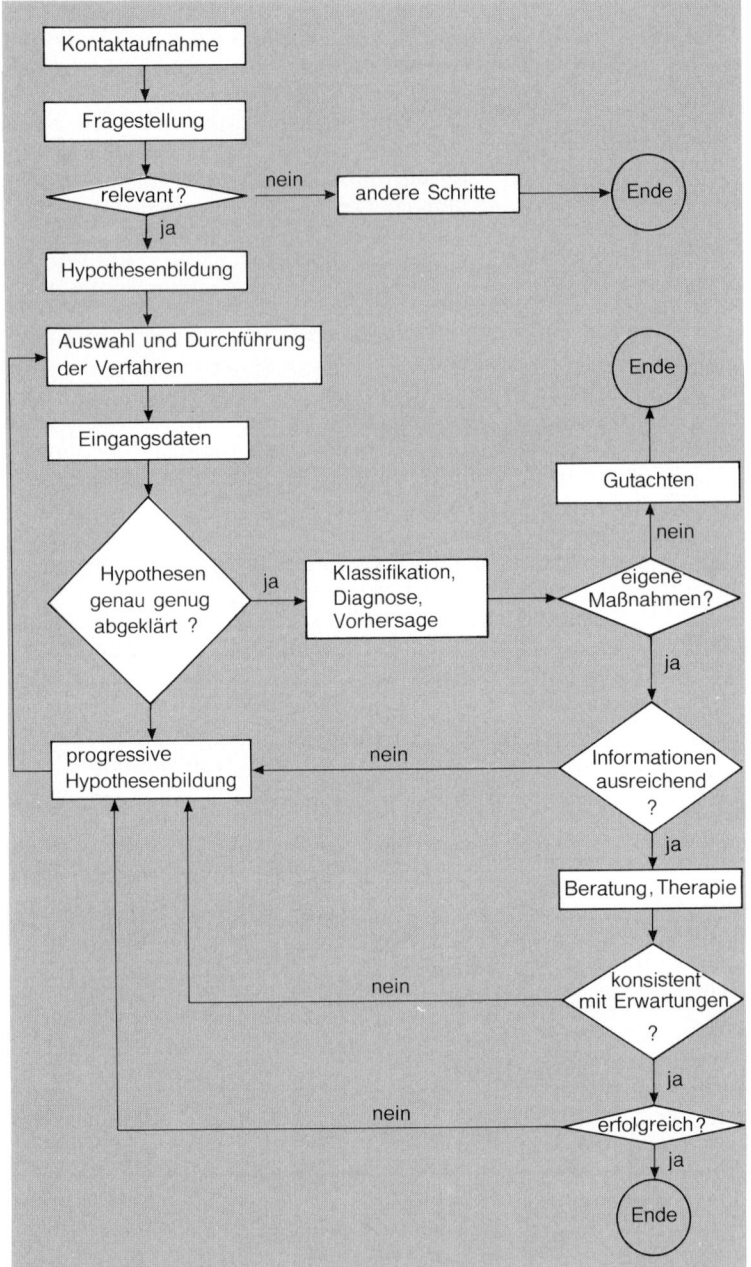

Abb. 9.**6** Veranschaulichung der wesentlichen Abschnitte eines psychodiagnostischen Prozesses (nach Schmidt 1984)

ist. Auch nach erfolgter Diagnosenstellung kann es zu einer neuen Hypothesenbildung und zu einer Veränderung der Diagnose kommen.

Die wichtigsten **Einflüsse auf den diagnostischen Prozeß** sind:

– *Einflüsse seitens des Patienten oder der Familie:* Im Hinblick auf den *Patienten* spielen verschiedene Faktoren eine Rolle: Temperament und Persönlichkeit, soziale Schichtzugehörigkeit, Art der Symptomatik und Auffälligkeitsgrad, Kontaktfähigkeit, Situation, Motivation oder Widerstand usw. Untersucht man eine ganze *Familie*, so sind daneben auch noch Merkmale der Familienstruktur und eingefahrene Interaktionsprozesse zwischen den Familienmitgliedern von Bedeutung.

– *Einflüsse seitens des Untersuchers:* Seine Persönlichkeit, seine Erfahrungen, diagnostische oder therapeutische Ausrichtung, Übertragungs- und Gegenübertragungsphänomene sowie Erwartungen und vorgefaßte Hypothesen fließen in den diagnostischen Prozeß ein.

– *Einflüsse seitens der Untersuchungsmethodik:* Was die Untersuchungs*methoden* betrifft, so ist schon ihre *Auswahl* von großer Bedeutung. Sie stellt die Weichen, ob bestimmte Merkmale des Patienten erfaßt werden oder nicht. Irrwege und Umwege werden vermieden, wenn man stets als Standardmethode neben der obligaten neurologischen und internen Untersuchung die Anamneseexploration und das klinische Interview praktiziert. Je nach Symptomatik können dann spezielle Instrumente und Spezialuntersuchungen hinzugenommen werden. Sowohl die Erfahrung als auch Untersuchungen zu dieser Frage zeigen, daß durch Anamnese und Exploration bereits in 70% der Fälle die richtigen Diagnosen gestellt werden.

– *Interaktionen zwischen den genannten Personen und/oder Methoden:* Der Ausgang des diagnostischen Prozesses ist auch abhängig von zahlreichen *Interaktionsvariablen* zwischen Patient, Familie und Untersucher. Die jeweiligen Reaktionen führen zu neuen Informationen, die vom jeweils anderen aufgenommen werden und sein Verhalten wiederum verändern. Wechselwirkungen sind sehr schwer zu objektivieren und gehören zu den empfindlichsten Störfaktoren des diagnostischen Prozesses.

9.6.3 Der Weg zur Diagnose und Therapie

Um zu einer zutreffenden Diagnose und letztlich zur Therapie zu kommen, ist eine Zusammenschau folgender Bereiche notwendig: Befunderhebung, Symptomatologie, kinder- und jugendpsychiatrische Krankheitsbilder, Therapieindikation und Beherrschung entsprechender therapeutischer Methoden. Dieser Weg vollzieht sich in mehreren *diagnostischen Schritten* (Remschmidt 1988a):

1. Zunächst werden *Krankheitserscheinungen (Symptome) festgestellt*, die sich im körperlichen oder psychischen Bereich äußern können. Sie können lokalisiert sein (z. B. Zwinker-Tic) oder generalisiert (z. B. generalisierte Tic-Erkrankungen). Sie können sich als vereinzelte Symptome äußern (z. B. Hundephobie) oder aber zu Syndromen vereinigt sein (z. B. depressives Syndrom).

2. Hat man die Symptome zusammengetragen, wobei alle zur Verfügung stehenden diagnostischen Möglichkeiten berücksichtigt werden, so folgt die *Zuordnung zu Krankheitsbildern*. Diese Krankheitsbilder stellen ein diagnostisches Gerüst dar, das im Idealfall den derzeitigen Stand der wissenschaftlichen Forschung repräsentiert. Es verändert sich fortlaufend nach Maßgabe der jeweiligen wissenschaftlichen Erkenntnisse. Das Ergebnis dieses Zuordnungsvorganges ist die *Diagnose*. In manchen Fällen ist damit zugleich die Ursache geklärt (z. B. bei psychischen Auffälligkeiten, die eine klare organische Grundlage haben). In diesem Fall ergibt sich aus der Diagnose das angemessene therapeutische Vorgehen. In vielen Fällen steht aber mit der Diagnose die Ursache noch nicht fest, sondern es ist lediglich ein *Umkreis* möglicher Ursachen skizziert. Dies gilt insbesondere für reaktive und neurotische Störungen, aber auch für Persönlichkeitsstörungen und u. U. für Psychosen.

3. In diesem Falle muß eine *Ursachenanalyse* der jeweiligen psychischen Störung oder Erkrankung erfolgen. Mit Hilfe gleicher oder ähnlicher Untersuchungsmethoden, die zur Diagnose geführt haben, versucht man die Konfliktlage eines Jugendlichen, seine besonderen Probleme oder seine Persönlichkeitsstruktur zu erfassen. Dabei ist man oft auf die Angaben Angehöriger oder anderer Personen, die den Adoleszenten gut kennen, angewiesen, vor allem, wenn man sich ein Bild darüber machen will, wie sein Verhalten *vor Auftreten* der Krankheitssymptomatik war. Aus der Analyse der individuellen Dynamik, in die nach neuerer Auffassung stets die Familie bzw.

die Umgebung des Jugendlichen einbezogen werden sollte, gewinnt man zugleich Anhaltspunkte für die Therapie. Dieses unter dem Stichwort „Ursachenanalyse" zusammengefaßte Vorgehen ist deshalb so wichtig, weil bei einer Reihe von Störungen hinter der *gleichen* Symptomatik ganz *verschiedene* Ursachen wirksam sein können. Psychische Symptome sind vielfach unspezifisch. Eine feste Koppelung zwischen einer bestimmten Kategorie traumatisierender Erlebnisse oder Konflikte und entsprechenden Symptomen gibt es in der Regel nicht.

4. Nach der Ursachenanalyse wird eine geeignete *Therapieindikation* abgeleitet. Auch dabei muß der jeweilige Erkenntnisstand berücksichtigt werden. Die Bestrebungen gehen heute in Richtung einer *differentiellen Indikation*, d. h., man versucht für die jeweilige Störung diejenige Therapiemethode einzusetzen, die nach dem aktuellen Kenntnisstand die relativ beste Effektivitätschance hat. Ein solches Vorgehen setzt voraus, daß der Untersucher über Kenntnisse in der vergleichenden Therapieforschung verfügt und selbst mehr als eine Behandlungsmethode beherrscht. Die Durchführung von Therapien ohne sorgfältige Diagnostik muß als Kunstfehler angesehen werden.

9.7 Literatur

Achenbach, T. M.: Integrating assessment and taxonomy. In Rutter, M., A. H. Tuma, I. S. Lann: Assessment and Diagnosis in Child Psychopathology. Guilford, New York 1988

Achenbach, T. M., C. S. Edelbrock: Manual for the Child Behavior Checklist and Revised Behavior Profile. Univ. Vermont, Department of Psychiatry, Burlington/Vt 1983

Achenbach, T. M., C. S. Edelbrock: Manual for the Youth Self Report and Profile. Univ. Vermont, Department of Psychiatry, Burlington/Vt 1987

Affolter, F.: Wahrnehmungsprozesse, deren Störung und Auswirkung auf die Schulleistungen, insbesondere Lesen und Schreiben. Zeitschrift für Kinder- und Jugendpsychiatrie 3 (1975) 223–234

Ahrens, B., M. Linden: Videofeedback zur Schulung der ärztlichen Gesprächsführung in der psychiatrischen Weiterbildung. In Kügelgen, B.: Video in Psychiatrie und Psychotherapie. Springer, Berlin 1989

De Ajuriaguerra, J., J.-D. Stucki: Developmental disorders of the body schema. In Vinken, P. J., G. W. Bruyn: Handbook of Clinical Neurology, vol. IV. North Holland, Amsterdam u. Wiley, New York 1969

Amthauer, R.: Intelligenz-Struktur-Test (I-S-T). Hogrefe, Göttingen 1953; 2. Aufl. 1955

Amthauer, R.: Intelligenz-Struktur-Test 70 (I-S-T-70). Hogrefe, Göttingen 1971; 2. Aufl. 1973

Angermaier, M. J. W.: Psycholinguistischer Entwicklungstest (PET). Beltz, Weinheim 1974; 2. Aufl. 1977 (dtsch. Bearb. des „Illinois Test of Psycholinguistic Abilities" [ITPA] von Kirk, S. A., J. J. McCarthy, W. D. Kirk 1968)

Aponte, H. J., J. M. VanDeusen: Structural family therapy. In Gurman, A. S., D. P. Kniskern: Handbook of Family Therapy. Brunner/Mazel, New York 1981

Ayres, A. J.: Lernstörungen. Sensorisch-integrative Dysfunktionen. Springer, Berlin 1979 (Orig.: Sensory Integration and Learning Disorders. Springer, New York 1972)

Bagarozzi, D. A.: Family measurement techniques. American Journal of Family Therapy 12 (1984) 59–62

Bannister, D., M. M. Mair: The Evaluation of Personal Constructs. Academic Press, New York 1968

Barkley, R. A.: Child behavior rating scales and checklists. In Rutter, M., A. H. Tuma, I. S. Lann: Assessment and Diagnosis in Child Psychopathology. Guilford, New York 1988

Barnes, H. L., D. H. Olson: Parent-adolescent communication scale. In Olson, D. H., I. McCubbin, H. Barnes, A. Larsen, M. Muxen, M. Wilson: Family Inventories: Inventories Used in a National Survey of Families Across the Family Life Cycle. Family Social Science, St. Paul/Mn. 1982

Barnes, H. L., D. H. Olson: Parent-adolescent communication and the circumplex model. Child Development 56 (1985) 438–447

Beckmann, D., H.-E. Richter: Gießen-Test (GT). Ein Test für Individual- und Gruppendiagnostik. Handbuch. Huber, Bern 1972; 2. Aufl. 1975

Beckmann, D., E. Brähler, H.-E. Richter: Der Gießen-Test (GT). Ein Test für Individual- und Gruppendiagnostik, 3. Aufl. mit Neustandardisierung. Huber, Bern 1983

Belschner, W., G. Lischke, H. Selg: Foto-Hand-Test (FHT) zur Erfassung der Aggressivität. Alber, Freiburg 1971

Bender, L.: A visual motor gestalt test and its clinical use. American Orthopsychiatric Association, New York 1938 (Research Monographs No. 3)

Benjamin, L. S.: Structural analysis of social behavior. Psychological Review 81 (1974) 392–425

Benjamin, L. S.: Structural analysis of differentiation failure. Psychiatry 42 (1979) 1–23

Benton, A. L. (dtsch.: Spreen, O.): Der Benton-Test. Huber, Bern 1968; 5. Aufl. 1981

Birbaumer, N.: Physiologische Psychologie. Springer, Berlin 1975

Bohm, E.: Der Rorschach-Test. Huber, Bern 1974

Bohm, E.: Lehrbuch der Rorschach-Psychodiagnostik für Psychologen, Ärzte und Pädagogen, 6. Aufl. Huber, Bern 1985; 1. Aufl. 1951

Bondy, C.: Hamburg-Wechsler-Intelligenztest für Erwachsene (HAWIE). Handanweisung. Huber, Bern 1982

Bondy, C., R. Cohen, D. Eggert, G. Lüer: Die Testbatterie für geistig behinderte Kinder (TBGB). Beltz, Weinheim 1969; 3. Aufl. 1975

Brem-Gräser, L.: Familie in Tieren. Die Familiensituation im Spiegel der Kinderzeichnung. Entwicklung eines Testverfahrens. Reinhardt, München 1975

Brickenkamp, R.: Handbuch psychologischer und pädagogischer Tests. Hogrefe, Göttingen 1962; 4. Aufl. 1975

Brickenkamp, R.: Test d2. Aufmerksamkeits-Belastungs-Test. Hogrefe, Göttingen 1962; 7. Aufl. 1981

Brickenkamp, R.: Erster Ergänzungsband zum Handbuch psychologischer und pädagogischer Tests. Hogrefe, Göttingen 1983

Brown, G. W., M. Rutter: The measurement of family activities and relationships: A methodological study. Human Relations 19 (1966) 241−263

Buggle, F., F. Baumgärtel: Hamburger Neurotizismus- und Extraversionsskala für Kinder und Jugendliche (HANES-KJ), 2. Aufl. Hogrefe, Göttingen 1975; 1. Aufl. 1972

Casler, L.: The effects of extra-tactile stimulations on a group of institutionalized infants. Genetic Psychology Monographs 71 (1965) 137−175

Collegium Internationale Psychiatriae Scalarum (CIPS): Internationale Skalen für Psychiatrie, 2. Aufl. Beltz-Test, Weinheim 1981; 3. Aufl. 1986

Conners, C. K.: Symptom patterns in hyperkinetic, neurotic, and normal children. Child Development 41 (1970) 667−682

Conrad, W., P. Büscher, L. Hornke, R. S. Jäger, W. Schweizer, W. von Stünzer, W. Wienke: Mannheimer Intelligenztest (MIT), 3. Aufl. Beltz, Weinheim 1975

Cooper, R., J. W. Osselton, J. C. Shaw: Elektroenzephalographie, 3. Aufl. Fischer, Stuttgart 1984

Costello, A. J., C. Edelbrock, R. Kalas, M. D. Kessler, S. H. Klaric: The NIMH Diagnostic Interview Schedule for Children (DISC). Univ. Pittsburgh Department Psychiatry 1982 (unveröff.) (zit. nach Edelbrock u. Costello 1988)

Courchesne, E., R. Yeung-Courchesne: Event-related brain potentials. In Rutter, M., A. H. Tuma, I. S. Lann: Assessment and Diagnosis in Child Psychopathology. Guilford, New York 1988

Cromwell, R. E., D. H. Olson, D. G. Fournier: Tools and techniques for diagnosis and evaluation in marital and family therapy. Family Process 15 (1976) 1−49

Dahl, G.: WIP. Reduzierter Wechsler-Intelligenztest. Anwendung, Auswertung, Statistische Analysen, Normwerte. Hain, Meisenheim 1972

Dührssen, A.: Die biographische Anamnese unter tiefenpsychologischem Aspekt. Vandenhoeck & Ruprecht, Göttingen 1981

Düker, H., G. A. Lienert: Der Konzentrations-Leistungs-Test (KLT). Hogrefe, Göttingen 1959; 2. Aufl. 1965

Duhm, E., J. Hansen: Der Rosenzweig Picture Frustration Test (PFT). Form für Kinder. Hogrefe, Göttingen 1957

Dumermuth, G.: Elektroencephalographie im Kindesalter. Einführung und Atlas. Thieme, Stuttgart 1965; 3. Aufl. 1976

Edelbrock, C., A. Costello: Structured psychiatric interviews for children. In Rutter, M., A. H. Tuma, I. S. Lann: Assessment and Diagnosis in Child Psychopathology. Guilford, New York 1988

Eggert, D.: LOS KF 18. Lincoln-Oseretzky-Skala. Kurzform zur Messung des motorischen Entwicklungsstandes von normalen und behinderten Kindern im Alter von 5 bis 13 Jahren, 2. Aufl. Beltz, Weinheim 1974; 1. Aufl. 1971

Ellgring, H.: Der Wert des Videos in der Psychotherapie. In Kügelgen, B.: Video in Psychiatrie und Psychotherapie, Springer, Berlin 1989

Esser, G., A. Focken: Störungen der Gedächtnisfunktionen und des Lernens. In Remschmidt, H., M. Schmidt: Neuropsychologie des Kindesalters. Enke, Stuttgart 1981

Fahrenberg, J., H. Selg: Das Freiburger Persönlichkeitsinventar FPI. Hogrefe, Göttingen 1970; 2. Aufl. 1974

Fahrenberg, G. J., R. Hampel, R. Selg: Das Freiburger Persönlichkeitsinventar (FPI), 5. Aufl. Hogrefe, Göttingen 1984; 4. Aufl. 1989

Fahrenberg, G. J., H. Selg, R. Hampel: Das Freiburger Persönlichkeitsinventar (FPI), 3. Aufl. Hogrefe, Göttingen 1978

Ferguson, H. B., H. N. Bawden: Psychobiological measures. In Rutter, M., A. H. Tuma, I. S. Lann: Assessment and Diagnosis in Child Psychopathology. Guilford, New York 1988

Fransella, F., D. Bannister: A Manual for Repertory Grid Technique. Academic Press, London 1977

Furman, W., D. Buhrmester: Children's perceptions of the qualities of sibling relationships. Child Development 56 (1985a) 448−461

Furman, W., D. Buhrmester: Children's perceptions of the personal relationships in their social networks. Developmental Psychology 21 (1985b) 1016−1024

Gärtner-Harnach, V.: Fragebogen für Schüler (FS5−10). Beltz, Weinheim 1973

Gehring, A., A. Blaser: Deutsche Kurzform des Minnesota Multiphasic Personality Inventory (MMPI) für Handauswertung. Huber, Bern 1982

Goyette, C. H., C. K. Conners, R. F. Ulrich: Normative data on revised Conners Parent and Teacher Rating Scales. Journal of Abnormal Child Psychology 6 (1978) 221−236

Grounds, L. M.: The Parent Child Observation Schedule: An Instrument for the Assessment of Parent-Adolescent Relationships. Doctoral dissertation, Univ. Pittsburgh 1985

Hampel, R., H. Selg: Fragebogen zur Erfassung von Aggressivitätsfaktoren (FAF). Hogrefe, Göttingen 1975

Hardesty, A., H. Lauber: Hamburg-Wechsler-Intelligenztest für Erwachsene (HAWIE). Huber, Bern 1961

Hartmann, H.: Psychologische Diagnostik. Kohlhammer, Stuttgart 1973

Hathaway, S. R., J. C. McKinley: The Minnesota Multiphasic Personality Inventory (MMPI). Univ. Minn. Press, Minneapolis 1951 (dtsch.: Spreen, O.: MMPI Saarbrücken. Handbuch. Huber, Bern 1963; 2. Aufl. 1977)

Hauser, S. T., S. I. Powers, G. G. Noam, A. M. Jacobson, B. Weiss, D. J. Follansbee: Familial contexts of adolescent ego development. Child Development 55 (1984) 195−213

Heil, F. E., C. Klein, H. Sevenig: Das Trierer Partnerschafts-Inventar (TPI). Forschungsversion. Trier 1977 (unveröff.)

Herjanic, B., W. Reich: Development of a structured psychiatric interview for children. Agreement between child and parent on individual symptoms. Journal of Abnormal Child Psychology 10 (1982) 307–324

Herpertz-Dahlmann, B., H. Remschmidt: Die prognostische Aussagekraft des Dexamethason-Suppressionstests für den Verlauf der Anorexia nervosa – Vergleich mit depressiven Erkrankungen. Zeitschrift für Kinder- und Jugendpsychiatrie 18 (1990) 5–11

Höhn, E., Ch. P. Schick: Das Soziogramm (Die Erfassung von Gruppenstrukturen). Eine Einführung für die psychologische und pädagogische Praxis, 3. Aufl. Hogrefe, Göttingen 1974; 1. Aufl. 1954

Holmes, T. H., R. H. Rahe: The Social Readjustment Rating Scale. Journal of Psychosomatic Research 11 (1967) 213–218

Hops, H., T. A. Wills, R. L. Weiss, G. R. Patterson: Marital Interaction Coding System. University of Oregon & Oregon Research Institute, Eugene 1972

Horn, W.: Prüfsystem für Schul- und Bildungsberatung (P-S-B). Hogrefe, Göttingen 1969

Howells, J. G., J. R. Lickorish: Familien-Beziehungs-Test (FBT), 3. Aufl. Reinhardt, München 1982 (Orig.: The Family Relations Indicator.)

Husslein, E.: Der Schulangst-Test (SAT). Hogrefe, Göttingen 1978

Ingram, R. E.: Information processing as a theoretical framework for child and adolescent psychiatry. In Schmidt, M. H., H. Remschmidt: Needs and Prospects of Child and Adolescent Psychiatry. Hogrefe & Huber, Toronto 1989

Innerhofer, P.: Das Münchner Trainingsmodell. Springer, Heidelberg 1977

Jacob, T., R. A. Seilhamer: Adaption of the areas of change questionnaire for parent-child relationship assessment. American Journal of Family Therapy 13 (1985) 28–38

Jacob, T., D. L. Tennenbaum: Family assessment methods. In Rutter, M., A. H. Tuma, I. S. Lann: Assessment and Diagnosis in Child Psychopathology. Guilford, New York 1988

Jankowski, P.: Diagnostik in der Erziehungs- und Familienberatung. In Pongratz, L.: Handbuch der Psychologie, Bd. 8. (Klinische Psychologie), 2. Hbd. Hogrefe, Göttingen 1978

Kagan, J.: Matching Familiar Figures Test. Harvard Univ., Cambridge 1964 (unveröff.)

Kendell, R. E.: Die Diagnose in der Psychiatrie. Enke, Stuttgart 1978 (Klinische Psychologie und Psychopathologie, Bd. 2)

Kinston, W., P. Loader, J. Stratford: Clinical assessment of family interaction: a reliability study. Journal of Family Therapy 1 (1979) 291–312

Kiphard, E. J., F. Schilling: Der Körper-Koordinationstest für Kinder (KTK), Manual. Beltz, Weinheim 1974

Kovacs, M.: The Interview Schedule for Children (ISC). Psychopharmacology Bulletin 21 (1985) 991–994

Kratzmeier, H., R. Horn: Standard Progressive Matrices (SPM). Beltz, Weinheim 1979; 2. Aufl. 1987 (Orig.: Raven, J. C.: Standard Progressive Matrices.)

Kügelgen, B.: Video in Psychiatrie und Psychotherapie. Springer, Berlin 1989

Laing, R. D., H. Phillipson, A. R. Lee: Interpersonelle Wahrnehmung. Suhrkamp, Frankfurt 1971

Langner, T., J. Gersten, E. D. McCarthy, J. G. Eisenberg, E. L. Greene, J. H. Herson, J. D. Jameson: A screening inventory for assessing psychiatric impairment in children aged 6 to 18. Journal of Consulting and Clinical Psychology 44 (1976) 286–296

Lienert, G. A.: Testaufbau und Testanalyse, 3. Aufl. Beltz, Weinheim 1969

Lukesch, H.: Erziehungsstile. Pädagogische und psychologische Konzepte. Kohlhammer, Stuttgart 1975

Mattejat, F.: Familienpathologische Merkmale in einem Mutter-Kind-Erstinterview. Ansatzpunkte zu einer praxisnahen Familiendiagnostik. In Bommert, H., H. Hockel: Therapie-orientierte Diagnostik. Kohlhammer, Stuttgart 1981

Mattejat, F., H. Remschmidt: Übungseffekte bei der Beurteilung von Familien. Voruntersuchungen zur Entwicklung eines familiendiagnostischen Trainingsprogramms. Zeitschrift für Kinder- und Jugendpsychiatrie 9 (1981) 317–333

Mattejat, F., H. Remschmidt: Interaktionsstörungen in Familien. In Remschmidt, H., M. H. Schmidt: Kinder- und Jugendpsychiatrie in Klinik und Praxis, Bd. III. Thieme, Stuttgart 1985

Miller, L. C.: Louisville Behavior Checklist Manual. Western Psychological Services, Los Angeles 1984

Minuchin, S., L. Baker, B. Rosman, R. Liebman, L. Milman, T. Todd: A conceptual model of psychosomatic illness in children. Archives of General Psychiatry 32 (1975) 1031–1035

Minuchin, S., B. Rosman, L. Baker: Psychosomatic families. Harvard Univ. Press, Cambridge 1978

Murray, H. A.: Thematic Apperception Test Manual. Harvard Univ. Press, Cambridge/Mass. 1943

Neundörfer, B., D. Kömpf: Neurologie. In Remschmidt, H., M. H. Schmidt: Kinder- und Jugendpsychiatrie in Klinik und Praxis, Bd. I. Thieme, Stuttgart 1988

Niebergall, G.: Soziometrische Erfassung von Stationsgruppen und Familienstrukturen. In Remschmidt, H.: Kinder- und Jugendpsychiatrie. Eine praktische Einführung, 2. Aufl. Thieme, Stuttgart 1987

Niebergall, G.: Sprachentwicklungsstörungen – Funktionelle Hemisphärenasymmetrien: neuropsychologische Untersuchungen zur Sprachdominanz bei Kindern mit einer sprachpathologischen Symptomatik. Enke, Stuttgart 1989

Olson, D. H., M. A. Straus: Ein diagnostisches Hilfsmittel für Ehe- und Familientherapie: Die SIMFAM-Technik. In Scholz, O. B.: Diagnostik in Ehe- und Partnerschaftskrisen. Urban & Schwarzenberg, München 1978

Olson, D. H., D. H. Sprenkle, C. S. Russell: Circumplex model of marital and family systems, I: cohesion and adaptability dimensions, family types, and clinical applications. Family Process 18 (1979) 3–28

Olson, D. H., H. I. McCubbin, H. Barnes, A. Larsen, M. Muxen, M. Wilson: Family inventories: inventories used in a national survey of families across the family life cycle. Family Social Science, St. Paul 1982

Orgass, B.: Token-Test. Beltz, Weinheim, 1982 (dtsch. Bearb. des Token Tests von Renzi, E. de und Vignolo, L. A. 1962)

Overbeck, A.: Beziehungsstrukturen und Interaktion bei familientherapeutischen Interviews. Diss., Gießen 1980

Patterson, G. R., R. S. Ray, D. A. Shaw, J. A. Cobb: Manual for Coding of Family Interaction. Microfiche Publ. (revised), New York 1969

Petermann, F., F.-J. Hehl: Einzelfallanalyse. Urban & Schwarzenberg, München 1979

Picton, T. W., R. F. Hink: Evoked potentials: How? What? and Why? American Journal of EEG Technology 14 (1974) 9–44

Poustka, F.: Kinderpsychiatrische Untersuchungen. In Remschmidt, H., M. H. Schmidt: Kinder- und Jugendpsychiatrie in Klinik und Praxis, Bd. I. Thieme, Stuttgart 1988

Puig-Antich, J., W. Chambers: Schedule for Affective Disorders and Schizophrenia for School-aged Children (6–16 years). Kiddie-SADS (K-SADS). New York State Psychiat. Inst., New York 1978 (unveröff.)

Rathenow, P., D. Laupenmühlen, J. Vöge: Westermann Rechtschreibtest für 6., 7. und 8. Klassen. Westermann, Braunschweig 1980

Rauchfleisch, U.: Handbuch zum Rosenzweig Picture Frustration Test (PFT), 2 Bde. Huber, Bern 1979

Raven, J. C.: Standard Progressive Matrices, 13th ed. Lewis, London 1971

Raven, J. C., J. Court, J. Raven: Raven-Matrizen-Test. Standard Progressive Matrices. Beltz, Weinheim 1979 (dtsch.: Kratzmeier, H. unter Mitarbeit von R. Horn)

Reid, J. B.: A Social Learning Approach to Family Intervention, vol. II: Observation in Home Settings. Castalia, Eugene/Or. 1978

Reiss, D.: The Family's Construction of Reality. Harvard Univ. Press, Cambridge/Ma. 1981

Reiss, D., D. Klein: Paradigm and pathogenesis: a family-centered approach to problems of etiology and treatment of psychiatric disorders. In Jacob, T.: Family Interaction and Psychopathology: Theory, Methods and Findings. Plenum, New York 1987

Remschmidt, H.: Untersuchungen lateralisierter Funktionen. In Remschmidt, H., M. H. Schmidt: Neuropsychologie des Kindesalters. Enke, Stuttgart 1981

Remschmidt, H.: Der diagnostische Prozeß. In Remschmidt, H., M. H. Schmidt: Kinder- und Jugendpsychiatrie in Klinik und Praxis, Bd. I. Thieme, Stuttgart 1988a

Remschmidt, H.: Psychiatrie und Psychopathologie. In Remschmidt, H., M. H. Schmidt: Kinder- und Jugendpsychiatrie in Klinik und Praxis, Bd. I. Thieme, Stuttgart 1988b

Remschmidt, H., F. Mattejat: Zur Konstruktion von Einschätzungsskalen für Familiengespräche. Zeitschrift für Kinder- und Jugendpsychiatrie 9 (1981) 288–316

Remschmidt, H., G. Niebergall: Störungen des Sprechens und der Sprache. In Remschmidt, H., M. Schmidt: Neuropsychologie des Kindesalters. Enke, Stuttgart 1981

Remschmidt, H., G. Niebergall: Störungen des Sprechens und der Sprache. In Remschmidt, H., M. H. Schmidt: Kinder- und Jugendpsychiatrie in Klinik und Praxis, Bd. III. Thieme, Stuttgart 1985

Remschmidt, H., M. Schmidt: Multiaxiale Diagnostik in der Kinder- und Jugendpsychiatrie. Huber, Bern 1983

Remschmidt, H., M. Schmidt, (unter Mitarbeit von C. Klicpera): Multiaxiales Klassifikationsschema für psychiatrische Erkrankungen im Kindes- und Jugendalter nach Rutter, Shaffer und Sturge. Mit einem synoptischen Vergleich zum DSM-III, 2. Aufl. Huber, Bern 1986; 1. Aufl. 1977

Remschmidt, H., H. Stutte: Neuropsychiatrische Folgen nach Schädel-Hirn-Traumen bei Kindern und Jugendlichen. Huber, Bern 1980

Remschmidt, H., R. Walter: Psychische Auffälligkeiten bei Schulkindern. Eine epidemiologische Untersuchung. (Mit deutschen Normen für die Child Behavior Checklist.) Hogrefe, Göttingen 1990

Remschmidt, H., M. Schmidt, G. Niebergall: Tests und standardisierte Beobachtungen. In Remschmidt, H., M. Schmidt: Neuropsychologie des Kindesalters. Enke, Stuttgart 1981

DeRenzi, E., G. Scotti: The influence of spatial disorders in impairing tactual discrimination of shapes. Cortex 5 (1969) 53–62

DeRenzi, E., L. A. Vignolo: The Token Test: a sensitive test to detect receptive disturbances in aphasics. Brain 85 (1962) 665–678

Revers, W. J.: Der Thematische Apperzeptionstest (TAT). Handbuch zur Verwendung des TAT in der psychologischen Persönlichkeitsdiagnostik, 4. Aufl. Huber, Bern 1979

Riskin, J., E. E. Faunce: Family interaction scales I–III. Archives of General Psychiatry 22 (1970) 504–537

Rorschach, H.: Psychodiagnostik. Methodik und Ergebnisse eines wahrnehmungsdiagnostischen Experiments (Deutenlassen von Zufallsformen), 9. Aufl. Huber, Bern 1972; 1. Aufl. 1921

Rothenberger, A.: EEG und evozierte Potentiale im Kindes- und Jugendalter. Springer, Berlin 1987

Rotter, J. B., B. Willerman: The Incomplete Sentences Test as a method of studying personality. Journal of Consulting Psychology 11 (1947) 43–48

Rutter, M., G. W. Brown: The reliability and validity of measures of family life and relationships in families containing a psychiatric patient. Social Psychiatry 1 (1966) 38–53

Sanders, A. F.: Die Psychologie der Informationsverarbeitung. Huber, Bern 1971

Schaefer, E. S.: Children's reports of parental behavior: an inventory. Child Development 36 (1965) 413–424

Schenck, K.: Katamnese operativ behandelter subduraler Ergüsse im Säuglingsalter. Habil., Homburg/Saar 1975

Schenck, K., G. Deegener: Neuentwickelte neuropsychologische Verfahren zur Diagnostik frühkindlicher Hirnschädigungen. In Müller-Küppers, M., F. Specht: Recht, Behörde, Kind. Probleme und Konflikte der Kinder- und Jugendpsychiatrie. Huber, Bern 1979

Schilling, F.: Checklist motorischer Verhaltensweisen (CMV). Westermann, Braunschweig 1976

Schilling, F.: Die Bestimmung der Händigkeit. Motorik 2 (1979) 43–49

Schlange, H., B. Stein, I. von Boetticher, S. Taneli: Göttinger Formreproduktions-Test (GFT). Zur Diagnose der Hirnschädigung im Kindesalter, 3. Aufl. Hogrefe, Göttingen 1977; 1. Aufl. 1972

Schmidt, L. R.: Überblick zur Psychodiagnostik. In Schmidt, L. R.: Lehrbuch der klinischen Psychologie, 2. Aufl. Enke, Stuttgart 1984

Schmidt, M. H., R. Voll: Intelligenzminderungen and andere Varianten der Intelligenz. In Remschmidt, H., M. H. Schmidt: Kinder- und Jugendpsychiatrie in Klinik und Praxis, Bd. II. Thieme, Stuttgart 1985

Schmidtchen, St.: Psychologische Untersuchungen. In Remschmidt, H., M. H. Schmidt: Kinder- und Jugendpsychiatrie in Klinik und Praxis, Bd. I. Thieme, Stuttgart 1988

Scholz, B. O.: Diagnostik in Ehe- und Partnerschaftskrisen. Urban & Schwarzenberg, München 1978

Schumacher, G., R. B. Cattell: Deutscher HSPQ (High School Personality Questionnaire). Mehrdimensionaler Test der Persönlichkeitsstruktur und ihrer Störungen für Zwölf- bis Achtzehnjährige. Handanweisung. Huber, Bern 1977 (Orig.: Manual for the HSPQ. IPAT, Champaign/Ill. 1968)

Seidenstücker, G., U. Baumann: Multimethodale Diagnostik. In Baumann, U., H. Berbalk, G. Seidenstücker: Klinische Psychologie. Trends in Forschung und Praxis, Bd. 1. Huber, Bern 1978

Seiffge-Krenke, I.: Die Funktion des Tagebuchs bei der Bewältigung alterstypischer Probleme in der Adoleszenz. In Oerter, R.: Lebensbewältigung im Jugendalter. Edition Psychologie, Weinheim 1985

Seilhamer, R.: The Sibling Observation Schedule: An Instrument for the Assessment of Sibling Relationships. Master's thesis, Univ. Pittsburgh 1983

Singer, M. T., L. C. Wynne: Principles of scoring communication defects and deviances in parents of schizophrenics: Rorschach and TAT scoring manuals. Psychiatry 29 (1966) 260–288

Skinner, H. A., P. S. Steinhauer, J. Santa-Barbara: The family assessment measure. Canadian Journal of Community Mental Health 2 (1983) 91–105

von Staabs, G.: Der Scenotest. Ein Beitrag zur Erfassung unbewußter Problematik und charakterologischer Struktur in Diagnostik und Therapie. Handbuch, 6. Aufl. Huber, Bern 1985

Stapf, K. H., T. Herrmann, A. Stapf, K. H. Stäcker: Psychologie des elterlichen Erziehungsstils. Komponenten der Bekräftigung in der Erziehung. Huber, Bern u. Klett, Stuttgart 1972 (Abhandlungen zur pädagogischen Psychologie, N. F., Bd. 3)

Steffen, H.: Zur Klinik der Hirnreifungsverzögerungen. Neurologische, neuropsychologische und psychiatrische Abgrenzung eines Syndroms. Habil., Heidelberg 1975

Steinglass, P.: The Home Observation Assessment Method (HOAM): Real-time naturalistic observation of families in their homes. Family Process 18 (1979) 337–354

Steinglass, P.: Assessing families in their own homes. American Journal of Psychiatry 137 (1980) 1523–1529

Steingrüber, H.-J., G. A. Lienert: Hand-Dominanz-Test (HDT), 2. Aufl. Hogrefe, Göttingen 1976; 1. Aufl. 1971

Stierlin, H., I. Rücker-Embden, N. Wetzel, M. Wirsching: Das erste Familiengespräch. Klett, Stuttgart 1977

Strodtbeck, F.: Husband-wife interaction over revealed differences. American Sociological Review 16 (1951) 468–473

Tewes, U.: Hamburg-Wechsler-Intelligenztest für Kinder, Revision 1983 (HAWIK-R). Handbuch und Testanweisung, 3. Aufl. Huber, Bern 1985; 1. Aufl. 1983

Thomae, H.: Beobachtung und Beurteilung von Kindern und Jugendlichen. Karger, Basel 1973; 13. Aufl. 1980

Thurner, F., U. Tewes: Der Kinder-Angst-Test (KAT), 2. Aufl. Hogrefe, Göttingen 1972; 1. Aufl. 1969

Ullmann, F. J.: Psychologie der Lateralität. Huber, Bern 1974

Wallin, D., M. Koch: The use of goal attainment scaling as a method of evaluating clinical outcome in an inpatient child psychiatric service. Journal of the American Academy of Child Psychiatry 16 (1977) 439–445

Warnke, A.: Früherkennung. In Remschmidt, H., M. H. Schmidt: Kinder- und Jugendpsychiatrie in Klinik und Praxis, Bd. I. Thieme, Stuttgart 1988

Watzlawick, P.: A structured family interview. Family Process 5 (1966) 256–271

Wechsler, D.: Die Messung der Intelligenz Erwachsener. Textband zum Hamburg-Wechsler-Intelligenztest für Erwachsene (HAWIE). Huber, Bern 1956; 3. Aufl. 1964

Weidlich, S.: DCS. Diagnosticum für Cerebralschädigung. Handbuch. Huber, Bern 1972

Weidlich, S., G. Lamberti: DCS. Diagnosticum für Cerebralschädigung nach F. Hillers. Handbuch, 2. Aufl. Huber, Bern 1980

Weinschenk, C.: Das unmittelbare Gedächtnis als selbständige Funktion. Hogrefe, Göttingen 1955

Weinschenk, C.: Rechenstörungen. Ihre Diagnostik und Therapie, 2. Aufl. Huber, Bern 1975

Weiß, R. H.: Grundintelligenztest Skala 2 (CFT 20), 2. Aufl. Westermann, Braunschweig 1980 (dtsch. Adapt. von Cattell, R. B.: Culture Fair Intelligence Test – Scale 2. Champaign/Ill. 1960)

Weiß, R. H.: Grundintelligenztest Skala 3 (CFT 3). Westermann, Braunschweig 1971

Weiss, R. L., G. Margolin: Assessment of conflict and accord. A second look. In Ciminero, A.: Handbook of Behavioral Assessment, vol. 2. Wiley, New York 1986

Weiss, R. L., B. A. Perry: Assessment and Treatment of Marital Dysfunction. Oregon Marital Studies Program, Eugene 1979

Weiss, R. L., K. J. Summers: Marital Interaction Coding System-III. In Filsinger, E.: Marriage and Family Assessment. Sage, Beverly Hills 1983

Weiss, R. L., H. Hops, G. R. Patterson: A framework for cenceptualizing marital conflict: a technology for altering it, some data for evaluating it. In Clark, R. W., L. Hamerlynck: Critical Issues in Research and Practice: Proceedings of the Fourth Banff International Conference. Research Press, Champaign/Ill. 1973

Wieczerkowski, W., H. Nickel, A. Janowski, A., Fittkau, B., Rauer, W.: Angstfragebogen für Schüler (AFS), 2. Aufl. Westermann, Braunschweig 1975

Wilke, S.: Video in der analytischen Psychotherapie und Psychosomatik – Vorstellung eines didaktischen Konzepts zur Übung von Erstanamnesen. In Kügelgen, B.: Video in Psychiatrie und Psychotherapie. Springer, Berlin 1989

Willi, J.: Der Gemeinsame Rorschach Versuch. Diagnostik von Paar- und Gruppenbeziehungen. Huber, Bern 1973

Wilson, B. C., Wilson, J. J.: Sensory and perceptual functions in the cerebral palsied. I: Pressure thresholds and two-point-discrimination. Journal of Nervous and Mental Disease 145 (1967) 53−60

Woodward, C. A., J. Santa-Barbara, S. Levin, N. B. Epstein: The role of goal attainment scaling in evaluating family therapy outcome. American Journal of Orthopsychiatry 48 (1978) 464−476

Ziler, H.: Der Mann-Zeichen-Test (MZT) in detail-statistischer Auswertung, 3. Aufl. Aschendorff, Münster 1971

10. Klassifikation und Dokumentation*

10.1 Die Begriffe Klassifikation und Dokumentation

Unter **Klassifikation** verstehen wir die Einteilung von Gegenständen, Begriffen und Merkmalen, die einige Eigenschaften gemeinsam haben, sich jedoch in anderen unterscheiden. Die Klassifikation im Bereich psychischer Störungen und Erkrankungen verfolgt das Ziel, einzelne Störungsmuster voneinander abzugrenzen und nach übergeordneten Gesichtspunkten der Ähnlichkeit zu gruppieren.

Die im psychiatrischen Bereich angewandten Klassifikationssysteme gehen letztlich auf Kraepelin zurück, haben aber in der Zwischenzeit wesentliche Weiterentwicklungen erfahren.

Unter **Dokumentation** versteht man die standardisierte Niederlegung von Daten, die für den zu erfassenden Merkmalsbereich kennzeichnend sind. In der Psychiatrie handelt es sich um Daten von Patienten, die *verschiedenen „Datenbereichen"* angehören können. Entsprechend können wir verschiedene Arten der kinder- und jugendpsychiatrischen Dokumentation unterscheiden:

1. Die *Anamnesendokumentation* bezieht sich auf die standardisierte Erfassung anamnestischer Daten, die in der Regel von den Eltern oder nahen Angehörigen erhoben werden.
2. Die *Befunddokumentation* hat die standardisierte Erfassung des aktuellen psychischen, neurologischen, internen Befundes usw. zum Ziel. Daten für die Befunddokumentation werden vom Patienten direkt erhoben.
3. Die *Diagnosendokumentation* erstreckt sich auf die standardisierte Erfassung diagnostischer Kategorien, die in der Regel einem Klassifikationssystem entstammen. Je nach angewandtem System wird dabei eindimen-

sional oder mehrdimensional vorgegangen, es können eine oder mehrere Diagnosen zugelassen sein, und es können differentialdiagnostische Probleme auftreten, die eine eindeutige Zuordnung erschweren.

4. Die *Therapiedokumentation* beschäftigt sich mit der standardisierten Niederlegung der Therapieindikationen, der durchgeführten therapeutischen Maßnahmen und ihrer Folgen. Sie steckt noch sehr in den Anfängen und ist dringend weiterzuentwickeln.
5. Die *Verlaufsdokumentation* erfaßt Merkmale der jeweiligen Störung über die Zeit. Sie muß in besonderem Maße mit der Veränderung der erfaßten Merkmale rechnen und ist daher besonders schwierig.

In der *Erwachsenenpsychiatrie* hat das *AMDP-System* (früher: AMP-System) eine weite Verbreitung erfahren. In diesem System geht es um die standardisierte Erfassung der Anamnese und des psychischen und somatischen Befundes, die auf entsprechenden Dokumentationsbelegen festgehalten werden. Ein Glossar enthält die Definitionen und Instruktionen, so daß eine weitgehend gleichartige Erfassung in unterschiedlichen Kliniken möglich ist (AMDP 1978).

Auch für psychische Störungen und Erkrankungen im Kindes- und Jugendalter existieren eine Reihe von Dokumentationssystemen.

Seit 1966 hat eine Arbeitsgruppe der *Bundeskonferenz für Erziehungsberatung* ein Dokumentationssystem für die speziellen Belange dieser Beratungsstellen erarbeitet. Es handelt sich um den *„Statistischen Erhebungsbogen für Erziehungsberatungsstellen"*, der demographische Daten, Symptomatologie, Untersuchungsbefunde, ein Diagnosenschema und Möglichkeiten zur Abschätzung von Symptomatik und spezifischen Belastungen enthält (Aba u. Mitarb. 1978). Dieser Dokumentationsbogen wird in einer Vielzahl von Erziehungsberatungsstellen angewandt.

Eine spezielle *kinder- und jugendpsychiatrische Dokumentation* wurde im Zentralinstitut für Seelische Gesundheit in Mannheim (Schmidt u. Mitarb. 1978) und an der Abtei-

---

* Überarbeitete Fassung des Beitrags „Klassifikation und Dokumentation". In Remschmidt, H., M. H. Schmidt: Kinder- und Jugendpsychiatrie in Klinik und Praxis, Bd. I. Thieme, Stuttgart 1988.

lung für Psychiatrie und Neurologie des Kindes- und Jugendalters der FU Berlin (Remschmidt u. Mitarb. 1976) entwickelt und inzwischen an der Marburger Universitätsklinik für Kinder- und Jugendpsychiatrie ergänzt und fortgeschrieben. Mit diesem *Dokumentationsbogen*, der auch zur Diagnosendokumentation nach dem Multiaxialen Klassifikationsschema für psychiatrische Erkrankungen bei Kindern und Jugendlichen (MAS) benutzt wird, liegen nunmehr jahrelange Erfahrungen vor. Über die Ergebnisse einer vergleichenden Studie an der Inanspruchnahmepopulation der kinder- und jugendpsychiatrischen Universitätskliniken in Berlin, Mannheim und Zürich haben Corboz u. Mitarb. (1983) berichtet.

Die folgenden Ausführungen beziehen sich ausschließlich auf die Klassifikation und Dokumentation von Diagnosen.

10.2 Grundprobleme bei der Klassifikation von Diagnosen

Die Notwendigkeit und *Zweckmäßigkeit der Abgrenzung* verschiedener psychiatrischer Störungen ergibt sich aus einer Vielzahl von Gründen.

Schon aus Gründen der Logik und der Individualität des einzelnen Patienten muß seine Störung genau beschrieben und von der anderer Patienten abgegrenzt werden.

Darüber hinaus ermöglicht die Klassifikation eine Verständigung zwischen Wissenschaftlern und Klinikern, die Erfahrungen über ihre Patienten austauschen wollen. Die Klassifikation reduziert die Vielfalt der Krankheitserscheinungen auf einige wenige, die für die Diagnose konstituierend sind. Auf diese Weise wird die Kommunikation auch zwischen Vertretern unterschiedlicher theoretischer Richtungen erleichtert.

Viele Diagnosen (leider bislang nicht alle) geben Hinweise auf die jeweils angemessenste Behandlungsform. Es ist ein wichtiges Ziel der Forschung, zu diagnostischen Klassifikationen zu kommen, die zugleich „therapierelevant" sind.

Schließlich ergeben viele Diagnosen auch Hinweise zur Prognose und zur Einleitung länger

fristiger Maßnahmen (z. B. Rehabilitationsmaßnahmen), die geeignet sind, den Krankheitsverlauf positiv zu beeinflussen.

Einwände gegen klassifikatorische Bemühungen lassen sich nach Schmidtke (1981) differenzieren in solche, die grundsätzlicher Art sind und die Klassifikation an sich betreffen, und solche, die spezifisch gebräuchliche Klassifikationssysteme kritisieren (Remschmidt 1988). Insgesamt hat sich jedoch international die Meinung durchgesetzt, daß eine verantwortliche klinische und wissenschaftliche Arbeit ohne das Bemühen um eine sorgfältige Klassifikation und Dokumentation psychischer Störungen und Erkrankungen nicht möglich ist. Gegenüber den Vorteilen fallen die mit der Klassifikation und dem Stellen von Diagnosen verbundenen möglichen Nachteile weniger ins Gewicht (vgl. hierzu Kendell 1978).

Klassifikatorische Bemühungen erfordern zahlreiche *methodische Überlegungen*. Hierzu gehören die Stichprobenprobleme, die Auswahl von Markier-Variablen zur zuverlässigen Kennzeichnung der Krankheitsbilder, die Schwierigkeiten der Klassifikation in Abhängigkeit vom Komplexitätsgrad der Störung, die Einbeziehung ätiologischer Kategorien sowie die Art der Ableitung derartiger Schemata (z. B. auf der Grundlage von klinisch oder statistisch erhobenen Daten).

Nach Rutter (1965, 1977; Rutter u. Mitarb. 1975, 1976) muß man an ein kinder- und jugendpsychiatrisches Klassifikationssystem folgende *Anforderungen* stellen:

1. Die Klassifikation soll nicht auf Konzepten, sondern auf *Fakten* beruhen. Die verwendeten *Termini* müssen *operational definiert* sein. Ein Glossar muß vorliegen, in welchem diese eindeutig definiert sind.

   Unterschiedliche Meinungen herrschen allerdings darüber, was in diesem Sinne als Tatsache aufgefaßt werden kann. Die meisten herkömmlichen Klassifikationssysteme entstammen der klinischen Erfahrung. Jeder Kliniker wird der Meinung sein, daß die Störungen, mit denen er umgeht, „tatsächlich" vorkommen. Dem stehen aber diagnostische Kategorien gegenüber, die sich aus multivariaten statistischen Prozeduren ergeben haben (Achenbach 1980) und zu diagnostischen Einheiten kommen, welche nicht den klinischen Kategorien entsprechen. Die statistisch orientierten Forscher beanspruchen ebenso Realität für diese von ihnen aufgefundenen diagnostischen Kategorien.

2. *Störungen bzw. Probleme werden klassifiziert,* nicht die Menschen als solche. Es trifft nicht zu, daß man mit dieser Vorgehensweise Menschen klassifiziert und damit diskriminiert. Die Klassifikation der Störungen und nicht der Kinder selbst ist schon deshalb sinnvoll, weil sich Störungen im Verlaufe der Entwicklung erheblich verändern können. Dies führt zwangsläufig zu einer Veränderung der diagnostischen Klassifikation.

3. Klassifikationen kinder- und jugendpsychiatrischer Erkrankungen müssen einerseits die *Entwicklungsperspektive* berücksichtigen, dürfen aber zum anderen nicht auf den verschiedenen Altersstufen zu sehr unterschiedlichen Klassifikationen kommen. Die Einbeziehung des Entwicklungsganges erfolgt in manchen Klassifikationssystemen (wie z. B. dem MAS) über eine eigene „Entwicklungsachse".

Die Befolgung dieses Kriteriums ist nicht einfach. Denn eine Reihe von kinder- und jugendpsychiatrischen Erkrankungen hat einen umschriebenen Manifestationszeitpunkt, zugleich aber durchlaufen die Kinder eine Entwicklung. Dies bedeutet, daß z. B. ein autistisches Kind in verschiedenen Altersstufen eine unterschiedliche Symptomatik zeigen kann (Weber 1970); gleichzeitig bleibt es aber ein Kind mit der diagnostischen Klassifikation „Autismus".

4. Die Klassifikation muß *reliabel* sein, d. h., sie muß von verschiedenen Klinikern mit dem gleichen Ergebnis nachvollzogen werden können. Auch hierfür ist ein Glossar unerläßlich.

Es gibt viele Gründe, weshalb Klassifikationssysteme nur eine unzureichende Reliabilität hinsichtlich der psychiatrischen Diagnose aufweisen.

Die *Varianz der Information* kann zur mangelnden Reliabilität dadurch beitragen, daß verschiedene Kliniker ihre Diagnose auf unterschiedlichen Informationen

basieren lassen (z. B. Anamnese durch die Eltern, Befragung des Kindes, Angaben von Dritten).

Die *Varianz der Beobachtung bzw. Interpretation* trägt vielfach dadurch zur mangelnden Reliabilität bei, daß das Augenmerk des Diagnostikers auf verschiedenen Symptomen einer komplexen Störung liegen kann. Auf diese Weise kann er ein hervorstechendes Merkmal absolut setzen und damit zu einer anderen Diagnose kommen als ein anderer Beobachter.

Die *Varianz der Kriterien für eine Diagnose* läßt sich durch eine möglichst genaue operationale Definition reduzieren.

5. Die Klassifikation muß eine *adäquate Differenzierung* der Störungen ermöglichen.

6. Sie muß andererseits das gesamte Feld der Störungen abdecken und dadurch ausschließen, daß wichtige Störungen oder Krankheitsbilder nicht erfaßt werden. Im Idealfall umfaßt das System *alle in Frage kommenden Störungsmuster* und definiert die Kategorien so, daß sie sich *gegenseitig ausschließen.*

7. Klassifikationen und Abgrenzungen sollten *valide* sein. Diese Forderung setzt voraus, daß sich die Kategorien voneinander unterscheiden und das erfassen, was zu erfassen sie vorgeben.

Die Lösung des Validitätsproblems gehört zu den schwierigsten Aufgaben bei der Entwicklung von Klassifikationssystemen. In dieser Hinsicht steckt die Kinder- und Jugendpsychiatrie noch in den Anfängen. *Augenscheinvalidität* (face validity) ist oft der erste Schritt zur Abgrenzung einer diagnostischen Kategorie. Viele kinderpsychiatrische Kategorien sind so entstanden. Die *deskriptive Validität* ist der nächste Schritt. Von großer Bedeutung ist die Ableitung von Kriterien, welche der *prädiktiven Validität* entsprechen, d. h. solcher, die Aussagekraft haben im Hinblick auf den weiteren Verlauf, die also aus zeitlich früheren Zuständen später resultierende voraussagen können.

8. Das Klassifikationssystem sollte *logisch konsistent* sein und auf Prinzipien und Regeln beruhen, die eindeutig definiert und erlernbar sind.

9. Die Klassifikation sollte Informationen enthalten, die für die klinische Situation bedeutungsvoll sind und eine *Hilfestellung für klinische Entscheidungen* (auch in therapeutischer Hinsicht) ermöglichen.

Eine *Entscheidungshilfe* kann ein Klassifikationssystem um so eher sein, je mehr es der mehrdimensionalen Ätiologie psychischer Störungen und Erkrankungen Rechnung trägt. So kann z. B. die Diagnose „Schizophrenie" für sich genommen nicht hinreichende Handlungsanweisungen geben, wohl aber, wenn gleichzeitig Entwicklungsstand, Intelligenz, etwaige körperliche Symptome, psychosoziale Situation usw. erfaßt werden. In dieser Hinsicht tragen die multiaxialen Klassifikationssysteme zu einer *„therapierelevanten Diagnostik"* bei.

10. Das Klassifikationssystem muß in der Alltagssituation praktikabel sein und darf nicht auf Informationen beruhen, die in der üblichen klinischen Routineuntersuchung nicht erhoben werden können. Die *Praktikabilität* ist ein sehr wichtiger Gesichtspunkt, weil diagnostische Systeme nur dann durchsetzbar sind, wenn sie vom Kliniker bei seiner alltäglichen Arbeit nicht als zu kompliziert oder unbrauchbar empfunden werden.

Zu komplizierte diagnostische Systeme können in den klinischen Alltag nicht einbezogen werden. Hier ist der Widerstand der praktizierenden Kollegen zu groß. Diesem Schicksal dürfte z. B. das komplizierte System der „Group for the Advancement of Psychiatry" (GAP 1966) anheimgefallen sein, welches zwar sehr umfassend, aber wenig praktikabel ist.

Wenngleich diese Kriterien von keinem der bislang bekannten Klassifikationssysteme kinder- und jugendpsychiatrischer Erkrankungen voll erfüllt werden, so sind sie sicher für die Entwicklung derartiger Systeme nützlich und befolgenswert. Am ehesten verwirklicht sind sie im Multiaxialen Klassifikationsschema für kinder- und jugendpsychiatrische Erkrankungen (MAS) und zum Teil im DSM-III und DSM-III-R.

10.3 Verschiedene Klassifikationssysteme

Im folgenden wird auf einige klinisch bewährte, aber auch auf statistisch abgeleitete Klassifikationssysteme eingegangen. Auf eine vollständige Darstellung und auf historische Erörterungen muß verzichtet werden. Der Schwerpunkt soll auf den *multiaxialen Systemen* liegen. Wenn im folgenden von Dimensionen gesprochen wird, so sind diese (mit Ausnahme der statistisch abgeleiteten Systeme) *nicht* im statistischen Sinne als *unabhängige Dimensionen* zu betrachten.

In den letzten Jahren wurden einerseits das ICD-Schema weiterentwickelt (zuletzt ICD-10), zum anderen multiaxiale Klassifikationssysteme wie das MAS nach Rutter u. Mitarb. (1975) und das DSM-III der American Psychiatric Association (1980) entwickelt. Letzteres liegt bereits in der revidierten Fassung DSM-III-R vor (American Psychiatric Association 1987), am DSM-IV wird gearbeitet.

10.3.1 Eindimensionale, multikategoriale Systeme: das ICD-System

ICD-8

Die 8. Revision der „International Classification of Diseases" (ICD) der WHO (ICD-8) (WHO 1965) enthielt die klassischen psychiatrischen diagnostischen Kategorien: Psychosen (290–299), Neurosen und Persönlichkeitsstörungen (300–309) und Oligophrenien (310–315). Für die Belange der Kinder- und Jugendpsychiatrie war dieses Klassifikationsschema wenig geeignet, da es nur wenige und dazu noch sehr undifferenzierte Kategorien zur Erfassung psychischer Störungen bei Kindern und Jugendlichen enthielt. Es wurde daher kaum in kinder- und jugendpsychiatrischen Kliniken benutzt.

ICD-9

Die 9. Revision der International Classification of Diseases der WHO (1978) (ICD-9) enthält wesentliche Verbesserungen gegenüber der 8. Version.

1. Die *Klassifikation der Depressionen* wurde verbessert und differenziert:

Depressive Zustandsbilder können in folgenden Hauptkategorien (als vierstellige Untergruppen) klassifiziert werden: schizophrene Psychosen (295), affektive Psychosen (296), andere nichtorganische Psychosen (298), Neurosen (300), abnorme Persönlichkeitsstörungen (301), psychogene Reaktionen (akute Belastungsreaktionen) (308), psychogene Reaktionen (Anpassungsreaktionen) (309), anderweitig nicht klassifizierbare depressive Zustandsbilder (311), anderweitig nicht klassifizierbare Störungen des Sozialverhaltens (312), spezifische emotionale Störungen des Kindes- und Jugendalters (313).

Daraus geht auch hervor, daß die Einordnung depressiver Zustandsbilder im Kindesalter wesentlich verbessert worden ist.

2. Die *Einbeziehung psychischer Störungen des Kindes- und Jugendalters* wurde verbessert.

Im Vergleich zur ICD-8 wurden vier dreistellige *Hauptkategorien* (und ihre 22 vierstelligen Unterkategorien) einbezogen: typische Psychosen des Kindesalters (299), spezifische emotionale Störungen des Kindes- und Jugendalters (313), hyperkinetisches Syndrom des Kindesalters (314), umschriebene Entwicklungsrückstände (315). Daneben enthält es drei weitere dreistellige Kategorien, die für psychische Störungen des Kindes- und Jugendalters häufig benutzt werden können. Es sind: die psychogenen Reaktionen (Anpassungsstörungen) (309), die Verlegenheitskategorie „anderweitig nicht klassifizierbare Störungen des Sozialverhaltens" (312) und eine weitere Verlegenheitskategorie „spezielle, nicht anderweitig klassifizierbare Syndrome" (307).

Alle diese Kategorien sind auch im Multiaxialen Klassifikationsschema für kinder- und jugendpsychiatrische Erkrankungen (MAS) enthalten.

3. Die *psychogenen Reaktionen* (als akute Belastungsreaktionen und als Anpassungsstörungen) wurden neu definiert und differenziert.

4. Die Verschlüsselung *psychosomatischer Erkrankungen* wurde verbessert.

Für eine Reihe von Störungen wurde die Kategorie „psychosomatisch" als unbefriedigend empfunden. Sie wurde ersetzt durch „anderweitig klassifizierte Erkrankungen, bei denen psychische Faktoren eine Rolle spielen". Bei diesen Störungen ist eine Doppelklassifikation möglich. Es wird einerseits die „psychosomatische" Störung unter der Ziffer 316 klassifiziert, während die zugehörige körperliche Störung ebenfalls verschlüsselt werden kann.

5. Die Klassifikation der *organisch bedingten Psychosen* wurde vereinfacht.

6. Eine *Doppelklassifikation* ist bei einer Reihe von Störungen möglich: Zum Beispiel können bei einem Patienten auch zwei psychiatrische Erkrankungen vorliegen.

7. Auch eine *kombinierte Verschlüsselung* von Diagnosen ist möglich. Gemeint ist die gemeinsame Klassifikation von psychiatrischen Erkrankungen, die häufig mit organischen Erkrankungen assoziiert sind.

8. Schließlich besteht auch die Möglichkeit, *Zusatzklassifikationen* zu benutzen, um für das Krankheitsbild bedeutsame, nichtmedizinische Faktoren erkennbar zu machen. Diesem Zweck dient z. B. die Zusatzklassifikation V (Faktoren, die den Gesundheitszustand und die Inanspruchnahme der Gesundheitsdienste beeinflussen).

Aus kinder- und jugendpsychiatrischer Sicht muß man jedoch bemängeln, daß die Entwicklungsdimension als eigene Kategorie fehlt, daß das intellektuelle Funktionsniveau nicht auf einer eigenen Achse vorgesehen ist und daß psychosozialen Umständen, die ja auch von ätiologischer Bedeutung sein können, zu wenig Rechnung getragen wird. Diese Aspekte sind aber im Multiaxialen Klassifikationsschema für psychiatrische Erkrankungen im Kindes- und Jugendalter berücksichtigt (Remschmidt u. Schmidt 1986).

ICD-10

Die zehnte Revision der International Classification of Diseases (ICD-10) (WHO 1991) unterscheidet sich in ihrem psychiatrischen Teil von der ICD-9 bei in etwa gleich gebliebener Grundstruktur durch folgende Merkmale (Cooper 1989; Schmidt 1987):

– Es wurde ein neues Kodierungssystem eingeführt, das den psychiatrischen Bereich mit dem Buchstaben der Sektion F kennzeichnet.

F 0   Organische, einschließlich symptomatischer psychischer Störungen

F 1   Psychische und Verhaltensstörungen durch psychotrope Substanzen

F 2   Schizophrenie, schizotype und wahnhafte Störungen

F 3   Affektive Störungen

F 4   Neurotische, Belastungs- und somatoforme Störungen

F 5   Verhaltensauffälligkeiten mit körperlichen Störungen und Faktoren

F 6   Persönlichkeits- und Verhaltensstörungen

F 7   Intelligenzminderung

F 8   Entwicklungsstörungen

F 9   Verhaltens- und emotionale Störungen mit Beginn in der Kindheit und Jugend

– Die Zahl der Kategorien wurde wesentlich erhöht. Damit ist das System differenzierter als das der ICD-9.
– Die Differenzierung zwischen Psychosen und Neurosen als ein grundlegendes Einteilungsprinzip wurde fallengelassen. Darüber kann man sich streiten. Diesbezüglich stand der Gedanke Pate, daß man nicht zu stark ätiologisch vorbelastete Begriffe einführen wollte. Die Begriffe Psychose und Neurose wurden durch den Begriff der „Störung" ersetzt.
– Symptomatologisch verwandte Störungen wurden gemeinsam gruppiert. Dies trifft z. B. für depressive Syndrome zu, die nicht mehr als psychotische und neurotische Depression in unterschiedlichen Rubriken klassifiziert werden, sondern unter dem Begriff der „affektiven Störungen" zusammengefaßt werden.
– Die klinische Beschreibung und die diagnostischen Richtlinien sind genauer und differenzierter als in der ICD-9.

Tab. 10.**1** gibt eine Übersicht über die Hauptkategorien der ICD-10. Diese Hauptkategorien sind in den einzelnen Abschnitten zum Teil sehr differenziert worden. Im klinisch-psychiatrischen Teil dieses Buches (Kap. 12–28) wurde die ICD-10-Klassifikation bereits einbezogen. Erste Überprüfungen der ICD-10-Kategorien in Feldstudien haben brauchbare Ergebnisse erbracht. Die Übereinstimmungsraten verschiedener Untersucher liegen jedoch nicht höher als bei der ICD-9 (Blanz u. Schmidt 1990; Remschmidt u. Mitarb. 1983). Eine multiaxiale Version des ICD-10-Systems ist in Vorbereitung.

10.3.2 Multiaxiale Klassifikationssysteme klinischen Ursprungs

Es ist mittlerweile allgemein anerkannt, daß psychiatrische Diagnosen zum Teil recht unterschiedliche Elemente enthalten. Daher ist ihre Reduktion auf einen Symptom- oder Syndrombereich, auf eine Achse oder Dimension, auf einen Begriff oder eine Bezeichnung (wie immer diese auch lauten mag) eine starke Vereinfachung, die über das zugrundeliegende Störungsmuster zu wenig aussagt.

Mit Hilfe multiaxialer Klassifikationssysteme versucht man diesen und anderen Mängeln beizukommen.

Diese Systeme haben manches gemeinsam: alle enthalten eine Achse, die das klinisch-psychiatrische Syndrom erfaßt; die älteren Systeme enthalten immer auch eine Achse, die sich auf die Ätiologie bezieht. Daneben ziehen die meisten multiaxialen Klassifikationssysteme noch andere Gesichtspunkte zur Klassifikation heran wie Schwere der Störung, körperliche Symptomatik, Anpassungsverhalten, Aspekte des Verlaufs usw. Neuere Systeme verzichten auf eine ätiologische Achse, offenbar, weil man nicht voreilig zu ätiologischen Schlußfolgerungen kommen will.

Zwei multiaxiale Klassifikationssysteme sind *für die Kinder- und Jugendpsychiatrie relevant*: das in Europa entwickelte Multiaxiale Klassifikationssystem für psychiatrische Erkrankungen bei Kindern und Jugendlichen *(MAS)* (Rutter u. Mitarb. 1975) und das in den USA entwickelte multiaxiale Klassifikationssystem *DSM-III* (American Psychiatric Association 1980), das jetzt in der revidierten Form DSM-III-R (American Psychiatric Association 1987) vorliegt (Tab. 10.**2**).

Tabelle 10.**2**   Vergleich des Multiaxialen Klassifikationsschemas für psychiatrische Erkrankungen im Kindes-und Jugendalter mit dem ebenfalls multiaxialen Klassifikationssystem DSM-III-R

Multiaxiales Klassifikationssystem (MAS) (Rutter u. Mitarb. 1976; Remschmidt u. Schmidt 1986)	**DSM-III-R** (American Psychiatric Association 1987)
I. Klinisch-psychiatrisches Syndrom Kategorien der ICD-9 unter Einbeziehung spezifischer kinderpsychiatrischer Kategorien: *299* typische Psychosen des Kindesalters; *300* neurotische Störungen; *307* spezielle Symptome; *309* Anpassungsstörung; *312* Störungen des Sozialverhaltens; *313* spezifische emotionale Störungen des Kindes- und Jugendalters; *314* hyperkinetische Syndrome	**I. Klinisch-psychiatrisches Syndrom** Sehr differenzierte Kategorien unter teilweiser Einbeziehung der ICD-Klassifikation mit einem eigenen Abschnitt über „Störungen mit Beginn typischerweise im Kleinkindalter, Kindheit oder Adoleszenz", z. B. Aufmerksamkeits- und Hyperaktivitätsstörung *(314.01)*, Angststörungen in der Kindheit oder Adoleszenz *(309.21; 313.00; 313.21)*
II. Umschriebene Entwicklungsrückstände *0* kein Rückstand; *1* umschriebene Lese-Rechtschreibschwäche, *2* umschriebene Rechenschwäche; *3* andere umschriebene Lernstörungen; *4* umschriebene Störungen der Sprech- und Sprachentwicklung; *5* umschriebene Rückstände der motorischen Entwicklung; *6* multiple Entwicklungsrückstände	**II. Umschriebene Entwicklungsstörungen** *315.00* entwicklungsbezogene Lesestörung; *315.10* entwicklungsbezogene Rechenstörung; *315.80* entwicklungsbezogene Schreibstörung; *315.31* Sprachentwicklungsstörung; *315.39* entwicklungsbezogene Artikulationsstörung; *315.40* entwicklungsbezogene Störung der Koordination
III. Intelligenzniveau Maßstab ist der IQ, gemessen oder geschätzt; 9 Kategorien plus Zusatzkategorie	**III. Körperliche Störungen und Zustände** ICD-Kategorien für körperliche Erkrankungen
IV. Körperliche Symptomatik Kategorien der ICD-9	**IV. Schweregrad psychosozialer Belastungsfaktoren** Getrennte Kodierung des Schweregrades psychosozialer Belastungsfaktoren für Kinder bzw. Heranwachsende und Erwachsene
V. Abnorme psychosoziale Umstände 18 inhaltlich heterogene, jedoch für die psychosoziale Situation bedeutsame Kategorien wie z. B. *01* psychische Störungen bei anderen Familienmitgliedern; *02* Disharmonie in der Familie; *03* Mangel an emotionaler Wärme; *07* unzureichende Lebensbedingungen	**V. Globalbeurteilung des psychosozialen Funktionsniveaus** Beurteilung der psychischen, sozialen und beruflichen Leistungsfähigkeit auf einem hypothetischen Kontinuum zwischen seelischer Gesundheit und Krankheit

Multiaxiales Klassifikationssystem für psychiatrische Erkrankungen im Kindes- und Jugendalter (MAS)

Dieses Klassifikationssystem wurde als triaxiales System entwickelt (Rutter u. Mitarb. 1969), dann auf vier Achsen erweitert (Rutter u. Mitarb. 1975) und schließlich in eine Version mit fünf Achsen überführt (Rutter u. Mitarb. 1976). Diese Version wurde von Remschmidt u. Schmidt (1977, 1986) für den deutschen Sprachraum bearbeitet. Das MAS wird in der Version mit fünf Achsen in zahlreichen kinder- und jugendpsychiatrischen Einrichtungen in Europa angewandt.

Es liegen umfangreiche empirische Erprobungs- und Reliabilitätsstudien zum MAS vor (Rutter u. Mitarb. 1975; Remschmidt u. Mitarb. 1983), die als ermutigend angesehen werden können. Das Klassifikationsschema ist in der klinischen Praxis gut anwendbar, und nach einiger Übung kann eine zufriedenstellende Übereinstimmung unter verschiedenen Beurteilern erreicht werden. Darüber hinaus hat der tägliche Umgang mit dem Klassifikationsschema einen hohen didaktischen Wert. Unabhängig von diesen Gesichtspunkten ist die Einbeziehung der Entwicklungsdimension, des Intelligenzniveaus, der körperlichen Symptomatik und der psychosozialen Umstände von allergrößter Bedeutung für das Verständnis kinder- und jugendpsychiatrischer Erkrankungen.

Es wäre von großem Vorteil, wenn eine multiaxiale Klassifikation auch in das Schema der Erwachsenenpsychiatrie integriert würde. Einen ersten Schritt in diese Richtung hat die American Psychiatric Association mit der Einführung des multiaxialen Klassifikationsschemas DSM-III bzw. DSM-III-R getan.

Das *MAS* hat, was die Kategorien der ersten Achse betrifft, zahlreiche Vorteile gegenüber dem DSM-III und hat seine klinische Bewährung bereits bestanden. Dennoch sind *einzelne Kategorien nicht sehr glücklich gewählt*. Dies gilt z. B. für die *Kategorie 307 (spezielle, nicht anderweitig klassifizierbare Symptome oder Syndrome)*, die so heterogene Störungsmuster wie Stammeln, Anorexia nervosa, stereotype Bewegungen oder Enuresis umfaßt. Ausschlaggebend für die Bildung dieser Kategorie war, daß eine hieb- und stichfeste Einordnung unter einer anderen Rubrik nicht möglich war. Maßgeblich war also eine besonders vorsichtige und nicht präjudizierende Vorgehensweise. Ähnliches gilt für die *Kategorie 312 (nicht anderweitig klassifizierbare Störungen des Sozialverhaltens)*. Dabei muß bedacht werden, daß die Klassifizierung von Störungen des Sozialverhaltens ohnehin zu den schwierigsten Aufgaben gehört. Dementsprechend gibt es in Reliabilitätsstudien zum Multiaxialen Klassifikationsschema hinsichtlich dieser Kategorien zum Teil nur geringe Übereinstimmungen.

Die anderen Kategorien des MAS können als sehr angemessen und gut handhabbar gelten. Dies gilt auch für die zweite Achse und die übrigen Achsen, wobei bezüglich der fünften Achse (abnorme psychosoziale Umstände) zum Teil nicht unerhebliche Schwierigkeiten auftauchen. Als sehr zweckmäßig hat sich eine eigene Achse für die Klassifikation des intellektuellen Niveaus erwiesen (Achse 3).

DSM-III und DSM-III-R

Seit dem Jahre 1952 hat sich die American Psychiatric Association um eine Vereinheitlichung der diagnostischen Klassifikation bemüht. Sie hat inzwischen drei Manuale zur Klassifikation psychiatrischer Erkrankungen herausgegeben (Diagnostic and Statistical Manual of Mental Disorders – DSM-I [American Psychiatric Association 1952]; DSM-II [American Psychiatric Association 1968]; DSM-III [American Psychiatric Association 1980]). Die verschiedenen Versionen des DSM wurden primär für psychiatrische Erkrankungen des Erwachsenenalters konzipiert, haben jedoch in zunehmendem Maße (am meisten und ausführlichsten in DSM-III und DSM-III-R) kinder- und jugendpsychiatrische Krankheitsbilder einbezogen. DSM-III und DSM-III-R (American Psychiatric Association 1987) benutzen darüber hinaus erstmals einen multiaxialen Zugangsweg.

Das *DSM-III* gelangt hinsichtlich der Zusammenfassung einiger Störungen unter übergeordneten Kategorien zu durchaus plausiblen Einteilungen. Als unglücklich muß angesehen werden, daß für das intellektuelle Niveau keine eigene Achse vorgesehen ist. Daher tauchen die geistigen Behinderungen auf der ersten Achse auf.

Es fehlen auch Kategorien für typische Psychosen des Kindesalters. Ob sich die Kategorie „Störungen mit Aufmerksamkeitsdefizit" bewähren wird, muß erst empirisch erprobt werden. Diese Umschreibung geht von der Hypothese aus, daß beim hyperkinetischen Syndrom die Aufmerksamkeitsstörung das führende Element ist.

Auch die Klassifikation der Angstsyndrome ist nicht sehr glücklich. Vor allem ergeben sich hier zum Teil schwierige differentialdiagnostische Erwägungen zu den klassischen neurotischen Störungen. Die Kategorie „Andere Störungen in der Kindheit und Adoleszenz" ist als Verlegenheitskategorie zu werten und entspricht in dieser Hinsicht den Ziffern 307 bzw. 312 des MAS.

Unter den Sprechstörungen ist nur Stottern angeführt, das Poltern fehlt. Bei den „Störungen mit stereotypen Bewegungen" kann man sich fragen, ob diese Bezeichnung wirklich den

Oberbegriff für Tic-Erkrankungen abgeben kann.

Rutter u. Shaffer (1980) haben das DSM-III einer ausführlichen Kritik unterzogen.

Im *DSM-III-R* wurden gegenüber dem DSM-III eine Reihe von Veränderungen vorgenommen, die nicht alle als Verbesserung angesehen werden können. Die für das Kindes- und Jugendalter wichtigsten Veränderungen sind:

– die Erweiterung der zweiten Achse (Entwicklungsstörungen), die nun neben der geistigen Behinderung auch tiefgreifende Entwicklungsstörungen (z. B. Autismus), umschriebene Entwicklungsstörungen und Persönlichkeitsstörungen umfaßt;

– die Veränderung der fünften Achse, die an Stelle des höchsten Funktionsniveaus der Adaptation nun eine 9stufige Skala zur Globalbeurteilung des psychosozialen Funktionsniveaus enthält;

– die Differenzierung, mitunter auch Vereinfachung, verschiedener Einzelkategorien. So wurde die Unterteilung der „Aufmerksamkeitsdefizitstörungen" aufgehoben zugunsten der Kategorie „Aufmerksamkeitsdefizit-Hyperaktivitätsstörung". Es wurde der Begriff der „expansiven Verhaltensstörung" eingeführt, die Einteilung der „Störungen des Sozialverhaltens" wurde vereinfacht. Die Tic-Störungen sind als eigene Kategorie enthalten und werden nicht mehr den stereotypen Bewegungsstörungen zugeordnet.

– Als unglücklich angesehen werden müssen Klassifikationskriterien, die auf zeitlichen oder zahlenmäßigen Festlegungen basieren. Zum Beispiel gilt für die Anorexia nervosa ein Gewichtsverlust von 15% als obligat. Kriterienlisten zu anderen Störungen verlangen eine bestimmte Anzahl von Merkmalen aus einem umfangreicheren Merkmalskatalog. Derartige Festlegungen lassen vergessen, daß eine psychiatrische Diagnose etwas *Strukturelles* darstellt, was nicht durch derartige „Grenzmarken" oder Einzelmerkmale hinreichend definiert werden kann.

Vergleich zwischen MAS und DSM-III bzw. DSM-III-R

Die erste Achse bezieht sich in beiden Klassifikationssystemen auf das klinisch-psychiatrische Syndrom, die zweite Achse auf Entwicklungsrückstände bzw. -störungen. Für das Erwachsenenalter bezieht sich die zweite Achse des DSM-III auf Persönlichkeitsstörungen. Die dritten Achsen unterscheiden sich: während das MAS das Intelligenzniveau erfaßt, fehlt eine derartige Achse im DSM-III. Beide Systeme enthalten Klassifikationen körperlicher Erkrankungen und psychosozialer Belastungsfaktoren. DSM-III und DSM-III-R enthalten darüber hinaus eine Einschätzung des Adaptationsniveaus des Patienten im letzten Jahr.

Die entscheidenden Gesichtspunkte ergeben sich aus der Betrachtung der beiden ersten Achsen, die in beiden Systemen, was ihre übergeordnete Bezeichnung betrifft, übereinstimmen. Hinsichtlich der Kategorien ergeben sich jedoch zum Teil erhebliche Unterschiede.

Beide Systeme können als wichtige Fortschritte in der Entwicklung der Klassifikation kinder- und jugendpsychiatrischer Krankheitsbilder angesehen werden. Es ist zu hoffen, daß sie sich gegenseitig ergänzen und daß die wechselseitigen Vorteile aufgenommen und die Nachteile eliminiert werden.

10.3.3 Statistisch abgeleitete mehrdimensionale Klassifikationssysteme

Während die im letzten Abschnitt erwähnten multiaxialen Klassifikationsschemata von klinischen Gesichtspunkten ausgingen und Kategorisierungen nach Maßgabe der „klinischen Plausibilität" bei ständiger empirischer Überprüfung und Weiterentwicklung vornahmen, stützen sich die statistisch abgeleiteten mehrdimensionalen Klassifikationssysteme auf *große Datenmengen*, die *mit Hilfe multivariater Verfahren analysiert* werden und in der Regel zu entsprechend abgeleiteten „Verhaltensdimensionen" führen. Wegen der Vielzahl derartiger Versuche kann an dieser Stelle keine umfassende Übersicht gegeben werden. Umfassende Darstellungen sind bei Quay (1979) und Achenbach (1980) zu finden.

Die meisten dieser Untersuchungen stützen sich auf Symptomerhebungen, Ergebnisse von Rating-Skalen oder anamnestische Daten und unterwerfen diese multivariaten statistischen Verfahren (meist Faktoren-, Cluster- oder Diskriminanzanalysen).

Die „Merkmalsbereiche" oder „*Dimensionen*", die in diesen Untersuchungen gefunden werden, stimmen zum Teil recht gut überein (Quay 1979):

– Störungen des Sozialverhaltens (conduct disorders) (Quay 1979 hat zu diesem Merkmalsbereich nicht weniger als 37 empirische Arbeiten gesichtet und tabellarisch zusammengestellt);
– Angst- und Rückzugssymptomatiken;
– Syndrome der Unreife;
– sozialisiertes aggressives Verhalten;
– psychotische Störungen und Autismus;
– Hyperaktivitätssyndrome.

Diese Verhaltensdimensionen haben sich auch im *transkulturellen Vergleich* als zutreffend erwiesen. Dies gilt insbesondere für die Störungen des Sozialverhaltens, die Angst- und Rückzugssymptomatik, in geringerem Maße für Syndrome der Unreife und weniger für das sozialisierte aggressive Verhalten, das meist ein Kennzeichen der Subkultur großer Städte ist.

Ein interessanter taxonomischer Klassifikationsansatz stammt von Achenbach u. Edelbrock (1978, 1979; Achenbach 1980). Die Autoren kamen aufgrund der faktoren- und clusteranalytischen Auswertung einer umfangreichen Verhaltens-Checkliste, deren Daten von den Eltern erhoben wurden, zu acht Verhaltensdimensionen (ängstlich-zwanghaft, körperliche Klagen, schizoid, Depression und Rückzug, Unreife und Hyperaktivität, delinquentes Verhalten, aggressives Verhalten, Grausamkeit), die sich wiederum aufgrund einer Faktorenanalyse drei *übergeordneten Syndromen* zuordnen ließen: *internalisierten, gemischten* und *externalisierten Syndromen* (Tab. 10.**3**).

Die Tabelle zeigt zugleich eine Zuordnung zu verschiedenen Altersgruppen sowie zum Geschlecht, wobei die Rangfolge für die einzelnen Gruppen bei den internalisierten und externalisierten Syndromen sich nach der Höhe der Faktorenladungen richtet. Damit ist zugleich etwas über die Bedeutsamkeit des jeweiligen Syndroms für die entsprechende Altersstufe ausgesagt.

Für manche dieser statistisch abgeleiteten Störungsmuster wie Unreife, Störungen des Sexualverhaltens, Schlafstörungen oder depressive Symptomatik sind im DSM-III keine adäquaten Kategorien vorgesehen. Andererseits haben manche Kategorien des DSM-III in den statistisch abgeleiteten Kategorien keine Entsprechung.

Die auf empirisch-statistischem Wege ermittelten Kategorien sollten für künftige Weiterentwicklungen der Klassifikationssysteme nutzbar gemacht werden.

10.3.4 Klassifikation von Behinderungen

In manchen Bereichen wurden spezielle Klassifikationssysteme entwickelt, die sich entweder um eine differenzierte Aufschlüsselung bestimmter Störungsmuster bemühen oder die diagnostische Klassifikation auf geplante Maßnahmen hin orientieren. Beispiele sind die Klassifikation von Intelligenzminderungen (s. Kap. 14) und von Behinderungen.

Die herkömmlichen und auch die in den letzten Jahren weiterentwickelten Klassifikationsschemata gehen von Querschnittsdiagnosen aus und erstrecken sich zum überwiegenden Teil auf akute psychiatrische Syndrome. Ein Teil der Kategorien umfaßt auch chronifizierte und dauerhafte Störungen (z. B. Oligophrenien, chronifizierte Schizophrenien). Für den Bereich der Behinderungen stehen die *dauerhaften Folgen von Krankheiten* einschließlich der Folgewirkungen, die sich aus der psychischen Verarbeitung der jeweiligen Erkrankungen und der gesellschaftlichen Reaktion ergeben, im Vordergrund. Die *WHO* hat eine *Internationale Klassifikation der Behinderungen* vorgelegt (WHO 1980), die von der Sequenz Krankheit → Behinderung → Unfähigkeit → Beeinträchtigung ausgeht (s. auch Kap. 39).

1. *Behinderung* bezieht sich auf Abnormitäten im körperlichen Bereich und Auffälligkeiten der äußeren Erscheinung einschließlich Störungen von Organfunktionen. Leitendes Prinzip ist, die Störungen auf der *Organ- bzw. Funktionsebene* zu definieren.
2. *Unfähigkeiten* (funktionelle Einschränkungen) beziehen sich auf die Konsequenzen der Behinderungen, wie sie sich im funktionellen Bereich und in den Aktivitäten des Individuums äußern. Unfähigkeiten (eingeschränkte Fähigkeiten) repräsentieren also Störungen auf der *Ebene der Person*.

Tabelle 10.**3**   Durch Faktorenanalysen gefundene Syndrome der „Child Behavior Checklist" (Achenbach u. Edelbrock 1983) in Abhängigkeit von Geschlecht und Lebensalter (nach Achenbach 1982)

Gruppe	Internalisierungssyndrome*	Gemischte Syndrome	Externalisierungs-syndrome*
Jungen Alter 4−5 J.	1. sozialer Rückzug 2. somatische Beschwerden 3. Unreife/Entwicklungsrückstand 4. depressiv/niedergeschlagen	1. sexuelle Probleme	1. delinquent 2. aggressiv 3. schizoid
Jungen Alter 6−11 J.	1. schizoid 2. depressiv/niedergeschlagen 3. unkommunikativ/verschlossen 4. Zwangssymptome 5. somatische Beschwerden	1. sozialer Rückzug	1. delinquent 2. aggressiv 3. hyperaktiv
Jungen Alter 12−16 J.	1. somatische Beschwerden 2. schizoid 3. unkommunikativ/verschlossen 4. Unreife 5. Zwangssymptome	1. feindseliger Rückzug	1. hyperaktiv 2. aggressiv 3. delinquent
Mädchen Alter 4−5 J.	1. depressiv/niedergeschlagen 2. somatische Beschwerden 3. schizoid 4. sozialer Rückzug	1. sexuelle Probleme	1. Übergewicht 2. aggressiv 3. hyperaktiv
Mädchen Alter 6−11 J.	1. depressiv/niedergeschlagen 2. sozialer Rückzug 3. somatische Beschwerden 4. schizoid/zwanghaft		1. grausam 2. aggressiv 3. delinquent 4. sexuelle Probleme 5. hyperaktiv
Mädchen Alter 12−16 J.	1. ängstlich/zwanghaft 2. somatische Beschwerden 3. schizoid 4. depressiver Rückzug	1. unreif und hyperaktiv	1. grausam 2. aggressiv 3. delinquent

* Syndrome in absteigender Folge ihrer Ladungen auf Internalisierungs- und Externalisierungsfaktoren zweiter Ordnung.

3. *Soziale Beeinträchtigungen* (handicaps) erstrecken sich auf die Benachteiligungen, die ein Mensch aufgrund seiner Behinderungen und Unfähigkeiten erlebt. Beeinträchtigungen repräsentieren also *Adaptationen und Interaktionen eines Individuums mit seiner Umgebung.*

Im Manual zur Internationalen Klassifikation von Behinderungen der WHO (1980) wird darauf hingewiesen, daß sich die Kategorie Benachteiligungen (handicaps) von den beiden zuerst genannten Kategorien Behinderungen und Unfähigkeiten, die Verwandtschaft mit der ICD-Klassifikation zeigen, radikal unterscheidet. Denn die Kategorien der Dimension „Beeinträchtigung" (handicap) beziehen sich nicht auf Individuen und ihre Eigenschaften, sondern auf die (sozialen) Umstände, unter denen diese Individuen leben. Dabei kann diese Dimension der Beeinträchtigungen nur eine Auswahl treffen: Es sind diejenigen Bereiche der Beeinträchtigung festgehalten, die für das alltägliche Leben und die Entwicklung von großer Bedeutung sind.

Tab. 10.**4** gibt die wichtigsten Kategorien dieser drei Dimensionen wieder. Eine genauere Aufschlüsselung sowie die entsprechenden Definitionen finden sich im Handbuch der WHO (1980). Das Klassifikationsschema der WHO geht nicht von ausschließlich krankheitsbezogenen Kategorien aus, sondern betrachtet das Individuum im Kontext seiner all-

Tabelle 10.**4**   Internationale Klassifikation der Behinderungen (Schädigungen, impairments), der funktionellen Einschränkungen (disabilities) und der sozialen Beeinträchtigungen (handicaps) (WHO 1980)

Behinderungen, Schädigungen (impairments)

1. Intellektuelle Behinderungen
2. Andere psychologische Behinderungen
3. Sprachbehinderungen
4. Hörbehinderungen (Hörschäden)
5. Sehbehinderungen (Sehschäden)
6. Behinderungen im Bereich der inneren Organe
7. Behinderungen des Skelettsystems und Bewegungsapparates
8. Behinderungen durch körperliche Entstellungen
9. Generalisierte, sensorische und andere Behinderungen

Funktionelle Einschränkungen (disabilities)

1. Funktionelle Einschränkungen im Verhaltensbereich
2. Funktionelle Einschränkungen im Bereich der Kommunikation
3. Funktionelle Einschränkungen in der Fähigkeit, sich selbst zu versorgen
4. Funktionelle Einschränkungen im Bewegungsbereich
5. Funktionelle Einschränkungen verschiedener Art im körperlichen Bereich
6. Funktionelle Einschränkungen der manuellen Geschicklichkeit
7. Funktionelle Einschränkungen des situativen Verhaltens
8. Funktionelle Einschränkungen im Bereich der Geschicklichkeit
9. Andere funktionelle Einschränkungen

Soziale Beeinträchtigungen (handicaps)

1. Beeinträchtigungen der Orientierung
2. Beeinträchtigungen durch Abhängigkeit
3. Beeinträchtigungen im Bewegungsbereich
4. Beeinträchtigungen im Bereich der Beschäftigung
5. Beeinträchtigungen im Bereich der sozialen Integration
6. Beeinträchtigungen in der Selbstversorgung und der persönlichen Unabhängigkeit
7. Andere soziale Beeinträchtigungen

täglichen Umgebung und bezieht somit Aktivitäten des täglichen Lebens und deren Einschränkung sowie das berufliche und soziale Feld ein. Auf diese Weise lassen sich die individuellen Behinderungen sehr genau beschreiben und, was noch wichtiger ist, Maßnahmen für die Rehabilitation und Integration ablei-

ten. In diesem Schema konnte die häufig gestellte Forderung nach einer therapie- und interventionsrelevanten Klassifikation weitgehend erfüllt werden.

10.4 Literatur

Aba, O., W. K. Pfeifer, E.-R. Rey: Häufigkeit und Verteilung von Diagnosen. Erste Auswertungsergebnisse aus dem Statistischen Erhebungsbogen für Erziehungsberatungsstellen. Zeitschrift für Kinder- und Jugendpsychiatrie 6 (1978) 27−39

Achenbach, T. M.: DSM-III in the light of empirical research on the classification of child psychopathology. Journal of the American Academy of Child Psychiatry 19 (1980) 395−412

Achenbach, T. M.: Developmental Psychopathology, 2nd ed. Wiley, New York 1982

Achenbach, T. M., C. S. Edelbrock: The classification of child psychopathology: a review and analysis of empirical efforts. Psychological Bulletin 85 (1978) 1275−1301

Achenbach, T. M., C. S. Edelbrock: The child behavior profile, II. Boys aged 12−16 and girls aged 6−11 and 12−16. Journal of Consulting and Clinical Psychology 47 (1979) 223−233

Achenbach, T. M., C. S. Edelbrock: Manual for the Child Behavior Checklist and Revised Child Behavior Profile. Univ. Vermont, Department of Psychiatry, Burlington/Vt 1983

American Psychiatric Association (APA): Diagnostic and Statistical Manual of Mental Disorders, 3rd ed. (DSM-III). APA, Washington 1980 (dtsch. Bearb. von Koehler, K., H. Saß: Diagnostisches und statistisches Manual psychischer Störungen [DSM-III]. Beltz, Weinheim 1984)

American Psychiatric Association (APA): Diagnostic and Statistical Manual of Mental Disorders, 3rd ed. revised (DSM-III-R). APA, Washington 1987 (dtsch. Bearb. von Wittchen, H.-U., H. Saß, M. Zaudig, K. Koehler: Diagnostisches und Statistisches Manual Psychischer Störungen [DSM-III-R]. Beltz, Weinheim 1989)

Arbeitsgemeinschaft für Methodik und Dokumentation in der Psychiatrie (AMDP): Das AMDP-System. Manual zur Dokumentation psychiatrischer Befunde, 3. Aufl., Springer, Berlin 1978; 4. Aufl. 1981

Blanz, B., M. H. Schmidt: Reliabilität kinder und jugendpsychiatrischer Diagnosen in der ICD-10. Zeitschrift für Kinder- und Jugendpsychiatrie 18 (1990) 78−86

Cooper, J. E.: An overview of the prospective ICD-10 classification of mental disorders. British Journal of Psychiatry 154, Suppl. 4 (1989) 21−23

Corboz, R., M. Schmidt, H. Remschmidt, P. M. Schieber, D. Göbel: Multiaxiale Klassifikation in Berlin, Mannheim und Zürich. Gemeinsamkeiten und Differenzen in Inanspruchnahmepopulationen dreier Kliniken: Artefakt oder Realität? In Remschmidt, H., M. Schmidt: Multiaxiale Diagnostik in der Kinder- und Jugendpsychiatrie. Huber, Bern 1983

Group for the Advancement of Psychiatry (GAP): Psychopathological Disorders in Childhood. GAP, New York 1966 (GAP-Report No. 62)

Kendell, R. E.: Die Diagnose in der Psychiatrie. Enke, Stuttgart 1978 (Klinische Psychologie und Psychopathologie, Bd. 2)

Mezzich, J. E.: On developing a psychiatric multiaxial schema for ICD-10. British Journal of Psychiatry 152, Suppl. 1 (1988) 38−43

Quay, H. C.: Classification. In Quay, H. C., J. S. Werry: Psychopathological Disorders of Childhood, 2nd ed. Wiley, New York 1979

Remschmidt, H.: Klassifikation und Dokumentation. In Remschmidt, H., M. H. Schmidt: Kinder- und Jugendpsychiatrie in Klinik und Praxis, Bd. I. Thieme, Stuttgart 1988

Remschmidt, H., M. Schmidt (unter Mitarbeit von C. Klicpera): Multiaxiales Klassifikationsschema für psychiatrische Erkrankungen im Kindes- und Jugendalter nach Rutter, Shaffer und Sturge. Mit einem synoptischen Vergleich zum DSM-III, 2. Aufl. Huber, Bern 1986; 1. Aufl. 1977

Remschmidt, H., M. H. Schmidt: Multiaxiale Diagnostik in der Kinder- und Jugendpsychiatrie. Ergebnisse empirischer Untersuchungen. Huber, Bern 1983

Remschmidt, H., M. H. Schmidt, D. Göbel: Erprobungs- und Reliabilitätsstudie zum multiaxialen Klassifikationsschema für psychiatrische Erkrankungen im Kindes- und Jugendalter. In Remschmidt, H., M. Schmidt: Multiaxiale Diagnostik in der Kinder- und Jugendpsychiatrie. Huber, Bern 1983

Remschmidt, H., H.-Ch. Steinhausen, M. Jungmann: Kinder- und jugendpsychiatrische Dokumentation. Erhebungsbogen. Berlin 1976; Marburg 1981 (unveröff.)

Rutter, M.: Classification and categorization in child psychiatry. Journal of Child Psychology and Psychiatry 6 (1965) 71−83

Rutter, M.: Classification. In Rutter, M., L. Hersov: Child Psychiatry. Modern Approaches. Blackwell, Oxford 1977

Rutter, M., D. Shaffer: DSM-III: A step forward or back in terms of the classification of child psychiatric disorders? Journal of the American Academy of Child Psychiatry 19 (1980) 371−394

Rutter, M., S. Lebovici, L. Eisenberg, A. V. Sneznevskij, R. Sadoun, E. Brooke, T.-Y. Lin: A tri-axial classification of mental disorders in childhood. Journal of Child Psychology and Psychiatry 10 (1969) 41−61

Rutter, M., D. Shaffer, M. Shepherd: A Multi-axial Classification of Child Psychiatric Disorders. WHO, Geneva 1975a

Rutter, M., D. Shaffer, C. Sturge: A Guide to a Multi-axial Classification Scheme for Psychiatric Disorders in Childhood and Adolescence. Institute of Psychiatry, London 1975b

Schmidt, M. H.: Klassifikation kinder- und jugendpsychiatrischer Störungsbilder in der ICD-10 − Zum Stand der Diskussion. Zeitschrift für Kinder- und Jugendpsychiatrie 15 (1987) 208−223

Schmidt, M. H., F. Armbruster, G. Günzler, B. Stober: Veränderungen in einer kinderpsychiatrischen Inanspruchnahmepopulation durch die Eröffnung stationärer Behandlungsmöglichkeiten. Zeitschrift für Kinder- und Jugendpsychiatrie 6 (1978) 76−86

Schmidtke, A.: Klassifikation psychischer Störungen. In Wittling, W.: Handbuch der klinischen Psychologie, Bd. III. Hoffmann & Campe, Hamburg 1981

Spitzer, R. L.: Classification of mental disorders and DSM-III. In Kaplan. H. J., A. M. Freedman, B. J. Sadock: Comprehensive Textbook of Psychiatry. Williams & Wilkins, Baltimore 1980

Weber, D.: Der frühkindliche Autismus unter dem Aspekt der Entwicklung. Huber, Bern 1970

World Health Organization (WHO): International Classification of Diseases, 8th ed. (ICD-8). WHO, Geneva 1965

World Health Organization (WHO): International Classification of Diseases, 9th ed. (ICD-9). WHO, Geneva 1978

World Health Organization (WHO): Manual of the 9th Revision of the International Classification of Diseases (ICD-9). WHO, Geneva 1978

World Health Organization (WHO): International Classification of Impairments, Disabilities, and Handicaps: A Manual of Classification Relating to the Consequences of Diseases. WHO, Geneva 1980

World Health Organization (WHO): Tenth Revision of the International Classification of Diseases [ICD-10], Chapter V (F): Mental and Behavioural Disorders (including disorders of psychological development). Clinical Descriptions and Diagnostic Guidelines. WHO, Geneva 1991 (dtsch.: Dilling, H., W. Mombour, M. H. Schmidt: Internationale Klassifikation psychischer Störungen. ICD-10, Kapitel V (F). Klinisch-diagnostische Leitlinien. Weltgesundheitsorganisation. Huber, Bern 1991)

11. Verlauf und Prognose

11.1 Einflüsse auf den Verlauf

Zahlreiche Faktoren können den Verlauf psychiatrischer Erkrankungen im Kindes- und Jugendalter beeinflussen. Die wichtigsten sind in Tab. 11.1 wiedergegeben. Diese Faktoren können in verschiedener Weise zusammenwirken: Sie können sich addieren, multiplizieren, gegenseitig ausschließen oder ergänzen. Wenn man Vielzahl und Verschiedenheit dieser Faktoren betrachtet und sich im klaren ist, wie unterschiedlich sie zusammenwirken können, so könnte man zu dem Schluß kommen, daß sich der Aufwand für die Verlaufsforschung nicht lohnt, weil das Gefüge möglicher Einflüsse zu undurchschaubar ist. Sorgfältige und langfristig durchgeführte Verlaufsstudien widerlegen aber diese Haltung. Neben den angeführten Einflüssen spielt auch der Verlaufstyp der Erkrankung eine Rolle (s. Kap. 7).

Schädigende Ereignisse und protektive Faktoren stehen im Hinblick auf die Manifestation psychischer Störungen und Erkrankungen jeweils in Wechselwirkung. In den letzten Jahren hat sich das Augenmerk stärker auf die protektiven Faktoren verlagert, was auch für die Adoleszenz bedeutsam ist. Denn die in der Adoleszenz neu entwickelten Bewältigungsstrategien *können vielfach als protektive Faktoren aufgefaßt werden*.

Unter *protektiven Faktoren* verstehen wir Einflüsse, die die Manifestation einer Erkrankung verzögern, abmildern oder verhindern können. Sie sind nicht unbedingt gleichzusetzen mit positiven oder erfreulichen Erfahrungen (Rutter 1985):

1. So können z. B. belastende Erfahrungen die Widerstandskraft gegen weitere Belastungen stärken. In diesen Zusammenhang gehört die Beobachtung Bleulers (1972), wonach Kinder, die einen psychotischen Elternteil haben, an dieser Belastung „wachsen" können, wenn sie erfolgreich kompensatorische Aufgaben für die Familie übernehmen.

2. Protektive Faktoren wirken indirekt über Interaktionsprozesse des jeweiligen Individuums mit seiner Umgebung; ihr Vorhandensein wird erst sichtbar, wenn eine entsprechende Belastungssituation auftritt.

3. Schließlich gibt es protektive Faktoren, die weniger mit Erfahrung und Erlebnissen zu tun haben. Ein Beispiel ist die Zugehörigkeit zum weiblichen Geschlecht, ein Merkmal, das sich (zumindest bis zur Pubertät) als Schutzfaktor gegenüber den meisten psychischen Störungen und Erkrankungen erweist.

Aufgrund dieser Erkenntnisse muß man von der These Abstand nehmen, wonach der Mensch in den ersten Lebensjahren weitgehend geprägt wird. Die *frühen Erfahrungen* sind nicht unbedeutend, determinieren aber keineswegs die spätere Entwicklung oder das Risiko für psychiatrische Erkrankungen. Sie müssen vielmehr als einer unter vielen bedeutsamen Faktoren angesehen werden, unter denen kognitive Prozesse, Temperamentseigenschaften, Qualität von Beziehungen, Erfolgserlebnisse, günstiges oder ungünstiges Selbstkonzept, Erfahrungen auf verschiedenen Altersstufen usw. eine wichtige Rolle spielen. Freilich ist unser Wissen um die Wirkung protektiver Faktoren noch sehr lückenhaft.

Abb. 11.1 zeigt ein Modell zur *Wirkung und Wechselwirkung von Risikofaktoren und protektiven Faktoren*, das sich aus der Kauai-Studie ableitet (Werner 1985). In diesem Modell werden Risikofaktoren zum Zeitpunkt der Geburt von Belastungsfaktoren und protektiven Faktoren unterschieden. Das Vorhandensein mehrerer Risikofaktoren stellt ein Risiko für weitere belastende Ereignisse dar und macht ein Kind vulnerabel, was die Wahrscheinlichkeit für das Auftreten psychiatrischer Erkrankungen erhöht. Bei der Manifestation psychiatrischer Erkrankungen können eine Reihe von Belastungsfaktoren eine Rolle spielen (z. B. längere Trennung im ersten Lebensjahr, Erkrankung der Eltern, Ehescheidung). Diese stehen aber in Wechselwirkung mit protektiven Faktoren, die „Eigenschaften" des Kindes oder Jugendlichen oder schützende Umgebungsfaktoren sein können. Durch das Zusammenspiel von Risiko- und Belastungsfaktoren einerseits und protektiven Faktoren andererseits entsteht entweder eine Fehlanpassung bzw. psychiatrische Erkrankung oder eine Anpassung bzw. Bewältigung des Risikos, psychisch krank zu werden.

Im Sinne dieser Überlegungen sind vor allem jene *Adoleszenten* interessant, *die trotz hoher Belastung* und ungünstiger Umstände nicht psychiatrisch erkranken, sondern *eine positive Entwicklung nehmen*. In verschiedenen Studien hat sich hierzu folgendes gezeigt:

- Solche Jugendliche verfügen über günstige Temperamentseigenschaften (Ausgeglichenheit, geringe Irritierbarkeit, gute Kommunikationsfähigkeit und Selbstkontrolle, positives Selbstkonzept).
- Sie bringen es aufgrund dieser Eigenschaften fertig, ihre Umgebung eher aktiv zu gestalten (auf Freunde zuzugehen, sich Zuwendung zu holen, ihre Interessen zu verwirklichen).
- Bei ihnen wirkt sich das Erreichen äußerer Ziele sehr positiv aus (z. B. Schulabschluß, berufliche Integration).

Tabelle 11.**1**   Faktoren, die den Verlauf kinderpsychiatrischer Erkrankungen beeinflussen können (nach Remschmidt 1988)

1. Genetische Faktoren
2. Eigengesetzlichkeit der Erkrankung (sogenannter natürlicher Verlauf)
3. Entwicklungsfaktoren (Wachstum, Reifung, Differenzierung, Prägung, Lernen)
4. Alter und Geschlecht
5. Systematische Einwirkungen (Therapie und andere Hilfen)
6. „Zufällige" Einwirkungen (Lebensereignisse, Umweltfaktoren)
7. Risikofaktoren
8. Protektive Faktoren (im Kind, in der Umgebung)

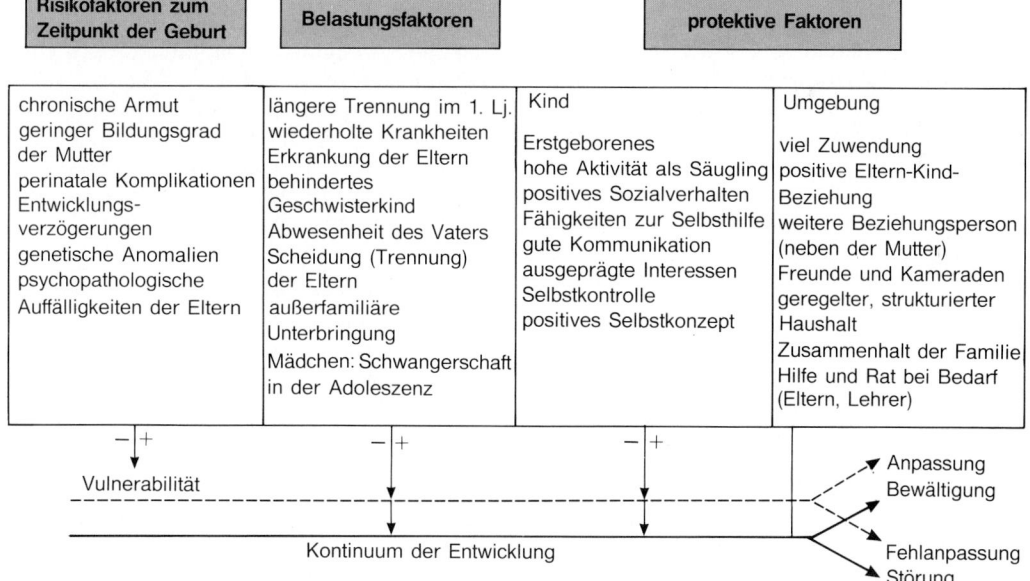

Abb. 11.**1**   Modell zur Wirkung und Wechselwirkung von Risiko-, Belastungs- und protektiven Faktoren (nach der Kauai-Studie, Werner 1985) (aus Remschmidt, H.: Verlauf und Prognose kinder- und jugendpsychiatrischer Erkrankungen. In Remschmidt, H., M. H. Schmidt: Kinder- und Jugendpsychiatrie in Klinik und Praxis, Bd. I. Thieme, Stuttgart 1988)

11.2 Einige Ergebnisse aus Verlaufsstudien

Psychoreaktive Störungen: Psychoreaktive Verhaltensstörungen im Kindes- und Jugendalter haben insgesamt eine gute Prognose. Verlaufsuntersuchungen zeigen, daß sie z. T. schon im Heranwachsendenalter (18–21 Jahre) weitgehend verschwunden sind. In diesen Zusammenhang gehören Studien mittlerer Katamnesedauer, in denen die Klientel von Erziehungsberatungsstellen nachuntersucht wurde, wobei man jeweils behandelte Patienten mit solchen verglich, die auf einer Warteliste standen, aber nicht behandelt wurden. Derartige Untersuchungen weisen Remissionsquoten von 60–80% auf, wobei sich die Behandelten von den Unbehandelten langfristig nicht unterschieden. Für diese Störungen gilt also nicht das Kontinuitätsmodell.

Dissoziales Verhalten und Persönlichkeitsstörungen: Dissoziale Verhaltensweisen, die sich frühzeitig zeigen, haben eine hohe Persistenz. Im Zusammenhang mit ihren Longitudinalstudien kam Robins (1966, 1978) zu dem Ergebnis, daß fast alle Erwachsenen mit Störungen des Sozialverhaltens schon in ihrer Kindheit durch dissoziales Verhalten aufgefallen waren. Alkoholismus, Drogenmißbrauch, Arbeitsprobleme, Gewalttätigkeit sowie Kriminalität im Erwachsenenalter zeigten statistisch signifikante Zusammenhänge mit antisozialem Verhalten in der Kindheit. Diese Längsschnittuntersuchungen beziehen sich ausnahmslos auf eine Inanspruchnahmepopulation. Aber auch in auslesefreien Stichproben finden sich deutliche Hinweise auf eine negative Prognose dissozialer Störungen (Mitchell u. Rosa 1981; Farrington 1978).

Neurotische Störungen: An stationären jugendlichen Patienten wurden katamnestisch relativ gute Ergebnisse objektiviert. Bereits zum Zeitpunkt der Entlassung aus der stationären Behandlung wurden Heilungs- bzw. Besserungsraten zwischen 70 und 91% angegeben, für die Zwei- bis Fünfjahreskatamnese 83–90%, für die Langzeitkatamnese zwischen 70 und 90% (King u. Pittman 1969; Warren 1965).

Affektive Erkrankungen: Bei affektiven Störungen beträgt die Rate Geheilter bzw. wesentlich Gebesserter in der Langzeitprognose insgesamt ca. 60–80%. Die prognostischen Aussagen über endogen-phasische Psychosen sind sehr unterschiedlich. Nach Taylor u. Abrams (1981) und Weiner (1982) ist das frühe Einsetzen einer bipolaren Symptomatik besonders ungünstig, während unipolare depressive Verläufe später beginnen und weniger remittieren. Frühe bipolare Verläufe sind auch mit einem hohen Suizidrisiko verknüpft sowie mit dem Risiko häufiger und schwerer Affektschwankungen. Aus epidemiologischen Daten ist zu entnehmen, daß bei 35% aller erwachsenen Patienten mit bipolarer affektiver Erkrankung die ersten Phasen in der Adoleszenz auftreten (Welner u. Mitarb. 1979).

Schizophrenie: Unter den Schizophrenien der Adoleszenz zeigt sich eine Heilungsquote von nur 23%, eine Besserungsrate von 25% und eine Chronifizierung in 52% der Fälle (Weiner 1982). Das weibliche Geschlecht hat eine bessere Langzeitprognose als das männliche (Huber u. Mitarb. 1979). Patienten mit ausgeglichener Primärpersönlichkeit haben größere Heilungschancen. Vorteilhaft für den Ausgang ist auch eine höhere Schulbildung und eine gute soziale Anpassung bis zum Ausbruch der Erkrankung sowie das Fehlen von prämorbiden Persönlichkeitsauffälligkeiten (Martin 1989). Psychische Auslösung, akuter Ausbruch und produktive Symptomatik sind günstige Indikatoren (Huber u. Mitarb. 1979, 1980). Die prophylaktische Therapie mit Neuroleptika kann die Rückfallsequenz der Schizophrenen signifikant reduzieren (Davis u. Mitarb. 1980). Offene Probleme sind aber die Dauer der Nachbehandlung und die Höhe der Dosierung bei jugendlichen Patienten.

Anorexia nervosa: Relativ gut dokumentiert ist der Verlauf der Anorexia nervosa, die in den letzten Jahren in den industrialisierten Ländern stark zugenommen hat. Geht man von den am Körpergewicht und dem Wiedereintreten der Menstruation orientierten Prognosekriterien von Morgan u. Russell (1975) aus, so kann man nach vier Jahren in rund 48% der Fälle mit einer guten Prognose rechnen sowie bei je einem Viertel mit einem mittelmäßigen bzw. ungünstigen Erfolg. Berücksichtigt man allerdings psychopathologische Merkmale, die in diesen Kriterien nicht enthalten sind, so ist die Prognose nach vier und mehr Jahren deutlich ungünstiger.

11.3 Literatur

Bleuler, M.: Die schizophrenen Geistesstörungen im Lichte langjähriger Kranken- und Familiengeschichten. Thieme, Stuttgart 1972

Davis, J. M., C. B. Schaffer, G. A. Klillian, C. Kinard, C. Chan: Important issues in the drug treatment of schizophrenia. Schizophrenia Bulletin 6 (1980) 70−87

Farrington, D. P.: The family backgrounds of aggressive youths. In Hersov, L. A., M. Berger, D. Shaffer: Aggression and Antisocial Behaviour in Childhood and Adolescence. Pergamon, Oxford 1978

Huber, G., G. Gross, R. Schüttler: Schizophrenie. Verlaufs- und sozialpsychiatrische Langzeituntersuchungen an den 1945−1959 in Bonn hospitalisierten schizophrenen Kranken. Springer, Berlin 1979

Huber, G., G. Gross, R. Schüttler: Langzeitentwicklung schizophrener Erkrankungen. In Schimmelpenning, G. W.: Psychiatrische Verlaufsforschung. Huber, Bern 1980

King, L. J., G. D. Pittman: A six year follow-up study of sixty-five adolescent patients: predictive value of presenting clinical picture. British Journal of Psychiatry 115 (1969) 1437−1441

Martin, M.: Der Verlauf der Schizophrenie im Jugendalter unter Rehabilitationsbedingungen. Med. Habil., Marburg 1989

Mitchell, S., P. Rosa: Boyhood behavior problems as precursors of criminality: a 15-year-follow-up study. Journal of Child Psychology and Psychiatry 22 (1981) 19−33

Morgan, H. G., G. F. M. Russell: Value of family background and clinical features as predictors of long-term outcome in anorexia nervosa. Four-year follow-up study of 41 patients. Psychological Medicine 5 (1975) 355−371

Remschmidt, H.: Was wird aus kinderpsychiatrischen Patienten? Methodische Überlegungen und Ergebnisse. In Schmidt, M. H., S. Drömann: Langzeitverlauf kinder- und jugendpsychiatrischer Erkrankungen. Enke, Stuttgart 1986

Remschmidt, H.: Verlauf und Prognose kinder- und jugendpsychiatrischer Erkrankungen. In Remschmidt, H., M. H. Schmidt: Kinder- und Jugendpsychiatrie in Klinik und Praxis, Bd. I. Thieme, Stuttgart 1988

Remschmidt, H., B. Herpertz-Dahlmann: Sind kinder- und jugendpsychiatrische Erkrankungen Vorstufen psychiatrischer Erkrankungen des Erwachsenenalters? Fortschritte der Neurologie und Psychiatrie 57 (1989) 281−298

Robins, L. N.: Deviant Children Grown Up. Williams & Wilkins, Baltimore 1966; 2nd ed. Krieger, New York 1974

Robins, L. N.: Sturdy childhood predictors of adult antisocial behaviour. Replication from longitudinal studies. Psychological Medicine 8 (1978) 611−622

Rutter, M.: Resilience in the face of adversity. Protective factors and resistance to psychiatric disorders. British Journal of Psychiatry 147 (1985) 598−611

Schmidt, M. H., S. Drömann: Langzeitverlauf kinder- und jugendpsychiatrischer Erkrankungen. Enke, Stuttgart 1986 (Klinische Psychologie und Psychopathologie, Bd. 41)

Taylor, M., A., R. Abrams: Early- and late-onset bipolar illness. Archives of General Psychiatry 38 (1981) 58−61

Warren, W.: A study of adolescent psychiatric in-patients and the outcome 6 or more years later, II: follow-up study. Journal of Child Psychology and Psychiatry 6 (1965) 1−17

Weiner, I. B.: Child and Adolescent Psychopathology. Wiley, New York 1982

Welner, A., Z. Welner, R. Fishman: Psychiatric adolescent inpatients: Eight- to ten-year follow-up. Archives of General Psychiatry 36 (1979) 698−700

Werner, E. E.: Stress and protective factors in children's lives. In Nicol, A. R.: Longitudinal Studies in Child Psychology and Psychiatry. Wiley, New York 1985

II Klinisch-psychiatrische Syndrome
B Spezieller Teil

12. Psychische Störungen im Zusammenhang mit zerebralen Schädigungen

12.1 Definition und Klassifikation

Von psychischen oder psychiatrischen Störungen im Zusammenhang mit Hirnschädigungen sprechen wir dann, wenn in engem zeitlichem Zusammenhang mit der Hirnschädigung eine markante Verhaltensänderung auftritt oder bei bis dahin psychisch und physisch unauffälligen Jugendlichen neurologische Symptome, psychiatrische Auffälligkeiten oder psychische Ausfälle zu beobachten sind, die vor der Hirnschädigung nicht vorhanden waren.

Im *MAS* auf der Basis von ICD-9 werden psychische Störungen im Zusammenhang mit Hirnschädigungen einerseits in der Gruppe der Psychosen (290–299) klassifiziert, zum anderen unter den Ziffern 310.0–310.1 mit der Überschrift „Spezifische nichtpsychotische Störungen nach Hirnschädigung". Im *DSM-III-R* erscheinen die psychischen Störungen im Zusammenhang mit Hirnschädigungen unter der Überschrift „Organisch bedingte psychische Syndrome und Störungen". Sie werden unterteilt in „Organisch bedingte Syndrome" (z. B. Demenz, amnestisches Syndrom, organisch bedingtes Wahn- oder Persönlichkeitssyndrom) und „organisch bedingte psychische Störungen" (z. B. substanzinduzierte psychische Störungen oder organisch bedingte psychische Störungen in Verbindung mit körperlichen Erkrankungen).

Die unter psychotischer Symptomatik auftretenden psychischen Störungen werden als körperlich begründbare Psychosen im Zusammenhang mit den Psychosen (Kap. 19) dargestellt. In diesem Kapitel geht es um die *nichtpsychotischen Störungen nach Hirnschädigungen*.

12.2 Allgemeine Gesichtspunkte zur Ätiologie und Genese

Hirnfunktionsstörungen sind bedeutsame *Risikofaktoren für die Manifestation zahlreicher psychischer Störungen und Erkrankungen* im Kindes- und Jugendalter. Wenn man von lokalisierten Hirnschädigungen absieht, so ist der Zusammenhang jedoch weniger direkt als indirekt. Die Zusammenhänge zwischen Hirnfunktionsstörungen und psychiatrischen Erkrankungen lassen sich anhand folgender Ergebnisse verdeutlichen (Remschmidt 1984):

1. *Kinder und Jugendliche mit Hirnschädigungen bzw. Hirnfunktionsstörungen sind gehäuft psychiatrisch auffällig.* Dabei ist die Quote der psychiatrischen Auffälligkeiten um so höher, je schwerwiegender die zerebrale Schädigung ist (Tab. 12.**1**). Dieses generelle Resultat wird durch zahlreiche Untersuchungen gestützt. Es besteht eine Steigerungsreihe hinsichtlich der Quote psychischer Auffälligkeiten von körperlich gesunden Kindern bis zu hirntraumatisch geschädigten Kindern mit umschriebener Lokalisation und zusätzlichen epileptischen Anfällen.
Verschiedene Gruppen von Jugendlichen mit hirnorganischen Störungen sind vermehrt psychisch auffällig. Dabei treten nach Schädel-Hirn-Traumen nicht nur kognitive Störungen (Wahrnehmungs-, Konzentrations- und Leistungsstörungen) und emotionale Störungen auf, sondern auch eine eingeschränkte Fähigkeit zur Adaptation und Habituation, die sich bis in den Bereich der vegetativen Funktionen nachweisen läßt (Remschmidt u. Stutte 1980).

Tabelle 12.**1** Zusammenhang zwischen Hirnfunktionsstörungen bzw. Hirnschädigung und psychopathologischer Auffälligkeit (nach Rutter 1977 und Shaffer u. Mitarb. 1975)

Art der Hirnschädigung	Prozentsatz psychopathologischer Auffälligkeit
Gesunde Kinder (unausgelesene Stichprobe)	7
Kinder mit körperlichen Erkrankungen ohne Beteiligung des Gehirns	12
Kinder mit Epilepsie oder strukturellen Hirnschädigungen	35
Kinder mit gesicherten lokalisierten Hirnverletzungen	62
Kinder mit lokalisierten Hirnverletzungen und Frühepilepsie	67
Kinder mit lokalisierten Hirnverletzungen und Spätepilepsie	83

Tabelle 12.**2** Risikofaktoren für eine psychiatrische Erkrankung nach einer Hirnschädigung (nach Cantwell u. Tarjan 1979)

1. Ätiologie der Hirnfunktionsstörung
2. Lokalisation der Läsion (re. Hemisphäre, li. Hemisphäre, frontal, temporal usw.)
3. Ausmaß der Hirnfunktionsstörung bzw. -schädigung
4. Alter und Entwicklungsstand des Kindes bei Eintritt der Schädigung
5. Vorliegen einer intellektuellen Beeinträchtigung
6. Vorhandensein weiterer Hirnfunktionsstörungen (z. B. Vorschädigungen)
7. Geschlecht
8. Umgebungseinflüsse (familiäre Situation, Erziehungsstil usw.)

2. Umgekehrt finden sich *bei* Kindern und Jugendlichen mit *psychiatrischen Erkrankungen häufiger* als in einer unselektierten Population *Hirnfunktionsstörungen*. Allerdings variiert die Quote der Hirnfunktionsstörungen sehr stark mit der Art der Erkrankung. So findet man z. B. beim frühkindlichen Autismus im Jugendalter Raten von 50–60% (rund ein Drittel der Patienten mit frühkindlichem Autismus entwickelt in der Adoleszenz epileptische Anfälle), während die Prozentsätze bei der kindlichen Schizophrenie und bei neurotischen Störungen wesentlich geringer sind.

3. *Umschriebene Hirnschädigungen können zu recht eindeutigen psychischen Funktionsausfällen führen*, die wir als neuropsychologische Störungen bezeichnen (z. B. Aphasien oder Apraxien). Bei den diffusen Hirnfunktionsstörungen gibt es eine solche Zuordnung nicht. Vielmehr scheinen diese (z. B. Sauerstoffmangel während der Geburt) ein Kind vulnerabler für schädigende Umwelteinflüsse jeder Art zu machen.

4. Wenn man von den neuropsychologischen Störungen (z. B. Aphasien oder Apraxien) absieht, so spricht unser derzeitiges Wissen dafür, daß der *Zusammenhang* zwischen diffuser Hirnschädigung und psychiatrischer Auffälligkeit *eher indirekt* ist.

Dies führt zu der Frage: Wie läßt sich ein indirekter Zusammenhang zwischen Hirnschädigung und psychiatrischer Erkrankung erklären?

Zusammenfassend lassen sich zum *Zusammenhang zwischen Hirnschädigung und psychopathologischen Auffälligkeiten* folgende Aussagen machen (Tab. 12.**2**):

– Eine strikte Zuordnung zwischen der *Ätiologie einer Hirnschädigung* und ihren psychopathologischen Auswirkungen hat sich im großen und ganzen als nicht zutreffend erwiesen. Es gibt Ausnahmen wie die heute kaum mehr anzutreffende epidemische Enzephalitis mit ihren psychopathologischen Auswirkungen. Die These von der pathoklitischen Spezifität (Stutte 1966) kann jedoch vorerst nicht bestätigt werden.

– Von Bedeutung sind dagegen der *Sitz der Schädigung* (vor allem, wenn es um einseitige oder ausgeprägte Hirnläsionen geht) und die funktionelle Hemisphärenasymmetrie.

– Auch das *Ausmaß der Schädigung* spielt eine Rolle, was bei Jugendlichen mit hirntraumatischen Läsionen sehr gut zu beobachten ist.

– Der Zusammenhang zwischen Hirnfunktionsstörungen und *intellektueller Beeinträchtigung* ist vielfach nachgewiesen.

– *Vorschädigungen* des Gehirns sind nicht selten wesentliche Voraussetzung für die gravierenderen Auswirkungen einer zweiten Schädigung. So muß man bei Kindern und Jugendlichen, die ein Schädel-Hirn-Trauma erleiden, damit rechnen, daß bis zu 33% bereits vor dem Trauma eine zerebrale Vorschädigung aufweisen, die vielfach wiederum eine Schrittmacherwirkung im Hinblick auf das zweite Schädel-Hirn-Trauma hat.

– Während allgemein Jungen vor der Pubertät häufiger an psychischen Auffälligkeiten leiden als Mädchen (Relation etwa 3 : 1 bzw. 3 : 2), die Zugehörigkeit zum weiblichen *Geschlecht* im Kindesalter also ein protektiver Faktor ist, trifft dies für Hirnschädigungen nicht zu; d. h., diffuse und ausgeprägte Hirnschädigungen führen bei Jungen und Mädchen in einem gleich hohen Prozentsatz zu psychiatrischen Auffälligkeiten.

– Entsprechend dem Konzept der Vulnerabilität erhöhen *Umwelteinflüsse* und biographische Risikofaktoren die Wahrscheinlichkeit des Auftretens einer psychiatrischen Erkrankung bei einem zerebral vorgeschädigten Jugendlichen.

Zum Zusammenhang zwischen diffuser Hirnschädigung und psychopathologischen Auffälligkeiten gibt eine Studie von Schneider u. Remschmidt (1977) Aufschluß. In dieser Untersuchung wiesen Kinder mit einer sorgfältig diagnostizierten *minimalen zerebralen Dysfunktion* verglichen mit gleich intelligenten gesunden Kindern, die nach sozialer Schichtzugehörigkeit und Intelligenz parallelisiert waren, Einschränkungen hinsichtlich sozialer Wahrnehmungen sowie ihres Sozialverhaltens auf. Diese Kinder konnten nur unzureichend Kategorisierungen bestimmter Sachverhalte vornehmen. Sie waren deutlich weniger als die Gesunden in der Lage, ihre Umgebung zu strukturieren und zu ordnen. Derartige Kinder haben als Folge vermehrt Schwierigkeiten, mit komplexen sozialen Situationen fertig zu werden. So führt eine Linie von der Hirnfunktionsstörung zum gestörten Sozialverhalten. Dies ist nur ein Beispiel für die verschiedenen Möglichkeiten des Zusammenhangs zwischen Hirnfunktionsstörung und Verhaltensauffälligkeiten.

Im folgenden werden die wichtigsten Störungen besprochen, die im Zusammenhang mit Hirnschädigungen auftreten. Die Bezeichnung „im Zusammenhang mit Hirnschädigungen" soll darauf hinweisen, daß in vielen Fällen keine direkte kausale Beziehung zwischen Hirnschädigung und psychopathologischen Folgen festzustellen ist; vielmehr muß man bei einer Reihe von Störungen davon ausgehen, daß Hirnschädigungen oder Hirnfunktionsstörungen die Vulnerabilität für äußere Belastungsfaktoren jeglicher Art erhöhen und auf diese Weise den Boden für psychopathologische Auffälligkeiten bereiten.

12.3 Psychische Störungen nach frühkindlicher Hirnschädigung

Eine Vielzahl von Faktoren, die das kindliche Gehirn zwischen dem 6. Schwangerschaftsmonat und dem Ende des ersten Lebensjahres treffen, können frühkindliche Hirnschädigungen bzw. Hirnfunktionsstörungen verursachen. Ob diese zeitliche Begrenzung angemessen ist, darüber läßt sich streiten. Sie hat insofern eine gewisse Berechtigung, als etwa um den 6. Schwangerschaftsmonat die Hirnrinde des Keimlings reizempfindlich wird und gegen Ende des ersten Lebensjahres die Pyramidenbahn ausreift. Der genannte Zeitabschnitt ist unter dieser Perspektive eine Art „kritische Zeit" für das Gehirn, in der die Möglichkeiten einer Schädigung relativ groß sind.

Schweregrad und Folgezustände: Ein schädigendes Ereignis kann je nach Art, Schwere und Dauer verschieden schwere Folgeschäden mit sich bringen. Wir unterscheiden Folgezustände

– mit schweren *körperlichen* Störungen (z. B. infantile Zerebralparesen),
– mit schweren *intellektuellen* Behinderungen (Oligophrenien), die häufig mit neurologischen Ausfällen gekoppelt sind, und
– mit vorwiegend *psychischen* Störungen.

In diesem Abschnitt beschäftigen wir uns ausschließlich mit den zuletzt genannten Störungen. Unter ihnen sind die sogenannte frühkindliche Hirnschädigung oder Hirnfunktionsstörung und das hyperkinetische Syndrom bedeutsam.

12.3.1 Frühkindliche Hirnfunktionsstörung (minimale zerebrale Dysfunktion, MCD)

Definition und Klassifikation: Für dieses Störungsmuster gibt es eine ganze Reihe synonymer Bezeichnungen. Die wichtigsten sind: *frühkindliches exogenes Psychosyndrom* (Lempp 1978), *chronisches hirnorganisches psychisches Achsensyndrom* (Göllnitz 1981), *infantiles psychoorganisches Syndrom* (Corboz 1973). Im angelsächsischen Sprachraum wird für die Störung meist die Bezeichnung minimale zerebrale Dysfunktion (MCD) gewählt.

Die *Klassifikation* dieses Störungsmusters ist sehr uneinheitlich. Das liegt nicht zuletzt an seiner unscharfen Abgrenzung, aber auch daran, daß die Reaktionsweise des unreifen kindlichen Gehirns noch sehr unspezifisch ist, so daß selbst bei lokalisierten Schädigungen eindeutig abgrenzbare Funktionsstörungen fehlen.

Im *MAS* ist die MCD unter der Bezeichnung *„leichte Hirnfunktionsstörung"* unter der Ziffer 348.6 in der deutschen Bearbeitung (Remschmidt u. Schmidt 1986) vorgesehen. Dort wird als Voraussetzung für die Diagnose das Vorhandensein einer neurologischen bzw. einer neuropsychologischen Symptomatik gefordert. Die ICD-10 und das DSM-III-R kennen die Bezeichnung minimale zerebrale Dysfunktion als ausdrückliche Diagnose nicht. Im *DSM-III-R* wird das Syndrom unter den *Störungen mit Aufmerksamkeitsdefizit* rubriziert, wobei drei unterschiedliche Störungsmuster voneinander abgegrenzt werden: Störungen mit Aufmerksamkeitsdefizit ohne Hyperaktivität (314.00), Störungen mit Aufmerksamkeitsdefizit bei Hyperaktivität (314.01) und Störungen mit Aufmerksamkeitsdefizit, Residualtyp (314.80).

Für die Darstellung in diesem Buch wird die Bezeichnung *„frühkindliche Hirnfunktionsstörung (MCD)"*, die im deutschen Sprachraum eingebürgert ist, beibehalten, obwohl sich das Störungsmuster z. T. erheblich mit dem des hyperkinetischen Syndroms überschneidet und das Syndrom in der Vergangenheit viel zu häufig diagnostiziert wurde. Es besteht zwar kein Zweifel, daß es Kinder gibt, die dem klinischen Bild entsprechen, ihre Zahl ist aber viel geringer, als in früheren Studien behauptet wurde. Vielmehr bestehen Anhaltspunkte dafür, daß sich dieses Syndrom auf zwei andere Störungsmuster zurückführen läßt: einerseits auf das hyperkinetische Syndrom bzw. Aufmerksamkeitsstörungen, zum anderen auf Teilleistungsstörungen (Schmidt u. Mitarb. 1982; Esser u. Schmidt 1987; Remschmidt u. Mitarb. 1988). Solange diese Problematik aber nicht grundsätzlich geklärt ist und kein ausgereiftes Alternativkonzept vorliegt, wird die Bezeichnung beibehalten.

Epidemiologie: Angesichts der unscharfen Umgrenzung dieses Syndroms schwanken auch die Angaben zu seiner Häufigkeit. In unausgelesenen Stichproben von Schulkindern schwanken die Angaben zwischen 2 und 18%, in kinder- und jugendpsychiatrischen Populationen zwischen 14 und 50%. Sieber (1978) fand das Syndrom bei 19% aller psychoreaktiv gestörten Kinder und bei weiteren 30% Hinweise auf eine MCD. Das Verhältnis von Jungen zu Mädchen beträgt etwa 3 : 1.

Klinisches Bild: Als *kennzeichnende Symptomatik* werden angesehen: ungeschickte Feinmotorik, gestörte motorische Koordination, psychomotorische Überaktivität, Distanzlosigkeit, verminderte Angstbildung, Konzentrations- und Aufmerksamkeitsstörungen, Reizüberempfindlichkeit und im Gefolge dieser Symptome Schulleistungsstörungen und Lernschwierigkeiten. Eine ausführlichere *psychologische und neuropsychologische Untersuchung* liefert Anhaltspunkte für Störungen der visuellen oder auditiven Wahrnehmung, der räumlichen Orientierung, der *Gestalterfassung* und vor allem der Figur-Hintergrund-Differenzierung. Es kann mit gewissem Recht angenommen werden, daß die Ausfälle im Bereich der Gestalterfassung mitverantwortlich sind für das soziale Versagen dieser Kinder. Da die Kinder sehr häufig in Überforderungssituationen geraten und es ihnen aufgrund ihrer Ausfälle schwerfällt, komplexere Situationen angemessen zu beurteilen, unterliegen sie oft sekundären neurotischen Fehlentwicklungen. Manche Autoren sehen neurologische Symptome (sogenannte „weiche Zeichen") als obligat an. Dies trifft auch für das MAS zu.

Diagnose und Differentialdiagnose: Die Diagnose erfolgt aufgrund der o. g. Merkmale. Dabei ist die Trias von klinisch faßbarer Symptomatik im *Verhaltensbereich, neurologischer*

Symptomatik und *testpsychologischen Befunden* (vor allem Gestaltauffassungsstörungen) für eine einigermaßen abgesicherte Diagnose erforderlich. In den letzten Jahren ist man mit der Diagnose der minimalen zerebralen Dysfunktion vorsichtiger geworden, nachdem aufgrund sorgfältiger empirischer Untersuchungen Zweifel an der Einheit des Syndroms und seiner Häufigkeit geäußert wurden.

Therapie und Prognose: Die Therapie besteht vor allem in einer *funktionellen Übungsbehandlung*, die je nach Art der Ausfälle den motorischen, den sprachlichen oder auch den Wahrnehmungsbereich in den Vordergrund stellt. Liegt eine neurotische Fehlentwicklung vor, so kann sich eine *Psychotherapie* als erforderlich erweisen.

Bei vorherrschender Hypermotorik ist zunächst abzugrenzen, ob es sich um ein hyperkinetisches Syndrom handelt. Wenn dies der Fall ist, so kann eine Behandlung mit *Stimulanzien* (Ritalin) erforderlich und hilfreich sein. Handelt es sich um psychomotorisch auffälliges Verhalten im Rahmen einer MCD, so können vorübergehend *Neuroleptika* eingesetzt werden.

Von großer Bedeutung ist die *Elternberatung*, weil der erzieherische Umgang mit diesen Kindern und Jugendlichen erhebliche Anforderungen an die Eltern stellt. In der Erziehung müssen ähnliche Prinzipien wie in der schulischen Förderung angewandt werden: Herstellen überschaubarer Situationen, nicht zu viele Aufträge zur gleichen Zeit, kein Überangebot an Umgebungsreizen, konsequente Anwendung von Ge- und Verboten, Stärkung des Selbstbewußtseins durch gezielte Zuwendung, insbesondere nach angemessenem Verhalten.

Die *Prognose* des Syndroms ist relativ günstig, da auch bei spontanem Verlauf viele der störenden Symptome seltener werden und sich in ihrer Intensität abmildern.

12.3.2 Hyperkinetisches Syndrom

Definition: Unter der Bezeichnung hyperkinetisch, hyperaktiv oder hypermotorisch faßt man eine Gruppe von Kindern zusammen, deren Verhalten sich durch einen Überschuß an motorischer Aktivität, Aufmerksamkeitsstö-rungen, mangelhafte Impulskontrolle und emotional überschießende Reaktionen kennzeichnen läßt. Zum Teil werden diese Bezeichnungen auch als charakteristisch für die minimale zerebrale Dysfunktion (MCD) angewandt, so daß sich beide Syndrome schwer trennen lassen. Wie bei der MCD ist fraglich, ob das Syndrom eine nosologische Einheit darstellt. Die bisher vorliegenden Befunde sprechen aber eher für die Berechtigung einer Abgrenzung des hyperkinetischen Syndroms als einheitliches Syndrom. Es wird hier abgehandelt, weil es stets Abgrenzungsprobleme zur MCD bereitet. Die beiden international gebräuchlichen multiaxialen Klassifikationsschemata grenzen dieses Syndrom als eigene Krankheitseinheit ab.

Klassifikation: Im *MAS (ICD-9)* ist das hyperkinetische Syndrom (314) wie folgt definiert:

„Störungen, deren wesentliche Merkmale kurze Aufmerksamkeitsspanne und erhöhte Ablenkbarkeit sind. In der frühen Kindheit ist das auffallendste Symptom eine ungehemmte, wenig organisierte und schlecht gesteuerte, extreme Überaktivität, an deren Stelle aber in der Adoleszenz Hypoaktivität treten kann. Impulsivität, ausgeprägte Stimmungsschwankungen und Aggressivität sind ebenfalls häufige Symptome. Oft bestehen Verzögerungen in der Entwicklung bestimmter Fähigkeiten sowie gestörte und eingeschränkte zwischenmenschliche Beziehungen. Wenn die Hyperaktivität symptomatisch für eine Grundkrankheit ist, sollte diese letztere verschlüsselt werden." (Remschmidt u. Schmidt 1986, S. 72)

Im MAS werden drei *Arten des hyperkinetischen Syndroms* unterschieden:

- hyperkinetisches Syndrom mit Störung von Aktivität und Aufmerksamkeit (314.0);
- hyperkinetisches Syndrom mit Entwicklungsrückständen (314.1) und
- hyperkinetisches Syndrom mit Störung des Sozialverhaltens (314.2).

In der *ICD-10* werden unter der Bezeichnung *hyperkinetische Störungen* (F 90) eine Gruppe von Störungen zusammengefaßt, die durch folgende Merkmale gekennzeichnet sind:

- früher Beginn;
- Kombination der Merkmale Hyperaktivität, Unaufmerksamkeit, Mangel an Ausdauer bei konkreten Aufgabenstellungen;
- Unabhängigkeit dieser Verhaltensauffällig-

keiten von situativen Einflüssen und Beständigkeit über längere Zeit.

Innerhalb der ICD-10 wurde der früher in der amerikanischen Literatur gebräuchliche Begriff „attention deficit disorder (ADD)" aufgegeben. Die diagnostischen Leitlinien der ICD-10 stellen die Beeinträchtigung der Aufmerksamkeit und die Hyperaktivität in den Vordergrund. *Beide* Merkmale sind für die Diagnose erforderlich. Innerhalb der hyperkinetischen Störung wird in der ICD-10 folgende Unterteilung vorgenommen:

– *einfache Aktivitäts- und Aufmerksamkeitsstörung:* Diese Diagnose soll dann gestellt werden, wenn zwar die Merkmale der Aufmerksamkeitsstörung und der Hyperaktivität gegeben sind, jedoch keine dissozialen Verhaltensweisen;
– *hyperkinetische Störung des Sozialverhaltens:* Diese Diagnose wird gestellt, wenn neben den Kriterien für eine hyperkinetische Störung auch die Kriterien für eine Störung des Sozialverhaltens gegeben sind.

Im *DSM-III-R* wird die Störung als „Aufmerksamkeits- und Hyperaktivitätsstörung" bezeichnet (314.01), deren drei Hauptmerkmale die Aufmerksamkeitsstörung, die Hyperaktivität und die Impulsivität sind. Die diagnostischen Kriterien umfassen folgende Gesichtspunkte:

1. Mindestens 6monatige Dauer des Syndroms mit Vorhandensein von mindestens 8 im einzelnen beschriebenen Symptomen. Zu ihnen gehören: Zappeligkeit, motorische Unruhe, leichte Ablenkbarkeit, Ungeduld im Spiel und in Gruppensituationen, Fehlen von Ausdauer bei der Bewältigung von Aufgaben, rascher Wechsel von einer Aktivität zur anderen, mangelnde Rücksichtnahme auf andere usw.;
2. Beginn vor Vollendung des 7. Lebensjahres;
3. Nichtzutreffen der Kriterien für eine tiefgreifende Entwicklungsstörung.

Im DSM-III-R sind auch Kriterien für den Schweregrad der Aufmerksamkeits- und Hyperaktivitätsstörung wiedergegeben.

Klinisches Bild: Im Hinblick auf die Symptomatik des klinischen Bildes unterscheidet man primäre und sekundäre Symptome. Zu den *primären Symptomen* zählt die überschießende

motorische Aktivität und die Aufmerksamkeitsstörung.

– Die *Hyperaktivität* zeigt sich im grobmotorischen Bereich als übermäßiger Bewegungsdrang (Klettern, Laufen usw.), im feinmotorischen Bereich als abnorme „Zappeligkeit". Je nach Alter ist die Hyperaktivität unterschiedlich ausgeprägt. Während bei jüngeren Kindern die Hauptauffälligkeiten in der Grobmotorik liegen, treten sie bei älteren Kindern und Jugendlichen als allgemeine Unruhe, Zappeligkeit und ziellose feinmotorische Aktivität auf.
– Die *Aufmerksamkeitsstörung* wird in Form einer kurzen Aufmerksamkeitsspanne, im impulsiven Verhalten und einer vermehrten Ablenkbarkeit sichtbar. Die Kinder und Jugendlichen sind nicht in der Lage, bei einer Aufgabe zu bleiben, schweifen ständig ab und lassen sich durch Umgebungsreize von ihren Aufgaben ablenken.

Zu den *sekundären Symptomen* zählen mehr oder weniger ausgeprägte *Lernstörungen*, die bei rund der Hälfte aller hyperkinetischen Kinder zu finden sind, eine *mangelnde Impulskontrolle* und eine Reihe sehr unterschiedlicher *Verhaltensauffälligkeiten*, die hauptsächlich unangepaßtes und situationsunangemessenes Verhalten, Dissozialität und Delinquenz umfassen.

Diagnose und Differentialdiagnose: Die Diagnose erfolgt aufgrund der klinischen Symptomatik. Es existieren eine Reihe von Skalen, die als Hilfsmittel für die Quantifizierung angewandt werden (z. B. Conners-Skalen, Subskala der CBCL von Achenbach u. Edelbrock 1983). Abgegrenzt werden muß das Syndrom von altersangemessener motorischer Aktivität, von hirnorganisch bedingten Störungen mit klarem Nachweis einer hirnorganischen Schädigung, von dissozialen Verhaltensweisen ohne Hyperaktivität und von Psychosen des Kindes- und Jugendalters. Von letzteren läßt sich das Syndrom recht gut abgrenzen. Die Schwierigkeiten bzw. die Zweifel an der Möglichkeit einer Abgrenzung des hyperkinetischen Syndroms von der minimalen zerebralen Dysfunktion wurden bereits erwähnt.

Ätiologie und Genese: Hinsichtlich der Verursachung werden drei Faktorengruppen diskutiert: organische Einflüsse, genetische Faktoren und allergische Reaktionen auf Nahrungsmittelzusätze.

Der Ausgangspunkt der Diskussion waren *organische Faktoren* (z. B. pränatale Schädigungen, Geburtskomplikationen). Verschiedene Untersuchungen haben gezeigt, daß hyperaktive Kinder häufiger neurologische Mikrosymptome haben, aber auch gehäuft diskrete „Mißbildungszeichen". Nachdem sich gezeigt hat, daß organische Faktoren nicht hinreichend die Störung erklären können, hat die genetische Forschung einen Aufschwung erfahren.

Für eine *genetische Belastung* spricht das stark verschobene Verhältnis zwischen Jungen und Mädchen (9 : 1), ferner die Tatsache, daß bei den biologischen Eltern hyperaktiver Kinder ebenfalls gehäuft Hyperaktivität gefunden wurde. Schließlich zeigen die bislang wenigen Beobachtungen an Zwillingskindern, daß die Konkordanz bei eineiigen Zwillingen hinsichtlich des hyperaktiven Verhaltens außerordentlich groß ist, bei zweieiigen nur sehr gering.

Im Hinblick auf den Zusammenhang zwischen *Nahrungsmitteln* und dem Auftreten des hyperkinetischen Syndroms sind bislang vier *Thesen* vertreten und zum Teil experimentell untersucht worden:

1. die Bedeutung von salizylatreichen Nahrungsmitteln und Nahrungsmittelzusätzen (sogenannte „Feingold-Diät" nach Feingold 1975),
2. die Bedeutung von Zucker,
3. die Bedeutung von Phosphaten (phosphatreduzierte Diät als Therapiemethode),
4. die Bedeutung von fakultativ allergen wirkenden Nahrungsmitteln.

Im Hinblick auf die unter 1−3 genannten Thesen haben die bislang durchgeführten Studien keinen klaren Zusammenhang ergeben. In verschiedenen Studien wurden jedoch einzelne Kinder gefunden, die auf Diät zumindest partiell mit Verhaltensverbesserungen reagierten. Was die hypoallergene Diät betrifft, so ist die Zusammenhangsfrage zwar immer noch offen, jedoch wurde in einer sorgfältigen Studie von Egger u. Mitarb. (1985) über positive Ergebnisse einer diätetischen Behandlung berichtet. Es scheint so zu sein, daß eine individuell angepaßte Eliminationsdiät, ausgehend von einer hypoallergenen Basisdiät, einem starren

Diätschema überlegen ist und daß einzelne Kinder auf eine derartige Behandlung positiv ansprechen. Ob es sich dabei um eine spezifische Untergruppe des hyperkinetischen Syndroms handelt, muß noch sorgfältig geprüft werden.

Therapie und Prognose: Die Behandlung hyperaktiver Kinder muß stets mehrdimensional sein. Dies entspricht auch der Struktur der Störung. Verschiedene Untersuchungen haben gezeigt, daß sorgfältig konzipierte *Therapieprogramme* einzelnen Behandlungsmethoden überlegen sind. Dabei wird unter einem Therapieprogramm die regelhafte Kombination verschiedener Behandlungselemente verstanden, deren Wirkungen sich im Rahmen des Programms ergänzen.

Gute Erfolge wurden mit *Psychostimulanzien* (z. B. Ritalin) erreicht, die offenbar gezielt die Aufmerksamkeitsstörung positiv beeinflussen. Im Gefolge der Wirkung dieser Substanzen wird auch die motorische Aktivität geringer. Allerdings tritt die Symptomatik wieder auf, wenn die Wirkung der Medikation nachläßt. Stimulanzien haben eine Reihe von Nebenwirkungen, von denen Magenbeschwerden, Störung des Schlafes und Wachstumsverzögerung die wichtigsten sind. Diese Nebenwirkungen lassen sich durch zeitweises Absetzen der Medikation vermeiden. Neben den Stimulanzien wurden auch andere Psychopharmaka versucht, hauptsächlich *Neuroleptika* (Chlorpromazin, Thioridazin), ferner *Antidepressiva* (vor allem Imipramin) und *Lithiumsalze*. Unter den Neuroleptika haben sich die Thioridazine als relativ gut wirksam erwiesen. Auch Antidepressiva vom Typ des Imipramin sollen in bis zu 60% der Fälle erfolgreich sein.

Bei allen Medikamenten, insbesondere bei den Stimulanzien, ist zu beachten, daß nur ein Teil der Kinder auf die Behandlung anspricht (sogenannte *Responder*). Ein weiterer Teil der hyperkinetischen Kinder spricht nicht auf diese Behandlung an (sogenannte *Non-Responder*). Es ist bislang nicht geklärt, womit diese Unterschiede zusammenhängen.

Neben der Pharmakotherapie spielt die *Verhaltenstherapie* in der Behandlung hyperkinetischer Syndrome eine wichtige Rolle; dabei wird der Hauptakzent auf die Verringerung des impulsiven Verhaltens und die Besserung der Konzentrationsstörung gelegt. Man versucht den Kindern andere Problemlösestrategien an die Hand zu geben.

Die *diätetische Behandlung* des hyperkinetischen Syndroms, die auf der Hypothese beruht, daß Nahrungszusätze, insbesondere Phosphate, dieses Verhalten verursachen, konnte bislang keinen Wirkungsnachweis erbringen. Auf eine Behandlung mit einer *hypoallergenen* Diät scheinen jedoch einige Patienten anzusprechen.

Prognose: Längsschnittstudien an hyperaktiven Kindern zeigen, daß sie noch im Erwachsenenalter eine überschießende motorische Aktivität aufweisen, wenn sich auch deren Erscheinungsbild verändert. Auch die Aufmerksamkeitsstörung mildert sich ab, verschwindet aber nicht gänzlich. Diese Faktoren mögen dafür verantwortlich sein, daß hyperaktive Kinder als Erwachsene einem erhöhten Unfallrisiko unterliegen. Etwa 10% der Hyperaktiven zeigen als Erwachsene schwerwiegendere psychopathologische Auffälligkeiten oder auch delinquentes Verhalten. Die Prognose der Kinder, die ihre Schulausbildung regulär beenden konnten, ist relativ am günstigsten. Deshalb ist sehr darauf zu achten, daß diese Kinder aus dem schulischen Bildungsgang nicht herausfallen, was wegen ihrer überschießenden motorischen Aktivität und ihren Aufmerksamkeitsstörungen leicht erfolgen kann. Unter diesem Aspekt ist eine medikamentöse Behandlung mit Stimulanzien, wenn sie wirksam ist, auch angebracht.

12.4 Psychische Störungen nach Schädel-Hirn-Trauma

Nach Schädel-Hirn-Traumen können eine Reihe von *psychischen Auffälligkeiten* auftreten, die sich unter verschiedenen Gesichtspunkten klassifizieren lassen:

1. nach ihren *Auswirkungen* in einzelnen psychischen bzw. neuropsychiatrischen Funktionsbereichen. Unter diesem Gesichtspunkt kann man neuropsychologische Ausfälle sowie psychopathologische und psychosoziale Folgen unterscheiden;
2. nach dem *Verlauf* und der Stabilität bzw. Irreversibilität der Symptomatik. In dieser Hinsicht können wir akut auftretende psy-

chische Störungen von chronifizierten psychischen Störungen und Dauerfolgen unterscheiden;
3. Nach der *Schwere* (Intensität) des Traumas. Die bislang vorliegenden Klassifikationsansätze lassen sich in eindimensionale und mehrdimensionale unterteilen. *Mehrdimensionale* Einteilungen gehen davon aus, daß die Intensität des Traumas durch mehrere Variablen definiert wird. Die herkömmliche Einteilung in Commotio, Contusio und Compressio cerebri geht von einer derartigen Klassifikation aus. *Eindimensionale* Einteilungen machen eine Variable zum Maßstab für die Schwere des Hirntraumas. Der wichtigste eindimensionale Klassifikationsversuch berücksichtigt die Dauer der posttraumatischen Bewußtlosigkeit als Schwereindikator. Er hat sich mittlerweile in vielen Studien bewährt.
4. Schließlich lassen sich psychopathologische und neuropsychiatrische Folgen auch auf einzelne umschriebene *klinische Syndrome* beziehen. In dieser Betrachtungsweise versucht man, spezifische Folgen bei den einzelnen klinischen Syndromen zu berücksichtigen.

Im *MAS* (ICD-9) sind einige psychische Störungen nach Schädel-Hirn-Traumen angeführt: Frontalhirnsyndrom (310.0), Intelligenz- oder Persönlichkeitsveränderungen anderen Typs nach Hirnschädigung (310.1) und postkontusionelle Syndrome (310.2). Auch in der ICD-10 sind verschiedene Psychosyndrome nach hirnorganischen Schädigungen vorgesehen, die jedoch nicht in spezifischer Weise die Auswirkungen von Hirntraumen einbeziehen. Im *DSM-III-R* wird eine organische Persönlichkeitsstörung (310.10) von anderen organischen Syndromen unterschieden.

Die drei geläufigen Klassifikationsschemata gestatten also keine optimale Einteilung der psychischen Störungen nach Hirntraumen. Deshalb wird im folgenden von der *klinischpsychiatrischen Symptomatik als Einteilungsgesichtspunkt* ausgegangen.

12.4.1 Kontusionspsychosen

Die Störung ist gekennzeichnet durch motorische Unruhe, fehlende oder wechselnde

Orientierung, Kontaminationen von wahrgenommenen Gegenständen, ferner durch expansive oder depressiv-hypochondrische Ideen, die z. T. mit Konfabulationen einhergehen. Bei älteren Kindern finden sich auch Halluzinationen oder eine Wahnsymptomatik. Die Symptomatik bildet sich in der Regel parallel zur Remission der Grundstörung innerhalb von einigen Wochen zurück. Kontusionspsychosen sind abzugrenzen von anderen körperlich begründbaren Psychosen sowie von endogenen Psychosen. Entscheidendes Kriterium ist das Vorhandensein des Hirntraumas.

12.4.2 Traumatisches apallisches Syndrom

Die Bezeichnung „apallisches Syndrom" wurde von Ernst Kretschmer (1940, S. 577) in die Literatur eingeführt und für diejenigen schweren Zerebralschäden verwendet, die pathophysiologisch einer *Dezerebration* entsprechen.

Klinisches Bild: Das Krankheitsbild wurde von Ernst Kretschmer (1940) in klassischer Weise beschrieben:

„Der Patient liegt wach da, mit offenen Augen. Der Blick starrt geradeaus und gleitet ohne Fixationspunkt verständnislos hin und her. Auch der Versuch, die Aufmerksamkeit hinzulenken, gelingt nicht oder höchstens spurweise. Ansprechen, Anfassen, Vorhalten von Gegenständen erweckt keinen sinnvollen Widerhall. Die reflektorischen Flucht- und Abwehrbewegungen können fehlen. Es fehlt manchmal auch das reflektorische Rückgehen in die Grundstellung bzw. die optimale Ruhestellung, mit dem der Gesunde zufällige, nicht mehr gebrauchte, besonders auch unzweckmäßige und unbequeme Körperstellungen automatisch zu beenden pflegt... Trotz Wachsein ist der Patient unfähig zu sprechen, zu erkennen oder sinnvolle Handlungsformen erlernter Art durchzuführen. Dagegen sind bestimmte vegetative Elementarfunktionen, wie etwa das Schlucken, erhalten. Daneben treten die bekannten frühen Tiefenreflexe wie Saugreflexe oder Greifreflexe vor."

Ätiologie: Ein schweres Hirntrauma ist die häufigste Ursache für ein apallisches Syndrom im Kindes- und Jugendalter. Es wird angenommen, daß die für das apallische Syndrom typische Senkung des zentralnervösen Funktionsniveaus auf die Ebene des Mittelhirns durch eine Läsion des retikulären Systems zu erklären ist.

Therapie und Prognose: Bei Kindern und Jugendlichen mit Zustand nach apallischem Syndrom lassen sich auch noch nach vielen Jahren schwere oder schwerste Ausfallserscheinungen feststellen. Diese berühren Intelligenz, Gedächtnis, Konzentration, Lern- und Problemlöseverhalten sowie die Persönlichkeit. Im Rahmen eines gestuften Übungsprogrammes lassen sich allerdings eine Reihe von Verbesserungen erzielen, vor allem im Aufmerksamkeits- und Konzentrationsverhalten sowie hinsichtlich der sensomotorischen Umstellungsfähigkeit (Remschmidt u. Stutte 1980).

12.4.3 Hirnlokal bedingte Ausfälle

Obwohl lokalisatorischen Gesichtspunkten im Zusammenhang mit kindlichen und jugendlichen Schädel-Hirn-Traumen eine geringere Bedeutung beizumessen ist als im Erwachsenenalter, ist unter bestimmten Bedingungen die Lokalisation der Schädigung doch sehr wichtig. Es geht hierbei um folgende Störungsmuster: neuropsychologische Syndrome (Aphasien, Apraxien und Agnosien), frontobasale Hirnschädigungen, einseitige Hemisphärenläsionen sowie Syndrome, bei denen eine funktionelle Trennung zwischen Hirnrinde und Hirnstamm diskutiert wird. Letzteres gilt vor allem für das bereits dargestellte apallische Syndrom. Im folgenden werden drei wichtige Syndrome herausgestellt: das Frontalhirnsyndrom, das Stammhirnsyndrom und die traumatisch verursachten Aphasien.

Frontalhirnsyndrom

Nach ein- oder doppelseitigen Läsionen im Marklager des Stirnhirns kommt es zu Veränderungen im Antriebsverhalten (Antriebsarmut, Apathie, Akinese), im kognitiven Bereich (Verlangsamung des Denkens, Aufmerksamkeitsstörungen, Kritiklosigkeit) und im emotionalen Verhalten (euphorische Stimmung, Gleichgültigkeit, Verlust der sozialen Anpassungs- und Steuerungsfähigkeit). Beim sogenannten *Orbitalhirnsyndrom* (beidseitige Läsionen im orbitalen Kortex) kann eine sogenannte Witzelsucht und eine Enthemmung im sittlichen Bereich hinzutreten. Das Syndrom findet sich meist nicht in „Reinkultur" und ist insgesamt selten.

Stammhirnsyndrom

Das Stammhirnsyndrom trat früher hauptsächlich nach der *Encephalitis epidemica* auf. Es ist heute selten geworden. Es ist gekennzeichnet durch Ruhelosigkeit, Zerfahrenheit, abrupten Stimmungswechsel, Reizbarkeit bis zur Explosivität, plötzliche und unter Umständen für die Umgebung gefährliche Impulshandlungen und weitgehende pädagogische Unbeeinflußbarkeit. Dementsprechend sind auch die therapeutischen Möglichkeiten sehr begrenzt. Sie erstrecken sich auf eine neuroleptische Behandlung, die mit einem gestuften Rehabilitationsprogramm kombiniert wird.

Traumatisch verursachte Aphasien

Eine Aphasie ist eine Störung im Umgang mit der Sprache auf hirnorganischer Grundlage nach weitgehend vollzogenem Spracherwerb. Tritt die Schädigung vor dem Erwerb der Sprache ein, so sollte die Diagnose Aphasie keine Verwendung finden. Im angelsächsischen Sprachraum wird häufig die Bezeichnung *„Entwicklungsaphasie"* oder *„kongenitale Aphasie"* verwendet. Damit meint man eine Behinderung der Sprachentwicklung aufgrund einer hirnorganischen Schädigung.

Das klinische Bild und der Verlauf einer Aphasie ist unterschiedlich, je nachdem, in welchem Alter und bei welchem Entwicklungsstand die Hirnschädigung eintritt.

1. *Motorische Aphasie (Broca-Aphasie):* Leitsymptom ist eine *Störung der Expressivsprache*. Man beobachtet aber auch eine generelle Reduktion der Sprachäußerungen, zuweilen mutistische Reaktionen und Dysarthrien. Das Sprachverständnis ist weitgehend erhalten, vielfach fehlt den Patienten aber der Antrieb zu sprechen. Der Sprechvorgang selbst ist verlangsamt und auf einfachste Äußerungen (z. B. Ein- oder Zwei-Wort-Satz) reduziert. Beim Nachsprechen oder Benennen kommt es zu phonematischen oder auch semantischen Paraphrasien. Die Sprache ist agrammatisch bis dysgrammatisch.
2. *Sensorische Aphasie (Wernicke-Aphasie):* Kennzeichnend ist die *Sprachverständnisstörung*. Der Redestil beim Erwachsenen ist eher flüssig. Für das Kindes- und

Jugendalter trifft dies jedoch nicht zu. Aufgrund der massiven Sprachverständnisstörung wird die Sprache rasch unverständlich, es kommt zu semantischen Paraphrasien, zu einer dysgrammatischen Sprache und zu Neologismen. Das Ergebnis ist eine schwere Kommunikationsstörung. Die Läsion liegt dabei im Wernicke-Zentrum der ersten Schläfenwindung.

3. *Amnestische Aphasie:* Sie ist hauptsächlich durch *Wortfindungsstörungen* gekennzeichnet. Die Patienten können ihnen bekannte Gegenstände nicht bezeichnen, sondern umschreiben diese mehr oder weniger geschickt. Das Sprachverständnis ist erhalten, auch die Expressivsprache ist nicht gestört. Es besteht eine mangelnde Fähigkeit, geläufige Worte oder Begriffe zu reproduzieren. Beobachtungen an aphasischen Kindern und Jugendlichen zeigen, daß sich vielfach auch die beiden anderen Aphasieformen (motorische und sensorische Aphasie) über eine amnestische Phase zurückbilden.

4. *Totale Aphasie:* Bei der totalen Aphasie ist *sowohl das Sprachverständnis als auch die Expressivsprache gestört*. Die Folge ist, daß die Sprachproduktion entweder ganz ausfällt oder auf einige wenige schlecht artikulierte Bruchstücke reduziert ist, die mit erheblicher Sprechanstrengung hervorgebracht werden. Oft kommt es auch zu Sprachautomatismen und Stereotypien. Eine sprachliche Kommunikation ist nicht mehr möglich.

Diagnose und Differentialdiagnose: Die Diagnostik von Aphasien erfolgt durch die klinische Sprachprüfung sowie durch zusätzliche testpsychologische Verfahren. Unter letzteren hat sich der Token-Test als sehr leistungsfähig erwiesen. Die rezeptive Sprachleistung kann man verbal, aber auch nichtverbal (z. B. durch Gesten und Zeichen) erfassen. Die expressiven Sprachleistungen prüft man durch Spontansprache, gelenktes Gespräch oder das Schreibenlassen von Geschichten. Die Erfassung der Spontansprache hat sich als eine sehr wichtige Prüfmethode erwiesen. Neben dem Token-Test existieren eine Reihe verschiedener Aphasie-Tests, die aber meist für das Kindes- und Jugendalter nicht standardisiert sind.

Therapie und Prognose: Die Therapie der Aphasien umfaßt sprachliche, psychotherapeutische und sozialmedizinische Aspekte.

Hinsichtlich der *Sprache* ist eine *Übungsbehandlung* angezeigt. Geübt werden einzelne sprachliche Segmente (Laute, Buchstaben, Silben) unter Zuhilfenahme von Bild- und Wortkarten, Lückentexten oder audiovisuellen Hilfsmitteln. Der Akzent wird dabei weniger auf das systematische Üben von einzelnen Lauten oder Buchstaben gelegt, sondern auf die Vermittlung von Regeln, die den Kindern wieder zu einer Verfügbarkeit der Sprache verhelfen sollen.

Die *psychotherapeutischen Maßnahmen* erstrecken sich im wesentlichen auf die Weckung der Motivation der Kinder zum Sprechen sowie auf ihr Verhältnis zu anderen Patienten, zur Familie oder sonstigen Angehörigen. Rollenspiel und Gruppentherapie haben sich als wichtige Maßnahmen erwiesen.

Die *sozialmedizinische Behandlung* hat die Wiedereingliederung der aphasischen Kinder und Jugendlichen in Familie, Schule oder Beruf zum Ziel, wobei neben allgemeinen Maßnahmen individuell zugeschnittene Rehabilitationsprogramme angewandt werden.

Die *Prognose* hängt von verschiedenen Faktoren ab (u. a. Ätiologie, Schweregrad der Hirnschädigung, Lebensalter) und ist bei hirntraumatischen Aphasien im allgemeinen relativ gut. Je rascher sich die Aphasie in den ersten Monaten zurückbildet, um so günstiger ist die langfristige Prognose.

12.4.4 Hirnorganisches Psychosyndrom und posttraumatische Wesensveränderung

Innerhalb des posttraumatischen hirnorganischen Psychosyndroms werden *zwei Varianten* unterschieden: ein hypermotorisches Syndrom und ein solches, das durch Antriebsarmut und Verlangsamung gekennzeichnet ist.

Nach heutigen Erkenntnissen kann man vermuten, daß es sich bei einem Teil der Kinder und Jugendlichen mit einer *hypermotorischen Symptomatik* um ein bereits vor dem Trauma bestehendes hyperkinetisches Syndrom handelt, das erfahrungsgemäß zu Unfällen disponiert. Für diese These spricht auch, daß beim

sogenannten hypermotorischen Syndrom kein Zusammenhang mit dem Schweregrad der Hirnschädigung festzustellen ist. Dieser Zusammenhang besteht aber bei den antriebsarmen und verlangsamten Kindern und Jugendlichen.

Das klinische Bild der zweiten Variante (*Antriebsarmut und Verlangsamung*) ist gekennzeichnet durch eine Störung der Merkfähigkeit, eine Neigung zu stereotypen Verhaltensweisen und eine euphorische bis dysphorische Stimmungslage. Das Syndrom tritt etwa 1½−2 Jahre nach dem Trauma auf. Die Patienten zeigen eine hirntraumatisch bedingte Lern- und Leistungsschwäche, alle psychischen Funktionen sind verlangsamt. Bei manchen Patienten findet man eine erhöhte Reizbarkeit sowie eine Neigung zur Explosivität. Frontal bzw. frontotemporal lokalisierte Schädigungen führen häufiger zur Antriebsarmut. Die Behandlung kann nur symptomatisch erfolgen. Sie stützt sich in erster Linie auf gezielte Übungsprogramme und auf eine spezielle, den jeweiligen Ausfällen angepaßte Beschulung.

12.4.5 Psychoreaktive und neurotische Störungen

Nach Schädel-Hirn-Traumen beobachtet man gehäuft psychoreaktive und neurotische Störungen. Ein Großteil von ihnen läßt sich aber *nicht* direkt auf eine umschriebene Hirnfunktionsstörung oder Hirnschädigung zurückführen. Vielmehr dürften sie auf eine stärkere allgemeine Vulnerabilität gegenüber Umweltreizen zurückzuführen sein. Dieser Zusammenhang gilt nicht nur für Verhaltensauffälligkeiten im Zusammenhang mit hirntraumatischen Schädigungen, sondern ebenso für frühkindlich erworbene Hirnfunktionsstörungen.

Klinisches Bild: Psychoreaktive und neurotische Störungen nach Schädel-Hirn-Traumen können sehr vielgestaltig sein. Sehr häufig sind Konzentrations-, Lern- und Leistungsstörungen, depressive Syndrome mit dysphorischer Stimmung, Angstzustände (insbesondere Leistungsangst), Kopfschmerzen und andere psychosomatische Beschwerden, gelegentlich auch aggressives Verhalten und Konversionssyndrome.

Tabelle 12.**3** Faktoren mit psychosozialen Auswirkungen nach einem Schädel-Hirn-Trauma (nach Remschmidt u. Stutte 1980)

Prätraumatische Bedingungen

1. Zerebrale Vorschädigung des Kindes
2. Prätraumatische Persönlichkeits- und Verhaltensauffälligkeiten des Kindes
3. Ungünstige Faktoren in der Umgebung (Familie, Schule)

Bedingungen und Folgen im Zusammenhang mit dem Trauma

1. Art, Schwere und Lokalisation des Traumas
2. Neurologische Ausfälle
3. Neuropsychologische Störungen (z. B. Aphasien, Apraxien)
4. Hirnorganische Leistungsschwäche und posttraumatische Wesensveränderung
5. Intellektuelle und kognitive Leistungsausfälle
6. Psychoreaktive und neurotische Störungen

Posttraumatische Bedingungen

1. Verarbeitung des Unfalls durch das Kind

2. Familiäre Situation ⟨ Strukturelle Besonderheiten / Reaktion auf das Trauma

3. Schulische Anforderungen

Therapie und Prognose: Die Behandlung muß stets etwaige, durch das Hirntrauma bedingte sekundäre neurotische Symptome berücksichtigen. Sie kann daher nur von Therapeuten übernommen und koordiniert werden, die den neurologischen und den psychotherapeutischen Bereich überblicken. Im einzelnen ist eine funktionelle Übungsbehandlung und gegebenenfalls auch eine Psychotherapie mit dem Kind sowie eine eingehende Beratung der Eltern und der Schule erforderlich. In manchen Fällen kommt man ohne eine neuroleptische (bei starker Unruhe) oder eine thymoleptische Medikation (bei schweren depressiven Syndromen) nicht aus.

12.4.6 Psychosoziale Auswirkungen von Schädel-Hirn-Traumen

Psychosoziale Auswirkungen eines Schädel-Hirn-Traumas sind schwer abzuschätzen, weil meist zahlreiche Faktoren beteiligt sind, die oft noch miteinander in Wechselwirkung stehen. Eine Übersicht über die wichtigsten *Einflußgrößen* ist in Tab. 12.**3** wiedergegeben. Wir unterscheiden: 1. prätraumatische Bedingungen, 2. Bedingungen und Folgen im Zusammenhang mit dem Hirntrauma und 3. posttraumatische Bedingungen. Der Einfluß dieser Faktoren auf die psychosoziale Situation nach einem Schädel-Hirn-Trauma ist einleuchtend, für manche Bedingungen auch empirisch abgesichert. Außerordentlich schwer ist es jedoch, den jeweiligen *Anteil* der einzelnen Faktoren abzuschätzen.

Schwere Schädel-Hirn-Traumen führen nicht selten zu einer *Beeinträchtigung der Gesamtentwicklung*, die sich häufig in Form einer Hirnleistungsschwäche und organischen Wesensveränderung zeigt. Von nicht zu unterschätzender Auswirkung auf die Gesamtentwicklung ist die Art und Weise, wie die Umgebung und der Jugendliche selbst mit seiner hirntraumatischen Schädigung umgeht.

Wichtige Auswirkungen ergeben sich häufig für die *schulische und berufliche Entwicklung*. Auch hierbei sind Umgebungseinflüsse von allergrößter Bedeutung. Es hat sich in verschiedenen Studien ergeben, daß die Anpassungsschwierigkeiten im Sozialbereich meist sekundärer Natur sind. Sie resultieren offenbar aus besonderen Erfahrungen, die hirntraumatisch geschädigte Jugendliche aufgrund ihrer chronischen Beeinträchtigung mit ihrer Umgebung machen. In dieser Hinsicht ergibt sich oft ein Teufelskreis, der nur schwer zu durchbrechen ist: eine chronische Schädigung verursacht Hirnleistungsausfälle, die durch ungünstige Reaktionen seitens der Umgebung verstärkt werden, dann zu Versagenssituationen sowie Angst vor dem Versagen führen, was wiederum die Leistungsbereitschaft und den Leistungswillen beeinträchtigt.

Schließlich sind Auswirkungen im *familiären Bereich* zu erwähnen. Dabei spielen einerseits die strukturellen Gegebenheiten innerhalb der Familie eine wichtige Rolle, zum anderen ist die Reaktion der Familie auf das Schädel-Hirn-Trauma des Jugendlichen bedeutsam. Was die *strukturellen Probleme der Familie* betrifft, so sind von ungünstigem Einfluß: Disharmonie in der Familie, psychiatrische Erkrankungen oder Alkoholismus bei einem Elternteil, ungünstige Wohn- oder Arbeitssituation, räumliche Enge, inkonsequenter Erziehungsstil und mangelnde Beschäftigung mit dem Kind oder Jugendlichen. Im Hinblick auf die *Reaktionen der Familie auf das Schädel-Hirn-Trauma des Jugendlichen* findet man häufig zwei Reaktionsweisen:

– *Beharren auf der bisherigen Einstellung* zum Jugendlichen, wobei es zu einer Überforderung kommt, und
– *abrupte Änderung der Einstellung* zum Jugendlichen nach dem Hirntrauma. Derartige Einstellungsänderungen führen oft dazu, daß jede angemessene Forderung vom Jugendlichen ferngehalten wird, und begünstigen eine erzieherische Verwöhnungshaltung. Solche Einstellungen sind häufig mit Schuldgefühlen der Eltern verknüpft, die sich darauf zurückführen lassen, daß sich diese wegen einer mangelhaften Beaufsichtigung des Jugendlichen selbst die Schuld für das Eintreten des Unfalles zuschreiben.

12.5 Psychische Störungen nach entzündlichen Erkrankungen des Gehirns

Definition und Klassifikation: Nach entzündlichen Erkrankungen des Gehirns treten häufig psychische Störungen auf. Sie wurden vielfach unter dem allgemeinen Konzept der „frühkindlichen Hirnschädigung" oder des „hirnorganischen Psychosyndroms" subsumiert. Es ist durchaus fraglich, ob es gerechtfertigt ist, eigenständige psychopathologische Syndrome nach entzündlichen Erkrankungen des Gehirns zu unterscheiden. Vielfach führen sehr unterschiedliche Schädigungen zu einer Reihe gemeinsamer neuropsychologischer bzw. psychopathologischer Ausfälle.

Die Klassifikation dieser Störungen ist bislang uneinheitlich. Im *MAS* werden psychische Störungen nach entzündlichen Erkrankungen des ZNS unter der Ziffer 310 angeführt (spezifische nichtpsychotische Störungen nach Hirnschädigungen). Dort lassen sie sich unter 310.1 „Intelligenz- oder Persönlichkeitsstörungen" einordnen. In der *ICD-10* wird unter der Bezeichnung *„postenzephalitisches Syndrom"* eine bleibende oder auch reversible Verhaltensänderung nach einer Virus- oder bakteriellen Erkrankung beschrieben, die durch eine Reihe unspezifischer Symptome wie Apathie,

Reizbarkeit, Beeinträchtigung der kognitiven Funktionen, veränderte Schlaf- und Eßgewohnheiten gekennzeichnet ist, zu denen sich neurologische Funktionsstörungen (Lähmung, Aphasie, Apraxie) hinzugesellen können. Im *DSM-III-R* ist ein eigenes postenzephalitisches Syndrom nicht beschrieben. Entsprechende Störungen werden, je nach vorherrschender Symptomatik, den Subgruppen der *organisch bedingten psychischen Syndrome* zugeordnet.

Epidemiologie: Systematische Untersuchungen über die Prävalenz der Auswirkungen entzündlicher Erkrankungen in unausgelesenen Populationen liegen kaum vor, wohl aber existieren sorgfältige Studien an Patienten von Kinderkliniken oder kinder- und jugendpsychiatrischen Kliniken. Aus diesen Untersuchungen geht u. a. hervor, daß die Folgen um so schwerwiegender sind, je jünger das Kind ist, wobei die Art der Störung auch vom Lebensalter und vom Entwicklungsstand des Kindes abhängig ist. Entzündliche Erkrankungen des ZNS findet man bei Jungen häufiger als bei Mädchen. Das Geschlechterverhältnis beträgt 2 : 1. Kinder mit Vorschädigungen sind stärker gefährdet.

Klinisches Bild: Hinsichtlich der Symptomatik können Auffälligkeiten in verschiedenen Funktionsbereichen im Vordergrund stehen: im neurologischen Bereich, im neuropsychologischen und psychopathologischen Bereich und seitens des vegetativen Nervensystems und des Endokriniums. Die Klassifikation nach derartigen „Leitsymptomen" erleichtert die Übersicht und liegt im Interesse der klinischen Praxis. Sie sagt aber vielfach nichts oder nur wenig über die zugrundeliegenden Prozesse aus.

Tab. 12.**4** gibt eine Übersicht über die möglichen Folgezustände nach entzündlichen Erkrankungen des Gehirns. Sie zeigt, daß man ein neurologisches Defektsyndrom von einem psychischen Defektsyndrom unterscheiden kann und daß zerebrale Anfälle und eine Reihe somatischer Störungen auftreten können. Hinzu kommen häufig Verhaltensauffälligkeiten und Persönlichkeitsstörungen (Tab. 12.**5**).

Ätiologie: Die häufigste Ursache der Enzephalitis sind *Viren*, insbesondere das Mumps-, das Masern-, das Pertussis- und das Varicellen-

Tabelle 12.**4**   Mögliche Folgezustände entzündlicher Erkrankungen des Zentralnervensystems (häufig kombiniert) (nach Neuhäuser 1985)

Neurologisches Defektsyndrom

Paresen (meist als spastische Hemiparese oder Tetraparese)
Andere Bewegungsstörungen (athetoid, choreatisch, ataktisch)
Muskelhypotonie (hypotone Zerebralparese)
Hirnnervenstörungen
Störungen an den Sinnesorganen (Amaurose, Taubheit usw.)
Sprach- und Sprechstörungen

Zerebrale Anfälle

Psychisches Defektsyndrom

Schwere Retardierung der geistigen Entwicklung (geistige Behinderung)
Leichte Retardierung der geistigen Entwicklung (Lernbehinderung)
Teilleistungsstörungen
Verhaltensstörungen

Somatische Störungen

Beeinträchtigung endokriner Funktionen (Wachstumsstörung, Pubertas praecox usw.)
Vegetative Störungen
Psychosomatische Beschwerden
Verminderte Leistungsfähigkeit
Störung des Schlaf-Wach-Rhythmus

Tabelle 12.**5**   Verhaltens- und Leistungsstörungen nach entzündlichen Erkrankungen des Zentralnervensystems (nach Neuhäuser 1985)

Verhaltensauffälligkeiten

Konzentrationsschwäche
Kurze Aufmerksamkeitsspanne
Rasche Ablenkbarkeit
Schnelle Ermüdbarkeit
Schwankende Leistungsfähigkeit
Allgemeine Unruhe, Hyperaktivität
Antriebsstörung
Motorische Ungeschicklichkeit
Emotionale Störungen, Stimmungslabilität
Triebstörungen
Kontaktschwierigkeiten
Vermehrte Aggressivität und Impulsivität

Intelligenzminderung (gelegentlich vorhanden, s. Tab. 12.**4**)

Teilleistungsstörungen

Perzeptionsstörungen verschiedener Art
Störung der visuomotorischen Koordination
Psychomotorische Störungen
Andere umschriebene Hirnfunktionsstörungen

Virus. Im Hinblick auf das psychopathologische Bild bedeutsam ist auch das Röteln-Virus, das außer zu den bekannten Sinnesdefekten wie Taubheit auch gehäuft zu speziellen psychopathologischen Auffälligkeiten i. S. eines autistischen Syndroms führen kann. Im Hinblick auf die neuropsychologischen und psychopathologischen Schädigungen spielen auch der Schädigungszeitpunkt, etwaige Vorschädigungen und die psychosoziale Situation nach Eintritt der Schädigung eine entscheidende Rolle.

Therapie: Eine gezielte Behandlung der Spätfolgen entzündlicher Erkrankungen des Gehirns setzt eine differenzierte Diagnostik voraus, um das Behandlungsprogramm den Bedürfnissen der Patienten anzupassen. Bewährt

haben sich verschiedene Formen der *Übungsbehandlung,* insbesondere psychomotorische Übungen und eine gezielte Behandlung der umschriebenen Hirnfunktionsstörungen (z. B. Wahrnehmungstraining, sensorisch-integrative Maßnahmen). Neben diesen spezifischen Behandlungsmethoden sind *pädagogische* und *heilpädagogische Maßnahmen* zu ergreifen, die der jeweiligen Situation und der Persönlichkeit des Kindes bzw. Jugendliche Rechnung tragen. Es hat sich gezeigt, daß eine ausschließlich auf Übungsbehandlung im Bereich der Defekte aufgebaute Therapie nicht erfolgreich ist, wenn die notwendige pädagogische und manchmal psychotherapeutische Betreuung fehlt. Der Einsatz von Medikamenten hat in der Regel nur unterstützende Funktion.

Die **Prognose** ist von der Schwere der Schädigung, dem Lebensalter bei Schädigungseintritt, den unmittelbar nach Abschluß der akuten Phase eingeleiteten Behandlungsmaßnahmen, der Persönlichkeit des Kindes und der Struktur seiner Familie abhängig. Prognostisch ungünstige Zeichen sind schwer einstellbare epileptische Anfälle, lange initiale Bewußtlosigkeit und ein sehr junges Alter bei Eintritt der Schädigung. Ist eine sogenannte postenzephalitische Persönlichkeitsänderung eingetreten, so bestehen meist große Schwierigkeiten hinsichtlich der sozialen Integration.

12.6 Literatur

Achenbach, T. M., C. S. Edelbrock: Manual for the Child Behavior Checklist and Revised Child Behavior Profile. Univ. Vermont, Department of Psychiatry, Burlington/Vt 1983

American Psychiatric Association (APA): Diagnostic and Statistical Manual of Mental Disorders, 3rd ed. (DSM-III). APA, Washington 1980 (dtsch. Bearb. von Koehler, K., H. Saß: Diagnostisches und statistisches Manual psychischer Störungen [DSM-III]. Beltz, Weinheim 1984)

American Psychiatric Association (APA): Diagnostic and Statistical Manual of Mental Disorders, 3rd ed. revised (DSM-III-R). APA, Washington 1987 (dtsch. Bearb. von Wittchen, H.-U., H. Saß, M. Zaudig, K. Koehler: Diagnostisches und statistisches Manual psychischer Störungen [DSM-III-R]. Beltz, Weinheim 1989)

Cantwell, D. P., G. Tarjan: Constitutional-organic factors in etiology. In Noshpitz, J. D.: Basic Handbook of Child Psychiatry, vol. II: Disturbances in Development. Basic Books, New York 1979

Corboz, R. J.: Kinderpsychiatrie. In Müller, C.: Lexikon der Psychiatrie. Springer, Berlin 1973

Egger, J., C. M. Carter, P. J. Graham, D. Gumley, J. F. Soothill: Controlled trial of oligoantigenic treatment in the hyperkinetic syndrome. Lancet 1985/I, 540–545

Esser, G., M. H. Schmidt: Minimale cerebrale Dysfunktion – Leerformel oder Syndrom? Enke, Stuttgart 1987 (Klinische Psychologie und Psychopathologie, Bd. 43)

Feingold, B. F.: Why Your Child Is Hyperactive? Randomhouse, New York 1975

Göllnitz, G.: Neuropsychiatrie des Kindes- und Jugendalters, 4. Aufl. G. Fischer, Stuttgart 1981

Kretschmer, E.: Das apallische Syndrom. Zeitschrift für die gesamte Neurologie und Psychiatrie 169 (1940) 576–579

Lempp, R.: Frühkindliche Hirnschädigung und Neurose: Die Bedeutung eines frühkindlichen exogenen Psychosyndroms für die Entstehung kindlicher Neurosen und milieureaktiver Verhaltensstörungen, 3. Aufl. Huber, Bern 1978

Neuhäuser, G.: Psychische Störungen nach entzündlichen Erkrankungen des Zentralnervensystems. In Remschmidt, H., M. H. Schmidt: Kinder- und Jugendpsychiatrie in Klinik und Praxis, Bd. II. Thieme, Stuttgart 1985

Remschmidt, H.: Psychische Erkrankungen im Kindes- und Jugendalter: Risikofaktoren und protektive Faktoren. In Rudolph, G. A. E., R. Tölle: Prävention in der Psychiatrie. Springer, Berlin 1984

Remschmidt, H., M. Schmidt (unter Mitarbeit von C. Klicpera): Multiaxiales Klassifikationsschema für psychiatrische Erkrankungen im Kindes- und Jugendalter nach Rutter, Shaffer und Sturge. Mit einem synoptischen Vergleich zum DSM-III, 2. Aufl. Huber, Bern 1986; 1. Aufl. 1977

Remschmidt, H., H. Stutte: Neuropsychiatrische Folgen nach Schädel-Hirn-Traumen bei Kindern und Jugendlichen: Ergebnisse klinischer, neuropsychologischer und katamnestischer Untersuchungen. Huber, Bern 1980

Remschmidt, H., R. Walter, K. Kampert, K. Hennighausen: Minimale zerebrale Dysfunktion – Zur Revision eines klinischen Konzeptes. Erhebungen an einer vollständigen kinder- und jugendpsychiatrischen Inanspruchnahmepopulation. Fortschritte der Neurologie und Psychiatrie 56 (1988) 241–248

Rutter, M.: Brain damage syndromes in childhood: concepts and findings. Journal of Child Psychology and Psychiatry 18 (1977) 1–21

Schmidt, M. H., G. Esser, W. H. Allehoff, B. Geisel, M. Laucht, R. Voll: Bedeutung zerebraler Dysfunktion bei Achtjährigen. Zeitschrift für Kinder- und Jugendpsychiatrie 10 (1982) 365–377

Schneider, R., H. Remschmidt: Der Einfluß des Schädigungszeitpunktes auf Wahrnehmung, kognitive und soziale Entwicklung hirngeschädigter Kinder: Ein Strukturvergleich früh erworbener und später erworbener Hirnfunktionsstörungen. Zeitschrift für Kinder- und Jugendpsychiatrie 5 (1977) 317–345

Shaffer, D., O. Chadwick, M. Rutter: Psychiatric outcome of localized head injury in children. In Ciba Foundation Symposium 34: Outcome of Severe Damage of the Central Nervous System. Elsevier, Amsterdam 1975

Sieber, M.: Das leicht hirngeschädigte und das psychoreaktiv gestörte Kind: Eine empirische Untersuchung zur Unterscheidung frühkindlich hirngeschädigter Kinder von psychoreaktiv gestörten Kindern ohne Hirnschädigung, 2. Aufl. Huber, Bern 1981; 1. Aufl. 1978

Stutte, H.: Determinanten des organischen Psychosyndroms im Kindesalter. Acta paedopsychiatrica 33 (1966) 337–338

World Health Organization (WHO): International Classification of Diseases, 9th ed. (ICD-9). WHO, Geneva 1978

World Health Organization (WHO): Tenth Revision of the International Classification of Diseases [ICD-10], Chapt. V (F): Mental and Behavioural Disorders (including disorders of psychological development). Clinical Descriptions and Diagnostic Guidelines. WHO, Geneva 1991 (dtsch.: Dilling, H., W. Mombour, M. H. Schmidt: Internationale Klassifikation psychischer Störungen. ICD-10, Kapitel V (F). Klinisch-diagnostische Leitlinien. Weltgesundheitsorganisaion. Huber, Bern 1991.)

13. Psychische Störungen bei Epilepsien

Im Rahmen dieses Buches wird auf eine Beschreibung der einzelnen zerebralen Anfallsarten und ihrer Behandlung verzichtet, zumal es hierzu vorzügliche Lehrbücher gibt (Schmidt 1984; Doose 1989). Der Schwerpunkt dieses Kapitels liegt auf den *psychischen Manifestationen* der Epilepsien.

13.1 Klassifikation und Epidemiologie

Klassifikation: Psychische Störungen im Rahmen der Epilepsien lassen sich nach Landolt (1962) in episodische und chronische einteilen:

- Die *episodischen* Psychosyndrome sind reversibel und umfassen episodische Verstimmungen und episodische Psychosen. Zu letzteren gehören die produktiv-psychotischen Episoden, der Petit-mal-Status und die postparoxysmalen Dämmerzustände organischer Prägung.
- Zu den *chronischen* (irreversiblen) Psychosyndromen zählen die epileptische Wesensveränderung, die Demenz sowie chronisch verlaufende Psychosen.

In Tab. 13.1 sind diese psychopathologischen Syndrome in Anlehnung an Landolt (1962) und Helmchen (1970) zusammengestellt. Sie sind mit den in der rechten Tabellenhälfte angegebenen EEG-Befunden nur schwach assoziiert.

Die beiden gängigen Klassifikationsschemata – MAS und DSM-III-R – gestatten keine optimale Einordnung der psychischen Störungen bei Epilepsien: Im *MAS* werden die episodischen Psychosen unter Ziffer 293 (vorübergehende organisch bedingte psychotische Zustandsbilder) klassifiziert, die chronischen Psychosen und Demenzen unter Ziffer 294 (andere chronisch-psychotische Zustandsbilder). Unter Ziffer 310.1 ist es ferner möglich, Intelligenz und Persönlichkeitsveränderungen nach Hirnschädigungen zu klassifizieren. Auch das *DSM-III-R* sieht unter den gleichen Ziffern entsprechende Zuordnungen vor: Demenz (294.10), organisch bedingte affektive Störung (293.83) und organische Persönlichkeitsstörung (310.10).

Epidemiologie: Die Angaben über die Häufigkeit akuter und chronischer psychischer Veränderungen bei Epilepsien schwanken erheblich. Sie hängen naturgemäß von der untersuchten Stichprobe ab. Im Erwachsenenalter wurden bei rund 25% ambulant behandelter Anfallskranker chronische psychopathologische Veränderungen gefunden.

Gudmundsson (1966), der sämtliche erfaßbaren Anfallskranken Islands mittels eines standardisierten psychiatrischen Interviews untersuchte, stellte fest, daß sie zu 52% psychiatrische Auffälligkeiten geringeren oder größeren Ausmaßes zeigen und eine hohe Korrelation zwischen früh erworbener Hirnschädigung (besonders Geburtsschädigung) und späteren psychopathologischen Auffälligkeiten besteht. Psychische Auffälligkeiten sind ferner assoziiert mit Therapieresistenz der Anfälle.

Das Risiko für das Auftreten zusätzlicher psychiatrischer Erkrankungen liegt bei Kindern mit Epilepsie oder struktureller Hirnschädigung bei etwa 35%, in einer unausgelesenen Kinderpopulation bei 7–10% (Rutter 1977; Shaffer u. Mitarb. 1975; vgl. Tab. 12.1).

13.2 Gestörte Funktionen und ihre Korrelate

Die zahlreichen bisher vorliegenden klinischen, testpsychologischen und experimentellen Untersuchungen weisen auf Störungen der kognitiven und affektiven Funktionen sowie der Psychomotorik hin.

13.2.1 Kognitive Funktionen

Die Ergebnisse zum Zusammenhang zwischen Anfallsleiden und *Intelligenzminderung* hängen weitgehend von der Auswahl der Stichprobe ab. In Anstalten untergebrachte Patienten weisen gegenüber ambulant behandelten gravierendere Intelligenzminderungen auf. Gudmundsson (1966) fand an 987 Anfallskranken aller Altersgruppen in Island die in Tab. 13.2 wiedergegebenen Prozentsätze normal intelligenter Patienten. Dabei zeigen Pa-

Tabelle 13.**1**   Psychopathologische Syndrome bei Epilepsie (nach Remschmidt 1973)

Psychopathologische Syndrome	EEG-Befund (nicht obligat)
1. Episodische (reversible) Syndrome	
a) Episodische Verstimmungen	„Forcierte Normalisierung" Abnorme Rhythmisierung

b) Episodische Psychosen
  – Produktiv-psychot. Episoden
  – Petit-mal-Status (Stupor)
  – Post-paroxysmale Dämmerzustände
  – Dämmerzustände organ. Prägung
    (akut. exog. Reaktionstyp)
	„Forcierte Normalisierung"
	(Un)regelmäßige SW-Komplexe
	Allgemeinveränderung, Dysrhythmie
	
	Allgemeinveränderung

2. Chronische (irreversible) Syndrome	
a) Epileptische Wesensänderung	Evtl. Herdbefund, „Krampf"-Potentiale
b) Demenz	Allgemeinveränderung
c) Chronische Psychosen	Herdbefunde, „Krampf"-Potentiale

tienten mit Petit-mal-Anfällen den höchsten Prozentsatz von im Normbereich liegenden Intelligenzquotienten. Das entspricht auch den Ergebnissen anderer Autoren (Freudenberg 1971). Am niedrigsten liegen Patienten mit kombinierten Grand-mal- und fokalen Anfällen sowie solche, bei denen eine eindeutige organische Verursachung nachweisbar ist.

Neuere Untersuchungen zeigen allerdings, daß eine globale Beurteilung kognitiver Funktionen (etwa in Gestalt des IQ) wenig sinnvoll ist. Es wird immer mehr auf die *Art* der kognitiven Struktur und das Verhältnis der einzelnen Funktionen zueinander geachtet. Dies um so mehr, seit Ferguson u. Mitarb. (1969) die Hypothese entwickelt haben, daß psychiatrische Auffälligkeiten im Rahmen von Anfallskrankheiten, insbesondere im Rahmen der psychomotorischen Epilepsie, als Ergebnis zugrundeliegender intellektueller Defekte aufgefaßt werden können.

In Untersuchungen zur *Aufmerksamkeit* und *Umstellungsfähigkeit* sowie zum *Perseverationsverhalten* weisen Patienten mit großen Anfällen und solche mit psychomotorischer Epilepsie gegenüber Gesunden, aber auch gegenüber Patienten mit inneren Erkrankungen Funktionseinbußen in diesen Bereichen auf (Remschmidt 1970a u. b, 1972).

13.2.2 Affektive Funktionen

Peters (1969) beschrieb ein *pseudopsychopathisches Affektsyndrom*, das durch häufigen und raschen Wechsel der Affektlage gekennzeichnet ist. Die Patienten können von einer freundlich-zugewandten Haltung binnen kurzem in ein gereizt-aggressives Verhalten umkippen, daneben kommt es zu tagelang anhaltenden affektiven Verstimmungen. Die Gesamtpersönlichkeit weist eine Reifungsstörung im Sinne des Infantil-Egozentrischen, Hypochondrischen und Parasozialen auf. Eine Störung der Intelligenz ist dabei nicht zu registrieren. Folge der beschriebenen psychopathologischen Erscheinungen ist eine Störung der sozialen Anpassung. Man findet bei diesen Patienten gehäuft Verwahrlosung, Alkoholismus und strafbare Handlungen. Nach Peters existiert eine zweite Gruppe von Anfallskranken, bei denen neben dem pseudopsychopathischen Affektsyndrom eine enechetische Wesensänderung festzustellen ist.

13.2.3 Psychomotorik

Die Untersuchungen zur Psychomotorik Anfallskranker beschäftigen sich einerseits mit einer veränderten Motorik als Ausdruck der Wesensveränderung, Demenz oder anderer chronischer epileptischer Psychosyndrome (Remschmidt 1970a); andererseits wurden die

Tabelle 13.**2**   Prozentsatz der Patienten mit normaler Intelligenz in Abhängigkeit von der Art der epileptischen Anfälle (nach Gudmundsson 1966)

Anfallsart	% der Patienten mit normaler Intelligenz
Petit-mal-Anfälle	90
Grand-mal-Anfälle	75,5
Petit-mal- und Grand-mal-Anfälle	72
Grand-mal- und fokale Anfälle	50
Fokal-motorische und sensorische Anfälle	65
Psychomotorische Anfälle	78
Anfälle unbekannter Ätiologie	74,8
Anfälle zweifelhafter Ätiologie	63,4
Anfälle bekannter (organischer) Ätiologie	51,5

alterstypischen Besonderheiten der Psychomotorik bei Kindern und Jugendlichen beachtet. So beschrieben Bamberger u. Matthes (1959) das *erethisch-hyperkinetische Syndrom* bei anfallskranken Kindern, das nach Beobachtungen von Matthes (1961) im Jugendalter in ein *enechetisches Syndrom* übergehen kann.

13.3 Anfallstyp und psychische Störung

Seit langem ist versucht worden, mittels psychologischer Testverfahren Anfallstypen bzw. Psychosyndrome voneinander abzugrenzen. Ein kritischer Blick in die Literatur zeigt, daß trotz zunehmender Spezialisierung der Testverfahren die Befunde nicht viel spezifischer geworden sind. Hatte man früher gemeint, die sogenannte epileptische Wesensveränderung als Differentialdiagnostikum zwischen genuiner und symptomatischer Epilepsie verwenden zu können, so weiß man heute, daß die Differenzierung einzelner Anfallstypen mit psychologischen Mitteln mit größten Unsicherheiten belastet ist. Dennoch ist diese Vorgehensweise legitim. Einige Versuche hierzu sollen analysiert werden, wobei wir uns auf Grand-mal-Epilepsie, psychomotorische Anfälle und Pyknolepsien beschränken.

13.3.1 Grand-mal-Anfälle

Im Zusammenhang mit Grand-mal-Anfällen wurden folgende Fragen untersucht:

1. *Lassen sich Grand-mal-Anfälle auf test- oder experimentalpsychologischem Wege von anderen Anfällen, insbesondere von psychomotorischen, abtrennen?* Eigene Untersuchungen zum Anpassungsverhalten und zur Persönlichkeitsstruktur von Anfallskranken, Mittelwertvergleiche in Experimenten zur Psychomotorik, Aufmerksamkeit, Rigidität und verbalen Flüssigkeit erbrachten keine signifikanten Unterschiede. Hingegen gibt es Hinweise auf eine psychomotorische Leistungsschwäche bei Patienten mit temporaler Epilepsie (Remschmidt 1970a u. b).

2. *Kann man zwischen Grand-mal-Anfällen mittels psychologischer Verfahren differenzieren?* Leder (1967, 1969) grenzt das *aufwachepileptische Psychosyndrom* als Eigenform der psychischen Auffälligkeit von Patienten mit Grand-mal-Epilepsien ab. Er sieht das aufwachepileptische Psychosyndrom gekennzeichnet durch einen extratensiven Erlebnistyp und eine gestörte „Innen-Außen-Relation", den Aufwachepileptiker als einen verdrängungsschwachen Menschen, der seine Konflikte nach außen ableitet. Der Anfall wird in kommunikative Beziehungen eingebettet und ist stärker von äußeren Einflüssen abhängig. Ferner findet sich eine sogenannte inflative Ich-Störung, die sich in einer mangelnden Stabilität und Abgrenzung gegen Phantasien zeigt und in einer Bevorzugung der Verleugnung als Abwehrmechanismus, was bis zu pseudologistischen Verhaltensweisen reichen kann. Im Gegensatz zu Patienten mit *Schlafepilepsie* sollen diese Patienten kaum Perseverationen zeigen. Janz (1953, 1969) hat aufgrund differenzierter klinischer Beobachtungen Aufwachepileptiker und Schlafepileptiker psychopathologisch voneinander abgrenzen können. Diese vorwiegend an Erwachsenen gewonnenen Erkenntnisse sind auch auf ältere Jugendliche anwendbar. Offen bleibt aber, ebenso wie im Erwachsenenalter, auf wieviele jugendliche Anfallskranke eine derartige Differenzierung zutrifft.

13.3.2 Psychomotorische Anfälle

Seit Stauder (1938) und Gibbs u. Mitarb. (1948) beobachteten, daß die sogenannte *epileptische Wesensveränderung gehäuft bei* Patienten mit *psychomotorischer Epilepsie* auftritt, wurde diese Gruppe von Anfallskranken häufig mit test- und experimentalpsychologischen Verfahren untersucht. Trotz einer Reihe sorgfältiger Untersuchungen ist das Problem der Psychopathologie von Patienten mit psychomotorischer Epilepsie bis heute nicht gelöst. Für die widersprüchlichen Ergebnisse können nach Diehl (1982) verantwortlich gemacht werden: Inhomogenität der Stichproben, unzureichende Beachtung des Zeitfaktors, Nichtberücksichtigung der prämorbiden Persönlichkeit und ungenügende Berücksichtigung der Effekte einer Langzeitmedikation.

Gebelt (1971) weist in seiner Untersuchung an 268 jugendlichen Anfallskranken auf eine höhere Quote gestörter Familienverhältnisse bei Patienten mit psychomotorischer Epilepsie hin. Er bestätigt damit die Ergebnisse des Berichts der WHO über „juvenile epilepsy" (1957), wonach ein bemerkenswerter Zusammenhang zwischen zerrütteten Familienverhältnissen und massiven Verhaltensstörungen bei Patienten mit Temporallappenepilepsie bestehen soll.

Vermehrtes Augenmerk wurde in den letzten Jahren der Frage zugewandt, ob Patienten mit psychomotorischer Epilepsie häufiger als andere *psychotische Zustandsbilder* entwickeln. Auch zu dieser Frage sind die Meinungen konträr. Flor-Henry (1969) hat Patienten mit psychomotorischer Epilepsie mit und ohne Psychosen verglichen. Er kam zu dem Ergebnis, daß die psychomotorische Epilepsie zum Auftreten psychotischer Zustandsbilder disponiert, und fand bei psychotischen Patienten eine geringere Häufigkeit psychomotorischer Anfälle und einen Fokus im dominanten Temporallappen (oder auch bilateral). Diese Befunde wurden jedoch von anderen Autoren nicht bestätigt.

13.3.3 Pyknolepsien

Nach Angaben verschiedener Autoren zeichnen sich Patienten mit Pyknolepsien durch gute intellektuelle Leistungsfähigkeit aus. Hinsichtlich der Persönlichkeitsstruktur dieser Patienten erhebt sich die Frage, inwieweit sie dem von Janz (1969) aufgrund der klinischen Beobachtung herausgearbeiteten und von Leder (1967, 1969) testpsychologisch abgegrenzten Typus des aufwachepileptischen Psychosyndroms nahestehen. Janz (1962) hatte darauf hingewiesen, daß es sich bei Patienten mit Pyknolepsien, wenn große Anfälle überhaupt hinzutreten, zu 96% um Aufwach-Grand-mal-Anfälle handelt. Aufgrund dieser und anderer Beobachtungen liegt die o. g. Hypothese nahe. Für das Kindesalter konnte Freudenberg (1971) jedoch das aufwachepileptische Psychosyndrom bei Kindern mit pyknoleptischen Anfällen nicht nachweisen. Für das Jugendalter liegen entsprechende Untersuchungen nicht vor. Insofern stellt sich die Frage, ob sich das pyknoleptische Psychosyndrom erst mit zunehmender Krankheitsdauer manifestiert.

Zusammenfassend muß gesagt werden, daß *eine strikte Beziehung zwischen Anfallstyp und psychischer Störung nicht nachgewiesen* werden konnte. Es existieren lockere Zuordnungen dahingehend, daß Patienten mit psychomotorischen Anfällen mehr zu psychotischen Manifestationen neigen und auch eher eine epileptische Wesensveränderung entwickeln. Das aufwachepileptische Psychosyndrom ließ sich für Kinder mit pyknoleptischen Absencen nicht nachweisen.

13.4 Spezielle Syndrome

13.4.1 Hirnorganisches Psychosyndrom und epileptische Wesensveränderung

Da diese beiden Syndrome eng miteinander verbunden sind, sollen sie auch gemeinsam abgehandelt werden. Unterschieden werden sie dadurch, daß sich das *hirnorganische Psychosyndrom* stark auf den Lern- und Leistungsbereich (also auf die kognitiven Funktionen) erstreckt, während die *epileptische Wesensveränderung* mehr den Persönlichkeitsbereich und die affektive Seite umfaßt. Da ersteres aber vielfach die Voraussetzung für letzteres ist, ist es legitim, beide Syndrome gemeinsam abzuhandeln.

Klinisches Bild: Wie im Erwachsenenalter, so gilt auch für das Kindes- und Jugendalter, daß der These einer spezifischen, nur für den anfallskranken Jugendlichen typischen hirnorganischen Störung oder Wesensveränderung mit Skepsis begegnet werden muß (Gebelt 1971). Wie bei hirnorganisch geschädigten Jugendlichen ohne epileptische Anfälle finden wir auch bei einem Teil der anfallskranken Jugendlichen eine Verlangsamung der psychischen Funktionen, Umstellungserschwernis, Störungen der Gestalterfassung und Visuomotorik, hypermotorisches Verhalten oder Perseverieren sowie enechetisches Verhalten.

Für die Entwicklung eines hirnorganischen Psychosyndroms sowie der epileptischen Wesensveränderung sind Alter, Entwicklungsstand, Ätiologie des Anfallsleidens, erste Manifestation der Anfälle, Eigenerleben und Umweltwirkung von großer Bedeutung. Im Rahmen der *Wesensveränderungen* wird das erethisch-hyperkinetische vom enechetischen Syndrom unterschieden.

1. *Erethisch-hyperkinetisches Syndrom:* Die Bezeichnung *„erethisch"* (leicht erregbar, reizbar) erinnert im Zusammenhang mit der Temperamentsbezeichnung der Oligophrenien an Kinder und Jugendliche mit Intelligenzeinbußen. Diese Vermutung ist jedoch nicht richtig. Man sollte vielleicht besser die Bezeichnung „erethisch" vermeiden und von einem *hypermotorischen Syndrom* im Rahmen der Epilepsie sprechen. Es tritt vorwiegend im Kindesalter auf und wird im Jugendalter seltener. Gekennzeichnet ist es durch einen erheblichen Antriebsüberschuß, Aufmerksamkeitsstörungen und impulsives Verhalten. Den Patienten fehlen adäquate Regelungsmechanismen. Sie sind ständig in motorischer Unruhe, wenden sich häufig neuen Reizen zu und können ihre Aufmerksamkeit zeitlich nur sehr begrenzt auf ein und dasselbe Feld richten. Objekte haben für diese Patienten oft eine magische Anziehungskraft, wobei sie rasch von einem Objekt zum anderen wechseln. Im Kleinkindesalter ist der motorische Aktionsradius noch eingeengt, später dehnt er sich aus, so daß die Kinder oft von ihrer ungezielten Motorik her und aufgrund des Fehlens von Angst Gefahren nicht erkennen und daher vielfachen Gefährdungen ausgesetzt sind. Impulsivität, Sprunghaftigkeit, unmotiviertes und kaum vorhersehbares Verhalten erwecken den Eindruck einer äußerst schweren Steuerbarkeit, besonders dann, wenn das Syndrom mit Reizbarkeit und aggressivem Verhalten einhergeht. Im Kontakt mit anderen sind diese Kinder und Jugendlichen vielfach distanzlos, zeigen häufig unvermutete Stimmungsschwankungen und sind demzufolge kaum in der Lage, sich in eine Gemeinschaft einzuordnen. Dieses Verhalten führt zu diskriminierenden Antworten seitens der Umwelt, die von den Patienten aber nicht verstanden werden. Es ist zu fragen, ob nach heutiger Erkenntnis dieses Syndrom nicht weitgehend identisch ist mit dem *hyperkinetischen Syndrom* (s. Kap. 12) und insofern ebenfalls keine spezifische Variante im Rahmen der Epilepsie darstellt.

2. *Enechetisches Syndrom:* Es ist gekennzeichnet durch Antriebsmangel, *Verlangsamung* der psychischen Funktion und der Motorik, intellektuelle Schwerbeweglichkeit, *Umstellungserschwernis,* häufig auch durch Undifferenziertheit des sprachlichen Ausdrucks und Leistungsinsuffizienzen trotz äußersten Bemühens. Vielfach werden die Jugendlichen intellektuell unterschätzt, obwohl sie ohne Zeitdruck gründlich und gut arbeiten können. Hinsichtlich ihres Sozialverhaltens sind sie zurückhaltend, gehemmt und einordnungserschwert. Sie geraten deshalb häufig in erhebliche soziale Isolation und werden mit zunehmendem Lebensalter wegen ihrer Verlangsamung und verminderten Umstellungsfähigkeit häufig verspottet oder getadelt. Ein weiteres Kennzeichen des enechetischen Syndroms ist die *Nachhaltigkeit der Affekte.* Wenn die Jugendlichen gereizt werden, können sie in einen Wutanfall hineingeraten, der nur langsam abebbt und in dem sie ihre Steuerungsfähigkeit verlieren können. Manche Patienten haben eine Neigung zu depressiven Verstimmungen, Dysphorie und Reizbarkeit. Im Kindesalter ist die enechetische Variante sehr selten; sie bildet sich meist erst in der Pubertät und Adoleszenz heraus (Matthes 1961).

Diagnose und Differentialdiagnose: Die Diagnose wird aufgrund der Anamnese, der klinischen Untersuchung und der psychologischen Zusatzuntersuchung gestellt. Wie bei hirnorganischen Psychosyndromen anderer Genese haben sich Verfahren bewährt, die Gestaltwahrnehmung, Gestaltdifferenzierung und Figur-Hintergrund-Beziehungen analysieren.

Ätiologie und Genese: Es bestehen deutliche Beziehungen zwischen Wesensveränderungen und *intellektueller Leistungshöhe* (Remschmidt 1981). Mit zunehmender intellektueller Leistungsfähigkeit sinkt der Anteil der wesensveränderten Jugendlichen. Es besteht ferner ein Zusammenhang zwischen Häufigkeit der Wesensveränderung, *Zeitpunkt der zerebralen Schädigung* und Alter bei Anfallsbeginn (Freudenberg 1968). Je früher die Schädigung eintritt, um so häufiger ist mit einer Wesensveränderung zu rechnen. Mit zunehmendem Lebensalter wird das hyperkinetische Syndrom seltener, während das enechetische zunimmt. Freudenberg (1968) konnte zeigen, daß symptomatische Epilepsien wesentlich häufiger als genuine durch eine Wesensveränderung gekennzeichnet sind und verhältnismäßig hohe Quoten von symptomatischen Grand-mal-Anfällen, fokalen Anfällen, psychomotorischen Anfällen und Retropulsiv-Petit-mal gefunden werden. Demgegenüber kommen sie am seltensten bei Patienten mit Absencen vor. Schließlich ist die Wahrscheinlichkeit für das Auftreten einer hirnorganischen Wesensveränderung um so größer, je früher das Anfallsleiden sich manifestiert und je häufiger eine exogene Ursache angenommen werden kann.

Wenn man vom Alters- und Entwicklungsgang der epileptischen Wesensveränderung ausgeht, die sich mit zunehmendem Lebensalter in Richtung auf ein enechetisches Syndrom verschiebt, so stößt man unweigerlich auf die Phänomene der *Perseveration* und *Rigidität*. Diese lassen sich sowohl bei erwachsenen Anfallskranken (Remschmidt 1972) als auch bei Kindern und Jugendlichen als *Kernbestandteil der epileptischen Wesensveränderung* nachweisen. Verschiedene Untersuchungen zu diesem Phänomen haben gezeigt, daß es bei längerer Krankheitsdauer zu einer schweren Beeinträchtigung kommt und es bestimmter medikamentöser Einwirkung bedarf, um die Perseveration manifest werden zu lassen. Zunächst lag nahe, derlei Ausfälle mit einer durch das Anfallsgeschehen bedingten hirnorganischen Leistungsschwäche in Zusammenhang zu bringen. Doch ist hier Vorsicht geboten, denn auch Patienten mit Neurosen sowie Schizophrene zeigen ein ähnliches Verhalten. Vielmehr scheinen Perseveration und Rigidität *durch verschiedene Determinanten (hirnorganische wie soziale) bedingt* zu sein. Ganz unterschiedliche Beeinträchtigungen (z. B. hirnorganische Syndrome, chronische psychische Traumen, toxische Einwirkungen chemischer Substanzen, Medikamente) können zu einer recht einheitlichen Reaktionsweise des Organismus führen, die sich in der Etablierung oder im Wiederauftreten redundanter, d. h. starr geordneter Verhaltensweisen äußern. Parallel dazu stellen sich auch häufiger Regressionsphänomene ein. Auf diese Weise scheinen sich in der mangelnden Umstellungsfähigkeit des anfallskranken Jugendlichen, besonders aber des Erwachsenen, in Gestalt der Perseveration und der Rigidität zahlreiche und ganz verschiedene Einflüsse zu konzentrieren. Das als Resultat entstehende psychopathologische Syndrom umfaßt an zentraler Stelle ein pathologisch überzeichnetes rigides und perseveratorisches Verhalten. Dieses ist jedoch nicht nur eine ungünstige und unnütze Begleiterscheinung des Anfallsleidens. Vielmehr kann es als ein Versuch des Anfallskranken interpretiert werden, auf niedrigerem Niveau ein biologisches und psychosoziales Gleichgewicht angesichts zahlreicher Störgrößen aufrechtzuerhalten. Aus dieser Sicht ist die sogenannte epileptische Wesensveränderung mit den Kernmerkmalen Rigidität und Perseveration *kein für die Epilepsie spezifisches Phänomen.* Sie tritt auch bei anderen chronischen hirnorganischen Erscheinungen auf, die nicht mit Anfällen einhergehen.

13.4.2 Psychosen und epileptische Anfälle

Psychosen sind im Rahmen kindlicher Epilepsien ausgesprochen selten, im Jugendalter nehmen sie an Häufigkeit zu. Rentz (1980) fand seit 1963 15 Fälle beschrieben, bei denen sich die Psychose meist jenseits des 14. Lebensjahres erstmalig manifestierte. Der jüngste Patient war bei Einsetzen der Psychose sieben Jahre alt. Das Intervall zwischen Manife-

Tabelle 13.**3**   Risikofaktoren für die Entstehung einer Psychose bei Epilepsie

1. Lange Krankheitsdauer ohne vollständige Anfallsfreiheit (z. T. mit Status epilepticus)

2. Psychose in der Anamnese (als Trigger für weitere Psychosen)

3. Temporaler Fokus im EEG bzw. seltene psychomotorische Anfälle

4. Bestimmte Antiepileptika (mit Störung des Folsäurestoffwechsels, z. T. dosisabhängig)

5. Abnorme psychosoziale Umstände (hyper-, hypoprotektive Familie, Schul- und Berufsunsicherheit)

6. Störungen des Patienten im Leistungsbereich (Intelligenzdefekt bzw. -minderung, Wahrnehmungsstörungen, Leistungsstörungen in Schule und Beruf)

station der Epilepsie und der Psychose betrug in der Regel mehrere Jahre.

Im Hinblick auf die *Relation zum Anfallsgeschehen* kann man die „epileptischen Psychosen" in *iktale* (in unmittelbarem Zusammenhang mit den Anfällen stehende), *interiktale* (zwischen den Anfallsereignissen auftretende) und *alternative* (als „Ersatz" für einen Anfall auftretende) einteilen.

Hinsichtlich der *Symptomatik* überwiegen bei jüngeren Kindern delirante Bilder; bei älteren Kindern und im Jugendalter treten paranoidhalluzinatorische Symptome auf. Die Symptomatik ist auch abhängig von der *Genese* der Psychose.

Diagnose und Differentialdiagnose: Die Diagnose wird nach der klinischen Symptomatik und ihrem Zusammenhang mit dem EEG-Befund gestellt. Liegt ein *stuporöses Bild* vor, so ist an einen *Petit-mal-Status* zu denken, der sich im EEG in Form regelmäßiger oder unregelmäßiger Spike-wave-Komplexe äußert. Die Patienten wirken dabei häufig umdämmert. Der Petit-mal-Status gehört zu den iktalen psychotisch wirkenden Episoden. Bei *produktivpsychotischen Episoden*, die mit forcierter Normalisierung im EEG einhergehen, liegt eine alternative Form der Psychose vor. Die postparoxysmalen *Dämmerzustände* und die Dämmerzustände organischer Prägung sind

durch Bewußtseinstrübung gekennzeichnet und zeigen im EEG häufig eine allgemeine Veränderung oder eine Dysrhythmie. Dies erlaubt ihre Abgrenzung sowohl von den produktiv-psychotischen Episoden als auch vom Petit-mal-Status. *Chronische Psychosen* schließlich zeigen sich nicht in einer wenig ausgeprägten psychotischen Symptomatik, sondern eher als eine mit einer Wesensänderung verbundene paranoide Residualsymptomatik.

Ätiologie und Genese: Die Entstehung einer Psychose bei einem Anfallskranken wird heute als mehrdimensionales Geschehen betrachtet. In Tab. 13.**3** sind die wichtigsten Risikofaktoren für die Entstehung einer Psychose bei Epilepsien zusammengestellt. Es wird deutlich, daß eine längere *Anfallsvorgeschichte* eine wichtige Voraussetzung für die Manifestation darstellt und eine Reihe von Umgebungsfaktoren zusammenwirken müssen. Unter den Risikofaktoren wird der *antiepileptischen Medikation* eine besondere Bedeutung beigemessen. So wird vermutet, daß sie neben einer antiepileptischen Wirkung auch als Eigenwirkung Psychosen hervorrufen kann. Dies ist insbesondere von Ethosuximid und verschiedenen Antiepileptika-Kombinationen bekannt. Auch Phenytoin, Phenobarbital, Primidon und Mesuximid sollen psychotische Episoden auslösen können. Es fällt auf, daß Psychosen bei Anfallskranken gehäuft nach Mehrfachmedikation vorkommen. Nach antiepileptischer Dauermedikation wurde bei rund 55% der Patienten eine erniedrigte Folsäurekonzentration im Serum und im Liquor gefunden. Dabei wurden die niedrigsten Werte bei Patienten ermittelt, die an einer schizophrenen Form der Psychose oder einer Demenz litten (Reynolds 1973). Daraus wird geschlossen, daß möglicherweise die Veränderung des *Folsäuremetabolismus* für das Auftreten schizophrener Psychosen verantwortlich gemacht werden kann.

Therapie: Bei akuten schizophrenieähnlichen Psychosen empfiehlt sich die Anwendung von Butyrophenon-Derivaten oder eine Behandlung mit Flupentixol. Neuroleptika der zweiten Wahl sind die Phenothiazine. Liegt ein depressiv gefärbtes psychotisches Bild vor (gehemmte oder aktivierte Depressionen), so wird antidepressiv behandelt, bei einer starken Angstsymptomatik empfiehlt sich der Einsatz von Diazepam. Da Ethosuximid psychotische

Episoden auslösen kann, stellt man Patienten mit produktiv-psychotischen Episoden, die diese Substanz einnehmen, am zweckmäßigsten auf Natriumvalproat um; dies führt fast immer zum Sistieren der psychotischen Episoden. Nach Valproat- wie nach Diazepam-Medikation treten bei Anfallskranken keine psychotischen Episoden auf.

13.5 Ätiologie und Genese psychischer Störungen bei Epilepsien

13.5.1 Alter und Entwicklungsstand

Es ist entscheidend, welcher Entwicklungsstand und damit auch, welche Stufe der zerebralen Reifung und des Sozialverhaltens vorliegt, wenn ein Anfallsleiden bei einem Kind oder einem Jugendlichen auftritt. Wie bereits erwähnt, ist die im Erwachsenenalter beobachtbare Wesensveränderung bei Kindern selten. Auch der Versuch, beim Erwachsenen abgrenzbare Syndrome wie das aufwachepileptische Psychosyndrom (Janz 1969; Leder 1969) nachzuweisen, mißlingt. Sie kommen im Kindesalter nicht vor (Freudenberg 1971). Daraus sind verschiedene Schlüsse möglich, die weitere Untersuchungen anregen können, zumal es kaum Längsschnittuntersuchungen gibt, die den Übergang kindlicher Epilepsien in das psychiatrisch vernachlässigte, aber problemreiche Stadium der Adoleszenz systematisch verfolgen. Offene Fragen dieser Art sind, ob der entscheidende Faktor zur Entwicklung einer Wesensveränderung die Krankheitsdauer ist, welche Rolle dabei entwicklungsspezifische Determinanten einschließlich körperlicher Reifungsvorgänge um die Pubertät spielen und in welcher Weise medikamentöse Behandlung, Eigenerleben der Krankheit und die Reaktion der Umgebung ineinanderspielen. Andererseits wird das Entwicklungsniveau auch durch Vorschädigungen bzw. die erste Manifestation von Anfällen beeinflußt.

13.5.2 Strukturelle und funktionelle organische Einflüsse

Hierzu gehören Ausmaß, Zeitpunkt und Lokalisation der hirnorganischen Schädigung, Häufigkeit der Anfälle, die in manchen Fällen nachweisbaren Beziehungen zwischen Anfallsfreiheit und psychischen Veränderungen, die mit der forcierten Normalisierung (Landolt 1962) gehäuft einhergehenden episodischen Verstimmungen und Psychosen, die psychopathologischen Probleme des Petit-mal-Status und die im Jugendalter gar nicht so selten vorkommenden postparoxysmalen Dämmerzustände. Auch die Beziehungen zwischen psychomotorischer Epilepsie und Leistungsausfällen sowie zwischen psychotischen Zustandsbildern und psychomotorischen Anfällen gehören hierher. Für das Jugendalter sind ferner Lern-, Aufmerksamkeits- und Verhaltensstörungen bedeutsam, für die in manchen Fällen zerebrale Korrelate nachweisbar sind.

Hier soll lediglich zur Frage der *Lokalisation* Stellung genommen werden. Während zahlreiche Untersuchungen an erwachsenen Epilepsiekranken mit umschriebenen lokalisierten Veränderungen existieren, trifft Entsprechendes für das Jugendalter kaum zu. Bei Erwachsenen wurde vor allem die *Temporallappenepilepsie* eingehend untersucht. Dabei wurden Einschränkungen der visuomotorischen Koordination, des Gedächtnisses, der verbalen Flüssigkeit und Persönlichkeitsveränderungen festgestellt (Remschmidt 1970a u. b; 1972). Taylor (1976) hat derartige Veränderungen bei Kindern, Jugendlichen und jungen Erwachsenen bestätigen können. Er untersuchte insgesamt 88 Patienten mit temporalen Foci, die lobektomiert wurden, vor und nach der Operation. Dabei ging er von seiner früher formulierten Hypothese aus (Taylor 1969), wonach die *Hemisphärenausreifung* bei Mädchen rascher erfolgt als bei Jungen und die rechte Hemisphäre dem Reifungsprozeß der linken vorauseilt. Daraus ergibt sich, daß die linke Hemisphäre von Jungen die höchste Vulnerabilität aufweist, da sie am langsamsten ausreift und so beeinträchtigenden Faktoren am längsten ausgesetzt ist. Der Autor konnte diese Erwartungen im Grundsatz bestätigen, wobei verschiedene Detailergebnisse bemerkenswert sind, die hier nicht reflektiert werden können. Jedenfalls zeigt diese Untersuchung wie auch andere, daß *Geschlechterunterschieden* bei epileptischen Jugendlichen vermehrtes Augenmerk zugewandt werden muß.

13.5.3 Biographisch-lebensgeschichtliche Faktoren und soziales Umfeld

Begreiflicherweise spielt das eigene Erleben und das Bewußtsein, an Epilepsie zu leiden, auch für die Verarbeitung der Erkrankung, für den Lern- und Leistungs- und für den Persönlichkeitsbereich eine große Rolle. Systematische Untersuchungen hierzu existieren jedoch kaum. In den letzten Jahren ist die Aufmerksamkeit aller, die mit Anfallskranken zu tun haben, vermehrt auf soziale Faktoren gerichtet worden. Untersucht wurden die Vorurteile gegenüber Anfallskranken, die Eltern-Kind-Beziehung, die Familiensituation, die Möglichkeiten der sozialen Eingliederung und der beruflichen Rehabilitation.

13.6 Literatur

American Psychiatric Association (APA): Diagnostic and Statistical Manual of Mental Disorders, 3rd ed. (DSM-III). APA, Washington 1980 (dtsch. Bearb. von Koehler, K., H. Saß: Diagnostisches und statistisches Manual psychischer Störungen [DSM-III]. Beltz, Weinheim 1984)

American Psychiatric Association (APA): Diagnostic and Statistical Manual of Mental Disorders, 3rd ed., revised (DSM-III-R). APA, Washington 1987 (dtsch. Bearb. von Wittchen, H.-U., H. Saß, M. Zaudig, K. Koehler: Diagnostisches und statistisches Manual psychischer Störungen [DSM-III-R]. Beltz, Weinheim 1989)

Bamberger, P., A. Matthes: Anfälle im Kindesalter. Karger, Basel 1959

Diehl, L. W.: Aktuelle Epileptologie: Probleme, Diagnostik, Therapie, 2. Aufl. Werk-Verlag, München 1982 (Schriften zur ärztlichen Praxis, Bd. 9)

Doose, H.: Epilepsien im Kindes- und Jugendalter, 9. Aufl. Desitin, Hamburg 1989

Ferguson, S. M., M. Rayport, R. Gardner, W. Kass, H. Weiner, M. F. Reiser: Similarities in mental content of psychotic states, spontaneous seizures, dreams, and responses to electrical brain stimulation in patients with temporal lobe epilepsy. Psychosomatic Medicine 31 (1969) 479–498

Flor-Henry, P.: Psychosis and temporal lobe epilepsy: a controlled investigation. Epilepsia 10 (1969) 363–395

Freudenberg, D.: Leistungs- und Verhaltensstörungen bei kindlichen Epilepsien. Karger, Basel 1968 (Bibliotheca psychiatrica et neurologica, Bd. 135)

Freudenberg, D.: Die Pyknolepsie des Kindesalters: Eine psychodiagnostische Untersuchung. Phil. Diss., Freiburg 1971

Gebelt, H.: Psychische und soziale Prognose der Epilepsie im Kindes- und Jugendalter. Barth, Leipzig 1971

Gibbs, E. L., F. A.: Gibbs, B. Fuster: Psychomotor epilepsy. Archives of Neurology and Psychiatry 60 (1948) 331–339

Gudmundsson, G.: Epilepsy in Iceland: a clinical and epidemiological investigation. Acta neurologica scandinavica 43, Suppl. 25 (1966)

Helmchen, H.: Medikamentöse Epilepsiebehandlung. Therapiewoche 20 (1970) 662–670

Janz, D.: „Nacht"- oder „Schlaf"-Epilepsien als Ausdruck einer Verlaufsform epileptischer Erkrankungen. Nervenarzt 24 (1953) 361–367

Janz, D.: The grand mal epilepsies and the sleeping-waking cycle. Epilepsia 3 (1962) 69–109

Janz, D.: Die Epilepsien: spezielle Pathologie und Therapie. Thieme, Stuttgart 1969

Landolt, H.: Psychische Störungen bei Epilepsie: klinische und elektroenzephalographische Untersuchungen. Deutsche medizinische Wochenschrift 87 (1962) 446–452

Leder, A.: Zur Psychopathologie der Schlaf- und Aufwachepilepsie. (Eine psychodiagnostische Untersuchung.) Nervenarzt 38 (1967) 434–442

Leder, A.: Die Aufwachepilepsie. Huber, Bern 1969

Matthes, A.: Die psychomotorische Epilepsie im Kindesalter. Zeitschrift für Kinderheilkunde 85 (1961) 472–492

Peters, U. H.: Das pseudopsychopathische Affektsyndrom der Temporallappenepileptiker: Untersuchungen zum Problem der Wesensänderung bei psychomotorischer Epilepsie. Nervenarzt 40 (1969) 75–82

Remschmidt, H.: Experimentelle Untersuchungen zur sogenannten epileptischen Wesensänderung. Fortschritte der Neurologie und Psychiatrie 38 (1970a) 524–540

Remschmidt, H.: Sind Patienten mit temporaler Epilepsie psychisch besonders auffällig? Nervenarzt 41 (1970b) 561–564

Remschmidt, H.: Experimentelle Untersuchung zum Perseverationsverhalten von Epileptikern. Archiv für Psychiatrie und Nervenkrankheiten 215 (1972) 315–324

Remschmidt, H.: Testpsychologische und experimentelle Untersuchungen zur Psychopathologie der Epilepsien. In Penin, H.: Psychische Störungen bei Epilepsie: Psychosen, Verstimmungen, Persönlichkeitsveränderungen. Schattauer, Stuttgart 1973

Remschmidt, H.: Neuropsychologische Befunde bei Epilepsien. In Remschmidt, H., M. Schmidt: Neuropsychologie des Kindesalters. Enke, Stuttgart 1981

Remschmidt, H., M. Schmidt (unter Mitarbeit von C. Klicpera): Multiaxiales Klassifikationsschema für psychiatrische Erkrankungen im Kindes- und Jugendalter nach Rutter, Shaffer und Sturge. Mit einem synoptischen Vergleich zum DSM-III, 2. Aufl. Huber, Bern 1986

Rentz, R.: Gemeinsames Vorkommen von Epilepsie und Psychose bei einer 16jährigen Patientin. Klinische Pädiatrie 192 (1980) 460–466

Reynolds, E. H.: Anticonvulsant drugs, folic acid metabolism and schizophrenia-like psychoses in epilepsy. In Penin, H.: Psychische Störungen bei Epilepsie: Psychosen, Verstimmungen, Persönlichkeitsveränderungen. Schattauer, Stuttgart 1973

Rutter, M.: Brain damage syndromes in childhood: concepts and findings. Journal of Child Psychology and Psychiatry 18 (1977) 1–21

Schmidt, D.: Behandlung der Epilepsien. Thieme, Stuttgart 1981; 2. Aufl. 1984

Shaffer, D., O. Chadwick, M. Rutter: Psychiatric outcome of localized head injury in children. In Ciba Foundation Symposium 34: Outcome of Severe Damage of the Central Nervous System. Elsevier, Amsterdam 1975

Stauder, K. H.: Konstitution und Wesensänderung der Epileptiker. Thieme, Leipzig 1938

Taylor, D. C.: Differential rates of cerebral maturation between sexes and between hemispheres: evidence from epilepsy. Lancet 1969/II, 140−142

Taylor, D. C.: Developmental stratagems organizing intellectual skills: evidence from studies of temporal lobectomy for epilepsy. In Knights, R. M., D. J. Bakker: The Neuropsychology of Learning Disorders. Univ. Park Press, Baltimore 1976

World Health Organization (WHO): „Juvenile Epilepsy": Report of a Study Group. WHO, Geneva 1957 (WHO, techn. Rep. Ser., vol. 130)

World Health Organization (WHO): International Classification of diseases, 9th ed. (ICD-9). WHO, Geneva 1978

World Health Organization (WHO): Tenth Revision of the International Classification of Diseases [ICD-10], Chapter V (F): Mental and Behavioural Disorders (including disorders of psychological development). Clinical Descriptions and Diagnostic Guidelines. WHO, Geneva 1991 (dtsch.: Dilling, H., W. Mombour, M. H. Schmidt: Internationale Klassifikation psychischer Störungen. ICD-10, Kapitel V (F). Klinisch-diagnostische Leitlinien. Weltgesundheitsorganisation. Huber, Bern 1991)

14. Intelligenzminderungen und Demenzzustände

14.1 Definition und Klassifikation

Unter *Intelligenzminderung* verstehen wir eine angeborene oder erworbene eingeschränkte kognitive Leistungsfähigkeit, die graduell und qualitativ sehr unterschiedlich ausgeprägt sein kann.

Der Begriff *Demenz* erstreckt sich auf einen *Abbau* intellektueller Funktionen, wobei diese Kennzeichnung voraussetzt, daß vor Eintritt eines bestimmten Ereignisses (z. B. Enzephalitis, Epilepsie) ein höheres intellektuelles Niveau vorhanden war. Man könnte auch sagen, eine Demenz ist eine sekundäre Intelligenzminderung aufgrund krankhafter Prozesse, die das Gehirn betreffen.

Von diesen Störungen *zu unterscheiden* sind intellektuelle Minderleistungen, die durch die extreme Vernachlässigung und mangelhafte Förderung von Kindern zustande kommen und unter der Bezeichnung *„psychischer Hospitalismus"* oder *„Deprivationssyndrom"* bekannt sind.

Die wichtigsten *Klassifikationen* von Intelligenzminderungen und Demenzzuständen orientieren sich am Schweregrad, den Ursachen der Intelligenzminderung oder den Möglichkeiten der Förderung (Tab. 14.**1**).

Eine Übersicht zum Thema geben Neuhäuser u. Steinhausen (1990).

14.1.1 Klassifikation nach der Intelligenz

Nach Maßgabe des Intelligenzquotienten lassen sich folgende **Schweregrade der Intelligenzminderung** unterscheiden:

1. *Minderbegabung, Grenzdebilität (IQ 70−84):* Hierbei handelt es sich um Kinder, die zwar über eine leicht eingeschränkte intellektuelle Leistungsfähigkeit verfügen, sich aber im täglichen Leben selbständig zurechtfinden können und häufig auch die Grund- und Hauptschule abschließen.

2. *Leichte intellektuelle Behinderung, Debilität (IQ 50−69):* Debile Kinder besuchen in der Regel eine Sonderschule für Lernbehinderte. Ihre praktische Intelligenz ist meist besser als die theoretische. Sie sind in der Lage, konkrete Denkoperationen auszuführen und die Kulturtechniken im wesentlichen zu erlernen.

3. *Mäßige intellektuelle Behinderung, Imbezillität (IQ 35−49):* Imbezille Kinder können in der Regel nur in Sonderschulen für geistig Behinderte angemessen beschult werden. Die Förderung ist auf das Praktische ausgerichtet. Sie haben gegenüber Nichtbehinderten einen erheblichen seelisch-geistigen Rückstand. Der Erwerb von Kulturtechniken ist ihnen nicht möglich.

4. *Schwere intellektuelle Behinderung, ausgeprägte Imbezillität (IQ 20−34):* Diese Kin-

Tabelle 14.**1**   Klassifikation intellektueller Störungen nach ihrem Ausmaß und darauf beziehbare Parameter (nach Schmidt 1981)

Deutsche Klassifikationsbegriffe[1]	Englische Klassifikationsbegriffe	Bereich definiert durch Intelligenzquotienten (gemäß ICD-9)	Prävalenz	Spezifische Prävalenz[2]	Angaben zur Ätiologie	Erreichbares Entwicklungsalter[3]	Erreichbares Entwicklungsalter[4]	Förderungsmöglichkeiten
Niedrige Intelligenz, unterdurchschnittliche Intelligenz (physiologische Dummheit, Grenzdebilität)	borderline intelligence, borderline mental deficiency/subnormality, backwardness	80–70	IQ ≦81 10%[7] IQ ≦75 5%[6] IQ ≦72 3%[6]		häufiger unklare (polygene) Erblichkeit häufiger unklare Ätiologie häufiger durch zu erwartende genetische Variation bedingt (inkl. subkultureller Einflüsse)	entspricht dem Gesunden	formale Denkoperationen	Grund- und Hauptschule
Leichte intellektuelle Behinderung, Debilität	mild mental deficiency/retardation/subnormality[5], (feeblemindedness), moron, high grade defekt	69–50	IQ 60–50 2,23%[6] IQ <70 2,56%[9] IQ ≦65 1,00%[7] IQ ≦60 0,76%[8]	für IQ <60 Jungen 0,87% Mädchen 0,64%		entspricht dem 15jährigen für Jungen und nicht ganz 15jähriger für Mädchen	konkrete Denkoperationen	Sonderschule für Lernbehinderte Erwerb von Kulturtechniken
mäßige intellektuelle Behinderung, Imbezillität	moderate mental deficiency/retardation[6], (imbecile; unter Angabe eines IQ innerhalb der nebenstehenden Grenzen)	49–35	für IQ 49–20 0,24%[9] für IQ <50 0,44%[8] für IQ <20 0,00%[7] für IQ <20 0,04%[9]	für IQ <50 Jungen 0,54% Mädchen 0,29%	weniger körperliche Abnormitäten häufiger durch organpathogene Faktoren bedingt	entspricht dem 6jährigen (für Mädchen etwas jünger als 6jähriger)	semiotische oder symbolische Funktionen	Sonderschule für praktisch Bildbare (z.T. schon ab IQ 60) kein bzw. sehr begrenzter Erwerb von Kultur-Techniken
Schwere intellektuelle Behinderung, ausgeprägte Imbezillität	severe mental deficiency/retardation[6], (imbecile; nicht näher spezifiziert)	34–20			häufiger exogene, monogen erbliche und chromosomale Ätiologie			
Schwerste intellektuelle Behinderung, (Idiotie)	profound mental deficiency/retardation[6], (idiocy)	<20			häufiger aufklärbare Ätiologie	entspricht dem etwa 18monatiger Kinder	senso-motorische Intelligenz; keine Ökonomisierung des Lernens durch die Sprache	Lernen durch Versuch und Irrtum bzw. Imitation

[1] nach Remschmidt u. Schmidt 1977; [2] nach Liepmann u. Mitarb. 1977; [3] z.T. nach Mutavof u. Scharf; [4] nach Piaget u. Inhelder; [5] auch educationally subnormal; [6] auch zusammengefaßt als: severely subnormal; [7] gemäß Normalverteilung bzw. Testeichung; [8] nach Liepmann u. Mitarb. 1977; [9] nach Zigler 1967

der können zum Teil noch in einer Sonderschule für geistig Behinderte beschult werden. Bei manchen ist dies aber nicht mehr möglich, nicht zuletzt wegen der oft daneben vorhandenen zusätzlichen Behinderungen (z. B. Lähmungen, Mißbildungen).
5. *Schwerste intellektuelle Behinderung, „Idiotie" (IQ unter 20):* Bei diesen Kindern liegt in der Regel eine außerordentlich eingeschränkte Bildungsfähigkeit vor. In vielen Fällen können sie weder gehen noch selbständig essen oder sprechen. Sie neigen zu Bewegungsstereotypien und Primitivreaktionen. Ihr erreichbares Entwicklungsalter entspricht etwa dem 18 Monate alter Kinder. Ihre intellektuellen Funktionen bewe-

Tabelle 14.**2**   Einteilung der Intelligenzminderungen nach den geläufigen psychiatrischen Klassifikationsschemata

MAS (ICD-9)	ICD-10	DSM-III-R
1. Leichte intellektuelle Behinderung (Debilität) IQ 50–69	Leichte Intelligenzminderung (Debilität) (F 70) IQ 50–69	Leichte geistige Behinderung (317.00) IQ 50–55 bis etwa 70
2. Mäßige intellektuelle Behinderung (Imbezillität) IQ 35–49	Mittelgradige Intelligenzminderung (F 71) Mittelgradige Oligophrenie IQ 35–49	Mäßige geistige Behinderung (318.00) IQ 35–40 bis 50–55
3. Schwere intellektuelle Behinderung Ausgeprägte Imbezillität IQ 20–34	Schwere Intelligenzminderung (F 72) schwere Oligophrenie IQ 20–34	Schwere geistige Behinderung (318.10) IQ 20–25 bis 35–40
4. Schwerste intellektuelle Behinderung Idiotie IQ unter 20	Schwerste Intelligenzminderung (F 73) Idiotie IQ unter 20	Schwerste geistige Behinderung (318.20) IQ unter 20 oder 25
5. Nicht näher bezeichnete intellektuelle Behinderung (im Sinne der Ziffern 1–4)	Andere Intelligenzminderung (Beurteilung der Intelligenzminderung schwierig oder unmöglich) (F 78)	Unbestimmte geistige Behinderung (319.00) (Geistige Behinderung wahrscheinlich, jedoch genaue Beurteilung [Messung] nicht möglich)
9. Intelligenzniveau nicht bekannt (weder durch klinische noch psychometrische Einschätzung)	Nicht näher bezeichnete Intelligenzminderung (F 79)	

gen sich auf der sensomotorischen Stufe. Eine Ökonomisierung des Lernens durch Sprache ist ihnen nicht mehr möglich.

Die Einteilung der Intelligenzminderungen stimmt in den drei geläufigen **psychiatrischen Klassifikationsschemata** weitgehend überein (Tab. 14.**2**).

Im *MAS* werden Intelligenzminderungen *auf einer eigenen, der 3. Achse* eingeordnet, unabhängig von psychiatrischen Erkrankungen oder umschriebenen Entwicklungsrückständen. In der deutschen Bearbeitung wurde die Skala in Richtung der höheren Intelligenzgrade erweitert (Remschmidt u. Schmidt 1986), so daß sich über die in Tab. 14.**2** angeführten Kategorien hinaus folgende zusätzliche Rubriken ergeben (die Ziffern beziehen sich auf das MAS):

8 = sehr hohe Intelligenz
weit überdurchschnittliche Intelligenz
IQ über 129

7 = hohe Intelligenz
überdurchschnittliche Intelligenz
IQ 115–129

0 = Normvariante
durchschnittliche Intelligenz
IQ 85–114

6 = niedrige Intelligenz
unterdurchschnittliche Intelligenz
Grenzdebilität
IQ 70–84

Die Zuordnung soll sich auf das gegenwärtige intellektuelle Niveau erstrecken und die Ursache nicht berücksichtigen. Die Beurteilung des intellektuellen Niveaus kann auf alle verfügbaren Informationen zurückgreifen, sowohl auf den klinischen Eindruck als auch auf Testergebnisse. Die angegebenen IQ-Niveaus basieren auf einem Test mit einem Mittelwert von 100 und einer Standardabweichung von 15, wie sie für die Wechsler-Skalen gültig sind.

Das *DSM-III-R* enthält *keine eigene Intelligenzachse*. Intelligenzminderungen werden unter der Bezeichnung *„mental retardation"* (geistige Behinderung) nach Maßgabe des IQ in 5 Gruppen eingeteilt (s. Tab. 14.**2**). Hauptmerkmale für geistige Behinderungen nach dem DSM-III-R sind:

1. Eine deutlich unterdurchschnittliche allgemeine Intelligenz (IQ höchstens 70), die
2. zu Einschränkungen der sozialen Anpassungsfähigkeit führt und
3. vor dem 18. Lebensjahr beginnt.

Die Diagnose soll ohne Rücksicht auf etwaige psychische oder körperliche Störungen gestellt werden.

Solche Einteilungen, die sich am Intelligenzquotienten ausrichten, haben eine Reihe von *Nachteilen*. Zum einen lassen sich die Intelligenzgrade im unteren Bereich nicht so genau messen, wie die Intelligenzquotienten vorgeben. Zum anderen können die in allen Schemata angegebenen IQ-Grenzen nur als sehr grobe Richtschnur dienen, weil je nach Testverfahren vom gleichen Individuum Intelligenzquotienten unterschiedlicher Höhe ermittelt werden. Ferner ist nicht allein das Intelligenzniveau dafür maßgebend, wie sich ein derartig behindertes Kind seiner Umgebung anpaßt. Es ist also zu fordern, daß auch andere Variablen wie Anpassungsverhalten oder Persönlichkeitseigenschaften zur Beurteilung der jeweiligen Störung herangezogen werden, was bei den multiaxialen Klassifikationsschemata über die verschiedenen Achsen auch geschieht.

14.1.2 Klassifikation nach der Förderungsmöglichkeit

Mängel der Klassifikation nach dem Intelligenzquotienten haben dazu geführt, unter dem *Gesichtspunkt der schulischen Förderung* zwei Gruppen intellektueller Behinderungen zu unterscheiden:

- die Lernbehinderung (IQ etwa 50–80) und
- die geistige Behinderung (IQ etwa 30–55).

Diese Bezeichnungen charakterisieren lediglich Schwerpunkte der jeweiligen Behinderung. *Beiden Gruppen* ist, mit graduellen Unterschieden, *gemeinsam* (Bach 1968):

- Dauernde sachliche Einengung des Lernfeldes,
- reduzierte Abstraktionsfähigkeit,
- eingeschränkte Gliederungsfähigkeit für Lernaufgaben,
- Verlangsamung und zeitliche Begrenztheit der Lernprozesse,
- geringe Spontaneität,
- Begrenzung der Gesamtentwicklung,
- Störungen der Grob- und Feinmotorik, insbesondere der Koordination von Bewegungen.

Diese allgemeinen Gesichtspunkte lassen sich im Hinblick auf Lernbehinderung und geistige Behinderung präzisieren.

Lernbehinderte erreichen in einer normalen Grund- und Hauptschule höchstens die 4.–5. Klasse. Sie sollten in normale Klassenverbände oder in eine *Sonderschule für Lernbehinderte* eingeschult werden. Ihr Lernfeld ist auf Naheliegendes und Konkretes eingeschränkt. Sinnentnehmendes Lesen, einfache schriftliche Leistungen sowie Rechenoperationen sind möglich. Ihr Lernen geschieht vorwiegend nach dem Prinzip von Versuch und Irrtum, ihre Lernprozesse sind deutlich verlangsamt. Die von ihnen erreichte *intellektuelle Leistungsfähigkeit* entspricht bestenfalls der *8- bis 12jähriger* nicht intellektuell Behinderter. Lernbehinderte sind in der Lage, einen Anlernberuf und manuelle Arbeiten zu erlernen bzw. auszuüben. Vielfach können sie sich auch wirtschaftlich selbst versorgen und eine Familie gründen.

Geistig Behinderte sind in einer Sonderschule für Lernbehinderte überfordert. Sie sollten deshalb in einer auf die besonderen Bedürfnisse ihrer Störung zugeschnittenen *Sonderschule für geistig Behinderte* unterrichtet werden. In einer solchen Schule sind sie im Rahmen von Kleinstklassen unterrichtbar. Ihr Lernfeld ist auf Lebenspraktisches eingeengt, sinnentnehmendes Lesen ist nur in Ausnahmefällen möglich. Schriftliche Leistungen beschränken sich bestenfalls auf das Abmalen von Buchstaben, die Durchführung einfachster Rechenaufgaben ist häufig nicht möglich.

Die Lernprozesse geistig Behinderter sind extrem verlangsamt. Hinsichtlich ihrer *intellektuellen Leistungsfähigkeit* erreichen sie ein Niveau, das dem *4- bis 8jähriger* Nichtbehinderter entspricht. Zunehmend wird die Integration dieser Kinder und Jugendlicher in Regelschulen erprobt. Voraussetzung für ein Gelingen dieser Maßnahmen sind kleinere Klassen und zusätzliche Lehrkräfte mit sonderpädagogischer Ausbildung. Im späteren Leben sind geistig Behinderte teilweise zu einfachen mechanischen Arbeiten anleitbar. Sie brauchen an ihrem Arbeitsplatz (etwa einer Werkstatt für Behinderte) eine ausführliche Anleitung. Sie können sich nicht selbst versorgen und bedürfen der Hilfe und des Schutzes durch ihre Umgebung.

14.1.3 Klassifikation nach der Ätiologie

Die *American Association on Mental Deficiency (AAMD)* hat einen multiaxialen Ansatz ausgearbeitet (Grossman 1983). Dieser bezieht die Kategorien der ICD-9 ein und klassifiziert intellektuelle Behinderungen auf vier Achsen (Tab. 14.3).

Auf der zweiten Achse werden die *Ursachen* geistiger Behinderung aufgeteilt in:

1. biologische Ursachen (z. B. Infektionen, Vergiftungen, Traumen, Sauerstoffmangel während oder nach der Geburt),
2. Stoffwechsel- und Ernährungsstörungen (Störungen des Fettstoffwechsels, des Kohlenhydratstoffwechsels, des Aminosäurenstoffwechsels, des Mineralstoffwechsels, endokrine Störungen, Ernährungsstörungen),
3. grobe Hirnerkrankungen nach der Geburt (neurokutane Dysplasien, Neoplasien, Abbauerkrankungen der weißen Substanz usw.),
4. unbekannte vorgeburtliche Einflüsse (z. B. Hirnmißbildungen, kraniofaziale Dysplasien, Hydrozephalus) und
5. Chromosomenanomalien.

Daneben werden psychologische und umweltbezogene Ursachen unterschieden, wozu auch psychosoziale Benachteiligung und Deprivation gerechnet werden.

Tabelle 14.**3** Multiaxiale Klassifikation der American Association on Mental Deficiency (AAMD) (nach Grossman 1983)

1. Achse	Diagnose der geistigen Behinderung und Intelligenzniveau z. B. leichte geistige Behinderung 317.0
2. Achse	Ätiologie z. B. Bleivergiftung 035 (784, ICD 9)
3. Achse	Zusätzliche Probleme z. B. Hörverlust unklarer Genese 389.10
4. Achse	Psychosoziale Belastungsfaktoren z. B. Tod eines Elternteiles 4

14.2 Epidemiologie

Man kann davon ausgehen, daß Intelligenzminderungen unterschiedlicher Schweregrade etwa bei 9–10% der Gesamtbevölkerung vorkommen (s. Tab. 14.1). Je schwerer die intellektuelle Behinderung ist, um so seltener tritt sie auf. Schwere und schwerste intellektuelle Behinderungen sind in der Regel durch Erkrankungen oder Verletzungen des Gehirns, Mißbildungssyndrome, erbliche Stoffwechselanomalien usw. bedingt.

In der *„Normalverteilung"* der Intelligenzquotienten (Abb. 14.1) entsprechen die Prävalenzraten für den unteren Teil der Verteilung nicht den Erwartungsnormen der Gaußschen Kurve. Die *niedrigen Intelligenzgrade sind deutlich überrepräsentiert.* Dies wird durch das Zusammentreffen genetisch bedingter Intelligenzminderungen mit organisch verursachten erklärt (Zigler 1967). Letzere variieren um einen Mittelwert, der bei einem IQ von 35 liegt.

Die *Quote der Intelligenzminderungen nimmt nach dem 15. Lebensjahr deutlich ab* (Abb. 14.2). Dies ist auf verschiedene Faktoren zurückzuführen: Die Lebensphase, in der Intelligenzminderungen am genauesten und häufigsten festgestellt werden, ist das Schulalter. Im frühen Kindesalter wird eine differenzierte Diagnostik noch nicht durchgeführt, und nach der Beendigung der Schule spielt im Hinblick auf viele Berufe die testmäßig erfaßte und auf Schulleistungen basierende Intelligenz nicht mehr die wesentlichste Rolle. Daher tauchen geistig Behinderte jenseits des Schulal-

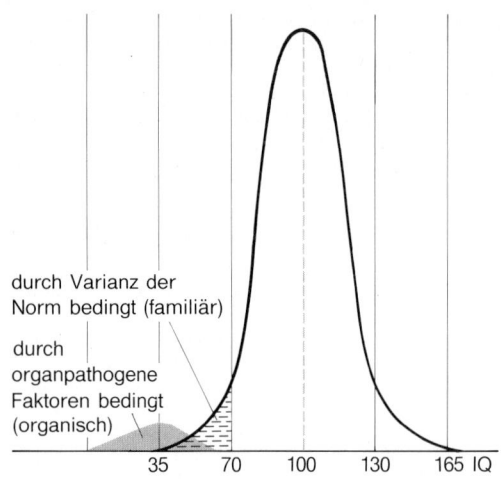

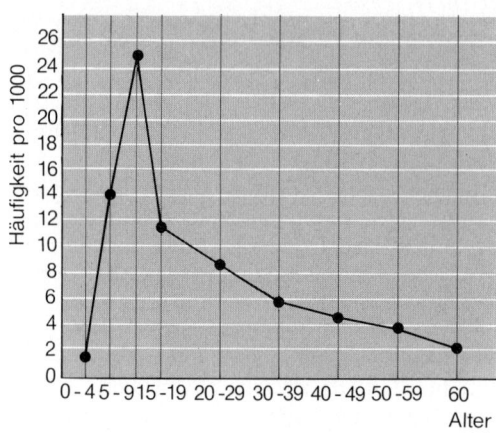

Abb. 14.**1** Erklärung der Häufigkeitsverteilung der Intelligenzquotienten durch organische und familiäre Faktoren (nach Zigler 1967)

Abb. 14.**2** Altersverteilung der geistigen Behinderung (nach Spreen 1978)

ters in den Statistiken nicht mehr so häufig auf. Ein weiterer Grund für das Abnehmen intellektueller Behinderungen mit zunehmendem Lebensalter liegt in der deutlich niedrigeren Lebenserwartung eines Teils der geistig behinderten Kinder und Jugendlichen.

14.3 Diagnostik

Die Diagnostik verfolgt bei Intelligenzminderungen und Demenzzuständen folgende *Ziele*:

– Die *Ursache* der Störung aufzudecken. Eine möglichst exakte Klärung der Ätiologie führt häufig zu konkreten Behandlungsvorschlägen.
– Differenzierte Beschreibung des Störungsmusters, um *Anhaltspunkte für die individuelle Förderung und Prognose* zu gewinnen. Diesem Ziel dient auch eine sorgfältige psychologische Untersuchung, um nicht nur nach dem globalen Maß des Intelligenzquotienten, sondern nach einem Profil individueller Fähigkeiten und Fertigkeiten die Förderungsmaßnahmen dem jeweiligen Störungsmuster anpassen zu können.
– Schließlich sollten in jedem Falle Erkenntnisse erarbeitet werden, die für die *geneti-*

sche Familienberatung wertvoll sind. Die genetische Beratung erstreckt sich sowohl auf die Kinder selbst, wenn sie ins fortpflanzungsfähige Alter kommen, als auch auf die Eltern und Geschwister.

Die Diagnostik kann heute bereits bei der *pränatalen* Entwicklung eines Kindes beginnen. Natürlich kann man in diesem Stadium eine kognitive Störung noch nicht abgrenzen, sondern lediglich anatomische, chromosomale oder metabolische Störungen objektivieren, die mit großer Wahrscheinlichkeit mit einer Oligophrenie verknüpft sind. Die *postnatale* Diagnostik erstreckt sich auf die Erhebung der Vorgeschichte, die klinisch-neurologische und psychiatrische Untersuchung sowie verschiedene Zusatzmethoden, die von der Computertomographie über klinisch-chemische Untersuchungen bis zur Chromosomenanalyse reichen.

Tab. 14.**4** gibt die wichtigsten ärztlichen *Untersuchungsverfahren* bei intelligenzgeminderten Kindern und Jugendlichen wieder. Diese Methoden müssen durch sorgfältige *Intelligenzmessungen* ergänzt werden.

Eine Übersicht über typische Befunde bei Intelligenzminderungen   unterschiedlichen

Tabelle 14.**4** Ärztliche Untersuchungsverfahren bei intelligenzgeminderten Kindern (nach Schmidt u. Voll 1985)

- Familienanamnese bezüglich des Vorkommens von Intelligenzminderungen oder anderen Erkrankungen

- Entwicklungsanamnese betreffend Besonderheiten von Schwangerschaft, Geburt, frühkindlicher Entwicklung und späteren Erkrankungen sowie des Alters beim Erkennen der Intelligenzminderung

- Somatometrie betreffend Kleinwuchs, Unter- oder Übergewicht sowie Mikro- oder Makrozephalie bzw. Entwicklung eines Hydrozephalus

- Klinische internistische Untersuchung betreffend Besonderheiten des Körperbaues, aber auch Hinweise auf Abnormitäten der inneren Organe und auf Speicherkrankheiten

- Neurologisch-motoskopische Untersuchung bezüglich neuropathologischer Befunde, Besonderheiten der motorischen Entwicklung, insbesondere der Koordination

- Psychiatrische Untersuchung zum Stand der emotionalen und sozialen Entwicklung als Hilfe bei der Interpretation von Testergebnissen und zur Feststellung von Verhaltensauffälligkeiten, die nicht Ausdruck einer Entwicklungsverzögerung, sondern Hinweise auf pathologische Verhaltensmuster im Sinne einer sogenannten Plussymptomatik sind, also zusätzliche psychiatrische Erkrankungen signalisieren

- Neurophysiologische Untersuchung zur Feststellung dysphatischer und dyspraktischer Störungen,

auch von Störungen der räumlichen Orientierung, der Rechts-Links-Unterscheidung, des Körperschemas und der Gedächtnisfunktionen, die parallel zur Intelligenzminderung, aber auch unabhängig von ihr beeinträchtigt sein können

- Untersuchungen zur Beurteilung der Hirnstrukturen zur Ermittlung von Dichteunterschieden, Hohlraumbildungen usw., die heute im wesentlichen aus Anwendungen der Ultraschalldiagnostik und der Computertomographie sowie verwandter Techniken bestehen

- Untersuchungen zur Beurteilung der Hirnfunktionen sowohl bezüglich der Grundaktivität des Gehirns unter unterschiedlichen Bedingungen wie auch bezüglich spezifischer Phänomene, vor allem zerebrale Anfallsleiden; bislang ist nur die routinemäßige Diagnostik verwendbar, evozierte Potentiale und Erwartungspotentiale sind lediglich bei Spezialfragen nutzbar (so etwa bei der objektiven Audiometrie)

- Untersuchung peripher-neurophysiologischer Funktionen als Messung der Nervenleitgeschwindigkeit bei Verdacht auf einige Demenzprozesse

- Laborchemische Untersuchungen an Blut, Liquor (auch zur Feststellung überstandener Infektionen) und an bioptischem Material, teilweise an Gewebskulturen

- Chromosomenanalyse, Nachweis numerischer und struktureller Aberrationen der Autosomen und Gonosomen sowie zur Identifizierung von Mosaikbildern

Schweregrades gibt Tab. 14.**5**. Sie trägt der Tatsache Rechnung, daß nicht der Intelligenzquotient allein Beurteilungskriterium für Intelligenzminderungen sein kann, sondern vielmehr das adaptive Verhalten entscheidend ist. Die vier *Stufen des adaptiven Verhaltens* lassen sich nur unscharf entsprechenden Intelligenzquotienten zuordnen.

14.4 Die wichtigsten Formen der Intelligenzminderungen

Es kann nicht Sinn dieses Abschnitts sein, auch nur annähernd die häufigsten und be-

deutsamsten Formen der Intelligenzminderungen abzuhandeln (s. hierzu Schmidt u. Voll 1985). Jedoch soll auf einige klinisch bedeutsame Formen hingewiesen werden. Die wichtigsten *Ursachen* für Intelligenzminderungen sind chromosomale Aberrationen, metabolisch-genetische und endokrine Störungen, genetische sowie exogene Einflüsse.

14.4.1 Chromosomal verursachte Intelligenzminderungen

Zahlreiche Chromosomenaberrationen führen zu Intelligenzminderungen unterschiedlichen Ausmaßes (Tab. 14.**6**).

Tabelle 14.**5** Stufen adaptiven Verhaltens; die Stufen entsprechen unterschiedlichen Abweichungen von der Norm (Sloan u. Birch 1955; nach Spreen 1978)

Stufe	**Vorschulalter** (0−5 Jahre) Reifung und Entwicklung	**Schulalter** (6−21 Jahre) Erziehung und Bildung	**Erwachsenenalter** (über 21) Soziale und berufliche Fähigkeiten
1	Grober Entwicklungsrückstand; minimale Fähigkeit zu Leistungen im sensorisch-motorischen Bereich; benötigt Krankenhausfürsorge	Einige motorische Entwicklung vorhanden; Selbsthilfetraining ohne Erfolg; braucht vollständige Fürsorge	Einige motorische und sprachliche Entwicklung; völlig unfähig zur Selbsterhaltung; braucht komplette Pflege und Aufsicht
2	Schlechte motorische Entwicklung, Sprache minimal; im allgemeinen unfähig, Selbsthilfe zu erlernen; geringe oder fehlende Kommunikationsfähigkeit	Kann sprechen oder Kommunikationsfertigkeiten erlernen; kann in einfachen Gesundheitsgewohnheiten angelernt werden; kann keine funktionellen akademischen Fertigkeiten erwerben; lernt mit Hilfe von systematischer Verhaltensmodifikation („trainierbar")	Kann teilweise zum Selbstunterhalt beitragen unter ständiger Aufsicht
3	Kann sprechen und Kommunikationsfähigkeiten erlernen; schlechtes Sozialverständnis; ausreichende motorische Entwicklung; kann Selbsthilfe erlernen	Kann funktionelle akademische Fähigkeiten etwa bis zum Niveau des 4. Schuljahrs im späten Reifealter erwerben, wenn er Zugang zur Sonderschule hat („erziehbar")	Fähig zum Selbstunterhalt in ungelernten oder angelernten Berufen; braucht Aufsicht und Hilfe, wenn er unter leichtem sozialen oder ökonomischen Streß steht
4	Kann soziale und Kommunikationsfähigkeiten erwerben; minimaler Rückstand im sensorisch-motorischen Bereich; von normalen Kindern erst im späteren Alter unterscheidbar	Kann akademische Fähigkeiten bis etwa zum 6. Schuljahr im späteren Reifealter erwerben. Fähigkeiten zur Oberstufe fehlen. Braucht Schulhilfe, besonders im späteren Schulalter („erziehbar")	Mit ausreichender Bildung und Lehre fähig zu sozial und beruflich adäquater Leistung; braucht häufig Aufsicht und Hilfe bei schwerem sozialen oder ökonomischen Streß

Trisomie 21: Die bekannteste Chromosomenaberration ist das *Langdon-Down-Syndrom* (Trisomie 21). Es handelt sich um eine auf der ganzen Welt verbreitete angeborene Erkrankung, die zu einer erheblichen geistigen Entwicklungsstörung führen kann. Ihre Häufigkeit wird mit 3−4 Fällen auf 1000 Geburten angegeben. Das männliche Geschlecht ist etwas häufiger betroffen.

Klinisches Bild: Auffällig sind der kurze Schädel, die schräggestellten Lidachsen, das dünne, schüttere Haar, die kleine, knopfförmige Nase, die übermäßig große Zunge, die häufig gefurcht oder rissig ist und in der Mundhöhle kaum Platz hat. An Augen und Ohren findet man oft degenerative Veränderungen.

Die Hände sind plump gebaut („Tatzenhand") und zeigen meist die sogenannte Fingerfurche, die Finger sind kurz („Stummelfinger"), das Endglied des kleinen Fingers ist häufig einwärts gebogen. Die Schleimhäute sind sehr anfällig für Infektionen, das Bindegewebe ist schwach, weshalb die Patienten zu Weichteilbrüchen aller Art neigen. Ihre Gelenke sind meist überstreckbar. Auch an den inneren Organen haben sie oft krankhafte Veränderungen, besonders Herzfehler. In ihrem Körperwuchs sind Jugendliche mit Down-Syndrom stark zurückgeblieben, ebenso in ihrer geistigen Entwicklung. Man findet unter ihnen alle Schwachsinnsgrade; meist ist ihre intellektuelle Leistungsfähigkeit im Sinne einer Imbezillität eingeschränkt.

Tabelle 14.**6**   Die häufigsten Chromosomenaberrationen mit Intelligenzminderung

	Bezeich-nung	Art der Chromosomenstörung			Häufig-keit	Intelli-genz	Entwicklung	Lebenserwar-tung und Lebensbewälti-gung
		Auto-somen	Gono-somen	ge-samt				
Auto-somen (Körper-chromo-somen)	Trisomie 21 (Down-Syndrom)	♂ 45 ♀ 45	♂ 2(XY) ♀ 2(XX)	47 47	1:700 ♂ häu-figer	IQ <70	geistige und körperliche Re-tardierung	Lebenserwartung erniedrigt, Son-derschulreife, beschützende Werkstätten, ♀ meist fertil, ♂ in-fertil
	Trisomie 18 (Edwards-Syndrom)	♂ 45 ♀ 45	♂ 2(XY) ♀ 2(XX)	47 47	1:3000 ♀ häu-figer	–	schwere stato-motorische und geistige Retar-dierung	niedrige Lebens-erwartung, nur 10% überleben das 1. Lebens-jahr
	Trisomie 13 (Prätau-Syndrom)	♂ 45 ♀ 45	♂ 2(XY) ♀ 2(XX)	47 47	1:5000 ♂ etwas häufiger	–	schwere stato-motorische und geistige Retar-dierung	niedrige Lebens-erwartung, nur 18% überleben das 2. Lebens-jahr
Gono-somen (Ge-schlechts-chromo-somen)	Ullrich-Turner-Syndrom	♀ 44	♀ 1(X) XO	45	1:2500 nur ♀	normal	Antriebslosig-keit, Lenkbar-keit, unterent-wickelte Psy-chosexualität	günstig; bei hor-monaler Therapie u. psychologi-scher Beratung normales Berufs-u. Familienleben möglich
	Triplo-X-Syndrom	♀ 44	♀ 3(XXX)	47	1:1000 nur ♀	normal bis leichter Schwach-sinn	unauffällig	gut bezüglich Berufs- und Fa-milienleben
	Klinefelter-Syndrom	♂ 44	♂ 3(XXY)	47	1:600 nur ♂	normal bis er-niedrigt	im Kindesalter unauffällig, evtl. überdurch-schnittliche Beinlänge	meist angepaß-tes Verhalten, in-fantile Züge, Passivität, Beein-flußbarkeit, in Pu-bertät oft impul-siv-triebhafte Handlungen, ge-legentlich Se-xualdelikte
	XYY-Syndrom	♂ 44	♂ 3(XYY)	47	1:1000 nur ♂	normal bis er-niedrigt	im Kindesalter unauffällig	Verhalten: Passi-vität, Kontakt-schwäche, Ver-führbarkeit

Psychisch sind die Patienten untereinander sehr ähnlich. Ihre Entwicklung ist ausnahmslos verzögert, sie lernen verspätet laufen und sprechen. Als Säuglinge sind sie meist auffällig ruhig oder gar apathisch, als Kleinkinder oft stark erethisch. Sie können erstaunlich gut nachahmen. Sie erfassen intuitiv das Charakteristische einer Geste und ahmen vollendet nach, obwohl sie zu vielen der nachgeahmten Tätigkeiten aus eigenem Antrieb gar nicht in der Lage sind. Diese Nachahmungsgabe führt oft dazu, daß Eltern ihre mongoloiden Kinder für intelligenter halten, als sie in Wirklichkeit sind. In der Familie oder in klinischen Einrichtungen oder Heimen sind Kinder mit Down-Syndrom häufig ausgesprochene Lieblinge.

Therapie: Es gibt keine spezifische Behandlung der Trisomie 21 und kaum eine Behandlungsmethode, die bei ihr nicht versucht worden wäre. Da eine ursächliche Behandlung nicht möglich ist, wenn man von der umstrittenen Maßnahme der pränatalen Diagnostik und Interruptio absieht, erstreckt sich die Behandlung auf die schulische Förderung und die Integration der Kinder in Familie und berufliches Feld. Während Kinder und Jugendliche mit Down-Syndrom früher häufig in Einrichtungen dauerhaft untergebracht waren, behält man sie heute lange Zeit in der Familie.

Klinefelter-Syndrom: Auch hier handelt es sich um die *Vermehrung eines Chromosoms*, das aber im Gegensatz zur Trisomie 21 nicht zu den Körperchromosomen, sondern zu den *Geschlechtschromosomen* gehört. Die Störung ist gekennzeichnet durch einen *eunuchoiden Hochwuchs mit weiblicher Brustentwicklung*, eine Störung der Geschlechtsentwicklung und Minderbegabung unterschiedlichen Ausmaßes. Es gibt auch Jungen mit einem Klinefelter-Syndrom, die eine normale Intelligenz aufweisen. Vielfach wurde diesen Kindern und Jugendlichen eine Neigung zur Kriminalität zugeschrieben, was in dieser allgemeinen Form unrichtig ist.

Turner-Syndrom: Bei dieser Erkrankung *fehlt ein Geschlechtschromosom*. Betroffen sind *nur Mädchen*, die verschiedene Mißbildungen haben. Charakteristisch sind die flügelartigen Hautfalten, die seitlich vom Hals zu den Schultern führen, die unvollkommene Geschlechtsentwicklung und bei einem größeren Teil die Intelligenzminderung. In den letzten Jahren wurden bei Mädchen mit Turner-Syndrom eine Reihe neuropsychologischer Ausfälle festgestellt, die sich vorwiegend in der Beeinträchtigung perzeptiver Funktionen und mangelndem räumlichem Vorstellungsvermögen zeigen.

14.4.2 Metabolisch-genetisch und endokrin bedingte Intelligenzminderungen

Diese Gruppe von Störungen ist insbesondere unter dem Gesichtspunkt der Forschung und der Prävention interessant. Zahlenmäßig stellen sie unter allen Intelligenzminderungen eine relativ kleine Gruppe dar. Es sind mittlerweile über 70 metabolisch-genetische Oligophrenien bekannt. Die *Ursachen liegen meist in Enzymdefekten*, die wiederum auf eine Genmutation zurückzuführen sind. Dies führt dazu, daß sich abbaupflichtige Substanzen im Gehirn ansammeln, die dann meist zu Intoxikationen und im Gefolge zu Oligophrenie oder Demenz führen. Die metabolisch-genetischen und endokrinen Intelligenzminderungen sind praktisch und wissenschaftlich sehr bedeutsam:

– In vielen Fällen ist eine *Frühdiagnostik* und eine entsprechende Therapie möglich. Dies trifft z. B. auf die Phenylketonurie zu, bei der sich über diätetische Maßnahmen das Eintreten eines Demenzprozesses und epileptischer Anfälle verhüten läßt.
– Die frühzeitige Diagnostik erlaubt auch, über die *genetische Beratung* von Familienangehörigen das weitere Auftreten derartiger Störungen zu verhindern.
– Für die *Forschung* ergeben diese Oligophrenien wichtige Einblicke in den Zusammenhang zwischen intellektuellen Funktionen und Stoffwechselprozessen. Es wurden für eine Reihe von Störungen inzwischen Screening-Verfahren entwickelt, die unmittelbar nach der Geburt angewandt werden können und zur Verhütung schwerster Schwachsinns- bzw. Demenzzustände einen wichtigen Beitrag leisten.

Die metabolisch-genetischen Oligophrenien kann man nach der *Art der Stoffwechselstörung* einteilen in:

– Störungen im *Aminosäurestoffwechsel*: Bekannte Beispiele sind die Phenylketonurie, die Ahornsirup-Krankheit, die Histidinämie, die Homozystinurie.

– Störungen im *Kohlenhydratstoffwechsel*: Zu erwähnen ist die Galaktosämie und die hereditäre Fruktose-Intoleranz.

– Störungen im *Lipid- und Mukopolysaccharidstoffwechsel*: Zu erwähnen sind die Lipidspeicherkrankheiten wie Morbus Gaucher, die Niemann-Picksche Erkrankung, die familiären amaurotischen Idiotien und die Leukodystrophien. Unter den Mukopolysaccharid-Speicherkrankheiten bekannt sind das Pfaundler-Hurler-Syndrom sowie eine Reihe verschiedener Mukopolysaccharidosen.

– Störungen des *endokrinen Stoffwechsels*: Hier sind vor allem die verschiedenen Formen der Schilddrüsenunterfunktion (Kretinismus) zu erwähnen, die heute ebenfalls durch ein Screening weitgehend verhindert werden können, ferner der Pseudo-Hypoparathyreoidismus (Albright).

– Störungen des *Purinstoffwechsels*: Unter diesen ist insbesondere das Lesch-Nyhan-Syndrom zu erwähnen, das durch schwere Intelligenzbehinderung, spastische Lähmungen und choreoathetotische Bewegungsstörungen gekennzeichnet ist und bei dem schwerste Selbstverletzungen (Automutilationen) wie Abkauen der Lippen und Fingerkuppen beobachtet werden.

14.4.3 Exogen verursachte Intelligenzminderungen

Charakteristisch für die exogen verursachten Intelligenzminderungen ist, daß prä-, peri- oder postnatal Infektionen, Verletzungen, Intoxikationen oder andere äußere Noxen das kindliche Gehirn schwerwiegend schädigen. Unter den *pränatal* erworbenen Oligophrenien zu erwähnen sind die Rubeolenembryopathie und andere Virusembryopathien, die Toxoplasmose, die Listeriose und das embryofetale Alkoholsyndrom. Unter den *perinatal* verursachten exogenen Minderbegabungen sind vor allem Geburtskomplikationen zu nennen. Der gemeinsame Nenner ist oft eine längeranhaltende Hypoxie. Unter den *postnatal* erworbe-

nen Oligophrenien sind vorwiegend Entzündungen des Gehirns zu erwähnen, wie die Keuchhusten-Enzephalopathie, die Masern-Enzephalitis, andere postvakzinale Enzephalopathien und Intoxikationen.

14.4.4 Intelligenzminderungen unklarer Genese

Unter dieser Bezeichnung kann man verschiedene Gruppen von Oligophrenien zusammenfassen, deren Ätiologie bislang noch nicht geklärt ist. Zu ihnen gehören zum Teil die Phakomatosen (tuberöse Sklerose, Sturge-Weber-Syndrom, generalisierte Neurofibromatose) sowie eine Reihe sehr unterschiedlicher Syndrome, die meist durch schwerwiegende neurologische Auffälligkeiten, körperliche Fehlbildungen und schwerste intellektuelle Beeinträchtigungen gekennzeichnet sind.

14.5 Zur Psychologie der Intelligenzminderungen

Der gemeinsame Nenner aller Intelligenzminderungen ist die zurückgebliebene und/oder gering ausgebildete Leistungsfähigkeit der intellektuellen Funktionen. Aber Intelligenz und kognitive Funktionen dürfen nicht zum alleinigen Beurteilungsmaßstab gemacht werden. Vielmehr müssen die intellektuellen Funktionen immer eingebettet in eine Persönlichkeit gesehen werden, die sehr verschiedene Züge aufweisen kann. Einige werden im folgenden dargestellt.

Die Verlangsamung der Gesamtentwicklung äußert sich darin, daß die Kinder verspätet sprechen und laufen lernen, daß sie geistigen Anforderungen ihrer Umwelt nicht gerecht werden können (fehlende Schulreife, Schulversagen usw.). Die Verlangsamung im Ablauf der psychischen Funktionen (Wahrnehmung, Phantasie, Denken usw.) führt zu einer geistigen Schwerfälligkeit und geringen inneren Beweglichkeit.

Primitivreaktionen, d. h. impulsartige Augenblickshandlungen auf Erlebnisreize, die ohne Zwischenschaltung kontrollierender Instanzen (z. B. rationale Überlegungen, Gewissen) ablaufen, kommen bei intelligenzbehinderten Jugendlichen häufig in Überforderungssituationen vor. Wie andere Altersgenossen, so zeigen auch intelligenzgeminderte Jugendliche *Gefühlsregungen* aller Art (Lust, Unlust, Schmerz, Freude, Dankbarkeit usw.). Sie zeigen sie sogar häufig in starkem oder gar extremem Ausmaß. Viele sind über das Gemüt besonders gut ansprechbar. Damit mag auch ihre Empfänglichkeit für religiöse und andächtige Stimmungen zusammenhängen. Besonders bei Überforderungen neigen sie in ihren Emotionen zu Extremen.

Der körperliche und psychische Entwicklungsrückstand der meisten Oligophrenen äußert sich auch in *infantilen Persönlichkeitszügen.* Sie wirken in ihrem Verhalten wesentlich jünger, schließen sich jüngeren Kindern an und sind im Denken und Handeln am Konkreten orientiert. Die geschilderten Persönlichkeitszüge ergeben im Verein mit der Kritikschwäche und dem geringen Leistungsgrad aller psychischen Funktionen das Bild eines einfachen, hilflosen, zugleich häufig liebenswerten Kindes oder Jugendlichen, der auf andauernde Hilfe und Förderung angewiesen ist.

14.6 Entwicklung in der Adoleszenz

Auch intelligenzgeminderte Jugendliche machen größtenteils die in der Adoleszenz üblichen Entwicklungsvorgänge durch, meist allerdings verzögert. Insofern tauchen bei ihnen viele Probleme auf, die auch bei nicht in ihrer intellektuellen Entwicklung beeinträchtigten Jugendlichen vorkommen. Das betrifft besonders drei Problemkreise, die je nach dem Grad der intellektuellen Behinderung (Lernbehinderung, geistige Behinderung) unterschiedliche Bedeutung haben:

Selbständigkeit und Selbstversorgung: Ein Teil der Lernbehinderten kann eine gewisse Selbständigkeit erreichen und sich partiell selbst versorgen. Lernbehinderte Jugendliche erscheinen oft in ihrer Kontakt- und Kommunikationsfähigkeit nicht nennenswert eingeschränkt. Sie versagen aber häufig, wenn die Anforderungen steigen, und zeigen recht unterschiedliche Reaktionsweisen, sobald man sie intellektuell oder emotional stärker for-

dert. Insofern geraten sie oft in Situationen, die sie nicht bewältigen können. Häufig besteht eine erhöhte Suggestibilität, so daß sie, gerade in der Reifungsperiode, oft Opfer delinquenter Handlungen werden oder sich zu dissozialen Verhaltensweisen verleiten lassen.

Geistig behinderte Jugendliche bedürfen in aller Regel einer kontinuierlichen Betreuung. Sie sind im allgemeinen in speziellen Heimen oder zeitlich engmaschig betreuten Wohngruppen untergebracht und können einer regelmäßigen Tätigkeit in einer Werkstatt für Behinderte nachgehen. Im Hinblick auf die notwendigen Hilfsmaßnahmen hat sich die „Lebenshilfe" um diesen Personenkreis sehr verdient gemacht.

In den letzten Jahren hat sich die Betreuung lernbehinderter Jugendlicher in Wohngruppen bewährt. Sie haben dort eine gewisse Selbständigkeit, können einer beruflichen Tätigkeit nachgehen, werden regelmäßig betreut und sind insofern nicht ganz auf sich gestellt.

Sexuelle Probleme und Fortpflanzung: In der Beratung jugendlicher intellektuell Behinderter und ihrer Eltern spielt der Bereich der sexuellen Aktivität und der Fortpflanzung eine wichtige Rolle. Insbesondere die leicht intellektuell behinderten Adoleszenten haben einerseits das natürliche Bedürfnis nach sexuellen Kontakten, zum anderen werden sie häufig Opfer von Sexualdelikten. Die Eltern behinderter Mädchen haben meist die Befürchtung, diese könnten schwanger werden. Auch bei lern- oder geistig behinderten Jugendlichen ist eine gezielte Sexualpädagogik möglich und durchführbar. Damit sollte man jedoch nicht erst in der Adoleszenz beginnen. Ebenso wie andere Kinder sollte man Lern- und geistig Behinderte, freilich orientiert an ihrem Verständnis, über sexuelle Fragen aufklären.

Die Frage, inwieweit lern- und geistig behinderte Jugendliche sexuelle Kontakte haben sollten, wird in den letzten Jahren intensiv diskutiert. Im Grundsatz hat sich die Meinung herausgebildet, daß auch dieser Personenkreis von sexuellen Kontakten nicht ausgeschlossen bleiben sollte, jedoch sollte die Fortpflanzung durch eine rechtzeitige Empfängnisverhütung verhindert werden. Die Frage, ob schwer intellektuell behinderte Mädchen sterilisiert werden sollten, wirft weitere Probleme auf. Auch in rechtlicher Hinsicht ist diese Frage noch nicht geklärt (s. Kap. 43.2). Sofern Einwilligungsunfähigkeit besteht, ist diese nicht ohne weiteres durch einen Vormund zu ersetzen. Vielmehr ist im Hinblick auf diese Frage eine strenge Indikationsstellung zu fordern, die jeweils durch ein Begutachtungsverfahren festgestellt sein sollte.

Schulische, berufliche und soziale Integration: Wann immer möglich, sollten intellektuell behinderte Jugendliche eine berufliche Aus- oder Anbildung erhalten und eine entsprechende Beschäftigung. Diese muß sich nach ihrer jeweiligen Orientierung, ihren Funktionseinschränkungen und ihren sozialen Beeinträchtigungen richten.

Nach Abschluß der *schulischen Maßnahmen*, die in der Regel in einer Sonderbeschulung in den verschiedenen Zweigen des differenzierten Sonderschulwesens bestehen, kommt den *berufsfördernden Maßnahmen* eine wichtige Rolle zu. In der Regel sind einfache, überschaubare Arbeiten ohne Zeitdruck und unter Aufsicht möglich. Die Berufsförderung geschieht meist in einem Arbeitstrainingsbereich, einer Werkstatt für Behinderte oder einer Anlernwerkstatt. Ein gezieltes Arbeitstraining dient der Entwicklung der Leistungsfähigkeit und der Persönlichkeit und erleichtert die Teilnahme am Gemeinschaftsleben.

Für die *soziale Integration* ist der Wohnbereich und der Kontakt mit anderen Menschen von ausschlaggebender Bedeutung. Wenn die Möglichkeit besteht, so sollten lern- und geistig behinderte Jugendliche im Verband der *Familie* bleiben. Ist dies nicht durchführbar, so bieten sich entsprechende *Wohnheime* oder *Wohngruppen* an. Wichtig ist eine mehr oder weniger engmaschige Betreuung, die sich am Behinderungsgrad ausrichtet. In jedem Falle ist die Freizeitgestaltung zu fördern, um allen intellektuell behinderten Jugendlichen eine möglichst weitgehende gesellschaftliche Integration zu ermöglichen.

14.7 Prävention, Therapie und Prognose

Im Bereich der **primären Prävention** sind Maßnahmen der pränatalen Diagnostik und der genetischen Beratung zu erwähnen. Auch diätetische Maßnahmen zur Verhinderung schwerwiegender metabolischer Störungen gehören in diesen Bereich. Diese Maßnahmen sind bei genetisch bedingten Mißbildungen und Stoffwechselstörungen bereits mit großem Erfolg eingesetzt worden.

Die **sekundäre Prävention** ist mit der Therapie identisch. Eine Behandlung kann meist nicht kausal, sondern nur symptomatisch erfolgen. Dies bedeutet jedoch nicht, daß Resignation am Platze wäre. Die Therapie erstreckt sich, je nach Besonderheit der Störung, auf folgende Bereiche:

– *Funktionelle Übungsbehandlung:* Sie ist angezeigt, wenn Störungen im motorischen Bereich oder spezielle Ausfälle vorliegen.
– *Verhaltenstherapeutische Maßnahmen:* Sie werden durchgeführt, wenn es um die Verminderung oder Beseitigung zusätzlicher Verhaltensauffälligkeiten geht. Sie werden auch mit dem Ziel einer Verselbständigung des Jugendlichen (sich selbständig anziehen, selbständig essen, einkaufen gehen, sich durchsetzen lernen) mit Erfolg angewandt.
– *Medikamentöse Behandlung:* Diese kann dazu dienen, vorübergehende schwerwiegende Verhaltensauffälligkeiten zu beeinflussen oder, im Falle einer ausgesprochenen Hyperaktivität, diese und die damit verbundenen Aufmerksamkeitsstörungen zu beheben.
– *Beratung der Eltern und des sozialen Umfeldes:* Sie dient in vielfacher Weise der Förderung der Jugendlichen, wobei die wichtigsten Ziele die Gewinnung einer realistischen Einstellung der Umwelt zum intellektuell behinderten Jugendlichen und das Erlernen eines angemessenen Umganges mit ihm sind.
– *Schulische und berufliche Förderung:* Von zentraler Bedeutung ist die Förderung in der Schule, die Berufsausbildung und das Vermitteln einer Tätigkeit.

Im Zusammenhang mit tertiärer Prävention bzw. **Rehabilitation** sei auf den von der Bundesarbeitsgemeinschaft für Rehabilitation herausgegebenen Wegweiser für Ärzte: „Die Rehabilitation Behinderter" (1984) sowie auf Kap. 39 hingewiesen.

Die **Prognose** ist abhängig von Art und Ausmaß der intellektuellen Behinderung, von einer möglichen Progredienz der Störung und von den Förderbedingungen. In den letzten Jahren hat ein Umdenken im Hinblick auf die Versorgung geistig Behinderter stattgefunden zugunsten einer stärkeren Eingliederung in die Gemeinde. Dadurch und durch das vermehrte Angebot an Werkstätten für Behinderte und anderen „geschützten Arbeitsplätzen" hat sich die Situation intellektuell behinderter Adoleszenten erheblich verbessert.

14.8 Literatur

American Psychiatric Association (APA): Diagnostic and Statistical Manual of Mental Disorders, 3rd ed. APA, Washington 1980 (dtsch. Bearb. von Koehler, K., H. Saß: Diagnostisches und statistisches Manual psychischer Störungen [DSM-III]. Beltz, Weinheim 1984)

American Psychiatric Association (APA): Diagnostic and Statistical Manual of Mental Disorders, 3rd ed. revised (DSM-III-R). APA, Washington 1987 (dtsch. Bearb. von Wittchen, H.-U., H. Saß, M. Zaudig, K. Koehler: Diagnostisches und statistisches Manual psychischer Störungen [DSM-III-R]. Beltz, Weinheim 1989)

Bach, H.: Geistigbehindertenpädagogik. Marhold, Berlin 1968

Bundesarbeitsgemeinschaft für Rehabilitation: Die Rehabilitation Behinderter – Wegweiser für Ärzte. Deutscher Ärzte-Verlag, Köln 1984

Grossman, H. J.: Classification in Mental Retardation. American Association on Mental Deficiency, Washington/D. C. 1983

Liepmann, M. C., K. R. Marker, W. Matt, K. Krzyszycha, P. M. Schieber: Geistig behinderte Kinder in Mannheim – eine epidemiologische, klinische und sozialpsychologische Studie. Bericht eines Teilprojekts des SFB 116 (Psychiatrische Epidemiologie), Mannheim 1977 (unveröff.)

Mutafov, S., J.-H. Scharf: Psychosomatische Zusammenhänge bei der Entwicklung minderbegabter Kinder. Psychiatrie, Neurologie und medizinische Psychologie 22 (1970) 161−172

Neuhäuser, G., H.-Ch. Steinhausen: Geistige Behinderung. Grundlagen, Klinische Syndrome, Behandlung und Rehabilitation. Kohlhammer, Stuttgart 1990

Piaget, J., B. Inhelder: Die Psychologie des Kindes. Walter, Olten 1972

Remschmidt, H., M. Schmidt (unter Mitarbeit von C. Klicpera): Multiaxiales Klassifikationsschema für psychiatrische Erkrankungen im Kindes- und Jugendalter nach Rutter, Shaffer und Sturge. Mit einem synoptischen Vergleich zum DSM-III, 2. Aufl. Huber, Bern 1986; 1. Aufl. 1977

Schmidt, M. H.: Neuropsychologische Befunde bei Oligophrenien und Demenzprozessen. In Remschmidt, H., H. Schmidt: Neuropsychologie des Kindesalters. Enke, Stuttgart 1981

Schmidt, M. H., R. Voll: Intelligenzminderungen und andere Varianten der Intelligenz. In Remschmidt, H., M. H. Schmidt: Kinder- und Jugendpsychiatrie in Klinik und Praxis, Bd. II. Thieme, Stuttgart 1985

Sloan, W., J. W. Birch: A rationale for degrees of retardation. American Journal of Mental Deficiency 60 (1955) 258−264

Spreen, O.: Geistige Behinderung. Springer, Berlin 1978

World Health Organization (WHO): International Classification of Diseases, 9th ed. (ICD-9). WHO, Geneva 1978

World Health Organization (WHO): Tenth Revision of the International Classification of Diseases [ICD-10], Chapter V (F): Mental and Behavioural Disorders (including disorders of psychological development). Clinical Descriptions and Diagnostic Guidelines. WHO, Geneva 1991 (dtsch.: Dilling, H., W. Mombour, M. H. Schmidt: Internationale Klassifikation psychischer Störungen. ICD-10, Kapitel V (F). Klinisch-diagnostische Leitlinien. Weltgesundheitsorganisation. Huber, Bern 1991)

Zigler, E.: Familial mental retardation: a continuing dilemma. Science 155 (1967) 292−298

15. Teilleistungsstörungen (umschriebene Entwicklungsstörungen)

15.1 Definition und Klassifikation

Unter Teilleistungsstörungen verstehen wir *umschriebene „Ausfälle" sehr unterschiedlicher Funktionen*, die aus dem übrigen Leistungsniveau bzw. dem Entwicklungsstand eines Kindes oder Jugendlichen herausfallen (Remschmidt 1987). Nach Graichen (1979) handelt es sich um „Leistungsminderungen einzelner Faktoren oder Glieder innerhalb eines größeren funktionellen Systems, das zur Bewältigung einer bestimmten komplexen Leistungsaufgabe erforderlich ist". Dieser Ansatz fußt auf der Theorie von Luria (1970), der innerhalb der höheren kortikalen Funktionen eine Reihe von relativ selbständigen Subsystemen unterscheidet, die zwar in den Gesamtkontext der Hirnfunktionen eingefügt sind, aber relativ isoliert gestört werden können. Danach werden Teilleistungsstörungen stets anhand bestimmter Leistungs- und Anpassungsaufgaben sichtbar.

Teilleistungsstörungen werden meist im Kontext der Entwicklung gesehen und häufig als Entwicklungsverzögerungen oder umschriebene Leistungsrückstände aufgefaßt. Sie werden von sekundär entstandenen (erworbenen) umschriebenen Leistungsausfällen unterschieden, die man früher als „Hirnwerkzeugstörungen" bezeichnete und die heute unter dem Namen „neuropsychologische Syndrome" geläufig sind (z. B. Agnosien, Alexien, Aphasien, Apraxien). Die zuletzt genannten Störungen lassen sich auf umschriebene und lokalisierbare Ausfälle von Hirnfunktionen zurückführen, was für Teilleistungsstörungen aus zwei Gründen nicht oder noch nicht gelungen ist:

– Einmal ist im Kindesalter die Entwicklung der Lokalisation von Hirnfunktionen und der Hemisphärenspezialisierung noch nicht abgeschlossen. Dies läßt sich am Beispiel der Sprachentwicklung und der funktionellen Hemisphärenasymmetrie aufzeigen (Remschmidt u. Niebergall 1981).
– Zum anderen fehlt es noch an zuverlässigen Methoden, die es erlauben, den Prozeß der Hirnentwicklung und Hirnreifung mit Lernprozessen und der kognitiven Entwicklung

in Beziehung zu setzen. Auf diesem Feld sind von den neuen bildgebenden Verfahren wesentliche Fortschritte zu erwarten.

Im *MAS (ICD-9)* werden unter der Bezeichnung „umschriebene Entwicklungsrückstände" sechs Gruppen von Störungen unterschieden, die auf der 2. Achse des MAS klassifiziert werden (Tab. 15.**1**): die umschriebene Lese-Rechtschreib-Schwäche (1), die umschriebene Rechenschwäche (2), andere umschriebene Lernstörungen (3), der umschriebene Rückstand in der Sprech- und Sprachentwicklung (4), der umschriebene Rückstand in der motorischen Entwicklung (5) und multiple Entwicklungsrückstände (6).

In der *ICD-10* und im *DSM-III-R* sind die Teilleistungsstörungen (umschriebene Entwicklungsstörungen) weiter differenziert worden (Tab. 15.**1**). Beide Systeme unterscheiden drei Gruppen von Entwicklungsstörungen: solche der Sprech- und Sprachentwicklung, solche, die schulische Fertigkeiten betreffen, und solche, die sich auf motorische Funktionen beziehen. Darüber hinaus wird in der ICD-10 eine kombinierte Entwicklungsstörung beschrieben sowie die Kategorie „tiefgreifende Entwicklungsstörungen" angeführt, die es auch im DSM-III-R gibt, jedoch im Zusammenhang mit autistischen Störungen (s. Kap. 18).

In der ICD-10 sind für die Definition der Entwicklungsstörungen (F80−F89) drei Merkmale maßgebend:

– ein Beginn, der ausnahmslos im Kleinkindalter oder in der Kindheit liegt,
– eine Einschränkung oder Verzögerung der Entwicklung von Funktionen, die eng mit der biologischen Reifung des Zentralnervensystems verknüpft sind und
– ein stetiger Verlauf, der nicht die für viele psychische Störungen typischen Remissionen und Rezidive zeigt.

Es ist zwar kennzeichnend, daß die Störung mit zunehmendem Lebensalter in ihrer Intensität nachläßt, jedoch zeigen sich auch in der Adoleszenz und im frühen Erwachsenenalter noch häufig Auswirkungen oder sekundäre Folgen der Entwicklungsstörung, weshalb sie in diesem Buch besprochen wird.

Tabelle 15.**1**   Einteilung der Entwicklungsrückstände und -störungen anhand der geläufigen psychiatrischen Klassifikationsschemata

MAS (ICD-9)	ICD-10	DSM-III-R
Umschriebene Entwicklungs-rückstände	**Entwicklungsstörungen**	**Entwicklungsstörungen**
1. Umschriebene Lese-Rechtschreib-Schwäche	*Umschriebene Entwicklungsstörungen des Sprechens und der Sprache (F 80)*	*Geistige Behinderung*
2. Umschriebene Rechenschwäche	Artikulationsstörung (F 80.0)	*Tiefgreifende Entwicklungsstörungen*
3. Andere umschriebene Lernschwächen	Expressive Sprachstörung (F 80.1)	*Sprach- und Sprechstörungen*
	Rezeptive Sprachstörung (F 80.2)	Entwicklungsbezogene Artikulationsstörung (315.39)
4. Umschriebener Rückstand in der Sprech- und Sprachentwicklung	Erworbene Aphasie mit Epilepsie (F 80.3)	Expressive Sprachentwicklungsstörung (315.31)
5. Umschriebener Rückstand in der motorischen Entwicklung	Andere (F 80.8)	Rezeptive Sprachentwicklungsstörung (315.31)
6. Multiple Entwicklungsrückstände	Nicht näher bezeichnete (F. 80.9)	
	Umschriebene Entwicklungsstörungen schulischer Fertigkeiten (F 81)	*Schulleistungsstörungen*
	Lese- und Rechtschreibstörung (F 81.0)	Entwicklungsbezogene Lesestörung (315.00)
	Isolierte Rechtschreibstörung (F 81.1)	Entwicklungsbezogene Schreibstörung (315.80)
	Rechenstörung (F 81.2)	Entwicklungsbezogene Rechenstörung (315.90)
	Kombinierte Störung schulischer Fertigkeiten (F 81.3)	
	Andere (F 81.8)	*Störung der motorischen Fertigkeiten*
	Nicht näher bezeichnete (F 81.9)	Entwicklungsbezogene Störung der Koordination (315.40)
		Nicht näher bezeichnete Entwicklungstörung (315.90)
	Umschriebene Entwicklungsstörung der motorischen Funktionen (F 82)	
	Kombinierte umschriebene Entwicklungsstörung (F 83)	
	Tiefgreifende Entwicklungsstörungen (F 84)	
	(Frühkindlicher Autismus, Asperger-Syndrom, Rett-Syndrom u. a.)	

15.2 Klinische Bilder

15.2.1 Umschriebene Entwicklungsstörungen des Sprechens und der Sprache

Diese Gruppe von Störungen ist dadurch gekennzeichnet, daß Störungen während des normalen Spracherwerbs auftreten, die sich nicht direkt auf ein neurobiologisches Substrat, Sinnesmängel, Intelligenzminderung oder Umweltfaktoren beziehen lassen. Dennoch verläuft die Sprachentwicklung verzögert, und es treten zahlreiche begleitende Schwierigkeiten auf, die sich später häufig in Schwierigkeiten beim Lesen oder Rechtschreiben, aber auch im Kommunikations- und Sozialverhalten negativ auswirken.

Wie bei allen Entwicklungsstörungen, so stellt sich auch hier die Frage, wann sie noch als normal und wann sie als pathologisch zu bezeichnen ist. Als allgemeine Regel kann gelten, daß eine Sprachentwicklung, die nach den gängigen Verfahren außerhalb der 2-Sigma-Grenze liegt, als abnorm bezeichnet werden muß. Dies betrifft sowohl die Artikulation als auch die expressiven und rezeptiven Sprachfunktionen. Neben diesem Kriterium wird für die Diagnose von umschriebenen Entwicklungsstörungen des Sprechens und der Sprache noch folgendes vorausgesetzt: ein non-verbaler Intelligenzquotient von über 70, das Fehlen einer tiefgreifenden Entwicklungsstörung (z. B. Autismus, Rett-Syndrom) sowie der Ausschluß neurologischer oder anderer körperlicher Erkrankungen, die direkt die Sprache beeinflussen.

Da die Sprachentwicklungsstörungen in einem eigenen Kapitel abgehandelt werden (Kap. 16), wird hier nicht weiter auf sie eingegangen. Erwähnt sei lediglich die *erworbene Aphasie mit Epilepsie (Landau-Kleffner-Syndrom)*. Es handelt sich um eine Störung, bei der das Kind nach normaler Sprachentwicklung sowohl die rezeptiven als auch die expressiven Sprachfertigkeiten verliert, ohne daß die allgemeine Intelligenz nennenswert beeinträchtigt ist. Die Manifestation der Störung geht einher mit paroxysmalen EEG-Auffälligkeiten, die meist im Temporalbereich liegen und gewöhnlich bilateral auftreten. Hinzu kommen epileptische Anfälle. Die Störung beginnt in der Regel zwischen 3 und 7 Jahren. Der Sprachverlust entwickelt sich meist innerhalb von einigen Monaten. Als erstes wird die rezeptive Sprachfunktion beeinträchtigt, später auch die expressive. Die Ätiologie der Störung ist nicht bekannt, vermutet wird ein enzephalitischer Prozeß. Der Verlauf ist variabel. Etwa 40% der Patienten behalten auch im Jugend- und Erwachsenenalter einen rezeptiven Sprachdefekt bei. Bei etwa 30% tritt eine vollständige Remission ein. Bislang sind in der Literatur über 100 Fälle beschrieben (Blouw-van Mourik u. Mitarb. 1989). Das Alter bei Krankheitsbeginn scheint für die Prognose eine wichtige Rolle zu spielen, jüngere Kinder haben eine schlechtere Prognose.

15.2.2 Umschriebene Entwicklungsstörungen schulischer Fertigkeiten

Auch bei dieser Gruppe von Störungen handelt es sich um Verzögerungen im Erwerb schulischer Fertigkeiten, die nicht durch eine Hirnschädigung oder Erkrankung erworben sind, nicht auf eine Intelligenzminderung zurückzuführen sind und auch nicht durch einen Mangel an Gelegenheit zu lernen verursacht werden. Es handelt sich vielmehr um Störungen der kognitiven Informationsverarbeitung, deren Ursache noch nicht genau geklärt ist, wobei vermutlich genetische Faktoren eine wichtige Rolle spielen.

Ähnlich wie bei den umschriebenen Entwicklungsstörungen des Sprechens und der Sprache ist jeweils zu entscheiden, wann eine Störung als pathologisch anzusehen ist und wann sie noch als Normvariante gelten kann. Die Störung ist jeweils im Kontext der altersgemäßen normalen Entwicklung zu sehen, und auch hier muß eine Abweichung außerhalb der 2-Sigma-Grenze als pathologisch angesehen werden.

In der *ICD-10* werden in den diagnostischen Leitlinien fünf Gesichtspunkte hervorgehoben:

1. Vorliegen einer klinisch bedeutsamen Beeinträchtigung im Hinblick auf die spezielle Fertigkeit (z. B. Lesen, Rechtschreiben). Diese kann anhand der schulischen Bewertungen beurteilt werden. Als pathologisch ist sie anzusehen, wenn der Prozentrang unter 3 liegt.

2. Die Beeinträchtigung muß insofern spezifisch sein, als sie nicht durch eine allgemeine Intelligenzminderung erklärt werden kann.
3. Die Beeinträchtigung muß entwicklungsbezogen sein, d. h., sie muß von Anfang an bestehen und darf nicht später in der Schullaufbahn erworben sein.
4. Es dürfen keine äußeren Faktoren vorhanden sein, die die schulischen Schwierigkeiten erklären können (z. B. mangelnde Lerngelegenheit, chronische belastende Ereignisse).
5. Schließlich müssen auch schwerwiegende neurologische Ausfälle und Sinnesmängel ausgeschlossen sein.

Diese allgemeinen Kriterien lassen sich sinngemäß auf jede Form der umschriebenen Entwicklungsstörung schulischer Fertigkeiten anwenden.

Umschriebene Lesestörung

Hauptmerkmal dieser Störung ist eine umschriebene und erhebliche Beeinträchtigung der Entwicklung der Lesefähigkeit, die nicht auf eine Intelligenzminderung, Sinnesmängel oder die Folgen einer Erkrankung zurückgeführt werden kann. Lesestörungen gehen häufig auf Entwicklungsstörungen des Sprechens und der Sprache zurück. Auch Rechtschreibstörungen können bestehen. In der Adoleszenz und im Erwachsenenalter sind die Defizite in der Rechtschreibung meist größer als die Defizite in der Lesefähigkeit. Für die später im Vordergrund stehenden Rechtschreibschwierigkeiten ist charakteristisch, daß sie phonetische Ungenauigkeiten aufweisen. Möglicherweise lassen sich sowohl Lese- als auch Rechtschreibschwierigkeiten aus einer Beeinträchtigung der phonologischen Analyse herleiten.

Als *spezielle diagnostische Kriterien* zu erwähnen sind:

– eine Leseleistung, die zwei Standardabweichungen unter der Altersnorm liegt und die nicht durch Intelligenzmängel erklärt werden kann,
– das Vorkommen von Sprachentwicklungsstörungen im Vorschulalter,
– ein Intelligenzquotient über 70 und
– eine normale Schulerfahrung.

Umschriebene Rechtschreibstörung

Hauptkennzeichen der Störung ist eine umschriebene und bemerkenswerte Beeinträchtigung des Erlernens der Rechtschreibfertig-

keiten, wobei in der Vorgeschichte *keine* umschriebene Leseschwäche festzustellen war. Wiederum gelten analoge diagnostische Kriterien wie bei der umschriebenen Lesestörung (Rechtschreibleistungen mindestens zwei Standardabweichungen unter der Altersnorm, Sprachentwicklungsstörung im Vorschulalter, IQ über 70 und normale Schulerfahrung). Für die Diagnose ist stets ein standardisierter Rechtschreibtest erforderlich. Auch müssen die Lesefertigkeiten geprüft werden. Sie müssen im Normbereich liegen. Auch darf die Schreibstörung nicht auf eine unangemessene Unterrichtung, auf Sinnesmängel oder neurologische Störungen zurückzuführen sein.

Umschriebene Rechenstörung

Hauptmerkmal ist eine umschriebene Beeinträchtigung der Rechenfertigkeiten, die nicht durch eine allgemeine Intelligenzminderung, unzureichende Beschulung oder eine neurologische Erkrankung erklärt werden kann. Die diagnostischen Leitlinien erfordern eine Rechenleistung, die unterhalb des Niveaus liegt, welches aufgrund des Alters, der Intelligenz und des Schultyps zu erwarten ist.

Die Ausfälle erstrecken sich auf die vier Grundrechnungsarten. Die Kinder und Jugendlichen nehmen die Finger zu Hilfe, weil sie Rechenoperationen nach abstrakten Vorstellungen nicht durchführen können. Offensichtlich sind diese Kinder und Jugendlichen in ihren visuell-räumlichen Fähigkeiten beeinträchtigt. In der ICD-10 werden eine Reihe von Auffälligkeiten genannt:

– ein Unvermögen, die Konzepte zu verstehen, die einfachen Rechenoperationen zugrunde liegen;
– ein Mangel an Verständnis mathematischer Ausdrücke oder Zeichen;
– ein Nicht-Wiedererkennen numerischer Symbole;
– Schwierigkeiten, die Standardrechenschritte auszuführen;
– Schwierigkeiten im Umgang mit Symbolen während des Rechenvorgangs;
– mangelnder räumlicher Aufbau von Berechnungen und
– eine Unfähigkeit, das Einmaleins befriedigend zu erlernen.

Dazugehörige Begriffe sind: Dyskalkulie, Entwicklungsdyskalkulie, entwicklungsbedingtes Gerstmann-Syndrom.

Kombinierte Störungen schulischer Fertigkeiten

In diese schlecht definierte Restkategorie werden Störungen eingeordnet, bei denen sowohl das Rechnen als auch das Lesen oder auch Rechtschreiben erheblich beeinträchtigt ist, wobei alle Beeinträchtigungen weder auf eine allgemeine Intelligenzminderung noch auf eine unangemessene Beschulung oder eine neurologische Erkrankung zurückzuführen sind.

15.2.3 Umschriebene Entwicklungsstörungen der motorischen Funktionen

Im Vordergrund steht hier eine schwerwiegende Beeinträchtigung der Entwicklung der motorischen Koordination, die nicht durch eine Intelligenzminderung oder eine umschriebene angeborene oder erworbene neurologische Erkrankung erklärbar ist. Ins Auge springt die motorische Ungeschicklichkeit der Kinder und Jugendlichen, die gleichzeitig Beeinträchtigungen im visuell-räumlichen und kognitiven Bereich haben.

Die Koordinationsstörung betrifft sowohl die Fein- als auch die grobmotorische Koordination. Die motorischen Entwicklungsschritte sind insgesamt verzögert, was sich an altersentsprechenden motorischen Leistungen gut abschätzen läßt (z. B. Schleifenbinden, Auf- und Zuknöpfen, Werfen von Bällen, Balancieren, Rollerfahren, Radfahren). Die neurologische Untersuchung zeigt in der Regel entwicklungsneurologische Unreifezeichen (choreiforme Bewegungen, weiche neurologische Zeichen). Aufgrund dieser Symptomatik wurden Kinder mit einer umschriebenen Entwicklungsstörung motorischer Funktionen häufig als MCD-Kinder diagnostiziert.

Dazugehörige Begriffe sind: Entwicklungsdyspraxie, motor clumsiness, ungeschicktes Kind.

15.2.4 Kombinierte umschriebene Entwicklungsstörungen

Diese schlecht definierte Kategorie sollte möglichst selten verwendet werden. Es gibt jedoch einige Störungen, bei denen verschiedene Entwicklungsstörungen gemeinsam vorkommen, ohne daß eine so führend ist, daß sie als Hauptkategorie gelten kann. Diese Kategorie ist also nur dann zu verwenden, wenn eine derartige Überschneidung vorliegt, also mehrere Störungen vorliegen, die die zuvor genannten Kriterien erfüllen.

15.3 Epidemiologie

In einer *Zufallsstichprobe* von 216 Achtjährigen betrug die Rate an umschriebenen Entwicklungsstörungen 13% (Esser 1990). Dabei wurden allerdings nicht alle in der ICD vorgesehenen Subkategorien für umschriebene Entwicklungsstörungen erfaßt. Nicht berücksichtigt wurden expressive Sprachstörungen, erworbene Aphasie mit Epilepsie, umschriebene Rechenstörungen und die nicht näher bezeichneten umschriebenen Entwicklungsstörungen. Unter Berücksichtigung dieser Störungen dürfte die Gesamtprävalenz umschriebener Entwicklungsstörungen in einer nicht-klinischen Zufallsstichprobe bei rund 20% liegen (Esser 1990).

Bei einer Aufschlüsselung der umschriebenen Entwicklungsstörungen in die Untergruppen ergaben sich in dieser Untersuchung nach den Forschungskriterien der ICD folgende Häufigkeiten: einfache Artikulationsstörung 5,6%; rezeptive Sprachstörung 4,6%; umschriebene Lesestörung 3,7%; umschriebene Rechtschreibschwäche 0%; umschriebene Entwicklungsstörungen der motorischen Funktionen 1,4%. Hinzu kamen noch Kinder mit mehr als einer motorischen Entwicklungsstörung (2,3%). Dies ergibt eine Prävalenzrate von insgesamt 15,3%. Interessant ist, daß in dieser Zufallsstichprobe kein einziges Kind mit einer umschriebenen Rechtschreibstörung gefunden wurde.

Bei *klinischen Stichproben* ergeben sich verständlicherweise andere Verhältnisse. Die Zahl der umschriebenen Entwicklungsrückstände (Entwicklungsstörungen) beträgt in klinischen Stichproben 30% oder mehr, wobei die Häufigkeiten, die auf die einzelnen Subgruppen entfallen, stark mit dem Alter variieren. In Tab. 15.2 ist die Häufigkeit von Teilleistungsschwächen in einer nahezu vollständigen kinder- und jugendpsychiatrischen Inanspruchnahmepopulation wiedergegeben (Remschmidt 1987).

Tabelle 15.**2** Teilleistungsschwächen (umschriebene Entwicklungsrückstände) und Lebensalter in einer vollständigen kinder- und jugendpsychiatrischen Inanspruchnahmepopulation (männliche und weibliche Patienten aus allen dokumentierenden Einrichtungen). In der ersten Zeile jeder Zelle steht jeweils die Anzahl der Nennungen, in der zweiten Zeile der relative Anteil der Zelle an der Zeilensumme (in Prozent) und in der dritten Zeile der relative Anteil an der Spaltensumme (in Prozent). Die Prozentzahlen beziehen sich auf die Anzahl der jeweiligen Personen, für die das Zeilen- bzw. Spaltenkriterium zutrifft. Wegen der Möglichkeit von Mehrfachantworten ergänzen sich die Summen der Prozentzahlen nicht zu 100% (aus Remschmidt, H.: Mschr. Kinderheilk. 135 [1987] 293)

	Alter							
	0–<3 Jahre	3–<6 Jahre	6–<9 Jahre	9–<12 Jahre	12–<15 Jahre	15–<18 Jahre	>18 Jahre	
Keine Störung	142	183	351	356	470	579	216	2 297
	6,2	8,0	15,3	15,5	20,5	25,2	9,4	70,3
	50,9	53,7	60,2	66,2	79,0	86,4	83,1	
Umschriebene Lese-Rechtschreib-Schwäche	0	0	40	74	60	21	6	201
	0,0	0,0	19,9	36,8	29,9	10,4	3,0	6,2
	0,0	0,0	6,9	13,8	10,1	3,1	2,3	
Umschriebene Rechenschwäche	0	0	14	17	6	3	2	42
	0,0	0,0	33,3	40,5	14,3	7,1	4,8	1,3
	0,0	0,0	2,4	3,2	1,0	0,4	0,8	
Andere umschriebene Lernschwächen	0	3	14	10	3	2	0	32
	0,0	9,4	43,8	31,3	9,4	6,3	0,0	1,0
	0,0	0,9	2,4	1,9	0,5	0,3	0,0	
Umschriebener Rückstand in der Sprachentwicklung	25	110	111	31	12	22	19	330
	7,6	33,3	33,6	9,4	3,6	6,7	5,8	10,1
	9,0	32,3	19,0	5,8	2,0	3,3	7,3	
Umschriebener Rückstand in der motorischen Entwicklung	65	57	96	46	22	25	18	329
	19,8	17,3	29,2	14,0	6,7	7,6	5,5	10,1
	23,2	16,7	16,5	8,6	3,7	3,7	6,9	
Multiple Entwicklungsrückstände	54	34	38	24	14	10	12	186
	29,0	18,3	20,4	12,9	7,5	5,4	6,5	5,7
	19,4	10,0	6,5	4,5	2,4	1,5	4,6	
Unbekannt	2	7	6	19	21	23	8	86
	2,3	8,1	7,0	22,1	24,4	26,7	9,3	2,6
	0,7	2,1	1,0	3,5	3,5	3,4	3,1	
Anzahl	279	341	583	538	595	670	260	3 266
	8,5	10,4	17,9	16,5	18,2	20,5	8,0	100,0

Wie Tab. 15.**2** zeigt, entfallen auf die umschriebene Rechtschreibschwäche insgesamt 6,2 %, auf die umschriebene Rechenschwäche 1,3 %, auf Störungen der Sprech- und Sprachentwicklung und umschriebene Rückstände der motorischen Entwicklung jeweils 10,1 %. Der Rest verteilt sich auf seltenere Kategorien. Die Tabelle zeigt zugleich die Altersvariation. Immerhin beträgt in der Gruppe der Adoleszenten (wenn man die 12- bis 18jährigen einmal so bezeichnet) die Zahl der Legastheniker 87 von 201 Patienten (43,3 %). Diese Rate unterstreicht die Bedeutung von Teilleistungsschwächen auch für die Lebensphase der Adoleszenz. Bei den übrigen Störungen, die in Tab. 15.**2** nach dem MAS (ICD-9) rubriziert sind, ergeben sich deutlich geringere Häufigkeiten.

15.4 Ätiologie und Genese

Trotz einer Vielzahl von Untersuchungen über Teilleistungsstörungen ist deren Ätiologie und Genese noch nicht hinreichend geklärt. Dies liegt an der Komplexität der Störungen, die bislang nur nach ihrem „Endergebnis" klassifiziert werden, wobei die einzelnen Komponenten für ihr Zustandekommen sehr vielschichtig sein können. Auch stellen ihre Entwicklungsabhängigkeit und das Fehlen katamnestischer Untersuchungen mit parallelisierten Kontrollgruppen ein Hindernis für das Verständnis der Ursachen dar. Jedoch existieren *Hypothesen*, die nicht für alle Teilleistungsstörungen gleichermaßen gelten, bei der einen oder anderen von ihnen jedoch zutreffend erscheinen:

1. Seit langem wird eine *genetische Disposition* für Teilleistungsstörungen postuliert. Sie trifft am ehesten auf die Lese-Rechtschreib-Schwäche zu (Weinschenk 1965) und wird auch durch Zwillingsstudien gestützt (Niebergall 1987).

2. Auch die Zurückführung von Teilleistungsstörungen auf *angeborene oder erworbene Hirnfunktionsstörungen* hat eine weite Verbreitung gefunden. Diese These hat aber ihre Grenze darin, daß die zum Teil sehr umschriebenen Ausfälle bislang nicht auf ein · klares zerebrales Korrelat zurückgeführt werden konnten. In diesem Zusammenhang erhebt sich auch die Frage, ob nicht Reifungs- und Entwicklungsverzögerungen einen wesentlichen Anteil an der Ursache haben, ohne daß sich diese auf umschriebene zerebrale Funktionsstörungen zurückführen lassen (Gubbay 1975). Insofern kann die sehr allgemeine Hypothese einer zerebralen Verursachung von Teilleistungsstörungen durch eine Hirnschädigung oder Hirnfunktionsstörung als noch nicht abgesichert gelten.

3. Entwicklungshypothese und Hypothese einer Hirnfunktionsstörung berühren sich in dem Ansatz, Teilleistungsstörungen auf ein *gestörtes Zusammenwirken der beiden Hirnhemisphären* zu beziehen (Knights u. Bakker 1976; Remschmidt u. Niebergall 1981). Wenngleich dieser Ansatz bislang nur wenig konkrete Ergebnisse zur Erklärung von Teilleistungsstörungen erbracht hat, so erscheint er gerade wegen des möglichen Zusammenspiels zwischen Reifungsstörung und Hirnfunktionsstörung für künftige Forschungen erfolgversprechend. Er läßt sich im übrigen auch mit jenen Vorstellungen kombinieren, die Teilleistungsstö-

rungen auf Störungen der Aufmerksamkeit und den kognitiven Stil zurückzuführen suchen (Knights u. Bakker 1976).

4. Schließlich erscheint es nach den bislang vorliegenden Ergebnisse am wahrscheinlichsten, daß mehrere Faktoren an der Entstehung von Teilleistungsstörungen mitwirken, wobei genetische Dispositionen und Entwicklungsfaktoren ebenso wie Hirnfunktionsstörungen und der kognitive Stil zusammenwirken können. Derartige *multifaktorielle Ansätze* sind theoretisch zwar plausibel, lassen sich aber wegen der Möglichkeit sehr unterschiedlicher Verknüpfungen (additive, multiplikative, kompetitive Verknüpfung) nur sehr schwer empirisch prüfen.

15.5 Therapie am Beispiel der Legasthenie

Die Behandlung von Teilleistungsstörungen geht von drei Ansätzen aus (Warnke 1987):

– der Funktionsbehandlung der jeweiligen Störung (des Lesens, des Schreibens, der Motorik usw.),
– der Behandlung der innerpsychischen Verarbeitung der Teilleistungsstörung und
– der Behandlung der sekundären psychischen Symptome unter Einbeziehung des familiären und außerfamiliären Umfeldes sowie der schulischen Förderungsmöglichkeiten.

Im folgenden wird dieser Ansatz am Beispiel der umschriebenen Lese-Rechtschreib-Schwäche (Legasthenie) exemplifiziert, da diese die in der Adoleszenz bedeutsamste Teilleistungsstörung ist.

15.5.1 Funktionelle Übungsbehandlung im Lesen und Schreiben

Die Behandlung sollte so früh wie möglich und ergänzend zur schulischen Förderung mindestens einmal, besser jedoch zwei- bis dreimal wöchentlich, durchgeführt werden. Notwendig ist in der Regel eine Einzeltherapie, die eine individuelle Behandlung möglich macht. Dies gilt insbesondere für schwere Fälle, die gerade in der Adoleszenz die Hauptproblematik darstellen (Gäbe 1990). Die Therapie erfolgt durch dafür qualifizierte Sonderpädagogen, Pädagogen, Psychologen oder Kinder- und Jugendpsychiater, die sowohl Kenntnisse des Erstlese- und -rechtschreibunterrichts haben als auch der funktionellen Übungsbehandlung sowie der Möglichkeiten und Grenzen verhaltenstherapeutischer und heilpädagogischer Methoden. Eltern sind in den meisten Fällen als „Lehrer" oder „Therapeuten" ihrer Kinder nicht geeignet. Dies gilt in besonderem Maße für die Adoleszenz.

Stetigkeit und Pünktlichkeit in der Behandlung sind Ausdruck der Disziplin, die für das Gelingen der Therapie Voraussetzung ist. Im Rahmen der Übungsbehandlung ist ein klarer Arbeitsplan einzuhalten. Unbestritten ist, daß im Einzelfall motivationale und verhaltenskorrigierende Maßnahmen notwendig sind. Andererseits lernen aber gerade Jugendliche mit einer Legasthenie nur dann richtig lesen und schreiben, wenn diese Funktionen auch systematisch geübt werden. Lesen und Rechtschreiben müssen oft ganz von vorn „neu" erlernt werden, d. h., die Arbeitsschritte des ersten Schuljahres müssen in der Regel wiederholt werden. Was die Methode betrifft, so wird heute ein analytisch-synthetischer Ansatz der sogenannten Ganzwortmethode vorgezogen.

Die Belastung im Lese-Rechtschreibtraining sollte an der „Null-Fehler-Grenze" liegen. Die Übungen setzen auf einem Leistungsniveau ein, das den Jugendlichen zunächst eher unterfordert, so daß die Lese- und Rechtschreibbemühungen wieder mit Erfolgserfahrungen gekoppelt sind. Das Üben soll möglichst keine weiteren Versagenserfahrungen implizieren, die zur Entmutigung führen.

15.5.2 Behandlung der intrapsychischen Verarbeitung der Teilleistungsschwäche

In der Regel stehen Lern- und Leistungsstörungen, Verhaltensauffälligkeiten, soziales Gefüge in der Familie, schulische Situation und sonstiges Umfeld in einer engen Wechselwirkung. Für ein erfolgreiches Vorgehen ist es dennoch wichtig, die Behandlung der Legasthenie als primäre Funktionsstörung von den sich ergebenden psychischen und sozialen Beeinträchtigungen abzutrennen. Psychothera-

peutische Maßnahmen erstrecken sich auf folgende Gesichtspunkte:

– *Training adäquaten Lernverhaltens:* Darunter fällt die Gestaltung des Arbeitsplatzes, Übungen zur Konzentration, die Erarbeitung von Methoden, sich Hilfe zu holen (z. B. Gebrauch von Lexika) bis hin zu Techniken der Fehlerkontrolle und Selbstbestätigung.
– *Einübung intrapsychischer Bewältigungsstrategien:* Dazu gehören Übungen, bei denen der Jugendliche lernt, Fehler zu vermeiden und trotz Versagenserlebnissen den Mut nicht zu verlieren, sowie Techniken der Selbstkontrolle, Selbstverstärkung und Entspannung.

15.5.3 Behandlung der sekundären psychischen Symptomatik unter Einbeziehung des familiären und außerfamiliären Umfeldes

Nach Erhebungen an einer größeren Stichprobe von legasthenen Kindern und Jugendlichen ($n = 151$) an der Marburger Universitätsklinik für Kinder- und Jugendpsychiatrie ergaben sich folgende *sekundäre Symptome* bei Kindern und Jugendlichen mit einer Legasthenie: Angst und mangelnde Leistungsbereitschaft in knapp 50% der Fälle, aggressives Verhalten in rund 40%, andere dissoziale Verhaltensweisen (26%), psychosomatische Symptome (39%), hyperaktives Verhalten (47%) (Niebergall 1987).

Diese Auflistung zeigt, welche Bedeutung die sekundären Symptome auch für die Behandlung der Legasthenie haben. Wenngleich sich die Bezeichnung „sekundäre Symptomatik" eingebürgert hat, muß aber auch die Frage gestellt werden, ob diese Kinder und Jugendlichen nicht schon primär auffällig waren. Denn der Untersucher sieht sie in der Regel erst, wenn die Legasthenie bereits manifest geworden und erkannt ist. Es ist von daher durchaus denkbar, daß ein Teil der Kinder bzw. Jugendlichen bereits vor der Diagnose verhaltensauffällig war.

Jedenfalls ist die *Behandlung* dieser sekundären oder zusätzlichen Symptome bei der Legasthenie von allergrößter Bedeutung. Sie ist nicht ohne psychotherapeutische Maßnahmen möglich, die immer von einer individuellen

Verhaltensanalyse ausgehen sollten. Das Spektrum umfaßt dabei folgende Maßnahmen:

- Eltern- und Lehrerberatung im Hinblick auf die erzieherischen und pädagogischen Möglichkeiten im Umgang mit Symptomen wie Schulverweigerung, Angstzuständen usw.;
- familientherapeutische Unterstützung der Eltern bei der Entwicklung angemessener familiärer Bewältigungsstrategien;
- individuelle Psychotherapie zur Behandlung psychosomatischer und emotionaler Störungen.

Die Behandlung einer Sekundär- oder Additivsymptomatik ist um so wichtiger, je mehr sie sich durch Gewohnheitsbildung verselbständigt hat und einem optimalen Lern- und Leistungsverhalten im Wege steht.

15.5.4 Schulische Maßnahmen

Die *Empfehlungen der Kultusministerkonferenz* vom 20.4.1978 haben in verschiedene Verordnungen und Richtlinien der meisten Bundesländer Eingang gefunden. Damit werden die Schulen in die Pflicht genommen, besondere schulpädagogische Maßnahmen zur Förderung von Kindern und Jugendlichen mit Lese-Rechtschreib-Schwäche zu ergreifen. Dabei sind in der Regel folgende Maßnahmen vorgesehen (Hessische Verordnung vom 22.10.1985):

- Schriftliche Arbeiten zur Festigung der Schreibsicherheit (z.B. Diktate) werden nicht benotet, wenn die Note schlechter als „ausreichend" ausfällt. Bei anderen schriftlichen Arbeiten werden die Fehler in der Rechtschreibung nicht bewertet. Dies gilt auch für Fremdsprachen.
- Besondere Schwierigkeiten beim Lesen, Schreiben und Rechtschreiben sind allein kein hinreichender Grund für eine Nichtversetzung, Sonderschuleinweisung oder Verweigerung des Übergangs in eine weiterführende Schule. Diese Bestimmungen gelten bis zur 10. Klasse.
- Eltern sind von Lehrern auf ihr Einsichtsrecht in die Fallberichte, in denen Lernentwicklung, Art und Umfang bisheriger Förderungsmaßnahmen dokumentiert sind, hinzuweisen und auch darauf, daß sie eine

zusätzliche Untersuchung und/oder Beratung durch einen Schulpsychologen und/oder den Schularzt verlangen können.

- In besonderen Fällen kann den Erziehungsberechtigten empfohlen werden, fachärztliche Spezialuntersuchungen durchführen zu lassen.
- Eingerichtete Förderkurse sind verbindliche Veranstaltungen der Schule. Das Staatliche Schulamt kann Legastheniker von der Verbindlichkeit eines Besuches schulischer Förderkurse befreien, wenn geeignete außerschulische Maßnahmen nachgewiesen werden.

Bei schweren Formen der Legasthenie reichen eine intensive Lese-Rechtschreibunterrichtung im Klassenverband sowie innerschulische Förderkurse in Gruppen nicht aus (Gäbe 1990). Wie die Patientenzahlen aus kinder- und jugendpsychiatrischen Ambulanzen, Tageskliniken und Erziehungsberatungsstellen zeigen, gelangen Kinder und Jugendliche mit Lese-Rechtschreibschwierigkeiten leider immer noch allzuoft verspätet in eine angemessene Behandlung.

15.5.5 Medikamentöse Therapie

Es existiert keine Medikation, die in spezifischer Weise den Lese- oder Rechtschreibvorgang beeinflußt. Dennoch können Medikamente manchmal nützlich sein, wenn es um die Behandlung zusätzlicher oder sekundärer Störungen geht. So haben sich bei Vorliegen einer depressiven Symptomatik trizyklische Antidepressiva bewährt. Der Einsatz von Stimulanzien kommt in Frage, wenn die Legasthenie mit einem hyperkinetischen Syndrom gekoppelt ist.

Zur Wirkung von Nootropika bei Kindern und Jugendlichen mit einer Legasthenie liegen Ergebnisse einer multizentrischen Doppelblindstudie vor, in der mehr als 550 Jungen mit Legasthenie (Dyslexie) zwischen 8 und 13 Jahren bezüglich ihres Lern- und Leistungsverhaltens unter Nootropika-Medikation untersucht wurden (Wilsher 1986). Die Ergebnisse dieser Studie sprechen dafür, daß Kinder mit einer Legasthenie unter Pirazetam rascher und genauer lesen und eine besondere verbale Gedächtnisleistung zeigen können. Eine Bestätigung dieser Befunde steht noch aus. Als repliziert kann aber gelten, daß bei der Kurzzeitbehandlung von Legasthenikern mit Pirazetam die Leseflüssigkeit verbessert werden kann.

15.6 Verlauf und Prognose

Es liegen bislang wenig Untersuchungen zum Verlauf und zur Prognose von umschriebenen Entwicklungsstörungen vor. In der Untersuchung von Esser (1990), die eine 10-Jahres-Katamnese enthält (Erstuntersuchung mit 8 Jahren, Nachuntersuchung mit 19 Jahren), zeigte sich folgendes:

– Adoleszenten mit umschriebenen Entwicklungsstörungen unterschieden sich hochsignifikant von solchen ohne umschriebene Entwicklungsstörungen durch einen eindeutig schlechteren Schulerfolg. Da der Schulerfolg eine entscheidende Weichenstellung für die berufliche Entwicklung darstellt, wird damit auch diese nachhaltig beeinflußt.
– Im Hinblick auf die Häufigkeit psychischer Störungen unterschieden sich die beiden Gruppen im Alter von 18 Jahren nicht signifikant voneinander. Es zeigte sich aber ein Unterschied im Sinne einer stärkeren Belastung der Gruppe mit umschriebenen Entwicklungsstörungen durch dissoziale Symptome und eine geringere soziale Reife.

Diese allgemeinen Ergebnisse lassen sich im Hinblick auf die Lese-Rechtschreib-Schwäche (Legasthenie) wie folgt spezifizieren: Eine nichtkompensierte Legasthenie stellt einen wichtigen Risikofaktor für zusätzliche psychische Störungen, dissoziales Verhalten und ein mögliches Scheitern der beruflichen Entwicklung dar. Unter delinquenten Jugendlichen fand sich in verschiedenen Studien ein Anteil von 25−75% mit spezifischen Lernstörungen. Im Kindesalter haben etwa 30% der Legastheniker Verhaltensauffälligkeiten (Rutter u. Mitarb. 1976). Für das Jugendalter fand Korhonen (1984) bei über 50% der Legastheniker Verhaltensstörungen. Auch unter Gefängnisinsassen ist die Quote derjenigen mit einer Legasthenie außerordentlich hoch (Weinschenk 1965).

Im Verlauf des Grundschulalters gelangen nur etwa 20−25% aller Kinder mit einer Legasthe-

nie zu altersgemäßen Rechtschreibleistungen, bei schweren Legasthenien war nur bei 4% eine Normalisierung der Rechtschreibleistungen zu verzeichnen (Watson u. Mitarb. 1982).

Es fehlt derzeit immer noch an methodisch befriedigenden Studien, die den Wert schulischer Förderungsmaßnahmen und therapeutischer Ansätze für den Langzeitverlauf der Teilleistungsstörungen im allgemeinen und der Legasthenie im besonderen differenziert nachweisen.

15.7 Literatur

American Psychiatric Association (APA): Diagnostic and Statistical Manual of Mental Disorders, 3rd ed. (DSM-III). APA, Washington 1980 (dtsch. Bearb. von Koehler, K., H. Saß: Diagnostisches und statistisches Manual psychischer Störungen [DSM-III]. Beltz, Weinheim 1984)

American Psychiatric Association (APA): Diagnostic and Statistical Manual of Mental Disorders, 3rd ed. revised (DSM-III-R). APA, Washington 1987 (dtsch. Bearb. von Wittchen, H.-U., H. Saß, M. Zaudig, K. Koehler: Diagnostisches und statistisches Manual psychischer Störungen [DSM-III-R]. Beltz, Weinheim 1989)

Blouw-van Mourik, M., H. R. van Dongen, M. C. B. Loonen, A. M. A. J. Jannsen: Das Landau-Kleffner-Syndrom: eine besondere Form der erworbenen Kinderaphasie. Zeitschrift für Kinder- und Jugendpsychiatrie 17 (1989) 5−9

Esser, G.: Bedeutung und langfristiger Verlauf umschriebener Entwicklungsstörungen. Habil., Mannheim 1990

Gäbe I.: Schwere Legasthenie. Einzelbehandlung bei Kindern und Jugendlichen. Lambertus, Freiburg 1990

Graichen, J.: Zum Begriff der Teilleistungsstörungen. In Lempp, R.: Teilleistungsstörungen im Kindesalter. Huber, Bern 1979

Gubbay, S. S.: The Clumsy Child. Saunders, London 1975

Knights, R. M., D. J. Bakker: The Neuropsychology of Learning Disorders. Univ. Park Press, Baltimore 1976

Korhonen, T.: A follow-up study of Finnish children with specific learning disabilities. Acta paedopsychiatrica 50 (1984) 255−263

Luria, A. R.: Die höheren kortikalen Funktionen des Menschen und ihre Störungen bei örtlichen Hirnschädigungen. Deutscher Verlag der Wissenschaften, Berlin 1970

Niebergall, G.: Diagnostische Aspekte der Legasthenie. Monatsschrift für Kinderheilkunde 135 (1987) 297−301

Remschmidt, H.: Was sind Teilleistungsschwächen? Monatsschrift für Kinderheilkunde 135 (1987) 290−296

Remschmidt, H., G. Niebergall: Sprachentwicklung im Kindes- und Jugendalter. Acta paedopsychiatrica 43 (1978) 197−208

Remschmidt, H., G. Niebergall: Sprachentwicklung im Kindesalter und cerebrale Lateralisation. Zeitschrift für Kinder- und Jugendpsychiatrie 9 (1981) 170−184

Remschmidt, H., M. Schmidt (unter Mitarbeit von C. Klicpera): Multiaxiales Klassifikationsschema für psychiatrische Erkrankungen im Kindes- und Jugendalter nach Rutter, Shaffer und Sturge. Mit einem synoptischen Vergleich zum DSM-III, 2. Aufl. Huber, Bern 1986

Rutter, M., P. Yule, K. Whitmore: Research report: Isle of Wight-Studies 1964−1974. Psychological Medicine 6 (1976) 313−332

Warnke, A.: Behandlung der Legasthenie im Kindesalter. Monatsschrift für Kinderheilkunde 135 (1987) 302−307

Watson, B. U., C. A. S. Watson, R. Fred: Follow-up studies of specific reading disability. Journal of the American Academy of Child Psychiatry 21 (1982) 376−382

Weinschenk, C.: Die erbliche Lese-Rechtschreibschwäche und ihre sozialpsychiatrischen Auswirkungen, 2. Aufl. Huber, Bern 1965

Wilsher, C. R.: The nootropic concept and dyslexia. Annals of Dyslexia 36 (1986) 118−137

World Health Organization (WHO): International Classification of Diseases, 9th ed. (ICD-9). WHO, Geneva 1978

World Health Organization (WHO): Tenth Revision of the International Classification of Diseases [ICD-10], Chapter V (F): Mental and Behavioural Disorders (including disorders of psychological development). Clinical Descriptions and Diagnostic Guidelines. WHO, Geneva 1991 (dtsch.: Dilling, H., W. Mombour, M. H. Schmidt: Internationale Klassifikation psychischer Störungen. ICD-10, Kapitel V (F). Klinisch-diagnostische Leitlinien. Weltgesundheitsorganisation. Huber, Bern 1991)

16. Störungen des Sprechens und der Sprache*

16.1 Definition und Klassifikation

Im folgenden werden Störungen der Sprache und des Sprechens unterschieden. Unter *Sprache* verstehen wir ein symbolisches System zur Generation intendierter Mitteilungen. Ihr Hauptkennzeichen ist die Produktivität. In weiterer Auslegung umfaßt Sprache auch Kommunikationsarten wie die geschriebene Sprache (Schreiben), Gestik und Mimik. Unter *Sprechen* hingegen verstehen wir das Ablaufen der verbalen Verständigung, d. h. die Produktion von Worten, die Art und Weise, wie dies geschieht, nicht aber die strukturellen Gegebenheiten, die die Grundlage für alle Sprachproduktion darstellen.

Die Bezeichnung *Sprech- und Sprachstörungen* ist eine pragmatische Umschreibung für *ätiologisch* recht unterschiedliche Störungen, deren Gemeinsamkeit in einer Beeinträchtigung der Sprech- und Sprachfunktionen besteht. Nach ätiologischen Kriterien können wir

periphere und *zentrale* Sprech- und Sprachstörungen unterscheiden und diese jeweils in solche des Sprach*besitzes* und des Sprach*erwerbs* (Abb. 16.1). Diese Kategorien lassen sich wiederum je nach Ätiologie in *organisch* und *nichtorganisch* verursachte Sprech- und Sprachstörungen aufteilen. Auf diese Weise ist es möglich, für den überwiegenden Teil der Sprech- und Sprachstörungen eine ätiologisch orientierte Zuordnung vorzunehmen.

Auch in der Adoleszenz sollte der Entwicklungsgedanke bei der Beurteilung von Sprach- und Sprechstörungen berücksichtigt werden. Dem trägt das *MAS* Rechnung, das auf der zweiten Achse umschriebene Entwicklungsrückstände erfaßt. Der *umschriebene Rückstand in der Sprech- und Sprachentwicklung* ist dort definiert als

„Störungen, deren Hauptmerkmal eine ausgeprägte Beeinträchtigung der Entwicklung des Sprechens oder der Sprache (Syntax oder Semantik) ist, die nicht durch eine allgemeine intellektuelle Behinderung erklärt werden kann".

Zu diesen Störungen gehören „entwicklungsbedingte" Aphasien bzw. Dysphasien, nicht jedoch „erworbene" Aphasien oder Sprechstörungen wie Stottern oder Poltern. Beim

---

* Überarbeitete Fassung des Beitrags „Störungen des Sprechens und der Sprache" von H. Remschmidt u. G. Niebergall. In Remschmidt, H., M. H. Schmidt: Kinder- und Jugendpsychiatrie in Klinik und Praxis, Bd. III. Thieme, Stuttgart 1985

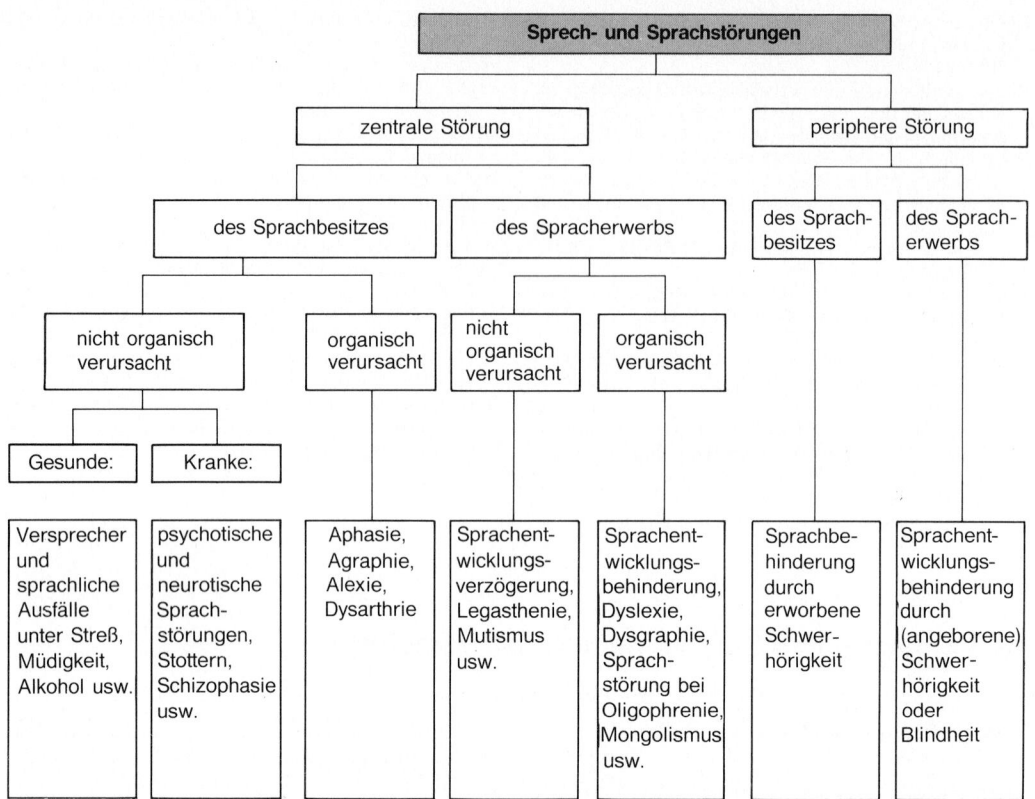

Abb. 16.**1** Klassifikation der wichtigsten Sprach- und Sprechstörungen nach ätiologischen Kriterien (nach Peuser 1978)

Stammeln (Dyslalie) liegt häufig, jedoch nicht immer, eine Sprachentwicklungsverzögerung vor.

In der *ICD-10* werden unter der Bezeichnung „Umschriebene Entwicklungsstörung des Sprechens und der Sprache" (F 80) folgende Störungen unterschieden (s. auch Tab. 15.**1**):

– die Artikulationsstörung (F 80.0)
– die expressive Sprachstörung (F 80.1)
– die rezeptive Sprachstörung (F 80.2)
– die erworbene Aphasie mit Epilepsie (Landau-Kleffner-Syndrom) (F 80.3) sowie
– andere Entwicklungsstörungen des Sprechens und der Sprache (F 80.8).

Diese Einteilung entspricht weitgehend der des *DSM-III-R*, in welcher folgende Sprach- und Sprechstörungen unterschieden werden: die entwicklungsbezogene Artikulationsstö-

rung, die expressive Sprachentwicklungsstörung und die rezeptive Sprachentwicklungsstörung.

Unter den auch in der Adoleszenz noch anzutreffenden Sprachentwicklungsstörungen können wir (nach Leischner 1967, 1976) *Sprachentwicklungsbehinderungen* von *Sprachentwicklungsverzögerungen* unterscheiden (Tab. 16.**1**). Bei ersteren wird die Entwicklung der Sprache behindert durch erworbene organische Schädigungen, deren Zeitpunkt vor dem Beginn der eigentlichen Sprachentwicklung liegt; bei letzteren tritt ohne bislang nachweisbare organische Ursache eine z. T. extreme Verlangsamung bzw. Erschwerung der Sprachentwicklung ein. Die Klassifikation von Tab. 16.1 umfaßt ausschließlich Störungen der Sprache, nicht des Redeflusses.

Tabelle 16.1   Einteilung der Sprachentwicklungsstörungen (nach Remschmidt u. Niebergall 1985)

Sprachentwicklungsstörungen	
Sprachentwicklungsbehinderungen (erworbene organische Ursachen)	**Sprachentwicklungsverzögerungen** (z. T. extreme Reifungsverzögerung des Sprach- erwerbs ohne nachweisbare organische Ursachen)
1. erworbene Aphasie	1. verzögerte Sprachentwicklung
2. erworbene Agraphie	2. Stammeln
3. erworbene Alexie	3. Agrammatismus (Dysgrammatismus)
4. (erworbene Apraxie)	4. Hörstummheit (Entwicklungsaphasie/sogenannte kongenitale Aphasie)
	5. angeborene Schreib-Lese-Schwäche (kongenitale Wortblindheit)

Gleiche oder ähnliche Syndrome können aufgrund angeborener, organisch nicht weiter auflösbarer Einschränkungen zustandekommen, aber auch als erworbene Störungen aufgrund organischer Störungen. Zwischen Sprachentwicklungsbehinderungen und Sprachentwicklungsverzögerungen bestehen *Unterschiede hinsichtlich der nichtsprachlichen Funktionen*, die differentialdiagnostisch bedeutsam sein können. Bei Sprachentwicklungsbehinderungen findet man eine Fülle von Hinweisen auf organische Schädigungen, was für die Sprachentwicklungsverzögerung nicht gilt. Allerdings gibt es auch bei letzteren Hinweise auf eine mangelhafte Ausreifung von Hirnfunktionen. Dem trägt die angelsächsische Literatur dadurch Rechnung, daß sie von „developmental language disorders", „developmental aphasia" und „developmental alexia" spricht. Diese Störungen werden den erworbenen gegenübergestellt, die demzufolge „acquired aphasia" oder „acquired alexia" heißen.

16.2 Epidemiologie

In klinischen Inanspruchnahmepopulationen zeigen etwa 20–25% der Patienten Sprech- oder Sprachstörungen (Metzker 1974; Jungmann u. Mitarb. 1978). In der zuletzt genannten Untersuchung (an 427 ambulanten Patienten einer kinder- und jugendpsychiatrischen Poliklinik) wurden bei 7,7% „Rückstände in der Sprech- und Sprachentwicklung" und bei 19% „multiple Entwicklungsrückstände" diagnostiziert. Unter letzteren befindet sich ebenfalls eine große Zahl von Kindern mit Auffälligkeiten des Sprechens und der Sprache, so daß eine Quote von rund 20–25% der Patienten als sprech- und/oder sprachgestört angesehen werden kann. Sprachentwicklungsstörungen sind in der Adoleszenz zwar seltener als im Kindesalter, stellen jedoch für den Betreffenden ein gravierendes soziales Problem dar.

16.3 Sprachentwicklung und Hirnreifung

Bei der Beurteilung jeder Sprach- und Sprechstörung müssen berücksichtigt werden: der jeweilige Entwicklungsstand (einschließlich Sprachentwicklungsstand), Ätiologie und Pathogenese der Sprech- oder Sprachstörung, der Grad der Hirnreifung und die genaue Beschreibung des klinischen Bildes.

Sprachentwicklung und Hirnreifung stehen in enger Wechselbeziehung. In der Adoleszenz sind bei Gesunden die wichtigsten Phasen der Hirnreifung bereits abgeschlossen. Daher treten eine Reihe kindheitstypischer Sprach- und Sprechstörungen nicht mehr auf. Andererseits finden wir bei einer gestörten Sprachentwicklung und einer gestörten Hirnreifung entsprechende Störungen in der Adoleszenz. Die Versuche, den Sprach- und Sprechstörungen im Kindes- und Jugendalter klar definierte Parameter der Hirnreifung zuzuordnen, scheitern daran, daß letztere bislang nicht hinreichend präzisiert werden konnten. Es gibt jedoch gewisse Korrelationen zwischen Hirnreifung, Sprachentwicklung und Sprachentwicklungsstörungen:

– vor dem Spracherwerb können bereits die Ursachen für die Sprachentwicklungsbehinderung vorhanden sein;
– im Zeitraum der artikulierten Sprache, aber noch vor dem Erlernen des Lesens und Schreibens, treten am häufigsten Stammeln, Stottern, Poltern, Aphasien, Sprachentwicklungsverzögerungen und Agrammatismus auf;
– nach Beherrschung der Vollfunktion der Sprache können Alexien, Agraphien, Apraxien (letztere sind keine Sprachstörungen) als erworbene Störungen hinzutreten.

16.4 Sprachentwicklungsverzögerungen in der Adoleszenz

16.4.1 Verzögerte Sprachentwicklung

Die Bezeichnung „Sprachentwicklungsverzögerung" bzw. „verzögerte Sprachentwicklung" wird nicht einheitlich verwendet. Böhme (1974) definiert sie als „Symptom und damit als Ausdruck einer Grundkrankheit". Für Arnold (1970) stellt sie eine Untergruppe der „zentralen Entwicklungsstörungen der Sprache" dar, die diagnostisch dann bedacht werden muß, wenn die Sprachentwicklung bis zum Ende des 3. Lebensjahres ausbleibt. In der Adoleszenz findet man allenfalls die „Spätwirkungen" einer Sprachentwicklungsverzögerung in Gestalt einer unbeholfenen und wenig differenzierten Sprache.

Klinisches Bild: Neben dem markanten Merkmal der auffallend prolongierten Sprachanbahnung wird der Terminus „einfache verzögerte Sprachentwicklung" (Sprachentwicklungsverzögerung) für eine Kombination von Wortfindungsschwierigkeiten, Dysgrammatis-

mus sowie Dyslalie verwendet. *Wortfindungsschwierigkeiten* sind eine Bezeichnung für die Erschwerung, Verzögerung und Unfähigkeit, das zutreffende Wort beim Sprechen zu finden, wodurch der Redefluß unterbrochen sein kann oder Ersatzwörter eingefügt werden, die in der Bedeutung mehr oder weniger vom „Zielwort" entfernt sind. Wortfindungsstörungen sind auch ein obligates Merkmal der amnestischen Aphasie.

16.4.2 Hörstummheit (Audimutitas, kongenitale Aphasie, Entwicklungsaphasie)

Definition, Klassifikation und klinisches Bild: Unter *Hörstummheit* (Audimutitas) verstehen wir die mehr oder weniger ausgeprägte Unfähigkeit zu sprechen bei erhaltener Hörfähigkeit und nicht bzw. nicht nennenswert beeinträchtigter Intelligenz. Früher hat man in Anlehnung an die Aphasielehre zwischen *motorischer* und *sensorischer* Hörstummheit unterschieden. Diese Unterscheidung wurde durch neuere Untersuchungen zweifelhaft, wird im folgenden aber noch aufrechterhalten. Die sensorische Hörstummheit wird in der Literatur vielfach auch als *angeborene Wort- oder Seelentaubheit* bzw. *akustische Agnosie* bezeichnet. In der Terminologie mancher Autoren (z. B. DeAjuriaguerra u. Stucki 1969) ist die Audimutitas gleichzusetzen mit *kongenitaler Worttaubheit*.

Motorische Hörstummheit: Diese Jugendlichen *verstehen* die Umgangssprache, können sich aber nicht oder kaum sprachlich verständigen. Sie zeigen wenig Neigung, sich sprachlich zu äußern, sondern verständigen sich vorwiegend durch Gesten und produzieren vielfach nur Zungen- und Schnalzlaute. Nicht selten zeigen sie auch motorische Störungen i. S. einer Débilité motrice (Stutte 1960).

Sensorische Hörstummheit: Jugendliche mit dieser Störung sind gekennzeichnet durch eine hochgradige *Beeinträchtigung des Sprachverständnisses* bei erhaltener Hörfähigkeit und normaler Intelligenz. Vielfach wird auch bei diesen Jugendlichen von einer akustischen „Unerweckbarkeit" gesprochen. Sie sind nicht oder nur mangelhaft in der Lage, Schall- und Klangwahrnehmungen zu differenzieren, was häufig durch Leistungen im optischen Bereich (gute Orientierung, optisches Sprachverständnis) kompensiert wird. Da die Jugendlichen akustische Reize nicht differenzieren können, entwickeln sie auch keine Motivation, sich derartigen Eindrücken zuzuwenden. Sie zeigen meist eine Reihe sekundärer Symptome wie motorische Unruhe, emotionale Unausgeglichenheit, zuweilen auch Angst- und Furchtzustände.

Die Bezeichnung *kongenitale Aphasie* bzw. *Dysphasie* umschreibt die Unfähigkeit zum Spracherwerb aufgrund von Schädigungen der für die Entwicklung der Sprache verantwortlichen Hirnstrukturen. Gegen diese Bezeichnung sind verschiedene Einwände erhoben worden (Alajouanine 1968; Stutte 1968), die darauf abzielen, diesen Terminus fallenzulassen, weil man von einer Aphasie nur dann sprechen könne, wenn die Sprache vor Eintritt der Schädigung bereits ausgebildet war.

Als *Entwicklungsaphasie (developmental aphasia bzw. dysphasia)* wird eine erhebliche Verzögerung des Spracherwerbs bezeichnet, die mit ähnlichen Symptomen einhergeht wie die erworbene Aphasie im Kindesalter.

Erschwerend für das Verständnis dieser Störungen ist, daß alle bislang angeführten Begriffe weitgehend synonym gebraucht werden. DeAjuriaguerra (1974) schlägt als zusammenfassende Bezeichnung für diese Syndrome Audimutitas oder Dysphasie vor und versteht darunter eine erhebliche Erschwernis des Spracherwerbs bei erhaltener Hörfähigkeit und nicht bzw. kaum beeinträchtigter Intelligenz. Verschiedene Autoren haben versucht, die Audimutitas in einen umfassenden Zusammenhang zu stellen, der einerseits den Schweregrad der Störung berücksichtigt (Ingram 1969) und zum anderen die häufig mit dieser Störung assoziierten nichtsprachlichen Parameter (DeAjuriaguerra 1974).

Diagnose und Differentialdiagnose: Ausschlaggebend für die *Diagnose einer Hörstummheit* ist, daß das *Gehör erhalten* ist. Bei der *motorischen* Hörstummheit ist ferner das Sprachverständnis erhalten, bei der *sensorischen* liegen die physiologischen Voraussetzungen für die Artikulation und Phonation vor, das Sprachverständnis ist jedoch gestört. Eine differenzierte Prüfung der Sprachfunktionen und des Sprechens ist immer erforderlich.

Vorwiegend sensorisch hörstumme Kinder und Jugendliche sind infolge ihrer Ausfälle im Sprachverständnis und dadurch verursachter Kommunikationsdefizite häufig umtriebig, reizbar und schwer zu beeinflussen. Den erwähnten neueren Klassifikationsversuchen Rechnung tragend ist eine sehr differenzierte Prüfung auch der nichtsprachlichen Funktionen (Wahrnehmung, Gedächtnis, Praxie, sequentielle Verarbeitung von Reizen) erforderlich. Auf diese Weise lassen sich Subgruppen der Audimutitas unterscheiden, wobei die möglichst genaue Objektivierung der Ausfälle für eine gezielte Behandlung erforderlich ist.

Differentialdiagnostisch abzugrenzen ist die Hörstummheit von verschiedenen Formen der *Aphasie*, bei denen es sich stets um Sprachverlustsyndrome auf hirnorganischer Grundlage nach bereits ausgebildeter Sprachbeherrschung handelt.

Ätiologie und Pathogenese: Die hirnphysiologischen und anatomischen Bedingungen der Hörstummheit sind auch heute noch wenig aufgehellt. Aus diesem Grunde werden diese Störungen vielfach den zentralen Störungen des Spracherwerbs mit vorerst noch nicht klarer organischer Schädigung zugeordnet. Es ist aber mit Sicherheit anzunehmen, daß sie auf *Hirnfunktionsstörungen* bzw. einer verzögerten Entwicklung verschiedener Hirnfunktionen beruhen. So leiden Jungen häufiger als Mädchen an diesen Störungen. In der Anamnese findet man gehäuft Hinweise auf ähnliche Störungsbilder in der Familie, ebenso auf Beidhändigkeit bzw. eine mangelhafte Ausbildung der Lateralität (Ingram 1969). Schließlich ist auch die Rate an Schwangerschafts- und Geburtskomplikationen bei Kindern mit diesen Störungen häufiger als bei Gesunden. Bemerkenswert ist allerdings, daß viele Kinder mit Hörstummheit in den ersten Lebensjahren außer der erheblichen Verzögerung der Sprachentwicklung keine weiteren Auffälligkeiten zeigen.

Bei der sogenannten motorischen Hörstummheit konnte in vielen Fällen eine hirnorganische Ursache aufgefunden werden, bei der sogenannten sensorischen Hörstummheit fand man in den meisten Fällen, entgegen der ursprünglichen Definition, doch gewisse Einschränkungen der Hörfähigkeit. Aus diesem

Gründen wird schon seit langem gefordert, die Bezeichnung Hörstummheit als symptomatische Umschreibung und weniger als echten diagnostischen Terminus zu verwenden (Schönfelder 1967).

Die vielfach beschriebenen Verhaltensstörungen sind meist eine sekundäre Folge der schweren Sprachentwicklungsstörung.

Darüber hinaus sind *Umweltfaktoren* in nicht geringem Ausmaß an der Manifestation der Störung beteiligt. So hatten Kinder mit schweren Sprachentwicklungsverzögerungen oft unzureichenden sozialen Kontakt mit Erwachsenen bzw. mit anderen Kindern. Diese Faktoren können jedoch nicht als ursächlich für derartig schwere Störungen angesehen werden.

Therapie und Prognose: Eine frühzeitige *Übungsbehandlung* ist angezeigt, die sich bei der vorwiegend motorischen Hörstummheit darauf konzentriert, über Summ-, Sing- und Rhythmusübungen das Sprechen anzuregen. Bei der vorwiegend sensorischen Hörstummheit liegt das Schwergewicht je nach objektivierter Ursache auf verschiedenen Gebieten. Liegt eine akustische Wahrnehmungs- und Differenzierungsstörung vor, so wird ein akustisches Perzeptions- und Differenzierungtraining mit Unterstützung optischer, motorischer und taktiler Hilfen durchgeführt. Die Prognose wird in der Regel getrübt durch eine zugrundeliegende organische Erkrankung.

16.4.3 Stammeln (Dyslalie)

Definition, Symptomatologie und Häufigkeit: Beim Stammeln handelt es sich um eine Sammelbezeichnung für *sehr heterogene Formen von Artikulationsstörungen*, die in *Fehlbildungen, Auslassungen und Ersetzen von Lauten* (Konsonanten und Vokalen) bestehen. Die Klassifikation der verschiedenen Gruppen richtet sich nach deren Symptomatik und Ätiologie.

Symptomatisch unterscheidet man nach der Anzahl der „verstammelten" Laute eine *partielle* (ein oder zwei Lautausfälle), eine *multiple* (drei oder mehr Lautausfälle) und eine *universelle Dyslalie*, bei der nahezu der gesamte Lautbestand betroffen ist. Eine *Differenzierung innerhalb der partiellen Dyslalie* erfolgt

nach den Buchstaben (Lauten), die betroffen sind. Diese Arten der Dyslalie werden durch Anhängen des Suffix „-tismus" oder „-zismus" an den griechischen Buchstaben des gestammelten Lautes gekennzeichnet. Artikulatorische Fehlbildungen der S-, R- und G-Laute heißen somit „Sigmatismus", „Rhotazismus" und „Gammazismus". Kombinationen der Fehlbildungen von S-, C- und Sch-Lauten werden oft als „Zischlautstörungen" bezeichnet. Die Differenzierung der Dyslalieformen nach einzelnen Lauten ist z. T. sehr detailliert. So sind nach Böhme (1974) allein mehr als 50 Formen des *Sigmatismus* (Lispeln) unterschieden worden, von denen nach Auffassung dieses Autors immerhin 15 eine praktische Bedeutung haben.

Ferner wird eine *Unterscheidung zwischen Silben- und Wortstammeln* getroffen. Nach Seemann (1969) versteht man unter Silbenstammeln das Auslassen einiger Laute oder Lautverbindungen sowie ihre Umstellung oder Verwechslung (z. B., wenn ein Kind anstelle von „Wasser" „Waster" sagt). Bei der Entstellung von ganzen Wörtern wird ein falscher Ausdruck verwendet, der „klanglich mit dem richtigen Ausdruck nicht zusammenhängt" (Seemann 1969).

Weitere Klassifikationen des Stammelns beziehen *ätiologische Faktoren* ein. So wird eine Unterscheidung nach motorischer, sensorischer, peripherer und zentraler Dyslalie vorgenommen. Bei der *motorischen* Dyslalie ist die Störung durch eine „motorisch bedingte Ungeschicklichkeit der Sprechwerkzeuge" (Böhme 1974) verursacht, der *sensorischen* Dyslalie liegen phonematische Wahrnehmungs- und Differenzierungsstörungen zugrunde. Bei dem *peripheren* Stammeln sind die peripheren Sprechorgane erkrankt, das *zentrale* Stammeln schließlich ist durch eine funktionelle Schädigung des Zentralnervensystems verursacht.

Eine eigenständige Kategorie ist das sogenannte *Entwicklungsstammeln (physiologisches Stammeln)*, welches jedoch nicht pathologisch ist. Jedes Kind durchläuft in seiner Entwicklung ein Stadium, in dem Stammelfehler auftreten. Mit zunehmendem Alter nehmen die lautlichen Fehlbildungen jedoch ab. Im allgemeinen geht man davon aus, daß Kinder im Alter zwischen 4 und 5 Jahren den gesamten Lautbestand ihrer Muttersprache beherrschen. Störungen der Artikulation jenseits dieser Altersgrenze sind auffällig und bedürfen einer sorgfältigen diagnostischen Abklärung und meist auch einer therapeutischen Intervention.

Diagnose und Differentialdiagnose: Die Diagnostik beginnt mit der *Überprüfung des Lautbestandes*. Durch gezielte Wortvorgaben können bestimmte Laute und Lautkombinationen durch Nachsprechen des Kindes überprüft werden. Die *Lauttreppe* nach Möhring (Böhme 1974) kann einerseits zur Registrierung der Spontansprache verwendet werden, andererseits enthält sie eine Sammlung von Prüfwörtern, die nach dem Schwierigkeitsgrad der Lautbildung angeordnet sind. Phonematische Differenzierungsproben ergeben einen Aufschluß darüber, ob eventuell eine *Lautagnosie* vorhanden ist.

Zu den diagnostischen Hilfsmitteln zählen auch die neurologische Untersuchung, der EEG-Befund sowie verschiedene psychologische Testverfahren. Mit dem *Psycholinguistischen Entwicklungstest* (Angermaier 1974) lassen sich z. B. allgemeine und partielle Rückstände der Sprachentwicklung relativ gut erfassen. Psychologische Testverfahren sollten neben sprachlichen Auffälligkeiten auch andere Bereiche wie Motorik, visuomotorische Koordination und Intelligenz überprüfen. Denn man geht heute davon aus, daß für die Behandlung von Sprech- und Sprachstörungen ein umfassendes Konzept unter Berücksichtigung des Sensoriums, der Psychomotorik, des affektiven und des kognitiven Bereiches zweckmäßig ist.

Ätiologie und Pathogenese: Stammeln kommt bei Erkrankungen der peripheren Sprechwerkzeuge, bei Hörstörungen, bei psychischen und organischen Entwicklungsverzögerungen, bei Oligophrenien, aber auch bei ungünstigen Milieueinflüssen vor. Hereditäre Einflüsse, psychische Regressionsphänomene, zerebrale Störungen sowie sensorische Funktionsstörungen im Sinne der Lautagnosie können ebenfalls von Bedeutung sein. Bei der Mehrzahl der Fälle handelt es sich um ein Bündel aus mehreren Ursachenfaktoren, die zu dieser Störung führen. Auch Fehlbildungen im Bereich der Lippen, des Gaumens und des Kiefers spielen eine Rolle.

Die Beteiligung *neuropsychologischer* Verursachungsmomente bei der Dyslalie ist bislang noch nicht befriedigend geklärt. Indirekt ergibt sich jedoch aus einer Häufung des Stammelns bei Kindern mit einer frühkindlichen Hirnfunktionsstörung, daß zerebrale Einflüsse den Hintergrund für eine Dyslalie bilden können. So findet sich oft der Hinweis, daß stammelnde Kinder Auffälligkeiten auch im Bereich der Motorik haben und insbesondere in der feinmotorischen Entwicklung hinter altersgleichen Kindern zurückbleiben. Auch Koordinationsstörungen der sprechmotorischen Abläufe sind nicht selten. Arnold (1970) weist darauf hin, daß unter stammelnden Kindern vermehrt Linkshänder und Beidhänder zu finden sind, und wertet dies als Indikator für eine generelle Verzögerung der zerebralen Reifungsprozesse. Aufgrund zahlreicher Untersuchungen über die ontogenetische Entwicklung der zerebralen Dominanz läßt sich die Hypothese aufstellen, daß zumindest ältere Kinder mit Artikulationsstörungen die Lateralisierung der Sprachfunktionen verzögert ausbilden (Sommers u. Taylor 1972).

Therapie und Prognose: Die therapeutischen Maßnahmen bestehen überwiegend in einer *logopädischen Behandlung*, die oft sinnvoll durch *spezielle Übungsbehandlungen* der Grob- und Feinmotorik, z. B. in Form der Frostig-Therapie, ergänzt werden kann. Bezüglich der verschiedenen Formen des Stammelns (z. B. Sigmatismus, Rhotazismus) sind unterschiedliche Vorgehensweisen in der Übungsbehandlung entwickelt worden (vgl. Böhme 1974). Durchgängiges Prinzip ist dabei das Erarbeiten und Einüben des neuen Lautes, wobei die fehlerhafte Sprechweise nicht korrigiert, sondern durch den neuen Laut nach Möglichkeit ersetzt wird (Böhme 1980).

Für die Dyslalie ist eine Frühbehandlung empfehlenswert, die möglichst vor Schuleintritt begonnen und abgeschlossen sein sollte.

Bei Eintritt in die Schule stellt sich oft die Frage, welche *Schulform* für die Kinder geeignet ist. Nicht selten werden stammelnde Kinder fälschlicherweise in Sonderschulen für Lernbehinderte eingeschult. Eine Sonderbeschulung in Sprachheilkliniken ist nur bei schweren Formen der Dyslalie erforderlich.

Je nach Verursachung der Dyslalie ist auch an

eine operative Behandlung (z. B. bei einer Lippen-Kiefer-Gaumen-Spalte) oder an Hörhilfen bei Hörstörungen zu denken. Eine medikamentöse Behandlung ist eher die Ausnahme und sollte nur begleitend durchgeführt werden.

Die Prognose ist günstig, sofern das Stammeln nicht Teil einer umfassenden neurologischen Erkrankung ist.

16.4.4 Dysgrammatismus (Agrammatismus)

Definition und klinisches Bild: Unter *Dysgrammatismus* versteht man die Unfähigkeit, grammatikalisch richtige Sätze zu äußern. Die Regelabweichungen betreffen Einzelelemente des Satzes, Konjugationen, Deklinationen und Pluralbildungen oder die Wortstellung im Satz, d. h. die Syntaxstruktur. Der Begriff *Agrammatismus* wird oft synonym verwendet, stellt aber die schwerwiegendere Form dar. Die Störung manifestiert sich sowohl beim Sprechen als auch beim Schreiben.

In Anlehnung an Liebmann (1900) wird auch heute noch oft der *Dysgrammatismus nach seinem Schweregrad* eingeteilt (z. B. Böhme 1974). Die schwerste Form ist danach durch Einwortsätze, Telegrammstil, Echolalien und fehlende Satzstruktur gekennzeichnet. Merkmale der mittelschweren Form sind unvollständige Sätze bei der Spontansprache, fehlende oder falsche Verwendung der Konjugationen und Deklinationen. Bei der leichtesten Form kommen ebenfalls Fehler bei Konjugationen und Deklinationen vor, insgesamt ist die Grammatik unvollständig.

Der Dysgrammatismus tritt selten als isolierte Störung auf. Meist ist er kombiniert mit anderen Störungen der Sprache oder des Sprechens wie Dyslalie und Poltern bei Kindern oder aphasischen Störungen bei Jugendlichen und Erwachsenen.

Arnold (1970) unterscheidet in diesem Zusammenhang *erworbene (grammatische und syntaktische) Störungen* der ausgebildeten Sprache als Teilerscheinungen aphasischer Ausfälle von *Entwicklungshemmungen* der Grammatik der kindlichen Sprache. Nach seiner Auffassung handelt es sich demnach unabhängig vom Manifestationsalter des Dysgrammatismus um eine *echte zentrale Sprachstörung*.

Ein Kind durchläuft in seiner sprachlichen Entwicklung regelmäßig eine Phase, in der die Beherrschung der Grammatik fehlerhaft und unvollständig ist. Dieses typische Durchgangsstadium, oft mit dem Terminus *physiologischer Dysgrammatismus* bezeichnet, besitzt keine pathologische Valenz. Frühestens nach Vollendung des 4. Lebensjahres sollte bei einem Kind die Diagnose Dysgrammatismus gestellt werden, falls grobe Verstöße gegen die muttersprachliche Grammatik vorkommen.

Diagnose und Differentialdiagnose: Die Diagnose wird im allgemeinen durch die Beobachtung der Spontansprache und das Erheben eines Sprachstatus gestellt. Dabei veranlaßt man die Kinder bzw. Jugendlichen neben spontanem Sprechen auch dazu, nachzuerzählen oder Bildbeschreibungen vorzunehmen. Mit dem Psycholinguistischen Entwicklungstest (Angermaier 1974) können bestimmte Aspekte der grammatikalischen Entwicklung bei Kindern im Alter von 3–10 Jahren recht präzise überprüft werden. Weitere Hilfsmittel, die zu diagnostischen Zwecken auch beim Dysgrammatismus eingesetzt werden können, wurden bereits im Abschnitt über Dyslalie erläutert.

Ätiologie und Pathogenese: Für den Dysgrammatismus kommen vor allem psychophysische Reifungsverzögerungen (intellektuelle Minderbegabung), hereditäre Vorbelastungen (z. B. im Rahmen einer „allgemeinen Sprachschwäche" nach Luchsinger u. Arnold 1970), Mehrfachschädigungen sowie Milieueinflüsse in Frage.

Auf den Dysgrammatismus als Symptom einer aphasischen Grundstörung wurde bereits hingewiesen. Vielfach findet man bei Kindern und Jugendlichen mit Dysgrammatismus auch sensorische Defekte sowie Auffälligkeiten in der Motorik. Neben den zuletzt genannten Begleiterscheinungen sprechen auch die Befunde bei frühkindlichen Hirnschädigungen dafür, daß es sich beim Dysgrammatismus um eine *zentral bedingte Sprachstörung* handeln kann. Allerdings ist die Art der Störung der zentralnervösen Prozesse bis heute noch weitgehend ungeklärt.

Sofern der Dysgrammatismus die Folge einer sprachlichen Entwicklungshemmung ist, kommt eine Hirnreifungsverzögerung als Verursachungsfaktor in Frage.

Therapie und Prognose: Die Aufgabe besteht darin, „das unentwickelte Sprachgefühl für Wortfügungen und Satzbau zu verbessern" (Arnold 1970). Neben der auf die eigentliche Symptomatik abzielenden logopädischen Behandlung ist auch an andere Übungsverfahren zu denken, die die motorische und/oder sensorische (akustische) Entwicklung fördern. Sehr wesentlich ist, daß die Behandlung in spielerischer und kindgemäßer Form unter Berücksichtigung lerntheoretischer Gesichtspunkte abläuft. Eine mehr oder weniger strenge Übungsbehandlung führt wegen der damit häufig verbundenen Demotivierung nicht zum Ziel.

16.5 Sprachentwicklungsstörungen bei verschiedenen klinischen Syndromen

Sprachentwicklungsstörungen können bei einer ganzen Reihe klinischer Syndrome festgestellt werden, auf die hier nicht näher eingegangen wird. Hingewiesen sei nur auf die Sprachbesonderheiten bei geistigen Behinderungen, bei kindlichen Schizophrenien und bei autistischen Syndromen. Nicht alle bei diesen Störungen feststellbaren Sprachauffälligkeiten sind im engeren Sinne Sprachentwicklungsstörungen. Da Entwicklungsmomente aber bei allen eine entscheidende Rolle spielen, werden sie an dieser Stelle besprochen. Die Sprachbesonderheiten bei Jugendlichen mit einer Schizophrenie werden, da es sich häufig um Sprachabbausyndrome handelt, weiter unten beschrieben.

16.5.1 Sprachentwicklungsstörungen bei Oligophrenien

Der überwiegende Teil der Kinder und Jugendlichen mit Oligophrenien weist Störungen des Sprechens oder der Sprache auf. Nach Böhme (1966) findet man bei rund 90% der geistig behinderten bzw. mehrfachgeschädigten Kinder Sprech- und Sprachstörungen, nach Buchka (1973) in rund 75% aller Fälle.

Bei etwa 10−15% dieser Kinder liegen auch Perzeptionsstörungen im akustischen Bereich vor. Generell kommt es zu einer mehr oder weniger ausgeprägten (vom intellektuellen Niveau abhängigen) Verzögerung der Sprachentwicklung. Es existieren jedoch auch intelligenzunabhängige Störungen.

Arnold (1970) hat den Begriff der *Dyslogie* als Sammelbezeichnung für Sprech- und Sprachstörungen bei geistigen Entwicklungsstörungen geprägt. Die häufigsten sind (Böhme 1966): völlige Sprachlosigkeit, verzögerte Sprach- und Sprechentwicklung, Stammeln (insbesondere Sigmatismus), Dysgrammatismus, Stottern, Poltern und Störungen der Sprachakzente. Hinzu kommen dysarthrische und dysphonische Störungen (Mißbildungen im Kehlkopfbereich). Man findet ferner sprachliche Stereotypien und oft eine Reihe nichtsprachlicher Auffälligkeiten, die für die Sprachentwicklung bedeutsam sein können. Relativ gut untersucht sind die Sprachstörungen beim Langdon-Down-Syndrom. Neben den bislang aufgeführten Sprachentwicklungsstörungen zeigen fast alle Kinder mit diesem Syndrom noch eine Stimmstörung (heisere, rauhe und dumpfe Stimme).

16.5.2 Sprachbesonderheiten bei autistischen Syndromen

Es gibt gewisse sprachliche Unterschiede zwischen dem frühkindlichen Autismus (Kanner-Syndrom) und der autistischen Persönlichkeitsstörung (Asperger-Syndrom).

Beim *Kanner-Syndrom* tritt in rund einem Drittel der Fälle eine universelle Sprachretardierung auf. Es kommt zu sprachlichen Besonderheiten wie Echolalie, falsche Verwendung der Pronomina (z. B. pronominale Umkehr) sowie z. T. zu Wortneubildungen und einem inadäquaten Gebrauch der Sprachelemente. Nach Bosch (1974) ist die Sprache autistischer Kinder ein eindrucksvolles Beispiel dafür, wie sich die besondere Erfahrung des Kindes und damit seine psychische Strukturierung in der Sprache ausdrückt. Dies treffe insbesondere für Syntax und Sprachmelodie zu. Auch im Jugendalter sind noch eine Reihe der Sprachbesonderheiten vorhanden, die sich beim frühkindlichen Autismus bereits im Kindesalter

Tabelle 16.**2** Unterschiede zwischen Poltern und Stottern (nach Kittel 1980)

	Poltern	Stottern
1. Bewußtsein der Störung	besteht nicht	besteht
2. Aufmerksamkeitszulenkung	wirkt verbessernd	wirkt verschlimmernd
3. Vor Fremden wird gesprochen	besser	schlechter
4. Durch ungezwungene Redeweise wird die Sprache	schlechter	besser
5. Kurze bestimmte Fragen und Antworten fallen	leichter	schwerer
6. Wiederholen lassen	Besserung	keine Besserung, evtl. Verschlimmerung
7. Therapie	Hinlenkung der Aufmerksamkeit auf die Artikulation	Ablenkung der Aufmerksamkeit von der Artikulation

sehr plastisch zeigen. Sie sind mitverantwortlich für die in vielen Fällen bleibende Kommunikationsstörung dieser Patienten in der Adoleszenz und im Erwachsenenalter (vgl. Kap. 18).

Da die Entwicklung der Sprache von hoher prognostischer Bedeutung für den weiteren Verlauf des frühkindlichen Autismus ist, hat man in der Therapie auf die Sprachanbahnung großen Wert gelegt. Es wurde auch versucht, über Kunstsprachen aus wenigen Worten das sprachliche Verhalten anzuregen und zu fördern (Churchill 1978).

Beim *Asperger-Syndrom* bestehen im Verhalten viele Gemeinsamkeiten mit dem frühkindlichen Autismus, jedoch werden bei dieser Störung häufig eine früh einsetzende Sprachentwicklung, eine gute sprachliche Ausdrucksfähigkeit sowie sprachliche Besonderheiten im Sinne von Wortneubildungen und Manierismen beobachtet.

16.6 Sprechstörungen (Störungen des Redeflusses)

Unter der Bezeichnung „Störungen des Redeflusses" werden im allgemeinen Stottern und Poltern zusammengefaßt. Die wichtigsten Unterschiede zwischen diesen Sprechstörungen sind aus Tab. 16.**2** ersichtlich.

16.6.1 Stottern

Definition, klinisches Bild und Epidemiologie

Nach Böhme (1977) handelt es sich beim Stottersyndrom um „eine Störung des Redeflusses, die besonders beim mitteilenden Sprechen in Erscheinung tritt".

Böhme schlägt eine pragmatische Einteilung der *Grundformen* dieser Störung in klonisches Stottern, tonisches Stottern sowie eine Kombination aus klonischem und tonischem Stottern vor. Der Redefluß beim *klonischen* Stottern ist durch häufige *Wiederholungen* beim Sprechen (Einzellaute, Silben, Wörter) unterbrochen, wobei im allgemeinen eher die Konsonanten als die Vokale und die Anfangslaute als die Inlaute betroffen sind. Rieber u. Mitarb. (1976) wiesen nach, daß Stottersymptome bei mehrsilbigen Wörtern häufiger als bei zwei- oder einsilbigen Wörtern auftreten. Die *tonische Form* des Stotterns ist durch *Blockierungen* beim Sprechen, d. h. durch ein Pressen, insbesondere bei Anfangslauten und Satzbeginn gekennzeichnet. Je nach Überwiegen des einen oder anderen Merkmals diagnostiziert man die *kombinierte Form* als tonisch-klonisches bzw. klonisch-tonisches Stottern.

Von diesen Formen des Stotterns ist das sogenannte *physiologische oder Entwicklungsstottern* abzugrenzen, welches bei vielen Kindern im 3. und 4. Lebensjahr auftritt, aber – analog der physiologischen Dyslalie und dem physiologischen Dysgrammatismus – nicht als pathologisch anzusehen ist. In diesem Zusammenhang bemerkenswert ist jedoch, daß nach einer Untersuchung von Hirschberg (1965) der Beginn des Stotterns bei Jungen wie bei Mädchen vorwiegend im Alter bis zu 6 Jahren einsetzt.

Die *epidemiologischen Angaben* variieren mit verschiedenen Faktoren. Die Angaben zur

Häufigkeit des Stotterns in der Gesamtbevölkerung liegen bei 1%. Neben dem Alter der jeweils untersuchten Gruppe spielen auch regionale Gesichtspunkte eine Rolle. So soll die Häufigkeit des Stottersyndroms von östlichen nach westlichen Ländern zunehmen. Auch die Statistiken hinsichtlich der Auftretenswahrscheinlichkeit des Stottersyndroms bei Kindern variieren. So fand Bartsch (1964) bei 5000 Schülern im Alter von 9–11 Jahren 0,68% Stotterer. Über dieser Zahl liegen die Befunde von Andrews u. Harris (1964), die bei 1000 Schulkindern 3% mit einem Stottersyndrom antrafen. Das Verhältnis stotternder Jungen gegenüber stotternden Mädchen beträgt durchschnittlich 4:1, jedoch schwanken die Angaben zwischen 2:1 und 10:1. Als Begründung für die Knabenwendigkeit dieses Syndroms wird häufig das größere Sprachentwicklungstempo der Mädchen angeführt.

Diagnose und Differentialdiagnose

Als *diagnostische Methoden*, die direkt auf die Stottersymptomatik abzielen, kommen spontanes Sprechen, Lesen, Bildbeschreibungen und Nachsprechen in Betracht. Die diagnostischen Hilfsmittel sollten wegen der meist polyätiologischen Bedingtheit des Stotterns sehr vielfältig sein.

Die Stotterfrequenz kann bei diesen Methoden zur Überprüfung des Redeflusses durchaus unterschiedlich sein. Mittels Tonbandaufnahmen läßt sich durch Auszählen für die verschiedenen Bedingungen eine Basisrate der Stotterereignisse bestimmen, die als objektives Maß zur *Einschätzung des Schweregrades* und insbesondere der Fortschritte in der Therapie dienen kann. Es sind jedoch auch komplexere metrische Verfahren für die Einschätzung des Schweregrades entwickelt worden.

Es besteht eine Indikation für die Ableitung des Hirnstrombildes, die Erhebung des neurologischen Befundes sowie die genauere Überprüfung des grob- und feinmotorischen Entwicklungsstandes. Letzteres kann z.B. mit Hilfe des Körperkoordinationstests erfolgen.

Bei der Erhebung der *Anamnese* ist besonders auf die Sprachentwicklung zu achten, auf das Vorkommen von Sprechstörungen in der Familie sowie auf spezielle biographische Erleb-

nisse und Ereignisse. Für die Erhellung einer bewußten Konfliktthematik kommen neben einem tiefenpsychologischen Interview Persönlichkeitstests, insbesondere projektive Verfahren, in Betracht.

Schließlich ist gemäß den Prinzipien lerntheoretischer Erklärungsansätze eine genaue *Verhaltensanalyse* durchzuführen mit dem Ziel, diejenigen Bedingungen zu erfassen, unter denen das Stottern auftritt, um wirksame Verstärkungsmechanismen aufzuklären. Darin inbegriffen ist die Aufstellung einer „Angsthierarchie" als Voraussetzung für die verhaltenstherapeutische Technik der Desensibilisierung.

Nicht zuletzt ist, besonders bei Kindern, der soziale Kontext, etwa die Reaktion der Eltern auf das Stottern, zu analysieren. Auch die Sprechgewohnheiten in der Familie (z.B. rasches Sprechen, starke Dominanz eines Familienmitgliedes) sind in die diagnostischen Überlegungen einzubeziehen.

Differentialdiagnostisch muß das Stottern vom *Poltern* unterschieden werden. Ein entscheidendes Kriterium ist dabei, daß Artikulationsstörungen bei den reinen Stotterformen nicht auftreten und daß das Stottern durch die Hinlenkung der Aufmerksamkeit auf den Sprechvorgang sich eher verstärkt, während diese Methode beim Poltern eine günstige Wirkung hat.

Ätiologie und Pathogenese

Bei kaum einer anderen Sprech- oder Sprachstörung sind die Diskussionen um die Ätiologie so vielgestaltig wie beim Stottern. Die Skala reicht von organischen Ursachen bis hin zu der tiefenpsychologisch fundierten Annahme, daß das Stottern sich auf dem Hintergrund unbewältiger Konfliktsituationen manifestiert. Die wichtigsten Erklärungsansätze sind:

1. **Stottern als Ausdruck einer zerebralen Funktionsstörung:** Als Ursache für das Stottern wurden wiederholt *subkortikale* sowie *kortikale Funktionsstörungen* verantwortlich gemacht. Daß eine zerebrale Schädigung wenigstens eine Prädisposition für die Entstehung des Stotterns darstellt, geht aus mehreren Untersuchungen hervor. So

fand Böhme (1966), daß etwa 20% seiner 802 Patienten mit frühkindlicher Hirnschädigung ein Stottersyndrom aufwiesen, also deutlich mehr, als aufgrund der Wahrscheinlichkeit zu erwarten war. Andererseits ist auch nach diesem Befund Stottern keine notwendige Folge einer zerebralen Schädigung.

Von besonderem Interesse für die neuropsychologische Sichtweise der Entstehung und Aufrechterhaltung des Stotterns ist die *Theorie der zerebralen Dominanz*, die zuerst von Stier (1911) aufgestellt und in der Folgezeit von verschiedenen Autoren aufgegriffen, überprüft und diskutiert wurde. Diese Theorie besagt, daß die Ursache des Stotterns in einem *Wettstreit bezüglich der Kontrolle des Sprechablaufes zwischen der rechten und der linken Hemisphäre* bestehe. Auf diesen Hintergrund sind zahlreiche Untersuchungen über die Ausprägung der Händigkeit bei stotternden Kindern, Jugendlichen und Erwachsenen zu beziehen. Ursprünglich schienen Untersuchungen zu diesem Aspekt zu bestätigen, daß Linkshändigkeit und insbesondere Ambilateralität bei Stotternden häufiger anzutreffen sind. Andererseits existieren Untersuchungen, die diese Dominanzverhältnisse bei Stotternden nicht bestätigen konnten. Es muß aber darauf hingewiesen werden, daß eine Bestätigung oder Falsifizierung der Theorie der zerebralen Dominanz (die eigentlich eine Theorie der „zerebralen Nichtdominanz" ist) deshalb schwer zu erbringen ist, weil mit den herkömmlichen Methoden die Dominanzverhältnisse praktisch ausschließlich hinsichtlich der Rezeption, kaum jedoch hinsichtlich der Expression (motorischer Akt des Sprechens) überprüft werden können und die Verhältnisse für den einen Aspekt der Sprache (Encodierung) nicht mit dem anderen (Decodierung) identisch sein müssen.

2. **Genetische Verursachung:** In zahlreichen Untersuchungen (Übersicht bei Arnold 1970) sind auch hereditäre Faktoren als Ursache für das Stottern wahrscheinlich gemacht worden. Böhme (1977) schränkt die Bedeutung genetischer Faktoren ein: „Korrekterweise sollte man nicht von einer Vererbung des Stottersyndroms sprechen, sondern von der Vererbung der Anlage, der Disposition. Darüber hinaus weiß man, daß genetische Faktoren von Umweltwirkungen verdeckt werden können." Dennoch kann man wohl sagen, daß eine genetische Präformation etwa im Sinne der „familiären Sprachschwäche" die Entstehung des Stotterns begünstigen kann. Wie auch für tiefenpsychologische oder lerntheoretische Ansätze gilt allgemein, daß bei einem Zusammentreffen verschiedener anlagebedingter Voraussetzungen mit Umwelteinflüssen Stottern sich manifestiert, wenn der höchst komplizierte Koordinationsvorgang des Sprechens einen „locus minoris resistentiae" darstellt.

3. **Stottern als neurotische Störung:** Einige Stotternde sind zwar „neurotisch", gewiß aber nicht alle. Die Frage bezüglich des Zusammenhanges zwischen Neurose und Stottern präzisiert van Riper (1971): „Ist die Neurose die Quelle für die Schwierigkeiten des Stotterers, oder ist sie die Folge? Sind alle Stotterer neurotisch?"

Verschiedene Autoren, die überwiegend psychoanalytisch ausgerichtet sind, sehen in emotionalen Konfliktsituationen, die unlösbar und oft unbewußt sind und zu neurotischen Ängsten führen, eine Ursache für das Stottern. Stottern sei demnach ein Symptom bzw. eine Kompromißbildung eines zugrundeliegenden Ambivalenzkonfliktes. In dem unterbrochenen Redefluß komme symbolisch zum Ausdruck, daß sich nur ein Teil der Bedürfnisse des triebhaften „Es" gegen das „Über-Ich" durchsetzen könne. Im einzelnen reichen die Theorien zur neurotischen Verursachung des Stotterns von einer Fixierung auf die anale oder orale Stufe der Libidoentwicklung über seinen Symbolgehalt als unbewußte Demonstration des Leidens bis zur Betonung frühkindlicher Sozialisationserlebnisse, die verbunden waren mit konflikthaften Eltern-Kind-Beziehungen. Letztere sind dadurch gekennzeichnet, daß wichtige Bezugspersonen das Kind durch Zurückweisung und Unterdrückung zu einem zaghaften Verhalten führen, welches sich auch auf das Sprechen erstreckt. Nach van Riper (1971) ist die Neurose beim Stottern das endgültige Resultat eines Lernprozesses, das Stottern selbst nur ein Symptom für eine Neurose. Es existiere auch keine typische Stotterer-Persönlichkeit.

Unbestreitbar können „neurotische Symptome" aus kommunikativen Frustrationen und sozialem Leiden resultieren. Die reaktive Komponente betont auch Fernau-Horn (1977). Sie interpretiert das Stottersyndrom als Resultat der Aufeinanderfolge verschiedener intrapsychischer Abläufe, die sie mit dem Sammelbegriff „Hemmungszirkel" umschreibt.

4. **Lerntheoretische Erklärung:** Gemäß lerntheoretischer Betrachtungsweise des Stotterns spielen in der Kette von Reiz-Reaktions-Bedingungen verschiedene Faktoren eine Rolle. Den unterschiedlichen Erklärungsansätzen ist nach Wendlandt (1975) gemeinsam, „daß sie das Stottern betrachten

– als Gewohnheit (habit), die durch Lernen entstanden ist;
– als ein operantes Verhalten, das durch seine unmittelbar folgenden Konsequenzen aufrechterhalten wird;
– als respondentes Verhalten, das ausgelöst wird von spezifischen Reizen und damit von ihnen unabhängig ist".

Eine besondere Bedeutung hat nach dieser Auffassung die oft im Alter zwischen 2 und 4 Jahren auftretende *Phase des physiologischen Stotterns*. Hier besteht die Gefahr, daß die Eltern durch falsches Verhalten (ständige Korrekturen des Sprechens, Unterdrückenwollen der Stotteransätze, ängstliche Reaktionen) das Stottern stabilisieren, womit es erst zu einem Problem wird.

Des weiteren spielen für die Aufrechterhaltung des Stotterns eine *Erwartungsangst* sowie die damit verbundene körperliche Verspanntheit der Kinder, Vermeidungsverhalten sowie Fluchtverhalten eine Rolle, die letztlich nach Sheehan (1954) in einen „Annäherungs-Vermeidungs-Konflikt" münden. Lerntheoretisch fundiert ist auch die Erklärung des Stotterns als Folge der Nachahmung von „Sprechvorbildern".

Einer bestimmten Theorie kaum zuzuordnen sind Beobachtungen, daß sich Stottern im Anschluß an extreme psychische Streß- und Schreckerlebnisse oder Infektionskrankheiten entwickeln kann.

Bei den meisten Autoren ist unumstritten, daß das Stottern *polyätiologisch* verursacht ist, wobei im Einzelfall die eine oder andere Komponente überwiegt.

Therapie und Prognose

Die *Vielfalt der therapeutischen Interventionsmaßnahmen* ist beim Stottern so groß wie bei keiner anderen Sprechstörung. Dabei handelt es sich um mehr oder weniger theoretisch fundierte oder aus der Erfahrung im Umgang mit Stotternden entwickelte Methoden, die vor allem aus einer logopädischen Übungsbehandlung, verhaltenstherapeutischen Techniken und psychotherapeutischen Maßnahmen bestehen.

Zu den erstgenannten zählen *Atem- und Rhythmusübungen* unter Verwendung von sogenannten Sprechhilfen (Metronom, Haptometronom sowie das Sprechen begleitende rhythmische Hand- und Armbewegungen).

Verhaltenstherapeutische Maßnahmen schließen insbesondere Desensibilisierungsverfahren unter Verwendung von Entspannungstechniken (autogenes Training, progressive Relaxation nach Jacobson 1929) ein. Wendlandt (1975) betont in seinem lerntheoretisch orientierten und sehr umfassenden Behandlungskonzept die Bedeutung der In-vivo-Behandlung bei verschiedenen Resozialisierungsmaßnahmen von Stotterern.

Dem Anspruch psychotherapeutischer bzw. *tiefenpsychologischer Behandlungskonzepte* entsprechend streben viele Verfahren nicht primär die Beseitigung der Symptomatik an, vielmehr die Veränderung der Gesamtpersönlichkeit bzw. die Lösung unbewußter Konflikte.

Ergänzend zu den oben genannten Maßnahmen sind in den letzten Jahren vermehrt Versuche unternommen worden, die Behandlung Stotternder in Gruppen durchzuführen.

Während nach Entdeckung des *Lee-Effektes* in den fünfziger Jahren zunächst eine optimistische Beurteilung der Behandlung von Stotternden mit Hilfe der *verzögerten Sprachrückkopplung* bestand, ist diese Behandlungstechnik in den letzten Jahren wieder in den Hintergrund getreten. Dieser Effekt besteht darin, daß normal sprechende Versuchspersonen eine stotterähnliche Unterbrechung des Redeflusses aufweisen, wenn ihnen das eigene Sprechen um Sekundenbruchteile verzögert über einen Kopfhörer rückgekoppelt wird. Bei Stotternden hingegen stellte man fest, daß die Rückkopplung ein symptomfreies Sprechen zur Folge hatte; doch eine systematische Weiterverfolgung ergab, daß dieser positive Effekt nur von kurzer Dauer war.

Schließlich ist verschiedentlich nachgewiesen worden, daß eine *medikamentöse Behandlung* mit Psychopharmaka die Stottersymptomatik positiv beeinflußt. Die Indikation sollte jedoch eng begrenzt sein und die Medikation nur begleitend durchgeführt werden.

In der Praxis bewährt sich eine mehrdimensionale Vorgehensweise. Dennoch muß man sagen, daß ganz unabhängig von den Maßnahmen kaum eine andere Sprechstörung so therapieresistent sein kann wie das Stottern. Auch bei frühzeitigem Therapiebeginn ist die *Prognose* häufig ungünstig. Man geht im allgemeinen davon aus, daß bei intensiver Therapie ein Drittel geheilt, ein Drittel gebessert und ein Drittel unbeeinflußbar bleibt. Diese prognostische Regel ist nach Wendlandt (1975) eine zu optimistische Schätzung. Einer Übersicht von Böhme (1977) zufolge liegen die Erfolge zwischen 30 und 70%.

16.6.2 Poltern

Definition und klinisches Bild: Poltern gehört wie das Stottern zu den *Redeflußstörungen*. Es ist gekennzeichnet durch erhöhtes Sprechtempo, hohe Silbengeschwindigkeit, Stolpern im Sprachfluß, besonders bei längeren Wörtern, Konsonantenanhäufungen, Verschlucken von Silben oder ganzen Wörtern, Verstümmeln von Lauten und demzufolge einen gestörten Sprechrhythmus. Die *Zuwendung von Aufmerksamkeit* auf den Sprechvorgang *verbessert* im Gegensatz zum Stottern den Sprechablauf.

Weiss (1964) definiert Poltern als „eine Sprechstörung, die charakterisiert ist durch das Unbewußtsein des Polterers für seine Störung, durch eine kurze Aufmerksamkeitsspanne, durch Störungen in der Wahrnehmung, Artikulation und Formulierung beim Sprechen und oft durch ein überhastetes Sprechtempo.

Es ist eine Störung der dem Sprechen vorausgehenden Denkprozesse, und sie beruht auf einer hereditären Disposition. Poltern ist die verbale Manifestation einer zentralen Gleichgewichtsstörung der Sprache, welche alle Kanäle der Kommunikation betrifft (z. B. Lesen, Schreiben, Rhythmus und Musikalität) sowie das Verhalten im allgemeinen".

Diese Definition enthält bereits Angaben zur Ätiologie, zeigt aber zugleich, daß das Poltern als umfassendere Störung angesehen werden kann, die sich auch im nichtsprachlichen Verhalten äußert. Neben den oben angeführten Kennzeichen sind auch Wiederholungen einzelner Wörter und Satzelemente zu beobachten. Das Sprechen des Polterers ist weiterhin durch eine Monotonie der Sprechmelodie sowie Rhythmusstörungen gekennzeichnet. Kinder und Jugendliche mit dieser Sprechstörung sind im allgemeinen unmusikalisch. Als zentraler Bestandteil des Polterns wird die Diskrepanz zwischen Gedanken- und Sprechablauf betont.

Diagnose und Differentialdiagnose: Die wichtigsten differentialdiagnostischen Unterschiede zwischen Stottern und Poltern sind in Tab. 16.2 wiedergegeben. *Differentialdiagnostisch* ist Poltern insbesondere durch die auch bei ihm auftretenden Iterationen nicht immer einfach vom Stottern zu unterscheiden. Artikulationsstörungen (Dyslalien) sind aber beim Stottern nicht anzutreffen. Es existieren auch Mischformen, die als *Poltern/Stottern* bezeichnet werden. Beide Syndrome, das Stottern und Poltern, werden neuerdings häufig unter dem Begriff der Redeflußstörung (RFS I und RFS II) zusammengefaßt.

Unter den diagnostischen Maßnahmen, die sich im wesentlichen nicht von denen unterscheiden, die auch beim Stottern und Stammeln angewandt werden, gewinnt die organisch-neurologische Befunderhebung sowie die *psychologische Untersuchung* eine besondere Bedeutung. Letztere trägt im Zweifelsfall zur differentialdiagnostischen Abgrenzung des Polterns vom Stottersyndrom bei, da sich die Persönlichkeitsstruktur der Betroffenen häufig voneinander unterscheidet. So findet man beim Poltern Persönlichkeitszüge, die dem *ex-*

travertiert-impulsiven Typus zuzuordnen sind, während Stotterer eher introvertiert und gehemmt sind. Übereinstimmend wird von verschiedenen Autoren betont, daß beim Polterer ein Bewußtsein für seine Störung nicht besteht, auch *kein Leidensdruck* vorhanden ist und eine Behandlung daher oft mangels Motivation scheitert.

Im allgemeinen Intelligenzniveau unterscheiden sich Polternde von Stotternden kaum. Es finden sich bei beiden Gruppen meist durchschnittliche und überdurchschnittliche Befunde, doch sind die verbalen Leistungen der Polterer oft unterdurchschnittlich entwickelt.

Ätiologie und Genese: Als ätiologische Faktoren kommen vor allem *hereditäre Einflüsse* in Betracht, die sich vorwiegend in einer allgemeinen Sprachschwäche manifestieren, jedoch kaum spezifisch für die Entwicklung des Polterns sind. Eine verzögerte Entwicklung der zerebralen Dominanz sowie allgemein der neuralen Reifung werden für die zentrale Desintegration der Sprechabläufe beim Poltern verantwortlich gemacht. Als Argument für die vorwiegend konstitutionellen Ursachen des Polterns wird auch das Geschlechterverhältnis von vier Jungen zu einem Mädchen angeführt.

Eine große Rolle für die Entstehung des Polterns spielen *auditive und visuelle Diskriminationsschwächen*. Umwelteinflüsse können, falls sie ungünstig sind, die Schwierigkeiten des Polterers in seiner sozialen Umgebung vermehren, sind jedoch nicht als eigentliche Ursache für die Sprechstörung anzusehen.

Therapie und Prognose: Die *therapeutischen Maßnahmen* streben eine *Verlangsamung* des Sprechablaufes und die Erhöhung der *Konzentration* auf die Sprechfunktionen an. In Verbindung mit Stottern ist ein Artikulationstraining kontraindiziert. Eine *motorische Übungsbehandlung* sowie die Einbeziehung von Elementen aus der Musiktherapie in die Behandlung der Polterer ist dagegen oft empfehlenswert. Eine Umstellung des Milieus sollte hier, wie bei allen anderen Sprechstörungen, ebenfalls angestrebt werden. Eine Indikation für eine medikamentöse Behandlung besteht im allgemeinen nicht; es wurde im Gegenteil gefunden, daß bestimmte Medikamente wie Chlorpromazin das Poltern ver-

schlechtern, während es das Stottern vorübergehend positiv beeinflußt.

Bei ausreichender Motivation wird die *Prognose* des Polterns als nicht ungünstig eingeschätzt, systematische Untersuchungen zu diesem Aspekt sind jedoch kaum durchgeführt worden.

16.7 Sprachabbau- und Sprachverlustsyndrome

Beide Bezeichnungen beziehen sich auf den *Abbau bzw. Zerfall sowie den Verlust der Sprachkompetenz nach bereits erfolgtem Spracherwerb*. Einen Abbau bzw. eine Entdifferenzierung der bereits erworbenen Sprache finden wir bei Demenzprozessen und bei Schizophrenien, einen Verlust der Verfügbarkeit bereits erworbener Sprachfunktionen bei den Aphasien.

Aus dieser Definition geht hervor, daß die sogenannte kongenitale oder Entwicklungsaphasie nicht in diese Syndromgruppe gehört. Sie wurde dementsprechend unter den Sprachentwicklungsstörungen abgehandelt.

16.7.1 Sprachabbau bei Demenzprozessen

Unter *Demenz* verstehen wir eine Niveausenkung der intellektuellen Funktionen durch endogene oder exogene Noxen. Zahlreiche heredo-degenerative Erkrankungen und Stoffwechselstörungen des Kindesalters können zu Demenzprozessen führen. Aber auch im Jugendalter kommt es, insgesamt jedoch viel seltener, zu Demenzprozessen aus ähnlichen Gründen. Sie betreffen neben den allgemeinen intellektuellen Funktionen auch die Sprache, wobei bezüglich der Sprache nur dann von einem Abbauprozeß gesprochen werden kann, wenn ein höheres sprachliches Entwicklungsniveau vor Eintritt der Schädigung vorhanden war.

Die *Formen des Sprachabbaus* bei Demenzprozessen zeigen sich in einem fortschreitenden Sprachzerfall, der mit oder ohne aphasische Komponente ablaufen kann. Es existieren nur wenige systematische Untersuchungen über den Verlauf dieser Sprachabbauprozesse.

Stutte (1974) hat anhand eines Falles von *Dementia infantilis Heller*, der bis ins Erwachsenenalter verfolgt werden konnte, einen derartigen Sprachabbau genau beschrieben. Dieser prototypische Verlauf gilt vielfach auch für andere Formen des Sprachabbaus, wenn auch die Mischung der Elemente unterschiedlich sein kann. Danach kommt es, parallel zum Abbau der intellektuellen Funktionen, zu einem Verlust der Interessen und des sozialen Kontaktes und zu einem progressiven Sprachzerfall, der sich zunächst in Form einer Logorrhoe zeigen kann, der sprachregressive Symptome (Wiederauftreten von Stammeln, Agrammatismus und telegrammstilhafte Reduktion der Spontansprache auf 1−3 Worte) folgen. Schließlich verlieren die Patienten die Spontansprache, und es kommt zu vermehrtem Nachsprechen, gelegentlich auch in Form einer Echolalie. Schließlich weist die Sprache erhebliche Perseverationstendenzen auf, wird agrammatisch und verliert ganz ihren kommunikativen Charakter.

Verschiedene Elemente des hier geschilderten Sprachzerfalls finden sich auch bei aphasischen Störungen, die im Initialstadium von Demenzprozessen (nach subakuter Panenzephalitis, diffusen Hirnsklerosen, Tay-Sachs-Erkrankung usw.) gefunden wurden.

Die *Therapie* richtet sich nach der Grundkrankheit; eine spezielle Sprachbehandlung ist meist wegen des fortschreitenden Abbauprozesses nicht erfolgreich.

16.7.2 Sprachabbau und Sprachbesonderheiten bei Schizophrenien in der Adoleszenz

Im Rahmen der Schizophrenie können sowohl im Kindesalter als auch in der Adoleszenz verschiedene Formen des Sprachabbaus und des Sprachzerfalles auftreten. Sie sind ätiologisch schwer einzuordnen. Es ist nicht klar, ob dabei hirnorganische Störungen, psychogene Einflüsse oder Auswirkungen der schizophrenen Primärstörungen, Halluzinationen, Wahn usw., ausschlaggebend sind. Die Veränderungen der Sprache können dabei sehr vielgestaltig sein. Es läßt sich eine modifizierte Einteilung anwenden, die von DeAjuriaguerra (1974) ursprünglich für kindliche Schizophrenien entwickelt wurde. Diese Einteilung geht

nicht von sprachlichen Kategorien aus, sondern vorwiegend von entwicklungspsychologischen. Nach diesen Gesichtspunkten kann man folgende *Formen des Sprachabbaus bzw. der Sprachbesonderheiten* unterscheiden:

- autistische Sprache. Hierbei handelt es sich um eine Sprache, die gekennzeichnet ist durch ein Desinteresse an der Umgebung und einen Rückzug auf die eigene Person. Die spontane Sprachproduktion und der Wortschatz sind gering. Es treten sprachliche Stereotypien auf, die Patienten halten Selbstgespräche und zeigen eine retardierte Sprache, wie sie für Vorschulkinder typisch ist.
- Regression der Sprache auf das Stadium der ersten Objektbeziehungen. Es kommt zu einer erheblichen Reduktion des Wortschatzes. Dysgrammatismus bzw. Agrammatismus treten auf.
- Sprachveränderungen im Sinne einer „Pseudo-Oligophrenie". Hier präsentieren die Jugendlichen eine extrem verarmte Sprache, die auch den Gesetzen der Grammatik nicht mehr folgt. Nur noch ein geringer Wortschatz ist verfügbar.
- Auftreten von Wortneubildungen, die häufig symbolischen Charakter haben.
- Entwicklung einer geschraubten und manierierten Sprache.

Manche schizophrenen Jugendlichen entwickeln auch eine Vielzahl von sprachlichen Stereotypien oder zeigen eine Echolalie, wie man sie bei autistischen Kindern und Jugendlichen findet. In seltenen Fällen kommt es zur Ausbildung einer autonomen Sprache. Darunter versteht man ein meist symbolträchtiges Sprachsystem mit eigenem Wortschatz und manchmal autonomen, für den Außenstehenden nicht verständlichen grammatikalischen Regeln. Nur selten kommt es zu einem ausgesprochenen Sprachzerfall, der dem Untersucher als „Wortsalat" imponiert und nicht mehr verständlich ist. Häufig werden in den sprachlichen Äußerungen der Patienten die Ambivalenz und die Denkstörungen sichtbar.

16.8 Störung der sprachlichen Kommunikation: Mutismus

Definition und Klassifikation: Unter Mutismus versteht man das Nichtsprechen bei *erhal-*

tenem Sprachvermögen. Mutistisches Verhalten kommt vorwiegend bei Kindern und Jugendlichen vor, es ist aber auch bei Erwachsenen zu beobachten. Nichtsprechen kann aus verschiedenen Ursachen resultieren: aus einem reduzierten Sprechantrieb, aus Angst, als Reaktion auf Konflikte, als Trotz und Kommunikationsverweigerung, aber auch aus organischen Gründen oder im Rahmen von Psychosen. Manche Autoren haben daher vorgeschlagen, die Bezeichnung Mutismus auf *alle* Zustände des Nichtsprechens bei erhaltenem Sprachvermögen auszudehnen.

Unter ätiologischen Gesichtspunkten kann man mutistisches Verhalten in drei Gruppen einteilen (Remschmidt 1985):

– Mutismus bei Psychosen,
– Mutismus bei hirnorganisch bedingten Störungen des Sprechantriebs,
– psychogener Mutismus.

Da das Nichtsprechen der Patienten sich auf alle Menschen der Umgebung oder nur auf bestimmte Menschen beziehen kann, unterscheidet man den *totalen Mutismus* vom *elektiven Mutismus.* Die Bezeichnung elektiver Mutismus wurde von Tramer (1934) für solche Kinder geprägt, bei denen sich der sprachliche Kontakt nur auf einen „ausgewählten, umschriebenen Kreis von Personen" bezieht.

Im *MAS* existieren je nach Entstehungskontext mehrere Möglichkeiten zur Klassifikation mutistischen Verhaltens: als Anpassungsreaktion (309.8), als spezifische emotionale Störung mit Angst und Furchtsamkeit (313.0) oder als spezifische emotionale Störung mit Empfindsamkeit, Scheu und Abkapselung (313.2). In der *ICD-10* wird der elektive Mutismus den Störungen sozialer Funktionen mit Beginn in Kindheit oder Jugend (F 94.0) zugeordnet. Er wird dort als eine Störung definiert, die durch eine „deutliche, emotional bedingte Selektivität des Sprechens" gekennzeichnet ist. Im *DSM-III-R* erscheint der elektive Mutismus unter der Verlegenheitskategorie „Andere Störungen in der Kindheit oder Adoleszenz", wobei er durch folgende Kriterien definiert ist:

– andauernde Weigerung, in einer oder mehreren Situationen zu sprechen,
– erhaltene Sprech- und Sprachfähigkeit.

Epidemiologie: Insgesamt ist Mutismus ein seltenes Syndrom. Es tritt darüber hinaus am häufigsten im Kindesalter auf (meist zwischen 6 und 9 Jahren). In seltenen Fällen wird Mutismus erst in der Adoleszenz diagnostiziert, wobei man hier oft einen sekundären Mutismus aufgrund traumatischer Erfahrungen annimmt. Bei einer strengen Definition des Syndroms fanden Fundudis u. Mitarb. (1979) eine Rate von 0,8 auf 1000 bei 7jährigen Kindern. Für das Jugendalter sind epidemiologische Angaben nicht bekannt.

Klinisches Bild: Mutistisches Verhalten kann entweder die Kommunikation mit allen Menschen berühren (*totaler Mutismus*) oder mit einer bestimmten Gruppe von Menschen (*elektiver Mutismus*). Je nach Beginn der Störung kann man von einem *plötzlich einsetzenden, traumatischen Mutismus* sprechen oder von einem, der sich eher kontinuierlich entwickelt. In die zuletzt genannte Kategorie gehört meist der elektive Mutismus. Ein plötzlicher Eintritt des Symptoms ist häufig durch dramatische, belastende Erlebnisse bedingt. Das *allmähliche Auftreten* des Syndroms findet man meist bei Kindern und Jugendlichen, die sich zunächst annähernd normal entwickeln, auch in ihrer Sprachentwicklung nicht unbedingt verzögert sind, deren Persönlichkeit aber durch Scheu, Zurückhaltung, Ängstlichkeit, starke Gehemmtheit, Antriebsarmut, in manchen Fällen auch durch Entwicklungsverzögerungen gekennzeichnet ist. Eine genauere Untersuchung zeigt, daß die Jugendlichen vielfach auch noch andere Verhaltensauffälligkeiten aufweisen und daß man in den Familien elektiv mutistischer Patienten häufig ähnliche Persönlichkeitszüge findet oder auch eine Häufung psychiatrischer Erkrankungen.

Total mutistische Jugendliche lehnen jeden sprachlichen Kontakt mit anderen Menschen ab. Elektiv mutistische hingegen sprechen mit manchen Menschen (meist Familienangehörigen), jedoch nicht mit Fremden. Die Störung ist bei weiblichen Jugendlichen etwas häufiger als bei männlichen.

Nach Kolvin u. Fundudis (1981) sind mutistische Kinder (und dies gilt auch für Jugendliche) durch folgende Eigenschaften gekennzeichnet:

- *Entwicklungsverzögerungen*, speziell im sprachlichen Bereich, häufiges Vorkommen von Sprech- und Sprachanomalien;
- eine höhere Quote an *Verhaltensauffälligkeiten* (z. B. Enuresis und Enkopresis);
- Vorliegen bestimmter *prämorbider Persönlichkeitszüge* wie extreme Scheu und Gehemmtheit, die bis in die ersten Lebensjahre zurückdatiert;
- leicht erniedrigte *Intelligenz* im Vergleich mit gesunden Kontrollkindern;
- eine hohe Quote *psychiatrischer Auffälligkeiten* innerhalb der Familie, unter denen hauptsächlich Persönlichkeitsstörungen im Sinne extremer Zurückgezogenheit oder auch aggressives Verhalten dominieren.

Diagnose und Differentialdiagnose: Die Diagnose wird durch die Anamnese und die direkte Beobachtung gestellt. *Differentialdiagnostisch* ist mutistisches Verhalten von folgenden Störungen abzugrenzen:

Aphasie und andere hirnorganische Erkrankungen, Sprachverlust oder Störungen des Sprechvorganges. Angesichts des Vorliegens organischer Schädigungen, die anamnestisch, durch Untersuchung und Zusatzuntersuchungen geklärt werden können, ist diese differentialdiagnostische Abgrenzung im allgemeinen nicht schwierig.

Hörstummheit (Audimutitas). Sie kann vom Mutismus dadurch unterschieden werden, daß mutistische Kinder im allgemeinen vor Eintritt der Störung normal gesprochen haben, selbst wenn ihre Sprachentwicklung etwas verzögert war. Kinder und Jugendliche mit Hörstummheit haben jedoch nie flüssig gesprochen, so daß dadurch eine Abgrenzung im allgemeinen möglich ist. Im übrigen findet man nach sorgfältiger neuropsychologischer Untersuchung bei der Hörstummheit meist eine organische oder funktionelle Ursache der Störung.

Schizophrene Psychosen. Ihre Abgrenzung vom elektiven Mutismus erfolgt durch das Vorliegen zusätzlicher und für die Schizophrenie typischer Symptome, wobei auch die Antriebsseite zu berücksichtigen ist. Ein schwerwiegender Antriebsmangel im Rahmen einer Depression kann ebenfalls für mutistisches Verhalten verantwortlich sein.

Taubheit oder eingeschränkte Hörfähigkeit.

Auch bei Taubheit oder eingeschränkter Hörfähigkeit kann mutistisches Verhalten auftreten. Es läßt sich durch eine sorgfältige Prüfung des Gehörs oder neuropsychologische Zusatzuntersuchungen abgrenzen.

Ätiologie und Genese: Nach neueren Erkenntnissen kann nicht mehr davon ausgegangen werden, daß es sich beim Mutismus um eine ausschließlich psychogene Störung handelt. Die Bedingungsfaktoren lassen sich vielmehr in drei Bereichen finden:

1. *Entwicklungsverzögerungen.* Ein Großteil der mutistischen Kinder und Jugendlichen zeigt deutliche Entwicklungsverzögerungen, besonders im sprachlichen Bereich. Die Patienten haben meist verspätet sprechen gelernt, auch die Reinlichkeitsentwicklung war häufig verzögert. Einnässen und Einkoten kommt bei mutistischen Kindern deutlich häufiger vor als bei psychisch nicht auffälligen gleichaltrigen Kindern und Jugendlichen. Auch aus EEG-Untersuchungen ist bekannt, daß unter mutistischen Kindern die Quote solcher mit einem „unreifen EEG-Muster" höher ist (Kolvin u. Fundudis 1981).

2. *Persönlichkeitsstruktur und Temperamentseigenschaften.* Aus mehreren Untersuchungen geht hervor, daß elektiv mutistische Kinder auch vor Einsetzen ihrer Störung auffällig scheu, zurückgezogen, empfindsam und ängstlich sind. Sie haben meist eine übermäßig starke Bindung an ihre Mutter und sind demgemäß auch ausgesprochen trennungsängstlich (Rutter 1977). Trotz dieser Persönlichkeitszüge unterscheiden sich mutistische Kinder von solchen mit einer schizoiden Persönlichkeit. Letztere kommt häufiger bei Jungen vor und ist in der Regel nicht mit mutistischem Verhalten vergesellschaftet (Wolff u. Barlow 1979).

3. *Familienpathologie.* In Familien mit mutistischen Kindern und Jugendlichen findet man gehäuft Persönlichkeitsstörungen und psychiatrische Erkrankungen der Eltern sowie eine hohe Rate an Disharmonie, Auseinandersetzungen und gegenseitiger Ablehnung und Feindseligkeit.

Die Ergebnisse empirischer Untersuchungen legen folgende *Hypothese* zur Erklärung mutistischen Verhaltens nahe: Durch die Entwicklungsverzögerungen, die prämorbiden Persönlichkeitsauffälligkeiten und die Familienpathologie werden die Voraussetzungen für mutistisches Verhalten geschaffen, welches bei Hinzutreten äußerer Belastungserlebnisse dann ausgelöst wird. Dabei wird auf ein Reaktionsmuster zurückgegriffen, das einerseits beim betroffenen Kind oder Jugendlichen bereitliegt (verzögerte Sprachentwicklung, Auffälligkeiten im sprachlichen Bereich) und das darüber hinaus durch die pathologische Familiensituation (intrafamiliäre Kommunikationsstörungen) nahegelegt wird. Diese Vorstellung zur Genese mutistischen Verhaltens läßt sich auch mit anderen Erklärungsansätzen in Einklang bringen. Aus psychoanalytischer Sicht wäre die Einstellung der sprachlichen Kommunikation ein regressives Symptom, das sich ebenfalls als Folge von Belastungen erklären läßt, wobei die Symptomwahl in analoger Weise gedeutet werden kann.

Therapie: Zur Behandlung mutistischer Kinder und Jugendlicher wurden verschiedene Methoden angewandt. Die bisherigen Schilderungen bewegen sich meist auf kasuistischer Ebene, umfangreichere Behandlungsprogramme sind schon aufgrund der Seltenheit der Störung, wenn man von einigen wenigen Ausnahmen absieht, bislang nicht durchgeführt worden. Die Kasuistiken sind nicht ohne weiteres vergleichbar, da schon die Definition mutistischer Störungen sehr unterschiedlich ist und demgemäß auch die Therapieerfolge nicht ohne weiteres verglichen werden können. Übereinstimmung herrscht darüber, daß alle Formen der Behandlung mehrdimensional sein müssen, d. h., sie müssen von verschiedenen Maßnahmen Gebrauch machen. Einerseits ist eine individuelle Behandlung des Patienten erforderlich, zum anderen aber auch die Einbeziehung der jeweiligen Umgebung.

Psychoanalytisch orientierte Behandlung: Wie andere psychologische Richtungen geht auch die Tiefenpsychologie von einer ausgeprägten Trotzhaltung mutistischer Kinder aus, manche Autoren sprechen vom „oralen Schmollen" (Weber 1950). Nach Dührssen (1969) liegen bei den Kindern und Jugendlichen meist frühe Umweltschäden vor (intentionale Lücken), die zu einer gestörten Beziehung zu anderen Menschen, insbesondere zu den Eltern, ge-

führt haben. Der Aufbau einer Vertrauensbeziehung ermöglicht ein gewisses Aufholen von Defiziten und verringert die häufig bei mutistischen Kindern zu findende Mißtrauenshaltung und depressive Grundstimmung. Depression und Schweigen verweisen die Störung aus psychoanalytischer Sicht auf die orale Phase.

Verhaltenstherapie: Reed (1963) hat erstmals das Prinzip des operanten Konditionierens auf die Behandlung mutistischen Verhaltens angewandt. In der Folgezeit erschienen eine Reihe von kasuistisch orientierten Arbeiten, die den verhaltenstherapeutischen Ansatz verfolgten. Allgemeines Prinzip ist, Sprechen mit Erwachsenen und Therapeuten operant zu verstärken, um allmählich eine Generalisierung aufzubauen. Auch mit dieser Methode wurden gute Erfolge erzielt, wobei insgesamt zu sagen ist, daß mutistisches Verhalten außerordentlich hartnäckig ist. Eine Besserung erfolgt bei rund der Hälfte der behandelten Fälle.

Familientherapeutische Maßnahmen: Familiäre Einflüsse spielen zweifellos bei der Auslösung oder Verursachung mutistischen Verhaltens eine wesentliche Rolle. Insofern ist es nur schlüssig, wenn man auch die Familie in die Behandlung einbezieht. Dies kann sowohl in einem verhaltenstherapeutisch als auch in einem tiefenpsychologisch orientierten Ansatz geschehen. Der familientherapeutische Zugang versucht zunächst jene Einflüsse und Bedingungen ausfindig zu machen, die die Störung verursacht oder ausgelöst haben oder sie aufrechterhalten. Freilich kann bei der Behandlung des Mutismus die Familientherapie nicht den Schwerpunkt darstellen, schon deshalb, weil der Patient in dieser Situation in der Regel hartnäckig schweigt. Es empfiehlt sich eine Kombination von Einzeltherapie und Familienberatung.

Entscheidend ist, daß neben den individuellen Maßnahmen auch Gruppenaktivitäten stattfinden und man alle Ebenen zur Kommunikation (besonders auch die nichtsprachlichen) nutzt.

Verlauf und Prognose: Die meisten vorliegenden Untersuchungen zum Mutismus, auch zum Verlauf und zur Prognose, erstrecken sich auf Kasuistiken, die zum Teil außerordentlich interessant sind, aus denen sich jedoch nicht ohne weiteres allgemeine Gesichtspunkte ableiten lassen, die für die Mehrzahl oder alle mutistischen Kinder und Jugendlichen zutreffen.

Eine Übersicht über die Ergebnisse katamnestischer Untersuchungen an elektiv mutistischen Kindern (Remschmidt 1985) zeigte: Nach einer mittleren Katamnesefrist von etwa 6 Jahren beträgt die Rate der Heilung bzw. eindeutigen Besserung zwischen 46 und 79%. Viele Autoren betonen jedoch die Hartnäckigkeit der Störung (Kolvin u. Fundudis 1981).

Eine Untersuchung an 41 mutistischen Patientinnen und Patienten, die nach einem Katamnesezeitraum von 12 ± 5,2 Jahren nachuntersucht wurden, ergab folgendes (Poller 1989; Poller u. Remschmidt 1989): Bei 90% der Patienten zeigten sich zum Zeitpunkt der Nachuntersuchung noch Probleme im Kontakt- und Sozialbereich. Diese äußerten sich in Passivität und Übergepaßtheit sowie in einer Scheu gegenüber anderen Menschen, zum Teil in Form von schizoiden Zügen. Ein Drittel der Patienten zeigte noch deutliche sprachliche Auffälligkeiten in Form von stark erhöhter Sprechschwelle, verbunden mit mehr oder weniger mutistischen Reaktionen. 11 der 41 Patienten konnten zum Zeitpunkt der Nachuntersuchung noch als deutlich psychosozial auffällig eingeschätzt werden. Sie boten ein depressiv-antriebsarmes Bild und waren sprachlich und auch vom psychischen Befund her auffälliger als die restlichen Patienten. Sie zeigten mehr Kontakt- und Leistungsprobleme und wiesen zum Teil auch schizoide Persönlichkeitszüge auf. Als Prädiktor mit der größten Vorhersagekraft für eine spätere ungünstige Entwicklung erwies sich das Merkmal „Sprachverweigerung innerhalb der Kernfamilie". Das heißt, jene Patienten, die auch innerhalb der Familie nicht sprachen, entwickelten sich ungünstiger als jene, deren Sprechverweigerung sich auf Personen außerhalb der Familie bezog.

16.9 Literatur

De Ajuriaguerra, J.: Manuel de psychiatrie de l'enfant, 2. ed. Masson, Paris 1974

De Ajuriaguerra, J., J.-D. Stucki: Developmental disorders of the body schema. In Vinken, P. J., G. W. Bruyn: Handbook of Clinical Neurology, vol. IV. North Holland, Amsterdam u. Wiley, New York 1969

Alajouanine, T.: L'aphasie et le langage pathologique. Baillière, Paris 1968

American Psychiatric Association (APA): Diagnostic and Statistical Manual of Mental Disorders, 3rd ed. (DSM-III). APA, Washington 1980 (dtsch. Bearb. von Koehler, K., H. Saß: Diagnostisches und statistisches Manual psychischer Störungen [DSM-III]. Beltz, Weinheim 1984)

American Psychiatric Association (APA): Diagnostic and Statistical Manual of Mental Disorders, 3rd ed. revised (DSM-III-R). APA, Washington 1987 (dtsch. Bearb. von Wittchen, H.-U., H. Saß, M. Zaudig, K. Koehler: Diagnostisches und statistisches Manual psychischer Störungen [DSM-III-R]. Beltz, Weinheim 1989)

Andrews, G., M. Harris: The Syndrome of Stuttering. Heinemann, London 1964 (Clinics in Developmental Medicine, vol. 17)

Angermaier, M.: Psycholinguistischer Entwicklungstest (PET). Beltz, Weinheim 1974; 2. Aufl. 1977

Arnold, G. E.: Die Sprache und ihre Störungen. In Luchsinger, R., G. E. Arnold: Handbuch der Stimm- und Sprachheilkunde, 3. Aufl. Bd. II. Springer, Wien 1970

Bartsch, E.: Untersuchungen zur Pathogenese des Stotterns. Zeitschrift für Psychologie 169 (1964) 232−252

Böhme, G.: Störungen der Sprache, der Stimme und des Gehörs durch frühkindliche Hirnschädigung. Fischer, Jena 1966

Böhme, G.: Stimm-, Sprech- und Sprachstörungen: Ätiologie, Diagnostik, Therapie. Fischer, Stuttgart 1974

Böhme, G.: Das Stotter-Syndrom: Ätiologie, Diagnostik und Therapie. Huber, Bern 1977

Böhme, G.: Therapie der Sprach-, Sprech- und Stimmstörungen. Fischer, Stuttgart 1980 (Sprach-, Sprech- und Stimmstörungen, Bd. III)

Bosch, G.: Störungen der Sprachentwicklung aus kinderpsychiatrischer Sicht. Zeitschrift für Kinder- und Jugendpsychiatrie 2 (1974) 42−58

Buchka, M.: Der Geistigbehinderte – ein Mehrfachbehinderter. Praxis der Kinderpsychologie und Kinderpsychiatrie 22 (1973) 171−174

Churchill, D. W.: Language of Autistic Children. Wiley, New York 1978

Dührssen, A.: Psychogene Erkrankungen bei Kindern und Jugendlichen, 7. Aufl. Verlag für Medizinische Psychologie, Göttingen 1969

Fernau-Horn, H.: Die Sprechneurosen: Aufbauformen – Wesen, Prinzip und Methode der Behandlung, 3. Aufl. Hippokrates, Stuttgart 1977

Fundudis, T., I. Kolvin, R. F. Garside: Speech Retarded and Deaf Children: Their Psychological Development. Academic Press, London 1979

Hirschberg, J.: Stuttering. [A dadogsrl.] Orvosi Hetilap 106 (1965) 780−784

Ingram, T. T. S.: Developmental disorders of speech. In Vinken, P. J., G. W. Bruyn: Handbook of Clinical Neurology, vol. IV. North Holland, Amsterdam u. Wiley, New York 1969

Jacobson, E.: Progressive Relaxation. Univ. Chicago Press, Chicago 1929

Jungmann, J., D. Göbel, H. Remschmidt: Erfahrungen mit einer kinder- und jugendpsychiatrischen Basisdokumentation unter Berücksichtigung des multiaxialen Diagnoseschlüssels. Zeitschrift für Kinder- und Jugendpsychiatrie 6 (1978) 56−75

Kittel, G.: Stimm-, Sprech- und Hörstörungen. In Bachmann, K. D., H. Ewerbeck, G. Joppich, E. Kleihauer, E. Rossi, G. R. Stalder: Pädiatrie in Klinik und Praxis, Bd. III. Fischer, Stuttgart u. Thieme, Stuttgart 1980

Kolvin, I., T. Fundudis: Elective mute children: psychological development and background factors. Journal of Child Psychology and Psychiatry 22 (1981) 219–232

Leischner, A.: Hirnpathologische Syndrome im Kindesalter. Jahrbuch für Jugendpsychiatrie 5 (1967) 140–147

Leischner, A.: Die Sprachentwicklungsbehinderung. In Hager, H., H. Lange-Cosack, R. Kunze, R. Ch. Behrend: Sensomotorische Störungen bei frühkindlichen Hirnschäden. Hansisches Verlagskontor, Lübeck 1976

Liebmann, A.: Die Ätiologie des Stotterns, Stammelns und Polterns und der Hörstummheit. Archiv für Laryngologie und Rhinologie 10 (1900) Heft 2

Luchsinger, R., Arnold, G. E.: Handbuch der Stimm- und Sprachheilkunde, 3. Aufl. Springer, Berlin 1970

Metzker, H.: Sprachstörungen und Lese-Rechtschreib-Schwäche im stationären Krankengut einer kinder- und jugendpsychiatrischen Klinik. Zeitschrift für Kinder- und Jugendpsychiatrie 2 (1974) 20–33

Peuser, G.: Brennpunkte der Patholinguistik. Frick, München 1978 (Patholinguistica, Bd. II)

Poller, M.: Mutismus bei Kindern und Jugendlichen. Eine katamnestische Untersuchung. Med. Diss., Marburg 1989

Poller, M., H. Remschmidt: Katamnesen mutistischer Kinder und Jugendlicher. Forschungsbericht, Marburg 1989 (unveröff.)

Reed, G. F.: Elective mutism in children: A re-appraisal. Journal of Child Psychology and Psychiatry 4 (1963) 99–107

Remschmidt, H.: Störungen der sprachlichen Kommunikation. In Remschmidt, H., M. H. Schmidt: Kinder- und Jugendpsychiatrie in Klinik und Praxis, Bd. III. Thieme, Stuttgart 1985

Remschmidt, H., G. Niebergall: Störungen des Sprechens und der Sprache. In Remschmidt, H., H. Schmidt: Neuropsychologie des Kindesalters. Enke, Stuttgart 1981

Remschmidt, H., G. Niebergall: Störungen des Sprechens und der Sprache. In Remschmidt, H., M. H. Schmidt: Kinder- und Jugendpsychiatrie in Klinik und Praxis, Bd. III. Thieme, Stuttgart 1985

Remschmidt, H., M. Schmidt (unter Mitarbeit von C. Klicpera): Multiaxiales Klassifikationsschema für psychiatrische Erkrankungen im Kindes- und Jugendalter nach Rutter, Shaffer und Sturge. Mit einem synoptischen Vergleich zum DSM-III, 2. Aufl. Huber, Bern 1986

Rieber, R. W., N. Smith, B. Harres: Neuropsychological aspects of stuttering and cluttering. In Rieber, R. W.: The Neuropsychology of Language. Plenum, New York 1976

van Riper, C.: The Nature of Stuttering. Prentice-Hall, Englewood Cliffs/N. J. 1971

Rutter, M.: Speech delay. In Rutter, M., L. Hersov: Child Psychiatry. Modern Approaches. Blackwell, Oxford 1977

Schönfelder, T.: Katamnestische Erhebungen bei hörstummen Kindern. Jahrbuch für Jugendpsychiatrie 5 (1967) 92–97

Seemann, M.: Sprachstörungen bei Kindern. Verlag Volk und Gesundheit, Berlin 1969

Sheehan, J. G.: Integration of psychotherapy and speech therapy through conflict theory of stuttering. Journal of Speech Disorders 19 (1954) 474–482

Sommers, R. K., M. L. Taylor: Cerebral speech dominance in language disordered and normal children. Cortex 8 (1972) 224–232

Stier, E.: Untersuchungen über Linkshändigkeit und die funktionellen Differenzen der Hirnhälfte. Fischer, Jena 1911

Stutte, H.: Kinderpsychiatrie und Jugendpsychiatrie. In H. W. Gruhle, R. Jung, W. Mayer-Gross, M. Müller: Psychiatrie der Gegenwart, Bd. II (Klinische Psychiatrie). Springer, Berlin 1960

Stutte, H.: Wann sollten wir von kindlicher Aphasie sprechen? Acta paedopsychiatrica 35 (1968) 1–4

Stutte, H.: Der Sprachabbau beim Heller-Syndrom. Zeitschrift für Kinder- und Jugendpsychiatrie 2 (1974) 34–41

Tramer, M.: Elektiver Mutismus bei Kindern. Zeitschrift für Kinderpsychiatrie 1 (1934) 30–35

Weber, A.: Zum elektiven Mutismus der Kinder. Zeitschrift für Kinderpsychiatrie 17 (1950) 1–15

Weiss, D. A.: Cluttering. Prentice-Hall, Englewood Cliffs/N. J. 1964

Wendlandt, W.: Resozialisierung erwachsener Stotternder: Ein lernpsychologischer und verhaltenstherapeutischer Beitrag zur Behandlung des Stotterns. Marhold, Berlin 1975

Wolff, S., A. Barlow: Schizoid personality in childhood. A comparative study of schizoid, autistic and normal children. Journal of Child Psychology and Psychiatry 20 (1979) 29–46

World Health Organization (WHO): International Classification of Diseases, 9th ed. (ICD-9). WHO, Geneva 1978

World Health Organization (WHO): Tenth Revision of the International Classification of Diseases [ICD-10], Chapter V (F): Mental and Behavioural Disorders (including disorders of psychological development). Clinical Descriptions and Diagnostic Guidelines. WHO, Geneva 1991. (Dtsch.: Dilling, H., W. Mombour, M. H. Schmidt: Internationale Klassifikation psychischer Störungen. ICD-10, Kapitel V [F]. Klinisch-diagnostische Leitlinien. Weltgesundheitsorganisation. Huber, Bern 1991.)

17. Störungen der Motorik

In diesem Abschnitt werden motorische Stereotypien, selbstverletzendes Verhalten und Tics abgehandelt. Das Gemeinsame dieser Störungen ist, daß sie sich im motorischen Bereich äußern, wobei ihr ätiologischer Hintergrund zum Teil recht unterschiedlich ist. Während motorische Stereotypien und auch selbstverletzendes Verhalten eine Häufung bei geistig behinderten Jugendlichen aufweisen, trifft dies für Tics und das Gilles-de-la-Tourette-Syndrom nicht zu. Die zuerst genannten Störungen können auch als habituelle Verhaltensweisen bezeichnet werden, was für Tics zumindest fragwürdig ist.

Daß eine sinnvolle Eingliederung dieser Syndrome derzeit nicht möglich ist, beweisen die psychiatrischen Klassifikationssysteme. So werden im *ICD-9 (MAS)* sowohl stereotype Bewegungen als auch Tics unter der Verlegenheitsrubrik „Spezielle, nicht anderweitig klassifizierbare Symptome oder Syndrome" subsumiert. Eine ähnliche Verlegenheitskategorie findet sich auch in der *ICD-10*. Sie heißt dort „Verhaltens- und emotionale Störungen mit Beginn in der Kindheit und Jugend". Im *DSM-III-R* schließlich sind nur die „stereotypen Bewegungsstörungen mit autoaggressivem Charakter" vorgesehen.

17.1 Motorische Stereotypien und Jaktationen

17.1.1 Definition und Klassifikation

In der ICD-9 (MAS) ist folgende Definition für die stereotypen Bewegungen wiedergegeben:

„Störungen, deren Hauptsymptomatik in willkürlich wiederholten stereotypen Bewegungen besteht, welche nicht von einer psychiatrischen oder neurologischen Erkrankung herrühren. Hierher gehören Kopfschaukeln, Körperschaukeln, Sich-Drehen um die Körperachse, stereotype Fingerbewegungen und Augenbohren. Solche Bewegungen sind besonders häufig bei intellektueller Behinderung, bei Sinnesbehinderung oder motorischer Behinderung" (S. 60).

Die ICD-10 gibt eine ähnliche Definition. Sie betont darüber hinaus, daß die Bewegungen nicht die Qualität von Selbstverletzungen haben dürfen, und bezieht noch das Haarezupfen und Haaredrehen, Fingerschnipsgewohnheiten und Händeschütteln mit ein. Hingegen bleiben Nägelkauen, Daumenlutschen und Nasenbohren ausgeschlossen.

Während in der ICD-10 also zwischen stereotypen Bewegungen mit und ohne selbstverletzendes Verhalten unterschieden wird, geschieht dies im DSM-III-R nicht. Dort existiert lediglich die Kategorie „Stereotype Bewegungsstörungen mit Autoaggression".

17.1.2 Epidemiologie

Motorische Stereotypien: Im Säuglings- und frühen Kindesalter sind motorische Stereotypien relativ häufig. Die Angaben schwanken zwischen 15 und 20%. Nach dem 3. Lebensjahr sind stereotype Bewegungen bei gesunden Kindern relativ selten. Sie werden durch andere Manipulationen am eigenen Körper, an den Kleidern und durch Erkundungsbewegungen in die nähere Umgebung ersetzt. Ein Persistieren von motorischen Stereotypien bzw. ein gehäuftes Auftreten dieser Symptome findet man bei blinden, psychotischen, geistig behinderten Kindern und Jugendlichen sowie bei Kindern nach psychischer Deprivation und/oder einer Hirnschädigung. Bei psychotischen oder autistischen Kindern und Jugendlichen können Stereotypien bizarre Formen annehmen, die vom normalen Entwicklungsgang der Motorik erheblich abweichen.

Jaktationen: Bei 10- bis 11jährigen Kindern wurden Jaktationen in 3,7% der Fälle gefunden (von Harnack 1958). Für Patienten einer pädiatrischen Klinik wurde eine Rate von 15−20% angegeben. Jungen sind etwa doppelt so häufig betroffen wie Mädchen. Unter Heimkindern und Kindern, die stark emotional vernachlässigt sind, tritt das Symptom häufiger auf. Jaktationen sind aber keineswegs immer Hinweise auf Deprivation, Vernachlässigung oder mangelnde Zuwendung. Die Störung kann sich vielmehr als stabile Gewohnheitsbildung in die Adoleszenz, ja sogar ins Erwachsenenalter, fortsetzen.

17.1.3 Klinisches Bild

Motorische Stereotypien: Unter dieser Bezeichnung sind zum Teil sehr verschiedene motorische Abläufe zusammengefaßt, deren Gemeinsamkeit in ihrem gleichförmigen Auftreten, ihrer Wiederholungstendenz und dem Fehlen eines sinnvollen Handlungscharakters liegt. Vielfach haben Stereotypien den Charakter von Verlegenheitsgesten, so daß sie als solche nicht ohne weiteres zu erkennen sind. Ihr Erscheinungsbild kann sehr vielfältig sein: rhythmische Fingerbewegungen, Schaukeln mit den Armen oder mit dem Oberkörper, rhythmisches Hin- und Herbewegen der gespreizten Hand vor den Augen, Auf- und Abbewegen des Kopfes bei gleichzeitigem Schnüffeln, Rotationsbewegungen mit der Hand (mit oder ohne Gegenstände), Zehenspitzen- oder Hackengang, Knirschen mit den Zähnen, abnorme Mundbewegungen, sprachliche Stereotypien wie Ausstoßen von Lauten oder Worten oder gleichförmiges Summen.

Jaktationen: Hierunter verstehen wir stereotype, rhythmische Bewegungen, die hauptsächlich vor dem Einschlafen oder im Zustand des Alleinseins auftreten. Man unterscheidet verschiedene Formen: die häufigsten sind die *Jactatio capitis* (Kopfschaukeln) und die *Jactatio corporis*, d. h. das Schaukeln mit dem ganzen Körper. Dieses rhythmische Schaukeln wird in verschiedenen Lagen durchgeführt: in Rückenlage, in Bauchlage, im Sitzen, gegebenenfalls auch in Knie-Ellenbogen-Lage. Die Symptomatik ist manchmal so heftig, daß der Kopf oder der Oberkörper gegen die anliegende Wand geschlagen wird, so daß in Mehrfamilienhäusern oft Probleme mit den Nachbarn entstehen. Die Jaktationen werden von den Kindern oder Jugendlichen als lustvoll erlebt. Das häufige Vorkommen beim Einschlafen ist nicht zufällig, denn die Patienten befinden sich vielfach in eincm hypnoiden Zustand, der das Auftreten stereotyper Bewegungen begünstigt. Typisch für die Symptomatik ist die Abkapselung von der Umwelt, die Selbstbezogenheit des Symptoms und die Möglichkeit zur Unterbrechung durch geringe Umweltreize

(Strunk 1974). So kann man z. B. die Symptomatik bei einem im Schlaf schaukelnden Kind oder Jugendlichen durch ein im gleichen Takt eingestelltes Metronom unterbrechen, bei Anhalten des Metronoms setzt die Jaktation dann in der Regel wieder ein.

17.1.4 Diagnose und Differentialdiagnose

Die Diagnose wird durch die Verhaltensbeobachtung und anamnestische Hinweise gestellt. Differentialdiagnostisch abzugrenzen sind stereotype Bewegungen und Jaktationen von extrapyramidalen Bewegungsstörungen, Zwangssyndromen, anderen habituellen Bewegungsmustern, gelegentlich auch von motorischen Schablonen oder Automatismen im Rahmen einer psychomotorischen Epilepsie. Maßgeblich für die Abgrenzung sind die Anamnese sowie etwaige andere Befunde, d. h. der Kontext, in dem die Störung auftritt.

17.1.5 Ätiologie und Genese

Nach Werry (1979) kann man die Hypothesen zur Ätiologie von Stereotypien in vier Gruppen einteilen:

1. Stereotypien als Ergebnis einer *Unterstimulation* des Organismus. Im Rahmen dieser Hypothese wird den Stereotypien die Funktion der Herstellung eines optimalen zentralen Erregungsniveaus zugeschrieben (Berkson 1967).
2. Stereotypien als Folge einer *Überstimulation*. Diese zur ersten These konträre Ansicht geht davon aus, daß Stereotypien auch geeignet sein können, das Erregungsniveau zu senken (Hutt u. Mitarb. 1965).
3. Stereotypien als direkte Folge einer *neurologischen Störung* (Ritvo u. Mitarb. 1968).
4. Stereotypien als operante Verhaltensweisen, die den Organismus durch interne Stimulation (*Selbststimulation*) belohnen.

Werry betont, daß keine dieser Theorien in der Lage ist, Stereotypien umfassend zu erklären und daß die empirischen Untersuchungen, trotz der relativen Eindeutigkeit dieser Hypothesen, widersprüchlich sind.

Sowohl bei den Stereotypien als auch bei den Jaktationen, die als Sonderformen der Stereotypien angesehen werden können, ist auf den lustvollen Charakter der Bewegungsstörung hinzuweisen, der für die Wiederholungstendenz maßgeblich ist. Niedriges Intelligenzniveau, Hirnschädigung oder emotionale Deprivationserlebnisse können die Neigung zu Jaktationen und Stereotypien verstärken, reichen aber nicht als einziges Erklärungsmoment aus. Rambach (1967) faßt sie als neurotische Störungen auf, die durch eine Reihe sehr unterschiedlicher Bedingungen zustande kommen können: durch motorische Einengung, Vernachlässigungs- und Deprivationserlebnisse oder auch nur als lustbesetzter Einschlafautomatismus.

17.1.6 Therapie und Prognose

Motorische Stereotypien: Sie können sehr hartnäckig sein, besonders wenn sie bei geistig behinderten oder hirngeschädigten, autistischen oder psychotischen Kindern und Jugendlichen auftreten. Daß sie häufig mit selbstdestruktivem Verhalten gekoppelt sind, erschwert ihre Behandlung. Mit gewissem Erfolg versucht man verhaltenstherapeutische Behandlungsmaßnahmen im Sinne des operanten Konditionierens, aber auch im Sinne einer Aversionstherapie. Wie bei anderen Gewohnheitsbildungen hat man auch versucht, alternative Verhaltensweisen aufzubauen, indem man den Patienten in rascher Folge Reize angeboten hat, die ihr Interesse auf sich zogen, so daß an die Stelle der Stereotypie Manipulationen mit Gegenständen oder Spielsachen traten. Die Prognose ist um so ungünstiger, je länger die Störung bereits besteht und je niedriger das Intelligenzniveau ist.

Jaktationen: Die Therapie hat jeweils die Gesamtsituation und den Kontext der Störung zu berücksichtigen. Liegt eine Vernachlässigungssituation vor, so muß versucht werden, diese zu beheben. Bei Vorliegen einer hirnorganischen Schädigung liegt der Schwerpunkt auf heilpädagogischen Maßnahmen und verhaltenstherapeutischen Prinzipien. Bewährt haben sich auch Spieltherapie, die Förderung motorischer Entfaltungsmöglichkeiten und eine Verbesserung der emotionalen Situation der Kinder und Jugendlichen. Wenn die Störung sehr hartnäckig ist, so müssen auch symptomatische Maßnahmen ergriffen werden,

gelegentlich medikamentöse Hilfen in Form von Neuroleptika, manchmal auch Antidepressiva, sofern eine depressive Verstimmung gleichzeitig festzustellen ist. Die Prognose ist bei Vorliegen normaler Intelligenz und Fehlen schwerwiegender Milieunoxen günstig.

17.2 Selbstverletzendes Verhalten (Automutilatio)

17.2.1 Definition und Klassifikation

Als selbstverletzendes Verhalten werden verschiedene Auffälligkeiten zusammengefaßt, deren gemeinsames Ziel die Beschädigung des eigenen Körpers ist. Es gibt eine Reihe synonymer Bezeichnungen wie selbstdestruktives Verhalten, selbstbestrafendes Verhalten, autoaggressives Verhalten, Automutilatio, masochistisches Verhalten, Selbstverstümmelung. Obwohl selbstverletzendes und suizidales Verhalten gemeinsam haben, daß sich ein schädigender Impuls gegen den eigenen Körper richtet, so unterscheiden sie sich aber doch darin, daß selbstverletzendes Verhalten in der Regel nicht auf die Beendigung des eigenen Lebens hinzielt, sondern daß die *wiederholte Beschädigung des eigenen Körpers* das zentrale Phänomen ist (Remschmidt 1985). Die Wiederholungstendenz gehört ebenso dazu wie die Verletzung als solche. Insofern ist es auch gerechtfertigt, selbstverletzendes Verhalten als „habituelle Verhaltensweise" zu bezeichnen.

Im *ICD-9* (MAS) ist keine ausdrückliche Kategorie für diese Störung vorgesehen. Sie kann am ehesten unter der Bezeichnung „wiederholte stereotype Bewegungen" (307.3) subsumiert werden. Die *ICD-10* differenziert zwar zwischen einer stereotypen Bewegungsstörung *mit* und *ohne* Selbstverletzung, ordnet aber beide unter der gleichen Ziffer (F 98.4) ein. Unter der Bezeichnung „stereotypes selbstverletzendes Verhalten" werden eingeschlossen: wiederholtes Kopfanschlagen, Ins-Gesicht-Schlagen, In-die-Augen-Bohren und Beißen in die Hände, Lippen oder andere Körperpartien.

Das *DSM-III-R* subsumiert selbstverletzendes Verhalten unter der Kategorie „Stereotype

Bewegungsstörungen mit Autoaggression" (307.30). Als wesentliche diagnostische Kriterien sind dort vorgesehen:

– willkürlich sich wiederholende, nicht funktionale Verhaltensweisen (Stereotypien);
– der Verletzungscharakter bzw. die deutliche Beeinträchtigung normaler Aktivitäten und
– Ausschluß einer tiefgreifenden Entwicklungsstörung oder einer Tic-Störung.

Eine differenzierte Diskussion der Nomenklatur, der Diagnostik und der Therapie selbstverletzenden Verhaltens findet sich bei Brezovsky (1985). Dieser Autor betont, daß Autoaggressionen (Automutilationen) häufig stereotypen Charakter haben und daß eine klare Unterscheidung nur anhand von festgestellten körperlichen Schädigungen, also hinsichtlich der Wirkung des Verhaltens, erfolgen könne.

17.2.2 Epidemiologie

Bei institutionell untergebrachten geistig Behinderten tritt selbstverletzendes Verhalten in einer Häufigkeit von 8–14% auf. Aber auch bei institutionell untergebrachten Kindern und Jugendlichen, die nicht geistig behindert sind, ist die Auftretensrate relativ hoch. So fanden Baumeister u. Rollings (1976) bei 300 Kindern zwischen 9 Monaten und 6 Jahren zu 17% selbstverletzende Verhaltensweisen. Brezovsky (1985) fand unter 259 geistig behinderten Kindern, Jugendlichen und Erwachsenen im Alter zwischen 5 und 28 Jahren, die stationär untergebracht waren, in 35% der Fälle selbstverletzendes Verhalten, wobei kein Geschlechterunterschied festzustellen war. Hinsichtlich der Art des selbstverletzenden Verhaltens ergab sich folgende Rangfolge: Sich-Schlagen (28%), Sich-Beißen (23%), Kopfschlagen (18%), andere Autoaggressionen (16%), Sich-Kratzen (15%). Unter der Bezeichnung „andere Autoaggressionen" wurde eine Vielzahl von Verhaltensweisen zusammengefaßt wie Haareausreißen, Sich-auf-den-Boden-Werfen, Sich-mit-Gegenständen-Schneiden usw. Dabei zeigte sich ferner, daß in rund 60% der Fälle *mehrere* Formen selbstverletzenden Verhaltens ausgeübt wurden.

Nach Schroeder u. Mitarb. (1980) lassen sich zur Epidemiologie selbstverletzenden Verhaltens folgende Aussagen machen:

– Die Häufigkeit und der Schweregrad des selbstverletzenden Verhaltens korrelieren positiv mit dem Grad der Behinderung.
– Selbstverletzendes Verhalten tritt häufig gemeinsam mit stereotypem, aggressivem und destruktivem Verhalten auf und ist oft mit neuropathologischen Befunden kombiniert.
– Die häufigsten Formen sind das Schlagen auf den eigenen Kopf sowie Beißen, Kratzen, Haareausreißen.
– Selbstverletzendes Verhalten kann bereits vor dem 6. Lebensjahr auftreten und korreliert auch mit der Dauer der Institutionalisierung.
– Selbstverletzendes Verhalten ist zum Teil ungemein hartnäckig und tendiert zur Wiederholung bzw. Chronifizierung.

17.2.3 Klinisches Bild, Diagnose und Differentialdiagnose

Das klinische Bild ist vielfältig. Am häufigsten sind Kopfschlagen, Beißen, Kratzen, Sich-Verletzen mit spitzen oder scharfen Gegenständen, Bohren in den Augenhöhlen oder in Körperöffnungen, Haareausreißen oder gar verstümmelnde Verletzungen an den Extremitäten oder anderen Körperteilen.

Zur Vorgehensweise bei der Diagnostik und zur Analyse der Hintergründe des selbstverletzenden Verhaltens ist die von Carr (1977) entwickelte „Checkliste" nützlich (Tab. 17.1). Danach umfaßt das diagnostische Vorgehen zwei Schritte: 1. die Abklärung möglicher körperlicher Ursachen und 2. eine Verhaltensanalyse, die zugleich Hinweise für ein angemessenes therapeutisches Vorgehen gibt.

Differentialdiagnostisch müssen Selbstverletzungen von Stereotypien bzw. anderen habituellen Verhaltensweisen abgegrenzt werden, die nicht mit Verletzungen des eigenen Körpers einhergehen, jedoch ansonsten viel Ähnlichkeit mit der Automutilatio haben. Manche Autoren zählen auch das Ruminieren, Pica oder die Koprophagie zu den selbstverletzenden Verhaltensweisen. Entscheidend für die Einschätzung der Symptomatik ist immer das zugrundeliegende Störungsmuster.

Selbstverletzendes Verhalten ist in aller Regel keine Diagnose, sondern ereignet sich im Zu-

Tabelle 17.**1**   Diagnostisches Vorgehen zur Klärung der Ätiologie und Genese selbstverletzenden Verhaltens (nach Carr 1977; aus Brezovsky, P.: Diagnostik und Therapie selbstverletzenden Verhaltens. Enke, Stuttgart 1985)

---

1. Abklärung möglicher somatischer Ursachen

- diagnostische Untersuchungen zu genetischen bzw. Stoffwechselstörungen (z. B. Lesch-Nyhan-Syndrom, Cornelia-de-Lange-Syndrom)
- allgemeine internistische Untersuchungen zur Feststellung anderer organischer Krankheiten (z. B. Zahnschmerzen, Mittelohrentzündungen)

2. Verhaltensanalyse

Tritt das selbstverletzende Verhalten vor allem auf, wenn

- dem Patienten Aufmerksamkeit geschenkt wird?
- der Patient durch ein Ereignis frustriert wird (entweder durch direkte Bestrafung oder Bestrafung durch Entzug eines positiven Verstärkers)?
- der Patient in der Gruppe zusammen mit anderen ist?
- die Umgebung zu wenig Anregungen bietet (Selbststimulationshypothese)?

---

sammenhang mit einem umfassenderen Störungsmuster. Besonders häufig kommen Automutilationen bei geistig behinderten Kindern und Jugendlichen vor, im Rahmen von Psychosen, autistischen Syndromen, hirnorganischen Erkrankungen, aber auch (seltener) bei Persönlichkeitsstörungen und noch seltener bei neurotischen Entwicklungen.

17.2.4 Ätiologie und Genese

Alle Autoren, die sich intensiver mit der Automutilatio befaßt haben, sind der Meinung, daß die selbstverletzenden Verhaltensweisen *kein einheitliches Syndrom* darstellen. So ist z. B. der Stellenwert einer Selbstverletzung im Rahmen einer Psychose bei einem intelligenten Jugendlichen ganz anders zu bewerten als eine solche bei einem schwer geistig behinderten. Entsprechend müssen auch die ätiologischen Vorstellungen unterschiedlich sein. Auf die wichtigsten wird im folgenden eingegangen:

Selbstverletzendes Verhalten bei Stoffwechselstörungen und Mißbildungen: Es sind zwei Syndrome bekannt, bei denen ein überaus häufiges Vorkommen von Automutilatio festzustellen ist: das Lesch-Nyhan-Syndrom und das Cornelia-de-Lange-Syndrom.

Beim *Lesch-Nyhan-Syndrom* (Lesch u. Nyhan 1964) handelt es sich um eine metabolisch-ge-netische Störung des Purin-Stoffwechsels. Die Kinder und Jugendlichen sind intelligenzgemindert, zeigen spastische Lähmungen, häufig eine Choreoathetose sowie aggressives und automutilatives Verhalten. Letzteres zeigt sich insbesondere im Beißen der eigenen Lippen sowie der Finger. Die Ausmaße können erheblich sein, so daß die gesamte Mundregion entstellt ist. Zusätzlich kommen andere Formen der Selbstdestruktion vor sowie aggressives Verhalten gegenüber anderen. Bemerkenswert ist, daß auch bei Kindern, die an einem Lesch-Nyhan-Syndrom leiden und nahezu normal intelligent sind, ähnlich schwere Selbstverletzungen auftreten. Obwohl die Stoffwechselstörung inzwischen erkannt ist (Hyperurikämie), gibt es bislang keine direkte Erklärung für den Zusammenhang zwischen Automutilatio und der Stoffwechselstörung.

Beim *Cornelia-de-Lange-Syndrom* handelt es sich um ein Mißbildungssyndrom, das gekennzeichnet ist durch niedriges Geburtsgewicht, verzögerte Entwicklung, Hirsutismus, einen ganz bestimmten Gesichtsausdruck und Fingeranomalien. Es ist bislang weder eine Stoffwechselstörung noch eine Chromosomenanomalie als Ursache dieser Erkrankung festgestellt worden. Die Automutilatio besteht in einer Verletzung des Gesichts, der Extremitäten sowie verschiedener Körperstellen, meist durch Beißen. Bei den einzelnen Patienten ist die Form der Selbstverletzungen unterschiedlich, jedoch jeweils intraindividuell ziemlich konstant. Es gibt auch Patienten, bei denen die Selbstverletzungen mildere Formen annehmen oder fehlen.

Psychodynamische Hypothesen gehen von verschiedenen Annahmen aus:

- Das selbstverletzende Verhalten wird als symbolischer Ausdruck infantiler Triebe angesehen oder auch als Abwendung der Aggression von der Außenwelt und Zentrierung gegen die eigene Person. Vielfach wird ein Zusammenhang mit generellen masochistischen Tendenzen gesehen, oder es wird ein Zusammenhang hergestellt zwischen Selbstverletzung und Zurückweisung durch eine Bezugsperson.
- Selbstverletzendes Verhalten könne dazu dienen, die Körper- und Ich-Grenzen spürbar und erlebbar zu machen (Cain 1961) oder mit Hilfe von Selbstverletzungen Schuldgefühle abzutragen.

Im Rahmen der **Stereotypiehypothese** wird angenommen, daß sich selbstverletzendes Verhalten aus für die eigene Person harmlosen Stereotypien entwickelt, insbesondere bei institutionalisierten geistig behinderten Kindern, Jugendlichen und auch Erwachsenen (Baumeister u. Forehand 1973). Als bewiesen kann diese Hypothese nicht gelten. Es ist unklar, ob sich aus harmlosen Stereotypien wirklich schwerwiegende Selbstverletzungen als graduelle Steigerung ergeben. Im übrigen sind auch die Stereotypien bis heute nicht in ihrer Genese erklärt, so daß hier möglicherweise eine unklare Hypothese durch eine weitere ersetzt wird.

Die **Entwicklungshypothese** geht davon aus, daß selbstverletzendes Verhalten aus einer frühkindlichen Entwicklungsphase persistiert. Auch diese Hypothese vermag schwerwiegende Selbstverletzungen nicht zu klären. Es trifft zwar zu, daß im Rahmen der frühkindlichen Entwicklung Ansätze zu selbstverletzendem Verhalten bestehen, und es leuchtet ein, daß diese persistieren können. Warum sie sich aber in geradezu grotesker Weise steigern können, kann dieser Erklärungsansatz nicht erhellen.

Die **Vermeidungshypothese** nimmt an, daß durch selbstverletzendes Verhalten andere aversive Konsequenzen vermieden werden. Es tritt gewissermaßen an die Stelle antizipierter negativer Erlebnisse. Diese These ist kasuistisch belegt (Carr u. Mitarb. 1976): Bei einem 8jährigen geistig behinderten Mädchen nahm mit den schulischen Leistungsanforderungen das selbstverletzende Verhalten zu und nahm bei Reduzierung der Anforderungen wieder ab.

Die **positive Verstärkungshypothese** geht von dem lerntheoretischen Prinzip aus, daß selbstverletzendes Verhalten durch positive Verstärkung aufgebaut wird. Da Automutilationen stets die Aufmerksamkeit von Beobachtern auf sich ziehen, ist der Zusammenhang einleuchtend, denn der Patient erfährt jeweils bei Auftreten seines Symptoms häufig intensivere soziale Zuwendung. In diesem Sinne ist gerade für schwer geistig behinderte Jugendliche, die über wenig andere Möglichkeiten verfügen, die Aufmerksamkeit der Umgebung auf sich zu ziehen, die Automutilatio eine sehr wirksame Methode. Freilich kann dieser Mechanismus nicht alle Formen des selbstverletzenden Verhaltens erklären. Daß er eine Rolle spielt, ist allerdings bei Jugendlichen mit Persönlichkeitsstörungen empirisch belegt.

17.2.5 Therapie und Prognose

Jede **Therapie** selbstverletzenden Verhaltens muß von einer genauen Analyse seiner Entstehungsbedingungen ausgehen. Denn je nach *Genese* des automutilativen Verhaltens unterscheiden sich die Behandlungsmethoden. Nach Carr (1977) kann man zwei Gruppen selbstverletzender Verhaltensweisen unterscheiden:

1. solche, die durch eine *extrinsische* Motivation zustande kommen. Sie werden durch äußere Einflüsse und Situationen aufrechterhalten (z. B. durch Zuwendung im Falle des Auftretens des selbstverletzenden Verhaltens);
2. solche, die durch *intrinsische* Faktoren aufrechterhalten werden. Bei ihnen liegt eine Selbststimulation vor. Dieser Zusammenhang kann bei organisch bedingten Selbstverletzungen angenommen werden (z. B. beim Lesch-Nyhan-Syndrom).

Je nachdem, zu welchem Schluß hinsichtlich der Genese des automutilativen Verhaltens man kommt, muß man eine unterschiedliche *Behandlungsstrategie* einschlagen. Bei *extrinsisch* verursachten Automutilationen wird man das die Störung aufrechterhaltende oder auslösende Verhalten ändern müssen, z. B. durch Entzug von Zuwendung oder Belohnung alternativer Verhaltensweisen. Liegt der Schwerpunkt auf der *intrinsischen* Genese, so kann eine medikamentöse Behandlung durch Neuroleptika in Frage kommen, aber auch die Zuführung anderer Reize (z. B. bei geistig Behinderten Spielmaterial, das deren Aufmerksamkeit auf sich zieht).

Im Hinblick auf die Behandlungs*methoden* kann man unterscheiden (Schroeder u. Mitarb. 1981; Brezovsky 1985):

– *Bestrafung bzw. Entzug von Zuwendung:* Dabei muß es sich nicht um ausgesprochene Strafreize handeln, sondern man muß sich darauf konzentrieren, Reize zu finden, die dem Betroffenen unangenehm sind. Es wurde in dieser Hinsicht viel versucht: laute Geräusche, unangenehmer Geruch, elektrische Stimulierung usw. Der unterdrückende Effekt bei einer unmittelbar kontingent ausgeführten „Bestrafung" ist besonders bei geistig behinderten Kindern und auch bei psychotischen Kindern nachgewiesen worden.
– *Vermeidenskonditionierung:* Bei dieser Methode geht es darum, das störende Verhalten durch an sich nicht aversive, weitgehend neutrale Reize zu unterdrücken. Einen derartigen Reiz kann schon das mit großer Bestimmtheit ausgesprochene Wort „Nein" darstellen.
– *Kontingente Fixierung:* Hierbei geht es um eine Fixierung, die unmittelbar auf das selbstverletzende Verhalten folgt und nur kurzfristig andauert. Diese Methode sollte nur in sehr schweren Fällen angewandt werden. Sie ist im übrigen häufig nicht erfolgreich.
– *Time-out:* Hierbei geht es darum, plötzlich und kontingent nach der Selbstverletzung jegliche Verstärkung zu entziehen. Diese Methode hat sich nach Schroeder u. Mitarb. (1981) gut bewährt. Sie ist wirksamer als die Löschung.
– *Löschung:* Im Rahmen dieser Behandlungsmethode versucht man durch Ignorieren das selbstverletzende Verhalten, das vermutlich durch eine ihm jeweils regelmäßig folgende Zuwendung aufrechterhalten wird, allmählich zum Verschwinden zu bringen. Die hierfür erforderliche Zeitdauer ist oft erheblich. In vielen Fällen kann man diese Methode nicht riskieren, weil sich die Patienten zum Teil erhebliche Selbstverletzungen beibringen, so daß man eine ärztliche Behandlung, die ja auch eine Zuwendung darstellt, nicht unterlassen kann.
– *Aufbau alternativer Verhaltensweisen:* Im Gegensatz zu den bisher genannten Verfahren wird hier versucht, an die Stelle des selbstverletzenden Verhaltens ein anderes Verhalten zu setzen, das mit diesem möglichst unvereinbar sein soll. Diese Methode wurde bei geistig behinderten Kindern, die in reizarmen Situationen selbstverletzendes Verhalten zeigten, mit Erfolg erprobt.
– *Kombinierte Verfahren:* Die genannten Methoden wurden auch verschiedentlich miteinander kombiniert. Dies geschieht z. B. im sogenannten „Korrekturverfahren" (overcorrection), bei dem Bestrafung mit Verhaltensaufbau kombiniert wird.
– *Ökobehavioraler Ansatz:* Bei diesem relativ neuartigen Zugang werden die intraindividuellen Verhaltensstile (intrinsische Faktoren) mit solchen aus der Umgebung (extrinsischen) in einen Zusammenhang gebracht. Insbesondere umweltabhängige Selbstverletzungen lassen sich durch eine Modifikation der Umweltfaktoren konstruktiv verändern. Zum Beispiel konnte nachgewiesen werden, daß bei geistig behinderten Kindern und Jugendlichen, die sich selbst verletzen, ein deutliches Territorialverhalten zu beobachten war (Paluck u. Esser 1971), durch dessen Veränderung sich auch die Selbstverletzungen beeinflussen ließen.
– *Medikamentöse Behandlung:* Erprobt wurden verschiedene Neuroleptika (insbesondere Butyrophenone, Levopromazin und Thioridazin) sowie Lithiumsalze. Die Erfolge waren bislang nicht überzeugend. Am ehesten waren noch positive Effekte des Lithiums festzustellen.

Die **Prognose** selbstverletzenden Verhaltens ist von verschiedenen Faktoren abhängig: von der zugrundeliegenden Störung, der Intelligenz, der Zeitdauer seines Auftretens und dem Mechanismus seiner Entstehung. Sehr wenig zu beeinflussen ist es bei schwer geistig behinderten Jugendlichen, bei Jugendlichen mit einschlägigen organischen Erkrankungen (z. B. Lesch-Nyhan-Syndrom), aber auch bei Kindern und Jugendlichen mit Persönlichkeitsstörungen und Psychosen, bei letzteren vor allem während der akuten Phase. Im allgemeinen sind Selbstverletzungen ein sehr hartnäckiges Verhalten, das nur schwer zu unterbrechen ist. Die Prognose ist günstig, wenn sich die Selbstverletzungen in einem klar durchschaubaren Zusammenhang ergeben, sei es im Rahmen einer Persönlichkeitsstörung oder einer Psychose.

17.3 Tics

17.3.1 Definition und Klassifikation

Unter Tics verstehen wir in unregelmäßigen Abständen wiederkehrende, unwillkürlich auftretende, umschriebene Kontraktionen der Skelettmuskulatur einer oder mehrerer Körperregionen, die sich in emotionalen Belastungssituationen verstärken. Die Kontraktionen treten plötzlich auf, zeigen eine starke Wiederholungstendenz und sind nicht oder nur schwer unterdrückbar.

In der *ICD-9 (MAS)* sind Tics unter der Verlegenheitskategorie „Spezielle, nicht anderweitig klassifizierbare Symptome oder Syndrome" subsumiert (307.2) und wie folgt definiert:

„Störungen ohne bekannte organische Ursache, bei welchen das hervorstechende Merkmal rasche, unwillkürliche und offensichtlich zwecklose, häufig wiederholte Bewegungen sind, die nicht auf eine neurologische Störung zurückgeführt werden können. Jede Körperregion kann beteiligt sein, jedoch ist das Gesicht am häufigsten betroffen. Es können nur ein Tic oder eine Kombination von Tics bestehen, die gleichzeitig, alternativ oder aufeinanderfolgend ausgeführt werden. Beim Gilles-de-la-Tourette-Syndrom handelt es sich um eine seltene Störung, die bei Personen jeglichen Intelligenzniveaus auftreten kann, bei der Gesichtstics und ticähnliche Schlundgeräusche zunehmend auffallen und generalisieren und bei der später ganze Worte oder kurze Sätze (oft obszönen Inhalts) stoßweise und unwillkürlich hervorgebracht werden. Es besteht eine gewisse Überschneidung mit anderen Tics" (S. 60).

Die *ICD-10* geht im wesentlichen von einer analogen Definition aus und unterscheidet drei Formen von Tic-Störungen:

– die *vorübergehende Tic-Störung* (F95.0), bei der die Tic-Symptomatic nicht länger als 12 Monate anhält. Diese Form ist am häufigsten und hat ihren Manifestationsgipfel zwischen 4 und 5 Jahren;
– die *chronische motorische oder vokale Tic-Störung* (F95.1). Bei ihr kommen motorische oder vokale Tics vor (jedoch nicht beide), die einzeln oder multipel auftreten können und länger als ein Jahr andauern;
– die *kombinierten vokalen und multiplen motorischen Tics* (Gilles-de-la-Tourette-Syndrom). Bei dieser Form der Tic-Störung kommt es zum Auftreten motorischer und vokaler Tics. Sie müssen nicht notwendigerweise gleichzeitig auftreten. Es ist auch ein sukzessives Auftreten möglich. Die Störung beginnt immer in der Kindheit oder in der Adoleszenz, wobei sie sich während der Adoleszenz in der Regel verstärkt und bis ins Erwachsenenalter persistiert.

Das *DSM-III-R* unterscheidet ebenfalls die drei genannten Formen der Tic-Störung und gibt für jede Form diagnostische Kriterien an. Die gemeinsamen diagnostischen Kriterien für alle drei Formen der Tic-Störung sind:

– Beginn vor Vollendung des 21. Lebensjahres;
– mehrmals tägliches Auftreten der Tic-Symptomatik;
– Ausschluß einer Intoxikation oder einer bekannten Störung des ZNS wie Chorea Huntington oder postvirale Enzephalitis.

Ansonsten unterscheiden sie sich durch die Art der Symptomatik und die Dauer des Auftretens. Bei der *vorübergehenden* Tic-Störung treten einzelne oder multiple motorische und/oder vokale Tics auf, jedoch nicht länger als 12 Monate. Bei der *chronischen* motorischen oder vokalen Tic-Störung treten entweder motorische oder vokale Tics im Verlaufe der Erkrankung auf (jedoch nicht gemeinsam), wobei der Zeitraum des Auftretens ein Jahr übersteigt. Beim Gilles-de-la-Tourette-Syndrom kommen sowohl multiple motorische Tics als auch mindestens ein vokaler Tic vor (jedoch nicht unbedingt gleichzeitig), wobei Körperteil, Anzahl und Häufigkeit der Tics sich mit der Zeit ändern und die Gesamtdauer des Auftretens der Symptomatik ein Jahr überschreitet.

17.3.2 Epidemiologie

Da die hier getroffene Unterscheidung in drei Gruppen von Tic-Erkrankungen erst jüngeren Datums ist, existieren noch keine Häufigkeitsangaben bezogen auf diese Gruppierungen. Tic-Erscheinungen im weitesten Sinne finden sich jedoch bei etwa 10% der 6- bis 8jährigen Kinder und bei rund 14% der 9- bis 12jährigen (Lapouse u. Monk 1964). Alle Tic-Erkrankungen zusammengenommen kommen in einem kinder- und jugendpsychiatrischen Krankengut in etwa 1% der Fälle vor (Remschmidt u. Remschmidt 1974).

Das Gilles-de-la-Tourette-Syndrom wurde immer als relativ seltene Erkrankung angesehen. In den letzten Jahren hat sich jedoch die Aufmerksamkeit stärker auf dieses Syndrom gelenkt. So berichten Shapiro u. Mitarb. (1977) über 400 selbst untersuchte Fälle und über eine Gesamtzahl von 800 Fällen, die bis dahin publiziert wurden. Das Geschlechterverhältnis beträgt 3 : 1 zugunsten von Jungen. Als Häufigkeit in einem kinder- und jugendpsychiatrischen Krankengut geben Shapiro u. Huebner (1985) eine Relation von 1 : 1000 an. Das Gilles-de-la-Tourette-Syndrom ist in allen sozialen Schichten zu finden und ist auf keine ethnische Gruppe beschränkt. Shapiro u. Huebner (1985) weisen jedoch darauf hin, daß es noch nie bei Schwarzen beschrieben wurde.

17.3.3 Klinisches Bild

Im ambulanten und stationären Krankengut einer kinder- und jugendpsychiatrischen Klinik treten Tic-Erkrankungen am häufigsten zwischen 8 und 12 Jahren auf, wobei die Jungen deutlich überwiegen. Was Art und Lokalisation der Tics betrifft, so ergibt sich aufgrund der Auswertung einer klinischen Stichprobe von 54 Patienten folgende Rangfolge (Remschmidt u. Remschmidt 1974): Zwinker-Tics (81,5%), sonstige mimische Tics (48,1%), ticartige Kopfbewegungen (27,8%), Schulter-Tics (27,8%), Extremitäten-Tics (22,4%), Räusper-Tics (14,8%), Rumpf-Tics (14,1%), Schnüffel-Tics (9,3%), Bellen, Grunzen, Ausspucken (rund 2%).

Vorübergehende Tic-Störung: Sie ist gekennzeichnet durch ein passageres Auftreten der Tic-Symptomatik von mindestens einmonatiger Dauer, jedoch nicht länger als ein Jahr. Am häufigsten sind Gesichts-Tics (Augenzwinkern, Grimassieren), jedoch können auch andere Körperteile betroffen sein. Es kann auch zum Auftreten mehrerer Tics gleichzeitig kommen. Manche Kinder und Jugendliche können die Tics vorübergehend unterdrücken, jedoch nicht dauerhaft. Die Intensität der Tics schwankt außerordentlich. Emotionale Belastungssituationen (schulische Anforderungen, Leistungssituationen) führen zu einem verstärkten Auftreten der Tic-Symptomatik. Es kann auch zum Verschwinden der Tics kommen und zu einem Wiederauftreten nach 1−2 Monaten.

Chronische motorische oder vokale Tic-Störung: Bei ihr kommt es zum Auftreten entweder motorischer oder vokaler Tics, jedoch nicht gleichzeitig, möglicherweise aber in zeitlicher Sukzession. Im Unterschied zur vorübergehenden Tic-Störung bleibt die Symptomatik in der Regel länger als ein Jahr bestehen. Meist ist sie durch multiple Tics gekennzeichnet.

Gilles-de-la-Tourette-Syndrom: Dieses 1885 von Gilles de la Tourette erstmalig beschriebene Syndrom ist durch multiple motorische Tics und Phonations-Tics (Ausstoßen unartikulierter Laute bzw. Koprolalien) gekennzeichnet. Die Störung beginnt bereits im Kindesalter und setzt sich nicht selten bis ins Erwachsenenalter fort. Wie auch andere Tics kommt das Gilles-de-la-Tourette-Syndrom bei männlichen Kindern und Jugendlichen rund 2- bis 3mal so häufig vor wie bei weiblichen. Der Manifestationsbeginn liegt zwischen 2 und 7 Jahren (Median: 7 Jahre). Die motorischen Tics konzentrieren sich am häufigsten auf den Kopf und das Gesicht, sodann auf Rumpf und obere sowie untere Extremitäten. Die stets mit dem Syndrom verbundenen Sprach-Tics erstrecken sich auf verschiedene Laute, Wörter oder Koprolalien (60%), Echolalie (31%), Palilalie (Wiederholung der eigenen letzten Wörter oder Sätze) (29%). Es kann auch Echokinese (Nachahmung der Bewegungen von anderen) auftreten (Shapiro u. Huebner 1985). In der Regel beginnt die Erkrankung mit einem einzelnen motorischen Tic (bei 50% der Patienten), der am häufigsten im Gesicht lokalisiert ist. Die Anfangssymptomatik kann auch eine Reihe von anderen Symptomen umfassen (Shapiro u. Huebner 1985) wie: Zunge herausstrecken, Schnüffeln, Hüpfen, Hüsteln, Stottern, Ausstoßen von Lauten oder Wörtern oder Koprolalie. Es ist für die Störung typisch, daß frühere Symptome häufig durch spätere ersetzt werden. Die Symptomatik hat einen fluktuierenden Verlauf, d. h., die Intensität der Störung variiert sehr stark. Sie ist ausgesprochen abhängig von Streß- und Belastungssituationen und wird bei Entspannung und Beruhigung schwächer. Das Vorhandensein der Koprolalie ist nicht maßgebend für die Diagnose, obwohl sie diese bestätigt.

17.3.4 Diagnose und Differentialdiagnose

Die Diagnose erfolgt aufgrund der beobachteten und geschilderten Symptomatik. Die Untersuchungssituation ist häufig eine Belastungssituation, so daß die Symptomatik recht gut beobachtet werden kann. *Differentialdiagnostisch* sind Tic-Störungen von folgenden Störungsmustern abzugrenzen (Remschmidt u. Remschmidt 1974; Shapiro u. Huebner 1985):

1. **Choreiforme Syndrome:** Auszuschließen sind die Chorea Huntington, die Chorea minor Sydenham und die choreiforme Neuropathie. Bei der *Chorea Huntington* können differentialdiagnostisch verwertet werden: familiäre Belastung, Sprachstörungen im Initialstadium, Tremor, Schreibstörung infolge ausfahrender Bewegungen, choreatische Demenz sowie recht spezifische Charakterveränderungen, die gekennzeichnet sind „durch die Kombination einer eigenartigen Passivität sowie emotionaler und interessenmäßiger Indolenz mit Reizbarkeit, erhöhter Tenazität der Affekte bei gleichzeitiger Neigung zu triebhaften, überschießenden Affektentladungen mit einer moralischen Deprivation schließlich bis zu grob antisozialer Dauerhaltung" (Stutte 1960). Erschwerend hinsichtlich der Abgrenzung wirken oft die Leerlaufbewegungen des Sprechapparates, die auch im Rahmen von Tics vorkommen können.
Die *Chorea minor Sydenham* ist in der Regel gekennzeichnet durch ein relativ akutes Auftreten, meist im Rahmen einer rheumatischen Erkrankung mit ihrer sonstigen

Symptomatik. Im Gegensatz zu Tic-Erkrankungen kommt die Störung dreimal häufiger bei Mädchen vor. Bei der Chorea minor wurde auch eine psychogene Entstehung diskutiert, was sich zum Teil auf die allgemeine Beobachtung der Bedeutung affektiver Momente für die Auslösung von Hyperkinesen zurückführen läßt. Diese Tatsache kann die Abgrenzung von Tics erschweren, die jedoch im Gegensatz zu den Hyperkinesen bei der Chorea minor im allgemeinen strenger lokalisiert sind.
Die *choreiforme Neuropathie* ist gekennzeichnet durch psychomotorische Entladungen mit choreiformen Bewegungssymptomen. Man hat diskutiert, ob die Mehrzahl dieser Kinder nicht an einer frühkindlichen Hirnschädigung mit einer frühkindlich erworbenen Striatumschwäche leidet. Die Differentialdiagnose gegenüber Tics ergibt sich daraus, daß diese Kinder und Jugendlichen ab ovo durch allgemeine Bewegungsunruhe auffallen, während Tics sich erst später, am häufigsten im frühen Schulalter, manifestieren.

2. **Myoklonien:** Von Tics lassen sich Myoklonien oft dadurch unterscheiden, daß sie häufig kontinuierlich auftreten, bei manchen Typen pathologische EEG-Muster nachweisbar sind und daß sie im EMG charakteristische Befunde aufweisen. Im übrigen sind sie in der Regel eingebettet in neurologische Erkrankungen, die auch zahlreiche andere Symptome zeigen, wodurch die Differentialdiagnose erleichtert wird. Eine besondere Variante, die nicht als krankhaft anzusehen ist, sind die Einschlafmyoklonien.

3. **Epileptische Anfälle:** Abzugrenzen sind vor allem kleine Anfälle, psychomotorische Anfälle und die Jackson-Epilepsie. Die Leitsymptome für die Unterscheidung von Tics sind die Amnesie bei den epileptischen Anfällen und der mehr oder weniger spezifische EEG-Befund (3/s Spike-wave-Muster bei Petit-mal-Anfällen, temporaler Fokus bei der psychomotorischen Epilepsie). Auch andere Merkmale des epileptischen Anfalls lassen eine Unterscheidung zu (z. B. Aura bei der psychomotorischen Epilepsie). Schwierigkeiten kann manchmal die Abgrenzung von *Jackson-Anfällen* be-

reiten. Differentialdiagnostisch gegenüber Tics verwertbar ist die lange Dauer des Anfalls, die oft zu findende Ausbreitung (z. B. von distal nach proximal bei Lokalisation an den Extremitäten), eine mitunter auftretende postparoxysmale Parese und der im Anfall (oft jedoch nicht im Intervall) positive EEG-Befund sowie die Tatsache, daß der Anfall mitunter durch starke sensible Reize im betroffenen Areal unterbrochen werden kann.

4. **Zwangssymptomatik:** Diese Abgrenzung ist häufig die schwierigste. Die Befragung des Patienten nach dem subjektiven Stellenwert der Symptomatik ist hierbei oft von größter Bedeutung. Sie hat das Ziel, den Stellenwert der fraglichen Phänomene innerhalb der Persönlichkeit zu eruieren. Jugendliche mit Zwangsphänomenen sind in der Regel in ihrer Persönlichkeit stärker beeinträchtigt als Tic-Patienten. Die Zwangserscheinungen werden bewußtseinsnäher erlebt als sich immer wieder aufdrängende, sinnlos erscheinende Handlungen, die nicht unterdrückt, sondern höchstens aufgeschoben werden können. Auch ist ein gemeinsames Vorkommen von Tics und Zwangsphänomenen durchaus möglich. Den Zusammenhang von Chorea und ticförmigen Bewegungen mit Zwangsphänomenen hat Kehrer (1938) herausgearbeitet und monographisch dargestellt.

17.3.5 Ätiologie und Genese

Neuere Vorstellungen zur Ätiologie und Genese von Tic-Erkrankungen orientieren sich größtenteils an den Studien zum Gilles-de-la-Tourette-Syndrom. Es ist aber vorerst nicht klar, ob alle drei genannten Tic-Störungen auf einem Kontinuum anzusiedeln sind oder ob das Gilles-de-la-Tourette-Syndrom eine Sonderstellung einnimmt im Sinne einer stärkeren organischen Verursachung. Aufgrund dieser generellen Unsicherheit sind auch die Vorstellungen zur Ätiologie und Genese von Tic-Erkrankungen insgesamt mit einer gewissen Vorsicht zu betrachten. Neuerdings werden genetische Hypothesen zur Ätiologie intensiver diskutiert. Beim Tourette-Syndrom gibt es hierzu bereits entsprechende Befunde.

Vorstellungen zur Organogenese: Diesen Konzepten ist gemeinsam, daß Tics entweder im Zusammenhang mit neurologischen Erkrankungen (z. B. Enzephalitis, choreatiformen Syndromen) gesehen werden – sei es als mit der Grundkrankheit assoziiertes Symptom, sei es als deren Folgen – oder daß sie als Ausdruck einer funktionellen Unreife extrapyramidaler subkortikaler Zentren bei Kindern, Jugendlichen und Erwachsenen angesehen werden. Letzteres wurde von McDonald (1963) insbesondere für das Gilles-de-la-Tourette-Syndrom postuliert und von Balthasar (1957) für einen Fall dieses Syndroms auch histologisch nachgewiesen.

Balthasar fand bei einem 42jährigen Patienten mit Gilles-de-la-Tourette-Syndrom ein an Zahl und Dichte gemessenes Vorkommen der kleinen Striatumzellen, wie dies etwa einem 11jährigen gesunden Kind entspricht. Er deutete dies als mangelhafte Ausreifung des Striatums und sieht darin das anatomische Substrat der generalisierten Tic-Krankheit.

Aus diesen Beobachtungen haben Snyder u. Mitarb. (1970) eine interessante biochemische Hypothese zur Pathophysiologie des Gilles-de-la-Tourette-Syndroms abgeleitet. Die Autoren gehen von tierexperimentellen Beobachtungen aus, wonach stereotypes, zwanghaftes Nagen bei Ratten durch das Dopamin reguliert wird. Da Haloperidol ein sehr wirksamer Blocker der Dopamin-Rezeptoren ist und sich auch bei der Behandlung des Gilles-de-la-Tourette-Syndroms sehr bewährt hat, folgern sie, daß bei diesem Syndrom möglicherweise eine vermehrte Aktivität des Dopamin-Systems in den Corpora striata vorliegt. Infolge einer Blockade der Dopamin-Rezeptoren durch Haloperidol komme es zu einer Besserung der Symptomatik. Über die Ursache der vermuteten Hyperaktivität des dopaminergen Systems ist damit freilich nichts ausgesagt.

Von einer ganz anderen Perspektive aus haben Shapiro u. Mitarb. (1977) den Nachweis eines organischen Ursprungs des Gilles-de-la-Tourette-Syndroms zu führen versucht. Sie fanden in 50% ihrer Stichprobe auffällige (aber unspezifische) EEG-Befunde, bei 56 ihrer über 16 Jahre alten Patienten eine Diskrepanz zwischen Verbal- und Handlungsteil im Hamburg-Wechsler-Intelligenztest von 19 Punkten und Auffälligkeiten im Bender-Gestalttest. Insgesamt fanden sie in ihrer Stichprobe bei 65,5%

der Patienten in drei von vier Parametern (neurologischer Befund, EEG-Befund, psychiatrischer Befund, psychologischer Testbefund) auffällige Befunde.

Bedeutung genetisch-familiärer Faktoren und der Persönlichkeitsstruktur: Verschiedene Studien weisen auf ein familiär gehäuftes Auftreten von einfachen Tics und der Kombination von Tics und Gilles-de-la-Tourette-Syndrom hin. So fanden Shapiro u. Mitarb. (1977) eine Wahrscheinlichkeit von über 34,5% für das gemeinsame Auftreten einfacher Tics und des Gilles-de-la-Tourette-Syndroms in den Familien ihrer Stichprobe. Moldofsky u. Mitarb. (1974) fanden sogar eine familiäre Belastung mit Tics bei Verwandten ihrer Patienten von 66,7%. Eine Zwillingsstudie von Godai u. Mitarb. (1976) deutet in die gleiche Richtung. Die Autoren fanden eine Konkordanzrate von 60% für eineiige und 9% für zweieiige Zwillinge hinsichtlich des Auftretens einer Tic-Symptomatik. Relativ gut untersucht ist mittlerweile der genetische Hintergrund des Gilles-de-la-Tourette-Syndroms. Die bislang vorliegenden, zum Teil umfangreichen Stammbaumuntersuchungen sprechen für einen autosomal dominanten Erbgang (Kurlan u. Mitarb. 1986; Robertson u. Gourdie 1990).

Den familiären Einflüssen und einer prädisponierenden Persönlichkeitsstruktur wurde besonders seitens der französischen Kinderpsychiatrie erhöhte Aufmerksamkeit geschenkt. Von verschiedenen Autoren wurde hervorgehoben, daß Kinder mit Tics generell in ihrer psychischen Entwicklung retardiert seien. Rouart (1947) verweist ferner auf narzißtische Fixierungen und sadistische Tendenzen, deren Funktion es sei, die Familie des Patienten zu stören.

Psychomotorische Theorie: Diese Hypothese geht auf die Arbeit von Meige u. Feindel (1903) zurück, die die Ansicht vertraten, daß bei Tic-Patienten ein motorisches Defizit vorliege. Die Autoren geben an, deutliche Anzeichen einer Débilité motrice bei Tic-Patienten gefunden zu haben, und betonen die häufige Kombination von psychomotorischer Instabilität und Tics. Von anderen Autoren wird auf die Neigung von Tic-Patienten zur „emotionalen Desorganisation" in Belastungssituationen hingewiesen, was die klassische Vorstellung einer Korrelation zwischen Tics und einer dysthymischen Temperamentslage stützt.

Vorstellungen zur Psychogenese: Die Vorstellungen zur Psychogenese basieren zum Teil auf psychoanalytischen, zum Teil auf lerntheoretischen Gedankengängen oder aber auf der Hervorhebung allgemeiner psychischer Traumen, unter denen insbesondere starke motorische oder psychische Einengungen als ätiologisch bedeutsam hervorgehoben werden.

Die Bedeutung einengender Situationen sowohl in psychischer als auch in physischer Hinsicht wird von verschiedenen Autoren hervorgehoben. Eine territoriale Einengung erlaubt Analogien zu Beobachtungen an Tieren, wonach eingesperrte wilde Tiere mit motorischen Stereotypien und anderen stereotypen motorischen Entladungen, die „zweck- und sinnlos" sind, reagieren.

Von psychoanalytischer Seite werden Zusammenhänge zwischen Tics und Zwangsphänomenen diskutiert. Abraham (1921) klassifizierte Tics als eine besondere Form von Zwangsneurose und sah in ihnen eine Regression auf die anal-sadistische Stufe der psychosexuellen Entwicklung. Andere psychoanalytische Autoren (Ferenczi 1921; Fenichel 1945) sind der Ansicht, daß die Ursache für Tics in einer gestörten psychosexuellen Entwicklung zu suchen sei, wobei es zur Verdrängung unerlaubter sexueller und aggressiver Impulse komme, die sich explosiv und unwillkürlich über die Motorik entladen. Insofern seien Tics nicht einer einheitlichen nosologischen Kategorie zuzuordnen, sondern lediglich oberflächliche Symptome ganz verschiedener zugrundeliegender Störungen.

Die stereotype Wiederholungstendenz von Tic-Phänomenen veranlaßte dazu, über lerntheoretische Gesichtspunkte Tics als fehlangepaßte erlernte Reaktionen aufzufassen. Aus dieser Sicht nimmt man an, daß Tics als trieb- bzw. angstreduzierende Vermeidungsreaktionen in einer traumatischen Situation entstehen (Yates 1958).

17.3.6 Therapie, Verlauf und Prognose

Tic-Störungen sind Erkrankungen, die die Patienten im sozialen Bereich stark behindern.

Tabelle 17.**2**   Behandlungsindikationen für Tic-Störungen (nach Rothenberger 1984)

1. Absolute Indikationen

- Gesichertes Tourette-Syndrom (TS)
- Tics nach Gabe von Stimulanzien, wenn Absetzen derselben nicht zur Restitution ausreicht
- «Tourettismus» nach Neuroleptikaeinnahme (Spätdyskinesie)
- Vokale Tics
- Motorische Tics nach mehr als 1jähriger Dauer
- Motorische Tics und Zwangssymptomatik
- Motorische Tics und selbstdestruktives Verhalten

2. Relative Indikationen

- Einfache Tics von weniger als 1jähriger Dauer (abhängig von Schwere, Verlauf, reaktiven Störungen; langfristige Verlaufsbeobachtung erforderlich)
- Früher negative Therapieergebnisse, Non-Responder
- Tic ist nicht der eigentliche Vorstellungsanlaß
- Die den Tic begleitenden Störungen (z.B. Depressivität) sind bedeutender als der Tic selber

Denn sie sind für jedermann sichtbar. Insofern besteht meist eine hohe Motivation zur Behandlung bei den Patienten, aber auch bei den Eltern. Dringlich wird die Behandlung, wenn sich zu einem motorischen Tic ein vokaler Tic hinzugesellt. Denn dadurch wird der betreffende Jugendliche so auffällig, daß mit zusätzlichen sekundären Schädigungen zu rechnen ist. In Tab. 17.**2** sind die Behandlungsindikationen für Tic-Störungen nach Rothenberger (1984) wiedergegeben. Wie die Tabelle zeigt, kann man absolute und relative Behandlungsindikationen unterscheiden.

Die Spontanremissionen betragen für einfache und multiple Tics immerhin 50–70% und für das Gilles-de-la-Tourette-Syndrom 16% (Corbett u. Mitarb. 1969; Shapiro u. Shapiro 1982a). Von einem therapeutisch wirksamen Verfahren muß man erwarten, daß seine Erfolgsrate höher liegt als die der Spontanremission.

Die Art der Therapie hängt stark davon ab, wie Genese und Ätiologie der Tic-Störung gesehen werden. In den letzten Jahren ist diesbezüglich aufgrund empirischer Untersuchungen eine stärkere Favorisierung einer organischen Genese festzustellen. Daher steht auch die medikamentöse Behandlung stark im Vordergrund. Da aber von jeher bekannt ist, daß Tic-Störungen durch die soziale Umgebung massiv beeinflußt werden, sind auch psychotherapeutische und stützende Maßnahmen von allergrößter Bedeutung. Die medikamentöse The-

rapie darf nicht die einzige Maßnahme bleiben.

Medikamentöse Behandlung

Als Mittel der ersten Wahl gilt heute *Tiaprid* (Tiapridex), das die Dopamin-2-Rezeptoren blockiert, deren Stimulation dyskinetische Bewegungen vor allem im mandibulofazialen Bereich auslöst. Die Wirkung der Medikation tritt innerhalb von 4–7 Tagen ein. Eine Behandlung sollte mindestens über 12 Monate durchgeführt werden. Dabei kann die volle Dosis innerhalb von 3–4 Tagen gegeben werden. Nach Rothenberger (1984) kann bei einem sehr ausgeprägten Gilles-de-la-Tourette-Syndrom eine Tagesdosis von bis zu 3 × 300 mg/die erforderlich sein. Im allgemeinen genügen jedoch niedrigere Dosierungen, gegebenenfalls kombiniert mit Pimozide (Orap). Die Nebenwirkungen von Tiaprid sind gering. Auftreten können Zunahme des Körpergewichtes, Kopfschmerzen (bei normalem Blutdruck), leichte Müdigkeit. Die kognitive Leistungsfähigkeit, die willkürmotorische Koordination, neuropsychologische Leistungen und die elektrische Hirnaktivität bleiben nahezu unbeeinflußt (Rothenberger u. Eggers 1982).

Als Medikation zweiter Wahl gilt der Dopamin-Blocker Pimozide (Orap), entweder allein eingesetzt oder in Kombination mit Tiaprid. Diese Substanz war in 70% der Patienten mit Tourette-Syndrom wirksamer als Haloperidol (Shapiro u. Shapiro 1982a u. b). Der Dosierungsbereich beträgt 1−12 mg/die.

Seit längerer Zeit bekannt ist die Wirksamkeit von *Haloperidol* (Haldol), das sowohl die Dopamin-1- als auch die Dopamin-2-Rezeptoren blockiert. Seine Anwendung wird eingeschränkt durch die häufigen Nebenwirkungen. Die Wirkung tritt in der Regel innerhalb von 4−5 Tagen ein. Es empfiehlt sich, mit 0,25 mg Haloperidol (abends) zu beginnen und gleichzeitig ein Anti-Parkinson-Mittel zu verabreichen, um das Auftreten extrapyramidal-motorischer Nebenwirkungen zu verhindern. Die Medikation kann dann jeden 4. bis 5. Tag um 0,25 mg gesteigert werden, bis sich die Symptomatik bedeutsam verringert hat und möglichst keine störenden Nebenwirkungen aufgetreten sind. Bei ausgeprägtem Tourette-Syndrom muß die Behandlung längerfristig (über ein Jahr) erfolgen.

Interessant ist in diesem Zusammenhang eine Beobachtung von DiGiacomo u. Mitarb. (1971), wonach ein Patient, der 5 Jahre wegen eines schweren Tourette-Syndroms mit Haloperidol behandelt worden war, nach dieser Zeitspanne gegen Haloperidol refraktär wurde, obwohl die Dosis massiv erhöht wurde. Nach einer vorübergehenden Entziehung aller Medikamente und zwischenzeitlicher Anwendung von L-Dopa, das dann ebenfalls wieder abgesetzt wurde, sprach der Patient wieder auf Haloperidol an. Nach langer Verabfolgung kann es also zu einer vorübergehenden und reversiblen Refraktärperiode kommen.

Wir haben ähnliche Verhältnisse bei einem 13jährigen Patienten mit multiplen Tics und Zwangsphänomenen bei autistischem Syndrom beobachtet. Dieser Patient sprach nach einer zweijährigen Therapie mit Haloperidol, die von außerordentlich guter Wirksamkeit war, plötzlich nicht mehr auf das Medikament an. Er wurde vorübergehend, allerdings ohne sehr guten Erfolg, auf Glianimon umgestellt. Nach einigen Wochen wurde wieder auf Haloperidol übergegangen, das dann wieder voll in der ursprünglichen Dosierung wirksam war.

Erfolge wurden auch mit *Clonidin* beschrieben, sowohl bei multiplen Tics als auch beim Tourette-Syndrom. Allerdings sollte Clonidin erst dann eingesetzt werden, wenn die bislang erwähnten Substanzen in ausreichend dosierter Verabreichung erfolglos waren. Clonidin (Catapresan) ist ein α-adrenerger Rezeptor-Agonist. Es wirkt wahrscheinlich über eine Beeinflussung des Norepinephrin-Stoffwechsels indirekt auf das Dopamin-System. In einer Studie von Leckman u. Mitarb. (1983) wurde bei einer längerfristigen Anwendung (über 10 Monate) über gute Resultate bei Tourette-Patienten berichtet, wobei die orale Tagesdosis von Clonidin 2−3 μg/kg Körpergewicht betrug. Es handelte sich um 6 Patienten im Alter von 7−17 Jahren, bei denen es nach 12 Wochen zu einer Symptomreduktion von 20−55% kam.

Auch mit einer Reihe von anderen Medikamenten wurden Erfolge beschrieben: Perphenazin (Decentan), Fluphenazin und Tetrabenazin.

Nichtmedikamentöse Behandlung

Beratung: Wichtig ist zunächst, den Patienten über die Natur der Erkrankung, über ihre Einbettung in den jeweiligen sozialen Kontext und über die geplanten Behandlungsmaßnahmen zu informieren. Dies gilt auch für die Familie. Für letztere ist besonders wichtig, darauf hinzuweisen, daß die Tic-Erscheinungen vom Patienten nicht beeinflußt werden können und keine Unart oder gar Provokation darstellen.

Psychotherapeutische Maßnahmen: Schon aus der Tatsache, daß Tic-Störungen in Belastungssituationen häufiger und intensiver auftreten, läßt sich ableiten, daß psychotherapeutisch in zweifacher Weise vorgegangen werden muß: einerseits sollten übermäßig starke Belastungen abgebaut werden, zum anderen sollten die Patienten in die Lage versetzt werden, sich mit Belastungssituationen angemessener auseinanderzusetzen. Nach diesem Grundgedanken sollte man erwarten, daß Entspannungsübungen hilfreich sind. Sie zeigen aber nur kurzfristige Effekte. Gleiches gilt für verschiedene verhaltenstherapeutische und andere psychotherapeutische Verfahren (psychoanalytisch orientierte Behandlung, Gesprächspsychotherapie). Die Erfolge dieser Maßnahmen liegen bislang nicht über der Spontanremissionsquote (Rothenberger 1984).

Prognose

Die Prognose von *Tic-Störungen* ist nicht ungünstig, wenn man vom Tourette-Syndrom absieht. Corbett u. Mitarb. (1969) berichten in ihrer Übersicht, daß nach einer Katamnesefrist von 8 Jahren rund zwei Drittel der Patienten symptomfrei waren. Die günstigste Prognose ergab sich für Patienten, deren Symptomatik zwischen dem 6. und 8. Lebensjahr auftrat. Sie verschlechterte sich bei Vorliegen vokaler Tics und bei einer Ausbreitung der Symptomatik auf Extremitäten und Rumpf.

Zu ähnlichen Ergebnissen kommen Remschmidt u. Remschmidt (1974), die in ihrer Stichprobe (n = 53) nach einer durchschnittlichen Katamnesefrist von 3 Jahren bei rund 70% der Patienten eine entscheidende Besserung bzw. Heilung feststellten, bei 30% jedoch ein Fortbestehen der Symptomatik. Obwohl anfänglich der Erfolg der medikamentösen Behandlung eindrucksvoll war, ergab sich bezüglich der Langzeitprognose kein Unterschied zwischen den Patienten, die medikamentös, und solchen, die nichtmedikamentös behandelt worden waren.

Die Prognose des *Gilles-de-la-Tourette-Syndroms* ist deutlich ungünstiger. Es wird über Besserungsraten von maximal 50% berichtet.

17.4 Literatur

Abraham, K.: Contribution to a discussion of the tic. In Abraham, K.: Selected Papers. Hogarth, London 1921

American Psychiatric Association (APA): Diagnostic and Statistical Manual of Mental Disorders, 3rd ed. (DSM-III). APA, Washington 1980 (dtsch. Bearb. von Koehler, K., H. Saß: Diagnostisches und statistisches Manual psychischer Störungen [DSM-III]. Beltz, Weinheim 1984)

American Psychiatric Association (APA): Diagnostic and Statistical Manual of Mental Disorders, 3rd ed. revised (DSM-III-R). APA, Washington 1987 (dtsch. Bearb. von Wittchen, H.-.U., H. Saß, M. Zaudig, K. Koehler: Diagnostisches und statistisches Manual psychischer Störungen [DSM-III-R]. Beltz, Weinheim 1989)

Balthasar, K.: Über das anatomische Substrat der generalisierten Tic-Krankheit (Maladie des tics, Gilles de la Tourette): Entwicklungshemmung des Corpus striatum. Archiv für Psychiatrie und Nervenkrankheiten 195 (1957) 531−549

Baumeister, A. A., R. Forehand: Stereotyped acts. In Ellis, N. R.: International Review of Research in Mental Retardation, vol. VI. Academic Press, New York 1973

Baumeister, A. A., J. P. Rollings: Self-injurious behavior. In Ellis, N. R.: International Review of Re-search in Mental Retardation, vol. VIII. Academic Press, New York 1976

Berkson, G.: Abnormal stereotyped motor acts. In Zu-bin, J., H. Hunt: Comparative Psychopathology. Grune & Stratton, New York 1967

Brezovsky, P.: Diagnostik und Therapie selbstverletzenden Verhaltens. Enke, Stuttgart 1985 (Klinische Psychologie und Psychopathologie, Bd. 33)

Cain, A. C.: The presuperego „turning inward" of aggression. Psychoanalytic Quarterly 30 (1961) 171−208

Carr, E. G.: The motivation of self-injurious behavior: a review of some hypotheses. Psychological Bulletin 84 (1977) 800−816

Carr, E. G., C. D. Newsom, J. A. Binkoff: Stimulus control of self-destructive behavior in a psychotic child. Journal of Abnormal Child Psychology 4 (1976) 139−153

Corbett, J. A., A. M. Mathews, P. H. Connell, D. A. Shapiro: Tics and Gilles de la Tourette's syndrome: a follow-up study and critical review. British Journal of Psychiatry 115 (1969) 1229−1241

DiGiacomo, J. N., S. Fahn, J. B. Glass, R. J. Westlake: A case with Gilles de la Tourette's syndrome. Recurrent refractoriness to haloperidol, and unsuccessful treatment with L-dopa. Journal of Nervous and Mental Disease 152 (1971) 115−117

Fenichel, O.: The Psychoanalytic Theory of Neuroses. Norton, New York 1945

Ferenczi, S.: Psychoanalytische Betrachtungen über den Tic (1921). In Ferenczi, S.: Bausteine zur Psychoanalyse. Huber, Bern 1964

Godai, U., R. Tatarelli, G. Bonanni: Stuttering and tics in twins. Acta geneticae medicae et gemellologiae (Roma) 25 (1976) 369−375

von Harnack, G. A.: Nervöse Verhaltensstörungen beim Schulkind. Thieme, Stuttgart 1958

Hutt, S., C. Hutt, D. Lee, C. Ounsted: A behavioural and electroencephalographic study of autistic children. Journal of Psychiatric Research 3 (1965) 181−197

Kehrer, F.: Die Verbindung von chorea- und ticförmigen Bewegungen mit Zwangsvorstellungen und ihre Beziehungen zu den Zwangsvorgängen bei Zwangsneurose und Encephalitis epidemica. Karger, Basel 1938 (Bibliotheca Psychiatrica, Bd. 85)

Kurlan, R., J. Behr, L. Medved et al.: Familial Tourette's syndrome. Report of a large pedigree and potential for linkage analysis. Neurology 36 (1986) 772−776

Lapouse, R., M. A. Monk: Behavior deviations in a representative sample of children: variation by sex, age, race, social class, and family size. American Journal of Orthopsychiatry 34 (1964) 436−446

Leckman, J. F., J. Detlor, D. F. Harcherik, G. Young, G. M. Anderson, B. A. Shaywitz, D. J. Cohen: Acute and chronic clonidine treatment in Tourette's syndrome: a preliminary report on clinical response and effect on plasma and urinary catecholamine metabolites, growth hormone, and blood pressure. Journal of the American Academy of Child Psychiatry 22 (1983) 433−440

Lesch, M., W. L. Nyhan: A familiar disorder of uvic acid metabolism and central nervous system function. American Journal of Medicine 36 (1964) 561−570

MacDonald, I. J.: A case of Gilles de la Tourette syndrome with some aetiological observations. British Journal of Psychiatry 109 (1963) 206−210

Meige, H., E. Feindel: Der Tic, sein Wesen und seine Behandlung. Deuticke, Leipzig 1903

Moldofsky, H., C. Tullis, R. Lamon: Multiple tic syndrome (Gilles de la Tourette-syndrome). Journal of Nervous and Mental Disease 159 (1974) 282−292

Müller, N., A. Straube, B. Horn, F. Müller-Spahn, M. Ortner: Zwänge als Leitsymptom des Gilles-de-la-Tourette-Syndroms: Ein Beitrag zur Differentialdiagnose des Zwangssyndroms. Nervenheilkunde 7 (1988) 226−232

Paluck, R. J., A. H. Esser: Territorial behavior as an indicator of changes in clinical behavioral conditioning of severely retarded boys. American Journal of Mental Deficiency 76 (1971) 284−290

Rambach, H.: Zur Ätiologie des kindlichen Kopf- und Körperwerfens. Fischer, Jena 1967

Remschmidt, H.: Habituelle Verhaltensweisen. In Remschmidt, H., M. H. Schmidt: Kinder- und Jugendpsychiatrie in Klinik und Praxis, Bd. III, Thieme, Stuttgart 1985

Remschmidt, H., U. Remschmidt: Symptomatologie, Verlauf und Prognose von Tic-Erkrankungen im Kindes- und Jugendalter. Klinische Pädiatrie 186 (1974) 185−199

Remschmidt, H., M. Schmidt (unter Mitarbeit von C. Klicpera): Multiaxiales Klassifikationsschema für psychiatrische Erkrankungen im Kindes- und Jugendalter nach Rutter, Shaffer und Sturge. Mit einem synoptischen Vergleich zum DSM-III, 2. Aufl. Huber, Bern 1986

Ritvo, E., E. Ornitz, S. Lafranci: Frequency of repetitive behavior in early infantile autism and its variants. Archives of General Psychiatry 19 (1968) 341−347

Robertson, M. M., A. Gourdie: Familial Tourette's syndrome in a large British pedigree. British Journal of Psychiatry 156 (1990) 515−521

Rothenberger, A.: Therapie der Tic-Störungen. Zeitschrift für Kinder- und Jugendpsychiatrie 12 (1984) 284−301

Rothenberger, A.: Wenn Kinder Tics entwickeln. Beginn einer komplexen kinderpsychiatrischen Störung. G. Fischer, Stuttgart 1991

Rothenberger, A., C. Eggers: The influence of tiapride on the ERPs of children with multiple tics. In Rothenberger, A.: Event-Related Potentials in Children (Developments in Neurology, vol. 6). Elsevier, Amsterdam 1982

Rouart, J.: Psychopathologie des tics. Evolution psychiatrique 1 (1947) 267−275

Schroeder, St. R., J. A. Mulick, J. Rojahn: The definition, taxonomy, epidemiology, and ecology of self-injurious behavior. Journal of Autism and Developmental Disorders 10 (1980) 417−432

Schroeder, St. R., C. S. Schroeder, J. Rojahn, J. A. Mulick: Self-injurious behavior. An analysis of behavior management techniques. In Matson, J. L., J. R. McCartney: Handbook of Behavior Modification with the Mentally Retarded. Plenum, New York 1981

Shapiro, A. K., E. S. Shapiro: Tourette-syndrome: clinical aspects, treatment, and etiology. Seminars in Neurology 2 (1982a) 373−385

Shapiro, A. K., E. S. Shapiro: Clinical efficacy of Haloperidol, Pimozide, Penfluridol, and Clonidine in the treatment of Tourette Syndrome. In Friedhoff, A. J., T. N. Chase: Gilles de la Tourette Syndrome (Advances in Neurology, vol. 35). Raven, New York 1982b

Shapiro, A. K., E. S. Shapiro, R. D. Bruun, R. D. Sweet: Gilles de la Tourette Syndrome. Raven, New York 1978

Shapiro, Th., H. F. Huebner: Motorische Störungen. In Remschmidt, H., M. H. Schmidt: Kinder- und Jugendpsychiatrie in Klinik und Praxis, Bd. III. Thieme, Stuttgart 1985

Snyder, S. H., K. M. Taylor, J. T. Coyle, J. L. Meyerhoff: The role of brain dopamine in behavioral regulation and the actions of psychotropic drugs. American Journal of Psychiatry 127 (1970) 199−207

Strunk, P.: Psychogene Störungen mit vorwiegend körperlicher Symptomatik. In Harbauer, H., R. Lempp, G. Nissen, P. Strunk: Lehrbuch der speziellen Kinder- und Jugendpsychiatrie, 2. Aufl. Springer, Berlin 1974

Stutte, H.: Kinderpsychiatrie und Jugendpsychiatrie. In Gruhle, H. W., R. Jung, W. Mayer-Gross, M. Müller: Psychiatrie der Gegenwart, Bd. II (Klinische Psychiatrie). Springer, Berlin 1960

Werry, J. S.: Psychosomatic disorders, psychogenic symptoms, and hospitalization. In Quay, H., J. S. Werry: Psychopathological Disorders of Childhood, 2nd ed. Wiley, New York 1979

World Health Organization (WHO): International Classification of Diseases, 9th ed. (ICD-9). WHO, Geneva 1978

World Health Organization (WHO): Tenth Revision of the International Classification of Diseases [ICD-10], Chapter V (F): Mental and Behavioural Disorders (including disorders of psychological development). Clinical Descriptions and Diagnostic Guidelines. WHO, Geneva 1991. (Dtsch.: Dilling, H., W. Mombour, M. H. Schmidt: Internationale Klassifikation psychischer Störungen. ICD-10, Kapitel V [F]. Klinisch-diagnostische Leitlinien. Weltgesundheitsorganisation. Huber, Bern 1991.)

Yates, A. J.: The application of learning theory to the treatment of tics. Journal of Abnormal and Social Psychology 56 (1958) 175−182

18. Autistische Syndrome

18.1 Definition und Klassifikation

Autistische Syndrome sind charakterisiert durch eine hochgradige interpersonelle *Kontaktstörung*. Sie manifestiert sich bereits in der frühen Kindheit und ist durch eine generelle Entwicklungsverzögerung, eine Unfähigkeit, Emotionen auszudrücken bzw. auf sie zu reagieren (sogenannte „emotionale Frigidität" nach Kanner), Besonderheiten im motorischen Ablauf (Stereotypien) sowie bestimmte Sprachauffälligkeiten (verzögerte Sprachentwicklung, geschraubte, originelle Sprache) gekennzeichnet.

Als Kinder leben Autisten gleichsam in einer Plastikhülle, hinter der die Welt und in der ihr eigenes Leben jeweils eigengesetzlich und ohne Beziehung zueinander ablaufen. In der Adoleszenz mildert sich die schwere Kontaktstörung in manchen Fällen, es persistieren aber meist die kognitiven, sprachlichen und emotionalen Störungen.

Die Überschrift „autistische Syndrome" soll darauf hinweisen, daß autistisches Verhalten *keine einheitliche Störung* ist. Wir kennen autistische Verhaltensweisen bei geistig behinderten Kindern und Jugendlichen und auch bei der Schizophrenie. Bei diesen Erkrankungen ist aber die Kontaktstörung nur ein Begleitsymptom. Bei den autistischen Syndromen stellt sie den Kernbestandteil der Symptomatik dar.

Wir unterscheiden zumindest zwei autistische Syndrome, die sich im Einzelfall mehr oder weniger scharf voneinander abgrenzen lassen: den *frühkindlichen Autismus* (Kanner-Syndrom) (Kanner 1943) und die *autistische Psychopathie* (Asperger-Syndrom) (Asperger 1944). Hinzugerechnet wird neuerdings auch das *Rett-Syndrom* (*Rett* 1966). Alle drei Syndrome werden heute vielfach unter der Bezeichnung *„Tiefgreifende Entwicklungsstörungen"* subsumiert, wozu auch die desintegrativen Psychosen und einige andere seltene Syndrome gerechnet werden. Tab. 18.1 zeigt die Klassifikation autistischer Syndrome und zugleich den historischen Wandel der Begriffsbildung im Hinblick auf die genannten Störun-

gen, die in der ICD-9 noch unter dem Begriff „Psychosen" rangieren, nunmehr aber stärker unter dem Aspekt der tiefgreifenden Entwicklungsstörung gesehen werden. Die unter dieser Bezeichnung zusammengefaßten Syndrome haben folgende Gemeinsamkeiten:

– qualitative Beeinträchtigungen sozialer Interaktionen;
– qualitative Beeinträchtigungen der verbalen und nonverbalen Kommunikation;
– eingeschränkte Interessen und stereotype Verhaltensweisen;
– Manifestation in der frühen Kindheit und Persistenz in der Adoleszenz und im Erwachsenenalter.

Es ist die Frage aufgeworfen worden, ob die Unterscheidung der beiden Autismus-Syndrome sinnvoll ist und ob es sich nicht bei der autistischen Psychopathie um eine mildere Variante des frühkindlichen Autismus (Kanner-Syndrom) handelt. Diese Frage ist noch nicht endgültig entschieden. Beide Syndrome weisen, was das klinische Bild betrifft, eine Reihe von Unterschieden auf, weshalb sie hier auch getrennt behandelt werden.

18.2 Frühkindlicher Autismus (Kanner-Syndrom)

18.2.1 Definition und Klassifikation

Die drei Klassifikationsschemata MAS (ICD-9), ICD-10 und DSM-III geben die Möglichkeit, den frühkindlichen Autismus anhand anerkannter und gut anwendbarer Kriterien zu definieren. Im *MAS* ist der frühkindliche Autismus wie folgt definiert:

„Ein Syndrom, das entweder von Geburt an besteht oder fast ausschließlich in den ersten 30 Monaten beginnt. Die Reaktionen auf akustische und manchmal auch auf visuelle Eindrücke sind abnorm, und es gibt gewöhnlich große Schwierigkeiten hinsichtlich des Verstehens der Sprache. Die Sprache tritt verspätet auf und ist, wenn sie sich entwickelt, charakterisiert durch Echolalie, Vertauschen der Pronomina, einfache grammatikalische Struktur und die Unfähigkeit, abstrakte Begriffe zu gebrauchen. Der Gebrauch von verbaler und Gebärdensprache ist im zwischenmenschlichen Kontakt beeinträchtigt. Die Kontaktstörungen sind vor dem 6. Lebensjahr besonders ausgeprägt und umfassen eine ge-

Tabelle 18.**1** Klassifikation autistischer Syndrome bzw. tiefgreifender Entwicklungsstörungen nach Maßgabe der geläufigen psychiatrischen Klassifikationsschemata

MAS (ICD-9)	ICD-10	DSM-III-R
Typische Psychosen des Kindesalters (299)	**Tiefgreifende Entwicklungsstörungen** (F 84)	**Tiefgreifende Entwicklungsstörungen**
Frühkindlicher Autismus (299.0)	Frühkindlicher Autismus (F 84.0)	Autistische Störung (299.00)
Desintegrative Psychose (299.1)	Atypischer Autismus (F 84.1)	Nicht näher bezeichnete tiefgreifende Entwicklungsstörung (299.80)
Andere Psychosen des Kindesalters (299.8)	Rett-Syndrom (F 84.2)	
Nicht näher bezeichnete Psychosen des Kindesalters (299.9)	Andere desintegrative Störung des Kindesalters (F 84.3)	
	Hyperkinetische Störung mit Intelligenzminderung und Bewegungsstereotypien (F 84.4)	
	Asperger-Syndrom (F 84.5)	
	Andere tiefgreifende Entwicklungsstörungen (F 84.8)	
	Nicht näher bezeichnete tiefgreifende Entwicklungsstörung (F 84.9)	

störte Entwicklung des Blickkontaktes, der zwischenmenschlichen Bindungen und des kooperativen Spielens mit anderen Kindern. Häufig besteht rituelles Verhalten, das abnorme Gewohnheiten, Widerstand gegen Veränderungen, Bindung an seltsame Objekte und stereotype Spielmuster umfassen kann. Die Fähigkeit zum abstrakten oder symbolischen Denken und zum phantasiereichen Spielen ist herabgesetzt. Die Intelligenz kann zwischen schwerer intellektueller Behinderung und durchschnittlicher Begabung variieren. Die Leistungen sind meist besser bei Aufgaben, die Auswendiglernen oder visuomotorische Fähigkeiten verlangen, als bei solchen, die symbolische oder sprachliche Leistungen erfordern."

Die diagnostischen Leitlinien für den frühkindlichen Autismus gemäß ICD-10 und DSM-III-R entsprechen sich weitgehend (Tab. 18.2). Daneben gibt es weitere *Kriterienlisten bzw. Beobachtungsskalen*, die zur Verfeinerung der Diagnostik geeignet sind und die auch erlauben, verschiedene Schweregrade autistischen Verhaltens festzulegen. Die bislang am besten erprobte Skala dieser Art ist die von Schopler u. Mitarb. (1980) entwickelte *„Childhood Autism Rating Scale (CARS)"*, die aus 15 verschiedenen Items besteht und inzwischen an über 1200 Kindern erprobt wurde.

Mit Hilfe dieser Skala konnten drei Gruppen von Kindern unterschieden werden: Kinder mit ausgeprägtem Autismus, Kinder mit leicht- bis mittelgradigen autistischen Verhaltensweisen und Kinder mit Kommunikationsstörungen ohne autistisches Verhalten. Angesichts der Heterogenität der Symptomatik autistischer Kinder und Jugendlicher und ihrer mitunter sehr unterschiedlichen Entwicklungsstadien ist es auch von Bedeutung, den Entwicklungsstand und die Fähigkeiten der einzelnen Kinder zu untersuchen. Auch hierfür besteht in Form des *Psycho-Educational Profile* (PEP) eine Erfassungsmöglichkeit (Schopler u. Reichler 1979).

Von großer Bedeutung für die Diagnostik des frühkindlichen Autismus ist, daß sich seine Symptomatik im Laufe der Entwicklung wandelt (Weber 1970).

18.2.2 Epidemiologie

Untersuchungen an auslesefreien Stichproben haben ergeben, daß man mit etwa 4–5 Autisten auf 10000 Kinder und Jugendliche rechnen muß (Lotter 1966, 1967; Wing u. Gould

Tabelle 18.**2**   Diagnostische Leitlinien bzw. Kriterien für den frühkindlichen Autismus nach ICD-10 und DSM-III-R (gekürzt und sinngemäß)

ICD-10	DSM-III-R
1. Qualitative Beeinträchtigungen wechselseitiger sozialer Aktionen (z. B. unangemessene Einschätzung sozialer und emotionaler Signale; geringer Gebrauch sozialer Signale)	1. Qualitative Beeinträchtigung der zwischenmenschlichen Beziehungen (z. B. mangelndes Bewußtsein für Existenz und Gefühle anderer; fehlendes Nachahmungsverhalten; abnormes Spielverhalten; Beeinträchtigung im Anknüpfen von Freundschaften)
2. Qualitative Beeinträchtigungen der Kommunikation (z. B. Fehlen eines sozialen Gebrauchs sprachlicher Fertigkeiten; Mangel an emotionaler Resonanz auf verbale und nonverbale Annäherungen durch andere Menschen; Veränderungen der Sprachmelodie)	2. Qualitative Beeinträchtigung der verbalen und nonverbalen Kommunikation sowie der Phantasie (z. B. Kommunikationseinschränkung; abnorme nonverbale Kommunikation; Fehlen phantasievoller Aktivitäten; deutliche formale und inhaltliche Auffälligkeiten beim Sprechen)
3. Eingeschränkte Interessen und stereotype Verhaltensmuster (z. B. Starre und Routine hinsichtlich alltäglicher Beschäftigungen; Widerstand gegen Veränderungen)	3. Beschränktes Repertoire von Aktivitäten und Interessen (z. B. stereotype Körperbewegungen; beharrliche Beschäftigung mit Objekten; Unbehagen bei Umgebungsänderung; eingeschränkte Interessen)
4. Unspezifische Probleme wie Befürchtungen/Phobien, Schlaf- und Eßstörungen, Wutausbrüche, Aggressionen, Selbstverletzungen	4. Beginn im Kleinkindalter oder in der Kindheit
5. Manifestation vor dem 3. Lebensjahr	

1979). Unter Zugrundelegung dieser Zahlen wurde geschätzt, daß es in der Bundesrepublik etwa 4000 autistische Kinder und Jugendliche im Alter zwischen 5 und 15 Jahren gibt (Wendeler 1977). Die Geschlechterrelation ist eindeutig zur Seite der Jungen verschoben. In mehreren Untersuchungen wurde ein Verhältnis zwischen Jungen und Mädchen von 2 : 1 bis 3 : 1 gefunden.

18.2.3 Klinisches Bild

Der 1943 von Leo Kanner erstmals beschriebene frühkindliche Autismus manifestiert sich bereits im Säuglingsalter. Er ist vor dem 30. Lebensmonat diagnostizierbar. Die Kinder entwickeln sich von Anfang an verzögert. Sie nehmen keinen Blickkontakt auf, insbesondere bleibt die emotionale Entwicklung sehr dürftig. In ihrer Motorik zeigen sie Auffälligkeiten (Stereotypien wie Augenbohren, Ze-

henspitzengang, unkoordinierte Bewegungen, Leerlaufbewegungen), wie man sie häufig auch bei blinden Kindern findet.

Die Diagnose wird gestellt aufgrund der *Symptomtrias*:

– extremes Abgekapseltsein gegenüber der Umwelt,
– ängstliches Festhalten an Gewohnheiten (Veränderungsangst),
– besondere Sprachauffälligkeiten.

In der *Abkapselung* zeigt sich eine extreme *Kontaktstörung*. Die Beziehungsaufnahme zu Personen, Ereignissen und Dingen ist abnorm. Es fehlen nahezu alle Zeichen der normalen kindlichen Kontaktaufnahme zu den Eltern, insbesondere zur Mutter: Fehlen des Antwortlächelns, keine Aufnahme von Blickkontakt, fehlende Unterscheidung von Eltern und anderen Personen, Fehlen einer Antizipationshaltung (Ausstrecken der Arme mit dem Ziel, hochgehoben zu werden). Hingegen zeigen die Kinder oft eine intensive Zuwendung zur sachlichen Umwelt. Wenn sie älter werden, wird ein Fehlen des kooperativen Spielens deutlich und eine Unfähigkeit, freundschaftliche Bindungen mit anderen Kindern einzugehen, sowie ein fehlendes Einfühlungsvermögen in die Gefühle anderer Menschen.

Das ängstliche *Festhalten am Gewohnten* zeigt sich darin, daß die Kinder in Angst- und Panikzustände geraten können, wenn man in ihrer unmittelbaren Umgebung etwas verändert.

Unter den *Sprachauffälligkeiten* sind zu erwähnen: die verzögerte Sprachentwicklung, die etwa bei der Hälfte der Kinder zu finden ist, sowie eine Neigung zu Wortneubildungen und zur Echolalie (echoartiges Nachsprechen von Worten oder Lauten). Die Kinder sprechen von sich in der dritten Person und lernen erst sehr spät, die eigene Person mit „ich" zu bezeichnen. Fast alle Kinder zeigen Stereotypien im sprachlichen und motorischen Bereich und eine Reihe von Wiederholungsphänomenen. Sie kommen nicht oder sehr verspätet ins Fragealter und stellen dann stereotyp die gleichen Fragen, deren Antworten sie bereits kennen. Viele autistische Kinder, die die Sprache erlernen, können sie nicht kommunikativ benutzen, sondern verwenden sie in mehr mechanischer Weise. Die Sprache ist stets durch Dysgrammatismus gekennzeichnet: einige Kinder bilden sprachliche Neologismen, die für sie eine spezielle Bedeutung haben können.

Bei vielen Kindern mit Kanner-Autismus ist die Stimme auffällig: sie ist wenig melodisch, die Betonung von Worten und Satzteilen ist oft inadäquat, die Stimmstärke variiert, und der Sprechrhythmus erscheint oft abgehackt. Manche Kinder zeigen zwanghafte Phänomene und eine Reihe von anderen Symptomen wie Bevorzugen bestimmter Speisen, Aggressivität und Autoaggressivität und fehlende Angst vor realen Gefahren.

Im Laufe der Entwicklung kommt es bei Kindern mit frühkindlichem Autismus zu einer *Symptomverlagerung*: Geräuschempfindlichkeit, Angstparoxysmen, psychomotorische Unruhe, Schlafstörungen und die Tendenz, Gegenstände oder Personen zu berühren, nehmen ab (Weber 1970).

18.2.4 Probleme und Besonderheiten in der Adoleszenz

Für den Verlauf und die Prognose des frühkindlichen Autismus sind **Intelligenz und Sprachentwicklung** von ausschlaggebender Bedeutung. Nach Maßgabe der Fortschritte in diesen Bereichen kann man in der Adoleszenz drei *Gruppen autistischer Patienten* unterscheiden (DeMyer 1979):

1. *Autistische Jugendliche mit höchstem Funktionsniveau:* Diese Gruppe umfaßt etwa 15–20% aller autistischen Jugendlichen. Die Jugendlichen haben sich von der massiven Kontaktstörung des Kindesalters etwas befreit; sie zeigen dennoch Auffälligkeiten und Besonderheiten im sprachlichen Bereich, im Denken und im Sozialverhalten. Selbst bei normaler oder guter Intelligenz drücken sie sich sprachlich ungewöhnlich aus (geschraubte oder gestelzte Sprache), können ihre Emotionen vielfach nicht hinreichend kontrollieren, leiden zum Teil unter Konzentrationsstörungen und sind in ihrem Sozialverhalten dadurch auffällig, daß sie die gesellschaftlichen Konventionen nicht beachten können.
2. *Autistische Jugendliche mit mittlerem Funktionsniveau:* Diese Gruppe ist intelligenzgemindert und verfügt über eine gewisse Sprachentwicklung. Den Jugendlichen fällt es aber sehr schwer, selbst Fragen zu stellen; häufig können sie auf Fragen nicht angemessen antworten. Dieses Verhalten wird auf einen Mangel an Phantasie und eine Überforderung gegenüber der komplexen Umwelt zurückgeführt. Die Auffälligkeiten im kognitiven und emotionalen Bereich sind deutlich. Sie weisen vielfach Stereotypien und zwanghaftes Verhalten auf und sind oft aus diesen Gründen schwer zu beschäftigen. In vielen Fällen können diese Jugendlichen zwar zu Hause wohnen, sind aber, was ihre Beschäftigung betrifft, auf die Tätigkeit in einer Beschützenden Werkstatt oder jedenfalls in einer geschützten Umgebung angewiesen.
3. *Autistische Jugendliche mit niedrigem Funktionsniveau:* Bei dieser Gruppe liegt eine deutliche Intelligenzbehinderung (IQ unter 40) vor mit einer Reihe von stereotypen Auffälligkeiten, zum Teil fehlender Sprach-

entwicklung und multiplen Verhaltensauffälligkeiten (unmotiviertes Schreien, psychomotorische Unruhe, zeitweise Wutausbrüche).

Je nachdem, wie ausgeprägt die autistische Störung in der Adoleszenz ist, werden die auch bei gesunden Jugendlichen auftretenden **phasenspezifischen Probleme** mehr oder weniger bedeutsam:

Probleme im psychosexuellen Bereich: Autistische Jugendliche stehen vielfach ihren sexuellen Gefühlen und Impulsen hilflos gegenüber. Die Entdeckung, durch Manipulation an den Genitalien einen Orgasmus herbeizuführen, führt zur Masturbation, die häufig ohne Rücksicht auf die Umgebung durchgeführt wird. Dadurch entstehen sowohl für die Jugendlichen selbst als auch für die Familie eine Reihe von Problemen. Andere Eltern halten ihre Kinder fern und haben Befürchtungen, autistische Jugendliche könnten jüngere Kinder sexuell mißbrauchen. Dadurch wird die Isolation autistischer Jugendlicher oft noch verstärkt.

Angemessene Beschäftigung oder Arbeit: Die Beschäftigung autistischer Adoleszenten stellt meist ein erhebliches Problem dar. Die Eigenart autistischen Verhaltens, aggressive und autoaggressive Verhaltensweisen und manchmal nicht erklärbare plötzliche Verhaltensänderungen lassen eine Eingliederung junger autistischer Menschen in ein normales Arbeits- und Berufsfeld häufig nicht zu. Der Ausweg sind meist Werkstätten für Behinderte oder andere geschützte Arbeitsplätze. Das dort tätige Personal muß mit der Natur der Störung und den Besonderheiten des jeweiligen autistischen Adoleszenten vertraut sein, wenn dessen Eingliederung gelingen soll. Eine begleitende fachärztliche Betreuung sollte stets angestrebt werden, um im Krisenfalle eine rasche Hilfe (evtl. auch medikamentös) zu ermöglichen.

Institutionelle Unterbringung oder perpetuierte Elternschaft: Rund 75% der autistischen Erwachsenen leben nicht mehr in ihrer Familie, sondern in Einrichtungen (DeMyer 1986). Ihre Unterbringung dort erfolgt meist in der Adoleszenz oder im frühen Erwachsenenalter. Meist sind die Eltern nicht mehr in der Lage, sie zu Hause zu versorgen. Auch führt aggressives Verhalten zu Hause häufig zur Unterbringung. Wichtig ist, daß dabei der Kontakt

zu den Eltern und vertrauten Bezugspersonen erhalten bleibt, was durch gemeindenahe Institutionen erreicht wird. Ein Verbleiben zu Hause trotz massiver Probleme läßt nicht selten erhebliche innerfamiliäre Spannungen aufkommen. Die Eltern leiden oft sehr darunter, daß sie, auch wenn ihr autistisches Kind längst erwachsen ist, immer noch die Elternrolle wahrnehmen müssen. Diese perpetuierte Elternschaft findet man auch in den Familien anderer Behindertengruppen.

18.2.5 Diagnose und Differentialdiagnose

Die *Diagnose* wird aufgrund der Anamnese und der klinischen Beobachtung gestellt. Wie bereits erwähnt, gibt es hierzu Hilfsmittel in Form von Skalen und diagnostischen Kriterien.

Differentialdiagnostisch müssen zunächst die beiden autistischen Syndrome abgegrenzt werden (Tab. 18.3), bei Mädchen auch das Rett-Syndrom. Die Unterschiede zwischen frühkindlichem Autismus und *autistischer Psychopathie* liegen vor allem im Krankheitsbeginn, im sprachlichen und intellektuellen Bereich sowie in den motorischen Besonderheiten. Das *Rett-Syndrom* schreitet im Gegensatz zu den beiden Autismus-Syndromen als dementieller Abbauprozeß fort und ist mit zahlreichen neurologischen Symptomen sowie den klassischen Bewegungsstereotypien der Hände vergesellschaftet.

Auch an *Sinnesdefekte* und *Oligophrenien* muß stets gedacht werden. Erstere lassen sich durch genaue Sinnesprüfungen abgrenzen, letztere dadurch, daß die autistische Symptomatik nicht den Schwerpunkt des klinischen Bildes, sondern allenfalls eine Begleitsymptomatik darstellt. Im übrigen sind bei oligophrenen Jugendlichen die emotionalen Beziehungen zur personalen oder sachlichen Umwelt weniger oder gar nicht gestört. Auch fehlen die sprachlichen und motorischen Besonderheiten des frühkindlichen Autismus vielfach.

Von großer praktischer und klinischer Bedeutung ist die Abgrenzung von der *Schizophrenie.* In diesem Zusammenhang muß darauf hingewiesen werden, daß in den USA mit der Diagnose Schizophrenie jahrzehntelang sehr

Tabelle 18.**3**   Differentialdiagnose der autistischen Syndrome (nach Weber 1985)

Frühkindlicher Autismus	Autistische Psychopathie
Erste Auffälligkeiten	
Störung ist meist angeboren, kann aber noch bis zu einem Alter von 30 Mon. entstehen	Störung ist angeboren
Erste Auffälligkeiten meist schon im 1. Lj.: z. B. Ausbleiben der Lächelreaktion, der Antizipationshaltung	Kinder werden etwa vom 3. Lj. an verhaltensauffällig, massive Anpassungsprobleme meist erst mit Schuleintritt
Sprache	
Später Sprechbeginn, nicht selten sogar Ausbleiben einer Sprachentwicklung	Früher Sprechbeginn, Mehrwortsätze häufig vor freiem Laufen, selten verzögerte Sprachentwicklung, aber auch dann entsteht rasch eine in Grammatik und Wortwahl erstaunlich vollkommene Sprache
Spezifische Störung der Sprachentwicklung (anfänglich fehlt jegliche kommunikative Funktion: Echolalie) und der nichtverbalen Kommunikation	Die Sprache hat immer eine − allerdings gestörte − kommunikative Funktion („Spontanrede")
Störungen der stimmlichen bzw. musischen Elemente der Sprache	= (Vergleichende Untersuchungen fehlen)
Personale Kontaktstörung	
Mitmenschen werden anfänglich nicht in ihrer personalen Existenz erfaßt	Mitmenschen werden oft als störend empfunden
Kontakte gelingen leichter zu Erwachsenen	=
Kinder werden lange Zeit nicht beachtet oder angstvoll abgelehnt	Die Ängste vor Kindern sind meist nicht so hochgradig, die Kontaktstrebungen frühzeitig geprägt durch Ambivalenz
Blickkontakt	
Anfänglich öfter fehlend, später selten, flüchtig oder auch ausweichend (systematische Verlaufsuntersuchungen der Blickkontaktstörung vom 1. Lj. an fehlen)	Mehr oder weniger selten und flüchtig, auch ausweichend, meist fehlt dem Blick das wache Interesse an der Außenwelt, dem mitmenschlichen Gegenüber
Intelligenz	
Meist unterdurchschnittliche intellektuelle Leistungen, selten auch durchschnittliche bis überdurchschnittliche, charakteristische Intelligenzstruktur	Meist gute bis überdurchschnittliche intellektuelle Leistungen, Intelligenzschwäche gelegentlich möglich, Frage der charakteristischen Intelligenzstruktur noch nicht geklärt
Sonderinteressen	
Können bestehen und sind um so komplizierter, je leichter die Behinderung ist, sie können bei den gut intelligenten Kindern durchaus Ähnlichkeiten mit den Sonderinteressen der *Aspergerschen* Autisten haben	Sind meist vorhanden, es „dominiert oft die reine Wissensspeicherung, die sammlerische Tendenz, das registrierende Auswendiglernen vor der logischen Verknüpfung und Verwendung"
Sensorielle Besonderheiten	
Immer in bestimmten Entwicklungsphasen vorhanden	Meist nachzuweisen, aber mehr im Sinne allgemeiner Reizüberempfindlichkeit, vergleichbar derjenigen bei neuropathischen Kindern (von *Asperger* wird diese Deutung allerdings abgelehnt, er spricht von „psychopathischen Überempfindlichkeiten", die aus der Psyche kommen)

Tabelle 18.**3**   Fortsetzung

Frühkindlicher Autismus	Autistische Psychopathie
Motorische Besonderheiten	
Motorik wirkt oft graziös, bei motodiagnostischer Prüfung jedoch Auffälligkeiten, häufig dyspraktische Störungen	Betonte motorische Ungeschicklichkeit und Plumpheit, häufig dyspraktische Störungen
Motorische Stereotypien fast immer vorhanden	Motorische Stereotypien häufig vorhanden, nicht so vielfältig wie bei *Kannerschen* Autisten
Motorische Besonderheiten der hochgradig sehschwachen bzw. blinden Kinder (einschließlich Augenbohren): häufig	–
Gleiten der Augen in die Endstellungen: häufig	–
Zehengang: häufig, und zwar über Monate und Jahre	Zehengang: nur bei zwei unserer Prob. über Monate beobachtet
Kopfstand, Schaukelbewegungen, Herumwirbeln, Kopfrollen: häufig	–
Ritualistische und zwanghafte Phänomene (Veränderungsängste)	
Vielförmig und intensiv	Auch immer vorhanden, zirkumskripter als bei frühkindlichen Autisten, Ängste meist nicht so panisch
Heimwehreaktionen	
Vor allem im Kleinkindesalter meist sehr intensiv	Meist sehr intensiv
Je nach Entwicklungsphase Veränderungsängste rein auf die dingliche Umwelt oder auch schon auf die personale Umwelt (mit-)bezogen	Entstehen aus zwanghafter Bindung an das häusliche Milieu, jedoch kommen echte Gefühle der Verlassenheit hinzu
Anhaltende Schreitouren, Nahrungsverweigerung und völlige Apathie möglich	Heimweh wird eindringlich verbalisiert
Frage der stationären Aufnahme muß sorgfältig geprüft werden, es kann darauf u. U. eine nachhaltige Verschlechterung des Zustandsbildes erfolgen	

Im Jugend- und Erwachsenenalter sind Kannersche Autisten, mit leicht limitierter bis überdurchschnittlicher Intelligenz, und Aspergersche Autisten in ihrem Verhalten oft nicht mehr zu unterscheiden. Auch die verbale Schwäche kann sich bei den Kannerschen Autisten ausgleichen.

Zeichenerklärungen: = entsprechende Befunde; – nicht nachgewiesen

großzügig umgegangen wurde (Mosse 1960). Nach neueren Untersuchungen läßt sich der frühkindliche Autismus klar gegen eine Schizophrenie im Kindesalter abgrenzen. Eine Abgrenzung ist sowohl aufgrund der Symptomatik als auch durch Anamnese und Verlauf möglich (Weber 1985).

Aufgrund der sprachlichen Besonderheiten muß auch eine *Hörstummheit (Audimutitas)* abgegrenzt werden, was bei jüngeren Kindern manchmal schwierig ist. Leitlinie sind wiederum die besonderen Symptome des Autismus, die bei der Hörstummheit nicht in glei-

cher Form auftreten. Hörstumme Kinder können sich darüber hinaus auch nonverbal, durch Gesten, Mienen und Gebärden, verständigen, was autistischen Kindern nicht gelingt.

18.2.6 Ätiologie und Genese

Es gibt kaum eine These zur Ätiologie, die beim frühkindlichen Autismus nicht schon diskutiert worden wäre. In den letzten Jahren hat man erkannt, daß sehr wahrscheinlich *Hirnfunktionsstörungen* bei der Genese des frühkindlichen Autismus eine führende Rolle spielen. Hinweise darauf findet man bei rund 60% der Kinder mit frühkindlichem Autismus (Weber 1970, 1985). In die gleiche Richtung weist die Beobachtung, wonach rund ein Drittel der Kinder mit frühkindlichem Autismus später epileptische Anfälle bekommt.

Die *These von der Psychogenese* des frühkindlichen Autismus, die u. a. von Bettelheim (1977) und Mahler (1983) geäußert wurde, läßt sich nach neueren Befunden nicht aufrechterhalten. Gegen diese These sprechen folgende Beobachtungen:

- Autistische Kinder sind *schon im Säuglingsalter auffällig.* Sie zeigen eine ganze Reihe neurobiologischer Besonderheiten (Störungen des Schlaf-Wach-Rhythmus, Eßstörungen, abnormes Schreien, Störungen der Ausscheidungsfunktionen, Übererregbarkeit usw.), die man bei gesunden Kindern nicht findet.
- Die *Eltern* autistischer Kinder erweisen sich entgegen früheren Behauptungen *nicht* als *besonders auffällige Persönlichkeiten.* Jedenfalls unterscheiden sie sich nicht hinsichtlich ihrer Persönlichkeitszüge oder ihres Verhaltens von Eltern gesunder oder geistig behinderter Kinder (DeMyer 1979).
- Rund 40−60% der Kinder mit frühkindlichem Autismus zeigen im Schulalter *neurologische Befunde*, und etwa 30% entwickeln in der Adoleszenz eine Epilepsie.
- Nach bestimmten *Virusinfektionen* tritt gehäuft autistisches Verhalten auf. Besonders eindrucksvoll ist dies bei Kindern mit einer Rötelnembryopathie (Chess 1977).

Es mehren sich die Gesichtspunkte, die für die *Beteiligung folgender Faktoren* an der Ätiologie und Genese des frühkindlichen Autismus sprechen: Störung früher kognitiver Prozesse (Martinius 1974; Rutter 1968), Störungen der zentralen Aktivierung, Wahrnehmungsstörungen (Ornitz u. Ritvo 1968; Weber 1970), Hirnschädigungen und neuropsychologische Ausfälle (DeLong 1978; van Krevelen 1960; Weber 1970, 1985), genetische Einflüsse (Folstein u. Rutter 1978; Ritvo u. Mitarb. 1985), biochemische Besonderheiten (Todd u. Mitarb. 1990) und die Wechselwirkung all dieser Einflüsse.

In den letzten Jahren wurde immer mehr die Bedeutung *genetischer Faktoren* in der Ätiologie des frühkindlichen Autismus betont (vgl. Remschmidt u. Oehler 1990). Hierfür sprechen sowohl Familienuntersuchungen als auch Zwillingsstudien.

Die vorliegenden Zwillingsstudien erbrachten Konkordanzraten für monozygote Zwillinge zwischen 36% (Folstein u. Rutter 1977) und 95,7% (Ritvo u. Mitarb. 1985). Bei den dizygoten Zwillingen variieren die Konkordanzraten zwischen 0% (Steffenburg u. Mitarb. 1989; Folstein u. Rutter 1977) und 23,5% (Ritvo u. Mitarb. 1985). Auch für kognitive Störungen, die mit dem Autismus assoziiert sind, ergeben sich zwischen eineiigen und zweieiigen Zwillingen deutliche Unterschiede (Steffenburg u. Mitarb. 1989).

Familienuntersuchungen zur Häufigkeit des frühkindlichen Autismus bei Geschwistern autistischer Probanden zeigen, daß diese ein Erkrankungsrisiko von rund 3% haben. Dies bedeutet ein 60- bis 100mal häufigeres Vorkommen als in der Durchschnittsbevölkerung (Smalley u. Mitarb. 1988). Schließlich wird der frühkindliche Autismus noch mit dem fragilen X-Syndrom in Verbindung gebracht. Da dieses aber ebenso häufig mit geistiger Behinderung allein (ohne autistische Züge) assoziiert ist, ist vorerst unklar, ob der Befund für den frühkindlichen Autismus spezifisch ist.

Mit der Verfeinerung der konventionellen Untersuchungsmethoden und mit Hilfe neuer Untersuchungsverfahren zur Erfassung struktureller Auffälligkeiten des Gehirns und des Hirnstoffwechsels wurden weitere Besonderheiten autistischer Patienten festgestellt, die alle in Richtung einer *Hirnfunktionsstörung* weisen. So konnte bei einer Untersuchung an 10 autistischen Männern (Durchschnittsalter 26 Jahre), die mit einer altersgleichen gesunden Kontrollgruppe verglichen wurden, mit Hilfe der Positronen-Emissions-Tomographie festgestellt werden, daß autistische Patienten eine signifikant höhere Glukoseausnutzung in verschiedenen Hirnregionen aufwiesen (Rumsey u. Mitarb. 1985b). Umschriebene Läsionen wurden jedoch nicht gefunden. Es ist verfrüht, aus diesem Befund weitreichende Schlüsse zu ziehen, da ähnliche Ergebnisse auch beim Down-Syndrom festgestellt wurden.

Wenn es auch voreilig wäre, alle diese Befunde im Sinne einer klaren ätiologischen Theorie zu ordnen, so weisen sie doch alle in die gleiche Richtung, nämlich auf *Abnormitäten in Struktur, Funktion oder Stoffwechsel des Nervensystems.*

18.2.7 Therapie und Rehabilitation

Untersuchungen zur Therapie und Rehabilitation autistischer Kinder und Jugendlicher haben ergeben, daß die *stärker verhaltensorientierten, direkten und strukturierten Behandlungsmethoden größere Erfolge aufweisen* als jene, welche die Patienten zu sehr ihrem eigenen Entwicklungsgang überlassen (Schopler 1983). Dies ist verständlich, denn wenn man autistische Kinder und Jugendliche nicht konsequent an bestimmte Aufgaben heranführt, so besteht die Gefahr, daß sie sich ganz ihren stereotypen Gewohnheiten überlassen und immer weniger aktivierbar sind. Jede Behandlung muß vom individuellen Entwicklungsprofil ausgehen und gezielt, von Patient zu Patient jeweils verschieden, einzelne Bereiche in die Behandlung einbeziehen: z. B. die Sprachanbahnung, das Eßverhalten, die Verminderung selbstverletzender Aktivitäten, das Sozialverhalten, die Förderung lebenspraktischer Fertigkeiten, die Förderung des Durchhaltevermögens. Dieses gezielte therapeutische Vorgehen muß zu einem Gesamtkonzept geordnet werden und insofern trotz der Förderung verschiedener Einzelbereiche ganzheitlich sein.

Im Kindesalter spielt dabei die Einbeziehung der Eltern und der Umgebung eine ausschlaggebende Rolle. Denn die Eltern können wichtige Behandlungsschritte zu Hause fortsetzen oder zumindest die in der Behandlung angewandten Prinzipien in der häuslichen Umgebung einhalten.

In der Adoleszenz trifft dies bei zu Hause wohnenden Autisten in gleichem Maße zu. Bei ihnen stehen als Therapieziele der Abbau stereotyper Verhaltensweisen und der Aufbau einer konsequenten Arbeitshaltung im Vordergrund, denn diese entscheiden weitgehend über die späteren Integrationsmöglichkeiten und die Möglichkeiten zur Verselbständigung.

Die *medikamentöse Behandlung* hat sich bei manchen Patienten als zusätzliche Maßnahme bewährt, z. B. bei ausgeprägten hyperkinetischen Verhaltensweisen (Stimulanzien), bei Neigung zu aggressiven Verhaltensweisen und Impulsdurchbrüchen (Neuroleptika) und bei ausgeprägtem selbstverletzenden Verhalten, das durch andere Maßnahmen nicht zu beseitigen ist. In manchen Fällen wurden hier mit einer Lithium-Medikation gute Erfolge erzielt.

Inwieweit die seit einiger Zeit propagierte *„Therapie des erzwungenen Festhaltens"*, die von der amerikanischen Kinderpsychiaterin Welch entwickelt wurde und vom Ehepaar Tinbergen (Tinbergen u. Tinbergen 1984) gefördert wird, erfolgreich ist, muß noch genauer untersucht werden. Bei der Festhalte-Therapie wird durch Festhalten eine Kontaktaufnahme erzwungen, wobei durch ein tröstendes Verhalten zugleich die Angst des Kindes abgebaut wird. Das Kind wird so lange festgehalten, bis es seinen Widerstand aufgibt und sich entspannt. Diese Vorgehensweise ist derjenigen des Floodings verwandt, das verhaltenstherapeutisch in der Behandlung von Ängsten eingesetzt wird. Kasuistische Studien und erste Evaluationsversuche sprechen dafür, daß die Methode in gewissen Fällen erfolgreich ist (Prekop 1983, 1984; Rohmann u. Hartmann 1985).

Beschulung und Beschäftigungs- bzw. Arbeitstherapie: Was die Beschulung betrifft, so sind verschiedene Wege gegangen worden: Unterricht in kleinen Gruppen, Spezialklassen und Sonderschulen, ebenso Integration in Kindergärten und Schulen, die von gesunden Kindern besucht werden. Über die schulischen Förderungsansätze existieren unterschiedliche Meinungen. Die heute stark propagierte Integration hat im Verhalten der autistischen Kinder und Jugendlichen ihre Grenzen, oft aber auch in der mangelnden Förderbarkeit anderer Kinder, die bei zu großer Heterogenität der Gruppe nicht gewährleistet ist. Autistische Jugendliche mit dem höchsten Entwicklungsniveau können in manchen Fällen an verständnisvolle Betriebe vermittelt werden. Sie bedürfen aber stets einer besonderen Betreuung, denn sie haben fast immer Schwierigkeiten in der sozialen Anpassung oder in der Bewältigung neuer und unvorhergesehener Ereignisse. Autistische Jugendliche mit mittlerem oder niedrigerem Funktionsniveau können nur in einer geschützten Umgebung beruflich gefördert werden, z. B. in einer Werkstatt für Behinderte.

18.2.8 Verlauf und Prognose

Wichtigste *Indikatoren* für die Prognose sind die *Intelligenz* und der *Sprachentwicklungsstand* um das 5.–6. Lebensjahr. Haben die Kinder bis zu diesem Zeitpunkt die Sprache relativ gut entwickelt und eine relativ gute Intelligenzausstattung (IQ höher als 80), so kann man mit einer vergleichsweise günstigen Prognose rechnen. Für die Beurteilung des Verlaufes ist wichtig zu wissen, daß sich die Symptomatik und die Verhaltensauffälligkeiten autistischer Kinder mit der Entwicklung kontinuierlich ändern (Weber 1970).

Mehrere *Längsschnittuntersuchungen* über autistische Kinder und Jugendliche (DeMyer u. Mitarb. 1973; Eisenberg 1956, 1957; Eisenberg u. Kanner 1956; Kanner u. Mitarb. 1972; Lotter 1974; Rumsey u. Mitarb. 1985a; Rutter 1970; Rutter u. Lockyer 1967) zeigen zusammenfassend folgendes (Weber 1985): 1–2% sind im Erwachsenenalter fast unauffällig, 5–15% bewegen sich im Grenzbereich zur psychopathologischen Auffälligkeit, 16–25% bleiben weiterhin auffällig, lassen sich aber relativ gut führen, und bei 60–75% muß die Prognose als schlecht bis sehr schlecht bezeichnet werden, d. h., diese Menschen sind stets auf fremde Hilfe angewiesen. Etwa die Hälfte der autistischen Jugendlichen muß langfristig in Institutionen untergebracht werden; die Quote steigt mit dem Lebensalter der Patienten. Natürlich hängt dies auch damit zusammen, daß die Eltern mit dem eigenen Älterwerden zunehmend weniger in der Lage sind, ihre mittlerweile erwachsenen autistischen Kinder zu Hause zu behalten. Auch bei jenen autistischen Kindern, die aufgrund ihrer intellektuellen und sprachlichen Voraussetzungen in die Gruppe derjenigen mit höchstem Funktionsniveau gehören, zeigen viele bei der Katamnese doch noch zahlreiche Auffälligkeiten.

Dies geht aus einer Untersuchung von Rumsey u. Mitarb. (1985a) hervor. Sie stützt sich auf die Nachuntersuchung von 14 autistischen Menschen im Erwachsenenalter (Durchschnittsalter 28 ± 6,8 Jahre), die für eine spezielle Untersuchung in den ganzen USA gesucht worden waren und von ihrer Intelligenz und auch ihrem Sozialverhalten her zu den günstigsten Verläufen überhaupt gerechnet werden müssen. Vier Patienten waren auch als Erwachsene eindeutig autistisch (gemäß den Kriterien des DSM-III), 10 weitere erfüllten die im DSM-III vorgesehenen Kriterien für die Kategorie Autismus (Residualstatus); kein einziger Patient zeigte die Symptome einer Schizophrenie. Stereotype Bewegungen und konkretes Denken waren bei 70% der Patienten zu finden. In der Hälfte der Fälle fanden sich flacher Affekt, generalisierte Angst, eine Reihe von Sprachauffälligkeiten und Sprachbesonderheiten einschließlich Perseverationen und Spracharmut. Nur wenige konnten trotz annähernd normaler Intelligenz einer Beschäftigung nachgehen oder selbständig leben.

Die Frage eines Übergangs des frühkindlichen Autismus *in eine Schizophrenie* wurde in der Literatur immer wieder diskutiert (Fish 1977; Lempp 1981). Kanner (1943) vertrat von Anfang an die Position, daß der frühkindliche Autismus von der Schizophrenie abzugrenzen sei. Die Mehrzahl der sorgfältig und unter Berücksichtigung definierter diagnostischer Kriterien durchgeführten Verlaufsuntersuchungen konnte diesen Übergang nicht bestätigen. Hierzu gehören alle oben angeführten katamnestischen Erhebungen. Lediglich in zwei neueren Arbeiten (Howells u. Guirguis 1984; Petty u. Mitarb. 1984) ist ein derartiger Übergang beschrieben.

In der zuerst genannten Arbeit wurden allerdings keinerlei positive Symptome für eine Schizophrenie gefunden und keine Symptome ersten Ranges nach Kurt Schneider. Es wurde lediglich über Residualsymptome und negative Symptome berichtet. In der Arbeit von Petty u. Mitarb. (1984) wurden drei Kinder im Alter von 8, 12 und 17 Jahren als schizophren beschrieben, die früher autistisch gewesen sein sollen. Hierzu muß kritisch angemerkt werden, daß die Diagnose Autismus in zwei Fällen retrospektiv gestellt wurde, zum dritten Fall fehlen genaue Angaben. Auch bei den von Weber (1979) beschriebenen beiden Fällen eines möglichen Übergangs von einem autistischen Syndrom in eine Schizophrenie dürfte es sich nach Meinung der Autorin rückblickend nicht um autistische Syndrome gehandelt haben.

Zusammenfassend läßt sich also feststellen, daß der Übergang des Syndroms frühkindlicher Autismus in eine Schizophrenie bislang wissenschaftlich nicht belegt ist.

18.3 Autistische Psychopathie (Asperger-Syndrom)

18.3.1 Definition und Klassifikation

Auch bei dieser Störung handelt es sich um ein autistisches Syndrom, das in der Regel später diagnostiziert wird als das Kanner-Syndrom. Es wurde 1944 von Asperger zum ersten Mal und unabhängig von Kanner beschrieben. Von der Definition her (autistische Psychopathie) müßte man es zu den Persönlichkeitsstörungen rechnen. Die gängigen Klassifikationsschemata MAS und DSM-III sowie DSM-III-R sehen jedoch weder unter der Rubrik Autismus noch unter der Rubrik Persönlichkeitsstörungen die Einordnung dieses Syndroms vor.

18.3.2 Epidemiologie

Systematische Untersuchungen zur Prävalenz des Syndroms sind nicht bekannt. Es überwiegt deutlich das männliche Geschlecht. In den Familien der Patienten findet man häufiger Menschen mit Kontaktstörungen.

18.3.3 Klinisches Bild

Auch Jugendliche mit Asperger-Syndrom sind extrem abgekapselt. Sie nehmen von ihrer Umwelt kaum Notiz und verlieren sich in einer Art „Innenwelt", in der ausgestanzte Sonderinteressen mit extremer emotionaler Kühle, intellektueller Frühreife und einer oft grotesk desintegrierten Psychomotorik eine eigenartige Mischung bilden. Höchstleistungen und Originalität, die vielfach schon defekthafte Züge haben, und Unfähigkeit, einfachste Verrichtungen des täglichen Lebens auszuführen, stehen schroff nebeneinander. Während der überwiegende Teil der Kinder mit Kanner-Autismus zugleich intellektuell behindert ist, trifft dies für Kinder mit Asperger-Syndrom nicht zu. Sie können aber ihre Intelligenz nicht angemessen und gezielt einsetzen, sondern stellen sie in den Dienst hochspezialisierter Sonderinteressen (z. B. Auswendiglernen des Fahrplans, der Schmelzpunkte aller Metalle oder aller Paragraphen des Grundgesetzes).

18.3.4 Diagnose und Differentialdiagnose

Die Diagnose erfolgt nach der klinischen Symptomatik (vgl. auch Tab. 18.3). Differentialdiagnostisch abgegrenzt werden muß das Syndrom vom frühkindlichen Autismus (Kanner-Syndrom) und von anderen Persönlichkeitsstörungen, die sich in der Adoleszenz manifestieren können. Hier kommt vor allem die schizoide Persönlichkeit in Frage, die ebenfalls mit einer starken Rückzugssymptomatik einhergeht. Es fehlen dabei aber die charakteristischen Symptome der autistischen Psychopathie (vor allem die ausgestanzten Sonderinteressen, die sprachlichen Besonderheiten und die zwanghaften, stereotypen Verhaltensweisen). Von großer Bedeutung ist die Abgrenzung gegenüber der Schizophrenie. Diese erfolgt aufgrund der für beide Syndrome kennzeichnenden Kriterien. Allerdings ist beim Autismus Asperger im Gegensatz zum Kanner-Syndrom ein Übergang in eine schizophrene Psychose möglich. In einzelnen Fällen wurde dieser Übergang überzeugend beschrieben (Dauner u. Martin 1978; Weber 1979).

18.3.5 Ätiologie und Genese

Beim Asperger-Autismus wird die Wirksamkeit eines Erbfaktors diskutiert, der insbesondere von Vätern auf Söhne übertragen werden kann. Für diese These spricht, daß das Asperger-Syndrom häufiger bei Jungen vorkommt und andererseits die Väter solcher Kinder meist ähnliche, aber weit weniger stark ausgeprägte Symptome im Sinne der Kontaktarmut und des Rückzugs aufweisen.

18.3.6 Therapie, Verlauf und Prognose

Die Therapie muß den Besonderheiten der Kinder und Jugendlichen Rechnung tragen. Allererste Voraussetzung hierfür ist eine Kenntnis der Symptomatik und der Eigenarten bei Eltern, Lehrern und allen anderen Betreuern. Die Therapie stützt sich auf zwei wesentliche *Komponenten*: Modifikation und Verminderung der Symptomatik beim einzelnen Jugendlichen, soweit dies möglich ist, und Einstellung der Umgebung auf die Eigenarten des jeweiligen Patienten. Beide Vorgehensweisen stehen in einem dialektischen Gegensatz und können nur in gewissen Grenzen verfolgt werden. Denn eine allzustarke Anpassung der Umgebung an den Patienten fördert dessen Symptomatik. Andererseits ist es nicht aussichtsreich, mit einer Eliminierung der zum Teil fest verwurzelten Symptomatik beim Patienten zu rechnen, was wiederum eine gewisse Anpassung der Umgebung erfordert.

Wie beim frühkindlichen Autismus muß der *Behandlungsplan* auf die individuellen Eigenarten und das Fähigkeits- sowie Möglichkeitsprofil des Patienten abgestimmt sein. Während sich das Fähigkeitsprofil leichter erfassen läßt (durch Beobachtungen und entsprechende testpsychologische Untersuchungen), ist das „Möglichkeitsprofil" individuell auszuloten. Dabei ist es wichtig, daß alle Maßnahmen in ein ganzheitliches Konzept integriert werden. Im einzelnen hat sich unter dieser Zielvorstellung bewährt:

- Modifikation störender Verhaltensweisen durch verhaltenstherapeutische Maßnahmen.
- Ablenkung von der oft sehr fixierten punktuellen Interessenhaltung durch schrittweise Erweiterung des Interessenbereichs mit Hilfe verwandter Tätigkeiten oder Aufgaben.
- Schrittweises Kontakt- und Verhaltenstraining durch die Einführung von Aufgaben, die nur zu zweit oder zu dritt zu lösen sind. Auf diese Weise wird über eine konkrete Aufgabe auch die Kontaktfähigkeit gefördert.
- Funktionelle Übungsbehandlung zur Behebung der häufigen dyspraktischen Störungen und sensoriellen Besonderheiten. Das Hauptproblem ist dabei die Motivation des Patienten.
- Eine medikamentöse Behandlung kann sich als notwendig erweisen, wenn erhebliche aggressive Reaktionen auftreten. Beim Übergang in eine schizophrene Psychose ist eine neuroleptische Behandlung unumgänglich.

Es gibt kaum langfristige katamnestische Untersuchungen, die sich ausschließlich mit dem Autismus Asperger beschäftigen. Kasuistische Beobachtungen zeigen, daß in der Adoleszenz und im Erwachsenenalter eine Reihe von stö-renden Verhaltensauffälligkeiten in ihrer Intensität nachlassen. Die Patienten bleiben jedoch auch als Erwachsene meist erheblich kontaktgestörte Sonderlinge, die auf Spezialgebieten durchaus gute bis sehr gute Leistungen vollbringen können, aber im Umgang schwierig bleiben und zu warmherzigen und dauerhaften Kontakten kaum fähig sind.

18.4 Rett-Syndrom

Diese Störung wird hier beschrieben, weil sie in der Adoleszenz häufig von autistischen Syndromen abgegrenzt werden muß, die eine günstigere Prognose haben, während das Rett-Syndrom praktisch immer zur Demenz führt.

Definition und Klassifikation: Das von dem österreichischen Kinderpsychiater Rett (1966) beschriebene, ganz überwiegend bei Mädchen vorkommende Syndrom manifestiert sich zwischen dem 7. und 24. Lebensmonat nach bis dahin normaler oder weitgehend normaler Entwicklung unter der folgenden charakteristischen Symptomatik:

- vollständiger Verlust des zielgerichteten Gebrauchs der Hände,
- Verlust oder Teilverlust der Sprache,
- Verlangsamung des Kopfwachstums und
- eigenartige „windende" Bewegungsstereotypien der Hände.

Das Syndrom wird in der ICD-10 unter der Ziffer 84.2 zu den tiefgreifenden Entwicklungsstörungen gerechnet. Im MAS (ICD-9) und im DSM-III-R ist es als eigene diagnostische Kategorie nicht enthalten.

Epidemiologie: Die Prävalenz beträgt etwa 1:15000, bezogen auf Kinder und Jugendliche vom 6.–17. Lebensjahr (Hagberg 1985). Es tritt nur bei Mädchen auf und kommt unter diesen etwa doppelt so häufig vor wie die Phenylketonurie.

Das **klinische Bild** ist neben dem Sprachverlust und dem Verlust zielgerichteter Handbewegungen durch Verlangsamung des Kopfwachstums und stereotype Handbewegungen gekennzeichnet. Oft entsteht der Eindruck, als ob eine Apraxie vorläge. Die Prä- und Perinatalperiode ist oft normal, auch der Beginn der psychomotorischen Entwicklung in den ersten

Lebensmonaten. Zum Zeitpunkt der Geburt findet sich meist noch ein normaler Kopfumfang, jedoch bleibt das Kopfwachstum in der Folgezeit zunehmend zurück.

Die **Diagnose** ist in den ersten 3–5 Lebensjahren mit ziemlicher Sicherheit möglich, wenn man das Krankheitsbild kennt. In der Folgezeit kommt es zu einem fortschreitenden intellektuellen Abbau bis zur Demenz, zu autistisch anmutenden Verhaltensweisen, epileptischen Anfällen und schließlich zu Lähmungen bis zur absoluten Pflegebedürftigkeit. In der Adoleszenz sind rund 75% der Mädchen nicht mehr geh- und stehfähig und müssen sich in einem Rollstuhl bewegen, fast alle leiden an einer erheblichen Skoliose. Es finden sich beidseitig Pyramidenzeichen.

Differentialdiagnostisch abgegrenzt werden muß das Rett-Syndrom vom frühkindlichen Autismus, was durch die diagnostischen Kriterien des letzteren gelingt. Frühkindlich autistische Kinder zeigen nicht die erwähnten intellektuellen und körperlichen Veränderungen und auch nicht die sehr charakteristischen „windenden Handbewegungen" der Kinder und Jugendlichen mit Rett-Syndrom. Die neurologischen Auffälligkeiten von Kindern mit frühkindlichem Autismus sind seltener und nehmen nie den Umfang an wie beim Rett-Syndrom.

Ätiologie und Genese: Die Ätiologie des Syndroms ist noch nicht geklärt. Aufgrund des ausschließlichen Vorkommens beim weiblichen Geschlecht nimmt man *geschlechtsgebundene genetische Faktoren* als Ursache an. Da die Kinder zum Zeitpunkt der Geburt klinisch unauffällig sind und eine normale psychomotorische Entwicklung zeigen, ist auch der fortschreitende Charakter des Prozesses unzweifelhaft. In diesem Sinne kann eine fortschreitende metabolisch-genetische Erkrankung angenommen werden. Vielfältige zytogenetische, immunologische und Stoffwechseluntersuchungen haben jedoch bis jetzt die Ursache nicht aufdecken können.

Therapie, Verlauf und Prognose: Eine kausale Therapie existiert bislang nicht, da die Ätiologie noch unklar ist. Die Krankheit schreitet fort und kann bislang nicht aufgehalten werden.

18.5 Literatur

American Psychiatric Association (APA): Diagnostic and Statistical Manual of Mental Disorders, 3rd ed. (DSM-III). APA, Washington 1980 (dtsch. Bearb. von Koehler, K., H. Saß: Diagnostisches und statistisches Manual psychischer Störungen [DSM-III]. Beltz, Weinheim 1984)

American Psychiatric Association (APA): Diagnostic and Statistical Manual of Mental Disorders, 3rd ed. revised (DSM-III-R). APA, Washington 1987 (dtsch. bearb. von Wittchen, H.-U., H. Saß, M. Zaudig, K. Koehler: Diagnostisches und statistisches Manual psychischer Störungen [DSM-III-R]. Beltz, Weinheim 1989)

Asperger, H.: Die „Autistischen Psychopathen" im Kindesalter. Archiv für Psychiatrie und Nervenkrankheiten 117 (1944) 76–136

Asperger, H.: Autistisches Verhalten im Kindesalter. Jahrbuch für Jugendpsychiatrie 2 (1960) 53–67

Bettelheim, B.: Die Geburt des Selbst: Erfolgreiche Therapie autistischer Kinder. Kindler, München 1977 (Orig.: The Empty Fortress. Free Press, New York 1966)

Chess, S.: Follow-up report on autism in congenital rubella. Journal of Autism and Childhood Schizophrenia 7 (1977) 69–81

Dauner, I., M. Martin: Autismus Asperger oder Frühschizophrenie? Zur nosologischen Abgrenzung beider Krankheitsbilder. Pädiatrie und Pädologie 13 (1978) 31–38

DeLong, G. R.: A neuropsychologic interpretation of infantile autism. In Rutter, M., E. Schopler: Autism. A Reappraisal of Concepts and Treatment. Plenum, New York 1978

DeMyer, M., S. Barton, W. DeMyer, J. A. Norton, J. Allen, R. Steele: Prognosis in autism: a follow-up study. Journal of Autism and Childhood Schizophrenia 3 (1973) 199–246

DeMyer, M. K.: Familien mit autistischen Kindern. Enke, Stuttgart 1986 (Klinische Psychologie und Psychopathologie, Bd. 42) (Orig.: Parents and Children in Autism. Winston, New York 1979)

Eisenberg, L.: The autistic child in adolescence. American Journal of Psychiatry 112 (1956) 607–612

Eisenberg, L.: The course of childhood schizophrenia. Archives of Neurology and Psychiatry 78 (1957) 69–83

Eisenberg, L., L. Kanner: Childhood schizophrenia: early infantile autism, 1943–1955. American Journal of Orthopsychiatry 26 (1956) 556–564

Fish, B.: Neurobiologic antecedents of schizophrenia in children: evidence for an inherited, congenital neurointegrative defect. Archives of General Psychiatry 34 (1977) 1297–1313

Folstein, S., M. Rutter: Infantile autism: a genetic study of 21 twin pairs. Journal of Child Psychology and Psychiatry 18 (1977) 297–321

Folstein, S., M. Rutter: A twin study of individuals with infantile autism. In Rutter, M., E. Schopler: Autism: A Reappraisal of Concepts and Treatment. Plenum, New York 1978

Hagberg, B.: Rett-Syndrome. Swedish approach to analysis of prevalence and course. Brain and Development 7 (1985) 277–280

Hagberg, B., F. Goutières, F. Hanefeld, A. Rett, J. Wilson: Rett-syndrome: criteria for inclusion and exclusion. Brain and Development 7 (1985) 372–373

Hanefeld, F.: The clinical pattern of the Rett-syndrome. Brain and Development 7 (1985) 320–325

Howells, J. G., W. R. Guirguis: Childhood schizophrenia 20 years later. Archives of General Psychiatry 41 (1984) 123–128

Kanner, L.: Autistic disturbances of affective contact. Nervous Child 2 (1943) 217–250

Kanner, L., A. Rodriguez, B. Ashenden: How far can autistic children go in matters of social adaptation? Journal of Autism and Childhood Schizophrenia 2 (1972) 9–33

van Krevelen, D. A.: Autismus infantum. Acta paedopsychiatrica 27 (1960) 97–107

Lempp, R.: Folgerungen aus dem Verlauf des Autismus infantum in der Adoleszenz für die Nosologie der Schizophrenie. In Lempp, R.: Adoleszenz: Biologische, sozialpädagogische und jugendpsychiatrische Aspekte. Huber, Bern 1981

Lotter, V.: Epidemiology of autistic conditions in young children: I. Prevalence. Social Psychiatry 1 (1966) 124–137

Lotter, V.: Epidemiology of autistic conditions in young children: II. Some characteristics of the parents and children. Social Psychiatry 1 (1967) 163–173

Lotter, V.: Social adjustment and placement of autistic children in Middlesex: a follow-up study. Journal of Autism and Childhood Schizophrenia 4 (1974) 11–32

Mahler, M. S.: Symbiose und Individuation, 3. Aufl., Bd. I. Klett-Cotta, Stuttgart 1983

Martinius, J.: Der neuropsychologische Ansatz zum Verständnis des frühkindlichen Autismus. Zeitschrift für Kinder- und Jugendpsychiatrie 2 (1974) 187–199

Mosse, H.: Der Mißbrauch der Schizophreniediagnose im Kindesalter. Jahrbuch für Jugendpsychiatrie 2 (1960) 68–76

Ornitz, E. M., E. R. Ritvo: Perceptual inconstancy in early infantile autism. The syndrome of early infant autism and its variants including certain cases of childhood Schizophrenia. Archives of General Psychiatry 18 (1968) 76–98

Petty, L. K., E. M. Ornitz, J. D. Michelman, E. G. Zimmermann: Autistic children who become schizophrenic. Archives of General Psychiatry 41 (1984) 129–135

Prekop, J.: Das Festhalten als Therapie bei Kindern mit Autismus-Syndrom. Frühförderung interdisziplinär 2 (1983) 54–64

Prekop, J.: Erfolgsrate der Therapie durch das „Festhalten". Kinderarzt 15 (1984) 1170–1176

Remschmidt, H.: Das autistische Kind – Eltern haben keine Schuld. Deutsches Ärzteblatt 84 (1986) 147–149

Remschmidt, H.: Neuere Erkenntnisse zum Verständnis des frühkindlichen Autismus. In DcMyer, M. K.: Familien mit autistischen Kindern: Probleme der Kinder und Sorgen der Eltern. Enke, Stuttgart 1986

Remschmidt, H., C. Oehler: Die Bedeutung genetischer Faktoren in der Ätiologie des frühkindlichen Autismus. Zeitschrift für Kinder- und Jugendpsychiatrie 18 (1990) 216–223

Remschmidt, H., M. Schmidt (unter Mitarbeit von C. Klicpera): Multiaxiales Klassifikationsschema für psychiatrische Erkrankungen im Kindes- und Jugendalter nach Rutter, Shaffer und Sturge. Mit einem synoptischen Vergleich zum DSM-III, 2. Aufl., Huber, Bern 1986

Rett, A.: Über ein eigenartiges hirnatrophisches Syndrom bei Hyperammoniämie im Kindesalter. Wiener medizinische Wochenschrift 116 (1966) 723–738

Ritvo, E. R., B. J. Freeman, A. Mason-Brothers, A. Mo, A. M. Ritvo: Concordance for the syndrome of autism in 40 pairs of afflicted twins. American Journal of Psychiatry 142 (1985) 74–77

Rohmann, U. H., H. Hartmann: Modifizierte Festhaltetherapie (MFT). Eine Basistherapie zur Behandlung autistischer Kinder. Zeitschrift für Kinder- und Jugendpsychiatrie 13 (1985) 182–198

Rumsey, J. M., J. L. Rapoport, W. R. Sceery: Autistic children as adults: psychiatric, social, and behavioral outcomes. Journal of the American Academy of Child Psychiatry 24 (1985a) 465–473

Rumsey, J. M., R. Duara, C. Grady, J. L. Rapoport, R. A. Margolin, S. I. Rapoport, N. R. Cutler: Brain metabolism in autism: resting cerebral glucose utilization rates as measured with positron emission tomography. Archives of General Psychiatry 42 (1985b) 448–455

Rutter, M.: Concepts of autism. A review of research. Journal of Child Psychology and Psychiatry 9 (1968) 1–25

Rutter, M.: Autistic children: Infancy to adulthood. Seminars in Psychiatry 2 (1970) 435–450

Rutter, M., L. Lockyer: A five to fifteen year follow-up study of infantile psychosis: I. Description of sample. British Journal of Psychiatry 113 (1967) 1169–1182

Schopler, E.: New developments in the definition and diagnosis of autism. In Lahey, B. B., A. E. Kazdin: Advances in Clinical Child Psychology, vol. 6. Plenum, New York 1983

Schopler, E., R. J. Reichler; (dt. Bearb. A. Horn): P. E. P. Entwicklungs- und Verhaltensprofil (Psychoeducational Profile). Modernes Lernen, Dortmund 1981 (Förderung autistischer und entwicklungsbehinderter Kinder, Bd. I) (Orig.: Individualized assessment and treatment for autistic and developmentally disabled children, vol. I: Psychoeducational profile. Univ. Park Press, Baltimore 1979)

Schopler, E., R. J. Reichler, R. F. DeVellis, K. Daly: Toward objective classification of childhood autism: childhood autism rating scale (CARS). Journal of Autism and Developmental Disorders 10 (1980) 91–103

Smalley, S. L., R. F. Asarnow, M. A. Spence: Autism and genetics. A decade of research. Archives of General Psychiatry 45 (1988) 953–961

Steffenburg, S., C. Gillberg, L. Hellgren, L. Andersson, C. Gillberg, G. Jakobsson, M. Bohman: A twin study of autism in Denmark, Finland, Iceland, Norway and Sweden. Journal of Child Psychology and Psychiatry 30 (1989) 405–416

Tinbergen, N., E. A. Tinbergen: Autismus bei Kindern: Fortschritte im Verständnis und neue Heilbehandlungen lassen hoffen. Parey, Berlin 1984

Todd, R. D., G. Aschauer-Treiber, L. Sikich: Neuroimmunologische Studien bei Autismus. In: Kaschka,

W. P., H. N. Aschauer: Psychoimmunologie. Thieme, Stuttgart 1990

Weber, D.: Der frühkindliche Autismus unter dem Aspekt der Entwicklung. Huber, Bern 1970

Weber, D.: Autistische Syndrome des Kindesalters und Schizophrenie: Zwei Langzeitkatamnesen. In Remschmidt, H., H. Schüler-Springorum: Jugendpsychiatrie und Recht. Festschrift für Hermann Stutte zum 70. Geburtstag am 1. August 1979. Heymann, Köln 1979

Weber, D.: Autistische Syndrome. In Remschmidt, H., M. H. Schmidt: Kinder- und Jugendpsychiatrie in Klinik und Praxis, Bd. II. Thieme, Stuttgart 1985

Wendeler, J.: Neuere Forschungsergebnisse. In Wing, J. K.: Frühkindlicher Autismus: Klinische, pädagogische und soziale Aspekte, 2. Aufl. Beltz, Weinheim 1977

Wing, L., J. Gould: Severe impairments of social interaction and associated abnormalities in children: epidemiology and classification. Journal of Autism and Developmental Disorders 9 (1979) 11–29

World Health Organization (WHO): International Classification of Diseases, 9th ed. (ICD-9). WHO, Geneva 1978

World Health Organization (WHO): Tenth Revision of the International Classification of Diseases [ICD-10], Chapter V (F): Mental and Behavioural Disorders (including disorders of psychological development). Clinical Descriptions and Diagnostic Guidelines. WHO, Geneva 1991. (Dtsch.: Dilling, H., W. Mombour, M. H. Schmidt: Internationale Klassifikation psychischer Störungen. ICD-10, Kapitel V [F]. Klinisch-diagnostische Leitlinien. Weltgesundheitsorganisation. Huber, Bern 1991.)

19. Psychosen

19.1 Definition und Klassifikation

Als *psychotische Störungen* werden im folgenden, unabhängig von der Ätiologie, psychopathologische Syndrome mit folgenden *Merkmalen* bezeichnet:

1. einer tiefgreifenden Störung der Realitätsbeziehung,
2. Auftreten produktiver Symptome wie Wahn und Halluzinationen,
3. einem zeitlich intermittierenden Verlauf, der die Krankheit als Einbruch in die Kontinuität der Entwicklung, des Erlebens und Verhaltens erscheinen läßt.

Diese Begriffsbestimmung enthält gewisse Unschärfen, andererseits ist es heute kaum möglich, den Psychosebegriff, der zahlreiche, sehr heterogene Krankheitsbilder umfaßt, allgemeingültig zu definieren. Dies zeigt sich auch in der *ICD-9*, wo Psychosen wie folgt definiert werden:

„Psychiatrische Erkrankungen, in denen die Beeinträchtigung der psychischen Funktionen ein so großes Ausmaß erreicht hat, daß dadurch Einsicht und Fähigkeit, einigen der üblichen Lebensanforderungen zu entsprechen, oder der Realitätsbezug erheblich gestört sind. Es handelt sich um keinen exakten oder genau definierten Begriff. Die Oligophrenien gehören nicht dazu."

In der ICD-10 und im DSM-III-R ist der Psychosebegriff aufgegeben worden, ebenso die Unterscheidung zwischen „neurotischen" und „psychotischen" Störungen. Im folgenden wird der Psychosebegriff jedoch beibehalten, weil er uns als Orientierungsrahmen vorerst noch nicht entbehrlich erscheint.

Die *Diagnostik psychotischer Störungen im Kindesalter* ist mit ungleich größeren Schwierigkeiten belastet als im Erwachsenenalter. Denn bei Kindern können phasenspezifische Entwicklungseinflüsse und Umweltereignisse Erleben und Verhalten so färben, daß die Symptomatik entweder ungeheuer vielschichtig oder auch extrem arm ist. Im *Jugendalter* nähern sich Symptomatik, Verlauf und Prognose stark derjenigen des Erwachsenenalters an.

Kriterien für eine Klassifikation psychotischer Störungen im Kindes- und Jugendalter sind Alter bzw. Entwicklungsstand, Symptomatik und Ätiologie (Tab. 19.1). Für die Adoleszenz sind insbesondere die Phänomenologie der Krankheitserscheinungen und die Ätiologie wichtig.

19.1.1 Alter und Entwicklungsstand

Unter Zugrundelegung dieses Gesichtspunkts sind verschiedene Klassifikationen versucht worden. Weitgehende Einigkeit besteht darüber, daß eine *Dreiteilung* psychotischer Zu-

Tabelle 19.**1**   Klassifikation psychotischer Störungen im Kindes- und Jugendalter nach verschiedenen Kriterien (nach Remschmidt 1988)

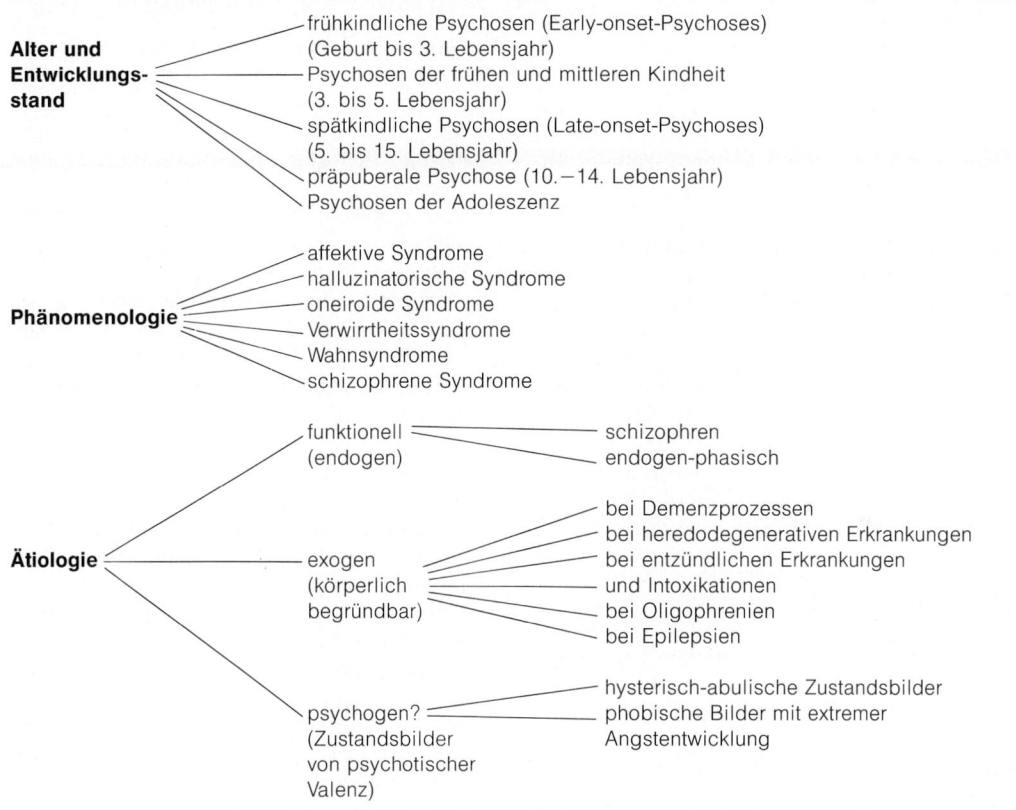

Alter und Entwicklungsstand
- frühkindliche Psychosen (Early-onset-Psychoses) (Geburt bis 3. Lebensjahr)
- Psychosen der frühen und mittleren Kindheit (3. bis 5. Lebensjahr)
- spätkindliche Psychosen (Late-onset-Psychoses) (5. bis 15. Lebensjahr)
- präpuberale Psychose (10.−14. Lebensjahr)
- Psychosen der Adoleszenz

Phänomenologie
- affektive Syndrome
- halluzinatorische Syndrome
- oneiroide Syndrome
- Verwirrtheitssyndrome
- Wahnsyndrome
- schizophrene Syndrome

Ätiologie
- funktionell (endogen)
  - schizophren
  - endogen-phasisch
- exogen (körperlich begründbar)
  - bei Demenzprozessen
  - bei heredodegenerativen Erkrankungen
  - bei entzündlichen Erkrankungen und Intoxikationen
  - bei Oligophrenien
  - bei Epilepsien
- psychogen? (Zustandsbilder von psychotischer Valenz)
  - hysterisch-abulische Zustandsbilder
  - phobische Bilder mit extremer Angstentwicklung

standsbilder *entsprechend dem Alter* zweckmäßig ist.

Die zeitliche Grenzmarke des *3. Lebensjahres* wird meist mit der ersten Trotzphase in Verbindung gebracht. Der Beginn der zweiten Gruppe von Psychosen (*mittleres und spätes Kindesalter*) wird auf die sich in dieser Altersspanne abspielende kognitive Differenzierung bezogen, die auch dafür verantwortlich gemacht wird, daß sich die Symptomatologie immer mehr derjenigen der Erwachsenen nähert. Zu den Psychosen des mittleren und späten Kindesalters ("late-onset-psychoses", nach dem 5.−7. Lebensjahr) gehören psychotische Zustandsbilder von meist subakutem, fluktuierendem Verlauf, die hebephreniform oder katatoniform verlaufen können (Bosch 1972).

Man mag sich fragen, ob eine noch weitere Differenzierung notwendig ist, da *präpuberale und puberale Psychosen* (Eggers 1973) gewisse Besonderheiten aufweisen und die Annäherung an die Schizophrenie des Erwachsenenalters erst in der Adoleszenz in vollem Umfange eintritt.

Nach der Pubertät und in der Adoleszenz herrschen, was die inhaltliche Symptomatik der Psychosen betrifft, alterstypische Inhalte vor (Identitätsprobleme, Symptome, die um Sexualität und Partnerschaft kreisen), jedoch dominieren ansonsten Krankheitserscheinungen, wie sie auch bei Erwachsenen zu finden sind.

19.1.2 Phänomenologie (Symptomatologie)

Unter dem Gesichtspunkt der vorherrschenden Symptomatik lassen sich unabhängig von der Ätiologie folgende psychotische Zustandsbilder im Kindes- und Jugendalter unterscheiden:

1. **Affektive Syndrome:** Unter dieser Bezeichnung werden „zeitlich begrenzte, vor allem Affektivität, Antrieb, Anregbarkeit und Vegetativum alterierende, episodische und ohne Defekt abheilende Psychosen rubriziert" (Stutte 1969b). Hierzu zählen die *endogen-phasischen Psychosen*, die unter manischer, depressiver oder manisch-depressiver Symptomatik verlaufen können. Sie sind im Kindesalter selten, werden häufiger um die Präpubertät und Pubertät und noch häufiger in der Adoleszenz. In der Regel stellen sie den Beginn einer affektiven Erkrankung des Erwachsenenalters dar. Unter dem Gesichtspunkt des Verlaufes gehören sie meistens zu den in der Adoleszenz neu auftretenden Erkrankungen, d. h., eine ähnliche Symptomatik wurde bei den Patienten im Kindesalter nicht beobachtet.

2. **Halluzinatorische Syndrome:** Sie sind durch das *Auftreten produktiver Symptome*, insbesondere von *Halluzinationen*, gekennzeichnet. Halluzinationen sind von Pseudo-Halluzinationen und lebhaften Vorstellungen abzugrenzen, die im Kindesalter und in der Präpubertät gehäuft vorkommen. Nach Egdell u. Kolvin (1972) ist zwischen pathologischen und *nichtpathologischen Halluzinationen* zu unterscheiden. Zu den letzteren zählen die Autoren Phantasiegefährten, lebhafte eidetische Vorstellungen, Pseudo-Halluzinationen und nächtliches Aufschrecken sowie andere Störungen des Schlafes (z. B. Alpträume, Nachtwandeln), die mit visuellen Halluzinationen einhergehen können.
Halluzinationen von pathologischer Valenz kommen im Zusammenhang mit erhaltener oder veränderter Bewußtseinslage bei zahlreichen körperlichen und/oder psychischen Erkrankungen auch außerhalb psychotischer Zustandsbilder vor. Halluzinationen dürften auch bei körperlich begründbaren Psychosen wesentlich häufiger vorkommen, als landläufig bekannt ist, weil diese Patienten selten in psychiatrische Behandlung kommen. Hervorzuheben ist, daß auch unter der Einwirkung toxischer Substanzen Halluzinationen häufig beobachtet werden, ein Phänomen, das insbesondere im Jugendalter durch den Drogenmißbrauch von großer Bedeutung ist.

3. **Oneiroide Syndrome:** Unter einem oneiroden Syndrom versteht man einen *traumartigen Zustand bei alteriertem Bewußtsein*, in dem phantastische Innenerlebnisse dominieren, die z. T. mit Sinnestäuschungen oder traumhaften Wahngebilden durchsetzt sind. Oneiroide Syndrome können im Rahmen ganz unterschiedlicher psychotischer Störungen auftreten (z. B. bei Manie, Depression, Schizophrenie). Sie sind stark von der Persönlichkeit des Erkrankten und seiner Phantasiebegabung abhängig, sind insgesamt selten und treten am häufigsten um die Pubertät auf. Nicht selten sind sie im Rahmen einer katatonen Schizophrenie zu beobachten.
Als eine phasenspezifische Form kann das *Pubertätsoneiroid* gelten, das durch episodisch auftretende Umdämmerungen bei Jugendlichen beobachtet wurde. Es handelt sich dabei vermutlich um ein durch organische Funktionsstörungen verursachtes Syndrom, dessen nähere Entstehungsbedingungen noch nicht geklärt sind, das bei Jungen häufiger als bei Mädchen auftritt und eine günstige Prognose hat. Möglicherweise ist die Störung eine Variante des *Kleine-Levin-Syndroms*, das vorwiegend bei jungen Männern auftritt und sich in Perioden übermäßigen Schlafes bei erhaltener Erweckbarkeit, Heißhungerepisoden, Pulsverlangsamung, Erschlaffung der Muskulatur, reizbarer Stimmung, Verlangsamung und Vergeßlichkeit zeigt. Es wurden auch schwankende Blutzuckerwerte beobachtet. Die Ursache des Syndroms ist unbekannt, es tritt aber häufig nach Infektionskrankheiten auf. Es wird eine dienzephale Störung vermutet.

4. **Verwirrtheitssyndrome:** Bei ihnen handelt es sich um mehr oder weniger plötzlich auftretende *Zustände der räumlichen, zeitlichen und situativen Desorientierung* mit Ratlosigkeit, Erregungszuständen, Denkstörungen, Halluzinationen (meist optische) und einer allgemeinen, häufig sexuellen Enthemmung. Verwirrtheitssyndrome treten oft nach entzündlichen Erkrankungen, bei hochfieberhaften Infekten, nach

Schädel-Hirn-Traumen oder als hysterische Manifestation auf. Die Abgrenzung von einer akuten schizophrenen Erkrankung ist manchmal nicht einfach. Am häufigsten sind derartige Verwirrtheitspsychosen bei Enzephalitiden. Sie können auch unter der Bezeichnung *„delirante Psychosen"* zusammengefaßt werden. Denn in der Regel geht mit dem Verwirrtheitszustand eine delirante Unruhe einher.

5. **Wahnsyndrome und schizophrene Syndrome:** Psychotische Zustandsbilder mit einer dominierenden Wahnsymptomatik gehören in der Regel in den Formenkreis der Schizophrenien. Der Wahn kann allerdings auch im Rahmen organischer Prozesse (z. B. bei einer Meningoenzephalitis oder Enzephalitis) vorkommen. Ein systematisierter Wahn tritt in der Regel vor der Pubertät nicht auf, jedoch gibt es bei frühreifen psychotischen Kindern gelegentlich Ausnahmen (Stutte u. Dauner 1971).

19.1.3 Ätiologie

Von einer Klassifikation psychotischer Erkrankungen nach der Ätiologie sind wir noch weit entfernt. Die klassische Einteilung der Psychosen in endogene und körperlich begründbare Psychosen wurde von verschiedenen Seiten immer wieder angegriffen. Dennoch plädieren wir vorerst für eine Beibehaltung dieser Einteilung, „weil sich dadurch die z. Z. noch sinnfälligste Ordnung der Syndrome nach vorwiegenden Störungsbereichen und Verlaufskriterien" bewerkstelligen läßt (Bosch 1972).

Im angelsächsischen Sprachraum wird der Begriff *„endogen"* vielfach durch den Terminus *„funktionell"* ersetzt, womit die starre Beziehung auf einen bestimmten Konstitutionstyp oder auf die Genetik relativiert wird. Dementsprechend gehören zu den funktionellen (endogenen) Psychosen die schizophrenen und die endogen-phasischen Erkrankungen. Unter dem Terminus „körperlich begründbare oder *exogene* Psychosen" werden solche subsumiert, bei denen körperliche Krankheitsprozesse eine entscheidende Rolle spielen. Angenommen wird eine entsprechende Disposition (akuter exogener Reaktionstyp nach Bonhoeffer).

Schließlich existieren auch noch Zustandsbilder, die *psychogen* verursacht sind, aber im klinischen Bild psychotische Valenz haben. Für diese Gruppe wird nicht selten die Bezeichnung „psychogene Psychosen" benutzt. Das ist allerdings problematisch, weil diese Krankheitsbilder in der Regel hinsichtlich der Symptomatik nicht in vollem Umfang psychotischen Erkrankungen entsprechen. Die Bezeichnung *psychogene Psychosen* ist vor allem in den skandinavischen Ländern gebräuchlich, im deutschen und angelsächsischen Sprachraum wird sie kaum angewandt. Sie bezieht sich auf psychotische Zustandsbilder, die bei entsprechend disponierten Personen durch psychische Traumen verursacht werden, zur Genesung neigen und niemals in einer Demenz enden. Interessant ist, daß der Begriff „psychogen" im Zusammenhang mit Psychosen zuerst von Robert Sommer (1894) als Ersatz für die Bezeichnung „hysterisch" angewandt wurde, weil ihm letztere für die Charakterisierung der gemeinten Zustandsbilder nicht angemessen erschien (Strömgren 1986). Gerade in der Adoleszenz beobachtet man immer wieder psychotische Erkrankungen, die hysteriform beginnen. Hinsichtlich der Symptomatik unterscheidet Strömgren (1986) drei Gruppen: emotionale Syndrome (z. B. Depressionen, Erregungszustände), Bewußtseinsstörungen (z. B. Delirien, Dämmerzustände) und paranoide Syndrome (z. B. sensitiver Beziehungswahn, Querulantenwahn, induzierter Wahn).

19.2 Körperlich begründbare Psychosen (exogene Psychosen)

19.2.1 Klassifikation und Epidemiologie

Es handelt sich meist um akut bzw. subakut verlaufende Psychosen in engem Zusammenhang mit einer klinisch faßbaren körperlichen Erkrankung. Im akuten Stadium ist das *Leitsymptom* die *Bewußtseinsveränderung.* Zu den körperlich begründbaren Psychosen rechnet man psychotische Zustandsbilder bei Demenzprozessen, heredodegenerativen Erkrankungen, entzündlichen Erkrankungen und Intoxikationen, bei Oligophrenien und Epilepsien.

Im *MAS* (ICD-9) werden die körperlich begründbaren Psychosen unter der Ziffer 293 (vorübergehende organisch bedingte psychotische Zustandsbilder) und 294 (andere chronisch organisch bedingte psychotische Zustandsbilder) klassifiziert. Unter der Ziffer 293 sind sie wie folgt definiert:

„Zustandsbilder, die charakterisiert sind durch Bewußtseinstrübung, Verwirrtheit, Desorientiertheit, Illusionen und oft lebhafte Halluzinationen. Sie sind meist verursacht durch intra- oder extrazerebrale, toxische, infektiöse oder metabolische Störungen oder eine andere Systemerkrankung. Gewöhnlich sind sie reversibel. Depressive und paranoide Symptome können auch vorhanden sein, prägen aber nicht das Bild. Eine zusätzliche Schlüsselnummer sollte benutzt werden, um die körperliche oder neurologische Störung zu bezeichnen, mit der die Psychose im Zusammenhang steht."

In der *ICD-10* werden unter der Bezeichnung „Organische, einschließlich symptomatischer psychischer Störungen" eine Reihe von Störungen beschrieben, die fallweise zu den körperlich begründbaren Psychosen gerechnet werden können. Die wichtigsten sind: das organische amnestische Syndrom (F04), das Delir (F05) und verschiedene andere Syndrome, die unter der Symptomatik von Halluzinationen (organische Halluzinose), katatonen, wahnhaften oder affektiven Krankheitserscheinungen auftreten können (F06).

Im *DSM-III-R* sind die entsprechenden Störungen unter den Begriffen Delir (293.00), amnestische Störung (294.00), organisch bedingte wahnhafte Störung (organisches Wahnsyndrom) (293.81) zu klassifizieren. Das *amnestische Syndrom* unterscheidet sich vom Delir dadurch, daß bei ihm keine Bewußtseinstrübung und kein allgemeiner Verlust wichtiger intellektueller Funktionen vorliegt. Beim *organischen Wahnsyndrom* findet sich ebenfalls keine Bewußtseinstrübung und keine bedeutsame Minderung intellektueller Fähigkeiten. Dominierendes Phänomen ist der Wahn. Alle drei erwähnten Syndrome haben eine körperliche Ursache, deren Nachweis die Diagnose sicherstellt.

Epidemiologische Angaben über Inzidenz und Prävalenz dieser Erkrankungen im Jugendalter existieren nicht.

Bonhoeffer (1908) beschrieb einen *„akuten exogenen Reaktionstyp"* als Disposition eines

Menschen, auf Noxen ganz unterschiedlicher Art mit einem einheitlichen klinischen Bild zu reagieren. Leitsymptom ist jeweils eine Bewußtseinstrübung, die klinisch mit Dämmerzuständen, deliranten Bildern, Halluzinosen, katatonen oder paranoid-halluzinatorischen Symptomen einhergeht. Die Ätiologie der zugrundeliegenden körperlichen Erkrankung ist dabei *nicht* von Bedeutung. Es handelt sich vielmehr um eine konstitutionell verankerte Reaktionsbereitschaft des jeweiligen Individuums.

19.2.2 Symptomatik, Diagnose und Differentialdiagnose

Tab. 19.**2** gibt eine Übersicht über die *Symptomatologie* der körperlich begründbaren Psychosen. Neben dem Leitsymptom der Bewußtseinsstörung sind körperlich begründbare Psychosen gekennzeichnet durch Störungen der Wahrnehmung, des Denkablaufs, der Stimmung und des Antriebsverhaltens. Im Akutstadium findet man häufig regressive Verhaltensweisen (z. B. Einnässen, Einkoten, Entdifferenzierung der Sprache und der Motorik). Je nach Ätiologie und deren Auswirkungen auf die Hirnfunktionen stellen sich manchmal auch hirnlokale Psychosyndrome (z. B. frontale Antriebsstörungen, Teilausfälle der Intelligenz, Aphasien, extrapyramidale Symptome) ein. Schließlich ist darauf hinzuweisen, daß sich in derartigen psychotischen Zustandsbildern vielfach die Primärpersönlichkeit widerspiegelt, was der Symptomatik ein für den einzelnen Patienten typisches, oft unverwechselbares Bild verleiht.

Die *Diagnose* erfolgt aufgrund der Anamnese, des klinischen Bildes und des Nachweises der organischen Ursache. Dadurch wird auch eine Abgrenzung von schizophrenen Psychosen möglich. Folgende Kriterien müssen erfüllt sein:

- eindeutige körperliche Befunde (z. B. hohe Temperatur, Hirntrauma, plötzliches Auftreten neurologischer Ausfälle, interne Erkrankungen);
- eindeutiger zeitlicher Zusammenhang zwischen körperlichem Befund und Psychose (z. B. hohes Fieber und in zeitlichem Zu-

Tabelle 19.**2**   Symptomatologie akut auftretender, körperlich begründbarer Psychosen im Kindesalter (nach Bollea 1969)

I. Störungen des Bewußtseins	Bewußtseinstrübungen, Schlaflosigkeit Verwirrtheitszustand Oneiroides Syndrom Akutes febriles Delir Stuporöses Bild
II. Störungen der Ich-Identität	Depersonalisation (episodisch auftretend)
III. Psychosensorische Störungen	Illusionen und Halluzinationen
IV. Denkstörungen	Akutes Wahnsyndrom Formale Denkstörungen
V. Affektive Störungen	Akuter Angstzustand Reaktive Depression Hypomanie, Zwangsaffekte, Dysphorie
VI. Störungen der Psychomotorik	Agitierte Delirien u. U. auch Katalepsie
VII. Multiple Verhaltensauffälligkeiten	Aggressive und destruktive Impulse Drangzustände Monomanien

sammenhang damit Auftreten eines deliranten Syndroms);
– ungefähr paralleler Verlauf zwischen körperlichem Befund und psychotischen Erscheinungen (z. B. Abklingen der psychotischen Symptomatik nach Rückgang des zunächst bestehenden hohen Fiebers);
– typische Symptomatik mit Bewußtseinstrübung, Halluzinationen, psychomotorischer Unruhe, Störungen des Denkens, der Stimmung und des Antriebs.

Nicht selten hinterlassen körperlich begründbare Psychosen psychische Dauerveränderungen in Form eines hirnorganischen Psychosyndroms.

19.2.3 Formen exogener Psychosen nach ihrer Ätiologie

Psychotische Zustandsbilder bei Demenzprozessen

Demenzprozesse im Kindes- und Jugendalter werden meist durch metabolische Störungen oder heredodegenerative Erkrankungen her-

vorgerufen. In den meisten Fällen ist der Intelligenzabbau führendes Symptom. Es gibt aber auch bereits in früher Kindheit einsetzende Demenzprozesse, deren Ursache noch nicht bekannt ist und die häufig mit episodischen Verhaltensauffälligkeiten psychotischer Valenz einhergehen. Zu ihnen gehört auch die Dementia infantilis Heller.

Bei der *Hellerschen Demenz* handelt es sich um ein nach ungestörter Kindheitsentwicklung im Alter von 3–4 Jahren auftretendes, zu massivem Intelligenzabbau (bis zur Imbezillität bzw. Idiotie) fortschreitendes Demenzleiden, wobei charakteristisch ist, daß bis in die Endstadien ein differenzierter, intelligenter Gesichtsausdruck („Prinzengesicht") erhalten bleibt. Der geistige Abbauprozeß durchläuft folgende Etappen: Abnahme des Spiel- und allgemeinen Umweltinteresses bis zum völligen Autismus, progressiver Sprachzerfall, der u. U. bis zur Aphasie geht, gelegentlich aber auch Erhaltenbleiben einer unverständlichen „Kauderwelsch-Sprache", die nicht mehr als Kommunikationsmittel dient (Stutte 1969a).

Über die Ätiologie des Syndroms ist bislang nichts Gesichertes bekannt. Eine kausale Therapie ist nicht möglich. Die Patienten müssen in der Regel in Langzeiteinrichtungen untergebracht werden.

Psychotische Zustandsbilder bei heredo-degenerativen Erkrankungen

Die *Chorea Huntington* manifestiert sich in etwa 3% aller Fälle bereits vor der Pubertät. Der Beginn der Erkrankung ist häufig markiert durch schulisches Leistungsversagen und Verhaltensauffälligkeiten, die auch des öfteren psychotische Valenz haben können. Der psychotische Charakter zeigt sich in Form von Wahn- und Verfolgungsideen, oft kommen auch Suizidversuche vor.

Die *Wilsonsche Erkrankung* (hepatozerebrale Degeneration), die sich im 1. oder 2. Lebensjahrzehnt manifestiert und bei der es sich um eine rezessiv-erbliche Störung des Kupferstoffwechsels handelt, führt nicht selten zu psychotischen Zustandsbildern, die nach Stutte durch Bradyphrenie, Charakterveränderungen mit Verlust der Affektbeherrschung, psychische Regressionsphänomene, dissoziale Neigungen, Enthemmungs- und Drangzustände, Zwangserscheinungen und intellektuellen Abbau gekennzeichnet sind. Auch zirkuläre Verstimmungen und ängstliche Erregungszustände mit Vergiftungsideen und wahnhaften Beziehungserlebnissen werden beschrieben.

Psychotische Zustandsbilder sind auch bei der tuberösen Sklerose, der amaurotischen Idiotie sowie der Phenylketonurie beschrieben worden. Im Prinzip können sie bei allen degenerativen Erkrankungen, die die Hirnfunktionen beeinträchtigen, vorkommen.

Psychotische Zustandsbilder bei entzündlichen Erkrankungen und Intoxikationen

Relativ häufig sind bei Infektionskrankheiten oder Intoxikationen psychotische Zustandsbilder, die sich in Form von Halluzinationen, einer deliranten Unruhe und einer mehr oder weniger ausgeprägten Eintrübung des Bewußtseins zeigen. Die Halluzinationen sind dabei oft sehr bildhaft, bewegt und kindgemäß. Vielfach konzentrieren sie sich auf den optischen Bereich. Die Jugendlichen halluzinieren z. B. Tiere, die hin- und herlaufen, sie bedrohen oder auch gar keine Beziehung zu ihnen haben.

Psychotische Zustandsbilder sind insbesondere nach Intoxikationen durch Kohlenmon-

oxid, Quecksilber, Blei und Thallium beschrieben worden.

Die Therapie richtet sich nach der Grundkrankheit, mit deren Besserung oder Heilung in der Regel auch das psychotische Zustandsbild rückläufig wird. Allerdings können z. B. bei Virusinfekten (Enzephalitis) dauerhafte Spätfolgen in Form eines hirnorganischen Psychosyndroms oder einer Demenz zurückbleiben.

Psychotische Zustandsbilder bei Oligophrenien

Bei einer Vielzahl von Oligophrenien kann es zu psychotischen Episoden kommen. Meist stehen diese in Zusammenhang mit einer zugrundeliegenden Stoffwechselstörung. Es ist aber auch beobachtet worden, daß Umweltereignisse (z. B. belastende Erlebnisse) bei oligophrenen Jugendlichen vorübergehende psychotische Episoden, die sich in Form von Angst, Unruhe und Erregungszuständen mit Halluzinationen und gelegentlich wahnhaften Gedanken zeigen, hervorrufen können. Diese sind stets reversibel. Auch hier muß die Therapie auf die Grundstörung abzielen. Bei Auftreten einer akuten Psychose ist eine neuroleptische Medikation erforderlich.

Psychotische Episoden bei Epilepsien

Psychosen im Rahmen kindlicher Epilepsien sind selten, im Jugendalter nehmen sie jedoch an Häufigkeit zu. Das Intervall zwischen der Manifestation der Epilepsie und der Psychose beträgt in der Regel mehrere Jahre.

Im Hinblick auf die Relation zum Anfallsgeschehen kann man die Psychosen bei Epilepsie in *iktale* (in unmittelbarem Zusammenhang mit den Anfällen stehend), *interiktale* (zwischen Anfallsereignissen auftretend) und *alternative* (als „Ersatz" für einen Anfall auftretend) einteilen (vgl. Kap. 13).

Hinsichtlich der *Symptomatik* überwiegen bei jüngeren Kindern delirante Bilder, bei älteren Kindern und Jugendlichen treten paranoid-halluzinatorische Reaktionen hinzu.

Die Symptomatik ist auch abhängig von der *Genese* der Psychose. Es ist unklar, ob es sich bei diesen Psychosen um körperlich begründbare handelt oder ob durch bestimmte Faktoren die vorhandene Neigung zu einer schizophrenen Psychose ausgelöst wird. Auch Antiepileptika können psychotische Episoden auslösen, am häufigsten Ethosuximid.

19.2.4 Therapie, Verlauf und Prognose

Je nach der vermuteten Genese der Psychose unterscheiden sich auch die Behandlungsmaßnahmen. Bei Verdacht auf eine medikamentöse Verursachung oder Auslösung muß die antiepileptische Medikation umgestellt werden. In anderen Fällen ist eine neuroleptische Zusatzmedikation (z. B. durch Butyrophenon-Präparate) angezeigt. Immer ist auch die psychosoziale Situation in Betracht zu ziehen und gegebenenfalls zu ändern.

Die Therapie der körperlich begründbaren Psychosen richtet sich zunächst nach der Grundkrankheit und deren Ursache. Bei akuten Zustandsbildern mit deliranter Unruhe kommt man nicht ohne neuroleptische Medikation aus. Wenn nicht, wie z. B. bei enzephalitischen Erkrankungen, die Hirnfunktion massiv in Mitleidenschaft gezogen ist, heilen körperlich begründbare Psychosen häufig folgenlos aus. Man spricht dann von *reversiblen Funktionspsychosen*. In manchen Fällen bleibt ein *hirnorganisches Defektsyndrom* zurück. Diese irreversible Folge der Grundkrankheit ist bei Vorliegen struktureller Hirnschädigungen am häufigsten.

Die Prognose ist also abhängig von der Ursache der Grundkrankheit und dem Vorkommen oder Fehlen einer strukturellen Hirnschädigung.

19.3 Endogene Psychosen

Unter endogenen Psychosen versteht man einige psychiatrische Krankheitsbilder (Manie, endogene Depression, Schizophrenie), denen sich eine körperliche Ursache nicht zuordnen läßt. Endogene Psychosen sind auch nicht durch äußere Ereignisse verursacht und lassen sich demzufolge nicht wie die Neurosen aus einem erlebnisreaktiven Geschehen ableiten. Deshalb hat man für diese Erkrankungen eine eigene Kategorie reserviert, die vorwiegend von psychopathologischen Symptomen ausgeht.

19.3.1 Schizophrene Psychosen

Im folgenden werden unter „Schizophrenie" psychische Erkrankungen verstanden, die zu einer Desintegration der Persönlichkeit führen, die teils akut, teils schleichend unter Auftreten produktiver Symptome wie Wahnbildung und Halluzinationen verlaufen und sich von psychoreaktiven Störungen und neurotischen Entwicklungen durch den Verlust des Realitätsbezuges unterscheiden lassen.

Schizophrene Psychosen sind im Kindesalter schwer zu diagnostizieren, weil die Symptomatik von der Schizophrenie Erwachsener abweichen kann. Im Jugendalter nähert sich die Symptomatik derjenigen erwachsener Patienten an. Nach Lutz (1937, 1938) kann man aber auch im Kindesalter zwei Verlaufstypen unterscheiden: einen schleichenden, hebephrenieähnlichen Verlauf und eine akut einsetzende, schubartig verlaufende Form mit katatonen Zustandsbildern.

Klassifikation

Im *MAS* und in der *ICD-9* werden schizophrene Psychosen unter der Ziffer 295 klassifiziert (Tab. 19.3), wobei unterschieden werden: Schizophrenia simplex, Hebephrenie, katatone Schizophrenie, paranoide Schizophrenie. Daneben werden noch typische Psychosen des Kindesalters unterschieden (299). Zu ihnen werden der frühkindliche Autismus gerechnet (299.0) und die *desintegrative Psychose* (299.1). Bei letzterer handelt es sich um eine nach nahezu normaler Entwicklung eintretende Störung, die durch einen Verlust an sozialen und sprachlichen Fähigkeiten und eine schwere emotionale und Verhaltensstörung gekennzeichnet ist. Häufig findet auch ein Verlust der Sprache mit Hyperaktivität und Stereotypien statt. Sowohl der frühkindliche Autismus als auch die desintegrative Psychose werden heute zu den tiefgreifenden Entwicklungsstörungen gerechnet.

Aus Tab. 19.3 wird deutlich, daß sowohl die ICD-10 als auch das DSM-III-R den Psycho-

Tabelle 19.**3** Einteilung der Schizophrenien und verwandter Störungen nach den drei geläufigen psychiatrischen Klassifikationsschemata

MAS (ICD-9)	ICD-10	DSM-III-R
Schizophrene Psychosen (295)	**Schizophrenie, schizotype und wahnhafte Störungen** (F 2)	**Schizophrenie** (295)
Schizophrenia simplex (295.0)	Schizophrenie (F 20)	Desorganisierter Typus (295.1)
Hebephrene Form (295.1)	Paranoide Schizophrenie (F 20.0)	Katatoner Typus (295.2)
Katatone Form (295.2)	Hebephrene Schizophrenie (F 20.1)	Paranoider Typus (295.3)
Paranoide Form (295.3)		Undifferenzierter Typus (295.9)
Akute schizophrene Episode (295.4)	Katatone Schizophrenie (F 20.2)	Residualer Typus (295.6)
	Undifferenzierte Schizophrenie (F 20.3)	
Latente Schizophrenie (295.5)		
Schizophrene Rest- und Defektzustände (295.6)	Postschizophrene Depression (F 20.4)	
Schizoaffektive Psychose (295.7)	Schizophrenes Residuum (F 20.5)	
	Schizophrenia simplex (F 20.6)	
Andere Schizophrenieformen (295.8)	Andere Schizophrenie (F 20.8)	
Nicht näher bezeichnete Schizophrenieformen (295.9)	Nicht näher bezeichnete Schizophrenie (F 20.9)	
	Schizotype Störung (F 21)	
	Anhaltende wahnhafte Störungen (F 22)	
	Vorübergehende akute psychotische Störungen (F 23)	
	Induzierte wahnhafte Störung (Folie à deux) (F 24)	
	Schizoaffektive Störungen (F 25)	

senbegriff weitgehend vermeiden und die ICD-10 den differenziertesten Einteilungsvorschlag liefert. Dafür werden allerdings auch Syndrome einbezogen, die im DSM-III-R unter zusätzlichen Kategorien wie „wahnhafte Störung" und der Verlegenheitskategorie „psychotische Störungen, die nicht andernorts klassifiziert sind" rubriziert werden. Ein Fortschritt ist, daß sowohl in der ICD-10 als auch im DSM-III-R der Verlauf der Erkrankung erfaßt wird.

Im *DSM-III-R* umfassen die *diagnostischen Kriterien* für eine schizophrene Störung a) eine Reihe charakteristischer psychotischer Symptome, b) die Verschlechterung gegenüber dem früher bestehenden Leistungsniveau (z. B. hinsichtlich Berufstätigkeit, sozialer Be-

ziehung und Selbstversorgung) und c) eine zeitliche Kategorie (Krankheitsdauer von mindestens 6 Monaten). Durch die Einfügung dieser Zeitkategorie werden manche Patienten, die nach ICD-10 als schizophren diagnostiziert werden, im DSM-III-R der Diagnose „schizophreniforme Psychosen" zugeordnet. Das DSM-III-R enthält also eine restriktivere Form der Schizophrenie-Diagnose (Möller u. von Zerssen 1986).

Epidemiologie

Etwa 4% aller Schizophrenien treten vor dem 15. Lebensjahr auf, etwa 1% vor dem 10. Lebensjahr. Im Krankengut kinder- und jugendpsychiatrischer Kliniken liegt die Quote schizophrener Erkrankungen bei Kindern etwa bei 1–2%, bei Jugendlichen bei 2–3%. Es besteht ein leichtes Überwiegen der Jungen. Nach Erhebungen an klinischen Stichproben manifestieren sich etwa 10% der schizophrenen Psychosen zwischen 14 und 20 Jahren, 42% zwischen 21 und 30 Jahren. Etwa drei Viertel aller schizophren erkrankten Patienten sind zwischen 20 und 40 Jahre alt (Möller u. von Zerssen 1986).

Klinisches Bild

Während im Kindesalter die klassischen Formen der Schizophrenie (paranoide, katatone, hebephrene Form, Schizophrenia simplex) selten sind, werden sie im Jugendalter deutlich häufiger. Die Symptomatik nähert sich derjenigen der Erwachsenen an. Im Hinblick auf die klinische Symptomatik kann man Symptome im kognitiven und im Wahrnehmungsbereich von solchen im emotionalen Bereich, von Störungen der Sprache, der Motorik und des Antriebs unterscheiden.

1. *Symptome im kognitiven und im Wahrnehmungsbereich:* Häufig sind formale Denkstörungen, Wahnideen und Halluzinationen. Was den Wahn betrifft, so tritt im Jugendalter bereits eine Systematisierung auf, was bei Kindern vor dem 10. Lebensjahr außerordentlich selten ist. Relativ häufig finden sich im Jugendalter aber leibhypochondrische Erlebnisse sowie Verfolgungs-, Beziehungs-, Beeinflussungs- und Vergiftungsideen. Unter den Halluzinationen überwiegen die akustischen, während im Kindesalter häufiger optische Halluzinationen vorkommen.
2. *Störungen im emotionalen Bereich, im Kontakt- und Sozialverhalten:* Häufig findet man bei Jugendlichen eine ausgeprägte Rückzugs- und Isolationssymptomatik. Sie ziehen sich aus ihrer gewohnten Umgebung zurück, verlassen häufig nicht mehr das Zimmer, brechen bisherige Kontakte ab und machen zunächst den Eindruck extremer Sonderlinge. Nicht selten werden die Beziehungen zur Umwelt qualitativ umstrukturiert und Ersatzbeziehungen aufgebaut, die auch mit Personifizierungen von Gegenständen einhergehen können. Affektstörungen, insbesondere mißtrauisch-ängstliche Grundstimmung, Affektlabilität,

Negativismus und Regressionen auf infantile Verhaltensformen sind häufig.
3. *Störungen der Sprache:* Diese können sich in Veränderungen der Sprechweise, in gesteigertem Rededrang, Perseverationsneigung, Sprachstereotypien, Echolalie oder Phonographismus (Wiederholung der an den Patienten gerichteten Fragen) äußern. Bei früh manifest werdenden kindlichen Schizophrenien kann eine Abgrenzung der Sprachauffälligkeiten gegenüber der Autistensprache schwer sein. Es kommt häufig zu Wortneubildungen und zu einer Bedeutungsverschiebung oft gebrauchter Worte.
4. *Störungen der Motorik:* In der Spontanmotorik wird häufig eine allgemeine *Disharmonisierung* (Steifheit, Eckigkeit) sowie eine Reduktion der Spontanbewegungen beobachtet. Gelegentlich kommen katatone Bilder und kataleptische Erscheinungen vor. Relativ häufig sind motorische *Stereotypien* (z. B. eine stereotype Körperhaltung oder bizarre Fingerspiele). Auch die oft als Prodromi einer Schizophrenie auftretenden Zwangsphänomene äußern sich vielfach zunächst im motorischen Bereich.
5. *Antriebsstörungen:* Ein wichtiges Charakteristikum ist die häufig zu findende *Antriebslosigkeit:* die Jugendlichen haben jede Spontaneität und Initiative verloren. Sie sitzen stundenlang teilnahmslos im Zimmer und haben keinerlei Interesse, einer Unterhaltung zu folgen, zu lesen oder sich zu beschäftigen. Die Antriebslosigkeit kann so ausgeprägt sein, daß sie völlig regungslos dasitzen, weder sprechen noch essen und auch ihre Ausscheidungsfunktionen nicht mehr willentlich regulieren. Diesen Zustand bezeichnet man als *Stupor*.

Die geschilderte Symptomatik ist auch Bestandteil der diagnostischen Leitlinien bzw. Kriterien von ICD-10 und DSM-III-R. Während in der ICD-10 neben *produktiven Symptomen* (Denkstörungen, Wahn und Halluzinationen) auch das Vorkommen *negativer Symptome* (verflachte oder inadäquate Affekte, Sprachverarmung, Gedankenabreißen) betont wird, gehören laut DSM-III-R zu den diagnostischen Kriterien:

– charakteristische psychotische Symptomatik (Wahn, Halluzinationen, katatones Verhalten, inadäquater Affekt),

– Niveausenkung im Leistungs- und sozialen Bereich,
– Ausschluß einer schizoaffektiven oder affektiven Störung,
– Störungsdauer mindestens 6 Monate,
– Ausschluß einer organischen Ursache.

Formen der Schizophrenie

Hebephrenie: Im *MAS* ist die Hebephrenie wie folgt definiert:

„Eine Form der Schizophrenie, bei welcher Affektveränderungen im Vordergrund stehen, Wahnideen und Halluzinationen flüchtig und fragmentarisch sind, unverantwortliches und nicht vorhersehbares Verhalten auftritt und Manierismen häufig sind. Der Affekt ist abgeflacht und inadäquat, häufig verbunden mit Kichern oder selbstgenügsamem, auf sich selbst bezogenen Lächeln oder mit stolzem Gehabe, mit Grimassieren, Manierismen, Possen, hypochondrischen Klagen und häufig wiederholten Redensarten. Das Denken ist zerfahren. Der Patient hat die Tendenz, sich abzusondern, und das Verhalten erscheint ziel- und gefühllos. Diese Schizophrenieform beginnt meistens zwischen dem 15. und 25. Lebensjahr."

Die Hebephrenie beginnt meist nach der Pubertät unter den Zeichen der Antriebsverarmung, Denkzerfahrenheit, affektiven Verflachung und einer heiteren, läppischen Grundstimmung. Die Erkrankung schreitet fort und mündet meist in einen Defekt. Die jugendlichen, sehr oft intelligenten und gewissenhaften Patienten versagen plötzlich in der Schule, ziehen sich von Freunden und aus der Familie zurück, verlieren alle Interessen und werden häufig zu Langzeitpatienten, die in Landeskrankenhäusern untergebracht werden müssen.

Häufig waren die Patienten bereits durch prämorbide Persönlichkeitszüge (Einzelgängertum, Scheu, Schüchternheit) gekennzeichnet. Die Diagnose Hebephrenie sollte erst nach mehrmonatiger Beobachtungszeit gestellt werden. Sie gehört wegen der raschen Entwicklung einer Minussymptomatik in die Gruppe der „negativen Schizophrenien".

Katatone Schizophrenie: Bei dieser Form stehen die motorischen Erscheinungen, akute Erregungen und Sperrungszustände (Stupor) sowie mutistisches Verhalten im Vordergrund. Befehlsautomatismus und Negativismus kön-

nen alternieren. Daneben kommen aber auch viele andere der beschriebenen Symptome vor, am häufigsten Wahnideen und Halluzinationen, die auch mit einem traumähnlichen (oneiroiden) Zustand verbunden sein können.

Die *diagnostischen Leitlinien* von ICD-10 und DSM-III enthalten übereinstimmend folgende Merkmale:

– katatoner Stupor oder Mutismus,
– Negativismus (unmotivierter Widerstand gegenüber Aufforderungen),
– Haltungsstereotypien und Rigidität (Einnehmen und Beibehalten bizarrer Körperhaltungen),
– Erregungszustand (unmotivierte motorische Erregung).

Die katatone Form der Schizophrenie kommt aus bislang ungeklärten Gründen (selteneres Auftreten von Infektionskrankheiten?) in den Industrieländern seltener vor als in Entwicklungsländern.

Paranoide (wahnbildende) Schizophrenie: Sie ist insgesamt die häufigste Schizophenieform, tritt im Jugendalter bereits auf, hat aber ihren Häufigkeitsgipfel im Erwachsenenalter. Vorherrschend sind Wahnideen und akustische Halluzinationen. Daneben finden wir Störungen des Denkens und der Affektivität. Diese Form der Erkrankung führt meist nicht zu einer Persönlichkeitsveränderung, auch die Intelligenz bleibt oft unberührt. Sie ist der Prototyp der „positiven Schizophrenie".

Die *diagnostischen Leitlinien* von ICD-10 und DSM-III-R betonen die produktive (positive) Symptomatik mit Wahn und/oder Halluzinationen im Vordergrund. Als hervorstechende diagnostische Merkmale werden in der ICD-10 genannt:

1. Ich-Störungen wie Gedankenlautwerden, Gedankeneingebung oder Gedankenentzug und Gedankenausbreitung;
2. törungen der Wahrnehmung von Zeit, Raum, Farbe, Form, Körperbild usw.;
3. Kontroll- und Beeinflussungswahn, Gefühl des Gemachten;
4. akustische Halluzinationen, oft als Stimmen, die Gedanken und Handlungen kommentieren, oder dialogische Stimmen, die über den Betreffenden reden.

Darüber hinaus lassen die diagnostischen Leitlinien der ICD-10 auch negative Symptome wie Affektverflachung und Antriebsminderung als zusätzliche, nicht vorherrschende Symptome zu, während diese im DSM-III-R ausgeschlossen bleiben.

Schizophrenia simplex: Diese Form führt langsam und schleichend, ohne besonders auffällige Symptome, zum Defektzustand. Die Erkrankung beginnt meist im jugendlichen Alter. Die Patienten sind antriebsarm, abgestumpft, ohne Initiative und Energie, depressiv oder verstimmt und versagen in der Schule oder im Beruf. Häufig geben sie ihre gewohnte Tätigkeit auf oder wechseln die Stelle, lassen sich treiben und verwahrlosen. Das Erkennen solcher schizophrener Verläufe kann sehr schwierig sein, weil die üblichen diagnostischen Kategorien bei der insgesamt farblosen Symptomatik meist nicht zutreffen.

Akute schizophrene Episode: Hierbei handelt es sich um einen traumartigen Zustand mit leichter Bewußtseinstrübung und Ratlosigkeit.

„Gegenstände, Leute und Ereignisse bekommen eine persönliche Bedeutung für den Patienten. Beziehungsideen und emotionale Unruhe können vorhanden sein. In den meisten Fällen tritt Rückbildung innerhalb weniger Wochen oder Monate auf, selbst ohne Behandlung" (MAS).

Diese Form wird im DSM-III-R unter dem Begriff „schizophreniforme Psychose" kategorisiert.

Schizophrene Rest- und Defektzustände: Hierbei handelt es sich um eine chronische Form der Schizophrenie,

„in der die Symptome, die von der akuten Phase weiterbestehen, meistens ihre Schärfe verloren haben. Das Gefühlsleben ist abgestumpft, die Denkstörungen, auch wenn sie grob auffällig sind, verhindern nicht, daß Routinetätigkeit ausgeübt werden kann" (MAS).

Synonyme sind: schizophrener Restzustand, schizophrener Defekt.

Schizoaffektive Psychose: Von einer schizoaffektiven Psychose spricht man, wenn manische oder depressive Symptome gleichzeitig mit schizophrenen Symptomen auftreten. Dadurch entspricht die Störung diagnostisch weder einer Schizophrenie noch einer affektiven Psychose (manische oder depressive Phase). Entscheidend für die Diagnose ist die *Gleichzeitigkeit* der schizophrenen und affektiven

Symptomatik. Tritt diese jeweils in verschiedenen Episoden der Krankheit auf, so ist die Diagnose schizoaffektive Psychose oder schizoaffektive Störung *nicht* zulässig. Je nachdem, welche affektive Symptomatik mit der schizophrenen gekoppelt ist, kann man (ICD-10) eine schizomanische Störung von einer schizodepressiven und einer gemischten schizoaffektiven Störung unterscheiden. Das DSM-III kennt eine ähnliche Unterscheidung (bipolarer vs. depressiver Typus). Bei dieser Form der Psychose sind Rezidive häufig, jedoch tritt kein Residual- oder Defektzustand ein. Die Diagnose sollte nur gestellt werden, wenn gleichzeitig ausgeprägte affektive und schizophrene Symptome feststellbar sind. Dazugehörige Begriffe sind: zykloide Psychose, Mischpsychose.

Weitere Formen der Schizophrenie: Die ICD-9 sieht noch weitere Formen schizophrener Erkrankungen vor, die unter den bisher erwähnten Kategorien nicht subsumiert werden können. Hierzu gehören die Bezeichnungen „latente Schizophrenie", „andere Schizophrenieformen" und „nicht näher bezeichnete Schizophrenieformen". Die Kategorie *latente Schizophrenie* wird auch von der ICD nicht zur allgemeinen Benutzung empfohlen. Sie wird wie folgt definiert:

„Es handelt sich um eine Störung mit exzentrischen oder inkonsequenten Verhaltensweisen und Affektstörungen, die den Eindruck einer Schizophrenie vermitteln, obwohl sich weder in der Vergangenheit noch in der Gegenwart eindeutige und charakteristische Symptome gezeigt haben" (ICD-9). Dazugehöriger Begriff: Borderline-Schizophrenie.

In den letzten Jahren sind aufgrund empirischer Untersuchungen *Zweifel* aufgetaucht, *ob die klassische Unterteilung der Schizophrenie* (Hebephrenie, katatone Schizophrenie, paranoide Schizophrenie, Schizophrenia simplex) heute *noch angemessen ist.* Derartige Zweifel hat K. Leonhard schon vor Jahren formuliert und in der letzten Auflage seines Buches „Die Aufteilung der endogenen Psychosen" (1986) eingehend begründet. Nach Leonhard ist die Beibehaltung dieser Einteilung zum Teil mitverantwortlich für die Stagnation der Schizophrenieforschung. Während Leonhard eine sehr differenzierte Unterteilung der schizophrenen Psychosen nach psychopathologischen und Verlaufskriterien vorschlägt, geht

Tabelle 19.**4**   Einige wichtige Merkmale zur Kennzeichnung von Typ-I- und Typ-II-Schizophrenien

	Typ-I-Schizophrenie (*Positive* Symptome, produktive Symptome, akute Schizophrenie)	Typ-II-Schizophrenie (*Negative* Symptome, Rückzugssymptomatik)
Klinische Symptomatik	Halluzinationen, Wahn, positive Denkstörungen, gesteigerter Antrieb, Aggressivität, Erregung, bizarres Verhalten, Rededrang, Wortneubildungen	Affektive Verflachung, Antriebsarmut, sozialer und emotionaler Rückzug, Apathie, Sprachamut, verringerter Sprechantrieb, Anhedonie, negative Denkstörungen (Denkhemmung, Gedankenabreißen, Gedankensperre)
Aufmerksamkeit und Sensorik	Vermehrte Ablenkbarkeit „Breitere" Aufmerksamkeit (broadened attention)	Verminderte Informationsverarbeitungskapazität, eingeengte Aufmerksamkeit (narrowed attention)
Hemisphärenfunktion	Linkshemisphärische Hypofunktion	Frontale Dysfunktion, bilaterale Funktionsstörung
Prämorbide Persönlichkeit	Keine auffälligen Einschränkungen im kognitiven Bereich und in der Motorik	Einschränkungen im kognitiven Bereich und in der Motorik

das Konzept der *positiven* (Typ-I-) und *negativen* (Typ-II-)Schizophrenie von einer dichotomen Aufteilung der Schizophrenien nach psychopathologischen Merkmalen aus, die inzwischen auch durch experimentelle klinische Untersuchungen untermauert werden konnte. In Tab. 19.4 sind die wichtigsten Merkmale der beiden Schizophrenie-Typen wiedergegeben. Danach unterscheiden sie sich nicht nur hinsichtlich ihrer klinischen Symptomatik und der prämorbiden Persönlichkeit, sondern auch hinsichtlich anderer, experimentell prüfbarer Funktionen.

Ätiologie und Genese

Die Diskussion zur Ätiologie und Genese schizophrener Erkrankungen in der Adoleszenz konzentriert sich im wesentlichen auf die Wirksamkeit genetischer, organischer und psychogener Einflußfaktoren. Manche Autoren versuchen diese Gesichtspunkte in einem multifaktoriellen Konzept zu vereinigen. Von einer umfassenden Klärung der Ursachen schizophrener Erkrankungen sind wir trotz intensiver Forschung in aller Welt jedoch noch weit entfernt.

Genetische Einflüsse

Über die Bedeutung genetischer Faktoren für die Verursachung der Schizophrenie in der Adoleszenz besteht kein Zweifel. Jedoch wird ihr Anteil unterschiedlich gesehen. In Tab. 19.5 sind die *familiären Erkrankungsrisiken* für schizophrene Syndrome wiedergegeben. Die hohe Konkordanz eineiiger Zwillinge weist auf das Vorhandensein genetischer Ursachen hin, zugleich aber auch darauf, daß Umwelteinflüsse eine nahezu ebenso große Bedeutung haben müssen. Dies ergibt sich aus der Höhe der Belastungsziffern.

Auch *Adoptionsstudien* haben den Erbeinfluß unterstrichen und seine Wechselwirkung mit Umwelteinflüssen herausgestellt. Schließlich sind auch die Ergebnisse der *High-risk-Studien* geeignet, die genetische Komponente in der Ätiologie der Schizophrenien zu untermauern. Da die Wahrscheinlichkeit für das spätere Eintreten einer schizophrenen Erkrankung bei Kindern schizophrener Mütter zwischen 10 und 15% liegt, versuchte man in den sogenannten High-risk-Studien herauszufinden, ob diejenigen Kinder, die später einschlägig erkranken, schon in sehr frühen Stadien Merkmale aufweisen, die eine spätere schizophrene Erkrankung vorauszusagen gestatten. Die vorliegenden Studien sprechen dafür, daß bestimmte Eigenschaften des Zentralnervensystems wie geringgradig ausgeprägte Fähigkeit zur Habituation das Auftreten schizophrener Erkrankungen begünstigen (Mednick u. Mitarb. 1974; Mednick u. Schulsinger 1980). Hier-

Tabelle 19.**5** Erkankungsrisiko an Schizophrenie für die Verwandten von Schizophrenen. Die Zahlen wurden aus den wichtigsten Untersuchungen zusammengestellt, in Klammern stehen die aus allen Untersuchungen berechneten Mittelwerte (nach Zerbin-Rüdin 1985)

Verwandtschaftsgrad zu einem Schizophrenen	Erkrankungswahrscheinlichkeit (korrigierte Prozentziffern)
Eltern	5–10 (6,3±0,3)
Kinder	9–16 (13,7±1,0)
Geschwister	8–14 (10,4±0,3)
Zweieiige Zwillinge	5–16
Eineiige Zwillinge	20–75
Kinder zweier erkrankter Eltern	40–68
Vettern und Basen	2– 4 (3,5±0,4)
Neffen und Nichten	1– 4 (2,6±0,3)
Enkel	2– 8 (3,5±0,7)
Durchschnitt	0,85

für sprechen auch die elektroenzephalographischen Ergebnisse bei Kindern schizophrener Eltern (Itil 1978, 1980). High-risk-Studien dienen darüber hinaus aber auch dem Auffinden protektiver Faktoren, die das Eintreten schizophrener Erkrankungen verhindern können und die Ableitung präventiver Maßnahmen gestatten.

Organische Einflüsse

Aus zahlreichen Untersuchungen geht hervor, daß bei Kindern und Jugendlichen mit einer Schizophrenie häufiger als in einer durchschnittlichen Kinderpopulation Hinweise auf *Hirnschädigungen bzw. Hirnfunktionsstörungen* gefunden werden. Das Spektrum reicht von neurologischen Mikrobefunden (Kolvin u. Mitarb. 1971) über auffällige EEG-Befunde (Niederspannungs-EEG, vermehrte schnelle Aktivität und verminderte okzipitale Alpha-Aktivität) (Itil 1978) und eine geringere Habituationsfähigkeit (Mednick u. Schulsinger 1980) bis zu verschiedenen neuropsychologischen Ausfällen (ausgeprägte Ablenkbarkeit, mangelnde Fähigkeit zur Filterung und Informationsreduktion von sensorischen Reizen, reduzierte Fähigkeit zur Abgrenzung wesentlicher und unwesentlicher Signale).

Aus dem Vorliegen dieser sehr verschiedenen Hinweise auf eine Hirnfunktionsstörung ist geschlossen worden, daß prä-, peri- oder postnatale Noxen bei vielen Kindern und Jugendlichen, die später eine Schizophrenie entwik-

keln, zu einer *hypoxischen Schädigung* geführt haben können, welche inbesondere das *limbische System* betrifft, da Teile desselben (Hippokampus und Amygdala) besonders empfindlich auf Sauerstoffmangel reagieren. Da das limbische System insbesondere für die Steuerung der Emotionen zuständig ist, könnten sich auf diese Weise durch die Überflutung des Individuums mit Emotionen Wahnsymptome und Halluzinationen erklären lassen. Im Einklang mit dieser These stehen die Untersuchungen von Mednick u. Mitarb. (1974; Mednick u. Schulsinger 1980) über die mangelnde Habituationsfähigkeit schizophrener und für Schizophrenie disponierter Kinder, die sich in einer verkürzten Latenz der elektrodermalen Reagibilität auf akustische Reize zeigt.

Auch die bekannteste biochemische These, die *Dopamin-Theorie*, wonach bei schizophren Erkrankten eine Überempfindlichkeit der dopaminergen Rezeptoren vorwiegend im mesolimbischen System vorliegt, ist mit diesen Überlegungen vereinbar. In die gleiche Richtung deuten auch Befunde von Bogerts (1988, 1990), wonach in Post-mortem-Studien an den Gehirnen Schizophrener um 20–30% kleinere limbische Endhirnstrukturen im Vergleich zu den Gehirnen neurologisch-psychiatrisch unauffälliger Personen gefunden wurden.

Psychogene Einflüsse

Etwas vereinfacht lassen sich drei Gruppen von Eigenschaften bzw. Einflußfaktoren unterscheiden: individuelle Charakteristika der Patienten, belastende Ereignisse und familiäre Einflüsse im weitesten Sinne.

Individuelle Charakteristika der Patienten: Nach Stutte (1969b) sind 50% der Kinder und Jugendlichen, die an einer Schizophrenie erkranken, bereits prämorbid auffällig. Sie werden als scheu, zurückgezogen, kontaktarm, introvertiert, als Sonderlinge, Grübler und überaus sensible Kinder beschrieben. In neuerer Terminologie entsprechen diese prämorbiden Auffälligkeiten am ehesten der negativen Schizophrenie (Typ-II-Schizophrenie). Aus psychoanalytischer Sicht wurde eine sehr ausgeprägte Mutter-Kind-Bindung beschrieben und eine Unfähigkeit der Kinder, ein stabiles Ich und klare Ich-Grenzen aufzubauen. Dadurch sind sie Umweltereignissen und Belastungen aller Art auch stärker ausgeliefert. Die bereits im vorherigen Abschnitt über organische Faktoren genannten Merkmale wie eingeschränkte Habituationsfähigkeit, reduzierte Selektivität der Wahrnehmung, Alphareduktion im EEG und Vorherrschen rascherer Wellen lassen sich auch als individuelle Charakteristika der Jugendlichen beschreiben, die ihre Vulnerabilität für belastende Ereignisse erhöhen. In dieser Hinsicht konvergieren die Ergebnisse aus sehr unterschiedlichen theoretischen Lagern, was manche Autoren zu der Auffassung geführt hat, daß der hippokampal-amygdoidale Neuronenkreis eine Art „Reizschutz" darstelle, welcher darüber entscheide, was an relevanter Information durchgelassen und was an irrelevanten Stimuli ausgegliedert wird (Eggers 1982).

Belastende Ereignisse: In vielen Untersuchungen wurde festgestellt, daß sowohl die Schizophrenie des Kindes- und Jugendalters als auch diejenige des Erwachsenenalters häufiger in den unteren sozialen Schichten vorkommt. Es wurde vermutet, daß Menschen aus den unteren sozialen Schichten höheren Lebensbelastungen ausgesetzt sind. Darüber hinaus wurde im Rahmen der Life-event-Forschung angenommen, daß belastende Lebensereignisse wie Tod eines Elternteils, Scheidung der Eltern, Ablehnung des Kindes durch die Eltern oder zu enge Mutterbindung und extrem ungünstige persönliche Erfahrungen den Ausbruch einer Schizophrenie „triggern" können (Day 1981; Dohrenwend u. Egri 1981; Rabkin

1980). Heute ist man sich jedoch darüber einig, daß derartige Faktoren höchstens eine auslösende Rolle in der Genese der Schizophrenie spielen können.

Familiäre Einflüsse: Die Bedeutung familiärer Einflüsse wird seit einigen Jahrzehnten diskutiert und hat in den letzten Jahren durch die „Expressed-emotion-Forschung" neuen Auftrieb erhalten. Zunächst beschäftigten sich die Familienuntersuchungen zur Genese der Schizophrenien mit *sozialpsychiatrischen Fragestellungen*, die um folgende Theoreme gruppiert waren:

– pathologisches Vorbild in der Beziehung der Eltern (Lidz-Gruppe; Lidz 1963; Lidz u. Mitarb. 1958);
– pathogene Beziehungslosigkeit in der Familie (Wynne-Gruppe; Wynne 1972);
– Interaktionsstruktur als Paradigma einer schizophrenen Denkstörung (Bateson-Gruppe; Bateson 1960, 1961). Die Bateson-Gruppe ist insbesondere durch das „Double-bind-Konzept" bekannt geworden, das sich jedoch nicht als spezifischer Erklärungsansatz für die Genese einer schizophrenen Erkrankung erwiesen hat.

Alle diese Theorien konvergieren in einer Reihe von Aussagen, die auch in der modernen Forschung zu den *„expressed emotions"* eine Rolle spielen: Die Eltern schizophrener Patienten werden überwiegend als unreife Personen gekennzeichnet, die ängstlich sind und an vielen Konflikten leiden; die Beziehung der Eltern ist oft tiefgreifend gestört und unbefriedigend; in der Familie ist das Rollengefüge rigide; das Familiengleichgewicht ist ausgelenkt, die Familienmitglieder sind gereizt und unausgeglichen und zeigen ein Übermaß an Emotionen. Der schizophrene Patient ist in ein pathologisches Familiensystem so eingegliedert, daß er sich aus eigener Kraft nicht befreien kann.

In Fortführung der Studien von Wynne und Mitarbeitern haben sich sowohl im Hinblick auf die Erstmanifestation schizophrener Erkrankungen als auch auf die Rückfallhäufigkeit *folgende Familienvariablen* als *prognostisch zutreffend* erwiesen:

– ein devianter Kommunikationsstil der Eltern (Doane u. Mitarb. 1981; Jones 1977);
– ein negativer affektiver Stil in der Familie

(hohes Ausmaß an Kritik, Schuldinduktion, übertriebenes emotionales Engagement) (Doane u. Mitarb. 1981);
- ein hohes Maß an Emotionsäußerungen innerhalb der Familie (expressed emotions) (Brown u. Mitarb. 1972; Vaughn u. Leff 1976) ging der stationären Einweisung schizophrener Patienten voraus und erhöhte auch die Wahrscheinlichkeit für ein Wiederauftreten der schizophrenen Episode nach einem 9monatigen Intervall.

Multifaktorielle Konzepte

Alle bisher genannten Einflüsse, die sich als ursächlich oder auslösend für schizophrene Erkrankungen erwiesen haben, drängen geradezu nach einer Integration in ein multifaktorielles Modell zur Ätiologie der Schizophrenien. Wenngleich noch viele Erkenntnisse für eine schlüssige Modellvorstellung fehlen, so läßt sich doch aufgrund der vorhandenen empirischen Daten folgendes sagen:

Im Zentrum der schizophrenen Erkrankung kann ein *Regulationssystem zur Informationsverarbeitung* gesehen werden, das von verschiedenen Seiten aus störbar ist: durch organische Einflüsse (Infektionen, Sauerstoffmangel), durch intrapsychische Faktoren (Persönlichkeit, Ich-Struktur), durch genetische Faktoren und durch familiäre sowie psychosoziale Einflüsse (deviante Kommunikation, expressed emotions, soziale Schichtzugehörigkeit, life events). Man kann vermuten, daß dieses System zur Selektion und Verarbeitung von Informationen mit dem *limbischen System* im Zusammenhang steht. Dafür spricht, daß das limbische System für Sauerstoffmangel besonders empfindlich ist (Bedeutung der prä- und perinatalen Schädigungsmöglichkeit) und daß bestimmte Viren (z. B. das Zytomegalie-Virus) eine besondere Affinität zum limbischen System haben (Albrecht u. Mitarb. 1980; Torrey u. Mitarb. 1982), was jene Forscher betonen, die die „Infektionstheorie der Schizophrenien" propagieren. Kommt es durch verschiedene Einflüsse zu einer Schwächung des limbischen Systems, so erkranken die Betreffenden vor allem dann an einer schizophrenen Psychose, wenn sie sowohl eine genetische Disposition aufweisen als auch belastenden familiären Ereignissen ausgesetzt sind.

Therapie und Rehabilitation

Medikamentöse Therapie: In der Akutphase der Schizophrenie ist eine neuroleptische Behandlung erforderlich. Ihr Erfolg ist vielfältig erwiesen. Bei dieser Behandlung macht man sich folgende Eigenschaften der *Neuroleptika* zunutze: die psychomotorische Ruhigstellung, die Dämpfung von Erregung und Aggressivität und die antipsychotisch-antischizophrene Wirkung.

Zur Behandlung *akut psychotischer Zustandsbilder* mit vorwiegend *produktiver Symptomatik* haben sich die Butyrophenon-Derivate als sehr wertvoll erwiesen (insbesondere Haloperidol und Benperidol) sowie die Phenothiazine Perazin (Taxilan), Fluphenazin (Dapotum, Lyogen), Perphenazin (Decentan) und Chlorproxithen (Truxal). Geht das akut psychotische Zustandsbild mit starker Unruhe einher, so empfiehlt es sich, die dämpfende Wirkung von Levopromazin (Neurocil) zu nutzen. Bei akuten psychotischen Zustandsbildern hat sich auch Clozapin (Leponex) sehr bewährt. Unsere eigenen Erfahrungen zeigen, daß es vielfach auch dann wirksam ist, wenn andere Neuroleptika keinen Erfolg gebracht haben (Siefen u. Remschmidt 1986). Der Vorteil dieser Substanz ist neben dem Fehlen extrapyramidal-motorischer Nebenwirkungen die gute Beeinflussung der psychotischen Symptomatik. Infolge von Nebenwirkungen auf das hämatopoetische System (Agranulozytose) wurde das Präparat aus dem Handel gezogen. Es ist jedoch unter speziellen Vorsichtsmaßnahmen sowie nach genauer Aufklärung der Eltern bzw. der Patienten über die möglichen Nebenwirkungen einsetzbar.

Bei psychotischen Zustandsbildern mit *nicht produktiver Symptomatik*, bei denen Antriebsarmut, Negativismus, autistisches Verhalten, Gehemmtheit und Rückzug im Vordergrund stehen, empfiehlt sich die Anwendung von Sulpirid (Dogmatil). Es wird auch über Erfolge mit Haldol und Fluphenazin (Lyogen, Dapotum) berichtet.

Chronische schizophrene Psychosen stellen eine Indikation für *Depot-Neuroleptika* dar. Diese weisen das gleiche Wirkungsprofil auf wie kurz wirksame Neuroleptika und beeinflussen wie diese die produktiven Symptome (Halluzinationen, Wahn und Denkstörungen), aber auch autistische Verhaltensweisen, Zurückgezogenheit und psychomotorische Gehemmtheit. Als Depot-Neuroleptika werden angewandt: Haldol-Decanoat, Fluphenazin-Decanoat (Dapotum-D, Lyogen-Depot), Fluspirilen (Imap) und Penfluridol (Semap). Die Applikation erfolgt intramuskulär, die Wirkungsdauer beträgt je nach Substanz zwischen einer und vier Wochen. Depot-Neuroleptika werden im Vergleich zu Kurzzeit-Neuroleptika relativ niedrig dosiert. Sie haben die gleichen Nebenwirkungen.

Geläufige *unerwünschte Wirkungen* von Neuroleptika sind: vegetative Nebenwirkungen (Hypersalivation, Akkommodationsstörungen, Miktionsstörungen, vermehrte Schwitzneigung), kardiovaskuläre Nebenwirkungen, hämatologische Nebenwirkungen, Leberveränderungen, endokrinologische Nebenwirkungen (z. B. Galaktorrhoe, Gynäkomastie, Amenorrhoe) und extrapyramidale Nebenwirkungen. Daneben können epileptische Anfälle als Folge einer Erniedrigung der Krampfschwelle vorkommen sowie psychische Nebenwirkungen, die allerdings unspezifisch sind.

Stützende Psychotherapie: Sie stellt eine gleichwertige Ergänzung der medikamentösen Therapie dar und umfaßt folgende Maßnahmen: psychische Führung des Patienten, Ermutigung, Eingehen auf alltägliche Probleme und Sorgen, Steigerung des Selbstwertgefühls und der Kontakt- und Kommunikationsfähigkeit. Im Rahmen dieser *stützenden Psychotherapie* hat es sich als wichtig erwiesen, die Patienten nicht zu sehr regredieren zu lassen und ihrer Neigung zum Rückzug nicht nachzugeben. Eine *aufdeckende Psychotherapie* ist bei schizophrenen Erkrankungen *in der Akutphase kontraindiziert.* Sie birgt aber auch bei chronischen Verläufen die Gefahr, den Rückfall in psychotische Episoden zu begünstigen. Der Grund liegt darin, daß eine zu starke Aufdeckung emotionaler und triebhafter Impulse die Verarbeitungsmöglichkeiten der Patienten übersteigt.

Beschäftigungs- und Arbeitstherapie: Ziel der *Beschäftigungstherapie* ist es, den häufig in sich gekehrten und verschlossenen Patienten psychisch aufzulockern und wieder gemeinschaftsfähig zu machen. Durch musische Betätigungen (Malen, Zeichnen, Arbeiten mit

Ton) gelingt es, viele Patienten aus ihrer Reserven herauszuführen und über die manchmal überraschend guten Ergebnisse ihrer Gestaltungskraft ein optimistischeres Selbstbild zu erreichen. Die *Arbeitstherapie*, die vorwiegend im Jugendalter eingesetzt wird, will durch stufenweise Steigerung von körperlichen Anforderungen die Patienten an ihre Umwelt besser anpassen. Sie ist damit ein Teil der bei allen psychiatrisch Kranken angestrebten Rehabilitation.

Einbeziehung der Familie in die Therapie: Je jünger der Patient ist, um so wichtiger ist es, die Familie in den Behandlungsprozeß einzubeziehen. Dabei liegt der Schwerpunkt nicht wie bei früheren Ansätzen bei einer ambitionierten Familientherapie mit einer Rekonstruktion der Rollen innerhalb der Familie, sondern ganz wesentlich in der Aufklärung der Familie über die Natur der Erkrankung, in der Beratung und der Einübung des Umgangs mit kritischen Situationen und in der Förderung familiärer Strategien zum Umgang mit Belastungen innerhalb und außerhalb der Familie. Im Hinblick auf die Schizophrenie des Jugendalters gibt es wenig systematisch untersuchte Programme. Im Bereich der Schizophrenie bei Erwachsenen haben sich jene Programme als wirkungsvoll erwiesen, die eine ausreichend dosierte neuroleptische Depotmedikation mit strukturierten stützenden Familienprogrammen kombinieren (Goldstein u. Mitarb. 1978; King u. Goldstein 1979). Die Kombination dieser beiden Maßnahmen hat zwei wichtige Auswirkungen: das strukturierte Therapieprogramm mit den Familien kann dazu beitragen, daß der Patient weniger überschießenden und feindseligen Emotionen seitens anderer Familienmitglieder ausgesetzt ist; die neuroleptische Medikation trägt dazu bei, daß er aufgrund ihrer abschirmenden Wirkung weniger durch vorhandene Emotionen beeinträchtigt wird.

Rehabilitation: Etwa 40% der Adoleszenten, die an einer Schizophrenie erkranken, können aufgrund der Chronifizierung ihrer Erkrankung oder aufgrund ausgeprägter Störungen innerhalb ihrer Familien nicht unmittelbar nach der stationären Behandlung ihre schulischen oder beruflichen Tätigkeiten wieder aufnehmen und auch nicht in das häusliche Milieu zurückkehren. Für diese Gruppe ist ein Rehabilitationsprogramm erforderlich, das zum Ziel hat, die Patienten nach 1- bis 2jähriger Rehabilitationsphase wieder in ihre gewohnte Umgebung zu integrieren oder für sie (und mit ihnen gemeinsam) eine neue Perspektive der schulischen und beruflichen Förderung zu erarbeiten. Über ein derartiges Programm haben Martin u. Remschmidt (1983, 1984) berichtet (Tab. 19.**6**). Es hat sich gezeigt, daß dieses Rehabilitationsprogramm den Störungen der Patienten angemessen ist und eine schrittweise Rückgliederung in den schulischen, beruflichen und familiären Bereich ermöglicht.

Den *Verlauf* der schizophrenen Erkrankung *im Rahmen eines Rehabilitationsprogrammes* hat Martin (1989) an 64 jugendlichen Patienten evaluiert, die systematisch im Längsschnitt jeweils im Abstand von 3 Monaten untersucht wurden. Die anfangs vorhandenen kognitiven und emotionalen Störungen zeigten eine deutliche Rückbildungstendenz. Die Besserung betraf jedoch nicht alle Jugendlichen. Es ließen sich *zwei unterschiedliche Verlaufsformen* herauskristallisieren: Jugendliche mit höherer Leistungsfähigkeit und geringeren Beschwerden und solche mit geringerer Leistungsfähigkeit und einer höheren Belastung an Beschwerden. Diese beiden Verlaufstypen ließen sich jedoch nicht den konventionellen klinischen Diagnosen (Hebephrenie, paranoide Schizophrenie, schizoaffektive Psychose usw.) zuordnen, sondern sie entsprachen eher der dichotomen Typologie der Schizophrenie, welche positive Schizophrenien (Typ I) von negativen (Typ II) unterscheidet. Dabei entsprach der Typ II dem ungünstigeren Verlauf. Interessant war ferner, daß sich diese beiden Untergruppen bereits durch eine unterschiedliche Vorgeschichte unterscheiden ließen. Die Patienten, die dem Typ II zugeordnet waren, waren hinsichtlich ihres prämorbiden Verhaltens (Psychomotorik, Sozial- und Kontaktverhalten, Persönlichkeit) auffälliger.

Verlauf und Prognose

Der Verlauf schizophrener Psychosen, die in der Adoleszenz beginnen, ist weniger untersucht worden als der Verlauf der im Kindes- und im Erwachsenenalter beginnenden. Dies mag damit zusammenhängen, daß die Psychosen in der Adoleszenz schon jenen des Erwachsenenalters zugeordnet wurden, so daß man wenig Unterschiede erwartete (Friedrich 1983). Diese Annahme ist jedoch nicht richtig, wie eine Übersicht von Weiner (1982) zeigt. Danach zeigen die in der Präpubertät und

Adoleszenz beginnenden schizophrenen Psychosen einen ungünstigeren Verlauf als jene, die im Erwachsenenalter beginnen. Weiner ermittelte für das Erwachsenenalter in 25% der Fälle eine Vollremission, in 50% der Fälle eine Teilremission und in 25% der Fälle einen chronischen Verlauf. Für die Adoleszentenpsychosen betrugen die Raten für die Vollremission 23%, die Teilremission 25% und für den chronischen Verlauf 52%.

In Tab. 19.7 sind die Faktoren wiedergegeben, die einen günstigen bzw. ungünstigen Verlauf erwarten lassen. Die angegebenen Faktoren entsprechen zum Teil der dichotomen Schizophrenieaufteilung in positive und negative Schizophrenien, wobei die prognostisch günstigen Faktoren der positiven (Typ-I-) und die prognostisch ungünstigen eher der negativen (Typ-II-)Schizophrenie entsprechen. Als *Prädiktoren* für einen ungünstigen Verlauf haben sich erwiesen: prämorbide Verhaltensauffälligkeiten, eine eher negativ akzentuierte Symptomatik sowie emotionale Störungen im Sinne von Depressivität und Antriebsmangel zum Zeitpunkt des Behandlungsbeginns (Remschmidt u. Mitarb. 1988).

19.3.2 Affektive Psychosen

Definition, Klassifikation und Epidemiologie

Zu den affektiven oder endogen-phasischen Psychosen werden zeitlich abgrenzbare, Affektivität, Antrieb und Vegetativum beeinträchtigende Erkrankungen gerechnet, die ohne Defekte abheilen und periodisch auftreten. Dazu gehören vor allem die unipolar verlaufenden endogen-phasischen und die bipolar verlaufenden manisch-depressiven Psychosen.

Im *MAS* werden die affektiven Psychosen unter den Ziffern 296.0−296.4 rubriziert und wie folgt definiert:

„Häufig sich wiederholende psychische Störungen, bei denen eine ausgeprägte Affektstörung vorliegt (meistens als Depression oder Angst, aber auch als gehobene Stimmung und Erregung). Eines oder mehrere der folgenden Symptome sind zusätzlich vorhanden: Wahnideen, Ratlosigkeit, gestörte Selbsteinschätzung, Wahrnehmungs- und Verhaltensstörungen; sie alle stehen in Zusammenhang mit der vorherrschenden Stimmung des Patienten (so

Tabelle 19.**6** Die vier Phasen eines Behandlungs- und Rehabilitationsprogrammes für Jugendliche mit schizophrenen Psychosen un ihre Ziele (nach Martin u. Remschmidt 1983)

Akutphase (klinische Behandlung)	Remissionsphase (klinische Behandlung)	Reha-Phase I (Heimbetreuung)	Reha-Phase II (betreute Wohngruppe)
Stationäre Aufnahme	Weitere stationäre Behandlung	Depot-Medikation Gruppentherapie	Depot-Medikation Verselbständigung i. Gruppe
Neuroleptische Medikation	Neuroleptische Medikation	Einzeltherapie	
Baldige Aktivierung	Integration i. Gruppe	Einübung der Tagesabläufe	Selbstversorgung
Einzeltherapie u. Einzelbetreuung	Mitarbeit in AG	Schulbesuch	Anlerntätigkeit oder Lehre
Beschäftigungstherapie	Schulbesuch oder Einzelunterricht	Berufsfindung	
Kontakthalten zur Familie	„Realitätstraining"	„Realitätstraining"	
Gruppenaktivitäten (soweit möglich)	Konzentrationstraining	Kreative Förderung Familienkontakt	
	Stadtaktivitäten/ Verselbständigung Beurlaubungen Familiengespräche		
Ziel: Beeinflussung der Akutsymptomatik Verhinderung v. Rückzug u. Chronifizierung	*Ziel:* Reintegration im klin. Bereich	*Ziel:* Reintegration in größere Gemeinschaft Realitätsanpassung Berufsfindung u. -vorbereitung	*Ziel:* Selbstversorgung Berufliche Entwicklung

Tabelle 19.**7** Faktoren für einen günstigen bzw. ungünstigen Verlauf der Schizophrenie in der Adoleszenz (nach Weiner 1982; aus Lehmkuhl, G.: Langzeitverlauf bei autistischen Syndromen und Psychosen. In Schmidt, M.H., S. Drömann: Langzeitverlauf kinder- und jugendpsychiatrischer Erkrankungen. Enke, Stuttgart 1986)

Variable	Prognostisch günstig	Prognostisch ungünstig
Erkrankungsalter	späterer Beginn	früherer Beginn
Erkrankungsbeginn	plötzliches Einsetzen, vorausgegangene Belastungssituation	langsamer Beginn, ohne auslösenden Faktor
Akute Symptomatik	Orientierungsstörungen, Gequältheit, Stimmungsschwankungen	abgestufter bzw. unangemessener Affekt
Prämorbide Persönlichkeit	gute schulische und soziale Integration	schlechte schulische und soziale Integration
Familiäre Belastungen	keine genetische Belastung für Schizophrenie	eine oder mehrere schizophrene Verwandte
Therapieverlauf	Kooperationsbereitschaft, rasch einsetzende Besserung	geringe Kooperationsbereitschaft, keine rasche Symptombeseitigung

Tabelle 19.**8**   Einteilung der affektiven Psychosen bzw. Störungen nach den geläufigen psychiatrischen Klassifikationsschemata (Die Bezeichnung „Psychose" ist in der ICD-10 und im DSM-III-R aufgegeben, ebenso die Bezeichnung „endogen". Dementsprechend sind unter der weiter gefaßten Bezeichnung „affektive Störungen" auch die neurotische Depression [depressive Neurose] und andere Depressionsformen rubriziert)

MAS (ICD-9)	ICD-10	DSM-III-R
Affektive Psychosen (296)	**Affektive Störungen (F 3)**	**Affektive Störungen**
Endogene Manie, bisher nur monopolar (296.0)	Manische Episode (F 30)	Manische Episode
Endogene Depression, bisher nur monopolar (296.1)	Depressive Episode (F 32)	Episode einer Major depression
Manie im Rahmen einer zirkulären Verlaufsform einer manisch-depressiven Psychose (296.2)	Bipolare affektive Störung (F 31)	− Melancholischer Typus
	Rezidivierende depressive Störungen (F 33)	− Saisonale Verlaufsform
		Bipolare Störungen
Depression im Rahmen einer zirkulären Verlaufsform einer manisch-depressiven Psychose (296.3)	Anhaltende affektive Störungen (F 34)	− Bipolare Störung, gemischt (296.6)
	− Zyklothymia (F 34.0)	− Bipolare Störung, manisch (296.4)
Mischzustand im Rahmen einer zirkulären Verlaufsform einer manisch-depressiven Psychose (296.4)	− Dysthymia (F 34.1)	− Bipolare Störung, depressiv (296.5)
	− Andere (F 34.8)	
		Depressive Störungen
		− Major depression (296.2)
		− Dysthyme Störung (300.4) (Depressive Neurose)

auch Halluzinationen, wenn sie auftreten). Es kann eine starke Suizidtendenz bestehen. Aus praktischen Gründen sollen hierzu auch leichte Stimmungsschwankungen gerechnet werden, wenn sie der gegebenen Beschreibung weitgehend entsprechen; dies bezieht sich besonders auf leichte hypomanische Zustände."

Tab. 19.**8** stellt die Einteilung der affektiven Psychosen bzw. Störungen nach den drei geläufigen psychiatrischen Klassifikationsschemata einander gegenüber. Wie die Tabelle zeigt, wurden sowohl in der *ICD-10* als auch im *DSM-III-R* die Bezeichnungen „endogen" und „affektive Psychosen" aufgegeben. Die Bezeichnung „Psychose" wurde durch „Störung" ersetzt. Unter diesem weiteren Begriff sind folgerichtig auch andere affektive Störungsbilder (z. B. die neurotische Depression) subsumiert. Die endogene Depression früherer Klassifikationssysteme erscheint im DSM-III-R als „melancholischer Typus", die neurotische Depression als „dysthyme Störung".

Über die *Häufigkeit* dieser Erkrankungen im Kindes- und Jugendalter existieren kaum epidemiologisch verläßliche Daten. Im Kindesalter gibt es zwar auch depressive Zustandsbilder, endogen-phasische Psychosen mit depressiver oder manischer Symptomatik sind auf dieser Altersstufe jedoch außerordentlich selten. Hingegen nehmen sie im Jugendalter zu. In der Adoleszenz ähnelt die Symptomatik bereits weitgehend der des Erwachsenen. Bei 14jährigen findet man etwa 4 Patienten mit endogen-phasischen Psychosen auf 1000 Kinder.

Es existieren zwar Beschreibungen endogen-depressiver Psychosen und manisch-depressiver Psychosen bei Kindern vor dem 5. bzw. 6. Lebensjahr. Viele dieser Fälle sind aber nicht durch katamnestische Beurteilungen gestützt. Bei der Unsicherheit der Diagnose muß man fordern, daß diese, sofern sie im Kindesalter, insbesondere vor dem 8.−10. Lebensjahr, auftritt, durch eine Katamnese überprüft wird.

Klinisches Bild, Diagnose und Differentialdiagnose

Zur Vereinheitlichung der Diagnostik manisch-depressiver Psychosen bei Kindern und Jugendlichen haben Anthony u. Scott (1960) 10 *Kriterien* erarbeitet, die eine gute Richtschnur für die Diagnose darstellen:

1. Symptombild, das den klassischen Beschreibungen der manisch-depressiven Psychosen entspricht;
2. homologe familiäre Belastung;
3. frühzeitige Neigung zu manisch-depressiven Reaktionsformen;
4. mindestens einmaliges Rezidivieren der Phasen;
5. zweiphasiger (manisch-depressiver) Verlauf;
6. Unwahrscheinlichkeit exogener Einflüsse;
7. erhebliche Erkrankung im Sinne einer klinischen Behandlungsbedürftigkeit;
8. abnorme, extravertierte Persönlichkeit;
9. Ausschluß einer organischen Ursache oder einer Schizophrenie und
10. Absicherung der Diagnose durch den Verlauf.

Ein Teil dieser Kriterien muß bei der Erstdiagnose nicht erfüllt sein.

Depressive Phase

Vor der Pubertät fallen die Kinder meist durch extreme Hemmung, Grübeln, Angst- und Schuldgefühle, Antriebsmangel, Suizidgedanken, Entscheidungsunfähigkeit und Apathie auf. Die Verstimmungszustände sind meist kurzphasig. Absolute Antriebslosigkeit und Antriebsüberschuß bzw. Aggressivität können innerhalb von Stunden einander ablösen. Bei einer eingehenden Exploration zeigt sich dann auch, daß der Denkablauf verlangsamt ist und viele Kinder zu Zwangsphänomenen (z. B. Grübelzwang) neigen und Schuld- und Versündigungsideen äußern. Häufig sind vegetative Funktionsstörungen wie Schlaflosigkeit, Appetitlosigkeit, Kopfschmerzen, Herzsensationen, Obstipation. Bei Mädchen bleibt häufig die Periode aus, oft klagen sie auch über ein Globusgefühl.

In der *Adoleszenz* finden wir häufig eine Symptomatik wie bei Erwachsenen, wobei die Inhalte von Selbstvorwürfen oder Schuldgefühlen altersentsprechend gefärbt sind: im Vordergrund stehen Identitätsprobleme, Insuffizienzgefühle, hypochondrische Befürchtun-

gen, Sorgen über das Nachlassen des Geschlechtstriebes (z. B. fehlende Erektionen bei Jungen) sowie eine entsprechende Färbung etwaiger auftauchender Wahnphänomene.

Im *DSM-III-R* sind als diagnostische Kriterien mindestens 5 der im folgenden aufgeführten Symptome genannt. Die Symptome müssen täglich oder fast täglich vorhanden sein und mindestens zwei Wochen lang bestanden haben. Obligat ist die depressive Verstimmung (1) oder der Verlust an Interesse oder Freude (2):

1. „depressive Verstimmung (oder reizbare Verstimmung bei Kindern und Adoleszenten),
2. deutlich vermindertes Interesse oder Freude an allen oder fast allen Aktivitäten,
3. deutlicher Gewichtsverlust oder Gewichtszunahme ohne Diät,
4. Schlaflosigkeit oder vermehrter Schlaf,
5. psychomotorische Unruhe oder Hemmung,
6. Müdigkeit oder Energieverlust,
7. Gefühl der Wertlosigkeit oder unangemessene Schuldgefühle (die wahnhaft sein können),
8. verminderte Fähigkeit zu denken oder sich zu konzentrieren,
9. wiederkehrende Gedanken an den Tod" (S. 276/277).

Die *ICD-10*-Leitlinien stimmen mit den genannten Kriterien weitgehend überein, betonen aber darüber hinaus die körperliche Begleitsymptomatik (Morgentief, Appetitverlust, Libidoverlust).

Als *Sonderformen depressiver Episoden* sind der melancholische Typus und die saisonale Depression hervorzuheben.

Beim *melancholischen Typus* dominieren die vitalen Symptome in Form von massivem Antriebsverlust bis zum Stupor, Schlafstörungen, Morgentief, ausgeprägter Appetitlosigkeit und/oder Gewichtsverlust, Apathie und Libidoverlust. Anamnestisch erfährt man von den Patienten, sofern es sich nicht um die erste Episode der Erkrankung handelt, daß vorangehende Episoden vollständig abgeklungen sind und gut auf eine somatische antidepressive Therapie (EKT, Antidepressiva, Lithium) angesprochen haben. Dem melancholischen Typus des DSM-III-R entspricht die „schwere depressive Episode mit psychotischen Symptomen" der ICD-10, die über die oben genannten Symptome hinaus durch Wahnideen, Halluzinationen und depressiven Stupor gekennzeichnet ist. Der Wahn erstreckt sich gewöhnlich auf Verarmungs- und Versündigungsideen oder auf Katastrophenerwartungen. Die meist akustischen Halluzinationen entsprechen thematisch in der Regel dem Wahn und haben anklagenden oder verleumderischen Charakter.

Bei der *saisonalen Depression* besteht eine regelmäßige zeitliche Bindung der depressiven Episode an eine bestimmte Jahreszeit (z. B. Spätherbst), und nach einem Zeitraum von etwa 2 Monaten erfolgt eine vollständige Remission.

Manische Phase

Die manischen Phasen sind gekennzeichnet durch erhöhten Antriebsüberschuß, Distanzlosigkeit, planlose Umtriebigkeit und Hyperaktivität, gesteigertes Selbstwertgefühl und überhöhte Selbsteinschätzung, ferner durch Größenideen oder absolut unrealistische Zukunftspläne. In diesen Phasen benötigen die Kinder und Jugendlichen kaum Schlaf und sind ständig in Bewegung. Das manische Zustandsbild kann bei Kindern innerhalb von wenigen Stunden in ein depressives „umkippen".

Im *DSM-III-R* werden als diagnostische Kriterien neben der deutlich abgrenzbaren gehobenen, expansiven oder gereizten Stimmung wenigstens drei der folgenden Symptome gefordert:

1. gesteigertes Selbstwertgefühl oder Größenideen;
2. vermindertes Schlafbedürfnis;
3. redseliger als gewöhnlich oder Drang, dauernd weiterzureden;
4. Ideenflucht oder die subjektive Erfahrung des Gedankenjagens;
5. Ablenkbarkeit, d. h., die Aufmerksamkeit wird zu leicht von unwichtigen oder irrelevanten äußeren Reizen angezogen;
6. Steigerung zielgerichteter Aktivität (sozial, bei der Arbeit oder in der Schule) oder psychomotorische Unruhe;
7. exzessive Beschäftigung mit Aktivitäten, die mit großer Wahrscheinlichkeit unangenehme Konsequenzen haben, worauf aber keine Rücksicht genommen wird, etwa „Runden ausgeben", sexuelle Indiskretion, törichte geschäftliche Investitionen.

Je jünger die Patienten sind, desto weniger ähnelt die Symptomatik der klassischen Form der Erkrankung im Erwachsenenalter. Nach

Stutte (1963) unterscheiden sich endogen-phasische Psychosen im *Kindesalter* von denen des *Erwachsenenalters* durch folgende Merkmale:

– Sie sind kurzphasiger und zeigen keine so deutliche Wesensalteration. Es kommt viel rascher zum Phasenwechsel von der manischen zur depressiven Phase und umgekehrt.
– Sie richten sich in der Symptomatologie nach alterstypischen Ausdrucksformen.
– Sie zeigen häufig vegetative Funktionsstörungen, erst um die Pubertät erfolgt ein Wechsel in Richtung der Symptomatik von Erwachsenen.
– Sie sind ferner gekennzeichnet durch ein häufiges Nebeneinandervorkommen von manischen und depressiven Phasen.
– Inhaltlich werden sie von Interessen, Konflikten und Triebzielen der jeweiligen Altersstufe mitgeprägt, wobei phobisch-anankastische und hypochondrische Syndrome häufig sind.
– Sie münden des öfteren in einen schizoformen Zerfallsprozeß ein.

Diagnose und Differentialdiagnose

Für die *Diagnose* ist zunächst neben der Symptomatik eine erbliche Belastung wichtig sowie zur Absicherung eine (wenn auch kurze) Verlaufsbeobachtung.

Differentialdiagnostisch sind vor allem organische Zustandsbilder abzugrenzen. Katamnesen haben gezeigt, daß manische Zustandsbilder bei sehr jungen Kindern (vor dem 8. Lebensjahr) häufig auf einer nicht erkannten organischen Ursache beruhen. Abzugrenzen sind ferner neurotische Depressionen und reaktive Verstimmungen, Pubertäts- und Adoleszentenkrisen, die unter ähnlichem Bilde verlaufen können, die Pubertätshypochondrie, aber auch heredodegenerative Erkrankungen, die manchmal in Form manischer oder depressiver Episoden beginnen, wobei erst später der organische Hintergrund sichtbar wird. Auch im Rahmen schizophrener Psychosen kommen depressive bzw. hypomanische Zustandsbilder vor. Eine sichere Abgrenzung ist oft erst durch den Verlauf gegeben.

Ätiologie und Genese

Für die Manifestation affektiver Psychosen sind eine Reihe von ursächlichen oder auslösenden Faktoren beschrieben worden. Zu ihnen gehören: genetische Prädisposition, Persönlichkeitsfaktoren, traumatische Erfahrungen, aktuelle psychosoziale Belastungen sowie physikalische Einwirkungen (z. B. Lichtentzug). Diese Faktoren und ihre Wechselwirkungen können zu einer Beeinträchtigung der Neurotransmittersysteme führen und letztlich die depressive Symptomatik hervorrufen. Im folgenden wird die in Abb. 19.1 skizzierte Modellvorstellung erläutert.

Ursächliche und auslösende Faktoren

Genetische Prädisposition: Es besteht kein Zweifel daran, daß genetische Einflüsse für die Manifestation affektiver Psychosen eine wichtige Rolle spielen. Dafür sprechen sowohl die Ergebnisse von Familienstudien wie von Zwillings- und Adoptionsstudien.

Familienstudien zeigen, daß das Wiederholungsrisiko für affektive Psychosen unter Verwandten von Patienten mit affektiven Psychosen erhöht ist, und zwar bei den Verwandten bipolarer Indexfälle deutlich höher (etwa 18,2 %) als unter den Verwandten unipolar Erkrankter (mindestens 7,1 %) (Propping 1989).

Die bislang vorliegenden Zwillingsstudien und die Adoptionsstudien haben folgendes erbracht (Propping 1989):

– Die Konkordanzraten hinsichtlich des Auftretens affektiver Psychosen liegen bei eineiigen *Zwillingen* deutlich höher als bei zweieiigen und bei bipolaren deutlich höher als bei unipolaren. Sie betragen für die eineiigen Zwillinge bei den bipolaren 73 %, bei den unipolaren 42 % und bei den zweieiigen Zwillingen für beide Erkrankungstypen 14 %. Dieses Ergebnis spricht deutlich für einen genetischen Hintergrund.
– Auch die *Adoptionsstudien* stützen die Hypothese einer genetischen Verursachung. Ihr Beweiswert für die genetische Hypothese ist jedoch geringer.

Wenngleich also eine genetische Verursachung oder Mitverursachung der affektiven Psychosen durch die genannten Untersuchungen gestützt wird, so ist bis heute der Erbgang jedoch nicht klar. Es werden zwei *Modelle* diskutiert:

– eine *stärkere genetische Disposition bei den bipolaren Verlaufsformen*, und zwar sowohl in Richtung depressiver als auch in Richtung manischer Phasen. Dieses Konzept geht auf Neele (1949) und Leonhard u. Mitarb. (1962) zurück;
– das *multiple Schwellenmodell* (Reich u. Mitarb. 1972; Gershon u. Mitarb. 1975; Angst 1980). Nach diesem Modell wird hinsichtlich der genetischen Disposition ein Kontinuum angenommen, welches in absteigender Reihenfolge folgende genetische Dispositionen umfaßt: unipolar – manisch; bipolar – überwiegend manisch; bipolar – manisch-depressiv bei gleichstarken Phasen; bipolar mit vorwiegend depressiven Phasen; unipolar – depressiv; reaktiv – depressiv. Es werden mindestens zwei Schwellen angenommen; eine enge Schwelle, bei deren Überschreiten es zu bipolaren Verlaufsformen kommen soll, und eine weite Schwelle, bei deren Überschreiten unipolare affektive Psychosen zur Manifestation kommen (Propping 1989).

Persönlichkeitsfaktoren: Nach neueren Vorstellungen sollen Persönlichkeitsmerkmale wie Introversion, Angstbereitschaft, Neurotizismus die Manifestation depressiver Störungen begünstigen (Steinmeyer 1988).

Traumatische Erfahrungen und aktuelle psychosoziale Belastungen: Eine Vielzahl von Depressionsmodellen stützt sich auf das Vorliegen von negativen frühen Erfahrungen und aktuellen Belastungen. Am bekanntesten wurde das *Modell der erlernten Hilflosigkeit* von Seligman (1975). Nach dieser These lernt eine Person, für die subjektiv wichtige Erlebnisse unkontrollierbar sind, mit der Zeit ein hilfloses Verhalten. Sie erlebt sich als machtlos hinsichtlich der Selbstkontrolle und erwartet demgemäß auch ein hilfloses Ausgeliefertsein in künftigen Situationen. Sie versucht die Ursache ihrer Hilflosigkeit zu ergründen und kommt dabei zu negativen und die eigene Person entwertenden Kognitionen, die zum vorherrschenden Stil werden. Dadurch wird die Umgebung nicht mehr realistisch wahrgenommen, sondern im Lichte negativer Erwartungen und Kognitionen. Diese *negativen Kogni-tionen* werden auch im Beckschen Depres-sionsmodell (Beck 1976) angenommen, wobei der depressive Patient im Rahmen der „kogni-tiven Triade" ein negatives Bild von sich selbst, von der Welt und der Zukunft entwirft. Das Depressionsmodell von Brown (Brown u. Harris 1978) leitet depressive Verstimmungen aus dem *Zusammenwirken von Vulnerabilitäts-faktoren, auslösenden Faktoren und symptom-bestimmenden Faktoren* ab. Unter den Vulne-rabilitätsfaktoren werden insbesondere Ver-lusterlebnisse, Deprivationserlebnisse und so-ziale Benachteiligung hervorgehoben. Dabei können aktuelle psychosoziale Belastungen die Depression auslösen.

Lichtentzug: Das *zirkadiane System* des Men-schen ist ein Gefüge verschiedener ineinander verflochtener und aufeinander abgestimmter Rhythmen, wobei einzelne biologisch aktive Substanzen, wie Hormone und Neurotrans-mitter, in zeitabhängiger Weise unterschied-liche Wirkungen (Hemmung oder Stimulie-rung von biologischen Prozessen) ausüben können (Schulz u. Remschmidt 1988). Der Zirbeldrüse (Pinealorgan) wird gemeinsam mit speziellen Kernen des ZNS (z. B. Nucleus suprachiasmaticus) eine wichtige Funktion in der photoperiodischen Steuerung biologischer Rhythmen zugeschrieben (Wurtman 1970; Reuss u. Vollrath 1984). Die Zirbeldrüse kann als ein Lichtsinnesorgan mit neurosekretori-scher Funktion, d. h. als „photoneuroendokri-ner Transducer", betrachtet werden (Wurtman 1970; Axelrod 1974). Dem *Melatonin* als ei-nem der wichtigsten Indolamine des Pinealor-gans wird dabei eine entscheidende Funktion als Hormon zugeschrieben. Die Melatoninse-kretion kann beim Menschen durch helles Kunstlicht spezieller Wellenlänge (Photothera-pie) oder Sonnenlicht supprimiert werden (Lewy u. Mitarb. 1980). Das bei endogen Depressiven alterierte zirkadiane Sekretions-muster von Neurohormonen wie dem Melato-nin und die therapeutische Beeinflussung durch Lichtbehandlung bei hierfür disponier-ten Subgruppen der Erkrankten verweist auch auf möglicherweise bedeutsame Zusammen-hänge mit zirkannualen Photoperioden und den jahreszeitlichen Schwankungen in der Ex-azerbation von Erkrankungen wie der endoge-nen Depression.

Vermittelnde biochemische Systeme

Nach dem in Abb. 19.1 postulierten Modell führen alle ursächlichen und auslösenden Fak-toren im Endergebnis zu einer Beeinträchti-gung der vermittelnden biochemischen Neu-rotransmittersysteme bzw. zu neuroendokri-nologischen Veränderungen.

Die *Katecholamin-Hypothese* führt die De-pression auf ein Defizit des Neurotransmitters Norepinephrin an wichtigen Stellen der Reiz-übertragung im ZNS zurück. Die *Serotonin-Hypothese* postuliert eine Erniedrigung der Serotonin-Konzentration bei depressiv Er-krankten. *Neuroendokrinologische Hypothe-sen* gehen von Störungen der Hypothalamus-Hypophysen-Nebennierenrinden-Achse und der Hypothalamus-Hypophysen-Schilddrüsen-Achse aus.

Im Sinne einer Störung der *Hypothalamus-Hy-pophysen-Nebennierenrinden-Achse* kommt es bei Depressiven über entsprechende Bela-stungsfaktoren (Streß, negative Erlebnisse) zu einer vermehrten Cortisol-Ausschüttung, die über den Corticotropine releasing factor (CRF) hervorgerufen wird. Zur Überprüfung des Mechanismus wird der *Dexamethason-Suppressionstest (DST)* eingesetzt. Dabei wird mit Hilfe der Gabe von Dexamethason ge-prüft, ob die Cortisol-Ausscheidung unter-drückt werden kann, was bei Depressiven nicht oder nur unzureichend der Fall ist.

Eine Störung der *Hypothalamus-Hypophysen-Schilddrüsen-Achse* folgt einem analogen Me-chanismus. Über das Thyreotropine releasing hormone (TRH), welches ebenfalls durch psy-chische Belastungen über den Hypothalamus aktiviert wird, wird die Schilddrüsensekretion angeregt. Dabei kommt es aber nicht wie bei der Cortisol-Ausschüttung zu einer Vermeh-rung der Schilddrüsenhormone, sondern zu ei-ner Störung der zirkadianen Rhythmik, die vor allem die Ausschüttung des TSH (thyreo-idea-stimulierendes Hormon) betrifft.

Von der biochemischen Veränderung zur klinischen Symptomatik

Über die Beeinträchtigungen der Transmitter-systeme sowie der neuroendokrinologischen Funktionen, die durch die verursachenden und auslösenden Faktoren erfolgen, kommt es im

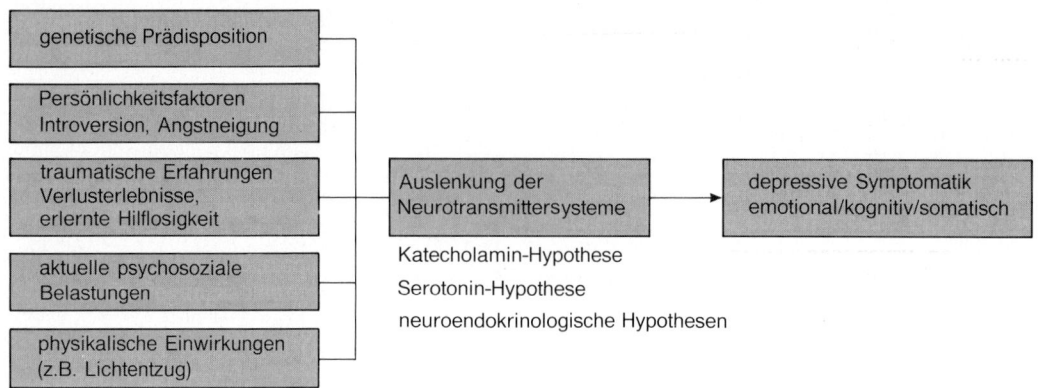

Abb. 19.**1** Zusammenwirken verschiedener Faktoren in der Genese depressiver Syndrome

Sinne einer „gemeinsamen Endstrecke" (Akis-kal u. McKinney 1975) zu den relativ einheitlichen emotionalen, kognitiven und somatischen Symptomen der Depression. Dabei spielen auch psychophysiologische Vermittlungen (Angstzustände, Nervosität, Schwitzneigung, Veränderungen des Hautwiderstandes, Habituation) eine Rolle.

Therapie, Verlauf und Prognose

Allgemeine Maßnahmen

Depressive Kinder und Jugendliche müssen wegen der *Suizidneigung* frühzeitig auf einer Station aufgenommen werden, auf der die Durchführung eines Suizidversuches nicht möglich ist. Die Behandlung suizidaler Kinder und Jugendlicher ist stets eine Gratwanderung zwischen Einschränkung und Freizügigkeit. Eine sorgfältige Beobachtung auf der Station ist erforderlich. Jeder Suizidversuch muß ernstgenommen werden, auch wenn es immer wieder Kinder oder Jugendliche gibt, die Suizidversuche aus demonstrativen Gründen unternehmen. Aber auch sie befinden sich in einer Notsituation. Die Suizidneigung läßt sich häufig bereits vor Ausbruch der depressiven Erkrankung am sogenannten „präsuizidalen Syndrom" feststellen. Darunter verstehen wir einen auffälligen Rückzug, ein Nachlassen der Interessen sowie Suizidgedanken.

Medikamentöse Behandlung

Antidepressiva werden eingesetzt, um gezielt die depressive Symptomatik zu beeinflussen, die Schlaflosigkeit abzumildern und die vielfach vorhandenen körperlichen Begleitsymptome zu behandeln. Vom Schwerpunkt ihrer Wirkung her unterscheiden wir drei *Wirkungskomponenten*:

– *stimmungsaufhellende Wirkung:* Zu dieser Gruppe gehören z. B. die meisten trizyklischen Antidepressiva wie Tofranil, Noveril, Laroxyl, Tryptizol;
– *hemmungslösende Wirkung:* Sie wird vor allem von den sogenannten Monoaminooxydasehemmern (MAO-Hemmer) verkörpert;
– *unruhedämpfende Wirkung:* Sie ist insbesondere bei agitierten Depressionen wichtig.

Thymoleptika werden vielfach, je nach der individuellen Symptomatik, mit Tranquilizern kombiniert, wobei Vorsicht geboten ist, da Tranquilizer im Gegensatz zu den Antidepressiva abhängig machen können.

Lithium-Präparate: Anknüpfend an die ersten Beschreibungen der antimanischen Wirkung des Alkalimetalls Lithium (*griech.:* lithos = Stein) durch Cade (1949) erfolgte durch zahlreiche Untersuchergruppen das Studium der Wirksamkeit von Lithiumsalzen bei affektiven Psychosen (zur Übersicht: Schulz u. Remschmidt 1988; s. auch Kap. 31). Ausgehend von diesen Untersuchungen konnte die prophylaktische Wirkung von Lithiumsalz als Therapiekonzept etabliert werden. Als gesicherte psychiatrische Indikation für eine Therapie mit Lithiumsalzen gilt daher zum einen die Anwendung bei der akuten Manie, zum anderen die prophylaktische Behandlung bei affektiven Psychosen sowohl unipolar verlaufender Form als auch bei bipolaren Verläufen und bei schizoaffektiven Psychosen. Bekannte Lithium-Präparate sind Quilonum und Hypnorex sowie deren Retardzubereitungen. Die Indikation zu einer Lithium-Behandlung bei Jugendlichen sollte nur bei gesicherter Diagnose und mehreren kurz aufeinanderfolgenden depressiven und/oder manischen Phasen gestellt werden.

Lichttherapie

Rosenthal u. Mitarb. (1984) beschrieben eine Subgruppe endogen Depressiver, deren Erkrankungsverlauf meist vom bipolaren Typus ist, dabei jedoch folgende Besonderheiten aufweist: Die depressive Symptomatik setzt im Herbst und Winter, meist zwischen Oktober und Dezember ein, zusätzlich bestehen Symptome einer atypischen Depression. Hierbei zeigen die Patienten ein vermehrtes Schlafbedürfnis, neigen zur Ingestion großer Mengen an Süßigkeiten und nehmen deutlich an Gewicht zu (Jacobsen u. Mitarb. 1987). Nachdem saisonale Depressionen im Rahmen des „seasonal affective disorder syndrome" bei Erwachsenen beschrieben und durch Phototherapie behandelt wurden, finden sich auch erste Beschreibungen dieses Syndroms bei Kindern und Jugendlichen (Rosenthal u. Mitarb. 1986).

Es konnte gezeigt werden, daß die morgendliche Applikation (von 6.00−8.00 h) von hellem Licht (über 2 000 Lux) bei diesen Patienten mit einem deutlichen antidepressiven Effekt verbunden ist (Lewy u. Mitarb. 1985). Dieser manifestiert sich in der Regel nach drei Tagen der Lichtexposition. Bei endogen depressiven Patienten ohne saisonale Abhängigkeit der Symptomatik zeigt die Lichtbehandlung keine grundsätzliche Befundänderung. An möglichen *Nebenwirkungen* werden Agitation, Gereiztheit, Kopfschmerzen, Übelkeit

und Erbrechen genannt (Bucheli u. Mitarb. 1987). Weitere Studien sind notwendig, um die Modalitäten der Applikation von hellem Kunstlicht und die Dauer der Behandlung genauer zu erarbeiten (Pflug 1987).

Psychotherapeutische Behandlung

Bei schwerwiegenden endogen-phasischen Psychosen ist eine psychotherapeutische Behandlung als alleinige Maßnahme nicht wirksam. Wohl aber ist es wichtig, die Patienten psychotherapeutisch zu begleiten und sich um das Verständnis ihrer Störung mit psychotherapeutischen Mitteln zu bemühen. Nach Abschluß der akuten Phase der Erkrankung ist eine stützende Psychotherapie wichtig und wirksam.

Prognose

Die Prognose endogen-phasischer Psychosen im Kindes- und Jugendalter ist uneinheitlich. Viele Kinder und Jugendliche mit primär maniformen Krankheitsbildern entwickeln später schizophrene Prozeßpsychosen. Sofern das Krankheitsbild sich auch in der Katamnese als endogen-depressiv oder manisch-depressiv erweist, ist die Prognose nicht ungünstig, weil es zu keinem Persönlichkeitsabbau kommt. Jedoch muß mit einer Wiederholung der Phasen gerechnet werden, was sich in vielen Fällen durch eine Lithium-Medikation vermeiden oder abmildern läßt.

19.4 Literatur

Akiskal, H. S., W. T. McKinney: Overview of recent research in depression. Archives of General Psychiatry 32 (1975) 285−305

Albrecht, P., E. F. Torrey, E. Boone, J. T. Hicks, N. Daniel: Raised cytomegalovirus-antibody level in cerebrospinal fluid of schizophrenic patients. Lancet 1980/II, 769−772

American Psychiatric Association (APA): Diagnostic and Statistical Manual of Mental Disorders, 3rd ed. (DSM-III). APA, Washington 1980 (dtsch. Bearb. von Koehler, K., H. Saß: Diagnostisches und statistisches Manual psychischer Störungen [DSM-III]. Beltz, Weinheim 1984)

American Psychiatric Association (APA): Diagnostic and Statistical Manual of Mental Disorders, 3rd ed., revised (DSM-III-R). APA, Washington 1987 (dtsch. Bearb. von Wittchen, H.-U., H. Saß, M. Zaudig, K. Koehler: Diagnostisches und statistisches

Manual psychischer Störungen [DSM-III-R]. Beltz, Weinheim 1989)

Angst, J.: Verlauf unipolar depressiver, bipolar manisch-depressiver und schizo-affektiver Erkrankungen und Psychosen. Ergebnisse einer prospektiven Studie. Fortschritte der Neurologie – Psychiatrie 48 (1980) 3–30

Anthony, J., P. D. Scott: Manic-depressive psychosis in childhood. Journal of Child Psychology and Psychiatry 1 (1960) 53–72

Axelrod, J.: The pineal gland: a neurochemical transducer. Science 184 (1974) 1341–1348

Bateson, G.: Minimal requirements for a theory of schizophrenia. Archives of General Psychiatry 2 (1960) 477–491

Bateson, G.: The biosocial integration of behavior in the schizophrenic family. In Ackerman, N., F. Beatman, S. Sherman: Exploring the Base of Family Therapy. Basic Books, New York 1961

Beck, A. T.: Cognitive Therapy and the Emotional Disorders. Int. Univ. Press, New York 1976

Bogerts, B.: Limbische und paralimbische Strukturdefekte als trait-marker schizophrener Erkrankungen – eine Integration neuroanatomischer, neuroradiologischer und klinischer Daten. In Oepen, G.: Psychiatrie des rechten und linken Gehirns. Deutscher Ärzte-Verlag, Köln 1988

Bogerts, B.: Die Hirnstruktur Schizophrener und ihre Bedeutung für die Pathophysiologie und Psychopathologie der Erkrankung. Thieme, Stuttgart 1990

Bollea, G.: Acute organic psychosis of childhood. In Howells, J. G.: Modern Perspectives in International Child Psychiatry. Oliver & Boyd, Edinburgh 1969

Bonhoeffer, K.: Zur Frage der Klassifikation der symptomatischen Psychosen. Berliner klinische Wochenschrift 45 (1908) 2257

Bosch, G.: Psychosen im Kindesalter. In Kisker, K. P., J.-E. Meyer, M. Müller, E. Strömgren: Psychiatrie der Gegenwart, 2. Aufl., Bd. II/1. Springer, Berlin 1972

Brown, G. W., T. Harris: Social Origin of Depression. A Study of Psychiatric Disorders in Women. Tavistock, London 1978

Brown, G. W., J. L. T. Birley, J. K. Wing: Influence of family life on the course of schizophrenic disorders: a replication. British Journal of Psychiatry 121 (1972) 241–258

Bucheli, Ch., A. Wirz-Justice, P. Graw, P. Kielholz, W. Pöldinger, H.-U. Fisch, B. Woggon: Saisonale Depressionen. Behandlung mit hellem künstlichen Licht. Therapiewoche 37 (1987) 958–964

Cade, J. F. J.: Lithium salts in the treatment of psychotic excitement. Medical Journal of Australia 36 (1949) 349–352

Day, R.: Life events and schizophrenia: the „triggering" hypothesis. Acta psychiatrica scandinavica 64 (1981) 97–122

Doane, J. A., K. L. West, M. J. Goldstein et al.: Parental communication deviance and affective style: predictors of subsequent schizophrenia spectrum disorders in vulnerable adolescents. Archives of General Psychiatry 38 (1981) 679–685

Dohrenwend, B. P., G. Egri: Recent stressful life events and episodes of schizophrenia. Schizophrenia Bulletin 7 (1981) 12–23

Egdell, H. G., I. Kolvin: Childhood hallucinations. Journal of Child Psychology and Psychiatry 13 (1972) 279–287

Eggers, C.: Verlaufsweisen kindlicher und präpuberaler Schizophrenien. Springer, Berlin 1973. Monographien aus dem Gesamtgebiete der Psychiatrie, Bd. 9

Eggers, C.: Die Frühschizophrenie. Schwerpunkt Medizin 5 (1982) 5–11

Friedrich, M. H.: Adoleszentenpsychosen. Pathoplastische und psychopathologische Kriterien. Karger, Basel 1983 (Bibliotheca Psychiatrica, Bd. 163)

Gershon, E. S., M. Baron, J. F. Leckman: Genetic models of the transmission of affective disorders. Journal of Psychiatric Research 12 (1975) 301–317

Goldstein, M. J., E. H. Rodnick, J. R. Evans et al.: Drug and family therapy in the aftercare of acute schizophrenics. Archives of General Psychiatry 35 (1978) 1169–1177

Itil, T. M.: Qualitative und quantitative EEG-Befunde bei Schizophrenen. EEG-EMG 9 (1978) 1–13

Itil, T. M.: Computer-analyzed electroencephalogram to predict the therapeutic outcome in schizophrenia. In Baxter, C., P. Melnechuk: Perspectives in Schizophrenia Research. Raven, New York 1980

Jacobsen, F. M., T. A. Wehr, D. A. Sack, S. J. James, N. E. Rosenthal: Seasonal affective disorder: a review of the syndrome and its public health implications. American Journal of Public Health 77 (1987) 57–60

Jones, J. E.: Patterns of transactional style deviance in the TATs of parents of schizophrenics. Family Process 16 (1977) 327–337

King, C. E., M. J. Goldstein: Therapist ratings of achievement of objectives in psychotherapy with acute schizophrenics. Schizophrenia Bulletin 5 (1979) 118–129

Kolvin, I., C. Ounsted, M. Roth: (Studies in the childhood psychoses.) V. Cerebral dysfunction and childhood psychoses. British Journal of Psychiatry 118 (1971) 407–414

Lehmkuhl, G.: Langzeitverlauf bei autistischen Syndromen und Psychosen. In Schmidt, M. H., S. Drömann: Langzeitverlauf kinder- und jugendpsychiatrischer Erkrankungen. Enke, Stuttgart 1986

Leonhard, K.: Aufteilung der endogenen Psychosen und ihre differenzierte Ätiologie, 6. Aufl. Akademie-Verlag, Berlin 1986

Leonhard, K., I. Korff, H. Schulz: Die Temperamente in den Familien der monopolaren und bipolaren phasischen Psychosen. Psychiatrie, Neurologie und medizinische Psychologie 14 (1962) 416–434

Lewy, A. J., R. L. Sack, C. M. Singer: Treating phase typed chronobiologic sleep and mood disorders using appropriately timed bright artificial light. Psychopharmacology Bulletin 21 (1985) 368–372

Lewy, A. J., T. A. Wehr, F. K. Goodwin, D. A. Newsome, S. P. Markey: Light suppresses melatonin secretion in humans. Science 210 (1980) 1267–1269

Lidz, Th.: The family and human adaptation. Int. Univ. Press, New York 1963

Lidz, Th., A. Cornelison, St. Fleck, D. Terry: The intrafamilial environment of schizophrenic patients. IV. Parental personalities and the family interaction. American Journal of Orthopsychiatry 28 (1958) 764–776

Lutz, J.: Über die Schizophrenie im Kindesalter. Schweizer Archiv für Neurologie, Neurochirurgie und Psychiatrie 39 (1937) 335–372 u. 40 (1937/38) 141–163

Martin, M.: Der Verlauf der Schizophrenie im Jugendalter unter Rehabilitationsbedingungen. Med. Habil., Marburg 1989

Martin, M., H. Remschmidt: Ein Nachsorge- und Rehabilitationsprojekt für jugendliche Schizophrene. Zeitschrift für Kinder- und Jugendpsychiatrie 11 (1983) 234–242

Martin, M., H. Remschmidt: Rehabilitationsbehandlung jugendlicher Schizophrener. In: Remschmidt, H.: Psychotherapie mit Kindern, Jugendlichen und Familien, Bd. 2, Enke, Stuttgart 1984

Mednick, S. A., F. Schulsinger: Kinder schizophrener Eltern. Möglichkeiten der Früherkennung und Intervention. In Remschmidt, H.: Psychopathologie der Familie und kinderpsychiatrische Erkrankungen. Huber, Bern 1980

Mednick, S. A., F. Schulsinger, J. Higgins, B. Bell: Genetics, Environment, and Psychopathology. North-Holland, Amsterdam 1974

Möller, H.-J., D. von Zerssen: Verlauf schizophrener Psychosen unter gegenwärtigen Behandlungsmöglichkeiten. Springer, Berlin 1986

Neele, E.: Die phasischen Psychosen nach ihrem Erscheinungs- und Erbbild. Barth, Leipzig 1949

Pflug, B.: Rhythmusfragen bei affektiven Psychosen. In Kisker, K. P., H. Lauter, J.-E. Meyer, C. Müller, E. Strömgren: Psychiatrie der Gegenwart, 3. Aufl., Bd. V (Affektive Psychosen). Springer, Berlin 1987

Propping, P.: Psychiatrische Genetik. Springer, Berlin 1989

Rabkin, J. G.: Stressful life events and schizophrenia: a review of the research literature. Psychological Bulletin 87 (1980) 408–425

Reich, T., J. W. James, C. A. Morris: The use of multiple thresholds in determining the mode of transmission of semi-continuous traits. Annals of Human Genetics 36 (1972) 163–184

Remschmidt, H.: Psychotherapie mit Kindern, Jugendlichen und Familien, Bd. 2. Enke, Stuttgart 1984

Remschmidt, H.: Psychosen. In Remschmidt, H.: Kinder- und Jugendpsychiatrie. Eine praktische Einführung, 2. Aufl. Thieme, Stuttgart 1987

Remschmidt, H.: Schizophrene Psychosen im Kindesalter. In Kisker, K. P., M. Lauter, J.-E. Meyer, E. Strömgren: Psychiatrie der Gegenwart, 3. Aufl., Bd. VII (Kinder- und Jugendpsychiatrie). Springer, Berlin 1988

Remschmidt, H., M. Schmidt (unter Mitarbeit von C. Klicpera): Multiaxiales Klassifikationsschema für psychiatrische Erkrankungen im Kindes- und Jugendalter nach Rutter, Shaffer und Sturge. Mit einem synoptischen Vergleich zum DSM-III, 2. Aufl. Huber, Bern 1986

Remschmidt, H., M. Martin, G. Albrecht, G. Gerlach, D. Rühl: Der Voraussagewert des Initialbefundes für den mittelfristigen Rehabilitationsverlauf bei jugendlichen Schizophrenen. Nervenarzt 59 (1988) 471–476

Reuss, S., L. Vollrath: Electrophysical properties of rat pinealocytes: evidence for circadian and ultradian rhythms. Experimental Brain Research 55 (1984) 455–461

Rosenthal, N. E., D. A. Sack, J. C. Gillin, A. J. Lewy, F. K. Goodwin, Y. Davenport, P. S. Mueller, D. A. Newsome, T. A. Wehr: Seasonal affective disorder. Archives of General Psychiatry 41 (1984) 72–80

Rosenthal, N. E., C. J. Carpenter, S. P. James, B. L. Parry, S. L. B. Rogers, T. A. Wehr: Seasonal affective disorder in children and adolescents. American Journal of Psychiatry 143 (1986) 356–358

Schulz, E., H. Remschmidt: Pharmakotherapie depressiver Syndrome im Kindes- und Jugendalter. Zeitschrift für Kinder- und Jugendpsychiatrie 16 (1988) 142–154

Seligman, M. E. P.: Erlernte Hilflosigkeit. Urban & Schwarzenberg, München 1979 (U & S Psychologie) (Orig.: Learned Helplessness. Freeman, San Francisco 1975)

Siefen, G., H. Remschmidt: Behandlungsergebnisse mit Clozapin bei schizophrenen Jugendlichen. Zeitschrift für Kinder- und Jugendpsychiatrie 14 (1986) 245–257

Sommer, R.: Diagnostik der Geisteskrankheiten. Urban & Schwarzenberg, Wien 1894

Steinmeyer, E. M.: Psychologische Modelle der Entstehung affektiver Störungen. In von Zerssen, D., H.-J. Möller: Affektive Störungen. Springer, Berlin 1988

Strömgren, E.: Psychogene Psychosen. Nervenarzt 57 (1986) 88–95

Stutte, H.: Endogen-phasische Psychosen des Kindesalters. Acta paedopsychiatrica 30 (1963) 34–42

Stutte, H.: Die Dementia infantilis (Heller) aus katamnestischer Sicht. Acta paedopsychiatrica 36 (1969a) 317–326

Stutte, H.: Psychosen des Kindesalters. In Opitz, H., F. Schmid: Handbuch der Kinderheilkunde, Bd. VIII/1. Springer, Berlin 1969b

Stutte, H., I. Dauner: Systematized delusions in early life schizophrenia. Journal of Autism and Childhood Schizophrenia 1 (1971) 411–420

Torrey, E. F., R. H. Yolken, C. J. Winfrey: Cytomegalovirus antibody in cerebro-spinal fluid of schizophrenic patients detected by enzyme immunoassay. Science 216 (1982) 892–894

Vaughn, C., J. Leff: The measurement of expressed emotions in the families of psychiatric patients. British Journal of Social and Clinical Psychology 15 (1976) 157–165

Weiner, I. B.: Child and Adolescent Psychopathology. Wiley, New York 1982

World Health Organization (WHO): International Classification of Diseases, 9th ed. (ICD-9). WHO, Geneva 1978

World Health Organization (WHO): Tenth Revision of the International Classification of Diseases [ICD-10], Chapter V (F): Mental and Behavioural Disorders (including disorders of psychological development). Clinical Descriptions and Diagnostic Guidelines. WHO, Geneva 1991. (Dtsch.: Dilling, H., W. Mombour, M. H. Schmidt: Internationale Klassifikation psychischer Störungen. ICD-10, Kapitel V [F]. Klinisch-diagnostische Leitlinien. Weltgesundheitsorganisation. Huber, Bern 1991.)

Wurtman, R. J.: Neuroendocrine transducer cells in mammals. In Schmitt, F. O.: The Neurosciences. 2nd Study Programme. Rockefeller Univ. Press, New York 1970

Wynne, L. C.: Family research on the prognosis of schizophrenia: intermediate variables in the study of families at a high risk. In Sager, C. J., H. S. Caplan: The Progress in Group and Family Therapy. Basic Books, New York 1972

Zerbin-Rüdin, E.: Vererbung und Umwelt bei der Entstehung psychischer Störungen, 2. Aufl. Wissenschaftliche Buchgesellschaft, Darmstadt 1985

20. Sogenannte Adoleszentenkrisen (Normvarianten des Erlebens und Verhaltens in der Adoleszenz)

20.1 Definition

Der Terminus *Adoleszentenkrise* ist eine ungenaue Bezeichnung für eine Reihe sehr unterschiedlicher Auffälligkeiten des Erlebens und Verhaltens in der Adoleszenz. Die Bezeichnung ist, wenn man sie überhaupt als Diagnose auffassen will, eine *Querschnittsdiagnose*, die zunächst nichts über eine nosologische Einheit und auch nichts über den Verlauf auszusagen vermag. Insofern ist sie allenfalls eine pragmatische Bezeichnung für sehr heterogene Störungsmuster, deren gemeinsame Merkmale der Zeitpunkt ihres Auftretens und ein in der Regel stürmischer und symptomreicher Verlauf sind. Letzterer bringt es mit sich, daß Adoleszentenkrisen jederzeit zum *Notfall* werden können, wenn sie in Erlebnisse oder Handlungen einmünden, die zu Veränderungen der Realitätsbeziehungen sowie zur Selbst- und Fremdgefährdung führen.

Synonym mit „Adoleszentenkrise" kann die Bezeichnung *Normvarianten des Erlebens und Verhaltens in der Adoleszenz"* verwendet werden. Denn vom Grundsatz her handelt es sich um *Variationen der Entwicklung in der Adoleszenz*, die sich meist im Bereich des Erlebens (Selbstwertskrupel, Schuldgefühle, Insuffizienzgefühle, körperliche und seelische Selbstwertkonflikte) oder auch im Verhalten (Suizidversuche, Weglaufen, übertriebene Protesthaltung) ausdrücken. Der gemeinsame Nenner dieser Erlebnisse und Verhaltensweisen ist eine vom Jugendlichen und seiner Umgebung erlebte schwerwiegende Krise, deren Ausgang und Prognose im Akutstadium nicht abgeschätzt werden kann.

Adoleszentenkrisen lassen sich auch auffassen als fehlgeschlagene Bewältigung von Entwicklungsaufgaben. Hier kann das von Havighurst (1948) geprägte Konzept der Entwicklungsaufgabe (s. Kap. 3) seine direkte Anwendung finden.

20.2 Klassifikation

Weder die ICD (MAS) noch das DSM-III-R kennen den Terminus „Adoleszentenkrise". Es handelt sich bei dieser summarischen Bezeichnung ja auch nicht um eine Diagnose, sondern um sehr unterschiedliche Verhaltens- und Erlebnisweisen, die in den Bereich der Neurosen, der Persönlichkeitsstörungen oder der Psychosen gehören können, nur läßt sich dies im Akutstadium häufig nicht entscheiden. Die Einordnungsprobleme sind ähnlich wie beim *Suizidversuch*, der auch nicht als eigene Kategorie in den beiden geläufigen Klassifikationssystemen enthalten ist, weil er Ausdruck einer Reihe sehr verschiedener Störungen und Erkrankungen sein kann und bei diesen verschlüsselt wird. Eine Reihe von Kliniken sind jedoch dazu übergegangen, „handlungsrelevante Symptome oder Syndrome" in einer eigenen Liste *zusätzlich* zur Diagnose zu registrieren.

20.3 Klinisches Bild

Im folgenden werden einige Störungen abgehandelt, die meist unter dem Begriff Adoleszentenkrise zusammengefaßt werden.

20.3.1 Störungen der Sexualentwicklung

Von Bedeutung sind hierbei die exzessive Onanie, homosexuelle Neigungen bei Jungen, sexuelle Verwahrlosung bei Mädchen sowie verschiedene Formen sexueller Verhaltensabweichungen (s. auch Kap. 23). Zu erwähnen ist auch die Pubertätsaskese, die sich in einer Unterdrückung und Ablehnung sexueller Impulse äußert und eng mit entsprechenden restriktiven Normen zusammenhängt.

Unsicherheit und Skrupel in bezug auf sexuelles Verhalten führen in der Adoleszenz häufig zu schweren Krisen, die nicht selten in Suizidversuche einmünden. Die meisten Störungen dieser Art sind vorübergehender Natur. Andererseits werden gerade in der Adoleszenz Grundlagen für Störungen gelegt, die im Erwachsenenalter persistieren können.

In vielen Fällen haben die Jugendlichen unklare Vorstellungen über Sexualität und Sexualverhalten oder empfinden sich unter einem sexuellen „Leistungsdruck". Dieser muß sich nicht in häufigen intimen Beziehungen äußern, sondern häufiger in der Befürchtung, den vermeintlichen alterstypischen sexuellen Anforderungen nicht gewachsen zu sein. Die Sorgen solcher Jugendlichen kreisen um Fragen wie: Müßte ich nicht längst und regelmäßig intime Kontakte haben? Kann das häufige Onanieren mir schaden? Sind mir nicht andere Jugendliche (z. B. meine Freunde) in sexueller Hinsicht deutlich überlegen? Bin ich sexuell abwegig veranlagt? Vielleicht haben Jungen bzw. Mädchen an mir gar kein Interesse? Müßte ich nicht ein stärkeres sexuelles Bedürfnis haben? Oder umgekehrt: ist mein sexuelles Bedürfnis übermäßig ausgeprägt? Manchmal fragen sich insbesondere männliche Jugendliche, ob ihre Geschlechtsorgane normal entwickelt sind, oder sind beunruhigt, wenn, z. B. im Rahmen einer depressiven Verstimmung, Libidoverlust oder Erektionsstörungen auftreten. Viele dieser Fragen lassen sich im Gespräch klären. Das Wissen um die ubiquitäre Bedeutung sexueller Probleme in der Adoleszenz erleichtert dem Untersucher häufig den Zugang zu den Jugendlichen. Diese fühlen sich oft entlastet, wenn der Untersucher von sich aus diese Thematik anspricht.

20.3.2 Identitätskrisen

Identitätskrisen können unter sehr vielschichtigen Symptomen auftreten (zum Identitätsbegriff s. Kap. 3). Charakteristisch sind Insuffizienzgefühle, häufig auch depressive Verstimmungen und Suizidtendenzen. Nicht selten sind sie mit Depersonalisationserlebnissen und hypochondrischen Befürchtungen (Pubertätshypochondrie) verbunden. Sie lassen sich erklären als Reaktion auf den Verlust des Kindheitsstatus, auf die erheblichen Diskrepanzen zwischen biologischen und gesellschaftlichen Möglichkeiten, auf die Verunsicherung hinsichtlich des späteren Status und auf den massiven biologischen Umbruch. Die Jugendlichen sind auf der Suche nach sich selbst. Sie stellen sich die typischen Fragen: Wer bin ich, was ist meine Aufgabe, wie möchte ich sein, für wen hält man mich? Viele Jugendliche haben die Befürchtung, nicht eigenständig zu sein, oder empfinden sich als „Abklatsch" einer anderen Person. Aus dieser Befürchtung heraus entsteht häufig eine Abkehr von früheren Vorbildern, auch von den Eltern.

Verunsicherungen und Ängste können so weit führen, daß die Jugendlichen die Befürchtung haben, ihre körperliche und seelische Einheit zu verlieren. Sie entwickeln dann häufig entsprechende Möglichkeiten, sich ihrer selbst immer wieder zu vergewissern (z. B. Betasten des Körpers oder Betrachten im Spiegel, schriftliche Formulierungen ihrer Gedanken und Zwangsmechanismen). Hier zeigt sich, wie verschiedene Störungen in der Adoleszenz zusammenhängen bzw. sich in ihrer Symptomatik überschneiden (Identitätskrisen, Depersonalisationssyndrome und Zwangssyndrome).

Im DSM-III-R ist die *Identitätsstörung* (313.82) als eigenes Syndrom vorgesehen. Neben einem ausgeprägten subjektiven Unbehagen bezüglich verschiedener Aspekte der Identität besteht eine erhebliche Unsicherheit im Hinblick auf folgende Bereiche (mindestens 3 Kriterien müssen zutreffen):

- langfristige Ziele,
- Berufswahl,
- Freundeskreis,
- sexuelle Orientierung und Sexualverhalten,
- religiöse Identifikation,

- moralische Vorstellungen,
- Gruppenloyalität.

Die Störung ist weder auf eine affektive noch auf eine schizophrene Erkrankung zurückzuführen und nicht so tiefgreifend und andauernd, daß die Diagnose einer Borderline-Persönlichkeitsstörung gerechtfertigt wäre. Auch in dieser Beschreibung zeigt sich, daß Identitätskrisen als Nichtbewältigung von Entwicklungsaufgaben verstanden werden können (Berlin 1980).

20.3.3 Autoritätskrisen

Die in der Adoleszenz häufig zu beobachtende Protesthaltung (s. auch Kap. 3 u. 4) äußert sich nicht selten als universeller Protest, als familiärer Protest, als Vater-Protest oder als Weglaufen. Die zuerst genannten Möglichkeiten haben eine Auseinandersetzung mit Autorität, Ordnung und Normengefüge zum Inhalt, die zuletzt genannte umschreibt den Rückzug aus dieser Auseinandersetzung durch Flucht. Die Flucht kann in unterschiedliche Felder erfolgen. Nicht selten fliehen Jugendliche in die Drogenabhängigkeit oder in pseudoreligiöse Gemeinschaften (sogenannte Jugendreligionen). Autoritätskrisen können auch mit Reifungsanomalien einhergehen und können zum psychiatrischen Notfall werden, wenn es zu delinquenten Handlungen (z. B. zu Gruppendelikten) oder zu Suizidalität kommt.

20.3.4 Depersonalisationssyndrome

Körperliche Entfremdungserlebnisse kommen in der Adoleszenz nicht selten vor (s. Kap. 21.5). Sie werden oft sehr plastisch beschrieben, z. T. auch in Tagebüchern. Sie treten häufig attackenweise auf und werden von den Jugendlichen weniger als Ausnahmezustand erlebt, sondern als „Steigerungen oder krisenhafte Höhepunkte der Selbstreflexion" (Meyer 1972).

Depersonalisationserlebnisse sind eng verknüpft mit Identitätsproblemen und haben auch Beziehungen zur Pubertätshypochondrie. Die Notwendigkeit einer Umorientierung der

Vorstellungen vom eigenen Körper in der Adoleszenz liefert die Grundlage für ihr Auftreten. Das Syndrom ist mehrdeutig und kann im Vorfeld von Schizophrenien und Zyklothymien, aber auch im Rahmen von Neurosen sowie erlebnisreaktiv auftreten.

20.3.5 Körperliche Selbstwertkonflikte (Dysmorphophobien)

Durch die Wahrnehmung der verschiedenen Wandlungen im somatischen Bereich wird die Vorstellung vom eigenen Körper erheblich verändert (s. Kap. 3). Die vermehrte Beobachtung der eigenen Körperlichkeit und der Vergleich mit anderen bringt es häufig mit sich, daß vorhandene oder vermeintliche körperliche Mängel überbewertet werden und zu schweren krisenhaften Entwicklungen (Selbstwertkrisen, Suizidversuchen) oder gar zu kriminellen Handlungen führen. Derartige Entwicklungen hat Stutte (1974) unter der Bezeichnung „Thersites-Komplex" beschrieben. Die Realisierung körperlicher Veränderungen disponiert auch zum Auftreten von Derealisations- und Depersonalisationserlebnissen.

Körperliche Selbstwertkonflikte konzentrieren sich häufig um folgende Themen: wirkliche oder vermeintliche Entstellungen im Gesichtsbereich (z. B. zu lange Nase, Gesichtsasymmetrien, zu kleiner Mund, Acne vulgaris im Gesicht, Narbenbildungen); Körpergröße (sowohl zu geringe als auch übermäßige Größe führen häufig zu Selbstwertkonflikten; bei Mädchen ist es häufiger die übermäßige Körpergröße, bei männlichen Jugendlichen eine zu kleine Statur). Ferner sind von Bedeutung: Deformität der Wirbelsäule (Skoliosen und Kyphosen), Einschränkungen der Beweglichkeit, Ganganomalien, Folgen von Verletzungen verschiedenster Art (Verbrennungen, Verbrühungen), Hämangiome an sichtbarer Stelle (z. B. im Gesichtsbereich). Derartige körperliche Entstellungen können bei entsprechend sensiblen Jugendlichen zu schweren Selbstwertkrisen führen.

Andererseits beobachtet man immer wieder Jugendliche, die trotz erheblicher Entstellungen nicht oder kaum auffällig sind. Hier zeigt sich das individuell unterschiedliche Wechselspiel zwischen Risikofaktoren und protektiven

Faktoren einerseits und den Möglichkeiten, die eigene Entwicklung mitzugestalten, also selbst mit widrigen persönlichen und sozialen Umständen durch aktive Auseinandersetzung fertigzuwerden.

Die Störung ist unter der Bezeichnung *Dysmorphophobie* im DSM-III-R beschrieben (in der ICD-9 und ICD-10 ist sie nicht enthalten). Als Hauptmerkmal wird eine übertriebene Beschäftigung mit einem vermeintlichen körperlichen Mangel oder eine überwertige Beschäftigung mit einer geringfügigen körperlichen Anomalie beschrieben, wobei ein wahnhaftes Geschehen ausgeschlossen ist.

Angaben über die Häufigkeit der Störung unter Adoleszenten liegen nicht vor. Klinische Beobachtungen sprechen für ein relativ häufiges Vorkommen mit recht unterschiedlicher Ausprägung. Unzufriedenheit mit der eigenen Körperlichkeit ist in der Adoleszenz sehr verbreitet. Von einer Störung kann erst dann gesprochen werden, wenn sie die Jugendlichen daran hindert, ihre alterstypischen Entwicklungsaufgaben wahrzunehmen. Auch hier erweist sich das Konzept der Entwicklungsaufgabe sowohl für das Verständnis der Störung als auch für ihre Behandlung als fruchtbar.

Beispiel: Ein 15jähriges *Mädchen mit Gaumenspalte* verübte, teils bei ihrem Arbeitgeber, teils zu Hause, insgesamt 5 Brandstiftungen. Infolge ihrer offenen Gaumenspalte fiel sie beim Sprechen auf und wurde im Laufe ihrer Entwicklung häufig ausgelacht, verspottet und in sozialer Hinsicht im Vergleich zu ihren Altersgenossen zurückgesetzt. Die Untersuchung ergab zahlreiche Hinweise auf eine erhebliche *Selbstwertkrise.* Diese äußerte sich in einer Hemmung im Kontakt zu anderen Menschen, im mangelnden Zutrauen zur eigenen Person, einer Einengung ihrer Handlungsfunktionen, einem labilen Selbstbewußtsein sowie einer Unfähigkeit, aggressive Regungen in sozial akzeptabler Weise nach außen abzureagieren. Bedingt durch den Thersites-Komplex und die einengende Erziehung im Elternhaus konnte die Patientin ihren aggressiven Regungen am ehesten in Form von Impulsdurchbrüchen, hier als Brandstiftung, nachgeben. Im Rahmen einer Einzeltherapie mit begleitender Elternberatung konnten die beschriebenen Zusammenhänge durchsichtig gemacht und aufgearbeitet werden. Diese Therapie erbrachte zusammen mit einer anschließenden Operation ein gutes Ergebnis: die Sprache wurde normal, die Patientin fand besseren Kontakt zu ihrer Umgebung und ist in keiner Weise mehr auffällig geworden (Remschmidt 1973).

20.3.6 Narzißtische Krisen

Narzißtische Krisen sind unangemessene Überspitzungen der in der Adoleszenz physiologischerweise vorkommenden Ich-Bezogenheit (Egozentrizität). Die betroffenen Jugendlichen sind dadurch gekennzeichnet, daß sie sich in ihren Fähigkeiten und Möglichkeiten in grotesker Weise überschätzen, einen enormen Ehrgeiz an den Tag legen, übermäßige und ungerechtfertigte Erwartungen an ihre soziale Umgebung stellen (z. B. stets als Ausnahme behandelt zu werden), einen erheblichen Mangel an Einfühlungsvermögen zeigen, außerordentlich empfindlich auf Kritik reagieren (z. B. mit Wut oder Depression) und sich stark mit Neidgefühlen gegenüber anderen, die erfolgreich sind, beschäftigen. Ihr Selbstwertgefühl ist durch häufige Fluktuation zwischen Selbstüberschätzung und Minderwertigkeitsempfinden gekennzeichnet.

Die Störung ist verwandt mit der im DSM-III-R beschriebenen narzißtischen Persönlichkeitsstörung. Sie unterscheidet sich von ihr jedoch durch ihre krisenhafte Zuspitzung und ihren häufig passageren Verlauf. Narzißtische Krisen können auch, oft aus belanglos erscheinenden Anlässen (Kränkung, Zurückweisung), in Suizidversuche einmünden und erfordern insofern eine Behandlung bzw. Beratung.

Beispiel: Ein 18jähriger Gymnasiast, hervorragender Schüler in nahezu allen Fächern, für sein Alter jedoch noch relativ kindlich, unternimmt – für die Eltern aus heiterem Himmel – einen höchst gefährlichen Suizidversuch. Vorangegangen war die Zurückweisung durch ein gleichaltriges Mädchen, in das er sich verliebt hatte, das ihm in der Entwicklung jedoch weit voraus war. Das dadurch entstandene Kränkungserlebnis löste bei dem ehrgeizigen und egozentrischen Jugendlichen eine schwere Selbstwertkrise aus, die eine 1 1/2jährige psychotherapeutische Behandlung erforderlich machte. Auch nach bestandenem Abitur war die Selbstwertkrise noch nicht überwunden. Der Patient wollte zur Bundeswehr gehen, um dort seine Männlichkeit zu beweisen. Davon nahm er nach erneuter Beratung Abstand und begann ein naturwissenschaftliches Studium, das er erfolgreich betreibt. Die Krise ist inzwischen überwunden.

Narzißtische Krisen erklären sich wie alle Adoleszentenkrisen primär aus der Überspitzung normaler Entwicklungsvorgänge. Warum sie beim einzelnen Adoleszenten diese starke

Akzentuierung zeigen, kann sehr verschiedene Ursachen haben (z. B. Entwicklungsverzögerung, Gleichzeitigkeit zu vieler Entwicklungsaufgaben, Vorschädigung, Disposition für psychotische oder neurotische Erkrankungen). Ausgangspunkt der Störung ist die mit dem Zuwachs neuer Fähigkeiten (Erwerb der formalen Operationen nach Piaget) auftretende vermehrte Ich-Bezogenheit, die sich in verstärktem Selbstbewußtsein, im Gefühl der Einmaligkeit und in Selbstüberschätzung zeigt (Elkind 1967). Während diese Entwicklung bei den allermeisten Jugendlichen eine vorübergehende und keineswegs krisenhafte Erscheinung ist, spitzt sie sich bei manchen krisenhaft zu. Nur für diese sollte nach Blatt (1983) die Bezeichnung „narzißtisch" verwendet werden, um ein pathologisches Muster zu beschreiben. Für die physiologisch auftretende Ich-Bezogenheit hingegen sollte der Terminus „egozentrisch" gebraucht werden.

20.4 Therapie, Verlauf und Prognose

Da die Adoleszentenkrisen sehr heterogen sind, muß die **Behandlung** im Einzelfall unterschiedliche Wege gehen. Ist die Störung von ihrer Symptomatik her psychosenahe oder liegt eine Selbst- oder Fremdgefährdung vor, so ist eine stationäre Aufnahme unumgänglich.

Die Behandlung richtet sich nach der vermuteten Grundstörung. In jedem Falle sind ausführliche *Beratungen* des Jugendlichen und seiner Eltern notwendig. Diese sollten stets davon ausgehen, daß sehr viele Schwierigkeiten in der Adoleszenz Ausdruck von Individuationskrisen sind und nicht dauerhafte psychopathologische Probleme. Sie erklären sich vielfach aus der noch nicht gelungenen Bewältigung von Entwicklungsaufgaben, die im einzelnen analysiert werden müssen. Aus dieser Analyse und aus dem Verhalten der jeweiligen Jugendlichen ergeben sich vielfach Anhaltspunkte für erfolgreiche Bewältigungsstrategien, die in der Therapie und Beratung aufgegriffen werden können. Die Grundvoraussetzung für eine Beratung ist die Offenheit sowohl dem Jugendlichen als auch seinen Eltern gegenüber. Jede Art von Parteinahme muß vermieden werden.

Gelingt es nicht, die Krise durch diese Vorgehensweise abzumildern oder unter Kontrolle zu halten, so ist (stationär oder ambulant) – sofern eine schizophrene oder affektive Psychose ausgeschlossen ist – eine individuelle *Psychotherapie* oder eine Gruppentherapie angezeigt. Dabei sind spezielle Gesichtspunkte zu beachten. Den Jugendlichen fehlt häufig trotz akuter Not- und Krisenzustände der Leidensdruck und die Einsicht in eine längerfristige Therapiebedürftigkeit ihrer Störung. Aber selbst wenn diese gegeben sind, ist die Weiterführung der Behandlung manchmal außerordentlich schwer. Das „Aussteigen" aus der Therapie ist ein geläufiges Problem. Auch ist die Rolle des Therapeuten schwieriger zu definieren und auszufüllen als bei Erwachsenen oder bei Kindern. Denn der Therapeut muß aktiver sein als in der Erwachsenentherapie, wird dadurch aber auch leichter zum Vater- oder Mutter-Substitut (s. Kap. 29 u. 33).

Was die Inhalte der Therapie betrifft, so sollte man sich stets auf die *aktuellen Probleme* konzentrieren. Jugendliche sprechen vielfach nur sehr ungern über die Vergangenheit, weshalb das Hier und Jetzt in der Behandlung möglichst intensiv zur Sprache kommen muß. Die aktive Rolle des Therapeuten zeigt sich auch darin, daß er vermutete Probleme (z. B. im Sexualbereich) von sich aus anschneidet und, gerade auch in sensiblen Bereichen wie dem der Sexualität, Informationen an die Jugendlichen weitergibt. Jugendliche sind oft erschreckend wenig über das informiert, was auf ihrer Altersstufe als „häufig" oder „normal" angesehen werden kann.

Bei einer schweren depressiven Verstimmung oder bei begründetem Verdacht auf eine schizophrene Psychose sollte eine entsprechende medikamentöse Behandlung eingeleitet werden. Nicht zuletzt muß besonderes Augenmerk auf die Suizidalität gerichtet werden, die Anlaß für eine stationäre Behandlung, zumindest in der Anfangsphase, ist.

Die **Prognose** der Adoleszentenkrisen ist im Akutstadium schwer abzuschätzen. Sie hängt letztlich davon ab, welche Grundstörung sich hinter der vielfach sehr dramatischen Symptomatik verbirgt (Abb. 20.**1**). Im günstigsten Fall erfolgt eine völlige Normalisierung des Erlebens und Verhaltens und somit Heilung. Dies

Abb. 20.**1** Adoleszenten-
bzw. Reifungskrisen und ihr
möglicher Ausgang (nach
Remschmidt 1979)

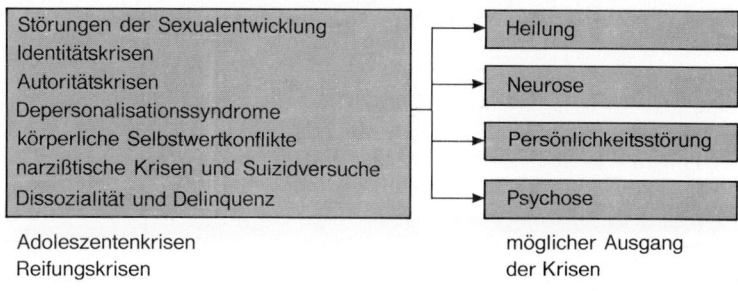

Störungen der Sexualentwicklung
Identitätskrisen
Autoritätskrisen
Depersonalisationssyndrome
körperliche Selbstwertkonflikte
narzißtische Krisen und Suizidversuche
Dissozialität und Delinquenz

Heilung

Neurose

Persönlichkeitsstörung

Psychose

Adoleszentenkrisen
Reifungskrisen

möglicher Ausgang
der Krisen

trifft etwa für 30–40% der Adoleszentenkrisen zu. Bei den übrigen muß man mit einem Übergang in eine schizophrene Psychose, eine Persönlichkeitsstörung oder eine längerfristige neurotische Entwicklung rechnen.

Langen u. Jaeger (1964) stellten in einer Untersuchung an 108 Patienten, bei welchen zunächst eine Pubertätskrise diagnostiziert worden war, bei rund einem Drittel der Fälle einen Übergang in eine Psychose, bei einem weiteren Drittel in eine Charakterstörung fest. Nur ein Drittel erwies sich retrospektiv als sogenannte „karikierte Pubertätsentwicklung". Dies bedeutet, daß man – streng genommen – nur bei diesem Drittel von einer Stabilität der Diagnose sprechen kann.

20.5 Literatur

American Psychiatric Association (APA): Diagnostic and Statistical Manual of Mental Disorders, 3rd ed. (DSM-III). APA, Washington 1980 (dtsch. Bearb. von Koehler, K., H. Saß: Diagnostisches und statistisches Manual psychischer Störungen [DSM-III]. Beltz, Weinheim 1984)

American Psychiatric Association (APA): Diagnostic and Statistical Manual of Mental Disorders, 3rd ed., revised (DSM-III-R). APA, Washington 1987 (dtsch. Bearb. von Wittchen, H.-U., H. Saß, M. Zaudig, K. Koehler: Diagnostisches und statistisches Manual psychischer Störungen [DSM-III-R]. Beltz, Weinheim 1989)

Berlin, I. N.: Opportunities in adolescence to rectify developmental failures. Adolescent Psychiatry 8 (1980) 231–243

Blatt, S. J.: Narcissism and egocentrism as concepts in individual and cultural development. Psychoanalysis and Contemporary Thought 6 (1983) 291–303

Elkind, D.: Cognitive structure and adolescent experience. Adolescence 2 (1967) 427–434

Havighurst, R. J.: Developmental Tasks and Education. McKay, New York 1948; 3rd ed. 1972

Langen, D., Jaeger, A.: Die Pubertätskrisen und ihre Weiterentwicklungen: Eine katamnestische Untersuchung. Archiv für Psychiatrie und Nervenkrankheiten 205 (1964) 19–36

Meyer, J.-E.: Psychopathologie und Klinik des Jugendalters, der Pubertät und Adoleszenz. In Kisker, K. P.; J.-E. Meyer, M. Müller, E. Strömgren: Psychiatrie der Gegenwart, 2. Aufl., Bd. II/1. Springer, Berlin 1972

Remschmidt, H.: Bedingungsfaktoren mehrfacher Brandstiftungen bei einem 16jährigen Mädchen. Monatsschrift für Kriminologie und Strafrechtsreform 56 (1973) 58–63

Remschmidt, H.: Adoleszentenkrisen und ihre Behandlung. In Specht, F., K. Gerlicher, K. Schütt: Beratungsarbeit mit Kindern und Jugendlichen: Fragestellungen – Erfahrungen – Anregungen. Vandenhoeck & Ruprecht, Göttingen 1979

Remschmidt, H., M. Schmidt (unter Mitarbeit von C. Klicpera): Multiaxiales Klassifikationsschema für psychiatrische Erkrankungen im Kindes- und Jugendalter nach Rutter, Shaffer und Sturge. Mit einem synoptischen Vergleich zum DSM-III, 2. Aufl., Huber, Bern 1986

Stutte, H.: Neurotische Dissozialität auf dem Boden eines Thersiteskomplexes. Praxis der Kinderpsychologie und Kinderpsychiatrie 23 (1974) 161–166

World Health Organization (WHO): International Classification of Diseases, 9th ed. (ICD-9). WHO, Geneva 1978

World Health Organization (WHO): Tenth Revision of the International Classification of Diseases [ICD-10], Chapter V (F): Mental and Behavioural Disorders (including disorders of psychological development). Clinical Descriptions and Diagnostic Guidelines. WHO, Geneva 1991. (Dtsch.: Dilling, H., W. Mombour, M.H. Schmidt: Internationale Klassifikation psychischer Störungen. ICD-10, Kapitel V [F]. Klinisch-diagnostische Leitlinien. Weltgesundheitsorganisation. Huber, Bern 1991.)

21. Reaktive und neurotische Störungen

Die Bezeichnung „Reaktive und neurotische Störungen" umschreibt eine Reihe von Zustandsbildern, bei denen die Annahme besteht, daß die Störung überwiegend durch Einflüsse seitens der Umgebung oder andauernde Konflikte hervorgerufen wird. In den neueren Klassifikationsschemata (insbesondere im DSM-III-R, aber auch in der ICD-10) wurde der Neurosenbegriff weitgehend aufgegeben. Dies geschah mit der Zielvorstellung, möglichst wenige ätiologische Implikationen in die Klassifikation einzubeziehen, sondern sich mehr oder weniger auf der deskriptiven Ebene zu bewegen. Diese Argumentation hat zwar einiges für sich, aber auch den Nachteil, daß eine Vielzahl von Störungsmustern nicht mehr als „Gruppe von Störungen" zusammengefaßt werden, sondern mehr oder weniger unvermittelt nebeneinander stehen. Ob dies nützlich ist, wird die klinische Praxis und die Forschung in der Zukunft zeigen.

Wir haben uns bislang nicht entschließen können, den Begriff der reaktiven und neurotischen Störung fallenzulassen, und subsumieren unter ihm in diesem Kapitel die Angstsyndrome und Phobien, die depressiven Syndrome, die Zwangssyndrome, die hysterischen und Konversionssyndrome sowie die Entfremdungserlebnisse.

Wie Tab. 21.1 zeigt, enthält die *ICD-9* noch die klassischen Neurosen. Auch in der *ICD-10* ist der Neurosenbegriff noch nicht ganz aufgegeben. Vielmehr werden unter der Bezeichnung „Neurotische, Belastungs- und Somatoforme Störungen" eine Reihe von Störungsbildern zusammengefaßt, die man früher als eindeutig neurotisch bezeichnet hat. Sie enthalten in der diagnostischen Kategorie aber nicht mehr den Zusatz *Neurose*, sondern werden als Störung beschrieben. Die frühere Angstneurose wird also zur Angststörung, die Zwangsneurose zur Zwangsstörung usw. Im *DSM-III-R* ist der Neurosenbegriff ganz aufgegeben. Dort werden z. B. die reaktiven und neurotischen Depressionen unter dem Begriff „Affektive Störungen" zusammengefaßt, Angstneurosen und Phobien sowie die Zwangsneurosen unter dem Begriff „Angststörungen" und hysterische Zustandsbilder unter dem Begriff der „Dissoziativen Störungen".

21.1 Angstsyndrome und Phobien

Angst ist eine Grundbefindlichkeit des Menschen und kommt auf allen Altersstufen in physiologischer Weise vor. Angst hat wie für Tiere so auch für den Menschen eine Schutzfunktion. Sie gehört ebenso wie zahlreiche andere instinktmäßig verankerte Reaktionsweisen zum biologischen Verhaltensinventar des Menschen und tritt immer in Aktion, wenn der Mensch in lebenswichtigen Bedürfnissen eingeengt und bedroht wird. Indem uns Angst veranlaßt, dieser Einengung oder Bedrohung entgegenzuwirken, wird sie zur Motivation unseres Handelns. Die volle Bedeutung dieses Schutzmechanismus kann man erst dann ermessen, wenn man Menschen vor Augen hat, denen diese Form des Selbstschutzes aus krankhafter Ursache fehlt. Wir finden dies z. B. bei manchen autistischen Kindern oder bei Kindern und Jugendlichen nach einer Enzephalitis. Ihnen fehlt oft die Angst als natürlicher Warner, wodurch es zu waghalsigen Unternehmungen kommen kann, die ein gesunder Mensch unterläßt (Remschmidt 1987). Ungewöhnlich intensive Ängste andererseits kommen im Rahmen vieler psychiatrischer Störungen und Erkrankungen vor, von denen im folgenden die Rede ist.

21.1.1 Terminologie, Klassifikation und Epidemiologie

Unter **Angststörungen** faßt man recht unterschiedliche klinische Syndrome zusammen, die durch zwei Merkmale gekennzeichnet sind: eine *ungewöhnlich starke* und situationsunangemessene *Angstentwicklung* und ein ebenso *ausgeprägtes Vermeidungsverhalten*. Traditionell hat man eine auf ein bestimmtes Objekt oder eine bestimmte Situation bezogene Angst von einer generalisierten, unspezifischen, frei flottierenden Angst unterschieden. Die zuerst genannte Angst wird dem Krankheitsbild der

Tabelle 21.**1** Einteilung der reaktiven und neurotischen Störungen nach den geläufigen psychiatrischen Klassifikationsschemata

MAS (ICD-9)	ICD-10	DSM-III-R
Neurosen *(300)*	**Neurotische, Belastungs- und somatoforme Störungen** *(F 4)*	
Angstneurose (300.0)	Phobische Störung (F 40)	(Affektive Störungen)
Hysterische Neurose (300.1)	Andere Angststörungen (F 41)	Angststörungen
Phobie (300.2)	Zwangsstörung (F 42)	Somatoforme Störungen
Zwangsneurose (300.3)	Reaktionen auf schwere Belastungen und Anpassungsstörungen (F 43)	Dissoziative Störungen
Neurotische Depression (300.4)	Dissoziative Störungen (Konversionsstörungen (F 44)	
Neurasthenie (300.5)	Somatoforme Störungen (F 45)	
Neurotisches Depersonalisationssyndrom (300.6)	Andere neurotische Störungen (F 48)	
Hypochondrische Neurose (300.7)		
Andere Neurosen (300.8)		
Nicht näher bezeichnete Neurosen (300.9)		

Phobie zugerechnet, die zuletzt genannte dem der *Angstneurose*. Diese Unterscheidung wurde in der Folgezeit weiter differenziert, was jedoch nicht in jeder Hinsicht zu einer Klärung der Einteilung von Angstzuständen geführt hat.

Tab. 21.**2** gibt die Einteilung der Angstsyndrome nach den gebräuchlichen psychiatrischen **Klassifikationsschemata** wieder. Das *MAS* (Remschmidt u. Schmidt 1986) unterscheidet die Phobien von den Angstneurosen. In der *ICD-10* werden phobische Störungen von anderen Angststörungen differenziert, wobei für die Agoraphobie zwei Varianten (ohne oder mit Panikstörung) unterschieden werden. Im *DSM-III* dominiert die Panikstörung, die wiederum in eine solche mit und ohne Agoraphobie differenziert wird. Alle drei Klassifikationsschemata kennen die nicht objekt- oder situationsgebundene Angst in Form der Angstneurose oder der generalisierten Angststörung.

Die in Tab. 21.**2** wiedergegebenen Klassifika-

tionsversuche verdeutlichen die Schwierigkeit, auf dem Felde der Angststörungen zuverlässige Abgrenzungen herbeizuführen. Vielfach ist dies gar nicht möglich, weil verschiedene **Formen der Angst** kombiniert auftreten können. Versucht man, auf den Kern zu kommen und jene Elemente zum Einteilungsprinzip zu machen, die am ehesten geeignet sind, verschiedene Angstzustände voneinander zu differenzieren, so kann man drei Arten von Ängsten unterscheiden:

1. *Phobische Ängste*, die sich auf bestimmte Objekte und Situationen beziehen: Hierzu gehören die Agoraphobie, die sozialen und die monosymptomatischen Phobien (auch spezifische oder isolierte Phobien genannt).
2. *Fluktuierende Ängste* (Angstanfälle), die nicht an ein bestimmtes Objekt oder eine bestimmte Situation gebunden sind und panikartig auftreten. Hierzu gehören die Panikstörungen oder Panikattacken.
3. *Generalisierte Ängste*, die nicht anfallsartig auftreten, sondern überdauernd sind und

Tabelle 21.**2**   Einteilung der Angstsyndrome nach den gebräuchlichen psychiatrischen Klassifikationsschemata

MAS (ICD-9)	ICD-10	DSM-III-R
Neurosen	**Neurotische, Belastungs- und somatoforme Störungen** *(F 4)*	**Angststörungen** *(oder Angst- und phobische Neurosen)*
Angstneurose (300.0)	*Phobische Störung (F 40)*	Nicht näher bezeichnete Angststörung (300.00)
Phobie (300.2)	Agoraphobie (F 40.0)	
	— ohne Panikstörung (F 40.00) — mit Panikstörung (F 40.01)	Panikstörung ohne Agoraphobie (300.01)
	Soziale Phobien (F 40.1)	Generalisierte Angststörung (300.02)
	Spezifische (isolierte) Phobien (F 40.2)	Panikstörung mit Agoraphobie (300.21)
	Andere (F 40.8)	Agoraphobie ohne Panikstörung in der Vorgeschichte (300.22)
	Nicht näher bezeichnete (F 40.9)	
	Andere Angststörungen (F 41)	Soziale Phobie (300.23)
	Panikstörung (episodisch paroxysmale Angst) (F 41.0)	Einfache Phobie (300.29)
	Generalisierte Angststörung (F 41.1)	
	Angst und depressive Störung, gemischt (F 41.2)	
	Andere gemischte Angststörungen (F 41.3)	
	Andere spezifische Angststörungen (F 41.8)	
	Nicht näher bezeichnete Angststörung (F 41.9)	

nicht an bestimmte Situationen oder Objekte gebunden sind. Diese Form der Angst wird auch als frei flottierende Angst bezeichnet.

Alle Arten von Ängsten rufen **Veränderungen auf drei Ebenen** hervor, die jeweils unterschiedlich ausgeprägt sein können:

1. Auf der *Erlebensebene*: Hierzu gehören Befürchtungen, Beeinträchtigungserlebnisse, Überlegungen zur Vermeidung bestimmter angstauslösender Situationen usw.
2. Auf der *Verhaltensebene*: Hier geht es um *Vermeidungsstrategien* wie Flucht, Ausweichen, Weglaufen, Umgehen von Situationen, aber auch um sogenannte *Sicherheitssignale*, die mit einer bestimmten angstauslösenden Situation assoziiert sind. Darunter versteht man Objekte oder Situationen, die das Auftreten extremer Angst unwahrscheinlich machen, weil sie ein in der Regel rasch verfügbares Hilfeangebot darstellen (z. B. Telefon zum Anrufen des Therapeuten, Anwesenheit einer bestimmten Person, Tabletten in der Tasche).
3. Auf der *physiologischen Ebene*: Hierzu gehören die allgemein bekannten physiologischen Begleiterscheinungen der Angst wie erhöhte Pulsfrequenz, Schwitzneigung, Atembeschleunigung usw.

Sowohl für die Diagnostik als auch für die Therapie ist die Unterscheidung dieser drei

Ebenen wertvoll. Die verschiedenen Diagnosekriterien machen stets von Merkmalen auf diesen drei Ebenen Gebrauch. Ebenso existieren therapeutische Zugänge zur Behandlung von Angstsyndromen, die auf alle drei Ebenen zurückgreifen.

Für den Kliniker ist die Unterscheidung sehr wichtig, wann ein *Angstzustand krankhaften Charakter* hat und wann er noch zu den physiologischen Auslenkungen gerechnet werden kann. Diese Unterscheidung läßt sich nicht ganz scharf ziehen. Es gibt dennoch Kriterien, die einigermaßen zuverlässig sind. Von einer **pathologischen Angst** kann man sprechen, wenn folgende Kriterien gegeben sind (Marks 1969; Remschmidt 1973, 1978):

1. übermäßig ausgeprägte Angstintensität (quantitativer Aspekt),
2. ungewöhnliche Inhalte und Objekte der Angstzustände (qualitativer Aspekt),
3. Unangemessenheit der Angstreaktion im Verhältnis zur Situation, in der sie auftritt,
4. Chronifizierung der Angstsituation,
5. Fehlen von Möglichkeiten des Individuums zur Reduktion bzw. Bewältigung der Angst,
6. spürbare Beeinträchtigung der alterstypischen Lebensvollzüge durch den Angstzustand.

Die ersten beiden Aspekte (quantitativer und qualitativer Aspekt) werfen ein Problem auf, auf das Leyhausen (1968) aus ethologischer Sicht hingewiesen hat und das für das Verständnis krankhafter Angstzustände von großer Bedeutung ist. In anderem Zusammenhang haben wir diese Frage als **Antriebs-Erlebnis-Verschränkung** bezeichnet (Remschmidt 1978). Man kann nämlich an jedem Erlebnis zwei Seiten unterscheiden: die Antriebsseite und die Erlebnisseite. Obwohl auf der Antriebsseite nur eine Quantität in Gestalt verschiedener *Angstintensitäten* gegeben ist, wird diese auf der Erlebnisseite in qualitativ verschiedene Angsterlebnisse (z. B. Angst vor Körperverletzung, vor Tieren, vor Dunkelheit) umgesetzt. Leyhausen stellt sich die Antriebs- und Erlebnisseite der Angst als zwei aufeinander senkrecht stehende Ebenen vor und meint, daß die Transformation von Angstantrieben in Angsterlebnisse eine „nervöse Ordnungsleistung" darstelle. Für den hier zu

betrachtenden Zusammenhang ist wesentlich, daß diese nervöse Ordnungsleistung in verschiedener Weise beeinträchtigt werden kann. Dabei sollen nur drei Gesichtspunkte herausgestellt werden (Remschmidt 1987):

– Ein *akut* einsetzender, heftiger Angstzustand wird seine massiven Angstantriebe in dramatische Erlebnisse transformieren.
– Ein *chronisch* gewordener Angstzustand wird den zugrundeliegenden permanenten Angstantrieb in relativ dauerhafte und stabile Angstabwehrmechanismen umwandeln.
– Eine sehr *hohe Angstintensität* wird auf der Erlebnisseite auch harmlosen Gegenständen und Erlebnissen bedrohlichen Charakter zuschreiben. Dies kann bis zu einer Verfälschung der Wahrnehmung führen.

Für alle drei Gesichtspunkte gibt es Belege aufgrund des Studiums psychotischer und neurotischer Angstentwicklungen (Remschmidt 1978).

Ein interessantes und in der Literatur wenig beachtetes Phänomen ist der *alterstypische Wandel der Angst* im Laufe der Entwicklung. Entsprechend dem Wechsel von potentiellen Gefahren wechseln auch die Angstobjekte im Kindes- und Jugendalter. Während bei jüngeren Kindern (bis zum 8. Lebensjahr) imaginative Ängste (z. B. Angst vor Hexen, Teufeln, Gespenstern) und einige Realängste überwiegen, treten mit Beginn der Pubertät Ängste vor Autoritätspersonen, sozialen Situationen und Leistungssituationen in den Vordergrund (Remschmidt 1973).

Hinzuweisen ist ferner auf die hohe *Korrelation von Ängsten zwischen Eltern und ihren Kindern* sowie auf bestimmte Familienstile (z. B. überprotektives Verhalten, symbiotische Beziehung zwischen Mutter und Kind), die das Auftreten massiver Angstzustände begünstigen.

Epidemiologie: Phobische Ängste sind in der Allgemeinbevölkerung sehr verbreitet, nur ein Bruchteil ist aber behandlungsbedürftig oder begibt sich in Behandlung. Agras u. Mitarb. (1969) fanden eine Häufigkeit von 77 Personen mit Phobien auf 1 000 Untersuchte, wobei nur 9 eine psychiatrisch-psychotherapeutische Behandlung aufgesucht hatten. Auch Studien, die zwischen monosymptomatischen und sozialen Phobien unterschieden, ermittelten relativ hohe Zahlen. So fanden Myers u. Mitarb. (1984) im Rahmen einer 6-Monats-Prävalenz 4,5–11,8% spezifische Phobien und rund 2% soziale Phobien bei der Untersuchung der Bevölkerung dreier Gemeinden. Interessant ist, daß diese Zahlen offenbar nur für westliche Industrieländer gelten. In Afrika sollen z. B. phobische Störungen nur sehr selten vorkommen (Emmelkamp 1988). Offenbar gibt es dort andere Reaktionsformen auf Belastungen, die sich mehr in körperlichen Symptomen zeigen.

Was die *Geschlechterverteilung* betrifft, so überwiegen deutlich die weiblichen Jugendlichen und Erwachsenen; das Verhältnis beträgt etwa 60:40. Bei spezifischen Phobien überwiegt noch stärker das weibliche Geschlecht.

Was den *Erkrankungsbeginn* betrifft, so treten viele monosymptomatische (spezifische) Phobien bereits im Kindesalter auf (insbesondere Tierphobien), während die sozialen Phobien meist um die Pubertät und in der Frühadoleszenz beginnen. Dies hat auch mit dem entwicklungstypischen Wandel der Angstthematik zu tun, die sich in der beginnenden Adoleszenz stark auf soziale Situationen verlagert.

Im folgenden werden **vier Gruppen von Angstsyndromen** beschrieben, die in den gängigen psychiatrischen Klassifikationsschemata voneinander abgegrenzt werden. Es sind dies: 1. Phobische Angstsyndrome, 2. Panikattacken und Agoraphobie, 3. die generalisierte Angststörung (Angstsyndrom, früher Angstneurose) und 4. als Besonderheit des Kindes- und Jugendalters Trennungsangst und Schulphobie. Derartige Abgrenzungen sind nicht ohne eine gewisse Willkür möglich. Es gibt zwischen den Syndromen z. T. mannigfache Überschneidungen.

21.1.2 Phobische Angstsyndrome

Klinische Bilder, Diagnose und Differentialdiagnose

Monosymptomatische (spezifische) Phobien

Bei monosymptomatischen (spezifischen) Phobien bezieht sich die Angst auf *bestimmte*

Objekte und Situationen. Besonders häufig sind Tierphobien (Spinnenphobie, Hundephobie, Pferdephobie); aber auch Angst vor geschlossenen Räumen (Klaustrophobie), vor großen und belebten Plätzen (Agoraphobie), vor Dunkelheit und vor bestimmten Situationen ist typisch. Die Agoraphobie wird im nächsten Abschnitt gemeinsam mit den Panikattacken abgehandelt, weil dieser Zusammenhang in den meisten Klassifikationsschemata heute so gesehen wird.

Jugendliche mit spezifischen Phobien geraten in massive Angstzustände, wenn sie der jeweiligen Situation (Konfrontation mit Hunden, Spinnen usw.) ausgesetzt werden. Sie trachten daher danach, diese Situationen tunlichst zu meiden. Die Angstzustände gehen mit erheblichen vegetativen Erscheinungen einher (Schweißausbrüche, Harndrang, Tachykardie, Kreislauflabilität). Von der Persönlichkeitsstruktur her sind die Jugendlichen meist introvertiert, ängstlich, wenig durchsetzungsfähig und eng an eine Beziehungsperson gebunden. Nicht selten findet man in der Familie ähnliche Persönlichkeiten.

Klassifikation: Im *MAS* sind monosymptomatische Phobien wie folgt umschrieben (Remschmidt u. Schmidt 1986, S. 43):

„Neurosen mit abnorm starker Furcht vor bestimmten Objekten oder Situationen, die normalerweise solche Gefühle nicht hervorrufen würden. Wenn die Angst vor einer bestimmten Situation oder einem bestimmten Objekt sich auf weitere Situationen ausbreitet, wird die Störung ähnlich oder identisch mit der Angstneurose und sollte dort eingeordnet werden."

Die diagnostischen Kriterien der *ICD-10* und des *DSM-III-R* sind in Tab. 21.**3** wiedergegeben. Sie stimmen weitgehend überein.

Was die *Objekte bzw. Situationen der monosymptomatischen Phobien* betrifft, so existiert eine große Mannigfaltigkeit: Tierphobien, Höhenphobien, Klaustrophobie, Phobie vor der Dunkelheit, vor dem Fliegen, phobische Angst vor dem Zahnarztbesuch, vor Verletzungen, vor bestimmten Erkrankungen (Krankheitsphobien, neuerdings auch vor AIDS) sind häufig. Früher hat man die monosymptomatischen Phobien nach dem Furchtobjekt bzw. der Situation benannt. Angesichts der ungeheuren Variabilität hat man hiervon

Tabelle 21.**3**   Diagnostische Leitlinien bzw. Kriterien für spezifische (isolierte) Phobien nach ICD-10 und DSM-III-R (gekürzt wiedergegeben)

ICD-10	DSM-III-R
1. Die psychologischen und vegetativen Symptome müssen primäre Manifestationen von Angst sein und dürfen nicht auf anderen Symptomen wie Wahn oder Zwangsgedanken beruhen	A. Anhaltende Angst vor einem umschriebenen Stimulus (Objekt oder Situation). Davon ausgenommen ist die Angst vor einer Panikattacke
2. Die Angst muß auf die Anwesenheit des bestimmten phobischen Objektes oder der spezifischen Situation begrenzt sein	B. Irgendwann im Verlauf der Störung ruft eine Konfrontation mit dem spezifischen Stimulus fast unvermeidlich eine sofortige Angstreaktion hervor
3. Die phobische Situation wird – wann immer möglich – vermieden	C. Das Objekt oder die Situation werden vermieden oder nur mit intensiver Angst durchgestanden
	D. Die Angst bzw. das Vermeidungsverhalten beeinträchtigt den normalen Tagesablauf der Person und die üblichen sozialen Aktivitäten oder Beziehungen
	E. Die Person erkennt, daß ihre Angst übertrieben oder unvernünftig ist
	F. Der phobische Stimulus steht in keiner Beziehung zu dem Inhalt von Zwangsvorstellungen bei Zwangsstörungen

mehr oder weniger Abstand genommen. Wo diese Bezeichnungen verwendet werden, dienen sie lediglich der Deskription der Störung.

Monosymptomatische Phobien entstehen überwiegend in der Kindheit, in der Adoleszenz oder im frühen Erwachsenenalter.

Diagnose und Differentialdiagnose: Die Diagnose erfolgt aufgrund der Anamnese und der klinischen Symptomatik, die z. T. direkt beobachtet werden kann. Ferner existieren eine Reihe von Instrumenten zur Objektivierung der phobischen Symptomatik. Differentialdiagnostisch abzugrenzen sind *andere* Angststörungen wie soziale Phobien, Panikattacken, Agoraphobie und die generalisierte Angststörung (früher Angstneurose), ferner Zwangssyndrome sowie schizophrene Psychosen, die ebenfalls mit starker Angstentwicklung einhergehen können (Remschmidt 1978). Die Abgrenzung erfolgt jeweils aufgrund der klinischen Symptomatik und ihres Kontextes mit anderen Symptomen (z. B. bei den schizophrenen Psychosen mit wahnhaften Phänomenen oder Halluzinationen).

Soziale Phobien

Soziale Phobien sind *häufige Angstmanifestationen des Jugendalters*. Mit der zunehmenden *Bedeutung* bestimmter *sozialer Situationen* für Jugendliche wird auch die Angst bzw. Furcht in diese Richtung gelenkt. Sie konzentriert sich häufig auf Prüfungssituationen, Essen oder Sprechen in der Öffentlichkeit, Treffen mit dem anderen Geschlecht, alle Formen des Auftretens in der Öffentlichkeit, wobei die Jugendlichen befürchten, daß es ihnen in der jeweiligen Situation schwindlig wird, daß sie erbrechen könnten oder daß man sie auslachen könnte. Die Furcht vor den entsprechenden Situationen geht mit den üblichen *physiologischen Veränderungen* eines mehr oder weniger ausgeprägten Angstzustandes einher wie Tachykardie, Händezittern, Übelkeit, manchmal auch Drang zum Wasserlassen, Vermeidung von Blickkontakt, Händezittern.

Vielfach sind die Patienten nicht in der Lage, zwischen diesen körperlichen Manifestationen der Angst und der angstauslösenden Situation zu unterscheiden. Sie halten häufig die körperlichen Angstmanifestationen für das primäre Problem. Die Symptomatik kann sich bis zu regelrechten Panikattacken steigern. Da die Patienten die jeweiligen Situationen zu vermeiden versuchen, isolieren sie sich immer mehr und verlieren häufig den Kontakt zu ihrer Gleichaltrigengruppe oder zu wichtigen alterstypischen Aktivitäten.

Im Gegensatz zu anderen Phobien sind soziale Phobien bei beiden Geschlechtern etwa gleich häufig.

Von ihrer Persönlichkeit her sind die Jugendlichen durch Zurückgezogenheit, Scheu, niedriges Selbstwertgefühl, Versagensangst und auch Furcht vor Kritik gekennzeichnet.

Diagnose und Differentialdiagnose: Die diagnostischen Leitlinien von ICD-10 und DSM-III-R entsprechen im wesentlichen jenen bei den monosymptomatischen Phobien, nur daß der angstauslösende Stimulus die jeweilige soziale Situation ist. Die Diagnose erfolgt wie bei den anderen Phobien aufgrund der Anamnese und der sorgfältigen Beobachtung und Beschreibung der klinischen Symptomatik (durch den Patienten selbst, seine Eltern oder den Untersucher). Differentialdiagnostisch abgegrenzt werden müssen die gleichen Krankheitsbilder wie bei den monosymptomatischen Phobien.

Obwohl die *Benennung* der sozialen Phobien *nach der jeweiligen Situation* mehr oder weniger deskriptiven Charakter hat, so ist sie in diesem Falle dennoch sinnvoll, um häufige phobische Situationen zu charakterisieren. Dementsprechend unterscheidet man Prüfungsphobien, Krankheitsphobien (Nosophobien) (Befürchtungen, an einer bestimmten Erkrankung zu leiden, z. B. Geschlechtskrankheiten, AIDS, Krebs), Sexualphobien (Ängste im Zusammenhang mit der Sexualität), Schulphobien (die auf Trennungsängste zurückgehen), Klaustrophobien, Flugphobien usw. Eine besondere phobische Situation stellt die Herzphobie dar, die entweder zu den Krankheitsphobien gerechnet wird oder zu den Panikattacken.

Ätiologie und Genese

Die Ätiologie und Genese kann für monosymptomatische (spezifische) Phobien und für

soziale Phobien gemeinsam abgehandelt werden, da ihre Entstehungsbedingungen viele Parallelen aufweisen.

Konstitutionelle und genetische Faktoren

Für die Bedeutung konstitutioneller und genetischer Faktoren bei der Entstehung von monosymptomatischen und sozialen Phobien existieren drei Argumente: Erstens zeigen *Zwillingsstudien* (Torgersen 1979), daß Angstsyndrome generell bei eineiigen Zwillingen eine *höhere Konkordanz* aufweisen als bei zweieiigen, was auch für soziale Ängste gilt; zweitens zeigen Patienten mit Phobien im Vergleich zu gesunden Menschen eine *ausgeprägtere generelle Erregung* und eine geringere Fähigkeit zur Habituation (Lader u. Wing 1966); drittens treten *Angstzustände* (nicht nur Phobien) *familiär gehäuft* auf. Kinder ängstlicher Eltern sind ebenfalls in vermehrtem Ausmaße ängstlich. Auch korreliert die Ängstlichkeit unter Geschwistern relativ hoch. Die zuletzt genannten Ergebnisse können natürlich auch Ausdruck des Familienklimas sein.

Psychologische und psychosoziale Faktoren

Unter dieser Rubrik spielen prämorbide Persönlichkeitsmerkmale, familiäre Momente und Konditionierungsvorgänge eine entscheidende Rolle.

Jugendliche mit monosymptomatischen Phobien sind zum überwiegenden Teil bereits **prämorbid** durch vermehrte *Ängstlichkeit*, *Kontaktscheu* und Neigung zum *sozialen Rückzug* gekennzeichnet. Sie zeigen dieses Verhalten bereits in der Kindheit und entwickeln in der beginnenden Adoleszenz unter dem Druck zusätzlicher Außenanforderungen häufig ein phobisches bzw. sozialphobisches Verhalten. Darüber hinaus sind Phobien häufig auch mit anderen klinischen Syndromen prämorbid assoziiert. Nahezu die Hälfte der phobischen Patienten hatte vorher eine *depressive Episode* durchgemacht (Marks 1969). Unter den **familiären Einflüssen** sind oft ähnliche Verhaltensweisen in der Familie festzustellen, vor allem bei den Eltern.

Schließlich läßt sich in vielen Fällen durch eine genaue Situationsanalyse nachweisen, daß Phobien **konditionierte Vermeidungsreaktio-**

nen darstellen, die in einer ganz umschriebenen, dem Patienten erinnerlichen Situation entstanden sind. Zunächst überwog eine Erklärung der Phobien nach dem Modell der klassischen Konditionierung, bis durch die *Zwei-Faktoren-Theorie* von Mowrer (1960) eine Erklärung durch eine Kombination von klassischer und operanter Konditionierung vorgenommen wurde. Danach entsteht eine Phobie nach dem Prinzip der klassischen Konditionierung. Die Angstreaktionen werden aber nicht gelöscht, weil die Angstsituation gleichzeitig ein diskriminierendes Merkmal für die Vermeidungsreaktionen verkörpert, die wiederum Angst reduzieren. Es erfolgt also eine negative Verstärkung, und die Angst kann nicht „gelöscht" werden, weil das Individuum die angstauslösende Situation stets vermeidet.

Dieses vereinfachte Modell muß heute durch zwei Komponenten ergänzt werden: durch das Konzept der „preparedness" von Seligman (1970, 1971) und durch Aspekte der kognitiven Emotionstheorie.

Das Konzept der **Preparedness** besagt, daß die Angstinhalte phobischer Patienten aus der *Evolution* zu erklären sind. Sie beziehen sich durchweg auf Objekte, mit denen in der Evolution Gefahren verbunden waren (z. B. gefährliche Tiere, Höhen, spitze Gegenstände), nicht jedoch auf die Errungenschaften der modernen Technik (z. B. Waschmaschinen, Autos, Radios oder Fernsehgeräte). Die Objekte phobischer Störungen waren also in der phylogenetischen Entwicklung Auslöser für Angst- und Vermeidungsreaktionen, die im Sinne des Überlebens der Art wichtig waren. Sie können daher nach Maßgabe dieser Theorie als „*phylogenetische Reminiszenz*" betrachtet werden.

Darüber hinaus wurde das Konditionierungsmodell im letzten Jahrzehnt durch weitere Momente ergänzt, unter denen das *Modellernen* eine wichtige Rolle spielt. So kann man auch die Ausbildung von Phobien vor Objekten erklären, mit denen der Betreffende noch nie in Konfrontation geraten war (z. B. Schlangenphobien bei Menschen, die noch nie mit einer Schlange konfrontiert wurden). Er hat praktisch immer eine Person beobachtet, die eine solche Phobie hatte, und hat diese nach dem Prinzip des Modellernens übernommen. Auch diese Übernahme steht im Einklang mit dem Prinzip der Preparedness, d. h., es werden Angstsyndrome übernommen, die im Sinne der phylogenetischen Weiterentwicklung einmal sinnvoll waren.

Die **kognitiven Emotionstheorien** (Lazarus 1966, 1981) gehen davon aus, daß Angstgefühle einer kognitiven *Bewertung einer Situation als bedrohlich* entspringen. Die Situationsbewertung erfolgt dabei in drei Schritten: im ersten Schritt wird nach Maßgabe der bisherigen Erfahrungen einer Person eine Bewertung der jeweiligen Situation im Hinblick auf ihren Bedrohlichkeitsgehalt vorgenommen (*primary appraisal*). Im zweiten Schritt folgt eine weitere Bewertung, die dazu dient, die individuellen Bewältigungsmechanismen für die Situation abzuschätzen (z. B. Flucht, Konfrontation) (*secondary appraisal*). In einem dritten Schritt kommt es dann, je nach Ausgang der Bewältigung, zu einer Neubewertung der Situation (*re-appraisal*). Die Theorie von Lazarus hat zu einem vertieften Verständnis phobischer Reaktionen beigetragen, wenngleich sie noch nicht ausreichend empirisch überprüft werden konnte. An der zentralen Rolle von Konditionierungsmechanismen und ihrer hier beschriebenen Modifikation bei der Verursachung und Auslösung von phobischen Syndromen kann aber kein Zweifel sein.

Therapie

Psychotherapie

Psychoanalytische Verfahren sind gerade bei monosymptomatischen und sozialen Phobien weniger erfolgreich als verhaltenstherapeutische Methoden. Sie sind aber anwendbar, wie schon die Behandlung des „kleinen Hans" mit einer Pferdephobie durch Freud (1909) gezeigt hat.

Sowohl bei monosymptomatischen (einfachen) als auch bei sozialen Phobien sind verschiedene Strategien der **Verhaltenstherapie** die Methoden der Wahl. Sie wurden bislang von anderen Behandlungsmethoden, was ihre Wirksamkeit betrifft, weder erreicht noch übertroffen.

1. **Systematische Desensibilisierung:** Dieses von Wolpe entwickelte Verfahren hat teilweise schon historische Bedeutung, ist jedoch immer noch eine wirksame Methode zur Behandlung von Phobien. Das Prinzip besteht darin, daß der Patient *schrittweise, zunächst gedanklich, dann real, mit dem phobischen Objekt bzw. der betreffenden Situation konfrontiert wird.* Durch die Kombination mit einem Entspannungsverfahren (Autogenes Training oder Muskelrelaxation nach Jacobson) (s. Kap. 32) wird der Patient in die Lage versetzt, das angstauslösende Objekt oder die angstauslösende Situation, zunächst in der Vorstellung, später auch in der Realität, zu ertragen. Die Aufstellung von Angsthierarchien erlaubt dabei ein schrittweises Vorgehen. Dieses Verfahren wurde in vielfältiger Weise weiterentwickelt.

2. **Exposition und Reaktionsverhinderung (Flooding):** Diese Methode enthält Elemente der systematischen Desensibilisierung, unterscheidet sich jedoch dadurch, daß der Patient *rascher der angstauslösenden Situation oder dem angstauslösenden Objekt ausgesetzt wird*, und in der Angstphase wird seine *übliche Reaktion* (z. B. Weglaufen, verschiedene Vermeidungstechniken) *verhindert*. Bei dieser therapeutischen Strategie sind folgende Gesichtspunkte zu beachten:
– *Sorgfältige Analyse und Erfassung der angstauslösenden Objekte bzw. Situationen:* Dabei geht es darum, die angstauslösenden Situationen so exakt wie möglich zu erfassen, gleichzeitig aber auch die Vermeidungsstrategien des Patienten und möglichst auch Ansätze für Bewältigungsstrategien. Auch phobische Patienten reagieren nicht nur über einen Vermeidungsmechanismus. Sie bieten fast immer auch Ansätze zur Bewältigung der Situation. An diesen kann man therapeutisch anknüpfen.
– *Sorgfältige und detaillierte Erklärung des Vorgehens:* Es ist von ausschlaggebender Bedeutung, dem Patienten den Sinn und Zweck der Behandlungsmethode zu erläutern. Er muß auch wissen, daß der Erfolg erst nach einer zweifellos für ihn sehr belastenden Exposition möglich ist. Die Aufklärung richtet sich an der Einsichtsfähig-

keit des Patienten aus und muß individuell gehandhabt werden. Bewährt hat sich bei Jugendlichen, darauf hinzuweisen, daß das Abklingen des Angstzustandes einer gewissen Gesetzmäßigkeit folgt und daß darüber eine Vielzahl von Erfahrungen vorliegen, die nun beim Patienten angewandt werden. Derartige Erklärungen sollten erst erfolgen, nachdem schon eine gute und vertrauensvolle Beziehung aufgebaut ist. Wenn der Patient Vertrauen zu seinem Therapeuten gefaßt hat, so ist er auch eher in der Lage, die unangenehme Situation der Angstexposition zu ertragen.
– *Konfrontation und Reaktionsverhinderung in einer Realsituation:* Im Gegensatz zur systematischen Desensibilisierung, die zunächst von fiktiven Situationen ausgeht, wird der Patient einer realen Situation ausgesetzt. Diese kann auch darin bestehen, daß man z. B. im klinischen Bereich eine entsprechende Angstsituation herstellt.

Bei der *Durchführung* sind drei Dinge zu beachten:
– Die Dauer der Exposition darf nicht zu kurz sein, damit die Angst nicht in den ersten Minuten schon abflaut und die Expositionssituation dann bei einem noch zu hohen Angstpegel beendet würde. Je nach Art und Intensität der Phobie ist eine Expositionsdauer von über 60 Minuten günstig.
– Dem Patienten muß versichert werden, daß ihm nichts passieren kann und daß das Aushalten der Angstsituation mit Sicherheit zur Angstreduktion führen wird.
– Der Therapeut steht dem Patienten während der schwierigen Zeit der Angstexposition verbal, unter Umständen auch durch körperliche Berührung (Festhalten, Handhalten) bei.

Mit dem Verfahren läßt sich eine Reihe von *zusätzlichen Behandlungselementen* kombinieren. Da Patienten mit phobischen Syndromen ohnehin außerordentlich ängstlich, scheu und zurückgezogen sind, empfiehlt sich, mit dem Verfahren ein *Selbstsicherheitstraining* zu kombinieren (Ullrich-de Muynck u. Ullrich 1976) oder soziale Fertigkeiten in anderer Weise (z. B. durch Rollenspiel oder Modellernen) einzuüben. Auch verschiedene Gruppenverfahren (Übungsgruppen oder Aussprachegruppen) haben sich bewährt.

Die Methode der Exposition und Reaktionsverhinderung hat sich bislang als das wirksamste Verfahren zur Behandlung von phobischen Syndromen erwiesen.

3. **Kognitive Strategien:** Auch die Anwendung kognitiver Strategien (mit oder ohne Entspannungsübungen) kann hilfreich sein. Zu ihnen gehören verschiedene Formen des Problemlösetrainings und des Selbstinstruktionstrainings, kombiniert mit einem Selbstsicherheitstraining. Kognitive Strategien scheinen aber der Methode der Exposition und Reaktionsverhinderung unterlegen zu sein (Reinecker 1990).

Medikamentöse Therapie

Angewandt wurden im wesentlichen zwei Substanzgruppen: Antidepressiva und Benzodiazepine. Auf **Antidepressiva** sprechen Patienten mit generalisierten Angstzuständen besser an als solche mit monosymptomatischen Phobien (Zitrin u. Mitarb. 1983). Im übrigen hängt der Einsatz von Antidepressiva sehr stark davon ab, ob eine begleitende Depression vorliegt oder nicht.

Viele Patienten mit phobischen Syndromen erhalten von ihrem Hausarzt **Benzodiazepine**. Die bislang vorliegenden Studien sind hinsichtlich ihrer Ergebnisse nicht eindeutig. Auf jeden Fall ist die Verabreichung von Benzodiazepinen einer Placebo-Medikation überlegen. Die Kombination von Benzodiazepinen und Exposition (Flooding) führt offenbar nicht zu einer weiteren Verbesserung, die über die Wirkung des Expositionstrainings allein hinausgeht (Marks u. Mitarb. 1972). Benzodiazepine beeinflussen aber den generellen Angstpegel, was durch eine Vielzahl von Untersuchungen belegt ist. Eine vorübergehende Anwendung von Benzodiazepinen kann bei schweren Angstzuständen auch im Jugendalter empfohlen werden, nicht jedoch über einen längeren Zeitraum (länger als 6 Wochen). Denn die Benzodiazepine bringen eine nicht unerhebliche Suchtgefahr mit sich.

Verlauf und Prognose

Im Gegensatz zur Vielzahl von Untersuchungen zur Therapie gibt es nur wenige zum Verlauf von phobischen Syndromen. Angesichts der Alterstypik von Angstinhalten ergibt sich im Längsschnitt besonders bei älteren Kindern, aber auch bei Jugendlichen, bei vielen Ängsten eine rasche Veränderung. Es scheint aber so zu sein, daß die unter phylogenetischem Aspekt sinnvollen Ängste (Tierphobien, Klaustrophobien, Höhenphobien) länger anhalten. Allerdings neigen auch soziale Phobien, wenn keine Behandlung erfolgt, zur Chronifizierung (Agras u. Mitarb. 1969).

Günstige Faktoren für die Prognose sind (Marks 1987): Fehlen einer ausgeprägten depressiven Verstimmung, konsistente Vermeidung der angstauslösenden Situation, Therapiemotivation und gute Fortschritte während der ersten Therapiestunden. *Ungünstige Faktoren* sind: ausgeprägte depressive Verstimmung, prämorbide Auffälligkeiten der Persönlichkeit und der sozialen Anpassung sowie Mißbrauch von Alkohol oder Medikamenten.

21.1.3 Panikattacken und Agoraphobie

Diese beiden Störungsmuster werden zusammen beschrieben, weil sie gehäuft gemeinsam auftreten und in den herkömmlichen Klassifikationsschemata in mehr oder weniger fester Verbindung miteinander klassifiziert werden.

Klinisches Bild, Diagnose und Differentialdiagnose

Panikattacken

Kernmerkmal der Panikattacken (Angstanfälle) sind schwere rezidivierende Angstattacken (Panikanfälle), die plötzlich auftreten und nicht an eine spezifische Situation oder besondere Umstände gebunden sind und von daher nicht vorausgesagt werden können. Die *Symptome* sind im Einzelfall sehr variabel, gehen jedoch immer mit einer Reihe von z. T. bedrohlich erscheinenden körperlichen Symptomen einher. Im DSM-III sind 13 solcher Symptome aufgezählt: 1. Atemnot oder Beklemmungsgefühle, 2. Benommenheit, Unsicherheit, Ohnmachtsgefühl, 3. Palpitation oder Tachykardie, 4. Zittern oder Beben, 5. Schwitzen, 6. Erstickungsgefühle, 7. Übelkeit oder abdominelle Beschwerden, 8. Depersonalisation oder Derealisation, 9. Taubheits- oder Kribbelgefühle (Parästhesien), 10. Hitzewallungen oder Kälteschauer, 11. Schmerzen oder Unwohlsein in der Brust, 12. Furcht zu sterben, 13. Furcht, verrückt zu werden oder Angst vor Kontrollverlust.

Die Dauer der einzelnen Anfälle erstreckt sich in der Regel nur auf wenige Minuten, ihre Häufigkeit ist variabel (einige Anfälle im Monat bis zu mehreren täglich). Obwohl die Angstanfälle charakteristischerweise nicht an bestimmte Situationen gebunden sind, gibt es bei einigen Patienten diese Assoziation. Die betreffenden Situationen werden dann ängstlich gemieden (z. B. Busfahren oder Aufenthalt in einer Menschenmenge).

Nach dem DSM-III-R ist für das Stellen der Diagnose ein Vorkommen von mindestens 4 Panikattacken innerhalb eines Monats erforderlich. Eine organische Erkrankung als Auslösung oder Aufrechterhaltung der Symptomatik muß ausgeschlossen sein.

Diagnose und Differentialdiagnose: Die Diagnose erfolgt in aller Regel aufgrund der geschilderten Symptomatik. Selten hat man Gelegenheit, einen derartigen Angstanfall zu beobachten. Obwohl das Eintreten der Angstanfälle für den Patienten undurchschaubar und nicht vorhersagbar ist, so zeigen neuere Untersuchungen, daß interne körperliche Reize beim Patienten die Angst mit auslösen oder aufrechterhalten. Zum Beispiel werden Herzklopfen oder Atemnot kognitiv mit einer Lebensbedrohung in Verbindung gebracht. Obwohl die Angstanfälle in verschiedenen Situationen auftreten können, werden jene Situationen von den Patienten häufig gemieden, in denen die Angstanfälle zum ersten Mal aufgetreten sind.

Differentialdiagnostisch abzugrenzen sind in erster Linie *organische Erkrankungen.* Denn einige der beschriebenen körperlichen Merkmale können in Verbindung mit Vernichtungsangst auch beim Herzinfarkt auftreten. Ferner ist beim Mitralklappenprolaps eine ähnliche Symptomatik bekannt. Aber auch andere lebensbedrohliche körperliche Zustände können mit einer ähnlichen Symptomatik einhergehen. Deshalb ist eine sorgfältige körperliche Untersuchung vor der Annahme einer Psychogenese stets notwendig. Abzugrenzen sind fer-

ner *andere Angst- und Zwangssyndrome*, was aufgrund der Symptomatik und Entstehungsgeschichte, die jeweils unterschiedlich sind, möglich ist.

Agoraphobien

Ursprünglich wurde mit Agoraphobie die Furcht vor großen weiten Plätzen bezeichnet. Von dieser Umschreibung ist man jedoch heute abgekommen. Die Bezeichnung Agoraphobie bezieht sich nicht nur auf Ängste vor weiten und offenen Plätzen, sondern ist heute eine Sammelbezeichnung für *Befürchtungen vor Öffentlichkeit und Menschenansammlungen* an vielen und sehr verschiedenen Orten. In der ICD-10 heißt es hierzu (S. 144):

„Der Terminus beschreibt also eine zusammenhängende und sich häufig überschneidende Gruppe von Phobien, mit der Angst, das eigene Haus zu verlassen, Geschäfte zu betreten, sich in eine Menschenmenge oder auf öffentliche Plätze zu begeben oder alleine in Zügen, Bussen oder Flugzeugen zu reisen."

In Anbetracht der Tatsache, daß sich die Agoraphobie auf verschiedene Situationen bezieht, die mit Öffentlichkeit und Ansammlung von Menschen einhergehen, wurde auch die Bezeichnung *„multiple Situationsphobien"* vorgeschlagen (Ullrich u. Ullrich-de Muynck 1974).

Es ist begreiflich, daß diese Störung besondere *Einschränkungen im alltäglichen Verhalten* mit sich bringt. Die Patienten haben vielfach die Befürchtung, sie könnten beim Betreten eines Platzes, eines Busses oder auch eines Kaufhauses kollabieren. Sie suchen in Menschenansammlungen (z. B. beim Besuch der Kirche oder beim Betreten eines Kaufhauses) stets nach Fluchtwegen, die dann vorübergehend ihrer Beruhigung dienen. Ein wesentlicher Zug der Agoraphobie liegt also in der wirklichen oder antizipierten *Einengung der Bewegungsfreiheit* oder dem Fehlen eines Fluchtweges in der jeweiligen Situation. Die Störung ist häufig vergesellschaftet mit einer *depressiven Verstimmung*, mit *zwanghaften Symptomen* oder auch mit *sozialphobischen Ängsten*. Diese dürfen jedoch nicht das klinische Bild beherrschen, sonst müßten sie an anderer Stelle klassifiziert werden. Diese mögliche Verquickung verschiedener Angstphänomene zeigt aber, wie wenig eine eindeutige Abgrenzung zwischen verschiedenen Angstsyndromen möglich ist.

Die Störung beginnt, entsprechend dem alterstypischen Entwicklungsgang von Ängsten, in der Adoleszenz, das weibliche Geschlecht ist in der Regel deutlich stärker betroffen als das männliche.

Die **diagnostischen Kriterien** der ICD-9 und des DSM-III-R stimmen weitgehend überein. In der *ICD-10* wird gefordert:

1. daß die psychischen und vegetativen Symptome primär Manifestation der Angst sind und nicht auf andere Symptome wie Wahn und Zwangsgedanken zurückgeführt werden können,
2. daß die Angst in mindestens zwei der folgenden Situationen auftreten muß: in Menschenmengen, auf öffentlichen Plätzen, bei Reisen mit weiter Entfernung von zu Hause oder bei Reisen alleine, und
3. daß das Vermeiden der phobischen Situation von entscheidender Bedeutung für die Störung ist.

Im *DSM-III-R* wird eine enge Verbindung zwischen der Panikstörung und der Agoraphobie hergestellt. Unterschieden werden drei Störungsmuster:

– Panikstörung mit Agoraphobie (300.21),
– Panikstörung ohne Agoraphobie (300.01) und
– Agoraphobie ohne Panikattacke in der Vorgeschichte (300.22).

Die diagnostischen Kriterien stimmen im wesentlichen mit der oben beschriebenen Symptomatik überein. Unterschieden werden jedoch mehrere *Schweregrade des agoraphobischen Vermeidungsverhaltens*. Es wird als *leicht* bezeichnet, wenn eine normale Lebensführung noch einigermaßen möglich ist, als *mittelgradig*, wenn das Vermeidungsverhalten zu Einschränkungen der Lebensführung führt (z. B., die Person kann das Haus zwar noch allein verlassen, jedoch nicht weiter als ein paar Kilometer ohne Begleitung gehen), und als *schwer*, wenn der Patient aufgrund des Vermeidungsverhaltens ans Haus gebunden ist und das Haus ohne Begleitung gar nicht mehr verlassen kann.

Diagnose und Differentialdiagnose: Die Diagnose erfolgt aufgrund der beschriebenen oder beobachteten Symptomatik. *Differentialdiagnostisch* abgegrenzt werden muß das Syndrom von anderen Angstsyndromen und, sofern es mit Panikattacken einhergeht, von organischen Erkrankungen insbesondere aus dem Herz-Kreislauf-Bereich bzw. von Lungenerkrankungen.

Epidemiologie: *Agoraphobien* gehören zu den häufigsten Angstsyndromen. Die Halbjahresprävalenzraten liegen zwischen 2,7 und 5,8%, die Lebenszeitprävalenz zwischen 3,4 und 9% und die jährliche Inzidenz bei 2,5%. Diese Zahlen wurden in drei großen epidemiologischen Studien ermittelt: im Epidemiological Catchment Area Program (ECA) des National Institute of Mental Health in den USA, der Münchner Follow-up-Studie (MFS) (Wittchen 1986) und der Zürich-Studie (Angst u. Dobler-Mikola 1985a u. b). Für das *Paniksyndrom* ergeben sich nach den gleichen Untersuchungen 6-Monats-Prävalenzen zwischen 0,6 und 1,1%, Lebenszeitprävalenzen zwischen 1,4 und 2,4% und eine jährliche Inzidenz von 0,2%.

Ätiologie und Genese

Panikattacken

Trotz vielfältiger Untersuchungen in den letzten Jahren ist die Ätiologie und Genese der Panikattacken noch nicht vollständig geklärt. Man kann jedoch einige Faktoren aufzählen, die am Zustandekommen mitwirken.

1. **Konstitutionelle und genetische Faktoren:** Im Gegensatz zu phobischen Syndromen (einfachen Phobien, sozialen Phobien, aber auch Agoraphobien) ist die Evidenz für das Vorliegen einer stärkeren prämorbiden Angstbereitschaft bei Patienten mit Panikattacken nicht gesichert. Es ist auch fraglich, ob es ein spezifisches genetisches Risiko für diese Angstanfälle gibt. Allerdings ist bemerkenswert, daß Angstanfälle sowohl auf trizyklische Antidepressiva als auch auf Benzodiazepine positiv ansprechen, im Gegensatz zu den monosymptomatischen Phobien. Die Panikattacken stehen den generalisierten Angstzuständen (früher: Angstneurosen) ätiologisch näher als den Phobien. Jedenfalls ist die Frage, ob und in welchem Ausmaß konstitutionelle

und genetische Faktoren in der Ätiologie und Genese dieser Störung eine Rolle spielen, nicht restlos geklärt.

2. **Psychophysiologische Ansätze:** Diese gehen von der Beobachtung aus, daß Angstanfälle häufig von den Patienten zuallererst über körperliche Symptome beschrieben werden. Dies führte zu der Annahme, daß die körperliche Symptomatik das primäre Ereignis und die emotionale Befindlichkeit der Angst das sekundäre ist. Die regelhafte Assoziation zwischen einer bestimmten körperlichen Symptomatik und einem massiven Angstzustand führt nach mehrmaligem Auftreten zu einer Konditionierung, die schwer zu unterbrechen ist und regelhaft wieder eintritt. Die Angstanfälle entstehen so durch eine positive Rückkopplung zwischen den körperlichen Symptomen und der sekundär eintretenden Angstreaktion.

Wenn dem so ist, so müßten auch interne *körperliche Auslöser* bei der Entstehung der Angstanfälle eine führende Rolle spielen. In der Tat zeigen neuere Untersuchungen, daß dies der Fall ist. So gesehen, haben die körperlichen Symptome eine Art „Triggerfunktion" für das Auftreten des Angstanfalls. Es kommt mit der Zeit zu einer „Angst vor der Angst" und zur Häufung von Angstanfällen durch das Auftreten entsprechender körperlicher Symptome. Als wichtigste körperliche Symptome zur Angstauslösung haben sich Herzfrequenzanstieg und Hyperventilation erwiesen (Hibbert 1984; Ley 1985). Für diese Assoziation spricht auch die Beobachtung von Garssen u. Mitarb. (1983), wonach eine breite Überlappung zwischen Paniksyndrom bzw. Agoraphobie und dem Hyperventilationssyndrom besteht. *Nicht erklären* können diese Modellvorstellungen allerdings, wie es zum erstmaligen Auftreten einer Panikattacke kommt.

Agoraphobie

1. **Konstitutionelle und genetische Faktoren:** Inwieweit genetische Faktoren im engeren Sinne hierbei eine wichtige Rolle spielen, ist noch unklar. Es gibt aber zahlreiche Beobachtungen, wonach *in den Familien von*

Agoraphobikern Angstsyndrome verschiedenster Art, auch Phobien, depressive Verstimmungen und Alkoholismus *vermehrt auftreten* (Marks 1987). Inwieweit dieser gut abgesicherte Befund mehr für genetische Einflüsse oder mehr für psychosoziale Auswirkungen innerhalb der Familie spricht, muß angesichts des Fehlens von Adoptions- und Zwillingsstudien unklar bleiben.

2. **Psychologische und psychosoziale Einflüsse:** Seit langem ist bekannt, daß Agoraphobien im Gegensatz zu Panikattacken durch *belastende Lebensereignisse* ausgelöst werden können. Solche Ereignisse sind z. B. Krankheiten, Operationen, aber auch finanzielle Probleme oder Belastungen in einer Partnerschaft (Marks 1987). Die Patienten können sich allerdings häufig an die akute Auslösesituation nicht erinnern. Wie bei einfachen und sozialen Phobien wird auch das *Zweifaktorenmodell* von Mowrer (1947, 1960) immer wieder angeführt. Dieses aus dem Tierversuch stammende Erklärungsmodell greift jedoch zu kurz. Es wurde in den letzten Jahren durch eine Reihe von Zusatzannahmen ergänzt (Preparedness, Bedeutung innerer Stimuli für die Angstauslösung, Bedeutung von Sicherheitssignalen usw.) (s. o.). Als weiterführend kann der Vorschlag von Goldstein u. Chambless (1978) angesehen werden, die Agoraphobien in *zwei Gruppen* zu unterteilen. Bei den einfachen Agoraphobien kommt es nach diesem Modell aufgrund der traumatischen Erfahrungen zu einer Angst vor den phobischen Auslösesituationen, bei den komplexen Agoraphobien hingegen steht die „Angst vor der Angst" und ihren Folgen im Vordergrund. Diese Annahme läßt sich gut mit der These von der Bedeutung interner Angstauslöser in Form von Wahrnehmung verschiedener körperlicher Veränderungen in Einklang bringen.

Therapie

Panikattacken

Entsprechend den Ausführungen zur Ätiologie und Genese der Panikattacken, nach denen die Beachtung körperlicher Symptome dem Angstanfall häufig vorausgeht, richten sich neuere Behandlungsmethoden sehr stark an der Konfrontation mit körpereigenen Reizen aus. Folgende Vorgehensweisen haben sich bewährt:

1. **Konfrontationsbehandlung unter Berücksichtigung von Angstbewältigungsstrategien:** Diese Vorgehensweise wurde primär für Patienten mit Panikattacken ohne Agoraphobie entwickelt. Sie wurde ausführlich von Margraf u. Schneider (1989) beschrieben. Das Vorgehen setzt eine sorgfältige Diagnostik voraus, in der einerseits körperliche Erkrankungen ausgeschlossen werden müssen und zum anderen die *Bedeutung möglicher körperlicher Auslöser* für die Angstanfälle genau eruiert werden muß. Wichtig ist, wie bei allen Behandlungen dieser Art, daß der Patient genau über die Vorgehensweise aufgeklärt wird. Je nachdem, welche körperlichen Sensationen den Angstanfall auslösen, wird spezifisch vorgegangen. Zum Beispiel empfiehlt sich ein atemzentriertes Vorgehen, wenn die Hyperventilation der entscheidende Angstauslöser ist. Steht der Anstieg der Herzfrequenz im Vordergrund, so muß man dieser „Spur" folgen. Bei allen körperlichen „Auslösern" empfiehlt es sich, diese auf physiologischem Wege herbeizuführen, also z. B. durch körperliche Anstrengung, und mit dem Patienten einen Vergleich der Symptomatik während des Angstanfalles und durch natürliche körperliche Anstrengung herbeizuführen (Sturm 1987). Dabei können auch Biofeedback-Methoden sinnvoll sein.

2. **Vermittlung von Bewältigungsstrategien:** Nahezu alle Patienten mit Angstanfällen haben bereits Ansätze für Bewältigungsstrategien entwickelt. Eine sorgfältige Eruierung derselben kann dazu führen, daß man sie für die Behandlung weiter ausbauen kann. Zur Unterstützung empfehlen sich auch Entspannungsübungen (Autogenes Training oder Muskelentspannung nach Jacobson) sowie Biofeedback-Techniken, z. B. zur Kontrolle der Herzfrequenz und der Atemfrequenz.

3. **Kognitive Vorgehensweisen:** Kognitive Momente spielen bei allen bislang erwähn-

ten Behandlungsmethoden eine wichtige Rolle. Sie werden im Rahmen der verschiedenen Verfahren unter folgenden Gesichtspunkten eingesetzt:

– Genaue *Information des Patienten über die Vorgehensweise*. Damit verbunden sind auch häufig Erklärungen über die Genese der Störung, die für den Patienten nützlich sind.

– *Umbewertung von Angstzuständen*. Hierbei geht es häufig um einen Vergleich zwischen körperlichen Sensationen im Rahmen des Angstanfalls und unter natürlichen Bedingungen.

– *Kognitive Techniken zur Bewertung körperlicher und psychischer Symptome*. Hierbei soll der Patient lernen, wie seine z. T. irrationalen Befürchtungen mit beobachtbaren körperlichen Sensationen gekoppelt sind und wie er aus eigener Kraft (z. B. durch Entspannung oder Selbstinstruktionstraining) Einfluß nehmen kann auf seine Symptomatik. Sobald der Patient dies im Ansatz erlebt hat, reduziert sich das Gefühl des Ausgeliefertseins und der Machtlosigkeit.

4. **Medikamentöse Behandlung:** Als wirksam haben sich sowohl trizyklische Antidepressiva als auch Monoaminooxydasehemmer erwiesen. Die Neuentwicklungen der letzteren vermeiden die gefürchtete und nahrungsabhängige Nebenwirkung des Blutdruckanstiegs. Auch Benzodiazepine haben sich als wirkungsvoll erwiesen. Wegen deren Suchtpotential ist jedoch den Antidepressiva der Vorzug zu geben. Eine medikamentöse Therapie sollte stets mit psychotherapeutischen Behandlungsansätzen gekoppelt werden, weil die rein medikamentöse Behandlung nach Absetzen der Medikation zu einer hohen Rückfallquote führt.

Agoraphobie

Die Behandlung der Agoraphobie erfolgt nach ähnlichen Prinzipien wie die Behandlung anderer phobischer Syndrome. Sofern sie mit Panikattacken gekoppelt ist, werden die hierfür erprobten Verfahren modifiziert, um die agoraphobische Komponente gezielt einzubeziehen. Auch bei der Agoraphobie hat sich die *Konfrontationsbehandlung* als die wirksamste erwiesen. Sie sollte, wo dies möglich ist, in vivo durchgeführt werden. Zunächst ist der Therapeut anwesend, später erhält der Patient die Instruktion, die jeweilige Situation selbst durchzuhalten. Was die Vorgehensweise bei der Konfrontationsbehandlung betrifft, so werden zwei Methoden praktiziert:

- das *schrittweise Vorgehen* unter langsamer Ausweitung des Aktionsradius und
- die *massierte Übung* mit direkter Exposition gegenüber der angstauslösenden Situation über mehrere aufeinanderfolgende Tage.

Diese beiden Vorgehensweisen werden in unterschiedlicher Häufigkeit von den Patienten akzeptiert. Das schrittweise Vorgehen stößt auf weniger Ablehnung, die intensive Konfrontationstherapie mit massierter Übung hingegen führt in bis zu 25% der Fälle zu einem Therapieabbruch (O'Brien u. Barlow 1984).

Erfolge werden auch von der *Gruppentherapie* berichtet. Hier kommt es allerdings darauf an, homogene Therapiegruppen zusammenzustellen, die Therapiemotivation muß hoch sein. Der Vorteil der Gruppentherapie zeigt sich in zweierlei Hinsicht: einerseits fördert sie das gegenseitige Verständnis und baut das Gefühl der Vereinzelung ab, was gerade für Jugendliche wichtig ist; zum anderen fördert die Aussprache unter Patienten mit gleichartigen Erkrankungen immer auch Bewältigungsstrategien zutage, die in die Behandlung einbezogen werden. Das dadurch entstehende Gefühl der gegenseitigen Unterstützung ist für jede Art von Therapie förderlich.

Auch bei der Agoraphobie hat sich der *medikamentöse Behandlungsansatz* mit trizyklischen Antidepressiva und Benzodiazepinen bewährt. Jedoch sollte er nie ausschließlicher Behandlungsansatz bleiben, sondern mit anderen Behandlungsmethoden kombiniert werden. Auch hier geschieht dies, um einen Rückfall nach Absetzen der Medikation zu vermeiden.

Verlauf und Prognose

Das Hauptmanifestationsalter von Angstanfällen und Agoraphobien liegt zwischen 20 und 30 Jahren (Marks u. Herst 1970). Etwa 10% treten vor dem 16. Lebensjahr auf. In der überwiegenden Mehrzahl der Fälle treten

beide Störungsmuster mehr oder weniger plötzlich in der Öffentlichkeit auf (in der Kirche, auf Plätzen, in Kaufhäusern). Der Verlauf ist häufig stark fluktuierend, und es wechseln symptomreiche Phasen mit symptomfreien Intervallen. Beide Störungen haben eine starke Tendenz zur Chronifizierung, sofern keine Behandlung erfolgt und wenn sie längere Zeit (über ein Jahr) bereits bestehen. Es kommt auch zu Spontanremissionen, allerdings nicht, wenn die Störungen schon längere Zeit persistieren.

Die *sozialen Folgen* beider Syndrome sind ein ausgeprägtes Vermeidungsverhalten, das die Patienten häufig daran hindert, an den normalen und alterstypischen Lebensvollzügen teilzunehmen, und die Gefahr, alkohol- oder medikamentenabhängig zu werden. Denn vielfach werden Alkohol und Medikamente (am häufigsten Benzodiazepine) im Sinne einer „Selbstmedikation" über längere Zeiträume genommen, wodurch sich häufig eine Abhängigkeit entwickelt (Chambless 1985).

21.1.4 Generalisierte Angststörung

Klinisches Bild, Diagnose und Differentialdiagnose

Führendes Symptom dieser Störung ist die generalisierte, nicht an eine bestimmte Situation gebundene, *frei flottierende Angst*, die im Gegensatz zu den Panikattacken nicht plötzlich und episodisch auftritt, sondern als eine Art dauerhafte Grundbefindlichkeit persistiert und mit vielfältigen körperlichen Beschwerden wie Muskelverspannung, Schwitzen, Zittern, ständiger Nervosität, Herzklopfen, Schwindelgefühlen, gelegentlich auch mit Oberbauchbeschwerden, einhergeht. Häufig werden auch zukunftsgerichtete Befürchtungen und Besorgnisse ausgesprochen. Solche konzentrieren sich z. B. darauf, daß der Patient selbst oder ein naher Angehöriger erkranken oder einen Unfall erleiden könnte.

In den **diagnostischen Leitlinien** der *ICD-10* werden drei Gruppen von Symptomen herausgestellt:

1. Besorgnisse wie Kummer über zukünftiges Unglück, sich am Ende fühlen, Konzentrationsschwierigkeiten;

2. motorische Spannungen in Form von körperlicher Unruhe, Spannungskopfschmerz, Zittern, Unfähigkeit, sich zu entspannen;
3. vegetative Übererregbarkeit, die sich in Form von Schwitzen, Tachykardie, Tachypnoe, Schwindelgefühl, Mundtrockenheit oder auch in Benommenheit und Oberbauchbeschwerden äußert.

Die diagnostischen Leitlinien des *DSM-III-R* betonen die unrealistische oder übertriebene Angst und Besorgnis bezüglich zweier oder mehrerer Lebensbereiche (z. B. Furcht vor Gefahren oder einem Unglück, Geldsorgen) und mindestens 6 von 18 Symptomen, die drei Bereichen zugeordnet sind:

– *Motorische Spannung:* 1. Zittern, Zucken oder Beben; 2. Muskelspannung, Schmerzen oder Empfindlichkeit; 3. Ruhelosigkeit; 4. leichte Ermüdbarkeit;
– *Vegetative Übererregbarkeit:* 5. Atemnot oder Beklemmungsgefühle; 6. Palpitation oder beschleunigter Herzschlag; 7. Schwitzen oder kalte, feuchte Hände; 8. Mundtrockenheit; 9. Benommenheit oder Schwindel; 10. Übelkeit, Durchfall oder abdominelle Beschwerden; 11. Hitzewallungen oder Kälteschauer; 12. häufiges Wasserlassen; 13. Schluckbeschwerden oder Kloßgefühl im Hals;
– *Hypervigilanz und erhöhte Aufmerksamkeit:* 14. sich angespannt fühlen oder ständig „auf dem Sprung sein"; 15. übermäßige Schreckhaftigkeit; 16. Konzentrationsschwierigkeiten oder Blackout aus Angst; 17. Ein- und Durchschlafstörungen; 18. Reizbarkeit.

Im *MAS* (auf der Basis von ICD-9) wird die generalisierte Angststörung unter der Bezeichnung *„Angstneurose"* subsumiert. Die Beschreibung lautet (Remschmidt u. Schmidt 1986, S. 41 f.):

„Verschiedene Kombinationen körperlicher und psychischer Angstsymptome, die keiner realen Gefahr zuzuschreiben sind und entweder als Angstanfälle oder als Dauerzustand auftreten. Die Angst ist meistens diffus und kann sich bis zur Panik steigern. Andere neurotische Störungen wie Zwangsphänomene oder hysterische Symptome können vorhanden sein, aber beherrschen nicht das klinische Bild."

Hinzugerechnet werden in der Definition der ICD-9 auch die Panikattacken, die in der ICD-10 und im DSM-III als eigenes Krankheitsbild von der generalisierten Angststörung abgegrenzt werden. Die generalisierte Angststörung ist also das, was von der früheren Diagnose „Angstneurose" nach Ausgliederung des Paniksyndroms übriggeblieben ist.

Es ist wichtig, daß sowohl die Angstsymptomatik als auch die beschriebenen körperlichen Symptome nicht im Zusammenhang mit einer körperlichen Erkrankung stehen dürfen und auch nicht auf eine affektive Störung oder eine Psychose zurückzuführen sind.

Differentialdiagnose: Ausgeschlossen werden müssen insbesondere Herz-Kreislauf-Erkrankungen und Lungenerkrankungen, ferner depressive Syndrome oder andere affektive Störungen, Zwangssyndrome und Psychosen, aber auch andere organische Erkrankungen (z. B. Hyperthyreose, Koffeinintoxikation).

Ätiologie und Genese

Bei der generalisierten Angststörung wird eine ausgeprägte prämorbide und familiär verbreitete Angstbereitschaft angenommen. Häufig besteht auch eine begleitende Depression oder zumindest eine Depressionsneigung. Das Alter bei Krankheitsbeginn liegt meist zwischen 20 und 30 Jahren. Die Erkrankung beginnt häufig im Anschluß an eine depressive Verstimmung. Die Störung zeigt ein leichtes Überwiegen des weiblichen Geschlechtes.

Therapie

Da die Störung keine spezifische Situationsbindung aufweist, ist eine entsprechende situationsbezogene Behandlung z. B. durch die Methode der Exposition und Konfrontation schwer möglich. Daher richten sich die Behandlungsmaßnahmen auf die *Angstreduktion* allgemein und auf die Entwicklung von *Bewältigungsstrategien* aus. In diesem Sinne können folgende Maßnahmen ergriffen werden:

1. **Entspannungsübungen:** Bewährt hat sich das *Autogene Training* oder auch die *progressive Muskelentspannung* nach Jacobson. Das Autogene Training kann kombiniert werden mit spruchbandartigen Vorsätzen, die sich gegen die übertriebenen Ängste und Besorgnisse der Betreffenden richten.

2. **Einbeziehung körperlicher Symptome in die Behandlung:** Ähnlich wie bei den Panikattacken kann auch hier die körperliche

Symptomatik in die Behandlung einbezogen werden. Denn die Patienten leiden ebenso an ihrer körperlichen Symptomatik wie an den Angstzuständen selbst. Durch die Hinlenkung der Aufmerksamkeit auf die körperliche Seite und ihre Einbeziehung in den Behandlungsablauf (z. B. auch im Rahmen von Entspannungsübungen) ist eine Möglichkeit der *Angstmilderung* gegeben. Auch der Vergleich zwischen körperlichen Sensationen im Rahmen der Angst und körperlichen Indikatoren einer natürlichen Anstrengung (z. B. Anstieg des Herzschlages, Zunahme der Atemfrequenz, Schwitzen) kann eine Umorientierung bei den Patienten erreicht werden. Es kann dabei hilfreich sein, vom *Biofeedback* Gebrauch zu machen, weil auf diese Weise sowohl ein Entspannungszustand leichter erreicht wird als auch die Beeinflussung von körperlichen Symptomen durch den Patienten selbst möglich wird. Als persönlichkeitsstabilisierender Begleiteffekt tritt dabei regelmäßig mehr Zutrauen in die eigenen Fähigkeiten und Möglichkeiten ein, und das Selbstbewußtsein wird gesteigert.

3. **Medikamentöse Behandlung:** Eine *antidepressive Medikation* wird häufig verabreicht, da die Störung oft im Anschluß an eine depressive Verstimmung beginnt. Auch *Benzodiazepine* wurden erfolgreich angewandt. Sie sollten aber nur über einen kürzeren Zeitraum (maximal 2 Monate) gegeben werden, weil bei ihnen (im Gegensatz zu den Antidepressiva) die Gefahr der Abhängigkeit gegeben ist. Auch bei der generalisierten Angststörung darf die medikamentöse Behandlung nie einzige Maßnahme sein. Dies aus zwei Gründen: einerseits besteht die Gefahr, daß der Patient die Verbesserung ausschließlich dem Medikament zuschreibt und auf die Entwicklung eigener Bewältigungsstrategien verzichtet; zum anderen besteht gerade bei dieser Einstellung eine hohe Rückfallgefahr nach Absetzen der Medikation.

Verlauf und Prognose

Der Verlauf der generalisierten Angststörung ist wechselhaft. Oft alternieren Perioden relativer Angstfreiheit mit einer Häufung von Angstzuständen. Die Störung beginnt im Gegensatz zu vielen Phobien meist erst in der Spätadoleszenz oder im Erwachsenenalter und neigt zur Chronifizierung. Die Prognose bezüglich einer Heilung ist um so ungünstiger, je länger die Störung besteht.

21.1.5 Trennungsangst und Schulphobie

Mit dem Begriff *Trennungsangst* umschreibt man einen Angstzustand, der bei einer realen oder befürchteten Trennung von nahen Bezugspersonen entsteht. Im Säuglings- und Vorschulalter gehört ein gewisses Ausmaß an Trennungsangst zum normalen Verhalten des Kindes. Eine Störung liegt erst dann vor, wenn die Trennungsangst hinsichtlich ihrer Intensität und Dauer ungewöhnlich ist, wenn sie mit einer Beeinträchtigung der normalen alterstypischen Lebensvollzüge verbunden ist und/oder in einer Altersstufe auftritt, in der sie normalerweise bereits überwunden sein sollte, z. B. in der Adoleszenz.

Eine besondere Manifestation der Trennungsangst ist die *Schulphobie*, die bei entsprechend disponierten und ängstlichen Kindern mehrere Altersgipfel durchlaufen kann: ein erster Häufigkeitsgipfel findet sich bereits im Kindergartenalter, ein zweiter zum Zeitpunkt der Einschulung und ein dritter in der Adoleszenz, wenn die Ablösung von den Eltern aktuell wird. Die genannten Häufigkeitsgipfel markieren alle in unserem Kulturkreis vorgesehene Trennungssituationen, denen die Kinder bzw. Jugendlichen aufgrund ihrer oft übermäßig engen Beziehung zu einer primären Bezugsperson (meist die Mutter) nicht gewachsen sind.

Klinisches Bild, Diagnose und Differentialdiagnose

Das **klinische Bild** der Trennungsangst/Schulphobie ist durch *Schulverweigerung*, durch eine Reihe *massiver körperlicher Beschwerden* (z. B. morgendliche Übelkeit, Kopfschmerzen, Bauchschmerzen) insbesondere vor dem Schulgang und durch eine *übermäßig enge Bindung an eine Bezugsperson* (meist die Mutter) gekennzeichnet, der vielfach auch die Sorge des Jugendlichen gilt. Obwohl die Störung als Schulphobie bezeichnet wird, liegt der Ort der Störung nicht in der Schule, sondern zu Hause.

Vielfach sind die ersten präsentierten Symptome die körperlichen Beschwerden, so daß zunächst eine körperliche Erkrankung vermutet wird, die nicht selten zu vielfältigen diagnostischen Maßnahmen Anlaß gibt. Die Befürchtung, körperlich erkrankt zu sein, wird sowohl vom Jugendlichen als auch von seinen Eltern geteilt, so daß auch nach Ausschluß organischer Faktoren die Annahme einer Psychogenese für den Jugendlichen und seine Familie schwierig wird. Denn sie sind häufig einer festgefügten „organischen Theorie" verhaftet und wehren die Vorstellung einer Psychogenese energisch ab.

Die auch bei diesem Syndrom zum Teil sehr vielfältigen Angstmanifestationen lassen sich alle mehr oder weniger auf die reale oder befürchtete Trennungssituation zurückführen, die das gemeinsame Element der verschiedenen angstauslösenden Situationen darstellt.

Die Schulverweigerung ergibt sich oft erst sekundär aus den geklagten körperlichen Symptomen. Nur selten berichten die Kinder oder Jugendlichen als erstes von ihrer Angst, in die Schule zu gehen; sie berichten vielmehr über die körperlichen Beschwerden, die dann die Eltern veranlassen, die Kinder oder Jugendlichen zu Hause zu lassen und zunächst eine körperliche Untersuchung durchführen zu lassen. Insofern sind der Hausarzt, der Kinderarzt oder der Internist häufig die ersten, die mit Jugendlichen mit einer Schulphobie konfrontiert werden.

Die massive Angst kommt erst dann zum Ausdruck, wenn die Eltern die Kinder, häufig nach negativer körperlicher Untersuchung, zwingen wollen, in die Schule zu gehen. Dabei kann es zu panikartigen Angstzuständen und zu heftigen Auseinandersetzungen mit den Eltern kommen. Charakteristisch ist, daß die körperlichen Symptome vor dem geplanten Schulgang oder am Wochenanfang besonders ausgeprägt sind, während sie in den Ferien weitgehend fehlen.

Als **diagnostische Kriterien** für die Schulphobie können angesehen werden (Berg u. Mitarb. 1969):

1. ausgeprägte Schulverweigerung;
2. schwere emotionale Störungen, die durch folgende Symptome gekennzeichnet sind:

– extreme Ängstlichkeit,
– depressive Verstimmungen und Stimmungsschwankungen,
– körperliche Beschwerden ohne organische Ursache.
   Diese Symptome treten auf, sobald der Jugendliche mit der Forderung, die Schule zu besuchen, konfrontiert wird.
3. Die Schulverweigerung geschieht stets mit Wissen der Eltern, also nicht heimlich.
4. Das Kind oder der Jugendliche zeigen keine ausgeprägten dissozialen Verhaltensauffälligkeiten wie Stehlen, Lügen, Streunen, sexuelles Fehlverhalten oder aggressive Verhaltensstörungen.

In der ICD-10 sind ausführliche Kriterien für das Syndrom der Trennungsangst/Schulphobie wiedergegeben. Sie betonen die unrealistische Besorgtheit um die Hauptbezugsperson, um eine Trennung von derselben, die ausgeprägten Schulverweigerungstendenzen, die Unfähigkeit, allein – ohne die Hauptbezugsperson – zu Hause zu bleiben, und die mit dem Syndrom verbundenen körperlichen Symptome, die vor realen oder erwarteten Trennungssituationen besonders ausgeprägt sind. Zum Syndrom gehören ferner einerseits Unglücklichsein und Rückzug, zum anderen aber auch extreme Angst, Wutausbrüche, Schreien und Festklammern an der Bezugsperson, wenn eine Trennung bevorsteht.

Epidemiologie: Über die Häufigkeit von Trennungsangst bzw. Schulphobie liegen nur unzureichende Angaben vor. Sie bewegen sich im allgemeinen, auf die Schulphobie bezogen, zwischen 1% (Schlung 1986) und 2% (Kennedy 1965) der schulpflichtigen Kinder. Das Geschlechterverhältnis zwischen Jungen und Mädchen erscheint ausgeglichen.

Differentialdiagnostisch muß zwischen Schulphobie, Schulangst und Schuleschwänzen unterschieden werden. Der Oberbegriff für alle drei Syndrome ist der der *Schulverweigerung* (Tab. 21.4). Die drei Störungsmuster unterscheiden sich strukturell deutlich voneinander. Während bei der Schulphobie keinerlei dissoziale Tendenzen vorliegen, sind diese beim Schuleschwänzen deutlich vorhanden. Schulphobische Jugendliche sind in der Regel gut begabt und haben mit der Schulleistung meist keine Schwierigkeiten. Sie haben auch bei de-

Tabelle 21.**4**   Formen der Schulverweigerung (nach Harbauer u. Mitarb. 1980)

	Schul*phobie*	Schul*angst*	Schul*schwänzen*
Symptomgenese	Verdrängung der Angst vor Verlassenwerden von der Mutter (Verlustangst) und **Verschiebung** auf das Objekt Schule	Ersatzloses **Ausweichen** vor Schulsituation aus Angst vor Kränkungen (Schulversagen) und Demütigungen („Prügelknabe")	Vermeiden der unlustgetönten schulischen Leistungssituation durch **Überwechseln** in lustbetonte Verhaltensweisen
Pathogene Faktoren	Pathologische Mutter-Kind-Beziehungen oder begründete kindliche **Ängste** vor dem Verlassenwerden	Psychische oder physische **insuffizienz** (Lernschwäche bzw. -störung, Körperschwäche bzw. -mißbildungen)	**Mangelnde Gewissensbildung** (Über-Ich-Schwäche) oder Ich-Schwäche (durch frühkindliche Frustrierungen)
Effekt	Infantile **Gemeinschaft** mit der Mutter bleibt zunächst erhalten – Gefahr der Trennung bleibt bestehen	Durch Ausweichhandlung zunächst affektive **Erleichterung** – aber Angst vor Kontaktabbruch der Eltern	Ambivalente Bejahung der Schulverweigerung und der Risiken der **Ersatzhandlungen** (Tagträumen, Dissozialität) – Furcht vor Strafe

taillierter Exploration keine Angst vor Personen oder Situationen innerhalb der Schule (z. B. vor Lehrern oder vor bestimmten Unterrichtsgegenständen). Jugendliche mit *Schulangst* haben hingegen deutliche Ängste, die mit schulischen Faktoren direkt zusammenhängen, sei es Leistungsangst, sei es Angst vor Lehrern oder auch vor anderen Schülern.

Differentialdiagnostisch abgegrenzt werden müssen ferner organische Erkrankungen, da die Schulphobie ja zunächst meist durch eine Reihe von körperlichen Symptomen „maskiert" wird, depressive Syndrome, die ja ebenfalls häufig mit Angst einhergehen, und schizophrene Psychosen, bei denen es aufgrund einer wahnhaften Symptomatik, verbunden mit massiver Angst, zu einer Schulverweigerung kommen kann.

Ätiologie und Genese

Bedeutung der familiären Dynamik: Charakteristisch für die Schulphobie ist ein *übermäßig enges Bindungsverhalten zwischen der Bezugsperson (meist die Mutter) und dem betroffenen Jugendlichen.* Diese enge Beziehung hat sich in aller Regel bereits in der frühesten Kindheit

entwickelt und bis in die Adoleszenz fortgesetzt. Es handelt sich meist um ängstliche, kontaktgehemmte Jugendliche, die auch sehr ängstliche Mütter haben, welche eine Ablösung des Jugendlichen nicht gestatten. Diese enge symbiotische Bindung zwischen Mutter und Kind wird manchmal auch durch tragische Ereignisse, die in der Familie stattgefunden haben (z. B. Todesfälle), verstärkt. Die übermäßig enge Bindung zwischen Mutter und Kind läßt eine eigenständige Entwicklung und Abgrenzung des Kindes nicht zu. Die Mütter gestatten sich selbst auch nicht, Kritik an ihrem Kind zu üben. Vielmehr reagieren sie auf ablehnende Gedanken gegenüber dem Kind mit massiven Schuldgefühlen und einer Intensivierung ihrer überfürsorglichen Haltung (Mattejat 1981). Der Vater spielt in derartigen Familien öfter eine randständige Rolle; er ist eher passiv und wenig mit Erziehungsfragen beschäftigt. Deshalb ist er auch nicht in der Lage, ein Gegengewicht zum Erziehungsverhalten der Mutter darzustellen. Für das Kind bzw. den Jugendlichen resultiert daraus, daß in der Familie keine klare Ordnung, Abgrenzung und Anleitung besteht. Auch die generationalen Rollen sind undeutlich definiert. So kommt es, daß die Kinder bereits im Kindergarten- und im Vorschulalter übermäßig ängstlich sind und in der Folge Schwierigkeiten haben, den Kindergarten oder die Schule zu besuchen.

In der ganzen Dynamik haben die körperlichen Beschwerden einen besonderen Stellenwert, weil sie sowohl dem Patienten als auch der Familie eine organische Genese der Störung regelrecht nahelegen. Je länger die Abwesenheit von der Schule dauert, um so mehr kommen *sekundäre Probleme* zum Tragen (Mattejat 1981). Beim ohnehin häufig depressiv verstimmten Kind oder Jugendlichen wächst die soziale Isolation, es entsteht ein schulischer Leistungsrückstand und auch sekundäre Befürchtungen beim Wiedereintritt in die Schule. So befürchten viele Jugendlichen, daß sie von ihren Klassenkameraden entweder als krank angesehen werden oder als Schuleschwänzer und Faulenzer. So entsteht ein verhängnisvoller Kreislauf, den weder der Jugendliche noch die Familie von sich aus durchbrechen kann.

Wie empirische Untersuchungen zeigen (Waldron u. Mitarb. 1975), existieren signifikante *Unterschiede zwischen schulphobischen Kindern und Kindern mit anderen neurotischen Störungen*. Diese betreffen die Symptomatik, Merkmale der Eltern und der Familieninteraktion und auslösende Faktoren. Was die *Symptomatik* betrifft, so unterscheiden sich schulphobische Kinder und Jugendliche von Kindern und Jugendlichen mit anderen neurotischen Störungen durch Trennungsangst, stärkere Abhängigkeit von der Bezugsperson, Depression, unrealistisch hohe Erwartungen an sich selbst, die Tendenz, aggressive Impulse auf andere Personen zu projizieren, und einen gehemmten Ausdruck der Phantasie. Die *Familieninteraktion* ist dadurch gekennzeichnet, daß in Familien mit schulphobischen Kindern die Mütter ebensolche Trennungsschwierigkeiten vom Kind haben wie die Kinder von ihnen. Sie lassen ferner eine Selbstabgrenzung des Kindes nicht zu und reagieren verärgert auf Forderungen des Kindes. Die Familiensituation ist insgesamt dadurch gekennzeichnet, daß das Kind für die Mutter erheblich wichtiger ist als der Vater. Unter den *auslösenden Faktoren* spielen bei schulphobischen Störungen sowohl familiäre Einflüsse (z. B. Trennungserlebnisse, Tod eines nahen Angehörigen, Depression eines Elternteils) als auch gewisse schulische Faktoren (Schulwechsel, ängstigende Ereignisse in der Schule) eine Rolle.

Verhaltenstherapeutische Sicht: In verhaltenstherapeutischer Sicht entspricht die Symptomatik des schulphobischen Jugendlichen einer *Vermeidungsreaktion*. Diese wird durch angstauslösende Situationen herbeigeführt und durch das Verhalten der Mutter bzw. der Eltern verstärkt (operante Konditionierung) (vgl. Lazarus u. Mitarb. 1965).

Familienorientierte Betrachtungsweise: In systemtheoretischer Sicht wird die Schulphobie als eine Störung des gesamten Familiensystems betrachtet, die über eine Störung der Mutter-Kind-Dyade hinausgeht. Danach sind Familien mit einem schulphobischen Kind oder Jugendlichen durch mangelnde Geschlossenheit des elterlichen Systems, ungenügende Abgrenzung zwischen Eltern und Kind und eine Unfähigkeit der Eltern, das Kind mit den Realitätsanforderungen zu konfrontieren, gekennzeichnet (Skynner 1976; Mattejat 1981).

Die hier genannten unterschiedlichen ätiologischen Zugangswege zur Trennungsangst bzw. Schulphobie schließen sich nicht gegenseitig aus. Vielmehr ergänzen sie sich wechselseitig. Je nach Alter des Kindes, Ausprägung der Schulphobie und zusätzlichen Schwierigkeiten und Problemen liefern sie auch Anhaltspunkte für die Durchführung einer angemessenen Behandlung.

Therapie

In der Behandlung von Trennungsangst und Schulphobie wurde eine Vielzahl von Behandlungsmethoden erprobt. Erwähnt seien nur die psychoanalytische Behandlung des Kindes bzw. Jugendlichen, Elternbehandlung oder Elternberatung, verhaltenstherapeutische Methoden (z. B. systematische Desensibilisierung) sowie Elterntraining, ferner medikamentöse Behandlung mit trizyklischen Antidepressiva. Im letzten Jahrzehnt wurden auch verschiedene Formen der Familientherapie angewandt.

Einige **allgemeine Prinzipien** bei der Behandlung der Schulphobie sind (Mattejat 1981):

1. Man sollte versuchen, den Jugendlichen so schnell wie möglich wieder in die Schule

einzugliedern. Denn je länger die Schulverweigerung andauert, um so häufiger kommt
es in der Familie zu einem sekundären pathogenen Zirkel, der zusätzliche Symptome
und Befürchtungen in Gang setzt. Dieser
erste Leitsatz bedeutet jedoch nicht, daß
man den Jugendlichen zwingen sollte, in
die Schule zu gehen. Vielmehr soll durch
eine Vielzahl von Maßnahmen seine Zustimmung zum Schulbesuch erreicht und
gegebenenfalls erleichtert werden (z. B.
durch Begleitung einer Person).
2. Es muß gegenüber den Eltern und dem Patienten herausgearbeitet werden, daß keine
körperliche Erkrankung besteht. Dies bedeutet jedoch nicht, daß man die körperliche Symptomatik vernachlässigen darf.
Sie muß vielmehr als real akzeptiert und in
den Behandlungsverlauf einbezogen werden.
3. Die Eltern sollten darin bestärkt werden,
klare und durchsetzbare Entscheidungen
für den Schulbesuch des Kindes zu treffen
und diese auch konsequent durchzusetzen.
Die Jugendlichen sind in die Absprachen
mit einzubeziehen.
4. Schließlich ist eine sorgfältige Koordination
der Maßnahmen mit allen involvierten Stellen (z. B. Schule, behandelndem Arzt) erforderlich, um Pannen zu vermeiden (etwa,
daß das Kind von der Schule wieder nach
Hause geschickt wird oder ein Krankheits-
attest ausgestellt wird).

Bei leichteren Fällen von Schulphobie kommt
man mit diesen allgemeinen Prinzipien aus,
nicht jedoch bei ausgeprägten und bereits länger bestehenden schulphobischen Syndromen.
Bei diesen muß eine längerfristige ambulante,
tagesklinische oder in schwersten Fällen auch
stationäre Behandlung durchgeführt werden.

Die an unserer Klinik entwickelte **problemzentrierte Familientherapie** eignet sich in besonderem Maße zur Behandlung von Schulphobien (s. Fallbeispiel in Kap. 36).

Nach ähnlichen Prinzipien haben wir ein **sta-
tionäres Behandlungsprogramm für extrem
ausgeprägte Schulphobien** entwickelt und mit
gutem Erfolg erprobt. Auch dieses Behandlungsprogramm orientiert sich nicht an einer
bestimmten therapeutischen Schulrichtung,
sondern ist problemorientiert und bei festste-

hendem allgemeinem Rahmen im Einzelfall
variabel. Es besteht aus 5 Phasen (vgl. auch
Mattejat 1981):

1. *Vorbereitung der Familie, „Behandlungsver-
trag", Aufnahme des Jugendlichen:* Da sich
Kinder und Jugendliche gegen eine stationäre Aufnahme sträuben, muß diese sorgfältig vorbereitet werden. Vielfach ist dies
nur möglich durch eine ambulante Behandlung, die das Vertrauen zwischen dem Patienten, der Familie und dem Therapeuten
festigen soll. Wenn dies entstanden ist, ist
eine stationäre Aufnahme leichter möglich.
Aber auch, wenn man direkt mit einer stationären Behandlung beginnt, muß im Rahmen sorgfältiger Familien- und Einzelgespräche die Aufnahme vorbereitet werden.
Der Jugendliche sollte auch vorher die Station sehen und gegebenenfalls mit anderen
Jugendlichen, die eine ähnliche Störung haben, sprechen können.

2. *Therapeutische Bearbeitung der Hintergrundsproblematik* (durchschnittliche Dauer: $1^1/_2$–2 Monate): Diese längste Phase
der stationären Behandlung konzentriert
sich auf die Bearbeitung der familiären
Hintergrundsproblematik. Erforderlich
hierzu sind intensive *psychotherapeutische
Gespräche mit den Eltern* und besondere
*Behandlungsmaßnahmen mit dem Jugendli-
chen.* Zu diesen gehören z. B. die Verminderung der Abhängigkeit von den Eltern,
Erhöhung der Selbständigkeit, angstreduzierende Maßnahmen und Stärkung der
Durchsetzungsfähigkeit gegenüber Gleichaltrigen. Wenn es gelingt, auf diesen Wegen
Fortschritte zu erreichen, so kommt es zu
einer allgemeinen Verbesserung der psychischen Situation des Jugendlichen, auch was
seine Selbstwertproblematik und die häufig
begleitende depressive Verstimmung betrifft. Eine antidepressive Medikation kann
dabei helfen. Während der zweiten Phase
der Therapie findet ferner ein *Besuch der
Klinikschule* statt. Diese ist in der Regel
im gleichen Hause untergebracht und unterscheidet sich in vielerlei Hinsicht von
den sonstigen öffentlichen Schulen (Möglichkeit zum Einzelunterricht, kleinere
Klassen, individuelleres Eingehen auf die
einzelnen Schüler, Schulbesuch mit Kindern, die ähnliche Störungen haben). Da-

durch wird auch die Angst vor etwaigen schulgebundenen Situationen reduziert.

3. *Wiedereingliederung in die Schule* (durchschnittliche Dauer: 3–4 Wochen): In dieser Behandlungsphase wird mit dem Versuch begonnen, den Jugendlichen in eine öffentliche Schule in der Stadt zu schicken. Diese schulische Wiedereingliederung muß allerdings sehr sorgfältig vorbereitet werden. Sie erfolgt zunächst schrittweise, für einige Stunden und unter aktiver Mithilfe des Therapeuten bzw. anderer Bezugspersonen auf der Station (Schwestern, Pfleger, Sozialarbeiter). Diese ziehen sich zunehmend aus der Betreuung zurück, bis der Jugendliche allein in der Lage ist, den Schulgang und andere schulische Fragen zu kontrollieren.

4. *Rückgliederung ins häusliche Milieu* (durchschnittliche Dauer: 3–4 Wochen): Nach Stabilisierung des Schulbesuches, der selbständig, ohne körperliche Beschwerden und ohne Ängste stattfinden muß, kann die Entlassung nach Hause erfolgen. Diese stellt jedoch, was den Besuch der Schule betrifft, immer eine kritische Situation dar. In dieser Phase werden nämlich die von der Klinik bislang ausgeübten Funktionen der Betreuung und Kontrolle wieder an die Eltern delegiert. Daher muß die Betreuung der Familie insgesamt intensiviert werden, um einen Rückfall zu vermeiden. Man kann dabei nach dem Konzept der strukturellen Familientherapie von Minuchin (1974) vorgehen.

5. *Ambulante Nachbetreuung:* Eine ambulante Nachbetreuung ist dringend erforderlich. Sie ist aber je nach Familienkonstellation und Erfolg der Maßnahmen unterschiedlich eng und unterschiedlich lang. Geht der Jugendliche regelmäßig in die Schule und hat die bislang stattgehabte Therapie zu einer gewissen „Reorganisation der Familienstruktur" mit Auflockerung der allzu engen Bindung zwischen der Mutter und dem Jugendlichen geführt, so kann sie in größeren Abständen stattfinden. Ist der Schulbesuch noch kritisch und die Mutter-Kind-Bindung sehr eng, so sollte die ambulante Nachbehandlung in häufigeren Abständen (wöchentlich oder 14tägig) stattfinden.

Die *Ergebnisse einer Behandlung nach diesem Therapiekonzept* haben Kammerer u. Mattejat (1981) anhand einer Stichprobe von 20 Kindern und Jugendlichen (durchschnittliches Alter: 13,2 Jahre, Streuungsbereich: 9,2–17,2 Jahre) nach einer durchschnittlichen Katamnesedauer von 19 Monaten evaluiert. Dabei zeigte sich, daß das *Alter für die Therapieprognose von großer Bedeutung* ist. Alle Kinder, die vor dem 13. Lebensjahr stationär aufgenommen worden waren, besuchten wieder regelmäßig die Schule, und bei 78% von ihnen konnte ein uneingeschränkter Therapieerfolg (stabiler Schulbesuch nach der Entlassung ohne Unterbrechungen) festgestellt werden. Ein weiterer wichtiger Therapieindikator war die *Zeitdauer des Schulversäumnisses vor Therapiebeginn*. Je länger dieser Zeitraum war, um so geringer waren die Erfolgschancen der Therapie. Die beiden Patienten, bei denen die Therapie versagte (ein stabiler Schulbesuch war nicht zu erreichen), gehörten zu den ältesten Jugendlichen und wiesen auch die längsten Schulversäumnisse auf. Für die Gesamtstichprobe fanden sich in 44% uneingeschränkte Therapieerfolge, in 44% bedingte Therapieerfolge (eindeutiger Erfolg zum Katamnesezeitpunkt, aber nicht sofort nach Rückgliederung in das häusliche Milieu) und in 12% kein Therapieerfolg.

Verlauf und Prognose

Die Prognose der Schulphobie ist im wesentlichen von drei Kriterien abhängig: 1. vom Alter der Patienten bei Störungsbeginn, 2. vom Schweregrad der Schulphobie und 3. von der Kooperationsbereitschaft der Eltern.

Was das *Alter* betrifft, so ist die Prognose um so günstiger, je jünger die Kinder sind und je früher sie in Behandlung kommen. Die Behandlungserfolge liegen je nach Intensität zwischen 30 und 60%, also insgesamt relativ niedrig (Berg 1970).

Im Hinblick auf den *Schweregrad* werden von verschiedenen Autoren (Kennedy 1965; Berg u. Mitarb. 1969; Baker u. Wills 1978) zwei Formen der Schulphobie unterschieden: eine leichtere Form als akute neurotische Krise und eine schwere Form, die als tiefergehende chronifizierte Persönlichkeitsstörung aufgefaßt wird. Bei den leichteren Formen reicht in der Regel eine ambulante Behandlung aus. Die Erfolgsraten sind im allgemeinen sehr hoch, nahezu 100%. Die schweren Formen müssen in der Regel stationär behandelt werden. Die Prognose ist bei den schweren Formen selbst nach intensiver Behandlung relativ ungünstig (Berg 1970).

Was die *Kooperation der Eltern* betrifft, so ist sie insbesondere bei jüngeren Patienten von großer Bedeutung (Skynner 1976), während bei älteren Jugendlichen zwar ebenfalls mit den Eltern gearbeitet werden muß, aber stärker die introspektive Komponente beim Patienten selbst berücksichtigt werden muß. In extremen Fällen kann es auch dazu kommen, daß die Eltern die Therapie boykottieren, was manchmal zu gerichtlichem Eingreifen Anlaß gibt. In solchen Fällen liegen aber meist schwere psychopathologische Zustandsbilder seitens der Eltern vor.

21.1.6 Literatur

Agras, S., D. Sylvester, D. Oliveau: The epidemiology of common fears and phobias. Comprehensive Psychiatry 10 (1969) 151−156

American Psychiatric Association (APA): Diagnostic und Statistical Manual of Mental Disorders, 3rd ed. (DSM-III). APA, Washington 1980 (dtsch. Bearb. von Koehler, K., H. Saß: Diagnostisches und Statistisches Manual Psychischer Störungen [DSM-III]. Beltz, Weinheim 1984)

American Psychiatric Association (APA): Diagnostic and Statistical Manual of Mental Disorders, 3rd ed. revised (DSM-III-R). APA, Washington 1987 (dtsch. Bearb. von Wittchen, H.-U., H. Saß, M. Zaudig, K. Koehler: Diagnostisches und Statistisches Manual Psychischer Störungen [DSM-III-R]; Beltz, Weinheim 1989)

Angst, J., A. Dobler-Mikola: The Zurich study. V. Anxiety and phobia in young adults. European Archives of Psychiatry and Neurological Sciences 235 (1985a) 171−178

Angst, J., A. Dobler-Mikola: The Zurich study. VI. A continuum from depression to anxiety disorders? European Archives of Psychiatry and Neurological Sciences 235 (1985b) 179−186

Baker, H., U. Wills: School phobia: classification and treatment. British Journal of Psychiatry 132 (1978) 492−499

Berg, I.: A follow-up study of school phobic adolescents admitted to an in-patient unit. Journal of Child Psychology and Psychiatry 11 (1970) 37−47

Berg, I., K. Nichols, C. Pritchard: School phobia – its classification and relationship to dependency. Journal of Child Psychology and Psychiatry 10 (1969) 123−141

Chambless, D. L.: The relationship of severity of agoraphobia to associated psychopathology. Behaviour Research and Therapy 23 (1985) 305−310

Emmelkamp, P. M. G.: Phobic disorders. In Last, C. G., M. Hersen: Handbook of Anxiety Disorders. Pergamon, New York 1988

Freud, S.: Analyse der Phobie eines fünfjährigen Knaben. (1909) In Freud, S.: Gesammelte Werke, Bd. VII. (Werke aus den Jahren 1906−1909) Imago, London 1946

Garssen, B., W. van Veenendaal, R. Bloemink: Agoraphobia and the hyperventilation syndrome. Behaviour Research and Therapy 21 (1983) 643−649

Goldstein, A. J., D. L. Chambless: A reanalysis of agoraphobia. Behavior Therapy 9 (1978) 47−59

Harbauer, H., R. Lempp, G. Nissen, P. Strunk: Lehrbuch der speziellen Kinder- und Jugendpsychiatrie. 4. Aufl. Springer, Berlin 1980 (1. Aufl. 1971)

Hibbert, G. A.: Ideational components of anxiety. Their origin and content. British Journal of Psychiatry 144 (1984) 618−624

Kammerer, E., F. Mattejat: Katamnestische Untersuchung zur stationären Therapie schwerer Schulphobien. Zeitschrift für Kinder- und Jugendpsychiatrie 9 (1981) 273−287

Kennedy, W. A.: School phobia: rapid treatment of 50 cases. Journal of Abnormal Psychology 70 (1965) 285−289

Lader, M. H., W. Wing: Physiological Measures, Sedative Drugs and Morbid Anxiety. Oxford Univ. Press, London 1966 (Maudsley Monograph No. 14)

Lazarus, A. A., G. C. Davison, D. A. Polefka: Classical and operant factors in the treatment of a school phobia. Journal of Abnormal Psychology 70 (1965) 225−229

Lazarus, R. S.: Psychological Stress and the Coping Process. McGraw-Hill, New York 1966

Lazarus, R. S.: Streß und Streßbewältigung – ein Paradigma. In Filipp, S. H.: Kritische Lebensereignisse. Urban & Schwarzenberg, München 1981

Lazarus, R. S., S. Folkman: Stress, Appraisal, and Coping. Springer, New York 1984

Ley, R.: Agoraphobia, the panic attack, and the hyperventilation syndrome. Behaviour Research and Therapy 23 (1985) 79−81

Leyhausen, P.: Zur Naturgeschichte der Angst. In Lorenz, K., P. Leyhausen: Antriebe tierischen und menschlichen Verhaltens. Piper, München 1968

Margraf, J., S. Schneider: Panik. Angstanfälle und ihre Behandlung. Springer, Berlin 1989

Marks, I. M.: Fears and Phobias. Academic Press, New York 1969

Marks, I. M.: Bewältigung der Angst. Furcht und nervöse Spannung leichter gemacht. Springer, Berlin 1977

Marks, I. M.: Fears, Phobias, and Rituals. Panic, Anxiety, and Their Disorders. Oxford Univ. Press, Oxford 1987

Marks, I. M., M. G. Gelder: Different ages of onset of varieties of phobia. American Journal of Psychiatry 123 (1966) 218−221

Marks, I. M., E. R. Herst: A survey of 1200 agoraphobics in Britain. Social Psychiatry 5 (1970) 16−24

Marks, I. M., R. Viswanathan, M. S. Lipsedge, R. Gardner: Enhanced relief of phobias by flooding during waning diazepam effect. British Journal of Psychiatry 121 (1972) 493−505

Mattejat, F.: Schulphobie: Klinik und Therapie. Praxis der Kinderpsychologie und Kinderpsychiatrie 30 (1981) 292−298

Minuchin, S.: Families and Family Therapy. Tavistock, London 1974

Mowrer, O. H.: On the dual nature of learning. A re-interpretation of „conditioning" and „problem-solving". Harvard Educational Review 17 (1947) 102−148

Mowrer, O. H.: Learning Theory and Behavior. Wiley, New York 1960

Myers, J. K., M. M. Weissman, G. L. Tischler, C. E. Holzer, P. J. Leaf, H. Orvaschel, J. C. Anthony, J. H. Boyd, J. D. Burke, M. Kramer, R. Stoltzman: Six-month prevalence of psychiatric disorders in three communities. Archives of General Psychiatry 41 (1984) 959−970

O'Brien, G. T., D. H. Barlow: Agoraphobia. In Turner, S. M.: Behavioral Theories and Treatment of Anxiety. Plenum, New York 1984

Reinecker, H.: Soziale und spezifische Phobien. In Reinecker, H.: Lehrbuch der klinischen Psychologie. Modelle psychischer Störungen. Hogrefe, Göttingen 1990

Remschmidt, H.: Observations on the role of anxiety in neurotic and psychotic disorders at an early age. Journal of Autism and Childhood Schizophrenia 3 (1973) 106−114

Remschmidt, H.: Zur Angstdynamik neurotischer und psychotischer Entwicklungen im Kindes- und Jugendalter. Klinische Pädiatrie 190 (1978) 429−435

Remschmidt, H.: Angst bei Kindern und Jugendlichen. In Thieme Verlag: Thieme schafft Wissen 1886−1986. Reden und Vorträge im Jubiläumsjahr. Thieme, Stuttgart 1987

Remschmidt, H., M. Schmidt (unter Mitarbeit von C. Klicpera): Multiaxiales Klassifikationsschema für psychiatrische Erkrankungen im Kindes und Jugendalter nach Rutter, Shaffer und Sturge. Mit einem synoptischen Vergleich zum DSM-III. 2. Aufl., Huber, Bern 1986

Schlung, E.: Schulphobie. Kohlhammer, Stuttgart 1986

Seligman, M. E. P: On the generality of the laws of learning. Psychological Review 77 (1970) 406−418

Seligman, M. E. P.: Phobias and preparedness. Behavior Therapy 2 (1971) 307−320

Skynner, A. C. R.: One Flesh: Separate Persons. Principles of Family and Marital Psychotherapy. Constable, London 1976

Sturm, J.: Ein multimodales verhaltensmedizinisches Gruppenkonzept für die Behandlung von Herzphobikern. In Nutzinger, D., D. Pfersman, T. Welan, H. G. Zapotoczky: Herzphobie. Enke, Stuttgart 1987

Torgersen, S.: The nature and origin of common phobic fears. British Journal of Psychiatry 134 (1979) 343−351

Ullrich, R., R. Ullrich-de Muynck: Implosion, Reizüberflutung, Habituationstraining. In Kraiker, C.: Handbuch der Verhaltenstherapie. Kindler, München 1974

Ullrich-de Muynck, R., R. Ullrich: Das Assertiveness-Trainings-Programm ATP. Einübung von Selbstvertrauen und sozialer Kompetenz, 3 Bde. Pfeiffer, München 1976

Waldron, S., D.K. Shrier, B. Stone, F. Tobin: School phobia and other childhood neuroses: a systematic study of the children and their families. American Journal of Psychiatry 132 (1975) 802−808

Weber, D.: Zur Differentialdiagnose und Polygenese der Schulphobie. Praxis der Kinderpsychologie und Kinderpsychiatrie 5 (1967) 167−171

Wittchen, H.-U.: Epidemiology of panic attacks and panic disorder. In Hand, I., H.-U. Wittchen: Panic and Phobias. Springer, Berlin 1986

World Health Organization (WHO): International Classification of Diseases, 9th ed. (ICD-9). WHO, Geneva 1978

World Health Organization (WHO): Tenth Revision of the International Classification of Diseases [ICD-10], Chapter V (F): Mental and Behavioural Disorders (including disorders of psychological development). Clinical Descriptions and Diagnostic Guidelines. WHO, Geneva 1991. (Dtsch.: Dilling, H., W. Mombour, M.H. Schmidt: Internationale Klassifikation psychischer Störungen. ICD-10, Kapitel V [F]. Klinisch-diagnostische Leitlinien. Weltgesundheitsorganisation. Huber, Bern 1991.)

Zitrin, C. M., D. F. Klein, M. G. Woerner, D. C. Ross: Treatment of phobias. I. Comparison of imipramine hydrochloride and placebo. Archives of General Psychiatry 40 (1983) 125−138

21.2 Depressive Syndrome

21.2.1 Terminologie, Klassifikation und Epidemiologie

Unter der Bezeichnung „Depression" faßt man eine Reihe von Krankheitsbildern zusammen, die trotz einer gewissen Verschiedenheit, was ihre Ursachen, Verlauf und Behandlung betrifft, in einigen *kardinalen Symptomgruppen* übereinstimmen (Kielholz 1965): 1. die traurige, depressive Grundstimmung, 2. die Denkhemmung und 3. die Hemmung von Handlungsfunktionen.

Die Symptomatik depressiver Zustandsbilder kann sehr vielgestaltig sein (Tab. 21.5). *Emotional* zeigen die Patienten neben der traurigen Grundstimmung eine ausgeprägte Antriebshemmung, einen Verlust der Interessen, vermehrte Angst und Irritierbarkeit, manchmal auch über den Tag verteilte Stimmungsschwankungen und häufig Schuldgefühle. Im *kognitiven* Bereich überwiegen Denkhemmungen, Grübeln, Konzentrationsstörungen, das Gefühl der Hilf- und Machtlosigkeit, eine negative Zukunftserwartung und Suizidgedanken. Schließlich finden sich auch eine Reihe von *körperlichen Symptomen* wie Schlafstörungen, Appetit- und Gewichtsverlust, Müdig-

Tabelle 21.**5**   Symptome einer ausgeprägten Depression

Emotionale Symptome	Kognitive Symptome	Körperliche Symptome
Traurige Grundstimmung	Denkhemmung/Grübeln	Schlafstörungen
Antriebshemmung	Konzentrationsstörungen	Appetitverlust
Schuldgefühle	Selbstherabsetzung/Selbstkritik	Gewichtsverlust
Interessenverlust	Hilflosigkeit/Machtlosigkeit	Müdigkeit/Abgeschlagenheit
Angst/Irritierbarkeit	Insuffizienzgefühle	Psychomotorische Retardierung
Gefühl der Erschöpfung	Düstere Zukunftserwartung	oder Agitation
Gefühl der Gefühllosigkeit	Todesgedanken	Libidoverlust
Stimmungsschwankungen	Negative Einstellung zur eigenen	Hypochondrische Beschwerden
(Tagesschwankungen)	Person	Vegetative Beschwerden (Kopf-
	Katastrophenerwartung	schmerzen, Bauchschmerzen, Ver-
	Versündigungsideen	dauungsstörungen)
	Verarmungsideen	
	Mißerfolgsorientierung	

keit, psychomotorische Verlangsamung oder auch Agitation, Libidoverlust, hypochondrische Beschwerden und eine Reihe von anderen <u>körperlich-vegetativen Beschwerden wie Kopfschmerzen, Bauchschmerzen und Verdauungsstörungen.</u>

Ein Großteil dieser Symptome ist den meisten Menschen vertraut. Nahezu jeder Mensch leidet zuweilen unter einer traurigen Grundstimmung, unter Insuffizienzgefühlen oder Schlafstörungen. Die Symptomebene allein reicht nicht aus, um ein Krankheitsbild „Depression" zu konstituieren. Von einer Depression als psychiatrischer Krankheit können wir erst dann sprechen, wenn

– eine mehr oder weniger regelhafte Kombination von Symptomen im emotionalen, kognitiven und körperlichen Bereich vorliegt,
– der Patient durch diese Symptomatik in der Wahrnehmung seiner alters- und entwicklungstypischen Lebensvollzüge beeinträchtigt ist und
– das depressive Syndrom persistiert.

Nachdem man früher stärker auf die emotionale und körperliche Symptomatik depressiver Störungen geachtet hatte, ist in den letzten Jahren der *kognitive* Bereich stark in den Vordergrund getreten. <u>Patienten mit einer ausgeprägten Depression sind in ihrem Denken, ihrer Konzentrationsfähigkeit und ihrem Handlungsspielraum extrem eingeengt.</u> Sie trauen sich nichts zu und erwarten auch von der Zu-

kunft nichts Gutes. Beck (1976) hat die kognitiven Störungen depressiver Patienten in der „kognitiven Triade" zusammengefaßt, wonach depressive Patienten ein negatives Bild von sich selbst, von der Welt und von der Zukunft haben.

Klassifikation

Nach Kendell (1976) existieren drei *Ansätze zur Klassifikation* depressiver Störungen:

– dimensionale Typologien (z. B. endogen vs. neurotisch),
– kategoriale Typologien auf der Basis des natürlichen Verlaufs der Erkrankungen oder der Phänomenologie (z. B. unipolare vs. bipolare affektive Erkrankungen) und
– Typologien, die auf der Familienvorgeschichte aufbauen (Winokur 1979) (z. B. unipolare Depression mit gleichsinniger familiärer Belastung vs. unipolare Depression ohne gleichsinnige familiäre Belastung).

Die heute gebräuchlichen psychiatrischen Klassifikationsschemata gehören zur zweiten Kategorie (Tab. 21.**6**).

Die auf den ersten Blick verwirrende Vielfalt läßt sich auf einige in allen Schemata vorkommende **Grundtypen** reduzieren:

1. In allen drei Klassifikationsschemata existiert eine Gruppe von Störungen, die man als *„affektive Psychosen"* bezeichnen kann. Im MAS sind sie ausdrücklich so benannt,

Tabelle 21.**6** Klassifikation affektiver Störungen nach den gebräuchlichen psychiatrischen Klassifikationsschemata. (Die Syndrome beziehen sich auf Störungen aus dem Bereich der Psychosen, Neurosen, emotionalen Störungen, Persönlichkeitsstörungen und Anpassungsreaktionen, was durch die Bezifferung zum Ausdruck gebracht wird.)

MAS (ICD-9)	ICD-10	DSM-III-R
1. *Affektive Psychosen (296)*	1. *Affektive Störungen (F 3)*	1. *Affektive Störungen*
– Endogene Manie, bisher nur monopolar (296.0)	Manische Episode (F 30)	Manische Episode
– Endogene Depression, bisher nur monopolar (296.1)	Depressive Episode (F 32)	Episode einer Major depression
– Manie im Rahmen einer zirkulären Verlaufsform einer manisch-depressiven Psychose (296.2)	Bipolare affektive Störung (F 31)	*Bipolare Störungen*
	Rezidivierende depressive Störungen (F 33)	– Bipolare Störung, gemischt (296.6X)
– Depression im Rahmen einer zirkulären Verlaufsform einer MDP (296.3)	Anhaltende affektive Störungen (F 34)	– Bipolare Störung, manisch (296.4X)
– Mischzustand im Rahmen einer zirkulären Verlaufsform einer MDP (296.4)	– Zyklothymia (F 34.0)	– Bipolare Störung, depressiv (296.5X)
	– Dysthymia (F 34.1)	– Zyklothyme Störung (301.13)
Andere nichtorganische Psychosen	– Andere (F 34.8)	
	Andere affektive Störungen (F 38)	*Depressive Störungen*
– Reaktive depressive Psychose (298.0)	2. *Anpassungsstörungen (F 43.2)*	– Major depression, einzelne Episode (296.2X)
2. *Neurotische Depression (300.4)*	– Kurze depressive Reaktion (F 43.20)	– Major depression, rezidivierend (296.3X)
3. *Zyklothyme (thymopathische) Persönlichkeit (301.1)*	– Längere depressive Reaktion (F 43.21)	• Melancholischer Typus
4. *Psychogene Reaktion (Anpassungsstörung) (309)*	– Angst u. depressive Reaktion, gemischt (F 43.22)	• Saisonale Verlaufsform
		– Dysthyme Störung (Depressive Neurose) (300.40)
– Kurzdauernde depressive Reaktion (309.0)	3. *Verhaltens- und emotionale Störungen mit Beginn der Kindheit und Jugend (F 9)*	2. *Anpassungsstörungen (A)*
– Länger dauernde depressive Reaktion (309.1)	– Störung des Sozialverhaltens mit depressiver Störung (F 92.0)	– A. mit depressiver Verstimmung (309.24)
5. *Spezifische emotionale Störungen des Kindes- und Jugendalters (313)*		– A. mit emotionalen *und* verhaltensbezogenen Beeinträchtigungen (309.40)
– Mit Angst und Furchtsamkeit (z. B. auch Schulphobie, Mutismus) (313.0)		
– Mit Niedergeschlagenheit und Unglücklichsein (313.1)		

in der ICD-10 und im DSM-III-R fehlt der Begriff „affektive Psychosen". Diese sind unter der Bezeichnung „affektive Störungen" subsumiert. Betrachtet man jedoch die Untergruppen, so differenzieren alle drei Klassifikationsschemata manische und depressive Episoden, sie kennen auch die Bezeichnung der bipolaren Störungen und der depressiven bzw. anhaltenden affektiven Störungen. Was letztere betrifft, so ist unter dem Aspekt des zeitlichen Verlaufs in der ICD-10 die Kategorie „anhaltende affektive Störungen" gebildet worden, während im DSM-III-R von depressiven Störungen die Rede ist, die als Hauptkategorien zwei Formen der sogenannten *„major depression"* umfassen.

Der Begriff der „major depression" ist aus unserer Sicht unglücklich, da er weder mit der früher gebräuchlichen Bezeichnung „endogene Depression" übereinstimmt noch mit der neurotischen Depression oder anderen Formen der Depression. „Major depression" besagt lediglich, daß ein depressiver Zustand eines gewissen Schweregrades vorhanden ist, unabhängig von der Ätiologie. Darin zeigt sich das Bestreben der neuen Klassifikationsschemata, möglichst ätiologiefrei zu sein. Andererseits bringt diese Bezeichnung auch viel Verwirrung, zumal ihre Abgrenzung von anderen Depressionszuständen relativ unscharf ist. So haben z. B. Untersuchungen an Patientinnen und Patienten mit Anorexia nervosa ergeben, daß ein Großteil dieser Patienten eine Major depression aufweist (Herpertz-Dahlmann u. Remschmidt 1989).

2. Die Bezeichnung *„neurotische Depression"*, die im MAS (ICD-9) noch enthalten ist, taucht in der ICD-10 als „Dysthymia" und im DSM-III-R als „dysthyme Störung (depressive Neurose)" auf. Auch hier stellt sich die Frage, ob das Fallenlassen des Begriffs der neurotischen Depression ein Vorteil ist. Sie ist aber, was ihre Kernsymptomatik betrifft, in den drei Schemata immer noch enthalten.

3. Alle drei Klassifikationsschemata enthalten ferner die Kategorie *„Anpassungsstörung"*, welche in früheren Klassifikationsschemata als „psychogene Reaktion" enthalten war. Sie wird im MAS auch noch so genannt. Darunter zu verstehen sind kürzer oder länger andauernde depressive Zustandsbilder, die nicht als manisch-depressiv, psychotisch oder neurotisch angesehen werden können und von vorübergehender Dauer sind und deren Symptomatik in enger zeitlicher oder inhaltlicher Beziehung zu einem belastenden Ereignis steht (z. B. Trauerreaktion).

4. Auch die *„depressive Persönlichkeit"* ist in allen drei Schemata enthalten. Sie erscheint im MAS (ICD-9) unter der Bezeichnung „zyklothyme (thymopathische) Persönlichkeit", in der ICD-10 als „Zyklothymia" und im DSM-III-R als „zyklothyme Störung".

5. Schließlich unterscheiden die ICD-9 und ICD-10 noch *spezifische emotionale Störungen des Kindes- und Jugendalters*, die nicht im eigentlichen Sinne depressive Syndrome darstellen, jedoch mit solchen eng verquickt sind. Im MAS (ICD-9) sind die drei unter dieser Kategorie zusammengefaßten Störungsmuster mit Angst, sozialem Rückzug und depressiver Verstimmung verbunden. Z. B. zeigen viele Jugendliche mit einer Schulphobie auch eine Störung, die mit allgemeiner Angst und Furchtsamkeit einhergeht (ICD 313.0). In der ICD-10 erscheint unter den spezifischen Verhaltens- und emotionalen Störungen auch die depressive Verhaltensstörung. Eine derartige Differenzierung ist im DSM-III-R nicht vorgesehen.

Primäre und sekundäre Depression: Eine bei allen depressiven Zustandsbildern sehr wichtige Frage konzentriert sich darauf, ob die jeweils vorhandene Depression ein *eigenständiges* Krankheitsbild darstellt, also *primär* ist, oder sich erst *sekundär* entwickelt, nachdem eine andere Symptomatik vorausgegangen ist. Angesichts der Tatsache, daß depressive Zustandsbilder im Rahmen vieler psychiatrischer Erkrankungen vorkommen, ist diese Frage sowohl diagnostisch als auch differentialdiagnostisch von großer Bedeutung. So ist das Vorkommen depressiver Verstimmungen geläufig bei der Schizophrenie, bei der Anorexia nervosa, bei verschiedenen Persönlichkeitsstörungen, aber auch bei Angstzuständen unterschiedlicher Genese, nach hirnorganischen Erkrankungen, bei chronischen körperlichen Erkrankungen usw. Herkömmlicherweise wird eine derartige sekundäre Depression als *Zusatzdiagnose* klassifiziert. Hiergegen gibt es aber insofern auch Einwände, als die depressive Verstimmung z. B. bei der Schizophrenie in bestimmten Phasen, aber auch bei der Anorexia nervosa, als konstituierender Bestandteil der Erkrankung selbst aufgefaßt werden kann. Beispielsweise beginnen 20% der schizophrenen Psychosen im Jugendalter mit einer depressiven Verstimmung (Remschmidt u. Mitarb. 1973). Aber auch im Verlauf der schizophrenen Erkrankungen treten immer wieder depressive Verstimmungen auf. Bei der Anorexia nervosa ist das gemeinsame Vorkommen ebenfalls ausgeprägt. Vorerst erscheint es aus unserer Sicht zweckmäßig, die depressive Verstimmung bei anderen Erkrankungen als zusätzliche Diagnose zu registrieren.

Die Diskussion dieser klassifikatorischen Probleme wurde hier etwas ausführlicher geführt, um auf drei Dinge hinzuweisen: Erstens sollte dargelegt werden, wie sehr die *Abgrenzungsfragen* im Flusse sind. Durch die Entfernung der Klassifikationsschemata von ätiologisch orientierten Kategorien sind manche Abgrenzungen schwieriger geworden. Früher war man leichter geneigt, eine Ätiologie anzunehmen, die keineswegs immer hinreichend gesichert war. Zweitens sollten die noch erhaltenen *Gemeinsamkeiten der drei Klassifikationsschemata* herausgearbeitet werden, und drittens schließlich diente die Diskussion auch dazu, den *Wandel diagnostischer Kategorien* auf dem Gebiete der affektiven Störungen zu verdeutlichen. Es ist zu hoffen, daß die künftige Forschung wieder zu nosologisch und ätiologisch klareren Krankheitsbildern bzw. Störungsmustern auf empirischer Basis zurückfindet.

Epidemiologie

Epidemiologische Fragestellungen auf dem Gebiete der Depression stehen und fallen mit der Definition der Krankheitsbilder, aber auch mit der theoretischen Voreinstellung der Untersucher. Nach Carlson u. Garber (1986) kann man fünf Phasen im Hinblick auf die wissenschaftlichen Lehrmeinungen über Depressionen im Kindesalter und der Präpubertät unterscheiden:

– Die *erste Phase* war durch die Theorie der Nicht-Existenz depressiver Syndrome im Kindesalter (zumindest vor der Pubertät) gekennzeichnet (Mahler 1961; Rie 1966; Rochlin 1959).

– Es folgte die *zweite Phase*, in der man der Meinung war, daß die präpuberalen Depressionen als „maskierte Depression" auftreten. Darunter verstand man eine andere, mehr körperlich ausgedrückte Symptomatik und nicht das klassische Bild der Depression wie im Jugend- oder im Erwachsenenalter.

– In der *dritten Phase* wurde aufgrund verschiedener Untersuchungen festgestellt, daß Kinder in der Präpubertät, aber auch bereits jüngere Kinder, die Kernsymptomatik einer Depression wie bei Erwachsenen zeigen: traurige Grundstimmung, Anhedonie, niedriges Selbstwertgefühl, vegetative Symptome, jedoch zusätzlich eine altersspezifische Symptomatik, z. B. körperliche Beschwerden, sozialer Rückzug, aggressives Verhalten, Schulverweigerung (Ling u. Mitarb. 1970; McConville u. Mitarb. 1973; Weinberg u. Mitarb. 1973).

– Die *vierte Phase* war dadurch gekennzeichnet, daß man eine komplette Übereinstimmung der depressiven Symptomatik zwischen Kindern und Erwachsenen feststellte ohne jeden kindheitsspezifischen Unterschied (Cytryn u. Mitarb. 1980; Puig-Antich u. Mitarb. 1978).

– Schließlich ist man in der derzeitigen *fünften Phase* der Meinung, daß die depressiven Syndrome zwischen präpuberalen Kindern, Jugendlichen und Erwachsenen nicht vollständig, aber doch in einer Reihe von Symptomen übereinstimmen. Wichtig für die Betrachtung ist jeweils die Entwicklungsphase, in der sich ein Kind oder Jugendlicher befindet. Für die Bewertung des Zustandsbildes muß die Symptomebene überschritten werden. Es muß jeweils Kompetenz- und Anpassungsverhalten betrachtet werden, an dem man am besten ablesen kann, welche Auswirkungen das depressive Zustandsbild hat.

Eingedenk dieser Gesichtspunkte und der angeführten entwicklungspsychopathologischen Besonderheiten (s. unten) kann festgestellt werden, daß depressive Zustandsbilder *vor der Pubertät selten* sind. So fanden Rutter u. Mitarb. (1976) in der Isle-of-Wight-Studie bei 10jährigen Kindern nur 3 Fälle auf insgesamt 2000 Kinder, die sie als depressiv klassifizierten. Hingegen waren in der Altersgruppe der 14- bis 15jährigen 9 Fälle einer „rein depressiven Erkrankung" festzustellen und 26 weitere mit einer gemischten affektiven Störung. Gleichzeitig fand sich um die Pubertät ein *Häufigkeitswechsel zugunsten des weiblichen Geschlechtes*. Dieser Zusammenhang ist in Abb. 21.**1** dargestellt.

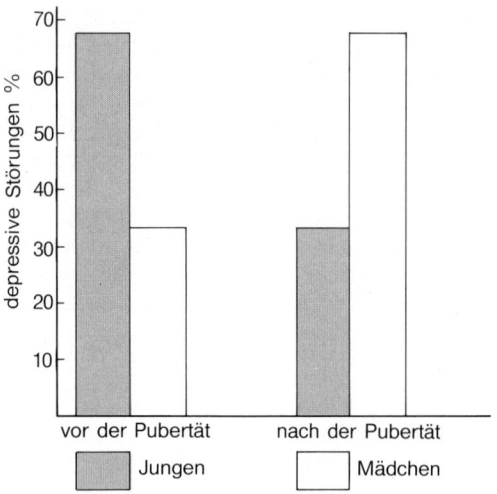

Abb. 21.**1** Geschlechterverhältnis hinsichtlich depressiver Störungen vor und nach der Pubertät (nach Rutter 1986)

Die vorliegenden epidemiologischen Untersuchungen geben selten Aufschluß über verschiedene Subgruppierungen der Depression. Auch wird eine genaue Unterscheidung zwischen Kindern, Jugendlichen und Erwachsenen häufig nicht vorgenommen.

21.2.2 Entwicklungspsychopathologische Besonderheiten

Für das Verständnis depressiver Zustandsbilder in der Adoleszenz ist die Kenntnis einiger entwicklungspsychopathologischer Besonderheiten von Bedeutung (Rutter 1986):

– Während *depressive Verstimmungen* im Kindesalter selten sind, nehmen sie in der Adoleszenz an Häufigkeit zu, mehr in Relation zu den Vorgängen in der Pubertät als zum chronologischen Alter.
– Ebenso nehmen *depressive Erkrankungen* in der Adoleszenz an Häufigkeit zu, wobei sich das Geschlechterverhältnis von einem Überwiegen der Jungen vor der Pubertät zu einer Dominanz der Mädchen nach der Pubertät verschiebt. Auch *manische Episoden* treten nach der Pubertät häufiger auf, obwohl sie in seltenen Fällen auch vor der Pubertät vorkommen können.

– Unmittelbare *Trauerreaktionen* auf Verlusterlebnisse sind im Kindesalter sowohl weniger ausgeprägt als auch von kürzerer Dauer als im Jugend- oder Erwachsenenalter.
– Erfolgreiche *Suizide* sind vor der Pubertät äußerst selten und zeigen in der Adoleszenz einen erheblichen Häufigkeitsanstieg, der zum Erwachsenenalter hin weiter progredient ist. Auch Suizid*versuche* werden in der Adoleszenz deutlich häufiger, erreichen ihren Häufigkeitsgipfel allerdings im frühen Erwachsenenalter im Gegensatz zu den Suiziden, deren Häufigkeit weiter mit zunehmendem Lebensalter ansteigt.
– Auch *Suizidgedanken* sind in der Adoleszenz häufig, zumindest in klinischen Populationen. Dabei überwiegen die Mädchen.

Es ist noch unklar, *welche Faktoren diesen enormen Wandel bewirken*. Verantwortlich gemacht wurden dafür (Rutter 1986): die hormonellen Veränderungen in der Pubertät, genetische Einflüsse, die nach der Pubertät ihre Wirksamkeit erreichen, ein Wechsel in der Häufigkeit und Bedeutung von Umweltbelastungen in der Adoleszenz, unterschiedliche Vulnerabilitäten bzw. protektive Einflüsse und eine unterschiedliche kognitive Einstellung von Jungen und Mädchen im Hinblick auf die Ausbildung von „erlernter Hilflosigkeit". Wie auch immer die Erklärung für das Häufigerwerden depressiver Syndrome in der Adoleszenz und das Überwiegen der Mädchen sein mag, an der Tatsache ist kein Zweifel, und wir müssen diesem Umstand Rechnung tragen.

21.2.3 Klinische Bilder (verschiedene Formen depressiver Syndrome)

Varianten affektiver Psychosen

Hierzu gehören manische und depressive Episoden, die verschiedenen Formen der bipolaren Störungen und die monopolaren depressiven Psychosen. Auch die im DSM-III-R als Major depression klassifizierten Störungen gehören hierher. Sie sind zwar nicht identisch mit den endogenen Psychosen, enthalten aber als Äquivalent derselben den melancholischen Typus. Auf diese Störungen und Erkrankungen wird in Kap. 19 eingegangen.

Neurotische Depression (Dysthymia, dysthyme Störung)

Klinisches Bild: Kennzeichnend für die neurotische Depression ist ein ausgeprägter depressiver Zustand, der „gewöhnlich einer erkennbaren traumatisierenden Erfahrung folgt". Die traumatisierende Erfahrung kann auch ein länger anhaltender Konflikt sein, mit dem sich der Patient lange und anhaltend beschäftigt. Meist ist außerdem eine ausgeprägte Angstsymptomatik vorhanden bzw. ein Mischzustand aus Angst und Depression. Wahnideen oder Halluzinationen fehlen ebenso wie Tagesschwankungen. Der meist chronisch-depressive Zustand ist durch wechselnde Perioden (Tage oder Wochen) guten Befindens unterbrochen. Die Patienten klagen über Antriebslosigkeit, depressive Grundstimmung, Schlafstörungen und Schwierigkeiten, mit den alltäglichen Anforderungen fertig zu werden.

Die Störung beginnt in der Regel im späten Jugend- oder beginnenden Erwachsenenalter und dauert meist mehrere Jahre an.

Die **diagnostischen Leitlinien** der *ICD-10* betonen die Chronifizierung und lange Dauer der Depression, die jedoch nicht den Schweregrad der leichten und mittelgradigen rezidivierenden depressiven Störung erreicht. Im *DSM-III-R* werden folgende Merkmale betont:

- depressive Verstimmung, die bei Kindern und Jugendlichen auch als reizbare Verstimmung auftreten kann und die meiste Zeit des Tages anhält;
- mindestens zwei der folgenden Symptome: 1. Appetitlosigkeit oder übermäßiges Bedürfnis zu essen, 2. Schlaflosigkeit oder mangelndes Schlafbedürfnis, 3. wenig Energie oder Erschöpfung, 4. niedriges Selbstwertgefühl, 5. Konzentrations- und Entscheidungsschwierigkeiten, 6. Gefühl der Hoffnungslosigkeit;
- die depressive Symptomatik hat innerhalb eines Zweijahreszeitraums (bei Kindern und Jugendlichen: Einjahreszeitraums) kein depressionsfreies Intervall von mehr als zwei Monaten gehabt;
- kein Anhaltspunkt für eine eindeutige Episode einer Major depression während der letzten zwei Jahre (bei Kindern und Jugendlichen: ein Jahr);
- Fehlen manischer Episoden, jetzt oder in der Vorgeschichte;
- kein Zusammenhang mit einer psychotischen Störung (Schizophrenie oder wahnhafte Störung);

- Fehlen organischer Störungen oder einer antihypertensiven Medikation als ursächliche oder aufrechterhaltende Bedingungen.

Nach den Richtlinien des DSM-III-R soll auch unterschieden werden, ob es sich um einen primären oder einen sekundären Typus der Depression handelt. Ersterer steht nicht im Zusammenhang mit einer anderen – nicht-affektiven – Störung, letzterer weist diesen Zusammenhang auf (z. B. Depression nach Anorexia nervosa oder einer körperlichen Erkrankung).

Differentialdiagnose: Abgegrenzt werden müssen vor allem andere Formen der Depression, insbesondere affektive Psychose. Dies geschieht aufgrund der jeweiligen Symptomatik und der Vorgeschichte. Ferner sind schizophrene Erkrankungen abzugrenzen, Depressionen im Rahmen der Anorexia nervosa oder im Zusammenhang mit körperlichen Erkrankungen. Leitlinien für die Abgrenzung sind jeweils die bei den genannten Erkrankungen vorhandenen zusätzlichen Symptome, die Vorgeschichte sowie etwaige körperliche Befunde.

Reaktive Depression (Anpassungsstörung mit depressiver Symptomatik)

Klinisches Bild: Bei den psychogenen Reaktionen oder Anpassungsstörungen handelt es sich in der Regel um leichte oder vorübergehende psychische Auffälligkeiten, die in engem zeitlichem und inhaltlichem Zusammenhang nach belastenden Erlebnissen (Trennungserlebnisse, Erlebnisse der Herabsetzung oder der Trauer, Migration) auftreten und länger als akute Belastungsreaktionen anhalten. Diese psychogenen Reaktionen oder Anpassungsstörungen können unter verschiedener Symptomatik auftreten. Eine geläufige Form ist die kurzdauernde depressive Reaktion. Sie ist durch die Kernmerkmale einer depressiven Verstimmung gekennzeichnet und steht sowohl zeitlich als auch inhaltlich im Zusammenhang mit dem belastenden Ereignis (z. B. Trauerreaktion). Für die kurze depressive Reaktion wird eine Zeitdauer von einem Monat als Grenze angegeben. Bei der längeren depressiven Reaktion soll ein Zeitraum von zwei Jahren nicht überschritten werden (ICD-10).

Diagnose und Differentialdiagnose: Die diagnostischen Leitlinien der *ICD-10* schlagen eine sorgfältige Bewertung vor von

- Art, Inhalt und Schwere der Symptomatik,
- Anamnese und prämorbider Persönlichkeit und
- belastendem Ereignis, Situation oder Lebenskrise.

Insbesondere muß das belastende Ereignis nachgewiesen sein, und es sollten auch Gründe dafür sprechen, daß ohne die Belastung die depressive Reaktion vermutlich nicht aufgetreten wäre.

Die diagnostischen Kriterien für Anpassungsstörungen des *DSM-III-R* stellen folgende Gesichtspunkte heraus:

- Reaktion auf einen oder mehrere identifizierbare Belastungsfaktoren, die innerhalb der ersten drei Monate nach Einsetzen der Belastung beginnt;
- fehlangepaßte Reaktion in Form von: 1. Beeinträchtigung der beruflichen oder schulischen Leistungsfähigkeit sowie der alterstypischen sozialen Aktivitäten und Beziehungen; 2. Symptomen, die über eine üblicherweise erwartete Reaktion hinausgehen (also inadäquat sind);
- die Störung beruht nicht auf einer einmaligen Überreaktion auf die Belastungssituation und besteht höchstens seit 6 Monaten;
- sie entspricht nicht den Kriterien anderer psychischer Störungen und auch nicht denen einer einfachen Trauerreaktion.

Diese diagnostischen Kriterien des DSM-III-R treffen auf alle Formen der Belastungsreaktionen zu, nicht nur auf solche mit einer depressiven Verstimmung.

Außer depressiven Reaktionen können im Rahmen von Anpassungsstörungen auftreten (nach DSM-III-R): Anpassungsstörungen mit ängstlicher Gestimmtheit, mit verhaltensbezogener Beeinträchtigung, mit gemischten emotionalen und verhaltensbezogenen Beeinträchtigungen, mit körperlichen Beschwerden, mit Rückzug sowie mit Hemmung im Arbeits- oder schulischen Bereich.

Differentialdiagnostisch müssen Anpassungsstörungen mit einer depressiven Symptomatik abgegrenzt werden von anderen depressiven Syndromen. Dies geschieht im wesentlichen durch die Symptomatik und die Vorgeschichte, wobei für die depressive Anpassungsstörung das auslösende Ereignis von zentraler Bedeutung ist.

Symptomatische Depression

Klinisches Bild und Klassifikation: Sie treten im Zusammenhang mit anderen, meist körperlichen Erkrankungen auf und kommen vor bei verschiedenen entzündlichen Erkrankungen (z. B. Polyarthritis rheumatica), bei heredodegenerativen Erkrankungen, als episodischdepressive Verstimmungen im Rahmen einer Epilepsie oder auch im Beginn und Verlauf der Anorexia nervosa.

Die derzeit gebräuchlichen *Klassifikationsschemata* geben keine genügende Möglichkeit, diese Formen depressiver Erkrankungen angemessen zu klassifizieren. Im MAS (ICD-9) passen sie am ehesten in die Rubrik „Psychogene Reaktion (Anpassungsstörung)", wobei je nach Dauer zwei Kategorien in Frage kommen: kurzdauernde depressive Reaktion (309.0) und längerdauernde depressive Reaktion (309.1). Auch in der ICD-10 und im DSM-III-R sind sie am ehesten unter den Anpassungsstörungen einzuordnen (vgl. Tab. 21.**6**). Es ist jedoch fraglich, ob sich alle symptomatischen Depressionen als Anpassungsstörungen auffassen lassen. Sie werden deshalb hier als eigene Kategorie abgehandelt. Zum Beispiel ist keineswegs klar, ob die häufig zu findenden depressiven Verstimmungen im Rahmen der Anorexia nervosa oder im Rahmen einer schizophrenen Psychose als „Anpassungsreaktionen" oder „reaktive Depression" aufgefaßt werden können.

Diagnose und Differentialdiagnose: Die Diagnose läßt sich meist aus der Anamnese und der klinischen Syptomatik stellen. Differentialdiagnostisch müssen die verschiedenen Formen der Depression gegeneinander abgegrenzt werden.

Dies hat auch Bedeutung für die **Therapie**, denn reaktive und neurotische Depressionen werden schwerpunktmäßig psychotherapeutisch behandelt, endogen-phasische Depressionen sprechen gut auf Antidepressiva an, während es bei symptomatischen Depressionen primär auf die *Behandlung der Grundkrankheit* ankommt. Vielfach läßt sich dadurch die symptomatische Depression beheben oder zumindest weitgehend bessern. So haben Untersuchungen zum Verlauf depressiver Verstimmungen im Rahmen der Anorexia nervosa ergeben, daß die beste Behandlung der Depression durch eine angemessene und zeitlich gestaffelte Gewichtsanhebung erfolgt, während Antidepressiva nur einen vorübergehenden Effekt haben (Herpertz-Dahlmann u. Remschmidt 1989).

21.2.4 Ätiologie und Genese depressiver Syndrome

Auf die Ätiologie und Genese depressiver Syndrome wird in Kap. 19 ausführlicher eingegangen. Für die hier besprochenen klinischen Bilder, die unter „Reaktive und neurotische Erkrankungen" subsumiert werden, wird überwiegend eine *Psychogenese* angenommen, was jedoch nicht die Mitwirkung disponierender konstitutionell-genetischer Faktoren ausschließt.

In Kap. 19 (Abb. 19.**1**) findet sich ein Modell zur Ätiologie und Genese aller depressiven Syndrome, das die Entstehung der sehr unterschiedlichen Formen depressiver Störungen zu erklären erlaubt. In diesem Modell wird davon ausgegangen, daß sehr unterschiedliche Ursachenbündel über vermittelnde zentrale Transmittersysteme zur gleichen Endstrecke einer depressiven Symptomatik führen, wobei das Zusammenwirken der einzelnen ätiologischen Komponenten sehr unterschiedlich sein kann.

Diese Auffassung von der Entstehung depressiver Syndrome hat auch dazu geführt, daß in den neueren psychiatrischen Klassifikationsschemata ICD-10 und DSM-III-R die Trennung zwischen psychotischer Depression (affektiven Psychosen) und neurotischer bzw. reaktiver Depression aufgehoben wurde, so daß einheitlich nur noch von *affektiven Störungen* gesprochen wird (vgl. Tab. 21.**6**).

Wir konnten uns zum jetzigen Zeitpunkt jedoch nicht dieser Auffassung anschließen, weshalb depressive Syndrome an zwei Stellen des Buches besprochen werden: innerhalb des Kapitels über Psychosen (Kap. 19) und innerhalb dieses Kapitels, das die reaktiven und neurotischen Störungen abhandelt.

21.2.5 Therapie

Entsprechend der Grundannahme, wonach die Entstehung reaktiver und neurotischer Depressionen *psychogenetisch* zu verstehen ist, dominiert in der Behandlung auch die Psychotherapie, wobei sowohl psychoanalytisch orientierte als auch verhaltenstherapeutische Ansätze erfolgreich eingesetzt wurden. Darüber hinaus können eine Begleitmedikation sowie flankierende Maßnahmen nützlich sein.

Psychotherapeutische Maßnahmen

Bei der Psychotherapie depressiver Syndrome (reaktive und neurotische Depression) haben sich die modernen Formen der *Verhaltenstherapie* unter Nutzung kognitiver Aspekte in den letzten Jahren aufgrund ihres Erfolges durchgesetzt. Dabei werden folgende Elemente berücksichtigt (Hautzinger u. Dejong-Meyer 1990, S. 153): „Aufbau einer tragfähigen Beziehung; kurzfristige, entlastende Maßnahmen; Aufbau angenehmer, verstärkender Aktivitäten, Abbau von belastenden Aktivitäten und Strukturen; Aufbau sozialer Fertigkeiten und Kontakte; Veränderung einseitiger Wahrnehmungen und Bewertungsmuster; Korrektur absolutistischer Grundüberzeugungen und Einbezug der sozialen Kontaktpersonen (Partner, Familie)".

Die Erfolge der kognitiven Verhaltenstherapie bei Depressionen werden auf folgende Wirkkomponenten zurückgeführt (Zeiss u. Mitarb. 1979):

– Vermittlung einer plausiblen Erklärung über die Natur seiner Erkrankung an den Patienten;
– Planung und Strukturierung des Tagesablaufes und des Handelns gemeinsam mit dem Patienten;
– positive Erfahrungen des Patienten mit den vorgeschlagenen Maßnahmen;
– Veränderung der kognitiven Erwartungshaltung des Patienten.

Die kognitiven Verhaltenstherapien der Depressionen (vgl. Beck u. Mitarb. 1986) sind jedoch nur bedingt indiziert bei manisch-depressiven oder schweren unipolaren psychotischen Erkrankungen.

Antidepressive Begleitmedikation

Die Kombination von kognitiver Verhaltenstherapie und antidepressiver Medikation
wurde verschiedentlich erprobt. Dabei kamen
überwiegend trizyklische Antidepressiva zur
Anwendung (z. B. Amitriptylin, Imipramin,
Clomipramin, Nortriptylin). Die Ergebnisse
sind jedoch nicht einheitlich. Immerhin kann
folgendes festgehalten werden:

- Die Medikation wirkt kurzfristiger und
  führt daher bei ausgeprägten Depressionen
  aufgrund ihrer Beeinflussung der vegetativen Symptomatik zu einer rasch spürbaren
  Besserung.
- Die psychotherapeutischen Maßnahmen
  (kognitive Verhaltenstherapie) zeigen einen
  späteren Wirkungseintritt, scheinen jedoch
  der psychopharmakologischen Wirkung
  ebenbürtig zu sein.
- Eine Kombination der beiden Behandlungsmaßnahmen führt offenbar zu einer verrin-
  gerten Abbrecherquote und zu einer besseren Akzeptanz der Behandlungsmaßnahme
  durch die Patienten, was ja miteinander zusammenhängt (DeJong-Meyer 1988).

Flankierende Maßnahmen

Hierunter sind alle Maßnahmen zu verstehen,
die das Lebensumfeld des Patienten berücksichtigen. In der Adoleszenz sind eine Reihe
spezieller Aspekte zu berücksichtigen wie:

- *Einbeziehung der Eltern:* Im Einverständnis
  mit dem Jugendlichen müssen die Eltern
  über das Krankheitsbild aufgeklärt und in
  den Behandlungsplan einbezogen werden.
  Es kommt dabei darauf an, daß die Eltern
  auch an der „kognitiven Umstrukturierung"
  mitwirken, z. B. durch Vermittlung von Er-
  folgserlebnissen.
- *Einbeziehung des schulischen und beruflichen Umfeldes:* Ebenfalls mit Einverständnis des Patienten kann es nützlich sein, mit
  dem Klassenlehrer bzw. mit dem Anleiter
  einer beruflichen Ausbildungsstätte Kontakt aufzunehmen, wenn es um ganz konkrete Fragen geht wie z. B. Verbesserung
  der Selbstbehauptung in einer Leistungssituation oder vorübergehende Entlastung zu
  Beginn der Behandlung.

Zu den flankierenden Maßnahmen gehört
auch die Verbesserung der Stellung des jeweiligen Patienten im Kreise Gleichaltriger, wozu
die Eingliederung in eine Gruppe manchmal
sinnvoll ist.

21.2.6 Verlauf und Prognose

Der Verlauf reaktiver und neurotischer Depressionen ist in der Regel günstig, wobei ein
rascher Therapieerfolg um so wahrscheinlicher
ist, je mehr es gelingt, bereits zu Therapiebeginn Bewältigungsstrategien mit dem Patienten gemeinsam zu erarbeiten. Auch ist es möglich, aus verschiedenen Variablen zu Beginn
der Behandlung die Wahrscheinlichkeit des
Therapieerfolges vorauszusagen. Als Prädiktoren im Sinne eines ungünstigen Therapieerfolges haben sich hohe Testwerte bei Therapiebeginn in folgenden Skalen erwiesen (DeJong-
Meyer 1988): Introversion, Neurotizismus,
Nervosität, Kontaktangst, negative Zukunftsperspektive und somatische Beschwerden.

21.2.7 Literatur

American Psychiatric Association (APA): Diagnostic
    und Statistical Manual of Mental Disorders, 3rd ed.
    (DSM-III). APA, Washington 1980 (dtsch. Bearb.
    von Koehler, K., H. Saß: Diagnostisches und Stati-
    stisches Manual Psychischer Störungen [DSM-III].
    Beltz, Weinheim 1984)
American Psychiatric Association (APA): Diagnostic
    and Statistical Manual of Mental Disorders, 3rd ed.
    revised (DSM-III-R). APA, Washington 1987
    (dtsch. Bearb. von Wittchen, H.-U., H. Saß, M.
    Zaudig, K. Koehler: Diagnostisches und Statisti-
    sches Manual Psychischer Störungen (DSM-III-R];
    Beltz, Weinheim 1989)
Beck, A. T.: Cognitive Therapy and the Emotional
    Disorders. Int. Univ. Press, New York 1976
Beck, A. T., A. J. Rush, B. F. Shaw, G. Emery: Ko-
    gnitive Therapie der Depression. Psychologie-Ver-
    lagsunion, München 1986
Carlson, G. A., J. Garber: Developmental issues in the
    classification of depression in children. In Rutter,
    M., C. E. Izard, P. B. Read: Depression in Young
    People. Developmental and Clinical Perspectives.
    Guilford, New York 1986
Cohen, P., C. N. Velez, M. Garcia: The Epidemiology
    of Childhood Depression. Paper presented at the
    Annual Meeting of the American Academy of Child
    Psychiatry, San Antonio/Texas 1985 (unveröff.)
Cytryn, L., D. H. McKnew, W. E. Bunney: Diagnosis
    of depression in children: a reassessment. American
    Journal of Psychiatry 137 (1980) 22–25

DeJong-Meyer, R.: Die verhaltenstherapeutisch-ko-
gnitive Beeinflussung affektiver Störungen. In von
Zerssen, D., H.-J. Möller: Affektive Störungen.
Springer, Berlin 1988

Dilling, H., S. Weyerer, R. Castell: Psychische Erkrankungen in der Bevölkerung. Eine Feldstudie zur
psychiatrischen Morbidität. Enke, Stuttgart 1984

Eaton, W. W., C. E. Holzer, M. V. Korff, J. C. Anthony, J. E. Helzer, L. George, M. A. Burman, J.
H. Boyd, L. G. Kessler, B. L. Locke: The design of
the epidemiological catchment area survey. The control and measurement of error. Archives of General
Psychiatry 41 (1984) 942–948

Hautzinger, M., R. DeJong-Meyer: Depressionen. In
Reinecker, H.: Lehrbuch der Klinischen Psychologie. Hogrefe, Göttingen 1990

Herpertz-Dahlmann, B., H. Remschmidt: Anorexia
nervosa und Depression. Zur Gewichtsabhängigkeit
der depressiven Symptomatik. Nervenarzt 60 (1989)
490–495

Kashani, J. H., G. A. Carlson, N. C. Beck, E. W. Ho-
eper, J. A. Mcallister, C. M. Corcoran, C. Fallahi,
T. K. Rosenberg, J. C. Reid: Depression, depressive
symptomatology, and depressed mood among a
community sample of adolescents. Manuskript 1986
(zit. in Strober, M. et al. 1989)

Kendell, R. E.: The classification of depressions: a review of contemporary confusion. British Journal of
Psychiatry 129 (1976) 15–28

Kielholz, P.: Diagnose und Therapie der Depressionen
für den Praktiker. Lehmanns, München 1965

Ling, W., G. Oftedal, W. Weinberg: Depressive illness
in childhood presenting as severe headache. American Journal of Diseases of Children 120 (1970)
122–124

Mahler, M. S.: On sadness and grief in infancy and
childhood. Psychoanalytic Study of the Child 16
(1961) 332–354

McConville, B. J., L. C. Boag, A. P. Purohit: Three types of childhood depression. Canadian Psychiatric
Association Journal 18 (1973) 133–138

Puig-Antich, J., S. Blau, J. Marx, L. L. Greenhill, W.
Chambers: Pre-pubertal major depressive disorder:
a pilot study. Journal of the American Academy of
Child Psychiatry 17 (1978) 695–707

Regier, P. A., J. K. Myers, M. Kramer, L. N. Robins,
D. Blazer, R. L. Hough, W. W. Eaton, B. L. Locke:
The NIMH epidemiological catchment area survey
program. Historical context, major objectives, and
study population characteristics. Archives of General Psychiatry 41 (1984) 934–941

Remschmidt, H., M. Schmidt (unter Mitarbeit von C.
Klicpera): Multiaxiales Klassifikationsschema für
psychiatrische Erkrankungen im Kindes- und
Jugendalter nach Rutter, Shaffer und Sturge. Mit ei-
nem synoptischen Vergleich zum DSM-III. 2. Aufl.,
Huber, Bern 1986

Remschmidt, H., B. Brechtel, F. Mewe: Zum Krankheitsverlauf und zur Persönlichkeitsstruktur von
Kindern und Jugendlichen mit endogen-phasischen
Psychosen und reaktiven Depressionen. Acta paedopsychiatrica 40 (1973) 2–17

Rie, H. E.: Depression in childhood: a survey of some
pertinent contributions. Journal of the American
Academy of Child Psychiatry 5 (1966) 653–685

Rochlin, G.: The loss complex. Journal of the American Psychoanalytic Association 7 (1959) 229–316

Rutter, M.: The developmental psychopathology of
depression: issues and perspectives. In Rutter, M.,
C. E. Izard, P. B. Read: Depression in Young
People. Developmental and Clinical Perspectives.
Guilford, New York 1986

Rutter, M., C. E. Izard, P. B. Read: Depression in
Young People. Developmental and Clinical Perspectives. Guilford, New York 1986

Rutter, M., J. Tizard, K. Whitmore: Education, Health
and Behaviour. Longmans, London 1970; Krieger,
Huntington/N. Y. 1981

Rutter, M., P. Graham, O. Chadwick, W. Yule: Adolescent turmoil: fact or fiction? Journal of Child
Psychology and Psychiatry 17 (1976) 35–56

Strober, M., J. McCracken, G. Hanna: Affective disorders. In Hsu, L. K. G., M. Hersen: Recent Developments in Adolescent Psychiatry. Wiley, New York
1989

Weinberg, W. A., J. Rutman, A. Sullivan, E. C. Pe-
nick, S. G. Dietz: Depression in children referred to
an educational diagnostic center: diagnosis and
treatment. Journal of Pediatrics 83 (1973)
1065–1072

Winokur, G.: Familial (genetic) subtypes of pure depressive disease. American Journal of Psychiatry 136
(1979) 911–913

World Health Organization (WHO): International
Classification of Diseases, 9th ed. (ICD-9). WHO,
Geneva 1978

World Health Organization (WHO): Tenth Revision of
the International Classification of Diseases
[ICD-10], Chapter V (F): Mental and Behavioural
Disorders (including disorders of psychological de-
velopment). Clinical Descriptions and Diagnostic
Guidelines. WHO, Geneva 1991. (Dtsch.: Dilling,
H., W. Mombour, M.H. Schmidt: Internationale
Klassifikation psychischer Störungen. ICD-10, Kapi-
tel V [F]. Klinisch-diagnostische Leitlinien. Weltge-
sundheitsorganisation. Huber, Bern 1991.)

Zeiss, A. M., P. M. Lewinsohn, R. F. Munoz: Non-
specific improvement effects in depression using interpersonal skills training, pleasant activity schedu-
les, or cognitive training. Journal of Consulting and
Clinical Psychology 47 (1979) 427–439

21.3 Zwangssyndrome

21.3.1 Terminologie, Klassifikation und Epidemiologie

Terminologie: Als Zwänge bezeichnet man bestimmte, immer wiederkehrende seelische
Vorgänge (z. B. Gefühle, Vorstellungen) oder
auch Handlungen, die vom Betroffenen als lästig und quälend erlebt werden und die er, obwohl er sie als unsinnig erkannt hat, nicht willkürlich unterbinden kann.

Klassifikation: Zwangsphänomene können nach ihrem Inhalt und nach ihren Beziehungen zur Angst eingeteilt werden.
Nach Inhalt und Form unterscheiden wir:

- Zwänge mit *gedanklichem Substrat* (Zwangsgedanken, Zwangsbefürchtungen, Zwangseinfälle, Zweifelzwang, Spekulierzwang usw.).
- Zwänge mit *motorischem Substrat* (Zwangshandlungen) (z. B. Waschzwang, ständiges zwanghaftes Umherlaufen, Wiederholungszwang).

> Beispiel: Eine 15jährige Patientin, die bereits im Alter von 3 Jahren schwere Angstzustände bekam, wenn sie in der Badewanne kleine Wollfäden oder Haare schwimmen sah, entwickelte im Alter von 11 Jahren eine Reihe von Wiederholungszwängen. Sie mußte in der Klavierstunde immer wieder die gleichen Takte spielen, beim Schreiben die gleichen Buchstaben wiederholen, Lichtschalter wiederholt an- und ausknipsen, Türen auf- und zumachen usw. (Remschmidt u. Dauner 1970).

- Zwangsrituale und Zwangszeremonien, die aus *Kombinationen* der beiden zuerst genannten Arten von Zwangsphänomenen bestehen (z. B. Reinigungsriten, An- und Auskleiderituale).

Nach ihrer Beziehung zur Angst (Wolpe 1958) unterscheidet man:

- *angstinduzierende* Zwangsphänomene.
  Beispiel: Eine 16jährige Patientin litt unter der Zwangsvorstellung, sie könnte mit langen Messern ihre Eltern oder ihren kleinen Bruder umbringen. Das Auftreten dieser Vorstellung war mit starker Angst verbunden.

- *angstreduzierende* Zwangsphänomene.
  Bei ihnen handelt es sich meist um Zwangserscheinungen mit motorischen Inhalten (Zwangshandlungen verschiedenster Art wie Waschzwang, Wiederholungszwang, Kontrollzwang usw.).

Die zweite Einteilung geht von der Grunderfahrung aus, daß Häufigkeit und Intensität von Zwängen weitgehend proportional dem Grad der Angst sind. Dieser Zusammenhang wurde sowohl im Tierexperiment als auch durch die klinische Erfahrung gesichert. Man kann sich von diesem Zusammenhang leicht dadurch

überzeugen, daß man einen Jugendlichen am Ausführen von motorischen Zwängen hindert. Es entsteht dann in der Regel ein schwerer Angstzustand.

In Tab. 21.7 ist die Klassifikation von Zwangssyndromen nach den gebräuchlichen psychiatrischen Klassifikationsschemata wiedergegeben. Während das MAS auf der Basis von ICD-9 noch von Zwangsneurose spricht, wird auf diesen Begriff im *DSM-III* verzichtet. Dort ist nur von Zwangssyndromen oder Zwangsstörung die Rede. In der *ICD-10* ist ebenfalls von Zwangsstörung die Rede, die wiederum, je nachdem, ob sich die Zwangsphänomene im gedanklichen oder im Handlungsbereich auswirken, mehrfach unterteilt wird.

Im Fallenlassen des Begriffes Zwangsneurose kann ein Abrücken von der ätiologischen Betrachtung zugunsten einer mehr symptom- oder phänomenorientierten Betrachtung gesehen werden. Andererseits erlaubt eine weitgehend ätiologiefreie Beschreibung der Zwangsphänomene auch die Einordnung von Zwängen, die nicht neurotischen Ursprungs sind, sondern z. B. im Rahmen schizophrener Psychosen, hirnorganischer Erkrankungen oder depressiver Syndrome auftreten.

Die Klassifikationsschemata enthalten jeweils genauere Beschreibungen der Zwangssyndrome und diagnostische Kriterien, die hier nicht im einzelnen wiedergegeben werden können. Sie stimmen in den Grundtendenzen weitgehend überein und verfolgen drei Ziele: erstens eine möglichst präzise Beschreibung des jeweiligen Syndroms, zweitens die Abgrenzung des Syndroms als krankhafte Störung von Varianten der normalen Entwicklung und drittens die differentialdiagnostische Abgrenzung von anderen Syndromen (z. B. von Depressionen, schizophrenen Psychosen, organischen Störungen oder dem Gilles-de-la-Tourette-Syndrom).

Epidemiologie: In der nervenärztlichen Praxis werden bei Erwachsenen etwa 3% an Zwangsneurosen diagnostiziert, in psychotherapeutischen Ambulanzen etwa 2% (Strunk 1985). Im Krankengut kinder- und jugendpsychiatrischer Kliniken werden in der Regel noch geringere Zahlen angegeben. Nach einer Übersicht von Knölker (1987) bewegen sich die Inzidenzraten meistens zwischen 0,3 und 3%. Die höch-

Tabelle 21.**7**   Klassifikation von Zwangssyndromen nach den gebräuchlichen psychiatrischen Klassifikationsschemata

MAS (ICD-9)	ICD-10	DSM-III-R
Zwangsneurose (300.3)	**Zwangsstörung** (F 42)	**Zwangssyndrom** (300.3)
Synonym: Zwangskrankheit Anankastische Neurose	− vorwiegend Zwangsgedanken oder Grübelzwang (F 42.0) − vorwiegend Zwangshandlungen (Zwangsrituale) (F 42.1) − Zwangsgedanken und -handlungen, gemischt (F 42.2) − andere Zwangsstörungen (F 42.8)	

ste Rate an Zwangssyndromen innerhalb einer klinischen Population wurde von Steinhausen u. Mitarb. (1984) mit 4,6% berichtet. Es wird angenommen, daß etwa 0,05% der Allgemeinbevölkerung in westlichen Ländern an Zwängen leiden (Woodruff u. Pitts 1964). Vor der Pubertät überwiegen eindeutig die Jungen (Adams 1973), nach der Pubertät kommt es zu einer weitgehenden Gleichverteilung der Häufigkeit zwischen Jungen und Mädchen.

21.3.2 Klinische Bilder

Zwangsneurose (Zwangsstörung, Zwangssyndrom)

Die *Symptomatik* der Zwangsneurose wird im Multiaxialen Klassifikationsschema (Remschmidt u. Schmidt 1986) wie folgt beschrieben:

„Neurosen, in denen das hervorstechende Symptom in einem Gefühl subjektiven Zwanges besteht – gegen den der Patient sich wehrt –, bestimmte Handlungen auszuüben, über einen Gedanken nachzugrübeln, ein Erlebnis sich wieder vorzustellen oder über ein abstraktes Thema nachzusinnen. Die auftauchenden unerwünschten Gedanken, die Beharrlichkeit der Worte oder Ideen, die Grübeleien oder die Gedankenketten werden von dem Patienten als unangepaßt oder unsinnig empfunden. Die Zwangsantriebe oder Zwangsideen werden von dem Patienten als persönlichkeitsfremd erkannt, er weiß aber, daß sie aus ihm selbst kommen. Die Zwänge kön-

nen quasi Ritualhandlungen sein, mit dem Zweck, die Angst zu erleichtern, z. B. Händewaschen, um Ansteckung zu vermeiden. Versuche, die unwillkommenen Gedanken oder Antriebe zu unterdrücken, können zu einem starken inneren Kampf mit intensiver Angst führen" (S. 43).

Die *Häufigkeitsverteilung* der Zwangssymptome in einer klinischen Stichprobe von 52 Kindern und Jugendlichen (Durchschnittsalter 13,6 Jahre) zeigt Tab. 21.**8**. Sie verdeutlicht, daß unter den Zwangshandlungen die Zwangsrituale, der Waschzwang, der Kontrollzwang, der Wiederholungs- und Ordnungszwang im Vordergrund stehen, während unter den Zwangsgedanken die Zwangsbefürchtungen und Zwangsvorstellungen am häufigsten sind.

Was das **klinische Bild** betrifft, so sind über die bislang beschriebenen Aspekte hinaus einige Besonderheiten zu beachten:

1. **Schweregrad:** Zwangssyndrome können in ihrem Schweregrad außerordentlich variabel sein. Die Spielbreite reicht von passageren Zwangsphänomenen, die zu Beginn der Adoleszenz verbreitet sind, bis zu Zwangskrankheiten mit extremer Ausprägung, bei denen der Patient infolge seiner Symptomatik an den normalen und alterstypischen Lebensvollzügen gar nicht mehr teilnehmen kann. Der Schweregrad des Zwangssyndroms hängt auch mit einer Reihe von anderen Faktoren zusammen wie Begleitsymptomatik, familiärer Belastung, Dauer der Störung, Persönlichkeitsstruktur.

Tabelle 21.**8** Häufigkeitsverteilung der Zwangssymptome in einer klinischen Stichprobe von 52 Patientinnen und Patienten im Kindes- und Jugendalter
(nach Knölker 1987)

Zwangshandlungen

Zwangsrituale	36	(69%)
Waschzwang	28	(54%)
Kontrollzwang	27	(52%)
Wiederholungszwang	27	(52%)
Ordnungszwang	24	(46%)
Rückversicherungszwang	12	(23%)
Berührungszwang	10	(19%)
Zählzwang	10	(19%)
zwanghaftes Überschreiben	8	(15%)
Sammelzwang	5	(10%)
andere	7	(13%)

Zwangsgedanken

Zwangsbefürchtungen	40	(77%)
Zwangsvorstellungen	27	(52%)
umschriebene Zwangsgedanken	25	(48%)
Zwangsgelübde	12	(23%)
Zwangsfluchen, -schimpfen	7	(13%)
andere	4	(8%)

2. **Situationsabhängigkeit der Symptomatik:**
Die Zwangssymptomatik von Jugendlichen
wie Erwachsenen ist nicht in jeder Umgebung gleichermaßen ausgeprägt. Sie ist
meist in der gewohnten Umgebung am
deutlichsten. Tritt sie in verschiedenen Umgebungen auf, so hat sie in der Regel bereits einen erheblichen Schweregrad. In der
Stichprobe von Knölker (1987) trat die
Zwangssymptomatik in 65% der Fälle ausschließlich zu Hause auf. Nahezu alle Eltern gaben an, daß sie von ihren Kindern
massiv tyrannisiert worden seien. Häufig
verschwinden die Zwänge bei einem Umgebungswechsel, treten aber nach einer gewissen Zeit der Anpassung wieder auf.
3. **Assoziierte Symptomatik:** Eine Zwangssymptomatik tritt selten isoliert auf. Sie ist
meistens vergesellschaftet mit einer Reihe
von anderen Symptomen. Die häufigsten
sind (in abfallender Rangfolge): Ängste
und Phobien, depressive Verstimmungen,
Schlafstörungen, Suizidgedanken, Eßstörungen, psychosomatische Symptome, Tics
und aggressive Durchbrüche. Von besonderer Bedeutung ist der Zusammenhang zwi-

schen Zwängen und *Angst*, was bereits einleitend beschrieben wurde. Nahezu alle Patienten mit einer Zwangssymptomatik können als ängstlich bezeichnet werden
(Tab. 21.**9**). Zwänge können im wesentlichen als „Angstabwehrmechanismen"
aufgefaßt werden.

4. **Prämorbide Persönlichkeit:** Die meisten
zwangskranken Jugendlichen und Erwachsenen werden prämorbid als übermäßig angepaßt, ruhig, ängstlich, zurückhaltend und
gehemmt beschrieben. In der Familie findet
man in der Regel weitere Personen (meist
auch einen Elternteil), die durch übermäßige Gewissenhaftigkeit, Ordnungsliebe
und Genauigkeit gekennzeichnet sind oder
gar selbst an Zwängen leiden bzw. eine
zwanghafte Persönlichkeitsstruktur aufweisen.

5. **Auslöser der Symptomatik:** Bei den meisten Jugendlichen läßt sich der Beginn der
Symptomatik relativ gut festlegen. Rund
zwei Drittel der Patienten oder ihre Eltern
beschreiben ein auslösendes Ereignis. Häufige Auslöser für eine Zwangssymptomatik
sind: sexuelle Erlebnisse (Onanieskrupel,
Angst vor Geschlechtskrankheiten, homo-
erotische Erlebnisse), eigene Krankheiten
oder Krankheiten in der Familie, Tod naher
Angehöriger, Ablösungs- oder Trennungserlebnisse sowie religiöse Erlebnisse und
Erfahrungen. Der Zusammenhang von
Zwängen mit der Sexualsphäre einerseits
und mit religiösen Erlebnissen andererseits
wurde in der Literatur häufig beschrieben.

Beispiel: Bei einem *18jährigen Jugendlichen*, der mit
seinen Großeltern in einem Mehrparteienhaus
wohnte, steigerte sich sein Wasch- und Reinigungs-
ritual derartig, daß er stundenlang (zuletzt 6 Std.
täglich) duschte, was zu erheblichen Protesten seitens der Nachbarn führte. Aufgrund dieser ausgeprägten Symptomatik war er nicht in der Lage, eine
Schule zu besuchen oder einer Arbeit nachzugehen.
Darüber hinaus hinderten ihn seine *Reinlichkeits-
zwänge*, die Toilette in der Wohung der Großeltern
zu benutzen. Er mußte zum Zwecke des Toiletten-
ganges das Haus verlassen, da er seine Notdurft nur
im Freien verrichten konnte. Er war nicht bereit,
sich stationär in der Klinik aufnehmen zu lassen. Da
er in der Wohnung der Großeltern nicht mehr trag-
bar war, wurde er vorübergehend in einem kleinen
Hotel am Rande eines Parks untergebracht. Dort
waren zunächst die Wasch- und Reinigungszwänge

kaum vorhanden, jedoch konnte er auch dort die Toilette nicht aufsuchen, weshalb er schon früh am Morgen in den Park ging, wo er beobachtet und zur Rede gestellt wurde.

Zur Familienanamnese ist zu erwähnen, daß die Eltern geschieden waren und die Mutter des jungen Mannes an einer Zwangsneurose litt, die einen so extremen Schweregrad erreicht hatte, daß die Hände durch das viele Waschen bluteten. Sie konnte im übrigen ihre 1-Zimmer-Wohnung nur einmal in der Woche zum Einkauf verlassen und mußte diese nach Rückkehr stets mit Sagrotan-Lösung reinigen.

Andere Zwangssyndrome

Eine Zwangssymptomatik tritt nicht nur bei der Zwangsneurose auf. Sie kann vielmehr im Rahmen verschiedener anderer Störungen vorkommen, so bei der anankastischen Persönlichkeitsstörung (ICD 301.4), bei hirnorganischen Störungen, bei depressiven Syndromen, im Rahmen schizophrener Psychosen sowie bei Tics und beim Gilles-de-la-Tourette-Syndrom, bei letzterem in Form einer zwanghaft wirkenden Koprolalie. Die hier genannten Zwangsphänomene werden jeweils bei der Grundkrankheit klassifiziert.

21.3.3 Diagnose und Differentialdiagnose

Die **Diagnose** wird aufgrund der anamnestischen Angaben und der z. T. beobachtbaren, z. T. berichteten Symptomatik gestellt. Hierzu liefern die gebräuchlichen Klassifikationsschemata Hilfestellungen in Form von diagnostischen Kriterien.

Nach dem *DSM-III-R* ist für die Diagnose eines Zwangssyndroms (Zwangsstörung) erforderlich, daß Zwangsgedanken oder Zwangshandlungen vorliegen und daß diese für den Patienten „erhebliches Leid verursachen" und seinen normalen Tagesablauf, seine beruflichen Leistungen und die üblichen sozialen Aktivitäten und Beziehungen stark beeinträchtigen. Für die Diagnose von *Zwangsgedanken* müssen folgende Kriterien erfüllt sein:

1. „wiederholte, länger andauernde Ideen, Gedanken, Impulse oder Vorstellungen, die, zumindest anfänglich, als lästig und sinnlos empfunden werden";

Tabelle 21.**9** Häufigkeitsverteilung der Angstsymptome in einer klinischen Stichprobe von 52 Patientinnen und Patienten mit Zwangssyndromen im Kindes- und Jugendalter (nach Knölker 1987)

Allgemeine Ängstlichkeit	50	(96%)
Sozialängste	41	(79%)
Versagensängste	36	(69%)
Reifungsängste, sexuelle Ängste	35	(67%)
Todesangst	29	(56%)
Trennungsängste	26	(50%)
Dunkelangst	25	(48%)
Angst vor Krankheiten	23	(44%)
Bestrafungsängste	22	(42%)
Religiöse Ängste	19	(36%)
Veränderungsangst	15	(29%)
andere	7	(13%)

2. Versuch der Person, solche Gedanken bzw. Impulse zu ignorieren oder zu unterdrücken;
3. Einsicht des Patienten, daß die Zwangsgedanken in ihm selbst entstehen und nicht von außen aufgezwungen werden (wie bei der Gedankeneingebung);
4. im Falle des Vorliegens einer anderen Störung auf der Achse I bestehen keine Beziehungen zu den Zwangsgedanken.

Für die Diagnose von *Zwangshandlungen* werden als verbindlich angesehen (gekürzt wiedergegeben):

1. Wiederholung und stereotype Ausführung zweckmäßiger und beabsichtigter Verhaltensweisen auf einen Zwangsgedanken hin.
2. Das Verhalten dient dem Zweck, Unbehagen zu verhindern bzw. entsprechende Situationen zu vermeiden. Die Handlungen stehen jedoch in keinem realistischen Bezug zu dem, was sie verhindern sollen bzw. sind übertrieben.
3. Der Person ist die Unsinnigkeit der Zwangshandlungen einsichtig, ohne daß sie diese abstellen kann.

Auch in der *ICD-10* sind allgemeine Charakteristika für Zwangssymptome formuliert, die sich mit den zuvor genannten weitgehend decken.

Differentialdiagnose: Abgegrenzt werden müssen zunächst *depressive Syndrome*, da Zwänge und depressive Verstimmungen häufig gemeinsam vorkommen. Es bleibt dann eine Abwägungsfrage, welche Symptomatik als führende Diagnose betrachtet wird. Sind beide gleichermaßen stark ausgeprägt, so sollte der Depression der Vorrang gegeben werden. Abzugrenzen sind weiter verschiedene *Angstsyndrome* einschließlich der Phobien. Bei diesen ist die Angst allgemeiner Art (Angstneurose) oder in einer auf eine bestimmte Situation oder ein bestimmtes Objekt bezogenen Form so ausgeprägt, daß eine Abgrenzung möglich ist. Zwangssymptome kommen aber auch bei der *Schizophrenie* vor. Die Abgrenzung erfolgt hier durch die zusätzlichen schizophrenietypischen Symptome, die bei einem Zwangssyndrom nicht vorkommen. Nicht immer leicht ist die Abgrenzung vom *Gilles-de-la-Tourette-Syndrom*, bei dem sich motorische Tics mit vokalen Tics, häufig in Form von Koprolalien, verbinden. Oft kommt es dabei auch zu Zwangsgedanken und Zwangsimpulsen, so daß die Abgrenzung schwierig wird. Die Leitlinie für die Abgrenzung sind jedoch die multiplen Tics, die auch Vokal-Tics umfassen. Solche sind für das Zwangssyndrom nicht charakteristisch. Die Abgrenzung von *stereotypen Verhaltensweisen*, die wie die Zwänge auch Wiederholungsphänomene sind, läßt sich durch die andere subjektive Erlebnisqualität herbeiführen. Stereotypien werden subjektiv nicht als unangenehm oder sinnlos empfunden, und der Patient wehrt sich nicht gegen sie. Sie sind häufig sogar lustvoll. Schließlich können Zwänge auch im Rahmen *hirnorganischer Erkrankungen* auftreten. In solchen Fällen wird man aber nicht von einem Zwangssyndrom sprechen. Es gibt auch eine Reihe anderer Aktivitäten, die im Übermaß betrieben werden können, wie das Glücksspiel, Trinken, Essen oder auch die Ausführung sexueller Handlungen. Hierbei handelt es sich aber nicht um Zwänge, weil diese Aktivitäten als lustvoll empfunden werden und demnach mit einer anderen Erlebnisqualität verbunden sind als die Zwänge.

21.3.4 Ätiologie und Genese

Konstitutionelle und genetische Einflüsse: Eine genetische Disposition für das Auftreten von Zwängen wird angenommen. Nach Strömgren (1967) finden sich unter den Eltern zwangskranker Erwachsener 7,5%, die ebenfalls Zwänge zeigen, unter den Geschwistern 7,1% mit einer Zwangssymptomatik und 5,4% mit besonderer Ängstlichkeit. Inwieweit derartige Einflüsse überwiegend durch das Familienklima bestimmt werden, muß offenbleiben. Jedoch ist dabei zu bedenken, daß auch in einer Familie die „Zwangsstruktur" mit der Zwangssymptomatik eines einzelnen Familienmitgliedes beginnen wird. Im Sinne konstitutioneller Merkmale wurde von E. Kretschmer (1977) ein Zusammenhang zwischen Schizophrenie bzw. schizoidem Charakter und zwangsneurotischen Störungen beschrieben. Wenn damit eher Kontaktarmut und Zurückgezogenheit gemeint ist, so trifft dieser Zusammenhang sicherlich auch für zwangskranke Jugendliche zu. Eine besondere körperliche Konstitution zwangskranker Jugendlicher ist jedoch nicht nachgewiesen.

Somatische Faktoren: Immer wieder wird der Zusammenhang zwischen *frühkindlicher Hirnschädigung* oder MCD und zwanghaften Verhaltensweisen diskutiert. Die ältere kinder- und jugendpsychiatrische Literatur geht häufig von diesem Zusammenhang aus. So fanden Harbauer (1969) und auch Lutz (1973) bei den von ihnen untersuchten Kindern und Jugendlichen in etwa einem Drittel der Fälle anamnestisch Hinweise auf eine frühkindliche Hirnschädigung. Derartigen Angaben, die ausschließlich auf der Anamnese beruhen, muß jedoch mit Skepsis begegnet werden, seit man weiß, wie unzuverlässig die anamnestischen Angaben häufig sind und wie wenig sie mit dem realen Bild einer Hirnfunktionsstörung zusammenhängen (Grüneberg u. Remschmidt 1984; Esser u. Schmidt 1987). Der Absicherung eines hirnorganischen Hintergrundes dienen auch die vielfach durchgeführten neurologischen und EEG-Untersuchungen. Hinsichtlich des *neurologischen Befundes* ergibt sich bei Zwangssyndromen in der Regel keine besondere Auffälligkeit, jedoch findet sich unter Kindern und Jugendlichen mit einer Zwangssymptomatik ein beachtlicher Teil an Entwicklungsverzögerungen, die die Statomotorik (23%) und Sprachstörungen (20%) betreffen. Interessanter sind die neueren *EEG-Befunde*. Zwar läßt sich eine Spezifität bestimmter EEG-Befunde für Zwangssyndrome bislang nicht sichern. Knölker (1987) fand aber bei zwei Dritteln seiner Kinder und Jugendlichen mit Zwangsneurosen pathologische EEG-Muster im Sinne einer frontotemporalen Dysfunktion bzw. einer elektrobiologischen Reifungsverzögerung. Es muß vorerst offenbleiben, inwieweit dieser Befund eine weitergehende ätiopathogenetische Bedeutung hat.

Prämorbide Persönlichkeit: Verschiedene Untersuchungen kommen zu dem übereinstimmenden Ergebnis, daß die meisten Zwangskranken (Jugendliche wie auch Erwachsene) eine Reihe von prämorbiden Auffälligkeiten in ihrer Persönlichkeit aufweisen. Es handelt sich in der Regel um ängstlich-depressive, zurückgezogene und scheue Jugendliche, die meist bereits im Vorschulalter unter Kontaktstörungen und Trennungsängsten litten und in der Folgezeit das Bild eines überangepaßten Musterschülers entwickelten, der ehrgeizig, aber zurückgezogen, seine Schullaufbahn verfolgt. Die ersten Zwangssyndrome treten in der Regel in der Präpubertät (11.–12. Lebensjahr) auf und zeichnen sich häufig durch einen mehr oder weniger plötzlichen Beginn aus, der durch eine Reihe von Auslösern (sexuelle Erlebnisse, Krankheit, besondere Ereignisse in der Familie) katalysiert wird.

Familiäre Faktoren: Es wurde bereits darauf hingewiesen, daß *Familien von Zwangskranken* häufig auch noch andere Familienmitglieder mit dem gleichen Syndrom aufweisen. Darüber hinaus sind die Familien oft durch eine Reihe weiterer *Merkmale* gekennzeichnet. Solche sind: hoher Stellenwert von Sauberkeit und Ordnung, Tabuisierung der Sexualität, Mangel an Spontaneität zugunsten von „Kopflastigkeit" und Neigung zum Rationalisieren, strenge Religiosität, Konfliktvermeidungsverhalten sowie eingeschränkte Kontaktfähigkeit mit Isolierungstendenzen. Vom *Erziehungsstil* her werden die Väter entweder als streng und autoritär oder als depressiv, selbstunsicher und ich-schwach gekennzeichnet, während der Erziehungsstil der Mütter als überwiegend verwöhnend, überbehütend und einengend im Sinne einer symbiotischen Beziehung beschrieben wird. Diese Merkmale treten nur im statistischen Sinne gehäuft auf und müssen daher nicht in dieser stringenten Form auf den einzelnen Patienten und seine Familie zutreffen.

Aufgrund der beschriebenen individuellen und Familienmerkmale scheint eine *Atmosphäre*

der Unsicherheit, Ängstlichkeit und Zaghaftigkeit zu entstehen, die den Nährboden für die Entstehung von Zwängen als Angstabwehrmechanismus bildet.

Theoretische Ansätze: Es gibt wenige theoretische Ansätze, die in der Lage wären, die Vielzahl von Einzelbefunden unter übergeordneten Gesichtspunkten zu strukturieren und zu integrieren. Deshalb spricht man besser von theoretischen Ansätzen. Solche sind bislang auf drei Gebieten zu sehen: auf elektrophysiologischem bzw. biochemischem Gebiet sowie auf dem psychologischen und psychoanalytischen Sektor.

Auf **elektrophysiologischem** Sektor dürfte der Aspekt der frontalen Kontrolle von Bedeutung sein. So postulierten Flor-Henry u. Mitarb. (1979) aufgrund von EEG-Untersuchungen eine links-frontale Dysfunktion bei Zwangskranken.

Was die **biochemischen** Thesen betrifft, so wird zwischen Zwangssyndromen und *Depression* ein enger Zusammenhang hergestellt. Dieser betrifft nicht nur das überlappende Auftreten der Kardinalsymptome Depression und Zwang bei beiden Störungsmustern, sondern auch die nachgewiesene Wirksamkeit von Antidepressiva bei Zwangsstörungen (insbesondere des Clomipramin), was einen beiden Störungen gemeinsamen Mechanismus einer Störung der Serotonin-Synthese nahelegt.

Unter den **psychologischen** Theorienbildungen steht nach wie vor das *Zweifaktorenmodell von Mowrer* (1947) im Vordergrund, das sich nicht speziell auf die Entstehung von Zwängen bezieht, sondern auf die Genese und Aufrechterhaltung neurotischer Angst (s. auch Kap. 21.1). Danach gewinnt eine bislang neutrale Situation aufgrund besonderer belastender Bedingungen allmählich selbst den Charakter eines aversiven Reizes (1. Faktor), der in der Folge vermieden wird. Das Individuum lernt durch verschiedene Hinweisreize, dieser Situation zu entfliehen. Da es dennoch das Eintreten dieser unangenehmen Situation, die es vermeiden möchte, erwartet, wird das Ausbleiben der aversiven Situation negativ verstärkt (2. Faktor). Dieses Modell der Entstehung von Zwängen muß allerdings nach neueren Erkenntnissen durch *kognitive Momente* ergänzt werden. Insbesondere die Vorstellung der „preparedness" von Seligman (Seligman u. Johnston 1975) erscheint hier hilfreich. Nach dieser Vorstellung wählt das Individuum die Zwangshandlungen nach ihrer biologischen Bedeutung (abgeleitet von der Evolution) aus.

Mit dieser Vorstellung ist eine gewisse Brücke zwischen lerntheoretischen und psychoanalytischen Vorstellungen zur Entstehung der Zwangssymptomatik geschlagen. Ein solcher Versuch wurde bereits von Dollard u. Miller (1950) vorgenommen, die Zwänge als *stereotype Verhaltensweisen mit Angstreduktionscharakter* ansehen.

Aus *psychoanalytischer* Sicht werden Zwänge mit der anal-sadistischen Phase und einer frühen Reinlichkeitserziehung in Verbindung gebracht. Nach Freud kommt es bei der Zwangsneurose zu einer Triebentmischung bzw. Trennung der normalerweise eng miteinander verwobenen Sexual- und Aggressionstriebe und zu einer Regression auf die anale Phase. Vorher hat bereits eine Fixierung auf dieser Phase stattgefunden, die meist durch eine übertriebene Reinlichkeitserziehung hervorgerufen wurde. Die Psychoanalyse erkennt aber auch eine konstitutionelle Veranlagung an.

21.3.5 Therapie, Rehabilitation und Prävention

Angesichts der noch herrschenden Unklarheit bezüglich der Ätiologie und Genese von Zwangsvorstellungen kann man auch im therapeutischen Bereich nicht mit schlüssigen und allgemeingültigen Therapiekonzepten rechnen. Es existieren aber eine Reihe von Methoden, die eine positive Beeinflussung von Zwangssyndromen erlauben.

Psychotherapie

Entsprechend der Einordnung der Zwangssyndrome unter den reaktiven und neurotischen Störungen steht bei ihrer Behandlung der psychotherapeutische Ansatz im Vordergrund. Bewährt haben sich sowohl die psychoanalytische Therapie als auch verschiedene Methoden der Verhaltenstherapie.

Die *psychoanalytische Therapie* erfordert eine auf die besonderen Bedürfnisse von Jugendli-

chen abgestimmte Modifizierung (vgl. Kap. 33). Sie kann sowohl ambulant als auch, in schweren Fällen, stationär erfolgen. Sie beginnt stets mit dem Aufbau einer vertrauensvollen Beziehung, wobei zunächst keine Deutungen gegeben werden (Strunk 1985). Besondere Beachtung verdienen folgende Aspekte:

– die angstreduzierende Bedeutung der Zwangshandlungen,
– der häufig zu findende Zusammenhang mit sexuellen Problemen,
– die häufig deutlich vorhandene Aggressionskomponente zwanghaften Verhaltens,
– die Neigung der Patienten, zwischenmenschliche Bezüge aufzuspalten, wodurch häufig ein Widerspruch zwischen den Schilderungen des Patienten und den realen Begebenheiten entsteht,
– der erschwerte Zugang des Patienten zu seiner eigenen Gefühlswelt.

Diese Aspekte erschweren die Therapie oft erheblich, sowohl im ambulanten als auch im stationären Bereich. Infolge der Gehemmtheit der Patienten empfiehlt es sich, *gestalterische und kreative Momente* in die Behandlung einzubeziehen (z. B. Malen, Modellieren, Tagtraumtechnik). Auf diese Weise wird der Zugang der äußerst kontaktgehemmten Patienten zur eigenen Gefühlswelt erst möglich. Entsprechend der generellen Regel über die Psychotherapie des Jugendalters ist auch der *lebenspraktische Aspekt* zu bedenken. Hier empfiehlt es sich, ggf. an bereits vorhandenen Bewältigungsstrategien des Patienten anzuknüpfen, um Angst und Zwänge durch andere Mechanismen zu ersetzen.

Verhaltenstherapeutische Behandlungsmethoden gehen im Prinzip davon aus, daß die Zwangssymptome erlernt werden. Folglich muß es möglich sein, durch entsprechende Verfahren ein Umlernen zu erreichen. Die moderne Verhaltenstherapie geht über die früher häufig relativ isoliert angewandten und aus heutiger Sicht mehr mechanistisch zu betrachtenden Verhaltenstechniken hinaus. Sie verdienen aber auch heute noch Erwähnung:

– *Aversionstherapie (Vermeidungslernen):* Bei Auftreten entsprechender Zwangserscheinungen werden aversionserzeugende Reize gesetzt. In der Literatur sind verschiedene

Fälle einer positiven Beeinflussung von Zwangssyndromen (meist isolierter Zwänge) durch diese Methode beschrieben. Sie sollte als Einzelbehandlungsmethode jedoch nicht mehr eingesetzt werden. Wenn sie überhaupt angewandt wird, so im Kontext mit anderen Maßnahmen im Sinne eines umfassenderen Therapiekonzeptes, das nicht überwiegend aversiven Charakter haben darf.

- *Negative Übung (Sättigung):* Diese Methode versucht, durch übertriebenes Üben des Symptoms einen Sättigungseffekt zu erzielen. Das Verfahren ist verwandt mit der *paradoxen Intention* nach Frankl und wurde bei motorischen Zwängen (Zwangshandlungen) mit Erfolg angewandt.
- *Gedankensperre:* Dieses Verfahren (Taylor 1963) wurde erfolgreich bei angstinduzierenden Zwangsphänomenen mit gedanklichen Inhalten (z. B. Zwangsgedanken, Zwangsbefürchtungen) erprobt. Der Patient wird aufgefordert, seine Zwangsgedanken verbal auszudrücken, wobei der Therapeut durch energisches Rufen oder unangenehme Störgeräusche den Patienten unterbricht. Auch diese Methode eignet sich nicht mehr zum isolierten Einsatz.
- *Systematische Desensibilisierung durch angstmildernde Techniken:* Sie wird auch heute noch erfolgreich angewandt, insbesondere bei angstinduzierenden Zwangserscheinungen und bei Phobien.
- *Konfrontation und Reaktionsverhinderung:* Dieses von Meyer (1966) entwickelte Verfahren beruht auf zwei Prinzipien: Der Patient wird zunächst mit der Situation konfrontiert, die seine Zwangshandlungen auslöst (Reaktionsverhinderung). Dabei entsteht in der Regel ein massiver Angstzustand, der von Therapeut und Patient gemeinsam kontrolliert werden muß. Mit zunehmender Häufigkeit der Konfrontation wird der Angstzustand abgemildert, und es entsteht das Gefühl, die Situation bewältigt zu haben. Dieses positive Gefühl versetzt den Patienten in die Lage, selbstsicherer zu werden und, unterstützt durch den Therapeuten, weitere Bewältigungsstrategien zu entwickeln. Auf diesen liegt der besondere Akzent. Damit ist ein Weg eingeschlagen, der sich in besonderer Weise für Jugendliche eignet.

Die bislang beschriebenen Verfahren der Verhaltenstherapie konzentrieren sich meist auf die Behandlung von Zwangshandlungen. Weit weniger ausgearbeitete Verfahren liegen für die *Behandlung von Zwangsgedanken* vor. Bezüglich dieser erfolgt in der Verhaltenstherapie meist eine Kombination zwischen Gedankenstop und Desensibilisierungstechniken. Auch wurden Varianten des Konfrontationsverfahrens von Meyer erprobt.

Medikamentöse Therapie

Angesichts der ätiologischen und genetischen Verwandtschaft von Zwangssyndromen mit Depressionen wurden *Antidepressiva* erprobt und auch erfolgreich eingesetzt. Bewährt hat sich insbesondere das Clomipramin, das in einer Dosierung von 50−75 mg/die bei unter 14jährigen und von 75−100 mg bei über 14jährigen Jugendlichen indiziert ist. Aber auch trizyklische Antidepressiva haben sich bewährt.

Bei schweren Zwangssyndromen wurden *Neuroleptika* erprobt (z. B. Haldol) und haben sich ebenfalls als wirksam erwiesen. Bei sehr schweren Zwängen (maligne Zwangskrankheit) kommt man mit einer psychotherapeutischen Behandlung allein nicht aus. Auf diese wenigen Fälle konzentriert sich die Anwendung einer neuroleptischen Medikation, während Antidepressiva auch bei Zwängen, die nicht diese schwerwiegende Form erreicht haben, indiziert sind.

21.3.6 Verlauf und Prognose

Generell besteht die Ansicht, daß Zwangsneurosen von allen Neurosentypen am meisten zur Chronifizierung neigen (Bräutigam 1978). Ob diese These aus dem Erwachsenenbereich auf Zwangssyndrome in der Adoleszenz zu übertragen ist, muß vorerst offenbleiben.

Was den Verlauf und die Prognose betrifft, kann man zumindest *zwei Typen von Zwangssyndromen in der Adoleszenz* unterscheiden, wobei ein Übergang in eine andere Erkrankung zunächst ausgeklammert bleibt:

- *passagere Zwangssyndrome* zu Beginn der Pubertät, die nicht die gesamten Lebensbezüge des Jugendlichen betreffen und eine relativ günstige Prognose haben und

– *schwer ausgeprägte Zwangssyndrome* (Zwangsgedanken, Zwangshandlungen und Zwangsrituale), die bei bereits primärpersönlich auffälligen Jugendlichen entstehen und eine Neigung zur Chronifizierung aufweisen.

Da die Zahl der katamnestischen Untersuchungen gering ist, müssen Aussagen zur Prognose vorsichtig bleiben. Die Neigung zur Persistenz von Zwangssymptomen wird auch in der jugendpsychiatrischen Literatur immer wieder betont (Harbauer 1969; Probst u. Mitarb. 1979).

Knölker (1987) konnte nach einem durchschnittlichen Katamneseintervall von $2^{1}/_{4}$ Jahren *vier Verlaufsformen* unterscheiden: 1. kurze episodenhafte und längere krisenhafte Verläufe ohne Restbefund, 2. zwangsneurotische Entwicklungen ohne Restbefund, 3. zwangsneurotische Entwicklungen mit Restbefund oder unveränderte Symptomatik und weitere Behandlungsbedürftigkeit und 4. Zwangssyndrome mit fraglichem oder definitivem Übergang in eine schizophrene Psychose. In seiner Stichprobe von 49 Kindern und Jugendlichen machten die ersten beiden Gruppen, die als geheilt angesehen werden können, 50% aus, die dritte Gruppe 30% und die vierte Gruppe 20%. Die zuletzt genannte Gruppe gibt zu denken, da sich offenbar bei rund 20% der mit Zwangssyndromen zur stationären Aufnahme kommenden Jugendlichen eine schizophrene Psychose zum Zeitpunkt der Hospitalisierung noch nicht diagnostizieren läßt, sich aber im weiteren Verlaufe entwickelt.

Als *prognostisch günstige Faktoren* sind anzusehen: Fehlen bedeutsamer prämorbider Auffälligkeiten, episodischer Verlauf, kurze Krankheitsdauer bis zum Therapiebeginn, keine Hinweise auf eine zusätzliche Symptomatik sowie frühzeitige Einleitung von Therapiemaßnahmen und deren konsequente Durchführung. Die Hinweise auf eine *ungünstige Prognose* sind komplementär: ausgeprägte prämorbide Persönlichkeitsstörungen, ausgeprägte Intensität der Zwänge mit progredienter Steigerung der Symptomatik, hohe Belastung mit Zwängen und Angstsyndromen in der Familie, Chronifizierung der Symptomatik trotz therapeutischer Intervention.

21.3.7 Literatur

Adams, P. L.: Obsessive Children. Brunner/Mazel, New York 1973

American Psychiatric Association (APA): Diagnostic und Statistical Manual of Mental Disorders, 3rd ed. (DSM-III). APA, Washington 1980 (dtsch. Bearb. von Koehler, K., H. Saß: Diagnostisches und Statistisches Manual Psychischer Störungen [DSM-III]. Beltz, Weinheim 1984)

American Psychiatric Association (APA): Diagnostic and Statistical Manual of Mental Disorders, 3rd ed. revised (DSM-III-R). APA, Washington 1987 (dtsch. Bearb. von Wittchen, H.-U., H. Saß, M. Zaudig, K. Koehler: Diagnostisches und Statistisches Manual Psychischer Störungen (DSM-III-R]; Beltz, Weinheim 1989)

Bräutigam, W.: Zwangsneurose. In Bräutigam, W.: Reaktionen, Neurosen, abnorme Persönlichkeiten. Seelische Krankheiten im Grundriß, 4. Aufl. Thieme, Stuttgart 1978

Dollard, J., N. Miller: Personality and Psychotherapy. An Analysis in Terms of Learning, Thinking and Culture. McGraw-Hill, New York 1950

Esser, G., M. Schmidt: Minimale cerebrale Dysfunktion – Leerformel oder Syndrom? Enke, Stuttgart 1987 (Klinische Psychologie und Psychopathologie, Bd. 43)

Flor-Henry, P., L. T. Yeudall, Z. J. Koles, B. G. Howarth: Neuropsychological and power spectral EEG investigations of the obsessive-compulsive syndrome. Biological Psychiatry 14 (1979) 119–130

Grüneberg, B., H. Remschmidt: Störungen der sozialen Wahrnehmung bei Kindern mit minimaler cerebraler Dysfunktion (MCD). Zeitschrift für Kinder- und Jugendpsychiatrie 12 (1984) 33–52

Harbauer, H.: Zur Klinik der Zwangsphänomene beim Kind und Jugendlichen. Jahrbuch für Jugendpsychiatrie 7 (1969) 181–191

Knölker, U.: Zwangssyndrome im Kindes- und Jugendalter: Klinische Untersuchung zum Erscheinungsbild, den Entstehungsbedingungen und zum Verlauf. (Beiheft zur Praxis der Kinderpsychologie und Kinderpsychiatrie, Nr. 28.) Vandenhoeck & Ruprecht, Göttingen 1987

Kretschmer, E.: Körperbau und Charakter. Untersuchungen zum Konstitutionsproblem und zur Lehre von den Temperamenten, 26. Aufl., Neubearb. v. Kretschmer, W. Springer, Berlin 1977

Lutz, R.: Beobachtungen über Zwangsneurosen bei Kindern. Med. Diss., Tübingen 1973

Meyer, V.: Modification of expectations in cases with obsessional rituals. Behaviour Research and Therapy 4 (1966) 273–280

Mowrer, O. H.: On the dual nature of learning – a reinterpretation of „conditioning" and „problem-solving". Harvard Educational Review 17 (1947) 102–148

Probst, P., U. Asam, K. Otto: Psychsoziale Integration Erwachsener mit initialer Zwangssymptomatik im Kindes- und Jugendalter. Zeitschrift für Kinder- und Jugendpsychiatrie 7 (1979) 106–121

Remschmidt, H., I. Dauner: Lerntheoretische Aspekte zur Genese von Zwangsphänomenen. Acta paedopsychiatrica 37 (1970) 154–160

Remschmidt, H., M. Schmidt (unter Mitarbeit von C. Klicpera): Multiaxiales Klassifikationsschema für psychiatrische Erkrankungen im Kindes- und Jugendalter nach Rutter, Shaffer und Sturge. Mit einem synoptischen Vergleich zum DSM-III. 2. Aufl., Huber, Bern 1986

Seligman, M. E. P.: On the generality of the laws of learning. Psychological Review 77 (1970) 406–418

Seligman, M. E. P., J. C. A. Johnston: A cognitive theory of avoidance learning. In McGuigan, F. J., D. B. Lumsden: Contemporary Approaches to Conditioning and Learning. Wiley, New York 1975

Steinhausen, H.-Ch., A. Spilimbergo, F. Bussewitz: Die stationäre Klientel in der Kinder- und Jugendpsychiatrie. Deutsches Ärzteblatt 24 (1984) 1944–1950

Strömgren, E.: Psychiatrische Genetik. In Gruhle, H. W., R. Jung, W. Mayer-Gross, Müller, M.: Psychiatrie der Gegenwart, 1. Aufl., Bd. I/1A. Springer, Berlin 1967

Strunk, P.: Zwangssyndrome. In Remschmidt, H., M. H. Schmidt: Kinder- und Jugendpsychiatrie in Klinik und Praxis, Bd. III. Thieme, Stuttgart 1985

Taylor, J. G.: A behavioral interpretation of obsessive-compulsive neuroses. Behaviour Research and Therapy 1 (1963) 237–244

Wolpe, J.: Psychotherapy by Reciprocal Inhibition. Stanford Univ. Press, Stanford 1958

Woodruff, R., F. N. Pitts: Monozygotic twins with obsessional illness. American Journal of Psychiatry 120 (1964) 1075–1080

World Health Organization (WHO): International Classification of Diseases, 9th ed. (ICD-9). WHO, Geneva 1978

World Health Organization (WHO): Tenth Revision of the International Classification of Diseases [ICD-10], Chapter V (F): Mental and Behavioural Disorders (including disorders of psychological development). Clinical Descriptions and Diagnostic Guidelines. WHO, Geneva 1991. (Dtsch.: Dilling, H., W. Mombour, M.H. Schmidt: Internationale Klassifikation psychischer Störungen. ICD-10, Kapitel V [F]. Klinisch-diagnostische Leitlinien. Weltgesundheitsorganisation. Huber, Bern 1991.)

21.4 Hysterie und Konversionssyndrome

21.4.1 Terminologie, Klassifikation und Epidemiologie

Terminologie: Nach Chodoff u. Lyons (1958) existieren mindestens fünf Bedeutungen des Begriffs Hysterie:

1. Hysterie als Verhaltensmuster, das gewohnheitsmäßig von hysterischen Persönlichkeiten ausgeübt wird.
2. Hysterie als Konversionssymptomatik (also ausgedrückt in einem körperlichen Symptom).
3. Hysterie als neurotische Reaktion, die sich in Phobien oder anderen Angstmanifesta-

tionen zeigt. Für diese verwandte Freud den Begriff „Angsthysterie".
4. Hysterie als kultur- oder altersspezifisches Verhaltensmuster mit häufig ansteckender Wirkung (sogenannte „Massenhysterie").
5. Hysterie als Schimpfwort.

Auch wurde die Bezeichnung „Hysterie" lange Zeit vorwiegend auf weibliche Personen angewandt. Diese geschlechtsspezifische Zuordnung läßt sich nicht aufrechterhalten; hysterische Phänomene finden sich zwar seltener, aber immer noch relativ häufig, auch beim männlichen Geschlecht.

Hysterie und Konversionssyndrome sind seit langer Zeit bekannt. Der Begriff war bereits bei Hippokrates und in der altägyptischen Medizin bekannt. Damals wurden unter dem Begriff Hysterie sowohl Syndrome zusammengefaßt, die wir heute als psychosomatische Erkrankungen bezeichnen, als auch solche, die heute als Konversionssyndrome bekannt sind. Die hysterische Persönlichkeit wurde damals nicht der Hysterie zugeordnet.

Als *Ursache* wurde lange Zeit sexuelles Unbefriedigtsein angenommen, das hauptsächlich dem weiblichen Geschlecht zugeschrieben wurde; daher auch der Name Hysterie, der sich aus der griechischen Bezeichnung für Gebärmutter ableitet.

Die Psychoanalyse hat diesen Ansatz aufgegriffen und sah in hysterischen Manifestationen eine neurotische Scheinlösung eines intrapsychischen Konfliktes, der seine Wurzeln im wesentlichen im sexuellen Bereich hat. Der Begriff der *Konversion* (Freud 1894) soll ausdrücken, daß die in einem sexuellen Triebwunsch steckende psychische Energie in ein körperliches Symptom umgewandelt, also konvertiert wird. Die verdrängten Wünsche gelangen durch die Konversionssymptome zur symbolischen Darstellung. Das auf diese Weise verlorengegangene psychische Gleichgewicht wird durch das häufig zu beobachtende Mißverhältnis zwischen psychischer Einstellung und Schwere des Symptoms als sogenannte „belle indifférence" wiederhergestellt. Nach dieser Interpretation ist eine Konversionssymptomatik in engem Zusammenhang mit der Hysterie zu sehen. Der Begriff wird in den letzten Jahren jedoch nicht mehr ausschließlich im Sinne eines psychoanalytischen Erklärungsmodells herangezogen, sondern ebenso phänomenologisch-deskriptiv angewandt (Guze u. Perley 1963; Kammerer 1980). Bereits seit den zwanziger Jahren wird unterschieden zwischen der hysterischen Symptomneurose (Konversion) und dem hysterischen Charakter (hysterische Charakterneurose). Diese Aufteilung kann jedoch nur als graduelle Abstufung bzw. an gewissen Schwerpunkten orientierte Unterscheidung angesehen werden. Denn Konversionssymptome treten gehäuft bei hysterischen Persönlichkeiten auf.

Klassifikation: In den letzten Jahren hat man sich bemüht, eine weitere Differenzierung aller mit der Hysterie in Zusammenhang stehender Symptome vorzunehmen. Im *MAS* ist die *Hysterie (300.1)* wie folgt beschrieben:

„Bei diesen psychischen Störungen erzeugen Motive, deren sich der Patient nicht bewußt zu sein scheint, entweder eine Einengung des Bewußtseinsfeldes oder motorische bzw. sensorische Funktionsstörungen, die einen psychologischen Vorteil (Krankheitsgewinn) oder eine symbolische Bedeutung zu haben scheinen. Diese Neurose kann durch Konversionssymptome oder hysterische Dämmerzustände charakterisiert sein. In der konversionsneurotischen Form sind die Haupt- oder einzigen Symptome psychogene Körperfunktionsstörungen, z. B. Lähmungen, Tremor, Blindheit, Taubheit, Anfälle. Bei den Dämmerzuständen ist der hervorstechendste Zug eine Einengung des Bewußtseinsfeldes, die einem unbewußten Zweck zu dienen scheint, im allgemeinen begleitet sie oder folgt ihr eine selektive Amnesie. Dramatische, aber im wesentlichen oberflächliche Persönlichkeitsveränderungen können auftreten, manchmal in Form eines dranghaften Weglaufens (fugue). Im Verhalten kann der Patient eine Psychose nachahmen oder, besser gesagt, seine Vorstellung von einer Psychose.

Dazugehörige Begriffe: funktionelle Astasie, funktionelle Abasie, Entschädigungsneurose, Konversionshysterie, hysterischer Dämmerzustand, hysterisches Ganser-Syndrom.

Auszuschließen sind: psychogene Reaktion (akute Belastungsreaktion, Anpassungsstörung, hysterische Persönlichkeit, körperliche Funktionsstörungen, Anorexia nervosa).“

Neben dieser Form der Hysterie, die die Konversionssyndrome mit umfaßt, wird in der ICD-9 noch die *hysterische Persönlichkeit (301.5)* beschrieben, die sich in starkem Dominanzstreben, labiler Affektivität und theatralischem Verhalten äußert.

In der *ICD-10* wird der Terminus „Hysterie"

„wegen seiner vielen und unterschiedlichen Bedeutungen" vermieden. Stattdessen werden die zugehörigen Störungen (wie auch im DSM-III-R) unter den folgenden drei Rubriken subsumiert:

1. dissoziative und Konversionsstörungen (F 44) (z. B. psychogene Amnesie, psychogener Stupor, psychogene Anfälle);
2. somatoforme Störungen (F 45) (z. B. multiple Somatisierungsstörungen, hypochondrisches Syndrom, psychogene autonome Funktionsstörung, psychogener Schmerz);
3. histrionische Persönlichkeitsstörung (F 60.4). Gemeint ist damit die klassische „hysterische Persönlichkeit".

Im Unterschied zum DSM-III-R werden in der ICD-10 dissoziative und Konversionsstörungen zusammengefaßt. Im DSM-III-R werden die Konversionsstörungen zu den somatoformen Störungen gerechnet.

Im *DSM-III-R* werden hysterische Manifestationen wie folgt eingeordnet:

1. als somatoforme Störungen: Konversionssyndrome, die auch als hysterische Neurose mit Konversionstyp bezeichnet werden;
2. als dissoziative Störungen (synonym: hysterische Neurosen, dissoziativer Typus): psychogene Amnesie, multiple Persönlichkeit und neurotische Depersonalisation;
3. als Persönlichkeitsstörungen: hysterische Persönlichkeit („histrionische Persönlichkeitsstörung").

Für die folgende Darstellung gehen wir von einer Dreiteilung aus, die sich aus der DSM-III-R-Klassifikation ableitet, und unterscheiden:

– hysterische Syndrome mit vorwiegend körperlicher Symptomatik (Konversionssyndrome);
– hysterische Syndrome mit vorwiegend psychischer Symptomatik (dissoziative Störungen) und
– die hysterische Persönlichkeit.

Epidemiologie: Angesichts des Fehlens spezieller Untersuchungen zur Häufigkeit hysterischer Syndrome in der Adoleszenz ist man auf Angaben aus klinischen Populationen bzw. nichtrepräsentativen Stichproben angewiesen. Im Krankengut kinder- und jugendpsychiatrischer Kliniken wird die Häufigkeit von Konversionssyndromen und hysterischen Manifestationen zwischen 1,5 und 5% angegeben. In den meisten Studien überwiegen die Mädchen gegenüber den Jungen im Verhältnis 3:1 bzw. 4:1 (Lewis u. Berman 1965; Blanz u. Mitarb. 1987); es existieren aber auch Studien, die nur ein geringfügiges Überwiegen der Mädchen (Robins u. O'Neal 1953) oder sogar ein Übergewicht der Jungen feststellen (Proctor 1958). Für das Überwiegen der Mädchen werden sowohl konstitutionell-genetische als auch soziokulturelle Faktoren verantwortlich gemacht. Im Sinne der letzteren These meint Fitzgerald (1948), daß man Mädchen über Jahrhunderte eine größere Toleranz bezüglich emotionaler Äußerungen entgegengebracht habe, was zu hysterischen Symptomen disponiere.

21.4.2 Klinische Bilder

Die klinischen Bilder hysterischer Manifestationen sind außerordentlich vielfältig. Im folgenden werden nur die häufigsten und klinisch relevantesten Syndrome beschrieben.

Hysterische Syndrome mit vorwiegend körperlicher Symptomatik (somatoforme Störungen, Konversionssyndrome)

Untersuchungen an kinder- und jugendpsychiatrischen Patienten (Volkmar u. Mitarb. 1984) zeigen, daß sich rund 40% aller Konversionssyndrome in Anfällen oder Bewegungsstörungen äußern und jeweils 13% in psychogenen Lähmungen oder sensoriellen Ausfällen.

Was die Einweisung in die klinische Behandlung betrifft, so werden Jugendliche mit Konversionssyndromen fast immer in Allgemeinkrankenhäuser oder neurologische Kliniken eingewiesen. Diese Einweisungsmodalitäten spiegeln die Einschätzung der Symptomatik wider, die häufig primär als körperliche angesehen wird. Ähnliche Modalitäten finden wir bei der Schulphobie, die nicht zu den Konversionssyndromen gehört. Die Betroffenen werden wegen der häufig vorkommenden psychosomatischen Beschwerden (psychogene Kopfschmerzen, psychogene Bauchschmerzen, Übelkeit, Erbrechen) ebenfalls zunächst in Kinderkliniken oder innere Abteilungen über-

wiesen und kommen erst anschließend in kinder- und jugendpsychiatrische Behandlung (s. Kap. 21.1.5).

Psychogene Anfälle

Psychogene Anfälle stehen hinsichtlich der Häufigkeit an erster Stelle der hysterischen Manifestationen im Kindes- und Jugendalter, gefolgt von psychogenen Gangstörungen und Dämmerzuständen (Blanz u. Mitarb. 1987). Man kann aber auch immer wieder Patienten beobachten, die gleichzeitig an einer Epilepsie *und* an psychogenen Anfällen leiden. Die wichtigsten *Merkmale psychogener Anfälle* sind:

– plötzliches oder allmähliches Einsetzen;
– Auftreten meist in Gegenwart anderer;
– Dauer in der Regel länger als epileptische Anfälle;
– Auslösung durch ein Erlebnis oder eine Belastungssituation;
– bizarre und unkoordinierte Bewegungen, die sich von epileptischen Anfallsmustern meist unterscheiden;
– Fehlen neurologischer und elektrophysiologischer Merkmale (z. B. Babinski-Reflex, EEG-Auffälligkeit, Zungenbiß, Einnässen, postparoxysmaler Schlaf);
– seltenes Auftreten von Verletzungen;
– in etwa 10% der Fälle zusätzliche epileptische Anfälle.

Obwohl die hier angeführten Merkmale recht typisch für psychogene Anfälle sind, kann ihre *Differentialdiagnose* allerlei Schwierigkeiten bieten. Denn psychogene Anfälle können einerseits *epileptische Anfälle* „imitieren", andererseits können sie sich mit diesen auch kombinieren, so daß der gleiche Patient epileptische *und* psychogene Anfälle aufweist. Kruse (1979) hat an Patienten mit epileptischen und psychogenen Anfällen gezeigt, daß am häufigsten der eigene epileptische Anfall „imitiert" wird (z. B. Grand-mal-Anfälle, Petit-mal-Anfälle, fokale Anfälle und psychomotorische Anfälle), daß aber ebenso fremde epileptische Anfälle sowie eigene *und* fremde Anfälle imitiert werden können. Dabei kann der psychogene Anfall einem epileptischen Anfall täuschend ähnlich sein. Die Bezeichnung „Imitation" bedeutet nicht ein bewußtes Nachvollziehen, Nachmachen oder gar Simulieren der epi-

Tabelle 21.**10** Symptomatik psychogener Anfälle bei einer Gruppe von 34 Kindern und Jugendlichen (nach Kruse 1979)

Hypertone Haltungen	29
Zuckungen, Zittern, Schütteln	25
Sturz, Hinlegen	24
Komplexe Bewegungen	22
Lautgebungen	17
Akinese, Schlaf, Stupor	16
Gesichtsröte, Zyanose	10
Hypotone Haltungen	7
Fokale Zeichen seitenkonstant	5
Atmungsanomalien	5
Speichelfluß	5
Schweißausbruch	4
Einnässen	–
Heftige Autoaggressionen	–
Reaktionen auf Außenreize	29
Postparoxysmale Erholungszeit	6

leptischen Anfälle. Es handelt sich vielmehr um einen dem Patienten unbewußten psychischen Vorgang, der unter Umständen von einem außenstehenden Beobachter durchschaut werden kann, nicht jedoch vom Patienten selbst.

Tab. 21.**10** zeigt, daß eine Reihe sehr unterschiedlicher Bewegungsmuster vorkommen können, daß die überwiegende Mehrzahl der Patienten auf Außenreize reagiert und mit dem Anfall kein Einnässen verbunden ist.

Relativ häufig ist eine Ähnlichkeit von psychogenen und epileptischen Anfällen festzustellen. Dies betrifft insbesondere Patienten, die an beiden Anfallsformen leiden.

Was den *Kontext des Auftretens psychogener Anfälle* betrifft, so sind folgende Modalitäten bekannt:

1. *Isolierte psychogene Anfälle:* Dabei ist der psychogene Anfall einziges Konversionssymptom und einziges Anfallssymptom, d. h., es bestehen keine weiteren Konversionssymptome und keine epileptischen Anfälle.
2. *Psychogene Anfälle im Rahmen eines umfassenderen Konversionssyndroms:* Dabei treten neben den psychogenen Anfällen

auch andere Konversionssymptome auf (z. B. psychogene Amnesie oder psychogene Lähmung), jedoch keine epileptischen Anfälle. In diese Sparte gehört auch der große hysterische Anfall, den man heute kaum mehr sieht, der jedoch im Ausgang des letzten Jahrhunderts unter der Bezeichnung „arc de cercle" als typische Manifestation der Hysterie angesehen wurde.
3. *Kombiniertes Auftreten von epileptischen und psychogenen Anfällen:* Beim gleichen Patienten kommen psychogene und epileptische Anfälle alternierend und zu unterschiedlichen Zeitpunkten vor. Rund 5–35% der Patienten, die als Anfallskranke diagnostiziert werden, haben zusätzliche psychogene Anfälle, oder ihre Anfälle erweisen sich nach genauerer Untersuchung als psychogen (Wilkus u. Mitarb. 1984).
4. Ein besonderes Problem sind jene Patienten, die eine *organische Wesensveränderung* aufweisen und bei denen *epileptische und psychogene Anfälle kombiniert* auftreten: In diesen Fällen kommt es aufgrund der Persönlichkeitsveränderung häufig zu zusätzlichen Symptomen, die die Differentialdiagnose erschweren (z. B. Selbstverletzungen, emotionale Ausnahmezustände, aggressive Handlungen).

Differentialdiagnose: Abgegrenzt werden müssen eine Reihe von anderen Störungen und Erkrankungen wie Epilepsien und andere neurologische Erkrankungen, synkopale Anfälle, Hyperventilationstetanie und hypoglykämischer Bewußtseinsverlust, Tics, Persönlichkeitsstörungen und schizophrene Psychosen.

Psychogene Lähmungen und Bewegungsstörungen

Bei diesen Störungen sind in der Regel komplexe und sinnvolle Bewegungsabläufe wie Gehen, Stehen und andere willkürliche Bewegungen aufgehoben. Bemerkenswert ist dabei, daß Ausmaß und Lokalisation der Bewegungsstörung nicht mit den Gesetzmäßigkeiten der Innervation übereinstimmen, sondern sich an laienhaften Körpervorstellungen ausrichten. So kann der Muskeltonus je nach Körperhaltung wechselhaft sein. Bei Wechsel der Körperlage kommt es oft zu Innervationen der

Muskulatur, so daß Stützhaltungen entstehen. Bei Stehversuchen beobachtet man oft ein Einknicken in den Kniegelenken und ein Hinfallen der Patienten ohne größere Verletzungsgefahr. Gelegentlich kommt es auch zu regelrechten Lähmungen, die keinerlei Beweglichkeit mehr zulassen.

Auch sogenannte *„hysterische Kontrakturen"* (Gold 1965) können sich ausgehend von kleineren Traumen oder orthopädischen Behandlungsmaßnahmen entwickeln. Sie lassen sich nicht aufgrund eines organischen Befundes erklären und bieten den Jugendlichen die Möglichkeit, sich an eine organische Symptomatik zu fixieren. Die Folge sind häufig eine Vielzahl von körperlichen Behandlungsmaßnahmen (von der physikalischen Therapie bis zu operativen Eingriffen). Andererseits können sich aufgrund der Inaktivitätsatrophie wirkliche Kontrakturen ergeben.

Psychopathologisch sind an den Patienten häufig folgende Beobachtungen zu machen:

– Die Symptomatik erscheint zweckgerichtet und hat einen Ausdrucksgehalt, der mit der auslösenden Situation zusammenhängen kann.
– Die Symptomatik hat einen demonstrativen Charakter.
– Im bemerkenswerten Gegensatz zur Schwere der Symptomatik steht die Einstellung des Patienten hierzu, die sich als Gleichgültigkeit oder Indolenz beschreiben läßt (sogenannte „belle indifférence").
– Die finale Orientierung ist Außenstehenden sichtbar, dem Patienten jedoch nicht.

Differentialdiagnose: Da die Vielfalt der Symptomatik bei psychogenen Lähmungen und psychogenen Bewegungsstörungen außerordentlich groß ist (Schmerzsyndrome, Sensibilitätsstörungen, Bewegungseinschränkungen verschiedenster Art, Kombination mit anderen Konversionssyndromen wie sensorielle Störungen, Dämmerzustände usw.), ist die Differentialdiagnose nicht einfach. Da organische Vorschädigungen prädisponierend sein können und auch die Gefahr besteht, daß man neurologische Erkrankungen übersieht, ist eine sehr sorgfältige neurologische Diagnostik erforderlich. Immerhin erweisen sich 10–15% scheinbare Konversionssyndrome in der Katamnese als organische Erkrankungen.

Sensorielle Ausfälle mit psychogenem Hintergrund

Sie zeigen sich als psychogene Sehstörungen, psychogene Taubheit oder Einschränkung des Gehörs (uni- oder bilaterale Hypakusis), als Einschränkung der Sehfähigkeit oder besondere optische Wahrnehmungen, Mikropsien oder Makropsien. Nicht selten sind diese Symptome vergesellschaftet mit einer Umdämmerung des Bewußtseins, psychogenen Amnesien oder anderen Konversionssymptomen.

Yasuna (1963) beschrieb 26 psychogen sehgestörte Kinder im Alter von 9–14 Jahren. Die Seheinschränkungen erwiesen sich meist als röhrenförmige Einengung des Gesichtsfeldes, die entfernungsunabhängig fixiert blieb. Bei den meisten Kindern und Jugendlichen waren anamnestisch erhebliche psychische Belastungen festzustellen. Die psychogenen Sehstörungen seien von simulierten Sehstörungen dadurch zu unterscheiden, daß letztere variable Angaben machen und über variierende Gesichtsfeldeinschränkungen berichten.

Differentialdiagnose: Sensorielle Ausfälle psychogenen Ursprungs sind stets abzugrenzen gegenüber organischen Erkrankungen. Sie dürfen erst dann als gesichert angenommen werden, wenn bei sorgfältiger Sinnesprüfung und nach entsprechender neurologischer Untersuchung einschließlich zusätzlicher apparativer Methoden eine neurologische Erkrankung ausgeschlossen werden kann und darüber hinaus die typischen Symptome eines hysterischen Syndroms (finale Orientierung, Krankheitsgewinn, demonstratives Verhalten oder belle indifférence usw.) vorhanden sind.

Hysterische Syndrome mit vorwiegend psychischer Symptomatik (dissoziative Störungen)

Im DSM-III-R sind dissoziative Störungen wie folgt umschrieben:

„Hauptmerkmal ... ist eine Störung oder Änderung der normalerweise integrativen Funktionen der Identität, des Gedächtnisses oder des Bewußtseins, ... die plötzlich oder allmählich auftreten und vorübergehend oder chronisch sein" kann. „Wenn sie primär die Identität betrifft, wird die eigentliche Identität zeitweilig vergessen, und eine neue Identität kann angenommen oder aufgedrängt werden (wie bei der multiplen Persönlichkeitsstörung). Es ist auch möglich, daß das gewohnte Gefühl der eigenen Realität verloren geht und durch ein Gefühl der Unwirklichkeit ersetzt wird (wie bei der Depersonalisationsstörung). Wenn die Störung primär das Gedächtnis betrifft, können wichtige persönliche Ereignisse nicht mehr erinnert werden (wie bei der psychogenen Amnesie und der psychogenen Fugue)" (S. 328).

Die *dissoziativen Störungen* sind insgesamt in der Adoleszenz selten und umfassen die vier nachfolgend beschriebenen Syndrome, deren gemeinsame Kennzeichen sind: plötzliches Auftreten (psychogene Amnesie, psychogenes Weglaufen), Störungen der Identität (Depersonalisationserlebnisse, multiple Persönlichkeit) und Störung des Realitätsbezuges ohne psychotischen Hintergrund.

Psychogene Amnesie

Die **diagnostischen Kriterien** von ICD-10 und DSM-III-R betonen übereinstimmend folgende Merkmale:

– Eine plötzlich eintretende Unfähigkeit, sich an wichtige aktuelle und persönliche Ereignisse zu erinnern. Der Erinnerungsverlust ist dabei so umfassend und ausgedehnt, daß er durch gewöhnliche Vergeßlichkeit nicht erklärt werden kann. Er zentriert sich in der Regel auf traumatische Ereignisse (z. B. Unfälle, Trauerfälle) und ist meist unvollständig.
– Die Störung ist nicht auf eine organische Schädigung, Intoxikation (Alkohol) oder eine multiple Persönlichkeitsstörung zurückführbar.

Man kann vier **Formen psychogener Erinnerungsstörungen** unterscheiden:

1. Bei der *lokalisierten oder umschriebenen Amnesie* können sich die Patienten an alle Vorgänge oder Ereignisse in einem umschriebenen Zeitraum nicht erinnern. Die Störung tritt hauptsächlich nach extremen Belastungen oder Katastrophenerlebnissen auf.

Fallbeispiel: Ein 14jähriger Jugendlicher, der seinen besten Freund getötet hatte, konnte sich in den ersten 48 Stunden nach dem Ereignis an die Tat und ihre Details nicht erinnern. Als er nach Vollendung der Tat zu Hause angekommen war, rief er wiederholt bei dem getöteten Jungen zu Hause an, um ihn zum Turnen abzuholen. Die Erinnerung endete zu-

nächst an jenem Punkt, als der Tötungsvorgang begann und setzte erst beim Verhör der Polizei wieder ein, als man dem Jungen verschiedene Details zur Rekonstruktion seiner Erinnerung anbot.

2. Bei der *selektiven Amnesie* ist das Erinnerungsvermögen an einige Ereignisse in dem betreffenden Zeitraum erhalten, an andere jedoch nicht.

In dem oben beschriebenen Beispiel war auch dies festzustellen. Die lokalisierte Amnesie bildete sich über eine selektive Amnesie zurück. D. h., der Junge begann sich an einige Details des Tagesablaufs zu erinnern und schilderte diese auch, an andere jedoch nicht. Erst später setzte die Erinnerung vollständig ein, so daß er den Tatablauf in allen Details berichten konnte. Durch verschiedene Überprüfungen konnte sichergestellt werden, daß die ursprüngliche Amnesie nicht als Schutzbehauptung vorgetäuscht war.

3. Bei der *generalisierten Amnesie* besteht ein Erinnerungsverlust, der das ganze Leben des Betroffenen umfaßt.
4. Bei der *kontinuierlichen Amnesie* kann sich der Patient an Vorgänge oder Ereignisse nicht erinnern, die ab einem bestimmten Zeitpunkt bis zur Gegenwart vorgekommen sind.

Eine psychogene Amnesie kann mit Verwirrtheit und Desorientierung einhergehen, was die Differentialdiagnose zu organisch bedingten Amnesien schwierig macht. Die **wichtigsten diagnostischen Merkmale** der psychogenen Amnesie sind:

– plötzliches Einsetzen der Amnesie nach massiven Belastungen oder Katastrophen (Tod eines Familienangehörigen, Kriegssituation, Naturkatastrophen usw.).
– Die Amnesie endet meist so abrupt, wie sie eingetreten ist, wobei die Erinnerung vollständig zurückkehrt.
– Organische Schädigungen (z. B. Unfälle mit Hirnbeteiligung, Intoxikationen, neurologische Erkrankungen) müssen ausgeschlossen sein.

Differentialdiagnose: *Organisch verursachte Amnesien* können dadurch abgegrenzt werden, daß ihr Auftreten nicht mit einer massiven seelischen Belastung einhergeht und meist eine Reststörung übrigbleibt. Dies gilt auch für *intoxikationsbedingte* Amnesien (verschiedene Gifte, Alkohol). Amnesien nach langjährigem Alkoholgenuß (Korsakow-Syndrom) lassen sich dadurch abgrenzen, daß das Kurzzeitgedächtnis beeinträchtigt ist, während das Langzeitgedächtnis ungestört ist. Ferner ist das Ausfüllen der Gedächtnislücken durch Konfabulationen typisch.

Amnesien nach *Hirntraumen* sind manchmal schwer von psychogenen Amnesien zu unterscheiden. Denn ein schwerer Unfall kann zugleich auch eine schwere psychische Belastung darstellen. Bei Schädel-Hirn-Traumen tritt, z. B. im Rahmen einer Contusio, eine retrograde Amnesie auf, die auch einen begrenzten Zeitraum vor dem Eintritt des Unfalls umfaßt. Die Erinnerungslücke schrumpft, bildet sich aber häufig nicht ganz zurück.

Abgegrenzt werden muß auch die *globale transitorische Amnesie*, die in der Regel aber erst bei älteren Leuten vorkommt und vermutlich organischen Ursprungs ist. Bei ihr tritt ein vollständiger Erinnerungsverlust für einen längeren Zeitraum (Tage oder Wochen) ein. Schließlich sind Amnesien darauf verdächtig, daß in dieser Zeit ein *epileptischer Anfall* stattgefunden haben könnte.

Eine Amnesie kann auch *simuliert* sein. Diese Möglichkeit kann durch Widersprüche in den Antworten der Betroffenen sowie durch inkonstante und variierende Angaben abgegrenzt werden.

Depersonalisationssyndrom

Im Rahmen des hysterischen Formenkreises kann es auch zur Depersonalisation und Derealisation kommen, deren Kennzeichen ein partieller Realitätsverlust ist, ohne daß der Realitätsbezug insgesamt (etwa wie bei schizophrenen Psychosen) gestört ist. Bei der neurotischen Depersonalisation, um die es hier geht, kommen keine Halluzinationen und kein Wahn vor. Die Jugendlichen sind sich ihrer Entfremdungserlebnisse bewußt, sind durch diese auch erheblich beunruhigt, finden sich aber in der Realität durchaus zurecht.

Multiple Persönlichkeit

Bei diesem Syndrom, dessen Hauptmerkmal die Existenz zweier oder mehrerer „Personen" innerhalb eines Individuums ist, werden von den Betreffenden die verschiedenen Personen, die sich in ihnen vereinigen, jeweils als eine Einheit mit ganz bestimmten Verhaltensweisen, Erinnerungen und Beziehungen wahrgenommen. Häufig geben die Betreffenden an, daß die eine oder andere Persönlichkeit dem anderen Geschlecht angehört oder jünger ist als sie selbst. Die einzelnen Subpersönlichkeiten haben oft einen eigenen Namen und ganz spezifische, für sie typische Verhaltensweisen.

Die *diagnostischen Kriterien* der multiplen Persönlichkeit sind (nach DSM-III-R):

1. „Die Existenz von zwei oder mehr unterschiedlichen Persönlichkeiten oder Persönlichkeitszuständen innerhalb einer Person (jede mit einem eigenen relativ überdauernden Muster, die Umgebung und sich selbst wahrzunehmen, sich auf sie zu beziehen und sich gedanklich mit ihnen auseinanderzusetzen).
2. Mindestens zwei dieser Persönlichkeiten oder Persönlichkeitszustände übernehmen wiederholt die volle Kontrolle über das Verhalten des Individuums."

Die Störung tritt manchmal schon im Kindesalter, häufiger in der Adoleszenz auf und ist schwer zu beeinflussen. Sie soll eher bei Jugendlichen und jungen Erwachsenen vorkommen, die im Kindesalter mißhandelt wurden oder an anderen schweren emotionalen Traumen gelitten haben.

Differentialdiagnose: In erster Linie ist an eine schizophrene Psychose zu denken, vor allem, wenn die Patienten berichten, sie hätten die Stimmen der jeweiligen (in ihnen selbst vereinigten) Personen gehört.

In diesem Zusammenhang gehören wahrscheinlich auch die *Phantasiegefährten*, die man bei Kindern oder Jugendlichen häufig feststellen kann (Geisler 1963). Es handelt sich dabei um Pseudohalluzinationen oder auch lebhafte Vorstellungen, die zum Inhalt haben, daß die betreffenden Kinder oder Jugendlichen eine Person oder Gestalt sich vorstellen oder halluzinieren, die fest zu ihnen gehört, die sie ständig begleitet, mit der sie sich unterhalten können und die als jahrelanger Begleiter mitwächst und älter wird. Diese Symptomatik ist nicht identisch mit der Symptomatik schizophrener Psychosen, denn der übrige Realitätsbezug bleibt erhalten.

Psychogenes Weglaufen (fugue)

Diagnostische Kriterien des psychogenen Weglaufens (fugue) (nach DSM-III-R) sind:

1. Plötzliches, unerwartetes Weglaufen von zu Hause oder vom gewohnten Arbeitsplatz mit der Unfähigkeit, die eigene Vergangenheit zu erinnern,
2. Annahme einer neuen Identität (partiell oder vollständig),
3. nicht auf eine organisch bedingte Störung zurückzuführen.

Das Weglaufen erfolgt oft ganz unvorhersehbar und plötzlich. Die neu angenommene Identität unterscheidet sich von der früheren häufig erheblich: primärpersönlich stille und in sich gekehrte Jugendliche werden plötzlich gesellig, kontaktfreudig und beginnen neue Aktivitäten, die manchmal ungezielt und aus dem Vorhergehenden gar nicht verständlich sind. Insofern muß man bei derartigen Wandlungen auch an eine beginnende manische Phase denken. Gelegentlich kommt es im Rahmen derartiger Zustände zu Delikten oder aggressiven Handlungen, die nicht mit der sonst ruhigen und angepaßten Primärpersönlichkeit vereinbar scheinen.

Differentialdiagnose: Abgegrenzt werden müssen organische psychische Störungen, die sich meist durch entsprechende Erinnerungslücken, Aufmerksamkeits- und Bewußtseinsstörungen ausschließen lassen. Unter ihnen muß insbesondere eine psychomotorische Epilepsie abgegrenzt werden. Auch eine psychogene Amnesie ist auszuschließen.

Hysterische Persönlichkeit

Darunter versteht man „eine Persönlichkeitsstörung mit oberflächlicher und labiler Affektivität, Abhängigkeit von anderen, sehnsüchtigem Verhalten nach Anerkennung und Aufmerksamkeit, Suggestibilität und theatralischem Verhalten" (ICD-9). Die Bezeichnung „infantile Persönlichkeit" ist synonym. In der ICD-10 und im DSM-III-R werden die Symptome und Verhaltensweisen unter dem Begriff „histrionische Persönlichkeitsstörung" zusammengefaßt.

Diese Persönlichkeitsvariante wird hier erwähnt, da sie in den Bereich der hysterischen Manifestationen gehört, wobei sich die hysterische Symptomatik nicht in Form körperlicher oder psychischer Detailsymptome zeigt, sondern in einer entsprechenden Haltung der gesamten Persönlichkeit.

21.4.3 Diagnose und Differentialdiagnose hysterischer Manifestationen

Diagnose

Die Diagnose stützt sich auf Anamnese, neurologischen Befund, EEG-Befund und Video-EEG (bei psychogenen Anfällen) sowie auf die psychiatrische und psychologische Untersuchung.

Anamnese: In der *Familienanamnese* findet man nicht selten Konversionssyndrome, körperliche Erkrankungen, unklare Anfallszustände mit motorischen Erscheinungen, Epilepsien, Krankenhausaufenthalte von Familienangehörigen nach Verletzungen oder anfallsartigen Zuständen. Bei sorgfältiger Anamneseerhebung zeigt sich, daß 50−60% aller Patienten mit Konversionssyndromen eine irgendwie „verwandte Symptomatik" in der Familie oder in der unmittelbaren Nachbarschaft haben.

In der *Eigenanamnese* der Patienten sind motorische Störungen relativ häufig. Nicht selten befanden sich die Jugendlichen bereits in psychiatrischer Behandlung. Häufig finden sich *Konflikte*, aus denen man die Symptomatik ableiten kann.

So haben wir einen 12jährigen Jungen beobachtet, der aufgrund einer schweren Legasthenie einen Schreibkrampf entwickelte. Die Überforderung durch die Legasthenie führte zu diesem sehr eindeutigen Symptom, das ein weiteres Schreiben unmöglich machte (Dauner u. Remschmidt 1970).

Ein weiteres Beispiel ist die psychogene Lähmung, die eine Leistungssportlerin aus Angst vor einem bevorstehenden Wettkampf entwickelt. Auch hier ist der Zusammenhang zwischen Konflikt und Symptomatik deutlich.

Die Analyse der Situation, aus der heraus ein Konversionssyndrom auftritt, ist also von größter Bedeutung. Für die Manifestation dieser Symptome ist eine entsprechende Persönlichkeitsstruktur Voraussetzung. Die meisten

Jugendlichen entwickeln in derartigen Situationen keine Konversionssyndrome.

Neurologische Untersuchung: Diese muß sehr sorgfältig durchgeführt werden. Zum einen erweisen sich etwa 10–15% der Konversionssyndrome in der Katamnese doch noch als nicht erkannte organische Erkrankungen, zum anderen können eine organische, insbesondere eine neurologische Erkrankung bzw. zerebral-organische Vorschädigungen das Auftreten bestimmter Konversionssyndrome begünstigen. Dies gilt insbesondere für psychogene Anfälle (Ramani u. Mitarb. 1980). Bei etwa einem Drittel der Jugendlichen und jungen Erwachsenen mit Konversionssyndromen finden sich derartige Vorerkrankungen.

EEG und Video-EEG (Videopolygraphie): Das routinemäßig abgeleitete EEG einschließlich Provokationsmethoden läßt im Hinblick auf die Differentialdiagnose psychogener Anfälle den Untersucher oft im Stich. Mit Hilfe des Video-EEG bzw. der *Videopolygraphie* ergibt sich aber die Möglichkeit, synchron Anfallsgeschehen und hirnelektrische Befunde zu beobachten und aufzuzeichnen. Diese Möglichkeit stellt einen wichtigen Fortschritt in der Differentialdiagnose psychogener Anfälle dar. In der Praxis hat man aber oft Schwierigkeiten, einen psychogenen Anfall während der EEG-Ableitung auszulösen. Am ehesten ist dies noch möglich, wenn sich der Patient im Rahmen einer *telemetrischen Ableitung* frei bewegen kann. In diesem Fall ist es aber meist nicht möglich, den Anfall auf einer Videoaufnahme festzuhalten. Es gibt mittlerweile jedoch die Möglichkeit, *EEG-Langzeitableitungen* durchzuführen. Mit bestimmten Ableitesystemen (z. B. dem Oxford-Gerät) kann man 24 Std. und länger ein EEG ableiten. Wenn man die Patienten gleichzeitig beobachtet, können etwaige Anfallserscheinungen beschrieben, auf der Ableitung zeitlich markiert und gegebenenfalls auch mit einem Videogerät aufgezeichnet werden. Dieses Hilfsmittel ist für die Differentialdiagnose psychogener Anfälle sehr hilfreich.

Psychiatrische und psychologische Untersuchung: Neben einer sorgfältigen Exploration, in der ein ausführlicher psychopathologischer Befund erstellt wird, sind folgende Bereiche wichtig und für die Diagnose und Differentialdiagnose aussagefähig:

– *Kognitives Funktionsniveau:* Im Rahmen der psychiatrischen oder psychologischen Untersuchung muß eine sorgfältige Intelligenzprüfung durchgeführt werden. Prinzipiell können Konversionssyndrome und psychogene Anfälle zwar bei jedem intellektuellen Niveau auftreten (Ramani u. Mitarb. 1980). Bei der Untersuchung größerer Patientengruppen zeigt sich jedoch, daß die Intelligenzquotienten von Patienten mit Konversionssyndromen eher unter dem Durchschnitt der Allgemeinbevölkerung liegen. Wie bereits erwähnt, können auch hirnorganische Schädigungen und organische Wesensveränderungen das Auftreten psychogener Anfälle begünstigen. In diesen Fällen findet man häufig zusätzliche Symptome, die mit der Persönlichkeitsstörung zusammenhängen.

So beobachteten wir eine 19jährige Patientin, die an seltenen Grand-mal-Anfällen litt, eine massive Wesensveränderung aufwies und im Rahmen zusätzlicher psychogener Anfälle in Form von Händezittern und Bewußtseinseinengung sich massive Selbstverletzungen durch Beißen, Schlagen und Kratzen beibrachte.

– *Emotionale Besonderheiten und Persönlichkeitsstruktur:* Bei der überwiegenden Mehrzahl der Patienten mit Konversionssyndromen und psychogenen Anfällen sind multiple Zeichen der Unreife und *infantile Züge* festzustellen. Diese zeigen sich oft in kleinkindhaftem Verhalten bzw. in einer Regression auf frühere Altersstufen (z. B. kleinkindhafte Sprache, starke Abhängigkeit von Bezugspersonen, kleinkindhafte Phantasien und Selbstüberschätzung). Die emotionale Steuerungsfähigkeit ist deutlich reduziert, besonders in Belastungssituationen, aus denen heraus ja Konversionssyndrome und psychogene Anfälle meist entstehen. Vielfach ist eine bemerkenswerte Diskrepanz zwischen den eigenen Möglichkeiten und hochfliegenden Plänen festzustellen. Diese abweichende Realitätseinschätzung, die nicht psychotische Maße annimmt, ist typisch für Patienten mit Konversionssyndromen und anderen hysterischen Manifestationen. In ihrer Persönlichkeit zeigen sie einerseits Dominanz- und Geltungsstreben, manchmal auch hypochondrische Neigungen, andererseits eine starke Abhängigkeit von anderen und infantile Züge. Testpsychologische Untersuchungen zur Objektivierung der Persönlichkeitsstruktur (z. B. mit Hilfe des Rorschach-Tests, des HSPQ, des FPI und des MMPI) bestätigen die hier geschilderten Persönlichkeitszüge. Im MMPI wurden charakteristisch hohe Werte auf der Hysterie-Skala, der Hypochondrie-Skala und der Skala „soziale Introversion" festgestellt (Wilkus u. Mitarb. 1984). Jedoch sind keineswegs alle Adoleszenten mit Konversionssyndromen oder psychogenen Anfällen hysterische Persönlichkeiten, wenngleich derartige Persönlichkeitszüge das Auftreten der Symptomatik begünstigen.

– *Analyse der Symptomatik und Herstellen eines Zusammenhangs mit typischen Auslösesituationen und -konflikten:* Hysterische Syndrome entwickeln sich oft im Anschluß an Belastungs- und Überforderungssituationen, wobei diese keineswegs nur im kognitiven Bereich liegen müssen. Sie können ebenso als emotionale Überforderung imponieren. Besteht die Symptomatik (z. B. psychogene Anfälle) bereits längere Zeit, so kann sie sich vom Ursprung des Konflikts bereits abgelöst haben, sich chronifiziert und verselbständigt haben. In diesen Fällen ist es schwierig, den ursprünglichen Konflikt aufzudecken.

Immer muß auch überlegt werden, welchen *Krankheitsgewinn* die Störung für den Patienten mit sich bringt. Ferner muß bedacht werden, welche Reaktionen der Umgebung dazu beitragen, daß die Symptomatik beibehalten wird.

Differentialdiagnose

Hysterische Syndrome müssen gegen eine ganze Reihe von anderen Störungen und Erkrankungen abgegrenzt werden. Bei den einzelnen Syndromen wurde schon auf differentialdiagnostische Erwägungen eingegangen. Im folgenden werden einige grundsätzliche Gesichtspunkte zur Differentialdiagnose besprochen.

1. **Abgrenzung psychosomatischer Erkrankungen von hysterischen Manifestationen:** Psychosomatische Erkrankungen sind grundsätzlich von hysterischen Manifestationen (Konversionssyndromen) deutlich zu unterscheiden. Da diese Unterscheidung vielfach nicht klar genug vollzogen wird, gehen wir darauf etwas näher ein. Die wesentlichsten Gesichtspunkte hat Alexander bereits 1943 formuliert (Tab. 21.**11**). Psychosomatische Erkrankungen werden grundsätzlich über das autonome Nervensystem „vermittelt" und betreffen daher auch die inneren Organe, während Konversionssyndrome die quergestreifte Muskulatur oder auch die Sinnesorgane (psychogene Blindheit, psychogene Taubheit) betreffen. Die beiden Störungsmuster unterscheiden sich auch hinsichtlich der Angstbindung, der symbolischen Bedeutung und der bedrohlichen Gewebeschädigung. Es handelt sich also um grundverschiedene Manifestationsbedingungen.

2. **Differentialdiagnose psychogener Anfälle und anderer psychogener Bewegungsstörungen:** Diese Syndrome stellen mit rund 40% den höchsten Anteil unter den hysterischen Manifestationen dar. Dabei sind folgende Erkrankungen und Störungen differentialdiagnostisch in Erwägung zu ziehen:

– *Epilepsie und neurologische Erkrankungen:* Es wurde bereits darauf hingewiesen, daß psychogene Anfälle das Bild einer Epilepsie „imitieren" können, daß sie jedoch bei genauer Analyse eine Reihe von Besonderheiten zeigen, die mit einem epileptischen Anfall nicht kompatibel sind (s. Tab. 21.**10**). Nicht ganz einfach ist die Differentialdiagnose, wenn der gleiche Patient sowohl epileptische als auch psychogene Anfälle zeigt. Anfallskranke leiden fünfmal häufiger an psychogenen Anfällen als Nicht-Epilepsiekranke. Durch eine sorgfältige Analyse des Anfallsablaufes, der jeweiligen Situation, in der der Anfall stattfindet, sowie durch entsprechende EEG- bzw. Video-EEG-Ableitungen läßt sich meist die zutreffende Diagnose stellen.

– *Synkopale Anfälle:* Diese Anfälle lassen sich in der Regel durch zusätzliche EKG-Ableitungen, Schilderungen der Anfallserscheinungen und zusätzliche Herz-Kreislauf-Untersuchungen abgrenzen. Sie haben meist folgenden Ablauf: Schwarzwerden vor den Augen, Augenflimmern, Bewußtseinsverlust, Blässe, kleiner Puls, Schweißausbruch, Zyanose, zuweilen Erbrechen

Tabelle 21.**11**   Differentialdiagnose zwischen psychophysiologischen (psychosomatischen) Reaktionen und (hysterischen) Konversionsreaktionen (nach Alexander 1943)

Psychophysiologische (psychosomatische) Reaktionen	Konversionsreaktionen
1. Betroffen sind Organe, die vom autonomen Nervensystem kontrolliert werden	1. Betroffen sind Körperteile, die vom willkürlichen Nervensystem gesteuert werden
2. Symptomatik reduziert nicht Angst	2. Symptomatik reduziert (bindet) Angst
3. Symptome haben keine symbolische Bedeutung	3. Symptome haben eine symbolische Bedeutung und sind Ausdruck des jeweiligen Konfliktes
4. Gewebeschädigung kann lebensbedrohlich sein	4. Keine Gewebeschädigung (allenfalls Atrophie), nie lebensbedrohlich

und Kopfschmerzen nach dem Anfall. Die Dauer der Anfälle schwankt zwischen 30 Sekunden und mehreren Minuten. Es können auch vegetative Symptome, Automatismen und isolierte Myoklonien vorkommen. Die Ursache liegt in einer kardialen Insuffizienz mit Verminderung des Herzminutenvolumens oder in einer vagovasalen Insuffizienz, die zur Hypoxie und Bewußtlosigkeit führt (Scheffner 1985). Die Abgrenzung von psychogenen Anfällen ist z. T. schon aufgrund der Symptomatik, durch Zusatzuntersuchungen (EKG, EEG) und durch das Fehlen entsprechender Persönlichkeitsauffälligkeiten möglich.

– *Hyperventilationstetanie und hypoglykämischer Bewußtseinsverlust:* Die Hyperventilationstetanie kann ebenfalls psychogen ausgelöst werden, wobei hier allerdings ein somatisches Krankheitsbild vorliegt, das lediglich durch psychische Konflikte und das darauf folgende Verhalten (Hyperventilation) aus der Latenz gehoben wird. Anders ist es beim hypoglykämischen Bewußtseinsverlust, der durch entsprechende Blutzuckerbestimmungen abgegrenzt werden kann.

– *Tics:* Ausgedehnte generalisierte Tic-Erkrankungen sowie eine umschriebene Tic-Symptomatik können zu differentialdiagnostischen Überlegungen Anlaß geben. Insbesondere beim Gilles-de-la-Tourette-Syndrom, bei dem die Symptomatik anfallsartig auftreten kann, müssen sowohl epileptische als auch psychogene Anfälle abgegrenzt werden. Ist die Tic-Symptomatik umschrieben, so sollte man einerseits an epileptische Anfälle mit myoklonischer Manifestation

denken, andererseits auch an psychogene Anfälle vom myoklonischen Typ, wie sie von Cohen u. Suter (1982) beschrieben wurden. In der Regel gelingt dies schon durch die direkte Beobachtung und entsprechende EEG-Ableitung, die bei den Tics und bei den psychogenen Anfällen kein epilepsiespezifisches Muster zeigt.

3. **Abgrenzung hysterischer Syndrome von schizophrenen Psychosen:** Gerade in der Adoleszenz manifestieren sich schizophrene Psychosen manchmal in Form einer Initialsymptomatik, die als hysterisch imponiert. Dabei geht es meist weniger um ausgesprochene Konversionssymptome, sondern eher um Verhaltensweisen, die man auch bei hysterischen Persönlichkeiten findet. Treten klassische Symptome einer Schizophrenie hinzu (z. B. produktive Symptome, Symptome ersten Ranges), so ist die Diagnose einer Schizophrenie gesichert. Im Beginn einer schizophrenen Erkrankung können aber die „hysterischen Merkmale" stark im Vordergrund stehen, so daß die Diagnose einer schizophrenen Psychose zunächst nicht möglich ist. Wir haben mehrere Patienten beobachtet, bei denen die Erkrankung mit einer hysteriformen Symptomatik begann und mehrere Monate später in eine klassische schizophrene Psychose überging.

21.4.4 Ätiologie und Genese

Nach Berblinger (1960) lassen sich die Vorstellungen zur Ätiologie und Pathogenese der hysterischen Syndrome auf drei *Grundmechanismen* reduzieren:

1. Inaktivierung von Organen und Organsystemen (z. B. bei Lähmungen, Bewegungsstörungen oder sensoriellen Ausfällen).
2. Gesteigerte funktionelle Autonomie des psychischen Apparates (Funktionssteigerung). Dies trifft z. B. bei psychogenen Anfällen und bei überschießenden motorischen Bewegungsabläufen zu.
3. Verminderte funktionelle Autonomie des psychischen Apparates (z. B. Dämmerzustände, Amnesien).

Diese drei Grundmechanismen gehen mehr von einer Deskription der Krankheitserscheinungen aus und verzichten bewußt auf weitergehende, meist nicht beweisbare ätiologische Zusammenhänge.

Zwar gibt es eine große Zahl von Theorien zur Ätiologie und Genese von hysterischen Syndromen. Bislang sind sie aber nicht in der Lage, die Entstehung diese Erkrankungen schlüssig und widerspruchsfrei zu erklären. Deshalb wird auf sie im folgenden nicht im einzelnen eingegangen (im wesentlichen: psychoanalytisches Modell, verschiedene lerntheoretische Modelle, kommunikationstheoretisches Modell), sondern es werden einzelne Faktoren herausgestellt, deren theoretische Integration noch aussteht. Solche *Faktoren* sind:

1. *Genetische Belastungen:* Hysterische Syndrome (insbesondere Konversionssyndrome) treten in bestimmten Familien gehäuft auf. Dieses Phänomen ist in zweifacher Weise interpretierbar: als genetische Belastung oder als familiäre Symptomtradition. Obwohl bei neurotischen Erkrankungen, zu denen auch die hysterischen Manifestationen zu rechnen sind, Umweltfaktoren die größere Rolle spielen, sind doch auch genetische Faktoren von Bedeutung (Schepank 1974). Man wird diese im Sinne einer Disposition berücksichtigen müssen.
2. *Persönlichkeitsstruktur:* Auch in der Persönlichkeitsstruktur zeigen sich disponierende Faktoren, die als genetisch und als Endprodukt familiärer bzw. Umwelteinflüsse angesehen werden können. An der Bedeutung einer disponierenden Persönlichkeitsstruktur besteht kein Zweifel. Dies

zeigen sowohl klinische Erfahrungen als auch entsprechende Untersuchungen.

3. *Vorbild in der Familie oder in der Nachbarschaft:* In verschiedenen Studien wurde nachgewiesen, daß Patienten mit hysterischen Syndromen (insbesondere mit Konversionssyndromen und psychogenen Anfällen) in bis zu 60% der Fälle in ihrer Familie oder auch in der unmittelbaren Nachbarschaft ein Vorbild haben, dessen Symptomatik sie „imitieren". Natürlich handelt es sich dabei um einen unbewußten Vorgang und nicht um ein bewußtes Nachahmen oder gar eine Simulation. Am eindrücklichsten ist diese Beobachtung bei jenen Patienten, die sowohl psychogene als auch epileptische Anfälle haben und im Rahmen psychogener Anfälle ihre eigenen epileptischen Anfälle „imitieren". Im Hinblick auf diese Patienten ist besonders interessant, wie sie dazu kommen, denn sie können ja ihre Anfälle (jedenfalls solche, die mit Bewußtseinsverlust einhergehen) nur im Spiegel der Umwelt und nicht durch eigene Beobachtung erleben.
4. *Konflikt- und Überforderungssituationen:* Die biographische Analyse zeigt, daß das Auftreten von hysterischen Syndromen durch Konflikt- und Überforderungssituationen begünstigt wird. Die Symptomatik läßt sich nicht selten auch symbolisch deuten. Dabei ist dem Patienten die „Bedeutung" der Symptomatik nicht bewußt. Was die Konflikte betrifft, so hat sich eine Spezifität (d. h. eine strikte Zuordnung bestimmter Konflikte zu ganz bestimmten Symptomen) auf empirischem Wege nicht nachweisen lassen. Man findet praktisch immer, daß die Patienten sich in einem Konflikt oder in einer allgemeinen Überforderungssituation befinden. Die Natur des Konfliktes kann aber recht verschieden sein. Die psychoanalytische These, wonach sich die Symptomatik auf verdrängte ödipale Trieb- bzw. Inzestwünsche zurückführen läßt, entzieht sich einem empirischen Nachweis.
5. *Bedeutung einer eigenen Erkrankung in der Vorgeschichte für die „Symptomwahl":* Verschiedene Untersuchungen haben gezeigt, daß vorangegangene eigene Erkrankungen, auch wenn sie bereits länger zurückliegen, für die „Symptomwahl" verantwortlich sein

können. So kann z. B. eine länger zurück-liegende Unterschenkelfraktur bei einem entsprechend disponierten Jugendlichen eine psychogene Lähmung auf eben dieser Seite begünstigen.

6. *Krankheitsgewinn:* Hysterische Syndrome (vor allem Konversionssyndrome und psychogene Anfälle) bringen stets für den Patienten einen mittelbaren oder unmittelbaren Krankheitsgewinn, der sich in zweifacher Weise zeigt: zum einen werden die Anforderungen seitens der Umgebung reduziert, wodurch eine gewisse Entspannung entsteht; zum anderen erhält der Patient mehr Zuwendung und Aufmerksamkeit.

7. *Begünstigung durch organische Hirnschädigungen:* Wie bereits mehrfach erwähnt, begünstigen hirnorganische Vorschädigungen das Auftreten von Konversionssyndromen und psychogenen Anfällen, aber auch von anderen hysterischen Manifestationen. Dies läßt sich deutlich bei Epilepsiekranken zeigen, bei denen im Laufe ihrer Erkrankung ein hirnorganisches Psychosyndrom entstanden ist.

Zusammenfassend kann man sagen, daß hysterische Syndrome sowohl durch innere Faktoren (Disposition, Angst) als auch durch äußere Faktoren (unterschiedliche Belastung durch die Umgebung) getriggert werden können. Dabei sind alle hier genannten Bedingungen von Bedeutung.

21.4.5 Therapie

Wenn der auslösende Konflikt und die vielfach typische Überforderungssituation erkannt sind, so gilt es, diese im Rahmen der Behandlung zu beseitigen oder abzumildern. In diesem Sinne gehört zur Behandlung stets eine Veränderung der allgemeinen Lebensbedingungen des Patienten. Vielfach ist aber auch auf der Symptomebene eine Übungsbehandlung erforderlich, z. B. bei einer psychogenen Lähmung ein schrittweises Üben der Fortbewegung. Den Patienten kann dabei erklärt werden, daß sie im Rahmen ihrer Erkrankung das Gehen verlernt haben, und was man verlernt habe, müsse man schrittweise wieder lernen.

Die Behandlung erfolgt in aller Regel als individuelle Therapie, denn Gruppenbehandlungen begünstigen das Dominanzbedürfnis der Patienten und damit zumindest im Anfangsstadium ein Wiederauftreten der Symptomatik.

Wenn die Familie an der Verursachung, Auslösung und Aufrechterhaltung der Symptomatik beteiligt ist, muß sie unbedingt in die Behandlung einbezogen werden. In der Regel hängen die Konflikte und Überforderungssituationen sehr eng mit der Familie bzw. der sonstigen Umgebung des Patienten und den dort herrschenden Bedingungen zusammen. Die Modifikation der jeweiligen Lebensbedingungen ist aber nicht leicht. Man kann nicht davon ausgehen, daß man diese Bedingungen grundsätzlich und tiefgreifend verändert, sondern muß schon zufrieden sein, wenn sich diese in einigen wichtigen Bereichen so modifizieren lassen, daß der Patient weniger im Konfliktfeld steht.

Liegen zusätzliche Erkrankungen vor (z. B. epileptische Anfälle), so erfolgt die Behandlung nach den gleichen Prinzipien, jedoch ist der Stellenwert der Medikation im Gesamtbehandlungsplan besonders wichtig. Die wichtigsten *allgemeinen Behandlungsprinzipien* sind:

- Nach Identifikation des Konfliktes (Auslösers) Vermittlung (Erarbeitung) anderer Bewältigungsstrategien durch Anwendung verhaltenstherapeutischer Maßnahmen einschließlich kognitiver Strategien.
- Übungsbehandlung unter Berücksichtigung relevanter Situationen (beginnt stets als Einzeltherapie).
- Gegebenenfalls Einsatz von Suggestivmaßnahmen: Patienten mit hysterischen Syndromen sind in der Regel sehr suggestibel. Hysterische Syndrome lassen sich z. B. auch durch Suggestivmaßnahmen erzeugen, was Cohen u. Suter (1982) im Hinblick auf psychogene Anfälle gezeigt haben. Es gelang ihnen, bei erwachsenen Patienten durch Suggestion psychogene Anfälle auszulösen, die sie nach verschiedenen Gesichtspunkten klassifizierten. Ebenso wie zur Auslösung hysterischer Syndrome können Suggestivmaßnahmen (z. B. Hypnose, zielgerichtete suggestive Beeinflussung) auch zur Behandlung eingesetzt werden. Dies ist seit Ende des letzten Jahrhunderts bereits bekannt,

wenn man an die Behandlungserfolge von
Charcot, Breuer und Freud bei Hysterien
mit Hilfe der Hypnose denkt.

– Einbeziehung der Familie und des sozialen
Umfeldes: In welcher Form dies geschieht,
muß im Einzelfall analysiert werden. Die
Umstrukturierung setzt sich zum Ziel, das
soziale Umfeld so zu modifizieren, daß der
Patient den durch die Symptomatik erzielten Krankheitsgewinn nicht benötigt.

– Kombination medikamentöser und psychotherapeutischer Behandlung bei Vorliegen
einer zusätzlichen organischen Erkrankung,
z. B. einer Epilepsie.

– Erst im zweiten oder dritten Schritt Gespräche über eine mögliche „symbolische Bedeutung" der Symptomatik.

Von entscheidender Bedeutung für das Gelingen der Therapie sind zwei Faktoren: der Therapeut muß seine Beziehung sehr genau den
Möglichkeiten des Patienten anpassen, und er
sollte mit voreiligen Deutungen und symbolischen Interpretationen außerordentlich vorsichtig sein. Es kommt ganz wesentlich darauf
an, dem Patienten andere Bewältigungsstrategien zu vermitteln, so daß er seine hysterische
Symptomatik nicht mehr benötigt.

21.4.6 Verlauf und Prognose

Neu aufgetretene hysterische Syndrome (z. B.
Konversionssyndrome oder psychogene Anfälle) sind in der Regel gut zu behandeln und
rasch zu beheben. Die Behandlung gestaltet
sich schwierig, wenn die Symptomatik bereits
lange besteht und dem Patienten wiederholt
einen erheblichen Krankheitsgewinn gebracht
hat. *Folgende Bedingungen erschweren die Behandlung:*

– Chronifizierung der Störung (Krankheitsdauer länger als 2–3 Jahre);

– zusätzliches Vorliegen eines Anfallsleidens
oder einer anderen organischen Schädigung;

– schwerwiegende psychische Folgen eines
Anfallsleidens (organische Wesensveränderung oder Demenz);

– inkonsequente Führung des Patienten durch
eine „insuffiziente Umgebung";

– niedrige Intelligenz und geringe Differenzierung der Persönlichkeit;

– ausgesprochen hysterische Persönlichkeitsstruktur.

Schließlich sollte man den Gesichtspunkt einer
organischen Erkrankung nie ganz aus dem
Auge verlieren. Immer wieder werden Konversionssyndrome diagnostiziert, deren Ursache sich im Längsschnitt als organisch erweist.

21.4.7 Literatur

Alexander, F.: Fundamental concepts of psychosomatic
research. Psychosomatic Medicine 5 (1943) 205–210

Alexander, F.: Psychosomatische Medizin: Grundlagen
und Anwendungsgebiete, 4. Aufl. de Gruyter, Berlin 1985 (Orig.: Psychosomatic Medicine)

American Psychiatric Association (APA): Diagnostic
and Statistical Manual of Mental Disorders, 3rd ed.
revised (DSM-III-R). APA, Washington 1987
(dtsch. Bearb. von Wittchen, H.-U., H. Saß, M.
Zaudig, K. Koehler: Diagnostisches und Statistisches Manual Psychischer Störungen [DSM-III-R];
Beltz, Weinheim 1989)

Berblinger, K.: Hysterical crisis and the question of
hysterical character. Psychosomatics (1960) 270–279

Blanz, B., B. Lehmkuhl, U. Lehmkuhl, H. Braun-
Scharm: Hysterische Neurosen im Kindes- und
Jugendalter. Zeitschrift für Kinder- und Jugend-
psychiatrie 15 (1987) 97–111

Chodoff, P., H. Lyons: Hysteria, the hysterical personality and „hysterical" conversion. American Journal of Psychiatry 114 (1958) 734–740

Cohen, R. J., C. Suter: Hysterical seizures: suggestion
as a provocative EEG-test. Annals of Neurology 11
(1982) 391–395

Dauner, I., H. Remschmidt: Symptomwahl und Sym-
ptomwandel bei einem Fall von psychogenem
Schreibkrampf. Praxis der Kinderpsychologie und
Kinderpsychiatrie 19 (1970) 246–252

Fitzgerald, O.: Love deprivation and hysterical personality. Journal of Mental Science 94 (1948) 701–717

Geisler, E.: Phantasiegefährten. Praxis der Kinderpsychologie und Kinderpsychiatrie 12 (1963) 1–9

Gold, S.: Diagnosis and management of hysterical con-
tracture in children. British Medical Journal 1965/I,
21–23

Guze, S. B., M. J. Perley: Observations on the natural
history of hysteria. American Journal of Psychiatry
114 (1958) 734–740

Kammerer, E.: Konversionssyndrom im Kindes- und
Jugendalter. Zeitschrift für Kinder- und Jugendpsychiatrie 8 (1980) 425–442

Kruse, R.: Die Kombination hysterischer und epilepti-
scher Anfälle im Kindes- und Jugendalter. In Doose,
H., G. Groß-Selbeck: Epilepsie 1978. Thieme,
Stuttgart 1979

Lewis, W., M. Berman: Studies of conversion hysteria.
Archives of General Psychiatry 13 (1965) 275–282

Proctor, J. T.: Hysteria in childhood. American Journal of Orthopsychiatry 28 (1958) 394–406

Ramani, S. V., L. F. Quesney, D. Olson, R. J. Gumnit: Diagnosis of hysterical seizures in epileptic patients. American Journal of Psychiatry 137 (1980) 705–709

Remschmidt, H., M. Schmidt (unter Mitarbeit von C. Klicpera): Multiaxiales Klassifikationsschema für psychiatrische Erkrankungen im Kindes- und Jugendalter nach Rutter, Shaffer und Sturge. Mit einem synoptischen Vergleich zum DSM-III. 2. Aufl., Huber, Bern 1986

Robins, E., P. O'Neal: Clinical features of hysteria in children, with a note on prognosis: A 2–17 year follow-up study of 41 patients. Nervous Child 10 (1953) 246–271

Scheffner, D.: Epilepsien. In Remschmidt, H., M. H. Schmidt: Kinder- und Jugendpsychiatrie in Klinik und Praxis, Bd. II. Thieme, Stuttgart 1985

Schepank, H.: Erb- und Umweltfaktoren bei Neurosen: Tiefenpsychologische Untersuchung an 50 Zwillingspaaren. Springer, Berlin 1974 (Monographien Psychiatrie, Bd. 11)

Volkmar, F. R., J. Poll, M. Lewis: Conversion reactions in childhood and adolescence. Journal of the American Academy of Child Psychiatry 23 (1984) 424–430

Whitlock, F. A.: The aetiology of hysteria. Acta psychiatrica scandinavica 43 (1967) 144–162

Wilkus, R. J., C. B. Dodrill, P. M. Thompson: Intensive EEG monitoring and psychological studies of patients with pseudoepileptic seizures. Epilepsia 25 (1984) 100–107

World Health Organization (WHO): International Classification of Diseases, 9th ed. (ICD-9). WHO, Geneva 1978

World Health Organization (WHO): Tenth Revision of the International Classification of Diseases [ICD-10], Chapter V (F): Mental and Behavioural Disorders (including disorders of psychological development). Clinical Descriptions and Diagnostic Guidelines. WHO, Geneva 1991. (Dtsch.: Dilling, H., W. Mombour, M. H. Schmidt: Internationale Klassifikation psychischer Störungen. ICD-10, Kapitel V [F]. Klinisch-diagnostische Leitlinien. Weltgesundheitsorganisation. Huber, Bern 1991.)

Yasuna, E.: Hysterical amblyopia in children. American Journal of Diseases of Children 106 (1963) 558–563

21.5 Entfremdungserlebnisse (Depersonalisation und Derealisation)

21.5.1 Definition, Klassifikation und Epidemiologie

Unter dem Begriff „Entfremdungserlebnisse" werden Veränderungen der Selbstwahrnehmung (*Depersonalisation*) und der Fremd- bzw. Umgebungswahrnehmung (*Derealisa-*

tion) verstanden, die subjektiv als Wandlung der Wirklichkeit oder als Wirklichkeitsverlust empfunden werden.

Im *DSM-III-R* ist die *Symptomatik* wie folgt beschrieben:

„Das Symptom der Depersonalisation beinhaltet eine Änderung der Selbstwahrnehmung oder des Selbsterlebens in der Form, daß das übliche Gefühl für die eigene Wirklichkeit vorübergehend verloren geht oder sich verändert. Dies äußert sich in einem Gefühl des Losgelöstseins von den eigenen psychischen Prozessen oder dem Körper, so als sei man ein äußerer Beobachter. Darüber hinaus kann sich der Betroffene wie ein Roboter oder ‚wie im Traum' fühlen. Oft bestehen verschiedene Formen sensorischer Unempfindlichkeit und das Gefühl, sein Handeln einschließlich der Sprache nicht völlig beherrschen zu können. All diese Empfindungen sind ichdyston; das Individuum hält eine intakte Realitätskontrolle aufrecht" (S. 337).

Die *diagnostischen Kriterien* des Depersonalisationssyndroms nach DSM-III-R sind:

– Anhaltendes oder wiederkehrendes Erleben einer Depersonalisation, angezeigt entweder durch:
1. das Gefühl, losgelöst zu sein von eigenen psychischen Prozessen oder dem Körper, so als sei man ein äußerer Beobachter; oder,
2. sich wie ein Roboter oder „wie im Traum" zu fühlen.

– Während des Depersonalisationsgefühls bleibt die Realitätskontrolle intakt.

– Die Depersonalisation ist anhaltend und von ausreichendem Schweregrad, um beträchtliches Leid hervorzurufen.

– Das Erlebnis der Depersonalisation ist die vorherrschende Auffälligkeit und nicht ein Symptom einer anderen Störung wie Schizophrenie, Panikstörung, Agoraphobie ohne Panikstörung in der Vorgeschichte, aber mit umschriebenen Attacken von Depersonalisation oder Temporallappen-Epilepsie.

Eingeordnet werden Entfremdungserlebnisse im DSM-III-R unter die *dissoziativen Störungen*, deren Hauptmerkmal „eine plötzliche, zeitlich begrenzte Änderung der normalen integrativen Funktionen des Bewußtseins, der Identität oder des motorischen Verhaltens ist". Das Depersonalisationssyndrom wird deswegen zu den dissoziativen Störungen gerechnet, weil es dabei zu einer Beeinträchtigung der eigenen Realität kommt.

Im *MAS* wird das Depersonalisationssyndrom zu den *neurotischen Störungen* gerechnet (300.6) und wie folgt definiert:

„Eine neurotische Störung mit einem unangenehmen Zustand gestörter Wahrnehmung, bei der äußere Objekte oder Teile des eigenen Körpers in ihrer Qualität verändert, unwirklich, weit entfernt erlebt werden. Der Patient ist sich der subjektiven Art der Veränderung, die er erlebt, bewußt. Depersonalisationssyndrome können als Merkmal verschiedener psychischer Störungen auftreten wie Depression, Zwangsneurose, Angst und Schizophrenie. In diesen Fällen sollte die Störung nicht hier eingeordnet werden, sondern unter der entsprechenden Hauptkategorie."

Epidemiologie: Laut DSM-III-R sollen bis zu 70% junger Erwachsener zu irgendeinem Zeitpunkt leichte Depersonalisationserscheinungen vorübergehender Art aufweisen.

21.5.2 Klinisches Bild, Diagnose und Differentialdiagnose

Die **Depersonalisation** ist dadurch gekennzeichnet, daß sich die Betroffenen über *Veränderungen an ihrem Körper* beunruhigen. Kernsymptome sind:

– Gefühl der Entfremdung,
– Beunruhigung bzw. Beeinträchtigung durch diese Entfremdungserlebnisse,
– nicht wahnhafte Natur der Entfremdungserlebnisse,
– Verbindung der Entfremdungserlebnisse mit dem Empfinden, emotional unzureichend reagieren zu können.

Die Jugendlichen äußern z. B. Sorgen darüber, daß ihre Hände oder Beine größer oder kleiner geworden sind, daß sich ihre Gesichtsproportionen verändert haben, daß sie das Gefühl haben, ihr Arm oder ihr Bein gehöre nicht mehr zu ihnen und daß sie insgesamt Zweifel an der eigenen Wirklichkeit haben. Je nach sprachlicher Ausdrucksfähigkeit können diese Gefühle oder Empfindungen mehr oder weniger deutlich beschrieben werden. Manche sprechen von regelrechten „Wirklichkeitszweifeln", die ihre Person betreffen. Häufig äußern sie, sie fühlten sich wie im Traum oder würden mechanisch wie eine Maschine reagieren. Sehr oft ist damit die Besorgnis verknüpft, sie seien nicht mehr Herr

über ihre Persönlichkeit und ihre Handlungen. Manche Jugendliche entwickeln regelrechte *Rückversicherungstechniken*, mit denen sie den Realitätsgehalt ihrer Handlungen oder ihrer Existenz prüfen. Dazu gehören z. B. Betasten des eigenen Körpers, Sich-Kneifen oder Zufügen anderer leichter Schmerzreize, der Blick in den Spiegel, um sich des eigenen Gesichtes zu vergewissern. Häufig sind mit der Symptomatik sensorische Störungen verquickt: die Patienten geben an, sie hörten alles wie von ferne, die Umgebung sei auch optisch entrückt.

Alle diese Symptome gehen aber mit einer *intakten Realitätskontrolle* gegenüber der Umwelt einher. D. h., der Patient zieht zwar die Realität in Zweifel, bewegt sich aber in seiner Umgebung realitätsgerecht.

Bei der **Derealisation** ist die *Veränderung* im wesentlichen auf die Wahrnehmung *der Umgebung* konzentriert. Form oder Größe von Gegenständen oder Personen werden verändert, entstellt oder wie leblos wahrgenommen. Als Nebenmerkmale des Syndroms sind im DSM-III erwähnt: Schwindel, Depressionen, zwanghafte Grübeleien, Ängstlichkeit, die Angst, verrückt zu werden, und eine Störung des subjektiven Zeitgefühls. Auch äußern manche Patienten, daß sie sich nicht mehr so gut wie früher erinnern können.

Die **Diagnose** erfolgt aufgrund der Anamnese, einer sorgfältigen Exploration und der klinischen Symptomatik. Entfremdungserlebnisse (Depersonalisation und Derealisation) können ein eigenes Syndrom darstellen oder auch Symptom einer anderen Erkrankung sein. Dementsprechend können wir nach Meyer (1959) folgende *Formen* unterscheiden:

1. *Depersonalisation als akute Erlebnisreaktion:* Sie tritt entweder plötzlich in akuten und unerwarteten Belastungssituationen oder mit gewisser Latenz in subjektiv unlösbar erscheinenden Konfliktsituationen auf. In ersterem Falle kann die Depersonalisation als ein „Persistieren der natürlichen Schrecklähmung" (Meyer 1959) aufgefaßt werden, in letzterem Falle (bei Konfliktsituationen) bedeutet sie vielfach ein Ausweichen vor der anstehenden Entscheidung, was final interpretiert werden kann. In diesem Zusammenhang gehört auch die

„physiologische Depersonalisation", die Minuten oder Stunden nach einer Katastrophensituation auftreten kann. Akut auftretende Depersonalisationen klingen in der Regel nach Stunden oder Tagen ab. Bei entsprechend disponierten Persönlichkeiten können sie sich aber chronifizieren.

2. *Depersonalisation als neurotisches Symptom:* Depersonalisations- und Derealisationserlebnisse können Begleiterscheinungen neurotischer Störungen sein. Dabei dominiert in der Regel eine klassische neurotische Symptomatik (z. B. Ängste, depressive Verstimmungen). In seltenen Fällen kann es aber auch zu einer Depersonalisationsneurose kommen, die im wesentlichen dem oben beschriebenen Depersonalisationssyndrom entspricht. Dieses kann sich aus akut auftretenden Depersonalisationserlebnissen entwickeln.

3. *Hysterische Depersonalisation:* Bei dieser Form sind Depersonalisationserlebnisse mit hysterischen (konversionsneurotischen) Symptomen kombiniert. Letztere zeigen sich oft in einer „lebenslangen Neigung zu psychogenen Bewußtseinsveränderungen im Dienste einer Derealisation im weitesten Sinne" (Meyer 1959). Auch hier liegt allerdings der Schwerpunkt auf der „hysterischen Symptomatik". Man wird also derartige Störungen primär unter die hysterischen Neurosen rechnen.

4. *Anankastische Depersonalisation:* Bei schizophrenen Jugendlichen zeigen sich manchmal zu Beginn ihrer Erkrankung anankastische Züge und Depersonalisationen bzw. Derealisationen zur gleichen Zeit. Bei Erwachsenen ist das gleichzeitige Auftreten dieser beiden Phänomene sehr selten; es wurde aber beobachtet, daß eine Depersonalisationssymptomatik einer Zwangssymptomatik folgen kann.

5. *Depersonalisation im Rahmen schizophrener Psychosen:* Sie läßt sich von den anderen hier erwähnten Depersonalisationssymptomen abgrenzen durch das Vorliegen einer für die Schizophrenie charakteristischen Symptomatik. Im Beginn einer schizophrenen Erkrankung kann die Abgrenzung jedoch sehr schwierig sein.

6. *Depersonalisation im Rahmen endogenphasischer Psychosen:* Bei endogen-phasischen Psychosen treten Depersonalisations-

erlebnisse häufig auf. Die Zuordnung dieser Phänomene wird möglich durch das Vorliegen der Kernsymptome einer endogenen Depression.

7. *Depersonalisation im Rahmen von Adoleszentenkrisen:* Die Bezeichnung „Reifungskrisen in der Adoleszenz" oder „Adoleszentenkrisen" umfaßt eine Reihe vielschichtiger Symptome, deren endgültige Einordnung vielfach erst durch den Verlauf näher zu bestimmen ist. Sie ist nur eine Beschreibung des momentanen Zustandes, der sehr unterschiedlich ausgehen kann: er kann sich wieder völlig zurückbilden oder in eine Psychose, eine neurotische Störung oder eine Persönlichkeitsstörung übergehen. Charakteristisch für Adoleszentenkrisen sind Konfliktlagen wie Autoritätskonflikte, Diskrepanzen zwischen eigenen Ansprüchen und fehlender Realisierung, sexuelle Konflikte, Selbstwert- und Eigenwertkrisen, wobei als Konfliktlösung „realitätsverneinende und weltflüchtige Tendenzen akzentuiert" (Meyer 1959) werden. Typische Klagen der Jugendlichen sind das Gefühl, nicht verstanden zu werden, kein Vertrauen zu finden, einsam zu sein, die eigene Position in der Welt nicht gefunden zu haben, nichts wert zu sein, kein eigenes Ich zu haben usw. In diesem Kontext schreibt Meyer (1959): „Die Depersonalisation als Abgeschiedenheit von der Welt macht diese Einsamkeit des Pubertierenden vollständig." Die Abgrenzung von den anderen erwähnten Depersonalisationssymptomen geschieht aufgrund der Tatsache, daß keine für die anderen Störungen typische Symptomatik vorliegt. Sie erfolgt also per exclusionem. Daher läßt sich aufgrund der Querschnittsbetrachtung keine Prognose für den weiteren Verlauf stellen.

21.5.3 Ätiologie und Genese

Bislang liegt keine umfassende und befriedigende Theorie zur Erklärung von Depersonalisations- und Derealisationserlebnissen vor. Die meisten Erklärungsansätze laufen darauf hinaus, daß der nichtpsychotischen Depersonalisation die Funktion eines Abwehr- oder Ausweichmechanismus zukommt. Dieses in verschiedenen Theorien enthaltene Grundprinzip wird unterschiedlich gedeutet.

Von *psychoanalytischer* Seite wurde die Depersonalisation als übermäßig großer Libidoverlust gedeutet (Freud). Federn (1956) sieht in der Depersonalisation „ein Zeichen erfolgloser Verdrängung".

Nach Auffassung der *allgemeinen Psychopathologie* haben Depersonalisationserlebnisse mit dem Ich und den Ich-Grenzen zu tun. Von daher ist es nicht zufällig, daß in einer Phase, in der die Ich-Entwicklung und Ich-Abgrenzung von großer Bedeutung ist, gehäuft solche Erlebnisse auftreten.

Nach Lehmann (1974) entwickelt sich die Depersonalisation in einer Situation, in der das Individuum in eine *narzißtische Krise* gestürzt wird, z. B. dadurch, daß es von einer hochrangigen Person fallengelassen wird. Die normalen Abwehrmechanismen des Ichs können mit der Situation nicht fertig werden, so daß eine Regression eintritt. Gegen eine solche wehrt sich das Ich mit dem Mechanismus einer Depersonalisation, was zu einer Spaltung des Ichs in einen beobachtenden und einen reagierenden Teil führt. Dadurch daß ein Teil des Ichs in einem archaischen Mechanismus (Depersonalisation) abgespalten wird, der dann nicht im eigentlichen Sinne zur Person gehört, wird die Gesamtsituation erträglich. Andererseits bemerkt der Patient aufgrund seiner allgemeinen Realitätsorientierung die Spaltung der Ich-Funktionen, was zum Gefühl der Angst und Bedrohung führt.

Nach Torch (1978) sind ätiologisch bedeutsam:

- Prädisposition zu zwanghaftem Denken mit einer hohen Erwartung an die eigene Person und niedriger Selbsteinschätzung;
- starke Neigung zu Zweifeln, Unsicherheit und Introspektion;
- wiederholte Erfahrungen und Erlebnisse der Unsicherheit;
- Verstärkung der allgemeinen Selbstunsicherheit durch ein Trauma oder eine chronische Belastung;
- Neigung zu zwanghaftem Verhalten;
- Versagen des Selbst, einer rigorosen Selbsterforschung standzuhalten;
- Depression und Angst;

- situative Verstärkung des subjektiven Realitätsverlustes und der Selbstentfremdung;
- weitere Zwangsmechanismen und gesteigerte Erfahrung der Realitätsänderung.

Von *neurophysiologischer* Seite wurde der Ursprung von Depersonalisationssymptomen in Fehlfunktionen des Temporallappens gesehen.

21.5.4 Therapie, Verlauf und Prognose

Die Behandlung muß zunächst die Grundkrankheit oder vermutete Ursache berücksichtigen. Entfremdungserlebnisse im Rahmen von Psychosen bilden sich mit dem Rückgang der psychotischen Symptomatik ebenfalls zurück. In diesem Abschnitt wird nur auf die *nichtpsychotischen Entfremdungserlebnisse* eingegangen.

Somatische Behandlungsmethoden: Weder die früher angewandte Elektrokonvulsionstherapie noch die Psychopharmakotherapie haben sich bei chronifizierten nichtpsychotischen Depersonalisationssymptomen als wirksam erwiesen. Meyer (1959) hat einen relativ guten Erfolg bei der kurzfristigen Anwendung von Weckaminen beschrieben. Dieses Vorgehen kann man aber wegen der damit verbundenen Suchtgefahr weder im Jugendalter noch im Erwachsenenalter empfehlen.

Psychotherapie: Auch bei psychotherapeutischer Behandlung erweisen sich Depersonalisationssyndrome häufig als hartnäckig. Die Behandlung der begleitenden Angst oder Depression führt in der Regel nicht zur Rückbildung der Depersonalisation (Lehmann 1974). Auch Entspannungstechniken haben sich nicht bewährt. Am wirksamsten ist die Stärkung des Selbstbewußtseins durch Gespräche oder durch Selbstbehauptungstraining.

21.5.5 Literatur

American Psychiatric Association (APA): Diagnostic and Statistical Manual of Mental Disorders, 3rd ed. revised (DSM-III-R). APA, Washington 1987 (dtsch. Bearb. von Wittchen, H.-U., H. Saß, M. Zaudig, K. Koehler: Diagnostisches und statistisches Manual psychischer Störungen [DSM-III-R]. Beltz, Weinheim 1989)

Bonime, W.: Depersonalization as a manifestation of evolving health. Journal of the American Academy of Psychoanalysis 1 (1973) 109—123

Federn, P.: Ich-Psychologie und die Psychosen. Huber, Bern 1956; Suhrkamp, Frankfurt 1978

Lehmann, L. S.: Depersonalization. American Journal of Psychiatry 131 (1974) 1221—1224

Meyer, J.-E.: Die Entfremdungserlebnisse: Über Herkunft und Entstehungsweisen der Depersonalisation. Thieme, Stuttgart 1959

Meyer, J.-E.: Depersonalisation. Wissenschaftliche Buchgesellschaft, Darmstadt 1968 (Wege der Forschung, Bd. 122)

Remschmidt, H., M. Schmidt (unter Mitarbeit von C. Klicpera): Multiaxiales Klassifikationsschema für psychiatrische Erkrankungen im Kindes- und Jugendalter nach Rutter, Shaffer und Sturge. Mit einem synoptischen Vergleich zum DSM-III. 2. Aufl. Huber, Bern 1986

Torch, E. M.: Review of the relationship between obsession and depersonalization. Acta psychiatrica scandinavica 58 (1978) 191—198

World Health Organization (WHO): International Classification of Diseases, 9th ed. (ICD-9). WHO, Genève 1978

World Health Organization (WHO): Tenth Revision of the International Classification of Diseases, chapt. V (Categories F00—F99): Mental and Behavioural Disorders (including Disorders of Psychological Development). Clinical Descriptions and Diagnostic Guidelines. WHO, Division of Mental Health, Genève 1990 (WHO/MNH/MEP/87. 1, Rev. 4)

22. Persönlichkeitsstörungen*

22.1 Nomenklatur und Definitorisches

Der Begriff „Psychopathie" – neuerdings spricht man eher von „Persönlichkeitsstörungen" – ist für den Kinder- und Jugendpsychiater immer problematisch gewesen (Remschmidt 1978). Die historische Betrachtung der Entwicklung dieses Begriffes zeigt, daß bereits in früheren Zeiten nahezu alle Argumente für und wider die „Psychopathien" diskutiert wurden, daß aber das Problem keineswegs an Aktualität verloren hat. Im Gegenteil zeigt die stets neue Beschäftigung mit diesem Thema, daß hier ein fundamentales Problem der Psychopathologie wie des Menschseins überhaupt getroffen ist, die Frage nach dem *Charakter* und der *Persönlichkeit*. Derartige Fundamentalfragen wurden zu jeder Zeit neu gestellt und erfahren immer neue epochal-typische Antworten.

Der *Begriff „Psychopathie"* wurde von J. L. Koch geprägt und erstmals systematisch angewandt (1888 bzw. 1891). Seine Vorläufer haben nur bestimmte Persönlichkeitstypen herausgestellt, die später unter dem Begriff der Psychopathie subsumiert wurden. Es war das Verdienst von Koch, daß er verschiedene Persönlichkeitsvarianten unter diesem Begriff vereinigt hat. Seinem System lag ein statisches Persönlichkeitsmodell zugrunde: die Ursache der Persönlichkeitsstörung wird in der Anlage gesehen, es fehlt der Entwicklungsaspekt.

Kraepelin (1915) unterscheidet zwei Gruppen von Psychopathien:
a) psychopathische Persönlichkeiten als Vorstufen von Psychosen und
b) Psychopathien als „umschriebene Entwicklungshemmungen".

Oseretzky (1935) hat dieses System für das Kindesalter modifiziert. Er unterscheidet analog zu der Kraepelinschen Einteilung a) konstitutionelle Psychopathien (Schizoide, Zyklo-

ide und Epileptoide) und (b) pathologische Entwicklungen. Er vertrat die Meinung, daß die konstitutionellen Psychopathien und die pathologischen Entwicklungen gänzlich verschieden seien und daß man bei jüngeren Kindern (auf jeden Fall im vorschulpflichtigen Alter) auf die Diagnose „konstitutionelle Psychopathie" überhaupt verzichten sollte. Er wies darauf hin, daß auch mit der Diagnose der pathologischen Entwicklungen Vorsicht am Platze sei. Diese Gedanken können z. T. heute noch Gültigkeit beanspruchen.

Der Psychopathiebegriff wurde durch zahlreiche Autoren weiterentwickelt (u. a. Gruhle, Kretschmer und Kurt Schneider). Im Hinblick auf das Kindes- und Jugendalter sind insbesondere Homburger (1926), Kurt Schneider (1950), Tramer (1931, 1942), Villinger (1959) und Stutte (1961) zu erwähnen.

Die Diskussion über Persönlichkeitsstörungen und deren Diagnostik hat erheblichen Auftrieb erfahren durch die Untersuchungen von Thomas u. Mitarb. (s. u.) über die Temperaments- und Persönlichkeitsentwicklung von Kindern in den ersten Lebensjahren.

Im *MAS* (ICD-9) sind Persönlichkeitsstörungen wie folgt definiert:

„Personen mit tief eingewurzeltem Fehlverhalten, das im allgemeinen zur Zeit der Adoleszenz oder früher erkennbar wird und die meiste Zeit während des Erwachsenenalters besteht, obwohl es häufig im mittleren und höheren Lebensalter weniger deutlich wird. Die Persönlichkeit ist abnorm entweder hinsichtlich der Ausgeglichenheit ihrer Komponenten, deren Qualität und Ausdrucksform oder hinsichtlich des Gesamtbildes. Unter dieser Abnormität oder Psychopathie leidet der Patient, oder andere haben darunter zu leiden, und es ergeben sich nachteilige Folgen für das Individuum oder die Gesellschaft.
Hierzu gehören auch sogenannte *psychopathische Persönlichkeiten*.
Persönlichkeitsstörungen sind keine Krankheiten, sondern Varianten der Persönlichkeitsausstattung, die in bestimmten Situationen aber durchaus Krankheitswert erlangen können."

---

* Überarbeitete Fassung des Beitrags „Persönlichkeitsstörungen". In Remschmidt, H., M. H. Schmidt: Kinder- und Jugendpsychiatrie in Klinik und Praxis, Bd. III. Thieme, Stuttgart 1985

22.2 Epidemiologie

Epidemiologische Untersuchungen über Persönlichkeitsstörungen bei Jugendlichen sind nicht bekannt. Es gibt Studien über die „Temperamentsentwicklung" von Kindern, die aber meist an kleineren Stichproben durchgeführt wurden, so daß sie keine Schlüsse auf die Verbreitung dieser Merkmale erlauben. Die Diagnose „Persönlichkeitsstörung" wird ohnehin erst im Jugendalter gestellt; im Kindesalter muß vorsichtig mit ihr umgegangen werden.

22.3 Klassifikation

Man unterscheidet bei der Klassifikation von Persönlichkeitsstörungen systematische und unsystematische Ansätze sowie Typologien.

Systematische Ansätze versuchen auf der Grundlage vorgegebener Kategorien (meist handelt es sich um Eigenschaften) ein System von „psychopathischen Typen" abzuleiten. Die zugrundeliegenden Eigenschaften werden in der Regel unter übergeordneten Gesichtspunkten zusammengefaßt und umfassen jeweils einander entgegengesetzte Eigenschaftspaare.

Gruhle (1922) z. B. unterscheidet sieben Grundeigenschaften oder Bereiche, deren übermäßige oder auch unzureichende Ausprägung für verschiedene Typen psychopathischer Persönlichkeiten charakteristisch sein soll: Aktivität, Grundstimmung, Affektansprechbarkeit, Willenssphäre, Eigenbeziehung, Umweltverarbeitung und Selbstgefühl.

Die Untersuchungen über die Anfänge der Persönlichkeitsentwicklung von Thomas u. Chess (1977; Thomas u. Mitarb. 1963) an Säuglingen und Kleinkindern kommen zu ähnlichen Dimensionen: Aktivität/Passivität; Regelmäßigkeit/Unregelmäßigkeit; Anpassungsfähigkeit/Beharrlichkeit; positive Stimmung/negative Stimmung; Ablenkbarkeit/Konzentriertheit.

Unsystematische Ansätze gehen in der Regel davon aus, daß abnorme Persönlichkeiten durch ein starres Schema einander entgegengesetzter Eigenschaften nicht erfaßt werden können und daß auf diese Weise artifizielle Typen zustande kommen. Ein Beispiel ist das System von Kurt Schneider (1950), der zehn Typen psychopathischer Persönlichkeiten unterscheidet.

Die meisten Systeme zur Klassifikation von Persönlichkeitsstörungen stützen sich auf **Typologien**. Typologien gehen von einigen wenigen Eigenschaften aus, wählen diese als Schwerpunkt und verallgemeinern sie. Dadurch kommt es zu erheblichen Überschneidungen zwischen den verschiedenen Typen. Typologien gehen in der Regel von einer idealen Norm aus. In der Praxis sind jedoch die „Mischtypen" wesentlich häufiger als die sogenannten „reinen Typen". Das typologische Vorgehen hat stets gewisse Nachteile. Typen können im allgemeinen nur ein komplexes Problemfeld vorstrukturieren, können jedoch nicht als strenge wissenschaftliche Abgrenzung angesehen werden. Andererseits haben Typologien den Vorteil, daß sie bei Vorliegen einer gewissen Anzahl charakteristischer Merkmale den Schluß auf andere Merkmale ermöglichen, die ebenfalls zum Typus gehören. Im allgemeinen wird das typologische Vorgehen angewandt, wenn das Merkmalsfeld (noch) zu komplex für exaktere Möglichkeiten der Erfassung ist. Dies trifft auf dem Gebiete der Persönlichkeitsstörungen zu.

Im Hinblick auf das Kindes- und Jugendalter haben alle Versuche, Persönlichkeitsstörungen zu klassifizieren, drei Gemeinsamkeiten (van Krevelen 1970):

– Es werden bestimmte *qualitative Eigenschaften oder Ausdrucksmerkmale* herausgestellt (Aktivität, Stimmung, Anpassungsfähigkeit usw.).
– Der Gesichtspunkt der *Reifung* ist für die Kinder- und Jugendpsychiatrie außerordentlich wichtig. Er taucht bei Kraepelin (1915) zum ersten Mal auf und wird von Oseretzky (1935) weitergeführt.
– Es wird hervorgehoben, daß die qualitativen Merkmale im Falle einer normalen Entwicklung einer gewissen *Regulation* unterliegen. Überregulation und Unterregulation führen zu Normabweichungen und damit zur Psychopathie. Der Begriff der Regulation läßt jedoch offen, aus welchen Gründen eine Fehlregulation eintritt.

Van Krevelen (1970) hat versucht, unter diesen drei Gesichtspunkten verschiedene Typen von Psychopathien im Kindes- und Jugendalter voneinander abzugrenzen.

Die *Diskussion zur Klassifikation der Persön-lichkeitsstörungen* sowie zum Psychopathie-begriff läßt sich in folgenden Gesichtspunkten zusammenfassen:

– Die meisten Autoren gehen von *statischen Persönlichkeitskonzepten* aus (Schichtenmo-dell, Strukturtheorie), dynamische Aspekte werden erst später, vor allem unter dem Einfluß der Psychoanalyse (Aichhorn 1925) sichtbar.
– Der *Normbegriff* wird in der Regel im Sinne der statistischen Norm angewandt (vgl. Kurt Schneider 1950), mitunter im Sinne ei-ner Idealtypologie (z. B. bei Ernst Kretsch-mer 1977).
– Die Frage, ob Psychopathien Krankheiten sind, wird unterschiedlich beantwortet. Während Kraepelin ihnen *Krankheitswert* zuerkennt, lehnt Schneider dies ab. Neuer-dings versucht man beide Aspekte zu verei-nigen, indem man besondere Formen der Persönlichkeitsstörungen als „Persönlich-keitsstörungen mit Krankheitswert" be-zeichnet.
– Der *Entwicklungsaspekt* taucht schon bei Kraepelin auf. Er wird durch Oseretzky weiterentwickelt, von Homburger, Tramer und Villinger aufgegriffen, ebenso von Aichhorn aus analytischer Sicht.
– Der *Anlagebegriff*, der zunächst für die Lehre von den Persönlichkeitsstörungen konstitutiv war, wurde im Laufe der ge-schichtlichen Entwicklung zunehmend er-weitert (zunächst von Schneider, dann von Petrilowitsch 1966); heute tritt er immer mehr in den Hintergrund, da sich gezeigt hat, daß eine strenge Abgrenzung von An-lage- und Umwelteinflüssen nicht möglich ist.
– Die heutige Tendenz geht unter dem Ein-fluß der angelsächsischen Auffassung vor-wiegend in Richtung einer Beschreibung des äußeren Verhaltens, dem eine Kombi-nation verschiedener psychischer Eigen-schaften zugrunde liegt. In positiver Um-schreibung (van Krevelen 1970) ist Psycho-pathie eine in der Anlage gegebene Extrem-variante, welche unter Umständen norm-widriges Verhalten mit sich bringt. In nega-tiver Umschreibung (Stutte 1961) läßt sich Psychopathie als eine *Normvariante* definie-ren, die nicht als Psychose und nicht als

Schwachsinn aufgefaßt werden kann und weder durch eine Organogenese noch durch ein Psychotrauma erklärbar ist.
– Eine *Abgrenzung* der Psychopathien von Psychosen ist allgemein akzeptiert, ihre Ab-grenzung von Neurosen ist je nach Auffas-sung strittig. Diejenigen, die den Begriff der Persönlichkeitsstörung ablehnen, zählen die schweren Persönlichkeitsstörungen zu den Neurosen (Kernneurosen).

Das *MAS* enthält zehn „Typen" von Persön-lichkeitsstörungen (ICD-Ziffern 301.0−301.9, vgl. Tab. 22.**1**). In der *ICD-10* lautet die Über-schrift des entsprechenden Kapitels „Persön-lichkeits- und Verhaltensstörungen". Damit ist ausgesagt, daß einige besonders auffällige Ge-wohnheiten und reaktiv entstandene Störun-gen als den Persönlichkeitsstörungen verwandt angesehen werden. Dementsprechend werden vier Untergruppen unterschieden:

– Spezifische Persönlichkeitsstörungen (F60), die im wesentlichen die gleichen Typen umfassen wie die ICD-9 und das DSM-III-R (z. B. paranoide Persönlichkeitsstörung, schizoide Persönlich-keitsstörung).
– Kombinierte und andere Persönlichkeitsstörun-gen (F61). Darunter zu verstehen sind Persön-lichkeitsstörungen, die nicht den klassischen Ty-pen der umschriebenen Persönlichkeitsstörungen zugeordnet werden können.
– Andauernde Persönlichkeits*änderungen* (nicht nach schwerer Hirnschädigung oder Erkrankung) (F62). Hierzu gehören z. B. Persönlichkeitsände-rungen nach Extrembelastung.
– Abnorme Gewohnheiten und Störungen der Im-pulskontrolle (F63). Hierzu gerechnet werden z. B. pathologisches Spielen, pathologisches Brandstiften (Pyromanie) und pathologisches Stehlen (Kleptomanie).

Im *DSM-III-R* werden, nach dem Gesichts-punkt einer gewissen Verwandtschaft unter-einander, unter der Überschrift „Spezifische Persönlichkeitsstörungen" drei Gruppen un-terschieden: Gruppe A (sonderbar, exzen-trisch) umfaßt die paranoide, schizoide und schizotypische Persönlichkeitsstörung, Grup-pe B (emotional, launisch, dramatisch) die an-tisoziale, histrionische, narzißtische und die Borderline-Persönlichkeitsstörung und Grup-pe C (ängstlich, scheu, furchtsam) umfaßt die selbstunsichere, dependente, zwanghafte und passiv-aggressive Persönlichkeitsstörung. Im

Tabelle 22.**1** Einteilung der Persönlichkeitsstörungen nach den gebräuchlichen psychiatrischen Klassifikationsschemata

MAS (ICD-9)	ICD-10	DSM-III-R
Persönlichkeitsstörungen *(Psychopathien, Charakterneurosen) (301)*	**Persönlichkeits- und Verhaltensstörungen** (F 6)	**Spezifische Persönlichkeitsstörungen**
	Spezifische Persönlichkeitsstörungen (F 60)	*Gruppe A*
Paranoide Persönlichkeit (301.0)	Paranoide Persönlichkeitsstörung (F 60.0)	Paranoide Persönlichkeitsstörung (301.00)
Zyklothyme (thymopathische Persönlichkeit) (301.1)	Schizoide Persönlichkeitsstörung (F 60.1)	Schizoide Persönlichkeitsstörung (301.20)
Schizoide Persönlichkeit (301.2)		
Erregbare Persönlichkeit (301.3)	Dissoziale Persönlichkeitsstörung (F 60.2)	Schizotypische Persönlichkeitsstörung (301.22)
Anankastische Persönlichkeit (301.4)	Emotional instabile Persönlichkeitsstörung (F 60.3)	*Gruppe B*
Hysterische Persönlichkeit (301.5)	Histrionische Persönlichkeitsstörung (F 60.4)	Antisoziale Persönlichkeitsstörung (301.70)
Asthenische Persönlichkeit (301.6)		
Persönlichkeitsstörung mit vorwiegend soziopathischem oder asozialem Verhalten (301.7)	Anankastische (zwanghafte) Persönlichkeitsstörung (F 60.5)	Borderline-Persönlichkeitsstörung (301.83)
	Ängstliche (vermeidende) Persönlichkeitsstörung (F 60.6)	Histrionische Persönlichkeitsstörung (301.50)
Andere Persönlichkeitsstörungen (301.8)	Abhängige (asthenische) Persönlichkeitsstörung (F 60.7)	Narzißtische Persönlichkeitsstörung (301.81)
Nicht näher bezeichnete Persönlichkeitsstörungen (301.9)	Andere (F 60.8)	*Gruppe C*
	Nicht näher bezeichnete (F 60.9)	Selbstunsichere Persönlichkeitsstörung (301.82)
	Andauernde Persönlichkeitsänderungen, nicht Folge einer Schädigung oder Erkrankung des Gehirns (F 62)	Dependente Persönlichkeitsstörung (301.60)
	Nach Extrembelastung (F 62.0)	Zwanghafte Persönlichkeitsstörung (301.40)
	Nach psychischer Erkrankung (F 62.1)	Passiv-aggressive Persönlichkeitsstörung (301.84)
	Andere (F 62.8)	Nicht näher bezeichnete Persönlichkeitsstörung (301.90)
	Nicht näher bezeichnete (F 62.9)	
	Abnorme Gewohnheiten und Störungen der Impulskontrolle (F 63)	
	Pathologisches Spielen (F 63.0)	
	Pathologische Brandstiftung (Pyromanie) (F 63.1)	
	Pathologisches Stehlen (Kleptomanie) (F 63.2)	
	Andere (F 63.8)	
	Nicht näher bezeichnete (F 63.9)	

DSM-III-R wird den Persönlichkeitsstörungen ein so hohes Gewicht beigemessen, daß ihnen im Bereich psychischer Störungen bei Erwachsenen eine eigene Achse, die Achse II, gewidmet ist. Für das Kindes- und Jugendalter bezieht sich die Achse II des DSM-III auf spezifische Störungen der Entwicklung. *Alle drei* Systeme enthalten, wenngleich an verschiedenen Orten, sehr ähnliche Kategorien.

Probleme der Klassifikation ergeben sich, wenn Auffälligkeiten der Persönlichkeit festzustellen sind, die mit einer anderen Erkrankung (z. B. einer Neurose oder Psychose) im Zusammenhang stehen. In solchen Fällen ist nicht von einer Persönlichkeitsstörung als eigenständigem Bild auszugehen, und die jeweilige Störung ist bei der zugrundeliegenden Erkrankung zu rubrizieren. Schwieriger sind Abgrenzungsfragen, die sich ergeben, wenn Abweichungen im Sozialverhalten vorherrschend sind. In diesem Falle ist gemäß den Kategorien des MAS eine Abgrenzung der Ziffer 301.7 gegenüber 312.0 (nichtsozialisierte Störungen des Sozialverhaltens), gegebenenfalls auch gegenüber 312.2 (Störungen des Sozialverhaltens mit Zwangscharakter) und 312.3 (Störungen des Sozialverhaltens mit emotionalen Störungen) durchzuführen.

22.4 Klinisches Bild

Da sich die kinder- und jugendpsychiatrischen Typologien der Persönlichkeitsstörungen (Homburger 1926; Tramer 1931, 1942; Villinger 1959; van Krevelen 1970) nicht durchgesetzt haben, wird im folgenden auf die Einteilung des MAS und damit des ICD-Systems zurückgegriffen.

22.4.1 Paranoide Persönlichkeit

Definition: „Eine Persönlichkeitsstörung mit starker Empfindlichkeit für Mißerfolge und vermeintliche Demütigungen und Zurückweisungen mit einer Tendenz, Erlebtes zu verdrehen, indem neutrale oder freundliche Handlungen anderer als feindlich oder verächtlich mißdeutet werden. Die Betreffenden bestehen streitbar und beharrlich auf dem eigenen Recht. Sie können zu Eifersucht oder überhöhtem Selbstwertgefühl neigen. Solche Personen kön-

nen sich hilflos, gedemütigt und ausgenutzt fühlen; andere dagegen, obwohl genauso extrem empfindlich, sind aggressiv und beharrlich. In allen Fällen besteht eine starke Selbstbezogenheit. Hierzu gehören: fanatische Persönlichkeit, paranoide Charakterzüge, paranoide Persönlichkeit" (ICD 301.0).

Paranoides Verhalten finden wir meist erst im Jugendalter, in seltenen Fällen auch bei Kindern im Zusammenhang mit einer schizoiden Persönlichkeit. Bei paranoiden Symptomen muß eine schizophrene Psychose besonders sorgfältig abgegrenzt werden.

22.4.2 Zyklothyme Persönlichkeit

Definition und klinisches Bild: „Eine Persönlichkeitsstörung, bei der eine ausgeprägte Abnormität der Stimmung das ganze Leben lang besteht. Die Stimmung kann ständig depressiv oder gehoben sein, oder sie schwankt ständig zwischen diesen beiden Extremen. Während der gehobenen Stimmung herrschen unerschütterlicher Optimismus und eine übertriebene Aktivität und Lebensfreude vor, während die depressiven Zeitperioden durch Sorgen, Pessimismus, erniedrigtes Energieniveau und Gefühl der Nutzlosigkeit charakterisiert sind" (ICD 301.1).

Hierzu gehören: zykloide Persönlichkeiten, zyklothyme Persönlichkeiten, depressive Persönlichkeiten, thymoplastische Persönlichkeiten, hyperthyme Persönlichkeiten und hypothyme Persönlichkeiten.

Die Störungen sind abzugrenzen von den affektiven Psychosen (ICD 296), der Neurasthenie (300.5) und der neurotischen Depression (300.4).

Die *Diagnose* wird in der Regel nach anamnestischen Angaben und der Verhaltensbeobachtung gestellt. Im Kindesalter sind derartige Störungen extrem selten. Im Jugendalter können sie jedoch vorkommen. Dabei erhebt sich immer die Frage, ob nicht eine beginnende manisch-depressive Erkrankung vorliegt oder auch eine schizophrene Erkrankung. Denn schizophrene Psychosen gehen im Jugendalter in rund 20% der Fälle mit depressiven Verstimmungen einher, zu einem geringen Prozentsatz auch mit einer gehobenen Stimmungslage. *Differentialdiagnostisch* wichtige Hinweise geben die Familienanamnese (z. B. Vorkommen einer Zyklothymie), aber auch neuere Untersuchungsmethoden zur Abgrenzung endogen-phasischer Psychosen wie der Dexamethasontest. Im Jugendalter läßt sich die Diagnose einer zyklothymen Persönlichkeitsstörung in der Regel durch eine längere Beobachtung des Patienten verifizieren.

22.4.3 Schizoide Persönlichkeit

Definition und klinisches Bild: „Eine Persönlichkeitsstörung mit Neigung, sich von emotionellen, sozialen und anderen Kontakten zurückzuziehen, mit autistischer Vorliebe für Phantasie und introspektive Zurückhaltung.
Im Verhalten kann der Patient exzentrisch wirken oder dazu neigen, Konkurrenzsituationen zu vermeiden. Auffällige Kühle und Zurückhaltung kann die Unfähigkeit verdecken, Gefühle auszudrücken" (ICD 301.2).

Synonym ist die Bezeichnung „schizothyme Persönlichkeit"; abzugrenzen ist eine Schizophrenie (ICD 295) und das Asperger-Syndrom, das auch als autistisch-schizoide Störung des Kindes- und Jugendalters angesehen werden kann.

Schizoides Verhalten kann bereits im Kindesalter auftreten. Schizoide Kinder wurden von Wolff u. Barlow (1979) beschrieben. Sie sind bereits als Kleinkinder zurückgezogen, extrem kontaktarm und zeigen später häufig oppositionelles und aggressives Verhalten, besonders angesichts der Anstrengungen der Umgebung, sie besser anzupassen. Die Persönlichkeitsmerkmale dieser Kinder persistieren und mildern sich auch im Erwachsenenalter nicht nennenswert ab. Jungen sind häufiger betroffen als Mädchen, die Relation beträgt 9:1. Die schizoide Persönlichkeitsstörung ist nicht als „Vorstufe" zur Schizophrenie aufzufassen.

22.4.4 Erregbare Persönlichkeit

Klinisches Bild und Definition: „Eine Persönlichkeitsstörung, die durch Unbeständigkeit der Stimmung und durch Neigung zu Temperamentsausbrüchen und zu zügellosen Ausbrüchen von Ärger, Haß oder Gewalttätigkeit charakterisiert ist. Aggression kann verbal ausgedrückt werden oder in körperlicher Gewalttätigkeit bestehen. Personen mit diesen Störungen, die sonst nicht zu antisozialem Verhalten neigen, können ihre Ausbrüche nicht genügend kontrollieren" (ICD 301.3).

Weitgehend *synonyme* Bezeichnungen sind: aggressive Persönlichkeit, aggressive Reaktion, exzessive emotionale Unausgeglichenheit, pathologische Erregbarkeit.

Die *Diagnose* erfolgt aufgrund anamnestischer Daten sowie der klinischen Beobachtung. Der Sicherheitsgrad der Diagnose steigt mit zunehmendem Beobachtungszeitraum. *Abzugrenzen* sind jene klinischen Bilder, bei denen es aufgrund einer hirnorganischen Schädigung zu einer gesteigerten Erregbarkeit kommt. Ferner sind dissoziale Persönlichkeiten (301.7) und hysterische Persönlichkeiten (301.5) abzugrenzen. Im Kindesalter wird die Diagnose in aller Regel nicht gestellt. Im Jugendalter kann sie aber durchaus angebracht sein.

22.4.5 Anankastische Persönlichkeit

Klinisches Bild und Definition: „Eine Persönlichkeitsstörung, die durch Unsicherheitsgefühl, Zweifel an sich selbst und Gefühle der eigenen Unvollkommenheit charakterisiert ist. Dies führt zu übertriebener Gewissenhaftigkeit, Kontrollzwängen, Eigensinn und Vorsicht.
Andrängende und unerwünschte Gedanken oder Impulse können vorhanden sein, erreichen aber nie die Schwere wie bei der Zwangsneurose. Perfektionismus und eine peinlich genaue Sorgfalt bestehen sowie das Bedürfnis nach ständiger Kontrolle, um dies möglichst zu gewährleisten. Rigidität und starke Zweifelsucht können sehr deutlich sein" (ICD 301.4).

Synonym: zwanghafte Persönlichkeit.

Zwanghafte Züge sowie übermäßige Pedanterie können bereits im Kindesalter vorkommen. Meist findet man dann ähnliche Züge auch in der Familie. Zwanghaftes Verhalten kann auch im Kindesalter vorübergehend auftreten, ohne Zeichen einer anankastischen Persönlichkeitsstörung zu sein. Abzugrenzen ist diese Störung von einer zwangsneurotischen Symptomatik (ICD 300.3) und von einem phobisch-anankastischen Syndrom (300.2).

22.4.6 Hysterische (histrionische) Persönlichkeit

Klinisches Bild und Definition: „Eine Persönlichkeitsstörung mit oberflächlicher und labiler Affektivität, Abhängigkeit von anderen, sehnsüchtigem Verlangen nach Anerkennung und Aufmerksamkeit, Suggestibilität und theatralischem Verhalten. Oft bestehen sexuelle Unreife, z. B. Frigidität, und übermäßiges Ansprechen auf sexuelle Stimuli. Unter Streß können sich hysterische Symptome (Neurose) entwickeln" (ICD 301.5).

In diesen Zusammenhang gehören auch infantile Persönlichkeiten. *Synonym* wird die Bezeichnung „hysterische Persönlichkeit" gebraucht (s. Kap. 21.4).

22.4.7 Asthenische Persönlichkeit

Klinisches Bild und Definition: „Eine Persönlichkeitsstörung, die durch passive Willfährigkeit gegenüber den Wünschen älterer und anderer Personen charakterisiert ist und durch eine schwache, inadäquate Reaktion auf die Anforderungen des täglichen Lebens. Der Energiemangel kann sich intellektuell oder gefühlsmäßig zeigen. Die Fähigkeit, sich zu freuen, ist gering" (ICD 301.6).

Weitgehend *synonyme Bezeichnungen* sind „abhängige Persönlichkeit" und „passive Persönlichkeit".

22.4.8 Persönlichkeitsstörungen mit vorwiegend soziopathischem oder asozialem Verhalten

Klinisches Bild und Definition: „Eine Persönlichkeitsstörung, gekennzeichnet durch Mißachtung sozialer Verpflichtungen, fehlendes Gefühl für andere, mitunter Gewalttätigkeit oder herzloses Unbeteiligtsein. Es besteht eine große Diskrepanz zwischen diesem Verhalten und den geltenden sozialen Normen. Das Verhalten ist durch Erfahrung, einschließlich Bestrafung, nicht genügend modifizierbar.
Personen mit dieser Persönlichkeit sind oft gefühlskalt und können abnorm aggressiv oder verantwortungslos sein. Ihre Frustrationstoleranz ist niedrig. Sie beschuldigen andere oder bieten vordergründige Rationalisierungen für ihr Verhalten an, das sie in Konflikt mit der Gesellschaft bringt" (ICD 301.7).

Weitgehend *synonym* sind „amoralische Persönlichkeit", „asoziale Persönlichkeit", „dissoziale Persönlichkeit". Auch bei diesen Störungen erfolgt die Diagnose sowohl durch anamnestische Angaben als auch durch die Beobachtung. Interessant ist, daß dieser Typus der Persönlichkeitsstörung als einer der ersten beschrieben wurde. Der englische Psychiater Prichard beschrieb ihn (1835) mit dem Begriff der „moral insanity".

Abgrenzungsfragen ergeben sich gegenüber allen Formen der Verwahrlosung, insbesondere auf dem Boden eines frühkindlichen Hospitalismus. Persönlichkeiten, die sich vorwiegend durch soziopathisches und dissoziales Verhalten auszeichnen, haben wenig Gelegenheit gehabt, tragfähige ethische Maßstäbe zu entwickeln. Der Begriff einer vorwiegend soziopathischen Persönlichkeitsstörung impliziert allerdings, daß ausreichend Gelegenheit bestand, soziale Normen zu erwerben, wobei es in der Person begründet ist, daß diese Normen nicht erworben worden sind.

Dieses Störungsmuster kann im Kindesalter kaum diagnostiziert werden, allenfalls im Jugendalter und dann auch nur nach längerer Beobachtungszeit. Differentialdiagnostisch abzugrenzen sind Störungen des Sozialverhaltens (ICD 312) sowie neurotische Störungen, die mit dissozialem Verhalten einhergehen.

22.4.9 Borderline-Syndrom

Definition und Klassifikation: Mit dem Begriff Borderline-Syndrom werden Störungen beschrieben, die sich im Grenzbereich bzw. *in der Überlappungszone zwischen Psychosen, Neurosen und Persönlichkeitsstörungen* bewegen (Abb. 22.**1**).

Der Begriff hat sich in den 60er Jahren herausgebildet, wobei von der Erfahrung vieler Kliniker ausgegangen wurde, daß es krankhafte Störungen gibt, die sich keiner der drei genannten, relativ gut definierbaren Kategorien zuordnen lassen. So wurde eine „Restkategorie" gebildet, die mit dem Begriff „Borderline-Syndrom" belegt wurde. In den letzten Jahren wird das Borderline-Syndrom nicht mehr als Restkategorie, sondern als *eigenständiges* psychisches *Krankheitsbild* verstanden,

„das phänomenologisch im Grenzbereich von Neurose, schwerer Charakterstörung und Psychose angesiedelt ist, sich differentialdiagnostisch aber hinreichend genau von diesen nosologischen Kategorien unterscheiden läßt. Pathognomonisch ist eine spezifische Pathologie des Ich, die die übrigen psychischen Strukturen in Mitleidenschaft zieht. Diese Ich-Pathologie resultiert aus dem Einsatz archaischer Spaltungsmechanismen und anderer, sich um die Spaltung gruppierenden spezifischen Abwehroperationen zu defensiven Zwecken" (Rohde-Dachser 1979, S. 25).

Das Borderline-Syndrom ist als eigenständige Störung im *MAS* nicht enthalten, in der *ICD-10* ist es als Untergruppe der emotional instabilen Persönlichkeitsstörung (F 60.3) eingeordnet. Das *DSM-III-R* definiert es als eigene Störung (301.83) und gibt auch diagnostische Kriterien an (s. Tab. 22.**2**).

Obwohl die meisten Autoren sich einig sind, daß sich das Borderline-Syndrom im Grenzbereich der drei oben erwähnten psychiatrischen Krankheitskategorien bewegt, so rechnet doch die Mehrzahl von ihnen es zu den Persönlichkeitsstörungen. Dies geschieht sowohl in der ICD-10 als auch im DSM-III-R. Die früher ebenfalls übliche Bezeichnung „Borderline-Schizophrenie" (synonym: latente Schizophrenie) wurde inzwischen aufgegeben.

Klinisches Bild, Diagnose und Differentialdiagnose: Bei den meisten Patienten, auf die die Kategorie „Borderline" angewandt wird, handelt es sich im herkömmlichen Sinne um Persönlichkeitsstörungen.

Die **Diagnose** erfolgt in der Regel aufgrund der berichteten bzw. beobachteten Symptomatik und aufgrund spezieller Untersuchungsinstrumente wie des *Diagnostischen Interviews für Borderline-Fälle (DIB)* (Gunderson u. Mitarb. 1981). Untersuchungen mit diesem Instrument haben gezeigt, daß es hinreichend zuverlässig ist und daß es sich im klinischen Alltag bewährt. Untersuchungen zur Retest-Reliabilität (Cornell u. Mitarb. 1983) sind ermutigend. Interessant ist in diesem Zusammenhang ein Ergebnis von Cornell u. Mitarb. (1983), wonach weniger erfahrene Kliniker dazu tendieren, in diesem Interview bei entsprechenden Patienten höhere „Borderline-Werte" zu vergeben. Darin mag sich auch eine Unsicherheit im Umgang mit den herkömmlichen diagnostischen Kategorien zeigen, was

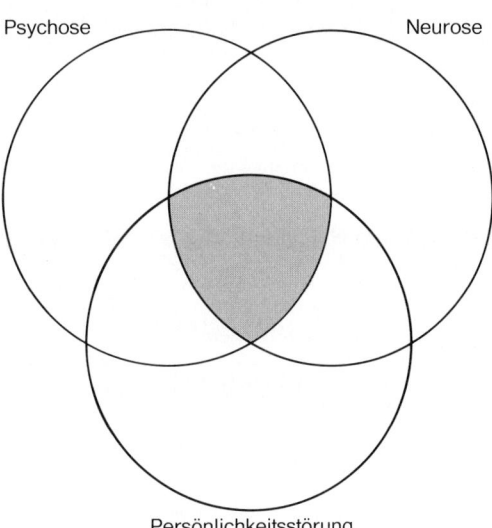

Abb. 22.**1**   Das Borderline-Syndrom in der Überlappungszone zwischen Psychose, Neurose und Persönlichkeitsstörung (nach Remschmidt 1987)

leicht dazu verleitet, die Diagnose Borderline-Persönlichkeit allzu großzügig zu vergeben. Diese Tendenz ist auch in manchen Kliniken zu beobachten.

Die diagnostischen Kriterien der Borderline-Persönlichkeitsstörung im *DSM-III-R* nennt Tab. 22.**2**. Die meisten angegebenen Merkmale sind nicht sehr gut definierbar. Dies ist eine generelle Schwäche in der Definition des Borderline-Syndroms, die sich auch bei empirischen Arbeiten zu dieser Störung bemerkbar macht. Von psychoanalytischer Seite wird jedoch immer wieder betont, daß sich das Krankheitsbild als Störung der Ich-Entwicklung strukturell gut beschreiben läßt. In diesem Sinne führt Rohde-Dachser (1979, S. 25) aus:

„Das Borderline-Syndrom stellt eine spezifische Lösungsstrategie für Konflikte im Bereich der Ich-Entwicklung dar, die sich genetisch umschreibbaren Störungen des Loslösungs- und Individuationsprozesses zuordnen lassen, wo Fixierungspunkte für eine spätere pathologische Ich-Regression entstehen, unter welcher das Borderline-Syndrom manifest werden kann.

Je nachdem, ob man sich auf das Zusammentreffen verschiedener Krankheitszeichen, auf die Pathologie der psychischen Strukturen oder aber auf den

Tabelle 22.**2** Diagnostische Kriterien der Borderline-Störung nach dem DSM-III-R (aus Diagnostisches und Statistisches Manual psychischer Störungen [DSM-III-R]; dtsch. Bearb.: Wittchen, H.-U. u. Mitarb. Beltz, Weinheim 1989)

A) Derzeitiges Alter mindestens 18 Jahre.

B) Anzeichen einer Störung des Sozialverhaltens schon vor Vollendung des 15. Lebensjahres. Mindestens *drei* der folgenden Kriterien müssen erfüllt sein:

Der Betroffene
  (1) hat oft die Schule geschwänzt;
  (2) lief mindestens zweimal über Nacht von zu Hause fort, während er noch bei den Eltern oder Pflegeeltern wohnte (oder nur einmal ohne Rückkehr);
  (3) zettelte häufig Schlägereien an;
  (4) benutzte in mehr als einer Schlägerei eine Waffe;
  (5) zwang eine andere Person zu sexuellem Kontakt;
  (6) quälte Tiere;
  (7) quälte andere Personen;
  (8) zerstörte vorsätzlich fremdes Eigentum (nicht durch Brandstiftung);
  (9) legte Feuer;
  (10) log häufig (außer zur Verhinderung körperlicher Mißhandlung oder sexuellen Mißbrauchs);
  (11) hat mehr als einmal gestohlen, ohne dem Bestohlenen gegenüberzustehen (einschließlich Fälschung);
  (12) hat in Gegenwart des Bestohlenen gestohlen (z. B. Überfall, Taschendiebstahl, Erpressung, bewaffneter Überfall).

C) Ein Muster von verantwortungslosem und antisozialem Verhalten seit dem 15. Lebensjahr. Mindestens *vier* der folgenden Kriterien müssen hierbei erfüllt sein:

Der Betroffene
  (1) ist unfähig, eine dauerhafte Tätigkeit auszuüben, angezeigt durch eines der folgenden Merkmale (mit ähnlichen Verhaltensweisen in einem akademischen Umfeld im Falle von Studenten):
     (a) war innerhalb eines Zeitraums von 5 Jahren sechs Monate oder länger arbeitslos, obwohl er arbeitsfähig und Arbeit verfügbar war;
     (b) fehlte wiederholt am Arbeitsplatz, ohne daß dies durch eigene Krankheit oder durch Krankheit in der Familie begründet war;
     (c) löste mehrere Arbeitsverhältnisse auf, ohne eine neue Arbeit im Auge zu haben;
  (2) kann sich nicht an rechtliche Normen der Gesellschaft anpassen, begeht wiederholt antisoziale Handlungen, die einen Grund für eine Festnahme darstellen (egal ob mit oder ohne Festnahme), z. B. Zerstörung fremden Eigentums, Belästigung anderer Personen, Diebstahl oder Ausüben einer illegalen Tätigkeit;
  (3) ist reizbar und aggressiv, was sich in wiederholten Schlägereien oder Überfällen ausdrückt (nicht bedingt durch die ausgeübte Tätigkeit, Selbstverteidigung oder die Verteidigung einer anderen Person), einschließlich Verprügeln der Ehefrau oder des Kindes;
  (4) erfüllt wiederholt nicht seine finanziellen Verpflichtungen, kann z. B. seine Schulden nicht bezahlen oder Zahlungen für das Kind oder andere abhängige Personen nicht regelmäßig leisten;
  (5) kann nicht vorrausschauend planen oder ist impulsiv, angezeigt durch eines oder beide der folgenden Kriterien:
     (a) reist planlos durch die Gegend, ohne vorherige Arbeitsplanung und ohne eine klare Vorstellung über die Dauer der Reise;
     (b) hat mindestens einen Monat keine feste Adresse;
  (6) hat kein Wahrheitsempfinden, was gekennzeichnet ist durch wiederholtes Lügen, Ausflüchte oder „Betrügen" anderer Personen zum persönlichen Vorteil oder Vergnügen;
  (7) ist rücksichtslos gegenüber sich selbst oder anderen, was gekennzeichnet ist durch Trunkenheit am Steuer oder wiederholte Raserei;
  (8) kann als Elternteil oder Erziehungsberechtigter nicht verantwortungsvoll handeln. Eines oder mehrere der folgenden Kriterien müssen hier erfüllt sein:
     (a) Unterernährung des Kindes;
     (b) Erkrankung des Kindes aufgrund unzureichender Hygiene;
     (c) Unfähigkeit, bei einem ernsthaft erkrankten Kind für medizinische Hilfe zu sorgen;

(d) Abhängigkeit des Kindes von Nachbarn oder weiter entfernt wohnenden Verwandten in bezug auf Nahrung und Unterkunft;

(e) Unfähigkeit, einen Babysitter für ein Kleinkind zu finden, wenn der Elternteil nicht zu Hause ist;

(f) wiederholte Verschwendung des Haushaltsgeldes für persönliche Zwecke;

(9) hatte nie länger als ein Jahr eine monogame Beziehung;

(10) verspürt keine Gewissensbisse (Kränkungen, Mißhandlungen oder Diebstähle werden als gerechtfertigt angesehen).

D) Das Antisoziale Verhalten tritt nicht ausschließlich im Verlauf von Schizophrenie oder von Manischen Episoden auf.

Zustand einer vorübergehenden psychischen Dekompensation bezieht, scheint es sinnvoll, von ‚Borderline-Syndrom', ‚Borderline-Struktur' bzw. ‚Borderline-Personality-Organization' oder von einem ‚Borderline-Zustand' zu reden."

Die Unterscheidung dieser Begriffe ist im klinischen Alltag außerordentlich schwierig.

Ätiologie und Genese: Letztlich ist die Frage nach der Ätiologie und Genese des Borderline-Syndroms identisch mit der *Frage nach der Entstehung von Persönlichkeitsstörungen* überhaupt. Um dieser Frage näherzukommen, muß man sich den Anfängen der Charakter- und Persönlichkeitsentwicklung zuwenden. Dies kann unter verschiedenen Aspekten geschehen: bei tiefenpsychologischer Betrachtung liegt der Hauptakzent auf der Über-Ich- und Ich-Entwicklung, wobei Ich-Schwäche und mangelhafte Über-Ich-Entwicklung am ehesten zur Persönlichkeitsstörung disponieren. Die lerntheoretische Betrachtung konzentriert sich hingegen auf die verzögerten oder gar ausbleibenden Lernprozesse der psychopathischen Persönlichkeiten. In allgemeiner entwicklungspsychopathologischer Terminologie kann man bei den mit dem Terminus „Persönlichkeitsstörungen" umschriebenen Menschen ein Ausbleiben von Strukturierungs- und Differenzierungsvorgängen erblicken. In dieser allgemeinen Formulierung lassen sich tiefenpsychologische und lerntheoretische Gedankengänge durchaus vereinbaren.

Aus *psychoanalytischer Sicht* existieren neben den für alle Persönlichkeitsstörungen diskutierten unspezifischen Grundannahmen über Entwicklungsstörungen im ersten Lebensjahr zwei herausragende Annahmen (Rohde-Dachser 1979):

1. Borderline-Syndrom als eine *unspezifische Entwicklungsstörung des 2. und 3. Lebensjahres*: Unter dieser Grundannahme läßt sich die genetische Theorie von Kernberg (1967) einordnen, der ein frühes „orales Trauma" mit übermäßiger Enttäuschungsreaktion als Ursache für das Borderline-Syndrom postuliert. Hierher gehört ebenso die Theorie von Margaret Mahler (1975), die den Hauptakzent auf unbewältigte und mißlungene Loslösungs- und Individuationsprozesse legt, sowie die Theorie von Wolberg (1973), der annimmt, daß eine Borderline-Störung dann entsteht, wenn ein Elternteil aktiv in die Persönlichkeitsentwicklung eines Kindes eingreift, wobei das Kind zur Abwehr der eigenen neurotischen Störung „mißbraucht" wird.

2. Borderline-Syndrom als eine *Folge des Verzichts auf Autonomie*: Nach dieser Auffassung wird dem Kind von seinen engsten Bezugspersonen die Verwirklichung von Autonomiebedürfnissen „abgeschnitten", indem diese das Kind zur „Erweiterung ihres eigenen Selbst" (Rohde-Dachser 1979, S. 155) mißbrauchen. Die Folge ist, daß die Kinder ihr gesamtes Streben und Handeln als fremdbestimmt erleben und schließlich als unausweichlich und unveränderbar akzeptieren. Dabei ist die „traumatische Phase" nicht auf das 2. oder 3. Lebensjahr beschränkt.

Diese Theorien sind empirisch nicht belegt und auch nicht belegbar, spielen aber in der Literatur zum Borderline-Syndrom eine große Rolle. Gemessen an derart globalen Theorien mit nicht bewiesenen Annahmen steht die *empirische Forschung* zum Borderline-Syndrom noch in den Anfängen. Sie erstreckt sich auf mehrere Bereiche:

– auf die Entwicklung valider und reliabler Instrumente zur Diagnose dieser Störung; das bekannteste Instrument dieser Art ist das Diagnostische Interview für Borderline-Fälle (DIB) von Gunderson u. Mitarb. (1981);
– auf den Versuch der zuverlässigen Abgrenzung dieses Syndroms von schizophrenen und affektiven Störungen sowie von anderen Persönlichkeitsstörungen;
– auf die Untersuchung genetischer Determinanten des Borderline-Syndroms u. a. über Familienuntersuchungen und
– auf katamnestische Untersuchungen.

Diese Vorgehensweisen entsprechen weitgehend den von Links (1982) beschriebenen Phasen in der kurzen Geschichte der Erforschung des Borderline-Syndroms.

Bislang ist es nicht in befriedigender Weise gelungen, das Borderline-Syndrom von affektiven Störungen abzugrenzen, während die Abgrenzung von schizophrenen Erkrankungen (Andrulonis u. Vogel 1984) sowie von anderen Persönlichkeitsstörungen (Barrash u. Mitarb. 1983) leichter möglich zu sein scheint.

Insgesamt kann nach heutigem Stand also nicht viel mehr über die Ätiologie und Genese des Borderline-Syndrom ausgeführt werden als über die anderen Persönlichkeitsstörungen. Im Jugendalter ist ohnehin Vorsicht mit der Diagnose Persönlichkeitsstörung geboten, was gleichermaßen für das Borderline-Syndrom (Borderline-Persönlichkeitsstörung) gilt.

22.4.10 Andere Persönlichkeitsstörungen

Unter dieser Bezeichnung (ICD 301.8) werden Varianten der Persönlichkeitsausstattung beschrieben, die den bisher genannten Rubriken nicht eindeutig zuzuordnen sind. Derartige Begriffe sind z. B. „exzentrische Persönlichkeit", „haltlose Persönlichkeit", „unreife Persönlichkeit", „passiv-aggressive Persönlichkeit". Unter dieser Rubrik, die in gewisser Weise eine Verlegenheitsrubrik ist, können manche für das Kindes- und Jugendalter beschriebene Varianten der Persönlichkeit einge-

ordnet werden, die sich unter den bisherigen Kategorien nur schwer subsumieren lassen.

22.4.11 Abnorme Gewohnheiten und Störungen der Impulskontrolle

Unter dieser Bezeichnung werden in der ICD-10 verschiedene Störungen zusammengefaßt, deren Gemeinsamkeit ein exzessives Auftreten, verbunden mit einer nicht stoffabhängigen Gewohnheitsbildung und/oder einer Störung der Impulskontrolle ist (z. B. pathologisches Spielen, pathologische Brandstiftung, pathologisches Stehlen). In den letzten Jahren ist das „pathologische Spielen" als neue Form der Abhängigkeit definiert worden. Im *DSM-III-R* wird diese Auffälligkeit unter dem Oberbegriff „Störungen der Impulskontrolle" abgehandelt. Danach sind die Hauptmerkmale:

1. „Unfähigkeit, einem Impuls, einem Trieb oder einer Versuchung zu widerstehen, irgendeine Handlung durchzuführen, die für die Person oder für andere schädlich ist (...).
2. Zunehmendes Gefühl von Spannung oder Erregung vor Durchführung der Handlung.
3. Empfinden von Vergnügen, Befriedigung oder Erleichterung während der Durchführung der Handlung. Die Handlung ist insofern ich-synton, als sie dem aktuellen, bewußten Wunsch des Betroffenen entspricht. Unmittelbar nach der Handlung können echte Reue, Selbstvorwürfe oder Schuldgefühle auftreten oder nicht" (DSM-III-R, deutsche Fassung, 1989, S. 389).

22.5 Diagnose und Differentialdiagnose

Generell ist für das Kindesalter Vorsicht geboten im Hinblick auf die **Diagnose** von Persönlichkeitsstörungen. Im Jugendalter hat diese Diagnose durchaus ihren Platz, wenngleich sie nicht zu den häufigeren gehört.

Die neueren Untersuchungen zur frühen Persönlichkeitsentwicklung zeigen, daß bereits sehr früh gewisse Charakter- und Persönlichkeitszüge zu beobachten sind und diese sich auch über weite Zeiträume stabil erhalten (Thomas u. Chess 1977). Es erhebt sich allerdings die Frage, ob die früh zu beobachtenden *Temperamentseigenschaften* mit den später diagnostizierten   Persönlichkeitseigenschaften identisch sind. Untersuchungen, die aus frühen Verhaltensmustern und Temperamentseigenschaften spätere Persönlichkeitsauffälligkeiten vorauszusagen versuchen, haben nicht sehr ermutigende Ergebnisse erbracht. Dies liegt an folgenden Schwierigkeiten (Rutter 1970): 1. Die Variablen in der Neugeborenenzeit hängen noch sehr stark mit der intrauterinen Umgebung zusammen; 2. es gibt erhebliche Reifungsunterschiede; 3. die im ersten Lebensjahr erhobenen Daten sind mit später erhobenen Daten nicht ohne weiteres vergleichbar; 4. Temperamentseigenschaften entwickeln sich in einem längeren Zeitraum und unterliegen Reifungsprozessen ebenso wie modifizierenden Einflüssen seitens der Umgebung. Dennoch gibt es gerade auf dem Gebiet der Temperaments- und Persönlichkeitseigenschaften eine Kontinuität, die aber nicht statisch, sondern dynamisch zu sehen ist und durch konstitutionelle wie Umgebungseinflüsse geprägt wird.

Für die Diagnose einer Persönlichkeitsstörung im Jugendalter können folgende *Kriterien* berücksichtigt werden:

- Hinweise aus der Anamnese auf eine starke Kontinuität und Stabilität der Persönlichkeitseigenschaften (z. B. Erregbarkeit, Neigung zu zwanghaftem Verhalten, Zurückgezogenheit, Kontaktstörungen, Schizoidie).
- Fehlen schwerwiegender hirnorganischer Beeinträchtigungen oder Umweltnoxen (z. B. langfristige Deprivationserlebnisse). Manche Autoren, so z. B. auch Kurt Schneider (1980) in späteren Auflagen seiner „Klinischen Psychopathologie“, beziehen nicht nur konstitutionelle, sondern auch intrauterine oder sogar postnatale Einflüsse (z. B. frühkindliche Hirnschäden) in die Genese der Persönlichkeitsstörungen ein. Dadurch wird allerdings die Abgrenzung gegenüber sogenannten „Pseudopsychopathien“ (organisch begründbaren Psychopathien) nicht mehr möglich. Durch organische Einflüsse können schwerwiegende Auffälligkeiten im Charakter- bzw. Persönlichkeitsbereich auftreten (Stutte u. Koch 1970).
- Vorkommen ähnlicher Persönlichkeitseigenschaften in der näheren Familie.
- Relative Stabilität des vorgefundenen Musters der Persönlichkeitseigenschaften trotz intensiver pädagogischer oder therapeutischer Interventionen.
- Konvergenz von anamnestischen Daten und klinischen Beobachtungen.
- Absicherung der Beobachtungen durch testpsychologische Befunde. In diesem Bereich werden insbesondere dimensional konstruierte Persönlichkeitstests eingesetzt wie das Freiburger Persönlichkeitsinventar (FPI) oder das MMPI. Letzteres ist aufgrund seiner klinischen Validierung aussagefähiger.

Trotz dieser im klinischen Bereich bewährten Kriterien bleibt in vielen Fällen die Diagnose einer Persönlichkeitsstörung bei Kindern und auch bei Jugendlichen schwierig und unbefriedigend. Andererseits kann kein Zweifel darüber bestehen, daß Struktur und Dynamik einer Persönlichkeit einer ähnlichen Variation unterliegen wie kognitive Funktionen (z. B. Intelligenz oder Gedächtnis) oder auch körperliche Maße.

Differentialdiagnostisch abgegrenzt werden müssen die Persönlichkeitsstörungen einerseits von den *Neurosen*. Es gibt eine Reihe von Autoren, die sie unter die „*Kernneurosen*“ rechnen und der Meinung sind, auf die eigene Kategorie „Persönlichkeitsstörungen“ verzichten zu können. Gegen diese Auffassung spricht, daß die für die Diagnostik einer neurotischen Störung erforderlichen Konflikte und Umwelteinflüsse häufig auch bei sorgfältigster Anamnese und Beobachtung des Kindes seit dem Säuglingsalter fehlen.

Eine weitere Abgrenzung ist gegenüber *psychotischen Störungen* erforderlich. Diese Abgrenzung kann insbesondere bei paranoiden und zyklothymen Persönlichkeitsstörungen schwierig sein, wenngleich Persönlichkeitsstörungen in aller Regel nicht die für Psychosen konstituierenden Symptome aufweisen. Bei einer sich langsam entwickelnden Schizophrenie oder endogen-phasischen Psychose kann jedoch manchmal nicht mit Sicherheit entschieden werden, ob eine Persönlichkeitsstörung oder eine beginnende Psychose vorliegt.

22.6 Ätiologie und Genese

Alle derzeitigen Theorien zur Erklärung von Persönlichkeitsstörungen gehen davon aus, daß konstitutionelle und Umwelteinflüsse zusammenspielen. Die Akzente sind allerdings unterschiedlich.

In *tiefenpsychologischer Betrachtung* liegt der Hauptakzent auf der Über-Ich- und Ich-Entwicklung, wobei Ich-Schwäche und mangelhafte Über-Ich-Entwicklung am ehesten zur Persönlichkeitsstörung disponieren. Diese Ansicht geht insbesondere auf Aichhorn (1925) zurück, der für die Psychopathie folgende Züge herausgestellt hat:

– Eine unzureichende Funktion des Ich-Ideals bzw. Über-Ichs, was zur Folge hat, daß das Verhalten weder im positiven (Ausbildung von Normen und Idealen) noch im negativen Sinne (durch introjizierte Verbote) gesteuert werden kann.
– Eine zusätzliche Ich-Schwäche führt dazu, daß der Übergang vom Lustprinzip zum Realitätsprinzip nicht in angemessener Weise vollzogen werden kann. Es kommt zu einer verminderten Fähigkeit, Spannungen zu ertragen, und damit zur Tendenz, stets eine rasche Befriedigung von Bedürfnissen zu suchen. Die Konsequenz ist, daß derart strukturierte Menschen wenig Ausdauer haben, keine dauerhaften Beziehungen eingehen können, sich von augenblicklichen Impulsen leiten lassen und ihre Affekte ungehemmt entladen. Hinsichtlich ihrer Phantasie leben sie vorwiegend in der Welt des Kindes.

Damit ist wiederum der Aspekt der Reifungsverzögerung angedeutet, der sich bereits bei Kraepelin (1915) findet.

Die *lerntheoretische Betrachtung* konzentriert sich auf die verzögerten Lernprozesse der abnormen Persönlichkeiten. Nach Eysenck u. Rachman (1968) findet man unter ihnen gehäuft sowohl extravertierte Persönlichkeiten, die verzögert lernen, als auch Personen, bei denen entsprechende Lernreize gefehlt haben.

Aus allgemeiner *entwicklungspsychologischer Sicht* liegt einer Persönlichkeitsstörung ein Ausbleiben von Strukturierungs- und Differenzierungsvorgängen zugrunde. In dieser all-gemeinen Formulierung lassen sich tiefenpsychologische und lerntheoretische Gedankengänge durchaus vereinigen. Dabei stellt sich jedoch die Frage, auf welche Weise es zum Ausbleiben entscheidender Entwicklungsprozesse kommt. Die Ursachen können prinzipiell in verschiedenen Bereichen liegen (Stutte 1961):

– in familiären oder sonstigen Umgebungseinflüssen,
– in konstitutionellen bzw. genetischen Faktoren,
– in einer organischen Vorschädigung oder
– in einer idiopathischen Asynchronisierung des Entwicklungsverlaufes.

Es spricht vieles dafür, daß mehrere Faktoren für die Entwicklung von Persönlichkeitsstörungen verantwortlich sind. Psychophysiologische Untersuchungen haben die Diskussion um die Entstehung der Persönlichkeitsstörungen wieder belebt (Hare 1978).

22.7 Therapie, Rehabilitation und Prävention

Therapeutische Versuche wurden an sogenannten „psychopathischen Kindern" unter Zugrundelegung verschiedener theoretischer Konzepte unternommen.

Bahnbrechend waren die Gedanken von Aichhorn (1925), der Psychopathie und Verwahrlosung *tiefenpsychologisch* als unzureichende Ich-Funktion bzw. Ich-Schwäche kennzeichnete, wobei der Übergang vom Lustprinzip zum Realitätsprinzip nicht vollzogen werden kann. Entsprechend besteht die Aufgabe der Therapie darin, derartige Entwicklungsdefizite nachzuholen. Dies ist allerdings ein langwieriger Prozeß. Hart de Ruyter (1967) hat hierzu ein dreistufiges Konzept entwickelt.

Aus *lerntheoretischer Sicht* sind Konditionierungsvorgänge nachzuholen. Da jedoch nach dieser Auffassung Persönlichkeitsstörungen eine verminderte Fähigkeit implizieren, aus Erfahrungen zu lernen, kommt es darauf an, ausgebliebene Lernvorgänge möglichst intensiv nachzuholen bzw. eingeschliffene Fehlreaktionen abzubauen.

Dies ist in der Praxis außerordentlich schwierig. Deshalb hat sich hinsichtlich der Betreuung solcher Persönlichkeiten am meisten der Aspekt der *pädagogischen Führung* durchgesetzt. Durch eine entsprechende Gestaltung des Milieus und Formung der Umwelteinflüsse gelingt es noch am ehesten, Jugendliche mit Persönlichkeitsstörungen zu einer relativen Anpassung zu bringen. Dabei spielt auch die *„Nachreifung"* eine nicht unwesentliche Rolle.

Schließlich zeigen katamnestische Untersuchungen, daß ein nicht geringer Teil sogenannter „psychopathischer Persönlichkeiten" im Laufe der Zeit eine Möglichkeit findet, sich mit seiner Umgebung zu arrangieren.

Somit bleibt aufs Ganze gesehen die nicht sehr positive Bilanz, dem Reifungsprozeß einen hohen Stellenwert einzuräumen und diesen durch pädagogische sowie therapeutische Maßnahmen weitestgehend zu unterstützen. Viel wesentlicher erscheint jedoch die *Prävention* im Sinne einer umfassenden Psychohygiene mit dem Ziel der Verminderung von organischen Vorschädigungen und Umweltnoxen.

22.8 Verlauf und Prognose

Katamnestische Untersuchungen an Kindern und Jugendlichen, die als „psychopathische Persönlichkeiten" diagnostiziert worden waren, sind sehr selten.

Kramer u. von der Leyen (1934) stellten bei ihren Katamnesen sogenannter psychopathischer Kinder fest, daß es nicht möglich war, ihre Störung ausschließlich auf konstitutionelle Faktoren zurückzuführen. Sie formulierten ihre Auffassung, die heute noch als aktuell angesehen werden kann: „Wir fanden mit großer Regelmäßigkeit, daß neben der fast immer vorhandenen erblichen Belastung schwere Schäden in Erziehung und Pflege der Kinder vorlagen, und zwar setzten diese Schäden schon im frühesten Alter ein. Brachte man die Kinder unter günstigere erzieherische Bedingungen, so konnte ein auffallend schneller Wechsel des Verhaltens und ein rasches Zurücktreten des anethischen, gefühllosen, stumpfen Verhaltens beobachtet werden."

Weitere katamnestische Untersuchungen zum Problem der Persönlichkeitsstörungen (Psychopathien) bei Kindern und Jugendlichen führten Kochmann (1963), Robins (1966),

Sundby u. Kreyberg (1968), Langen u. Jaeger (1964) sowie an erwachsenen Patienten Tölle (1966) durch. Die jeweils untersuchten Kollektive sind jedoch schwer vergleichbar. Deshalb beziehen wir uns hier nur auf zwei grundsätzliche Gesichtspunkte bei katamnestischen Untersuchungen: die Stabilität der Diagnose und die Prognose (Heilungstendenz bzw. Therapieresistenz).

Stabilität der Diagnose: Beim größten Teil der untersuchten Kinder und Jugendlichen konnte die Diagnose nicht aufrechterhalten werden. Deren Veränderung wird erklärt durch spontane Reifungsvorgänge (Kramer u. von der Leyen 1934), Umgebungswechsel (Kochmann 1963), therapeutische bzw. pädagogische Maßnahmen sowie einen mehr oder weniger eigengesetzlichen Übergang in andere Störungen.

Prognose: Übereinstimmend stellten mehrere Autoren fest, daß dissozial auffällige Kinder häufig ihre Dissozialität im Erwachsenenalter fortsetzen (Robins 1966; Sundby u. Kreyberg 1968). In den katamnestischen Untersuchungen von Masterson (1956) und Annesley (1961) an 20 bzw. 198 jugendlichen Patienten mit Persönlichkeitsstörungen waren nach 2- bis 5- bzw. 5- bis 20-Jahres-Katamnesen 60 bzw. 55% der Patienten gebessert oder geheilt. Zur günstigsten prognostischen Aussage kam Kochmann (1963). Er fand 20 bis 30 Jahre nach dem Aufenthalt in einem kinderpsychiatrischen Beobachtungsheim 62 noch lebende Probanden von 69, die im Alter von 5−15 Jahren als psychopathisch diagnostiziert waren. Davon waren 46 psychisch gesund und sozial angepaßt, 16 wiesen einen ungünstigen Verlauf auf. Dies entspräche einer Heilungsquote von 74%. Ebenfalls relativ günstige Ergebnisse stellte Tölle (1966) bei Langzeitkatamnesen „psychopathischer Erwachsener" fest (n = 115). Rund zwei Drittel der Patienten hatten, wenn auch unter Einengungen, eine angemessene Daseinsmöglichkeit gefunden.

22.9 Literatur

Aichhorn, A.: Verwahrloste Jugend. Die Psychoanalyse in der Fürsorgeerziehung. Int. Psychoanalytischer Verlag, Leipzig 1925; 9. Aufl., Huber, Bern 1977

American Psychiatric Association (APA): Diagnostic and Statistical Manual of Mental Disorders, 3rd ed., revised (DSM-III-R). APA, Washington 1987 (dtsch. Bearb. von Wittchen, H.-U., H. Saß, M. Zaudig, K. Koehler: Diagnostisches und statistisches Manual psychischer Störungen [DSM-III-R]. Beltz, Weinheim 1989)

Andrulonis, P. A., N. G. Vogel: Comparison of borderline personality subcategories to schizophrenic and affective disorders. British Journal of Psychiatry 144 (1984) 358–363

Annesley, P. T.: Psychiatric illness in adolescence: presentation and prognosis. Journal of Mental Science 107 (1961) 268–278

Barrash, J., J. Kroll, K. Carey, L. Sines: Discriminating borderline disorders from other personality disorders. Cluster analysis of the Diagnostic Interview for Borderlines. Archives of General Psychiatry 40 (1983) 1297–1302

Cornell, D. G., K. R. Silk, P. S. Ludolph, N. E. Lohr: Test-retestreliability of the Diagnostic Interview for Borderlines. Archives of General Psychiatry 40 (1983) 1307–1310

Dickerson, M. G.: Compulsive Gamblers. Longman, London 1984

Edell, W. S.: The Borderline Syndrome Index. Clinical validity and utility. Journal of Nervous and Mental Disease 172 (1984) 254–263

Eysenck, H.-J., S. Rachman: Neurosen – Ursachen und Heilmethoden. Deutscher Verlag der Wissenschaften, Berlin 1968

Gruhle, H. W.: Psychologie des Abnormen. Reinhardt, München 1922

Gunderson, J. G., J. E. Kolb, V. Austin: The Diagnostic Interview for Borderline patients. American Journal of Psychiatry 138 (1981) 896–903

Hare, R. D.: Electrodermal and cardiovascular correlates of psychopathy. In Hare, R. D., D. Schalling: Psychopathic Behaviour. Approaches to Research. Wiley, Chichester 1978

Hart de Ruyter, T.: Zur Psychotherapie der Dissozialität im Jugendalter. Jahrbuch für Jugendpsychiatrie 6 (1967) 79–108

Homburger, A.: Vorlesungen über Psychopathologie des Kindesalters. Springer, Berlin 1926

Kernberg, O.: Borderline personality organization. Journal of the American Psychoanalytic Association 15 (1967) 641–685

Koch, J. L. A.: Kurzgefaßter Leitfaden der Psychiatrie. Ravensburg 1888

Koch, J. L. A.: Die psychopathischen Minderwertigkeiten. Ravensburg 1891

Kochmann, R.: Über Diagnose und Prognose, besonders der Psychopathie, in der Kinderpsychiatrie. Acta paedopsychiatrica 30 (1963) 21–28

Kraepelin, E.: Psychiatrie: Ein Lehrbuch für Studierende und Ärzte, Bd. IV: Klinische Psychiatrie, 3. Teil., 8. Aufl. Barth, Leipzig 1915

Kramer, F., R. von der Leyen: Entwicklungsverläufe „anethischer, gemütloser" psychopathischer Kinder. Zeitschrift für Kinderforschung 43 (1934) 305–422

Kretschmer, E.: Körperbau und Charakter: Untersuchungen zum Konstitutionsproblem und zur Lehre von den Temperamenten, 26. Aufl. Neubearb. v. Kretschmer, W. Springer, Berlin 1977

van Krevelen, D. A.: Über den Begriff der Psychopathie in der Kinderpsychiatrie. Acta paedopsychiatrica 37 (1970) 67–84

Langen, D., A. Jaeger: Die Pubertätskrisen und ihre Weiterentwicklungen: Eine katamnestische Untersuchung. Archiv für Psychiatrie und Nervenkrankheiten 205 (1964) 19–36

Links, P. S.: The existence of the borderline diagnosis: studies on diagnostic validity. Canadian Journal of Psychiatry 27 (1982) 585–592

Mahler, M. S.: Die Bedeutung des Loslösungs- und Individuationsprozesses für die Beurteilung von Borderline-Phänomenen. Psyche 29 (1975) 1078–1095

Masterson, J. F.: Prognosis in adolescent disorders: schizophrenia. Journal of Nervous and Mental Disease 124 (1956) 219–232

Oseretzky, N.: Über die pathologische Entwicklung und die Psychopathien im Kindesalter. Zeitschrift für Kinderforschung 44 (1935) 16–34

Petrilowitsch, N.: Abnorme Persönlichkeiten, 3. Aufl. Karger, Basel 1966

Prichard, J. C.: A Treatise on Insanity and Other Disorders Affecting the Mind. London 1835

Remschmidt, H.: Die „Psychopathie" in der Kinder- und Jugendpsychiatrie. Zeitschrift für Kinder- und Jugendpsychiatrie 6 (1978) 280–301

Remschmidt, H.: Persönlichkeitsstörungen. In Remschmidt, H., H. Schmidt: Kinder- und Jugendpsychiatrie in Klinik und Praxis, Bd. III. Thieme, Stuttgart 1985

Remschmidt, H.: Das Borderline-Syndrom und seine Bedeutung in der Begutachtung. Lebensversicherungsmedizin 39 (1987) 158–163

Remschmidt, H., M. Schmidt (unter Mitarbeit von C. Klicpera): Multiaxiales Klassifikationsschema für psychiatrische Erkrankungen im Kindes- und Jugendalter nach Rutter, Shaffer und Sturge. Mit einem synoptischen Vergleich zum DSM-III, 2. Aufl. Huber, Bern 1986

Robins, L. N.: Deviant Children Grown Up. Williams & Wilkins, Baltimore 1966

Rohde-Dachser, Ch.: Das Borderline-Syndrom. Huber, Bern 1979; 4. Aufl. 1989

Rutter, M.: Psychological development – predictions from infancy. Journal of Child Psychology and Psychiatry 11 (1970) 49–62

Schneider, K.: Die psychopathischen Persönlichkeiten, 3. Aufl. Deuticke, Wien 1950

Schneider, K.: Klinische Psychopathologie, 12. Aufl. Thieme, Stuttgart 1980; 13. Aufl. 1987

Stutte, H.: Charakterstörungen im Kindes- und Jugendalter. Acta paedopsychiatrica 28 (1961) 273–286

Stutte, H., H. Koch: Charakteropathien nach frühkindlichen Hirnschäden. Springer, Berlin 1970

Sundby, H. S., P. C. Kreyberg: Prognosis in Child Psychiatry. Universitetsforlaget, Oslo und Williams & Wilkins, Baltimore 1968

Thomas, A., S. Chess: Temperament und Entwicklung. Über die Entwicklung des Individuellen. Enke,

Stuttgart 1980 (Klinische Psychologie und Psychopathologie, Bd. 13) (Orig.: Temperament and Development. Brunner/Mazel, New York 1977)

Thomas, A., S. Chess, H. G. Birch, M. E. Hertzig, S.
Korn: Behavioral Individuality in Early Childhood.
New York Univ. Press, New York 1963

Tölle, R.: Katamnestische Untersuchungen zur Biographie abnormer Persönlichkeiten. Springer, Berlin
1966

Tramer, M.: Psychopathische Persönlichkeiten.
Schweizerische medizinische Wochenschrift 61
(1931) 217−220

Tramer, M.: Lehrbuch der allgemeinen Kinderpsychiatrie: einschließlich der allgemeinen Psychiatrie der
Pubertät und Adoleszenz. Schwabe, Basel 1942;
4. Aufl. 1964

Villinger, W.: Jugendpsychiatrie. In Hartmann, F., J.
Linzbach, R. Nissen, H. Schaefer: Fischer-Lexikon
Medizin. Fischer, Frankfurt 1959

Wolberg, A.: The Borderline Patient. Intercontinental
Medical Book, New York 1973

Wolff, S., A. Barlow: Schizoid personality in childhood: a comparative study of schizoid, autistic and
normal children. Journal of Child Psychology and
Psychiatry 20 (1979) 29−46

World Health Organization (WHO): International
Classification of Diseases, 9th ed. (ICD-9). WHO,
Genève 1978

World Health Organization (WHO): Tenth Revision of
the International Classification of Diseases
[ICD-10], Chapter V (F): Mental and Behavioural
Disorders (including disorders of psychological de-
velopment). Clinical Descriptions and Diagnostic
Guidelines. WHO, Geneva 1991 (dtsch.: Dilling,
H., W. Mombour, M. H. Schmidt: Internationale
Klassifikation psychischer Störungen. ICD-10, Kapi-
tel V (F). Klinisch-diagnostische Leitlinien. Weltge-
sundheitsorganisation. Huber, Bern 1991.)

23. Störungen der Sexualentwicklung und des Sexualverhaltens

23.1 Definition und Klassifikation

Bei allen Auffälligkeiten der Sexualentwicklung und des Sexualverhaltens in der Adoleszenz ist zunächst die Frage zu stellen, ob es sich um Durchgangsstufen bzw. vorübergehende Varianten sexuellen Verhaltens handelt. Dazu ist eine sorgfältige Klärung der folgenden wesentlichen *Entwicklungsbedingungen sexuellen Verhaltens* erforderlich (s. Kap. 2 und 3):

1. phasenspezifisch-reifungsbiologische Aspekte,
2. die Herausbildung der Geschlechtsrolle und die Sexualerziehung.

Auch ist zu klären, ob es sich um eine sexuelle Reifungsverfrühung oder -verzögerung handelt.

Was die Klassifikation betrifft, so sind in der ICD-10 und im DSM-III-R weitere Differenzierungen gegenüber der ICD-9 erfolgt (Tab. 23.1). ICD-10 und DSM-III-R unterscheiden Störungen der Geschlechtsidentität von Störungen der Sexualpräferenz. Im folgenden legen wir eine noch weitergehende Differenzierung zugrunde, ohne alle Störungen im einzelnen abzuhandeln, und fügen Störungen der Sexualentwicklung (Verfrühungen und Verzögerungen) sowie Normvarianten sexuellen Verhaltens hinzu. Darüber hinaus werden noch andere Bereiche abgehandelt, die mit dem Sexualverhalten in der Adoleszenz in enger Verbindung stehen.

23.2 Verfrühungen und Verzögerungen der sexuellen Entwicklung (Pubertas praecox, Pubertas tarda)

23.2.1 Verfrühungen der sexuellen Entwicklung

Man muß die konstitutionelle sexuelle Reifungsverfrühung von der Pubertas praecox unterscheiden. Bei ersterer handelt es sich um eine meist familiäre Entwicklungsvariante. Letztere kann ebenfalls idiopathisch-konstitu-

tionell vorkommen, ist aber oft durch eindeutige organische Erkrankungen (Enzephalitis, Hydrozephalus, Tumor oder Mißbildungen) bedingt.

Konstitutionelle sexuelle Reifungsverfrühung

Hierbei ist der Zeitplan der körperlichen und sexuellen Reifung vorverlegt. D. h., sowohl bei Jungen als auch bei Mädchen treten der pubertäre Wachstumsschub und alle typischen Zeichen der Pubertät früher ein. Diese körperliche Reifungsverfrühung hat psychische Konsequenzen (s. Kap. 2).

Pubertas praecox

Definition: Vorzeitiges Auftreten der sekundären Geschlechtsmerkmale, sexueller Bedürfnisse und sexueller Verhaltensweisen. Zum Teil steht der Zeitpunkt in extremem Gegensatz zur alterstypischen Norm.

Klinisches Bild: Am stärksten ins Auge springend ist die Entwicklung der pubertären Merkmale weit vor der dafür vorgesehenen Zeit. Insofern sind jene Fälle von Pubertas praecox besonders auffällig, die sich im Kindesalter entwickeln. Im psychosexuellen Bereich sind die Kinder und Jugendlichen durch starke sexuelle Triebhaftigkeit und ihr Bestreben nach sexueller Zuwendung gekennzeichnet. Diese Verhaltensweisen sind vorwiegend bei Jungen, weniger bei Mädchen, zu beobachten. Im Hinblick auf ihre psychische Gesamtentwicklung fand Stutte (1951, 1960) anhand einer Analyse von über 650 Fällen: 36% waren im Hinblick auf die seelische Entwicklung ihrer Altersstufe voraus, 29% entsprachen ihrer Altersstufe, und 31% zeigten Retardierungs- bzw. Schwachsinnssymptome. Kinder mit geistigem Entwicklungsrückstand sind bei der Pubertas praecox eindeutig überrepräsentiert.

Die **Diagnose** wird nach dem klinischen Bild gestellt. Maßgebend ist die auffällige Diskrepanz zwischen Lebensalter und körperlicher bzw. sexueller Entwicklung. Hormonuntersuchungen ergänzen die klinische Diagnostik. Eine echte Pubertas praecox liegt nur vor.

Tabelle 23.**1**   Klassifikation der Störungen der Sexualentwicklung und des Sexualverhaltens nach den gebräuchlichen psychiatrischen Klassifikationsschemata

MAS (ICD-9)	ICD-10	DSM-III-R
Sexuelle Verhaltensabweichungen und Störungen (302)	*Störungen der Geschlechtsidentität (F 64)*	*Störungen der Geschlechtsidentität*
Homosexualität (302.0)	Transsexualismus (F 64.0)	Störungen der Geschlechtsidentität in der Kindheit (302.60)
Sodomie (302.1)	Transvestitismus (F 64.1)	
Pädophilie (302.2)	Störung der Geschlechtsidentität (F 64.2)	Transsexualismus (302.50)
Transvestitismus (302.3)		*Paraphilien*
Exhibitionismus (302.4)	*Störungen der Sexualpräferenz (F 65)*	Exhibitionismus (302.40)
Transsexualität (302.5)	Fetischismus (F 65.0)	Fetischismus (302.81)
Störungen der psychosexuellen Identität (302.6)	Exhibitionismus (F 65.2)	Voyeurismus (302.82)
Frigidität und Impotenz (302.7)	Voyeurismus (F 65.3)	Pädophilie (302.20)
Andere sexuelle Verhaltensabweichungen und Störungen (302.8)	Pädophilie (F 65.4)	Sexueller Masochismus (302.83)
	Sadomasochismus (F 65.5)	Sexueller Sadismus (302.84)
Nicht näher bezeichnete sexuelle Verhaltensabweichungen und Störungen (302.9)	*Psychische und Verhaltensstörungen in Verbindung mit der sexuellen Entwicklung und Orientierung (F 66)*	*Sexuelle Funktionsstörungen und Störungen der sexuellen Appetenz*
	Sexuelle Reifungskrise (F 66.0)	
	Ichdystone Sexualorientierung (F 66.1)	
	Sexuelle Beziehungsstörungen (F 66.2)	

wenn der gesamte puberale Reifungsablauf, gesteuert durch den Hypothalamus, verfrüht eintritt. Liegen nur einige Zeichen der Reifungsbeschleunigung vor, die durch endokrine Überproduktion ausgelöst sind, so spricht man von einer *Pseudopubertas praecox*. Alle Formen sind gekennzeichnet durch das verfrühte Auftreten der sekundären Geschlechtsmerkmale, Beschleunigung von Längen- und Knochenwachstum und dessen vorzeitige Beendigung.
Man unterscheidet drei *Formen der echten Pubertas praecox*:

1. durch Hamartome des Tuber cinereum im Hypothalamus,
2. durch verschiedene andere zerebrale Erkrankungen (z. B. Hydrozephalus, Pinealomen) und

3. als sogenannte idiopathische Pubertas praecox, die überwiegend Mädchen betrifft.

Außerdem existiert die oben erwähnte *konstitutionell bedingte frühe Geschlechtsentwicklung*, die allerdings nicht pathologisch, sondern als Normvariante aufzufassen ist.
Eine rechtzeitige Diagnostik und Behandlung dieser Störungen ist vor allem deshalb wichtig, weil bei diesen Kindern das Wachstum vorzeitig zum Abschluß kommt und somit ein z. T. erheblicher Minderwuchs resultiert. In der **Therapie** kommt es darauf an, die vorzeitige Sekretion der gonadotropen Hormone zu unterdrücken, was durch synthetische Gestagene oder Cyproteronacetat geschieht. Eine frühzeitige Therapie erhöht die Chance der Kinder, als Erwachsene eine annähernd normale Größe zu erreichen (Bierich 1975).

23.2.2 Verzögerungen der sexuellen Entwicklung

Die *Pubertas tarda* wird am häufigsten durch die sogenannte *konstitutionelle Entwicklungsverzögerung* hervorgerufen, die familiär auftritt und sich in einer Retardierung der Entwicklungsabläufe um 2 bis 3 Jahre zeigt. Im Endergebnis erreichen die Kinder eine normale Größe und volle sexuelle Entwicklung, nur geschieht dies verzögert. Die konstitutionelle Entwicklungsverzögerung betrifft meist Jungen. Bei diesen ist der gesamte Pubertätsablauf bei Erhaltung der zeitlichen Sequenz um zwei bis drei Jahre verzögert. Die Störung ist in der Praxis von großer Bedeutung, da sie bis zu 2,5% aller Jungen betrifft. Abb. 23.1 zeigt die Kennwerte einer Gruppe von Jungen mit konstitutioneller Entwicklungsverzögerung für Körpergröße, Skelettreifung, Hodenentwicklung und Schambehaarung. Sie liegen um rund drei Jahre unter der für die normale Entwicklung charakteristischen 45%-Linie. Legt man hingegen als zeitlichen Maßstab das Knochenalter zugrunde, so gruppieren sich die Entwicklungsparameter um die 45%-Linie. Daraus wird auch sichtbar, daß das Knochenalter ein recht guter Maßstab für das biologische Alter ist.

Bei diesen Kindern lassen sich keinerlei endokrinologische Auffälligkeiten nachweisen. Sie erreichen letztlich eine normale Körpergröße und volle sexuelle Reife (Bierich 1975).

Von großer Bedeutung sind die *psychischen Implikationen* dieser Störung. Zunächst ist das Bewußtsein, hinsichtlich einer Reihe von Merkmalen hinter der Altersgruppe zu rangieren, für die Jugendlichen selbst eine große Belastung, die sich in Minderwertigkeitsgefühlen, Identitätsstörungen und hypochondrischen Befürchtungen zeigen kann. Verstärkt werden diese nicht selten durch die soziale Reaktion auf die verzögerte Entwicklung, die sich im Kreise Gleichaltriger in Form von Hänseleien, Nichtbeachtung und Ausschluß von wichtigen altersspezifischen Aktivitäten und bei Erwachsenen als übertrieben zum Ausdruck gebrachte Sorge um die weitere Entwicklung äußern kann. Letzteres bezieht sich insbesondere auf die Eltern dieser Kinder, die z. T. allerdings selbst einen verzögerten Pubertätsablauf aufwiesen. Insofern kann man sie, nachdem die Diagnose gestellt ist, beruhigen.

Eine Therapie erübrigt sich bei dieser Variante.

Im Zusammenhang mit einer verzögerten Sexualentwicklung ist noch der *hypophysäre Zwergwuchs* zu erwähnen, der mit sexueller Infantilität einhergeht, sowie bei Mädchen das *Turner-Syndrom*.

23.3 Normvarianten sexuellen Verhaltens

23.3.1 Onanie (Masturbation)

Definition: Onanie, Masturbation oder Selbstbefriedigung sind synonyme Begriffe. Man bezeichnet damit eine bewußt herbeigeführte sexuelle Erregung, die durch Manipulation an den Genitalien bis zum Eintritt der sexuellen Befriedigung herbeigeführt wird.

Die Onanie ist in der Adoleszenz eine normale Durchgangserscheinung und *keine Störung* des Sexualverhaltens. Sie kann aber exzessive Formen annehmen, so daß sie zum Beratungs- und Behandlungsgegenstand werden kann.

Epidemiologie: In der Pubertät und der beginnenden Adoleszenz kommt die Onanie am häufigsten vor und ist zugleich die am meisten praktizierte Form der sexuellen Befriedigung. Bis zum 20. Lebensjahr haben rund 92% der Jungen und 33% der Mädchen entsprechende Erfahrungen (Kinsey u. Mitarb. 1954, 1955). Der Häufigkeitsgipfel liegt bei Jungen zwischen dem 16. und 20. Lebensjahr, bei Mädchen und Frauen steigt die Onanieerfahrung kontinuierlich bis ins 4. Lebensjahrzehnt an (62%). Bezüglich der Onanie existieren folgende *sozialepidemiologische Befunde*: Sie ist in den höheren sozialen Schichten und in Großstadtpopulationen häufiger, bei Menschen mit religiöser Bindung seltener. Sie ist auch seltener in den unteren sozialen Schichten, offenbar deshalb, weil dort früher und leichter heterosexuelle Kontakte geknüpft werden.

Klinisches Bild: Onanie kommt bereits im Vorschulalter vor und hat bei emotional deprivierten Kindern oft den Charakter einer *Ersatzbefriedigung*. Sie ist bei jüngeren Kindern u. U. behandlungsbedürftig, wenn sie exzessiv und ohne Rücksicht auf die Umgebung durchgeführt wird. Die Pubertät ist naturgemäß ein Stadium gehäufter masturbatorischer Handlungen. Sie entstehen gewissermaßen zwangsläufig, weil die Jugendlichen starke sexuelle Bedürfnisse verspüren, aber diese noch nicht heterosexuell ausleben können.

Mit der Onanie sind häufig *abwegige Vorstellungen über ihre Schädlichkeit* oder ihre Folgewirkungen verbunden. Derartige Folgen (von der geistigen Verblödung bis zur chronischen Nervenkrankheit) werden auch heute noch manchmal von Erziehungspersonen angedroht. Darüber hinaus hat die religiöse Erziehung vielfach noch kein angemessenes Verhältnis zu dieser normalen Durchgangserscheinung sexuellen Verhaltens gefunden, so daß die Onanie häufig den Makel des „Sündhaften" oder „Verworfenen" hat. Entsprechend konzentrieren sich die Sorgen von vielen Jugendlichen um diese Themenkreise. Man kann erhebliche seelische Entlastung erreichen, wenn man mit ihnen offen über die Probleme spricht und ihre z. T. recht abwegigen Vorstellungen und Befürchtungen zurechtrückt. Folgende Befürchtungen sind häufig:

1. *Befürchtungen über gesundheitsschädigende Auswirkungen* des Onanierens. Sie konzentrieren sich auf körperliche Symptome wie z. B. Kopfschmerzen und eingeschränkte körperliche Leistungsfähigkeit sowie auf psychische Funktionseinbußen (Konzentrationsstörungen, Lustlosigkeit, depressive Verstimmung). Konzentrationsstörungen können tatsächlich z. B. dadurch entstehen, daß sich die Phantasie der Jugendlichen überwiegend und anhaltend mit sexuellen Problemen und Vorstellungen beschäftigt, so daß sie von ihren schulischen und beruflichen Aufgaben massiv abgelenkt werden. Dies ist aber keine schwerwiegende und langanhaltende Auswirkung und hat weder mit der Selbstbefriedigung als solcher noch mit einem Nachlassen der intellektuellen Fähigkeiten zu tun, was viele Jugendliche zu beobachten meinen.

2. *Sogenannte Onanieskrupel.* Sie sind das Resultat von Schuldgefühlen im Zusammenhang mit der sexuellen Selbstbefriedigung und kommen gehäuft bei religiös orientierten Jugendlichen vor. Sie können zu *hypochondrischen Entwicklungen* disponieren, wenn die Jugendlichen einen Zusammen-

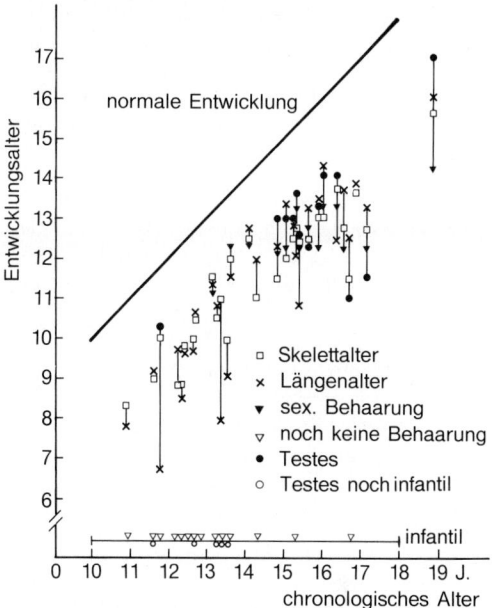

Abb. 23.**1** Entwicklungsdiagramm von Jungen mit konstitutioneller Entwicklungsverzögerung hinsichtlich Körpergröße, Skelettreifung, Hodenentwicklung und Schambehaarung (nach Bierich u. Mitarb. 1972)

hang zwischen Onanie und körperlichen Beschwerden herstellen. Körperliche Beschwerden werden dann als Bestrafungen für die verbotene Onanie empfunden. In seltenen Fällen können aus derartigen hypochondrischen Neigungen und der skrupelhaften Verarbeitung paranoide Entwicklungen entstehen.

3. *Befürchtung, sexuell abwegig veranlagt zu sein.* Manche Jugendliche sehen in der Onanie eine abnorme Veranlagung und befürchten, sexuell pervers veranlagt zu sein. Sie wissen nicht, daß diese Form der sexuellen Betätigung in ihrer Altersstufe ubiquitär ist, und sprechen mit anderen Jugendlichen nicht darüber. Sind sie gleichzeitig im sozialen Kontakt gehemmt oder kontaktgestört, so ergänzen sich beide Komponenten: Es entsteht eine massive Rückzugssymptomatik mit Befürchtungen, abwegig veranlagt zu sein und normalen sexuellen Beziehungen nicht gewachsen zu sein. Letzteres wird meist durch die Vermutung genährt, daß gleichaltrige Jugendliche bereits über heterosexuelle Erfahrungen ver-

fügen und insofern die sexuelle Triebabfuhr über die Onanie nicht nötig haben. Jugendliche haben oft trotz einer starken Sexualisierung des Alltags kaum realistische Vorstellungen über die Verbreitung sexuellen Verhaltens.

Fixierung masturbatorischer Handlungen. Bei einem kleinen Teil der Jugendlichen kann sich die sexuelle Befriedigung ausschließlich auf die Onanie konzentrieren, so daß sie später Schwierigkeiten im heterosexuellen Kontakt haben. Sind die sexuellen Phantasien während des Onanierens auf einen gegengeschlechtlichen Partner gerichtet, so ist mit einer guten Prognose zu rechnen. Bei weniger günstigen Verläufen handelt es sich um homosexuelle Phantasien oder sadomasochistische Ausrichtungen der Phantasietätigkeit.

Therapie, Verlauf und Prognose: Bei allen psychischen Problemen in der Adoleszenz muß der Sexualbereich erkundet werden. In diesem Zusammenhang sollte auch auf die von dem jeweiligen Jugendlichen praktizierten Formen der sexuellen Befriedigung eingegangen werden. Dabei kommt man zwangsläufig auf das Problem der Onanie. Wenn die Frage der Phantasieausrichtung abgeklärt ist, so ergeben sich meistens folgende therapeutische Notwendigkeiten:

- Aufklärung über altersentsprechendes Sexualverhalten;
- entlastende Gespräche bezüglich gefürchteter Folgen der Onanie;
- Eingehen auf die individuelle Problemlage des Patienten und seine Phantasien;
- bei kontaktgestörten und zurückgezogenen Adoleszenten Anbahnung von Kontakten zum anderen Geschlecht.

23.3.2 Homoerotische Neigungen (Homosexualität)

Definition: Unter homoerotischen Neigungen versteht man die vorwiegend auf das gleiche Geschlecht gerichtete sexuelle Zuneigung mit oder ohne körperliche Beziehung. Liegt sie in ausgeprägter Form vor, so spricht man von Homosexualität, bei Frauen auch von lesbischem Verhalten.

Während Homosexualität noch als eigene Rubrik in der ICD-9 auftaucht, existiert sie als eigenes Störungsmuster weder in der ICD-10 noch im DSM-III-R. Wohl aber werden in der ICD-10 Störungen unterschieden, die in Verbindung mit Homosexualität zu sehen sind, z. B. sexuelle Reifungskrisen mit homosexueller Prägung.

Im folgenden wird nur auf die „männliche Homosexualität" eingegangen, weil sie häufiger ist und die meisten empirischen Untersuchungen dazu vorliegen.

Epidemiologie: Es ist schwer, in der Adoleszenz die Prävalenzrate homoerotischen oder homosexuellen Verhaltens festzustellen, nicht zuletzt deshalb, weil dieses häufig ein Durchgangsstadium darstellt und nicht dauerhaft erhalten bleibt. Andererseits zeigt sich bei einem Teil der Jugendlichen eine bereits fixierte homosexuelle Neigung, die im Erwachsenenalter dann bestehen bleibt.

Bei erwachsenen Männern wird eine Häufigkeit von rund 4% für homosexuelles Verhalten angegeben, die Rate der lesbischen Frauen soll etwa 1–2% betragen (Bräutigam 1979). Die hier genannten Zahlen betreffen aber nur fixierte homosexuelle Verhaltensweisen. In Wirklichkeit sind, wie die Untersuchungen von Kinsey u. Mitarb. (1954, 1955) bereits zeigten, homosexuelle Handlungen wesentlich häufiger. Sie betragen nach diesen Untersuchungen für Studenten bis zum 20. Lebensjahr rund 27%, wobei zumindest ein homosexuelles Erlebnis oder eine homosexuelle Handlung gezählt wurde. Giese u. Schmidt (1968) ermittelten bei einer ähnlichen Untersuchung unter deutschen Studenten einen Prozentsatz von 18 für Männer und 3 für Frauen.

Klinisches Bild und Formen: Nach dem Erscheinungsbild und dem Verlauf kann man folgende Verhaltensweisen unterscheiden:

- Homosexualität als entwicklungsabhängige Durchgangsphase,
- pseudohomosexuelles Verhalten,
- fixierte Homosexualität (Neigungshomosexualität).

1. Homosexuelle Neigungen als *Durchgangsstadium* findet man nicht selten in der Präpubertät und Pubertät. Homosexuelle Handlungen als Durchgangsphase der sexuellen Entwicklung haben oft den Charakter einer Ersatzhandlung für angestrebte, aber

noch nicht realisierte Beziehungen zum anderen Geschlecht. Sie werden später von heterosexuellen Verhaltensweisen und Bedürfnislagen abgelöst. Die pubertierenden Jugendlichen sind sich ihrer psychosexuellen Identität noch nicht sicher und durchlaufen vielfach sowohl hinsichtlich ihrer sexuellen Identität als auch im Hinblick auf den Partnerbezug eine „Suchphase", die zwischen den beiden Geschlechtern hin und her pendelt. Gerade auf dem Höhepunkt des sexuellen Triebdruckes, der zwischen dem 16. und 18. Lebensjahr erreicht wird, ist ein heterosexueller Partnerbezug in der Regel noch nicht hinreichend möglich, so daß, gefördert durch entsprechende Gelegenheiten, sexuelle Aktivitäten dem gleichen Geschlecht zugewandt werden. Hierfür ist mitunter der Terminus „Notstandshomosexualität" gebraucht worden. Gelegenheiten, die dies fördern, sind häufig Aufenthalte in Heimen, aber auch in Strafanstalten, in Ferienlagern oder auch gemeinsame Unternehmungen in gleichgeschlechtlichen Gruppen. Häufig kommt es auch dazu, daß männliche Jugendliche mehr oder weniger gezwungen werden, homosexuelle Handlungen an sich zu dulden. In diesen Fällen sind keine homoerotischen Neigungen festzustellen, vielmehr wird ein entsprechender Druck auf die Jugendlichen ausgeübt. Derartige Vorkommnisse finden sich nicht selten in Heimen oder Jugendstrafanstalten.

2. Als *pseudohomosexuelles Verhalten* bezeichnet man nach Bräutigam (1979) eine homosexuelle Betätigung, die nicht oder nur in geringem Ausmaß einer eigenen homosexuellen Neigung entspringt, sondern aus Erwerbsgründen oder zur Erlangung von Vorteilen zugelassen oder aktiv ausgeübt wird. Das bekannteste Beispiel ist die Tätigkeit der „Strichjungen". Die meisten von ihnen sind heterosexuell ausgerichtet. In ihrer Persönlichkeit sind sie häufig durch Bindungsschwäche und Haltlosigkeit gekennzeichnet. Bei vielen handelt es sich heute auch um Drogenabhängige, die auf diese Weise die oft hohen Geldbeträge für den Drogenkonsum herbeischaffen. Viele dieser Jugendlichen haben eine desolate Vorgeschichte, die durch Deprivation, mangelnden familiären Halt und Delin-

quenz gekennzeichnet ist. Manche wurden auch frühzeitig sexuell verführt. Bei der überwiegenden Mehrzahl handelt es sich nicht um echte Homosexuelle. Ihr Prozentsatz wird von Giese (1967) mit 20−30% angegeben.

3. Unter *fixierter Homosexualität (Neigungshomosexualität)* versteht man die dauerhafte sexuelle Ausrichtung auf das gleiche Geschlecht. Sie muß sich jedoch nicht ausschließlich auf homosexuelles Verhalten beziehen; es gibt durchaus Adoleszenten und auch Erwachsene mit einer mehr oder weniger bisexuellen Veranlagung, wobei homosexuelles und heterosexuelles Verhalten kombiniert auftreten. In dieser Typologie kann man also Homosexuelle mit und ohne heterosexuelle Kontakte unterscheiden sowie Heterosexuelle mit und ohne homosexuelle Kontakte.

Die Frage, ob homosexuelles Verhalten überwiegend mit Verhaltensauffälligkeiten oder Persönlichkeitsstörungen assoziiert ist, wird unterschiedlich beantwortet. Nach Bräutigam (1979) hängt das häufige Vorkommen neurotischer Störungen (z. B. im Sinne der Gehemmtheit und Selbstunsicherheit) damit zusammen, daß homosexuelles Verhalten aufgrund seiner negativen gesellschaftlichen Bewertung zu sekundären psychischen Störungen führt. Auch die früher charakteristischen Attribute homosexuellen Verhaltens, die Giese (1967) als *„homosexuelle Stilbildung"* beschrieben hat, können heute kaum mehr Gültigkeit beanspruchen. Gemeint waren damit Besonderheiten in der Kleidung, der Haartracht und im Verhalten, aufgrund derer homosexuelle Männer identifizierbar sein sollten.

Ätiologie und Genese: Während homosexuelle Verhaltensweisen in der Adoleszenz als entwicklungspsychologisch zu verstehende Durchgangsphasen aufgefaßt werden können und die Pseudohomosexualität kein eigentliches homosexuelles Verhalten darstellt, wird die *fixierte Homosexualität (Neigungshomosexualität)* hinsichtlich ihrer Genese und Ätiologie auch heute noch sehr unterschiedlich bewertet. Im wesentlichen werden drei ätiologische Hypothesen diskutiert:

1. *Genetische Hypothese:* Als Argumente hierfür werden Zwillingsstudien angeführt

(Übersicht bei Propping 1989). Sie zeigen jedoch, daß man nur einen relativ geringen genetischen Einfluß auf die Entstehung der männlichen Homosexualität annehmen kann (Bancroft 1975).

2. *These der homoerotischen Prägung des Gehirns in der pränatalen Entwicklung* (Dörner 1969, 1972): Nach dieser Hypothese wird das Geschlecht pränatal durch die Androgenkonzentration geprägt. Die vorhandene Anlage wird je nach Höhe der Androgenkonzentration von der Homo- bis zur Heterosexualität geprägt.

3. *These der frühen Umwelteinflüsse:* Danach sollen für die Homosexualität ungewöhnliche Beziehungen zu den Eltern verantwortlich sein. U. a. wird ein überaus enger Kontakt zur Mutter bei männlichen Homosexuellen beschrieben. Auch sollen die Mütter homosexueller Männer älter sein als die Mütter in der Durchschnittsbevölkerung (Slater 1962). Andererseits werden die Väter homosexueller Männer als dem Kind gegenüber feindselig und wenig interessiert geschildert (Bieber u. Mitarb. 1962).

Therapie: Die Therapie richtet sich nach der Art der Homosexualität sowie nach dem Behandlungsbedürfnis und muß immer die soziale Umgebung mit berücksichtigen. Während bei Jugendlichen mit vorübergehenden homoerotischen Neigungen Störungen der sexuellen Identität im Vordergrund stehen, geht es bei der *Neigungshomosexualität* als fixierter Störung, wenn überhaupt Leidensdruck und Behandlungswunsch vorhanden ist, um eine Umorientierung der Sexualität auf das andere Geschlecht. Dies ist sehr langwierig und oft gar nicht zu erreichen. Wenn überhaupt eine Behandlung angestrebt wird, so muß sie folgende Gesichtspunkte berücksichtigen:

1. *Klärung der Behandlungsmotivation:* Nach Giese (1967) haben nur etwa 35% der Homosexuellen überhaupt den Wunsch nach einer Umorientierung ihres sexuellen Verhaltens und ihrer sexuellen Bedürfnislage. Eine Behandlung hat nur Sinn, wenn dieser Wunsch besteht.

2. *Einbeziehung des familiären Umfeldes:* Vielfach werden die homosexuellen Neigungen durch Befürchtungen und Vorwürfe der Eltern noch verstärkt. Es muß hier im Rahmen einer Aufklärung darauf hinge-

wirkt werden, daß die Eltern durch ihr Verhalten nicht zu einer Steigerung der Problematik beitragen. Zu dieser Aufklärung gehört auch der Hinweis, daß ein fixiertes homosexuelles Verhalten nicht als Abartigkeit gesehen wird, sondern im Rahmen der Spielbreite sexueller Verhaltensweisen. Diesbezüglich hat sich im letzten Jahrzehnt eine Umorientierung ergeben, die vielfach noch nicht im allgemeinen Bewußtsein der Bevölkerung verankert ist.

3. *Individuelle Psychotherapie:* Eine solche kann auf psychoanalytischer oder verhaltenstherapeutischer Grundlage erfolgen und darf nicht einseitig auf den psychosexuellen Bereich ausgerichtet sein, sondern muß in umfassender Weise die Lebenssituation des jeweiligen Adoleszenten berücksichtigen. Dies ist deshalb besonders wichtig, weil als Folge homosexuellen Verhaltens und seiner gesellschaftlichen Diskriminierung häufig depressive Verstimmungen, Suizidgedanken sowie sozialer Rückzug festzustellen sind.

Verlauf und Prognose: Bei der fixierten Neigungshomosexualität bleiben homosexuelle Verhaltensweisen im weiteren Lebenslauf recht stabil. Infolge der gesellschaftlichen Reaktionen und Sanktionen entstehen häufig sekundäre Komplikationen. Was die Partnerbeziehung betrifft, so existieren alle Spielarten: vom häufigen Partnerwechsel bis zur relativ stabilen homosexuellen Dauerbeziehung von eheähnlichem Charakter. Bei häufig wechselnden Partnerschaften besteht eine Reihe von Gefahren, von denen die AIDS-Infektion die gravierendste ist. Darüber hinaus kommt es häufig im Homosexuellenmilieu zu kriminellen Handlungen, wobei Homosexuelle oft Opfer sind.

23.4 Störungen der Geschlechtsidentität

23.4.1 Störungen der Geschlechtsidentität in der Kindheit und Präadoleszenz

Definition und Klassifikation: Es besteht eine Diskrepanz zwischen der körperlich eindeutigen Geschlechtsfestlegung und dem jeweiligen Rollenverhalten. Die Begriffe *„atypisches Ge-*

schlechtsrollenverhalten" und *„atypische psychosexuelle Entwicklung"* sind synonym. Die betroffenen Jugendlichen zeigen in Kleidung, Gewohnheiten und Beziehungen zum anderen Geschlecht Verhaltensweisen, die im Gegensatz zur eigenen Geschlechtsrolle stehen. Störungen der sexuellen Identität sind oft schon im Kindergarten sichtbar, seltener treten sie erst um die Pubertät auf.

„Man nimmt an, daß diese Störungen relativ selten sind, und sie sind nicht mit der viel häufigeren fehlenden Anpassung an das stereotype sexuelle Rollenverhalten zu verwechseln. Um die Diagnose zu stellen, muß eine tiefgreifende Störung des normalen Gefühls für Männlichkeit oder Weiblichkeit vorliegen, bloße Knabenhaftigkeit bei Mädchen und ein mädchenhaftes Verhalten bei Jungen ist nicht ausreichend." (ICD-10, S. 227)

In der ICD-9 (MAS) wird das Syndrom als Störung der psychosexuellen Identität in der Präadoleszenz (302.6) bezeichnet, das mit der Transsexualität und dem Transvestitismus verwandt ist, sich jedoch von diesen Störungen durch eine fehlende Fixierung des Zugehörigkeitswunsches zum anderen Geschlecht unterscheidet. Die ICD-10 spricht von einer Störung der Geschlechtsidentität in der Kindheit mit dem Hauptcharakteristikum, dem anderen Geschlecht angehören zu wollen, ohne Umwandlungswunsch wie bei der Transsexualität. Im DSM-III-R ist eine eigene Kategorie für diese Störung nicht vorgesehen. Sie wird weitgehend mit der Identitätsstörung gleichgesetzt.

Epidemiologie: Die Störung ist insgesamt sehr selten. Epidemiologische Angaben sind uns nicht bekannt.

Klinisches Bild: Hauptmerkmal ist der ausgeprägte und anhaltende Wunsch, dem anderen Geschlecht anzugehören, verbunden mit der Ablehnung des eigenen Geschlechts und seiner biologischen und sozialen Attribute. In extremer Form kann dies dazu führen, daß die eigenen Genitalien abgelehnt werden, was in die Hoffnung oder Behauptung eingekleidet wird, daß sich diese mit zunehmendem Älterwerden zurückbilden werden. Gleichzeitig zeigen die Kinder das dem jeweils anderen Geschlecht zugeschriebene Verhalten, was meist bereits im Vorschulalter sichtbar wird.
Bei *Jungen* zeigt es sich darin, daß sie in der Kleidung und im Spiel sich mädchenhaft ver-

halten. D. h., sie haben eine ausgesprochene Vorliebe für Spielsachen, die gewöhnlich bei Mädchen zu finden sind, wie Puppen und Puppenküchen, während jungentypische Spielzeuge abgelehnt werden. Diesem Verhalten entspricht auch die Einengung des Kontaktes auf das weibliche Geschlecht; die Spiele und Gewohnheiten von Jungen werden als zu rauh abgelehnt, Kontakte mit Mädchen werden bevorzugt.
Nicht selten wird ein derartiges Verhalten durch die Eltern herbeigeführt, die Jungen im Vorschulalter gern als Mädchen kleiden, die Haartracht wie bei einem Mädchen gestalten und auch im erzieherischen Verhalten die Jungen wie Mädchen behandeln. Diese Tendenz kann Ausdruck davon sein, daß der jeweilige Junge eigentlich als Mädchen erwünscht war, dieser unerfüllte Wunsch der Eltern also in ihrem erzieherischen Verhalten fortwirkt.
Vielfach wird dieses Verhalten als harmloses Durchgangsstadium aufgefaßt, und die Sorgen der Eltern beginnen erst, wenn das Verhalten zum Zeitpunkt der Einschulung und danach sich hartnäckig fortsetzt.
Einige dieser Kinder können sich später als Transsexuelle erweisen; bei den meisten handelt es sich jedoch um eine Normvariante der sexuellen Ausreifung, die sich nach der Pubertät verliert oder zumindest abschwächt. Allerdings findet man unter den späteren Homosexuellen mitunter junge Männer, die als Kinder und Jugendliche diesem Verhaltensmuster entsprachen.
Bei *Mädchen* zeigt sich das gegengeschlechtliche Verhalten in der Bevorzugung ausgesprochen männlicher Gewohnheiten und Verhaltensweisen. Die Mädchen kleiden sich wie Jungen, laufen nur in Hosen herum, lieben aggressive Spiele und kaprizieren sich oft auf Sportarten (z. B. Fußball, Schießen), die normalerweise vom männlichen Geschlecht bevorzugt werden. Auch bei Mädchen kann die Störung schon in der Kindheit beginnen, relativ häufig ist jungentypisches Verhalten in der Präadoleszenz. Bei den meisten Mädchen verliert sich dieses Verhalten in der Adoleszenz zugunsten der weiblichen Rollenübernahme. Bei einem kleinen Teil bleibt das eher männliche Rollenverhalten auch in der Adoleszenz und im Erwachsenenalter bestehen. Diese Mädchen und jungen Frauen wirken auch später eher herb und männlich, zeigen aber in ih-

rem Gesamtverhalten auch weibliche Züge, so daß nicht selten eine „Rollenkonfusion" entsteht, die im sozialen Kontakt für die Betreffenden problematisch werden kann.

Nach bisher vorliegenden Untersuchungen wird gegengeschlechtliches Verhalten im Vorschulalter von den Eltern meist als passagere Erscheinung betrachtet. Diese suchen erst dann Hilfe, wenn das Verhalten nach der Einschulung noch besteht und sich auch weiterhin fortsetzt.

Ätiologie und Genese: Eine schlüssige Theorie zur Ätiologie und Genese der Störung liegt noch nicht vor. Entsprechend den wenigen Untersuchungen an größeren Zahlen derartiger Kinder, Jugendlicher und ihrer Familien (Green 1975, 1977) scheinen folgende Faktoren bedeutsam zu sein:

- *Konstitutionelle Faktoren*: In einigen Fällen wurde von den Eltern beschrieben, daß die betreffenden Kinder bereits im ersten Lebensjahr Ansätze der später typisch ausgeprägten gegengeschlechtlichen Verhaltensweisen zeigten;
- ausgeprägte einschlägige *Erziehungshaltung der Eltern* oder Gleichgültigkeit gegenüber dem rollenabweichenden Verhalten während der ersten 5 Lebensjahre;
- *enge Bindung von Müttern an ihre Kinder* (bevorzugt Jungen); Wunsch, diese in einer Kleinkindrolle zu fixieren;
- Verhinderung der typischen geschlechtsspezifischen Rollenaktivitäten wie aggressive Spiele und Sportarten (für Jungen);
- Fehlen gleichgeschlechtlicher Partner, die eine Rollenprägung im Sinne der gleichgeschlechtlichen Rolle ermöglichen;
- in manchen Fällen kann auch ein bevorzugt weibliches *Aussehen* bei Jungen bzw. männliches Aussehen bei Mädchen entsprechenden Wunschvorstellungen der Eltern entgegenkommen, so daß sich beide Faktoren gegenseitig verstärken.

Endokrine Befunde sind bei dieser Variante der sexuellen Ausreifung bislang nicht bekannt geworden.

Diagnose und Differentialdiagnose: Die Diagnose wird aufgrund der Anamnese und der Exploration des jeweiligen Jugendlichen gestellt. Stets ist an eine *Transsexualität* zu denken, die immer mit dem Wunsch nach operati-

ver Geschlechtsumwandlung verbunden ist. Auch der *Transvestitismus* ist abzugrenzen, dessen Kennzeichen der sexuelle Lustgewinn durch das Verkleiden ist. Dieser fehlt bei der hier beschriebenen Störung der sexuellen Identität. Schließlich ist auch an *Homosexualität* oder an *endokrine Störungen* zu denken. In jedem Falle sollte eine endokrinologische mit einer psychiatrischen und psychologischen Untersuchung verbunden werden.

Für die Einordnung der Störung ist maßgebend, daß bei den allermeisten Jugendlichen trotz ihrer Neigung zu gegengeschlechtlichen Verhaltensweisen die sexuellen Wunschvorstellungen und Phantasien dem anderen Geschlecht und nicht dem eigenen gelten.

Therapie: Vor Beginn einer Therapie muß sorgfältig abgeklärt werden, ob die betreffenden Jugendlichen überhaupt den Wunsch haben, eine Geschlechtsidentität im Sinne ihrer originären Geschlechtszugehörigkeit zu entwickeln. Wenn dies der Fall ist, so besteht auch meist eine Motivation für die Behandlung. In vielen Fällen wurden bereits im Kindesalter erfolglose Versuche durchgeführt, und der Wunsch in der Adoleszenz geht gar nicht von den Jugendlichen selbst aus, sondern von ihren Eltern. In diesen Fällen wird man eine eigentliche Therapie gar nicht durchführen können, sondern sich auf *Beratungsmaßnahmen* beschränken, die sich auf folgende Themen konzentrieren:

Beim Jugendlichen: Aufklärung über die Natur der Störung, Erkundung der individuellen Lebensperspektive, Klärung der sexuellen Wünsche und Phantasien, Anbahnung von Gruppenaktivitäten und eines besseren Sozialverhaltens im Falle von Kontaktarmut und Rückzug, Behandlung begleitender Störungen (z. B. einer Depression oder einer neurotischen Fehlentwicklung).

Bei den Eltern: Aufklärung über die Natur der Störung, Hinweis auf die Hartnäckigkeit und die fehlende Therapiemotivation. Es sollten stets einige gemeinsame Gespräche mit den Eltern und dem Jugendlichen geführt werden, um alle offenen Fragen und Sorgen von beiden Seiten her anzusprechen und um gegenüber dem Jugendlichen den Eindruck zu vermeiden, man gebe vertrauliche Informationen, über die er in einer Einzelsituation berichtet hat, an die Eltern weiter.

Prognose: Sie hängt davon ab, ob das gegengeschlechtliche Verhalten in eine echte *Transsexualität* einmündet oder nicht. In ersterem Falle muß die Prognose als ungünstig angesehen werden; es taucht regelmäßig der Wunsch nach operativer Geschlechtsumwandlung auf. In letzterem Falle ist die Prognose günstiger. Auch ist die Quote sekundärer psychischer Störungen anderer Art dann viel geringer als bei der Transsexualität.

23.4.2 Transvestitismus

Definition und Klassifikation: Im MAS (ICD-9) ist der Transvestitismus (302.3) wie folgt definiert:

„Eine sexuelle Verhaltensabweichung, in der sexuelle Lust durch das Anlegen von Kleidern des anderen Geschlechts erreicht wird. Dabei besteht kein ständiges Bemühen, die Identität des anderen Geschlechtes zu übernehmen."

Die Störung ist in der ICD-10 und im DSM-III-R in ähnlicher Weise definiert.

Epidemiologie: Transvestitismus kommt bei männlichen und weiblichen Adoleszenten vor. Angaben zur Epidemiologie liegen nur für Erwachsene vor. Danach muß mit einem Fall auf 100000 bei Männern und auf 400000 bei Frauen gerechnet werden. Etwa die Hälfte der männlichen Transvestiten sind homosexuell veranlagt, bei Frauen trifft fast immer lesbisches Sexualverhalten zu (Bräutigam 1979).

Klinisches Bild: Charakteristisch für den Transvestitismus ist die sexuelle Befriedigung, die mit dem Tragen von Kleidern des anderen Geschlechtes verbunden ist. Die Störung ist verwandt mit fetischistischen Neigungen. In vielen Fällen ist diese „Verkleidung" kombiniert mit anderen Attributen des jeweils anderen Geschlechtes (Bevorzugung entsprechender Verhaltensweisen).

In der angelsächsischen Literatur werden Transvestitismus und Transsexualität vielfach unter dem deskriptiven Begriff des *Cross-dressing* zusammengefaßt. Dabei werden vier verschiedene Formen unterschieden (Bancroft 1985):

1. *Der fetischistische Transvestit:* In diesem Fall werden Kleider des anderen Geschlechts (betroffen sind fast ausschließlich Männer) mit dem Ziel der sexuellen Erregung getragen, wobei meist masturbiert wird.

2. *Der transsexuelle Transvestit:* Hierbei liegt eigentlich Transsexualität vor, d. h., es besteht der dringende Wunsch nach einer geschlechtsumwandelnden Operation.

3. *Der Transvestit mit Doppelrolle:* Betroffen sind in der Regel Männer, die einen Teil ihres Lebens in einer normalen heterosexuellen Beziehung verbringen, die aber zeitweise das Cross-dressing als sexuell stimulierend empfinden, ohne wie Transsexuelle wirklich eine Zugehörigkeit zum anderen Geschlecht anzustreben.

4. *Der homosexuelle Transvestit:* Darunter zu verstehen sind Personen beiderlei Geschlechts, die sich sexuell zum gleichen Geschlecht hingezogen fühlen, aber durch das Tragen der Kleider des anderen Geschlechts in dessen Rolle schlüpfen, ohne die Absicht, dem anderen Geschlecht zugehören zu wollen.

Ätiologie und Genese: Ein körperliches Substrat des Transvestitismus ist bislang nicht gefunden worden. Nur in 2–8% der Fälle wurden Chromosomenanomalien, meist aus der Klinefelter-Gruppe (XXY), gefunden. Bei vielen Jugendlichen läßt sich die Neigung, Kleider des anderen Geschlechts zu tragen, bis in die frühe Kindheit zurückverfolgen. Sie wird schließlich in der Präpubertät und Adoleszenz zum unwiderstehlichen Drang. Auch im Transvestitismus zeigt sich eine gestörte Geschlechtsrollenidentität, wobei die sexuelle Partnerwahl bei männlichen Transsexuellen etwa je zur Hälfte homosexuell bzw. heterosexuell ausgerichtet ist. In der Adoleszenz ist Transvestitismus häufig mit Fetischismus vergesellschaftet (fetischistischer Transvestitismus), der sich darin zeigt, daß die männlichen Jugendlichen Damenkleidung entwenden und sie in fetischistischer Weise zur sexuellen Befriedigung (Onanie) verwenden.

Diagnose und Differentialdiagnose: Die Diagnose wird aufgrund der Symptomatik und der Anamnese gestellt. Von der *Transsexualität* wird der Transvestitismus dadurch abgegrenzt, daß kein Wunsch nach operativer Geschlechtsumwandlung besteht und das Spezifische im „Verkleidungsvorgang" und der durch ihn herbeigeführten Befriedigung liegt. Transvestiten streben jedoch nicht an, dauerhaft dem anderen Geschlecht anzugehören. Abgegrenzt werden müssen ferner genitaldysplastische Transvestiten (*Pseudo-Hermaphroditismus*). Hierzu ist eine sorgfältige körperliche und endokrinologische Untersuchung erforderlich. Schließlich sind transvestitische Neigungen auch am Beginn einer *schizophrenen Psychose* bekannt.

Therapie, Verlauf und Prognose: Die meisten Transvestiten sind für eine Behandlung nicht motiviert und auch schwer motivierbar. Manchmal wird ein Behandlungsversuch durch ein Gerichtsverfahren eingeleitet, wobei es dann ebenfalls zuerst um die Erarbeitung einer Therapiemotivation geht.

Aber selbst bei vorhandener Therapiemotivation sind die Erfolgsaussichten gering, denn die transvestitischen Neigungen sind immer ausgesprochen lustbetont und oft bereits jahrelang fest verankert.

Mehr oder weniger erfolglos versucht werden psychoanalytische Behandlungen, etwas erfolgreicher waren verhaltenstherapeutische Techniken wie Aversionstherapie und Gegenkonditionierung.

Was *Verlauf* und *Prognose* betrifft, so hält sich die Störung, wenn sie einmal fixiert ist, ziemlich hartnäckig. In einigen Fällen ist auch ein Übergang in Transsexualität beobachtet worden, jedoch betrifft dies nur eine Minderheit. Erwähnt werden muß allerdings, daß sich diese Ausführungen auf langjährig fixierte transvestitische Neigungen beziehen. Gerade in der Adoleszenz gibt es aber relativ häufig *vorübergehende transvestitische Verhaltensweisen* im Zusammenhang mit besonderen Anreizen zur Masturbation. Diesem Ziel dienen ja auch häufig fetischistische Handlungen. Derartige Verhaltensweisen führen keineswegs gesetzmäßig in eine sexuelle Deviation, sondern sind relativ häufig zu beobachtende, vorübergehende Durchgangsphasen auf dem Weg zu einem normalen, heterosexuell orientierten Verhalten.

23.4.3 Transsexualität

Definition und Klassifikation: Bei der Transsexualität handelt es sich um eine Störung der Geschlechtsrollenidentität, deren Hauptmerk-

mal der unabänderliche Wunsch ist, dem jeweils anderen Geschlecht anzugehören und diese Zugehörigkeit durch eine geschlechtsumwandelnde Operation herbeiführen zu lassen. Dieser Wunsch ist die konsequente Fortsetzung der psychischen Konstellation dieser Jugendlichen, die sich insofern als verunglückte Naturen empfinden, als in einem anatomisch männlichen Körper ein komplett weiblich denkender und fühlender Mensch (und umgekehrt) steckt.

In der *ICD-9* (MAS) ist die Transsexualität (302.5) wie folgt definiert:

„Eine sexuelle Verhaltensabweichung, die von der fixierten Vorstellung getragen ist, daß die erkennbare Geschlechtszugehörigkeit falsch sei. Das daraus resultierende Verhalten ist entweder auf eine operative Veränderung der Geschlechtsorgane gerichtet oder auf eine völlige Geheimhaltung des eigenen körperlichen Geschlechts durch die Übernahme von Kleidung und Verhalten des anderen Geschlechts.“

Die diagnostischen Leitlinien der *ICD-10* und des *DSM-III-R* betonen neben dem Umwandlungswunsch, daß die transsexuelle Identität mindestens 2 Jahre durchgehend bestanden haben muß und nicht Symptom einer anderen Störung sein darf (z. B. Schizophrenie, genetische oder geschlechtschromosomale Abnormitäten). Im DSM-III-R ist als Kriterium ferner erwähnt, daß die Person die Pubertät erreicht haben muß.

Epidemiologie: Transsexualität kommt bei beiden Geschlechtern vor und ist bei Frauen häufiger als bei Männern (3 : 2). Insgesamt ist die Störung selten. Sie kommt im kinder- und jugendpsychiatrischen Krankengut daher nur gelegentlich vor. Wenn solche Jugendlichen in die Sprechstunde kommen oder von den Eltern in die Klinik gebracht werden, so handelt es sich zumeist um eine sehr ernste Problematik, die durch zusätzliche psychische Störungen (z. B. suizidale Tendenzen, Depressionen, aggressives Verhalten) gekennzeichnet ist.

Klinisches Bild: Bei männlichen Transsexuellen reicht die Erinnerung an die weibliche Rollenfixierung bis in die früheste Kindheit zurück (Schorsch u. Schmidt 1975). Die Jugendlichen streben stets eine operative Geschlechtsumwandlung an, die letztlich nachvollziehen soll, was schon immer ihr Wunsch war, nämlich dem anderen Geschlecht anzugehören und diesem auch anatomisch zu entsprechen. Das Hauptmerkmal der Transsexualität besteht also darin, vollständig und dauerhaft, ja irreversibel, auf das andere Geschlecht fixiert zu sein, unglückseligerweise aber den falschen Körper zu haben. Männliche transsexuelle Jugendliche kleiden sich weiblich, entsprechen auch in Gestik, Mimik, Sprache und Bewegungen weitgehend einer Frau. Sie bekennen sich offen zur weiblichen Geschlechtsrolle, streben eine Änderung ihres Vornamens an, eine Behandlung mit weiblichen Geschlechtshormonen und schließlich die operative Geschlechtsumwandlung.

Aufgrund dieser typischen Konstellation ergibt sich im Alltag eine Vielzahl von Konflikten: So ist es für viele transsexuelle Jugendliche z. B. ein großes Problem, ob sie eine Herren- oder Damentoilette aufsuchen sollen. Häufig möchten sie nicht mehr mit ihrem eigenen Vornamen angeredet werden, sondern mit einem, der dem jeweils anderen Geschlecht angehört.

Häufig entstehen Probleme der Einwilligung in eine Heilbehandlung, wenn die Jugendlichen eine hormonelle Behandlung anstreben oder gar eine Geschlechtsumwandlung vor dem 18. Lebensjahr. Daneben leiden sie oft sehr stark daran, daß sie als effeminierte Homosexuelle betrachtet werden.

Bei weiblichen Transsexuellen ergeben sich ganz analoge Symptome und Konflikte. Diese seien durch folgende Kasuistik veranschaulicht:

Ein 17jähriges Mädchen kam zwei Jahre vor dem Abitur in die Sprechstunde mit dem dringenden Wunsch nach einer geschlechtsumwandelnden Operation. Es wollte seit der frühen Kindheit ein Junge sein und kleidete und benahm sich seither wie ein Junge. Wie eine nähere Untersuchung zeigte, hatte die Patientin eine ausschließlich männliche Identität entwickelt und wurde in ihrer Klasse auch mit dem Vornamen Norbert angesprochen, den sie sich selbst gegeben hatte. Mehrere Behandlungsversuche konnten an dieser Einstellung nichts ändern. Die Patientin erstrebt nach wie vor die geschlechtsumwandelnde Operation und ist über die dabei erfolgenden anatomischen Veränderungen und auch über die rechtlichen Folgen genau informiert.

Diagnose und Differentialdiagnose: Die Transsexualität muß abgegrenzt werden von *anderen Störungen der sexuellen Identität.* Auch *schizophrene Psychosen* müssen ausgeschlossen werden. Bei diesen kann ebenfalls der Wunsch nach einer geschlechtsumwandelnden Operation auftreten. Er ist in diesem Fall jedoch immer neueren Datums und läßt sich nicht wie bei Transsexuellen jahrelang zurückverfolgen. Im übrigen gestatten auch die anderen typischen Symptome für eine Schizophrenie die Abgrenzung.

Die Vorstellungen zur **Ätiologie und Genese** gehen in folgende Richtungen:

1. *Neuroendokrine Prägung des Geschlechts im pränatalen Stadium:* Bereits im pränatalen Stadium kann durch Androgen-Wirkung beim weiblichen Feten eine gegengeschlechtliche Entwicklung in den Zentren des Hypothalamus induziert werden. Das Fehlen von Androgenen soll umgekehrt bei männlichen Feten eine Entwicklung in Richtung des weiblichen Geschlechtes begünstigen. Eine sexualhormonabhängige Gehirndifferenzierung ist jedenfalls bekannt (Dörner 1972). Wenn diese These zuträfe, so läge bei der Transsexualität eine „konnatale Neuroendokrinopathie" vor.

2. *Defekte der zentralnervösen Sexualsteuerung:* Möglicherweise liegen bei Transsexuellen pathologische Veränderungen im Temporallappenbereich vor. Kockott u. Nusselt (1976) fanden bei 28 Transsexuellen in einem Drittel der Fälle pathologische EEG-Veränderungen, meist im Temporalbereich.

3. *Familiäre Hintergrundfaktoren:* In verschiedenen Kasuistiken wurden für männliche Transsexuelle folgende Faktoren herausgearbeitet: Abwesenheit des Vaters in der Familie, Störungen der Geschlechtsrollenidentität beim Vater, symbiotische Beziehung der Jungen zur Mutter, dem anatomischen Geschlecht entgegengesetzte Erziehungspraktiken.

4. *Genetische Faktoren:* Gelegentlich tritt Transsexualität familiär gehäuft auf, so daß auch genetische Faktoren nicht ganz ausgeschlossen werden können (Sigusch u. Mitarb. 1979). Sie dürften bei dieser Störung aber keine führende Rolle einnehmen.

Therapie: Die vielen Versuche, Transsexuelle mit Hilfe psychotherapeutischer Maßnahmen zu ihrer dem anatomischen Geschlecht entsprechenden sexuellen Identität zurückzuführen, sind im wesentlichen erfolglos geblieben. Bei einer echten und über Jahre bestehenden Transsexualität in der Adoleszenz bleiben nur zwei Möglichkeiten:

– *mit der Störung zu leben*, was permanente Konflikte und zusätzliche psychiatrische Komplikationen (häufige Suizidversuche, neurotische Fehlentwicklungen) bedeutet oder
– Durchführung einer *geschlechtsumwandelnden Operation*.

Beide Alternativen erfordern eine langfristige psychische Führung und gegebenenfalls eine begleitende Psychotherapie.

Die meisten transsexuellen Jugendlichen sehen ihre Störung nicht als Störung, so daß die erste Alternative häufig nicht weiter verfolgt werden kann. Sie haben von den Möglichkeiten einer geschlechtsumwandelnden Operation gehört und wollen darüber genau informiert werden. Diese Informationen mit allen Details (einschließlich anatomischer Abbildungen) gehören zu den ersten Aufgaben in der Behandlung von Transsexuellen.

Von dem Wunsch nach einer geschlechtsumwandelnden *Operation* sind die Jugendlichen nicht abzubringen. Dies sollte auch nicht das Ziel der Behandlung sein, weil ein Therapeut, der im Sinne dieser Zielsetzung arbeitet, von den Jugendlichen von vornherein abgelehnt wird.

Der geschlechtsumwandelnden Operation geht in der Regel eine *hormonelle Vorbehandlung* voraus. Hierzu ist bei Jugendlichen die Einwilligung der Eltern erforderlich.

Viele Jugendliche leiden darunter, daß diese Operation vor Vollendung des 18. Lebensjahres nicht möglich ist. Diese Problematik nimmt einen zeitlich hohen Anteil in den Therapiegesprächen ein. Eine wichtige therapeutische Aufgabe ist die *Überbrückung der Zeit* bis zur Möglichkeit einer geschlechtsumwandelnden Operation. In dieser Zeit müssen die Jugendlichen psychotherapeutisch geführt werden, weil sie aufgrund ihrer permanenten Rollenkonflikte ständig suizidgefährdet sind. Die Möglichkeiten einer Operation müssen im Zusammenwirken mit dem Operateur genau erörtert werden. In verschiedenen Ländern existieren Richtlinien und Kriterien zur Durchführung geschlechtsumwandelnder Operationen. Die *Deutsche Gesellschaft für Sexualfor-*

schung hat hierzu folgende *Richtlinien* erarbeitet:

– Die psychosexuelle Entwicklung muß abgeschlossen sein. Eine Operation soll auf keinen Fall vor dem 20. Lebensjahr vorgenommen werden.
– Der Patient soll mindestens ein oder zwei Jahre vor dem chirurgischen Geschlechtswandel in der erwünschten neuen Geschlechtsrolle gelebt haben. Während dieser Zeit muß er sich einer hormonellen Substitutionstherapie unterziehen. Diese Forderung wird gestellt, damit der Patient vor dem endgültigen Schritt zur Operation die Anforderungen und Veränderungen der neuen Rolle kennengelernt und verarbeitet hat. Dazu gehört auch das Aufgeben der geschlechtsspezifischen Rolle als Ehepartner.
– Der Patient soll in der Regel die deutsche Staatsbürgerschaft haben und zumindest seinen Lebensmittelpunkt in der Bundesrepublik haben.
– Der Patient muß nach allen erforderlichen Richtungen durchuntersucht sein. Eine Nachbetreuung muß gewährleistet sein. Zur Voruntersuchung und Nachbetreuung gehört das Einbeziehen der nahen sozialen Bezugspersonen.
– Die Indikation zur Operation muß mindestens von zwei mit dieser Problematik besonders vertrauten Ärzten gestellt werden.
– Ist die Transsexualität Symptom einer Psychose oder eines hirnorganischen Anfallsleidens, ist eine Umwandlung kontraindiziert, da es zusätzlich zu Komplikationen kommen kann.
– Wenn die Indikation aus medizinisch-psychiatrischer Sicht gegeben ist, eine Operation aber aus anderen Gründen (z. B. Alter, körperliche Erkrankung) ärztlicherseits nicht durchgeführt werden kann, soll eine Personenstandsänderung möglich sein.

Nachuntersuchungen nach geschlechtsumwandelnden Operationen haben den anfänglichen Optimismus, den man dieser Behandlungsmethode entgegenbrachte, inzwischen empfindlich gedämpft, so daß psychotherapeutische bzw. verhaltenstherapeutische Vorgehensweisen wieder häufiger versucht werden. So haben Meyer u. Reter (1979) und Lindermalm u. Mitarb. (1986) in ihren Nachuntersuchungen weder eine bessere soziale Rehabilitation operierter Transsexueller noch befriedigende chirurgische Ergebnisse sowie nur geringfügige Änderungen in der sexuellen und psychosozialen Anpassung feststellen können. Aufgrund solcher Ergebnisse hat z. B. die Johns-Hopkins-Klinik in Baltimore ihr Operationsprogramm für Transsexuelle wieder eingestellt (Lothstein 1982).

23.5 Störungen der Sexualpräferenz (Paraphilien)

23.5.1 Exhibitionismus

Definition und Klassifikation: Bei dieser vorwiegend männliche Jugendliche und Männer betreffenden Verhaltensabweichung wird sexuelle Lust durch Zurschaustellen der Geschlechtsorgane gegenüber Personen des anderen Geschlechtes oder gegenüber Kindern erreicht. Meist wird die sexuelle Befriedigung durch Masturbation während oder nach der exhibitionistischen Handlung erreicht.

Im *MAS (ICD-9)* ist die Störung unter der Ziffer 302.4 wie folgt definiert:

„Eine sexuelle Verhaltensabweichung, bei der sexuelle Lust und Befriedigung im wesentlichen durch Zeigen der Genitalien gegenüber Personen des anderen Geschlechts erreicht wird."

Die diagnostischen Leitlinien von *ICD-10 und DSM-III-R* betonen den impulshaften sexuellen Drang zum Entblößen der eigenen Genitalien, der vielfach als „schwer kontrollierbar und persönlichkeitsfremd" (ICD-10) erlebt wird. Im DSM-III-R wird ein Zeitraum von mindestens sechs Monaten für die Existenz der Symptomatik vorausgesetzt.

Epidemiologie: Es ist schwer, die Häufigkeit exhibitionistischer Handlungen zu objektivieren. Befragungen an unausgelesenen Stichproben von Jugendlichen sind nicht bekannt. Als Delikt tritt Exhibitionismus relativ häufig in Erscheinung, wenngleich die meisten exhibitionistischen Handlungen nicht angezeigt werden.

In der jugendpsychiatrischen Begutachtungspraxis kommt Exhibitionismus relativ häufig vor. Er wird nach *§ 183 StGB* als *Erregung öffentlichen Ärgernisses* bestraft. Von Bedeutung ist eigentlich nur der männliche Exhibitionismus, der weibliche spielt praktisch keine Rolle. Von Exhibitionismus sollte man erst nach Eintreten der Pubertät oder Adoleszenz sprechen.

Klinisches Bild: In der Regel handelt es sich um männliche Jugendliche, die sich verbergen und bei Herannahen meist unbekannter weiblicher Personen ihre Genitalien zur Schau stellen und dabei onanieren. Meist halten die Jugendlichen eine größere Distanz ein. Das Erschrecken der Frauen ist oft beabsichtigt und dient der sexuellen Luststeigerung. Die exhibitionistische Handlung wird durch Masturbation bis zur Ejakulation beendet. Die Intention der Exhibitionisten besteht nicht darin, durch das Zeigen der eigenen Genitalien zum Geschlechtsverkehr aufzufordern, sondern ausschließlich im sexuellen Lustgewinn durch diese Handlungen. Dementsprechend fliehen die meisten Jugendlichen, wenn die betreffenden Personen auf sie zugehen.

Von ihrer Persönlichkeit her sind exhibitionierende Jugendliche meist kontaktarm und gehemmt und haben ausgeprägte Schwierigkeiten mit heterosexuellen Kontakten. Sie sind ausgesprochen schüchtern und schamhaft und leiden an zahlreichen Insuffizienzgefühlen. In ihrer sexuellen Reifeentwicklung sind sie häufig verzögert. Oft sind sie nicht hinreichend aufgeklärt und stammen aus Familien, in denen der Sexualität eine ablehnende Haltung entgegengebracht wird.

Therapie und Prognose: Die meisten exhibitionierenden Jugendlichen kommen nicht freiwillig in Behandlung, sondern durch Auflage des Gerichtes. In dieser Situation ist zunächst ein therapeutisches Klima herzustellen, dem die gerichtlich ausgesprochene Auflage anfangs entgegensteht. Die Erfahrung hat aber gezeigt, daß die Jugendlichen mit der Zeit Vertrauen gewinnen und sehen, daß sie von der Behandlung profitieren. Die Behandlung muß folgende Gesichtspunkte beachten:

1. *Nachholen und Erweitern der sexuellen Aufklärung und Information:* Viele exhibitionierende Jugendliche wurden über sexuelle Fragen nicht hinreichend aufgeklärt und haben ein bescheidenes Wissen über Sexualität und Sexualverhalten. Dies muß in der Therapie nachgeholt werden.
2. *Behandlung zugrundeliegender Störungen:* Hier ist die meist schwere Kontaktstörung zu erwähnen, die mit starken Insuffizienzgefühlen verbunden ist. Ein wichtiges Therapieziel ist, den Jugendlichen aus dieser Situation herauszuführen, was allerdings

bedeutet, daß auch sein sozialer Kontaktraum erweitert werden muß.

3. *Vermittlung von altersentsprechenden Kontaktangeboten in heterosexuell zusammengesetzten Gruppen:* Es sollte versucht werden, die meist kontaktgestörten und gehemmten Jugendlichen in Gruppen zu vermitteln, in denen sie in natürlicher Weise Umgang mit Mädchen haben können, so daß sie mit der Zeit ein unbefangeneres Verhältnis zum anderen Geschlecht gewinnen.

Die *Prognose* ist günstig, wenn man mit diesen Jugendlichen in ein gutes Gespräch kommt, die Therapiemotivation gegeben ist und es gelingt, ihre sozialen Hemmungen abzubauen.

23.5.2 Fetischismus

Definition und Klassifikation: Beim Fetischismus handelt es sich um eine *überwiegend beim männlichen Geschlecht* vorkommende sexuelle Verhaltensabweichung, bei der die sexuelle Erregbarkeit und Befriedigung mit dem Vorhandensein oder Berühren bestimmter Gegenstände, die meist dem weiblichen Geschlecht zugeordnet werden, gekoppelt ist. Solche Gegenstände sind z. B. Damenwäsche, Damenschuhe, Ledermäntel, Pelze, aber auch Abbildungen des weiblichen Körpers mit den entsprechenden Attributen. Die sexuelle Befriedigung wird durch Masturbation herbeigeführt, wobei die betreffenden Gegenstände die sexuelle Erregung und Befriedigung steigern. Die jeweiligen Objekte dienen als „pars pro toto", als Ersatz für den realen Partner, der vielfach „hinzuphantasiert" wird.

Im *MAS (ICD-9)* ist der Fetischismus, ebenso wie der Masochismus und Sadismus, unter „Andere sexuelle Verhaltensabweichungen und Störungen (302.8)" subsumiert. In der *ICD-10* gehört der Fetischismus zu den Störungen der Sexualpräferenz (Paraphilien). Im *DSM-III-R* wird wiederum eine mindestens 6monatige Dauer der Symptomatik für die Diagnose gefordert.

Epidemiologie: Es liegen keine Angaben zur Häufigkeit vor. Die Störung ist jedoch insgesamt sehr selten. Sie kommt ganz überwiegend bei Männern und kaum bei Frauen vor (Bancroft 1985).

Klinisches Bild: Vom Fetischismus sollte man erst ab der Pubertät oder Präpubertät sprechen. Es existieren zwar bereits im Kindesalter fetischistische Neigungen, diese haben jedoch in der Regel nicht den beim Fetischismus üblicherweise zu findenden sexuell triebhaften Charakter.

Beim Fetischismus handelt es sich um eine sexuelle Verhaltensabweichung, in der die Partnerphantasien fast immer heterosexueller Natur sind, der gegengeschlechtliche Partner aber aufgrund von Hemmungen unerreichbar erscheint. Bei Jugendlichen, die zum Fetischismus neigen, handelt es sich um kontaktgestörte, gehemmte, an Selbstunsicherheit leidende junge Menschen, die weibliche Attribute des entbehrten Partners zur Steigerung ihrer sexuellen Lustempfindungen benutzen.

Bei langjährigem Bestehen fetischistischer Neigungen kann eine *Fixierung* auftreten, die dazu führt, daß die Betreffenden auch später nur dann sexuelle Befriedigung verspüren, wenn die entsprechenden Objekte (z. B. Lederkleidung) während des Sexualaktes anwesend sind. Diesen Bedürfnissen wird von manchen Prostituierten Rechnung getragen.

Viele Gegenstände, die im Rahmen fetischistischer Handlungen benutzt werden, stellen eine Art Ersatz für den menschlichen Körper dar.

Es kann durchaus zu aggressiven Handlungen gegenüber Frauen kommen, indem sich die betreffenden Jugendlichen gewaltsam die Objekte, die sie zur Steigerung ihrer sexuellen Empfindungen benötigen, zu verschaffen versuchen. Dies soll an folgendem Fallbeispiel erläutert werden:

Ein 21jähriger Bundeswehrsoldat entriß einem Mädchen eine Lederjacke, die er als fetischistisches Objekt zum Onanieren benötigte. Als er von der Polizei festgenommen wurde, entdeckte man im Kofferraum seines PKW weitere „Fetisch-Objekte" in Form von Lackmänteln, Lackstiefeln und Lederkleidungsstücken, die er zum Teil gekauft, zum Teil entwendet hatte. Aufgrund einer Auflage des Gerichtes erfolgte eine zweijährige psychotherapeutische Behandlung in lockeren Abständen mit dem Ziel, den kontaktgestörten Adoleszenten an ein normales Sexualverhalten heranzuführen. In der Bewährungszeit von zwei Jahren wurden keine weiteren Auffälligkeiten in der genannten Richtung bekannt.

Ätiologie und Genese: Aus *lerntheoretischer Sicht* wird angenommen, daß fetischistisches Verhalten durch eine Konditionierung sexueller Reaktionen auf ganz bestimmte Objekte erfolgt. Diese Objekte werden meist im Sinne einer Pars-pro-toto-Vorstellung mit einer Person des anderen oder auch des eigenen Geschlechts in Verbindung gebracht. Durch Masturbation und Orgasmus wird die Konditionierung verstärkt und aufrechterhalten (McGuire u. Mitarb. 1965). Was die Fetisch-Objekte betrifft, so sind drei Arten sexueller Signale oder Reize zu unterscheiden (Bancroft 1985): 1. körperliche (sogenannter Partialismus), 2. leblose Ausdehnungen des Körpers (z. B. Kleidungsstücke) und 3. Quellen spezifischer taktiler Stimulation (z. B. Gewebe eines bestimmten Materials wie Gummi oder Leder).

Aus *psychoanalytischer Sicht* wird der Fetischismus mit starken Kastrationsängsten in Verbindung gebracht. Der Fetisch ersetzt die reale Annäherung an das weibliche Geschlecht, wodurch ein befürchtetes Kastrationserlebnis vermieden wird.

Erlebnisse in der frühen Kindheit sind oft ausschlaggebend für fetischistische Neigungen und die „Wahl" des Fetischs.

Therapie: Die Behandlung konzentriert sich auf die Anbahnung natürlicher sexueller Reaktionen unter schrittweiser „Ausklammerung" des Fetischs. Dies geschieht zumeist nach verhaltenstherapeutischen Prinzipien. Ein entscheidender Schritt ist dabei auch der Abbau von Angst und Scheu vor dem anderen Geschlecht, die meist bei Fetischisten bestehen.

23.6 Sexualdelikte in der Adoleszenz

Gewalt und Gewaltkriminalität werden überwiegend von männlichen Tätern ausgeübt. Die Kriminalbelastung ist bei männlichen Tatverdächtigen in allen Altersgruppen drei- bis viermal größer als bei weiblichen, wenn man von Delikten mit spezieller Motivation und Täterstruktur absieht. Die ausgeprägtere Neigung der männlichen Jugend zu aggressiven Verhaltensweisen zeigt sich auch darin, daß Darstellungen von Gewalt im Fernsehen auf sie nachhaltiger wirken als auf Mädchen. Sie wählen

zudem häufiger Fernsehprogramme mit aggressiven Szenen aus. Indem sie dort gehäuft die typisch männliche, aggressionsgetönte Rolle sehen, wird möglicherweise der biologisch angelegte höhere Aggressionspegel durch äußere soziale Reize weiterhin gebahnt. Dies hängt u. a. auch mit der stärkeren Identifikationsmöglichkeit der männlichen Adoleszenten mit den „Verkörperern" der Gewalt zusammen, die ja ganz überwiegend männliche Personen sind. So konnten Huesmann u. Mitarb. (1984) nachweisen, daß das Ausmaß der Aggressionsneigung von Jungen vom Grad ihrer Identifikation mit dem männlichen „Gewaltakteur" abhängt und daß dieser Zusammenhang auch für Mädchen gilt, und zwar um so mehr, je mehr diese sich an der männlichen Geschlechtsrolle orientieren.

Nach Erhebungen des Bundeskriminalamtes (Baurmann 1983) entfallen von sexuellen Straftaten 35,5% auf sexuellen Mißbrauch von Kindern (§ 176 StGB), 23,9% auf Exhibitionismus (§ 183), 22,3% auf Vergewaltigungen (§ 177) und rund 8% auf sexuellen Mißbrauch von Schutzbefohlenen (§ 174) und Inzest (§ 173). Der Anteil Jugendlicher und Heranwachsender ist insbesondere bei den Vergewaltigungen relativ hoch (rund 24% aller Tatverdächtigen). Ein großer Teil der männlichen Gewalt richtet sich gegen Personen weiblichen Geschlechts, wobei oft Aggression, Macht und Sexualität kaum unterscheidbar vermischt werden.

Sexualdelikte in der Adoleszenz haben eine Vielzahl von Hintergründen, die im Einzelfall analysiert werden müssen.

Therapie: Zur Behandlung von sexuellen Deviationen und Sexualdelikten wurden verschiedene Methoden entwickelt und angewandt. Unter den *verhaltenstherapeutischen* Methoden kann man symptomzentrierte von symptomübergreifenden unterscheiden. Zu den *symptomzentrierten* gehören (Schorsch u. Mitarb. 1985):

– Die *aversive Konditionierung*, bei der die sexuelle Erregbarkeit auf deviante Stimuli durch Bestrafungsreize unterdrückt wird.
– Die *Covert sensitization*, bei der der Klient aufgefordert wird, sich in eine Situation hineinzuversetzen, die ihn zu sexuell devianten Handlungen anregt. Gleichzeitig versucht man, auf kognitivem Wege aversive Vorstel-

lungen zu erzeugen, die mit der sexuellen Erregung unvereinbar sind und daher zur Löschung der Erregung beitragen.

– Die Symptomkontrolle durch *Biofeedback*, bei der diese Technik zur Kontrolle der sexuellen Erregbarkeit auf abweichende Stimuli eingesetzt wird.

Zu den *symptomübergreifenden* Methoden gehören:

– Konditionierung sexueller Erregbarkeit auf nichtdeviante Stimuli;
– die systematische Desensibilisierung, verbunden mit einer Stärkung der sozialen Kompetenz.

Die *psychoanalytische* Literatur ist, abgesehen von zahlreichen kasuistischen Darstellungen, relativ arm an umfassenden Darstellungen zur Therapie von Sexualstraftätern. Schorsch u. Mitarb. (1985) erwähnen nur acht Arbeiten, in denen die Vorgehensweise im einzelnen allerdings vielfach nicht näher beschrieben ist. In einigen Fällen wurden auch Katamnesen durchgeführt, die zu einem positiven Urteil über den Behandlungsansatz geführt haben.

Die von Schorsch u. Mitarb. (1985) durchgeführte *Untersuchung an 86 behandelten Sexualstraftätern*, von denen 75% zwischen 20 und 30 Jahren alt waren und die überwiegend nach verhaltenstherapeutischen und gesprächstherapeutischen Konzepten behandelt worden waren, erbrachte folgende Ergebnisse:

– Bei rund der Hälfte der Sexualstraftäter ließ sich eine erfolgreiche ambulante Psychotherapie durchführen.
– Es zeigte sich ferner, daß die Psychotherapie von Sexualstraftätern nicht von Therapeuten durchgeführt werden muß, die auf dieses Gebiet spezialisiert sind. Vielmehr wurde die Behandlung dieses Personenkreises als *genereller* Aufgabenbereich der Psychotherapie angesehen.
– Der gewählte eklektische Ansatz (Kombination der Verhaltenstherapie mit psychodynamischen Elementen) hat sich bewährt. Auch sehr unterschiedliche therapeutische Vorgehensweisen konnten kombiniert oder nacheinander eingesetzt werden.

23.7 Adoleszenten als Opfer von sexuellen Übergriffen: Sexueller Mißbrauch

23.7.1 Definition und Epidemiologie

Unter *sexuellem Mißbrauch* versteht man die Einbeziehung von Kindern und Jugendlichen in sexuelle Aktivitäten, deren Funktion und Tragweite sie nicht überschauen können. Von *sexueller Mißhandlung* wird gesprochen, wenn es zur Gewaltanwendung kommt und die sexuellen Aktivitäten gegen den Willen der oder des Betroffenen herbeigeführt werden. Eine häufige Form des sexuellen Mißbrauchs ist der *Inzest*, worunter man die Ausübung des Geschlechtsverkehrs mit Familienangehörigen versteht, wobei sexuelle Beziehungen zwischen Vater und Tochter bzw. Stiefvater und Stieftochter am häufigsten sind.

Jeder Fall sexuellen Mißbrauchs von Jugendlichen oder auch Kindern ereignet sich in einer asymmetrischen Macht- und Abhängigkeitssituation zuungunsten des Opfers.

Nach Schätzungen werden in der Bundesrepublik jährlich etwa 300 000 Kinder sexuell mißbraucht, wovon 250 000 Mädchen sind. Etwa jeder 3. bis 4. Erwachsene wurde als Kind einmal sexuell belästigt. Nach Erhebungen in den USA geben rund 5–10% der erwachsenen Frauen an, inzestuöse Erfahrungen zu haben. Letztere sind meist nicht nur punktuelle Ereignisse, sondern haben im Durchschnitt zwei bis drei Jahre angehalten.

Die *Opfer* sexuellen Mißbrauchs und sexueller Mißhandlungen sind ganz überwiegend *Mädchen*, von denen rund 80% unter 14 Jahren sind. Aber auch Jungen werden nicht selten Opfer sexuellen Mißbrauchs, allerdings häufiger im Kindesalter als in der Adoleszenz. Die Täter sind überwiegend Männer im Alter zwischen 25 und 40 Jahren. Wenn man von den Exhibitionisten absieht, so stammen 70–80% der Täter aus dem unmittelbaren Nahraum der Familie (Väter, Stiefväter, andere Familienmitglieder, vertraute Erwachsene). Aufgrund dieses Personenkreises ist auch verständlich, daß bei sexuellem Mißbrauch bis zum 13. Lebensjahr der Kinder aufgrund einer vorher bestehenden Bekanntheit oder Vertrauensbeziehung zwischen Täter und Opfer Gewaltanwendungen selten vorkommen. Für den sexuellen

Mißbrauch besteht eine sehr *hohe Dunkelziffer*; es wird angenommen, daß die wahre Zahl zehn- bis zwanzigmal höher liegt, als die polizeibekannten Daten vermuten lassen.

Über die *Auswirkungen* sexuellen Mißbrauchs liegen unterschiedliche Äußerungen vor, die sehr stark von den Forschungsperspektiven abhängen. So wird in täterorientierten Untersuchungen weniger auf die möglichen Schädigungen des Opfers eingegangen, während in opferorientierten Untersuchungen dieser Gesichtspunkt betont wird. Ohne Zweifel kann aber davon ausgegangen werden, daß in den allermeisten Fällen besonders bei längerbestehendem sexuellem Mißbrauch von Kindern schwerwiegende Folgeerscheinungen bei dem kindlichen Opfer zu erwarten sind (Remschmidt 1987).

Im folgenden wird hauptsächlich auf den sexuellen Mißbrauch von Mädchen eingegangen, da dieser in der Adoleszenz eine weitaus größere Rolle spielt als der sexuelle Mißbrauch von Jungen.

23.7.2 Erscheinungsformen und Begleitumstände

Sexueller Mißbrauch in der Adoleszenz kommt in sehr unterschiedlichen Formen und mit unterschiedlichen Begleitumständen vor. Je nach Art und Begleitumständen und auch im Hinblick auf die möglichen Folgen kann man den *intrafamiliären* vom *extrafamiliären* sexuellen Mißbrauch (bzw. Mißhandlung) unterscheiden, die wiederum jeweils mit und ohne Gewaltanwendung erfolgen können.

Ohne Gewaltanwendung findet in der Regel die sexuelle Verführung Minderjähriger statt, wobei es aber fast regelmäßig zur Ausübung eines erheblichen psychischen Druckes kommt, der oft nicht minder schwere Folgen für die betroffenen Mädchen hinterläßt als die physische Gewalt.

Mit physischer Gewaltanwendung werden Mädchen häufig zur Duldung oder zur Durchführung sexueller Manipulationen gezwungen, vergewaltigt oder gar nach Ausführung der Mißhandlung getötet.

Bei der *intrafamiliären* sexuellen Mißhandlung unterbleibt die Anzeige oft aus Angst vor dem Täter, aus Furcht, die Familie insgesamt an den Pranger zu stellen, häufig aber auch deshalb, weil die Familie befürchten muß, durch die Bestrafung des Vaters bzw. des Stiefvaters, der meist der Täter ist, in wirtschaftliche Not zu geraten. Aufgrund dieser und anderer Schwierigkeiten stützen sich die umfangreichen Erhebungen über den sexuellen Mißbrauch von Kindern und Jugendlichen auf die retrospektiven Angaben von Erwachsenen über ihre Kindheit.

Nach umfangreichen Erhebungen über die *Art* des sexuellen Mißbrauchs steht bei Opfern beiderlei Geschlechts Vaginal- oder Analverkehr an erster Stelle, gefolgt von oral-genitalen Kontakten bei männlichen und genitalen Manipulationen bei weiblichen Opfern.

Was die *Beziehungen zwischen Täter und Opfer* betrifft, so zeigen Erhebungen, daß sich über die Hälfte der sexuellen Mißhandlungen bei Mädchen innerhalb der Familie ereignen und über ein Drittel durch dem Opfer bekannte Personen begangen werden, während unbekannte Täter nur rund 12% ausmachen.

Bei männlichen Opfern überwiegen ebenfalls Familienmitglieder und Bekannte als Täter, unbekannte Personen sind etwas häufiger als bei weiblichen Opfern vertreten (Farber u. Mitarb. 1984).

Die Täter sind, sowohl was den sexuellen Mißbrauch von Jungen als auch von Mädchen betrifft, in der ganz überwiegenden Mehrzahl Männer. Jedoch kommen auch Frauen als Täter vor, nur gibt es hierzu kaum verläßliche Zahlen.

23.7.3 Folgen sexuellen Mißbrauchs bzw. sexueller Mißhandlung

Als **kurzfristige Folgen** sind bekannt: physische Verletzungen, Schmerzen, Enttäuschung, Mißtrauen, Resignation und Depression, massive Beeinträchtigung des Selbstwertgefühles, Gefühl der Ohnmacht und des Ausgeliefertseins, Leistungsversagen in der Schule, sozialer Rückzug, Suizidgedanken oder Suizidversuche.

Beim sexuellen Mißbrauch innerhalb der Familie kommen Kinder und Jugendliche (meist Mädchen) in *Loyalitätskonflikte* bezüglich ihrer Eltern. Ist der Vater oder Stiefvater der Täter, so verbietet er regelmäßig dem sexuell mißbrauchten Kind, mit der Mutter über den Tatbestand zu sprechen, was das Verhältnis des Kindes zur Mutter tiefgreifend stört. Das Gebot der Geheimhaltung liegt als bedrükkende Last auf dem Opfer, das sich gegen den sexuellen Mißbrauch als schwächstes Glied im Machtgefüge nicht wirksam wehren kann. Oft wird die versuchte Gegenwehr durch Gewaltanwendung zunichte gemacht. Nicht selten wissen aber Mütter vom sexuellen Mißbrauch durch den Vater, dulden diesen aber stillschweigend, u. a. weil sie die wirtschaftlichen Folgen einer Bestrafung des Vaters durch eine etwaige Anzeige fürchten oder den Ehepartner selbst nicht verlieren möchten.

Die **mittel- bis langfristigen Folgen** liegen im wesentlichen in drei Bereichen:

1. *Beeinträchtigung der sexuellen Befriedigung und Partnerschaftsstörungen:* Der sexuelle Mißbrauch stellt für viele Kinder und Jugendlichen das erste sexuelle Erlebnis mit einem „Partner" dar, der in der Regel viel älter ist und aufgrund seiner „Machtstellung" das sexuelle Primärerlebnis nicht nur durch Gewaltanwendung oder andere unschöne Umstände entwertet, sondern völlig asymmetrisch gestaltet. Der sexuelle Vorgang wird dadurch mit dem Gefühl des Ausgeliefertseins, der Machtlosigkeit und Unterlegenheit assoziiert, was keinerlei Eigenständigkeit oder Initiative erlaubt. In späteren Partnerschaften reproduziert sich häufig dieses Muster und kann nur durch viel Verständnis für das ehemals mißbrauchte Kind mühsam abgebaut werden.

2. *Störung der Identitätsentwicklung und der Rollenübernahme:* Auch die Identitätsentwicklung und die Übernahme der jeweiligen Geschlechtsrolle kann durch die Erfahrung eines längerwährenden sexuellen Mißbrauchs erheblich beeinträchtigt werden. Z. B. entwertet der sexuelle Mißbrauch eines Mädchens durch den eigenen Vater oder Stiefvater nicht nur das Bild des Vaters und eines männlichen Partners, sondern auch die Beziehung der Eltern untereinander. Da die eheliche Beziehung der Eltern für ein Kind zunächst als Modell für heterosexuelle Beziehungen schlechthin gilt und auch für angemessenes Rollenverhalten, entsteht diesbezüglich Unsicherheit und im Extremfall Unfähigkeit, altersgemäße Lern- und Identifikationsprozesse erfolgreich zu bewältigen.

3. *Psychische Störungen und Erkrankungen:* Sexuell mißbrauchte oder mißhandelte junge Mädchen zeigen nicht nur unmittelbar nach den Erlebnissen psychische Störungen und Verhaltensauffälligkeiten, sondern können auch (besonders bei langjährigem sexuellen Mißbrauch) langfristig chronische Konflikte oder psychiatrische Erkrankungen davontragen. Häufig sind depressive Verstimmungen mit Appetit- und Schlafstörungen sowie Suizidgedanken, massive Lern- und Leistungsstörungen, Verwahrlosungstendenzen, die oft neurotischen Charakter haben und mit Weglaufen, ausgeprägtem Oppositionsverhalten und der Ablehnung jeder familiären Bindung assoziiert sind, sowie hysterische Reaktionen und Konversionssyndrome. Bei letzteren hatte Freud in seinen frühen Schriften zunächst an den Inzest als führende Ursache gedacht, was er in späteren Arbeiten auf „Inzestphantasien" reduzierte. Schließlich sind im Rahmen von Selbstwertkrisen auch Suizidversuche sowie selbstverletzendes und autodestruktives Verhalten bekannt.

Die Auseinandersetzung mit dem sexuellen Mißbrauch bzw. der sexuellen Mißhandlung durchläuft in zeitlicher Hinsicht verschiedene Phasen, was Summit (1981) im Hinblick auf die **Verarbeitung inzestuöser Erlebnisse** zur Unterscheidung von *vier Phasen* veranlaßt hat. Diese beziehen sich primär auf jüngere Kinder, gelten aber auch für Jugendliche, da der sexuelle Mißbrauch bei diesen in der Regel schon früher begonnen hat:

1. *Geheimhaltung:* In dieser stark konflikthaften Initialphase stehen die Schuldgefühle des Kindes und der Loyalitätskonflikt gegenüber den Eltern im Vordergrund. Die Notwendigkeit, ein derartiges Familiengeheimnis ängstlich zu hüten, bedeutet eine schwere Belastung.

2. *Hilflosigkeit:* In dieser zweiten Phase erkennt das Kind bzw. der Jugendliche seine Ohnmacht, den sexuellen Mißbrauch durch eigene Initiative zu unterbrechen. Es kommt zu einer resignativen Haltung, in der sich Verzweiflung und Hoffnungslosigkeit ausdrücken und die häufig in eine depressive Verstimmung einmündet.

3. *Akkommodation:* In der dritten Phase hat

das Kind die resignative Haltung überwunden und neigt zu ausagierendem Verhalten in Form von Weglaufen, Drogenmißbrauch, Verübung von Straftaten usw. Vielfach will es damit erreichen, daß durch verstärkte Zuwendung zu ihm die Intaktheit der Familie, die auseinanderzubrechen droht, aufrechterhalten wird.

4. *Enthüllung:* Schließlich, oft nach mehreren Jahren, entschließt sich das inzwischen älter gewordene Kind, seine inzestuösen Erlebnisse der Mutter oder einer anderen Vertrauensperson mitzuteilen. Oft wird ihm dabei jedoch kein Glauben geschenkt, „weil man sich so etwas nicht vorstellen kann". Wenn man dem Kind glaubt, so wird entweder die Bedeutung dieser sexuellen Erlebnisse heruntergespielt (Angst vor der Familienschande) oder zumindest geheimgehalten. Alle diese Verhaltensweisen führen daher häufig nicht zu einer Behebung der Situation, es sei denn, das inzestuös mißbrauchte Kind ist inzwischen alt genug, um das Haus zu verlassen.

23.7.4 Ätiologie und Genese

Unter den Erklärungsmodellen für den sexuellen Mißbrauch bzw. die sexuelle Mißhandlung kann man individuumzentrierte Ansätze von interaktionsorientierten und soziologischen unterscheiden.

Individuumzentrierte Ansätze

Sie gehen von ganz bestimmten *Täter- und Opfermerkmalen* aus. Bei den *Tätern* handelt es sich häufig um introvertierte, zurückhaltende, passive und zur sozialen Isolierung neigende Männer, die ganz überwiegend aus dem sozialen Nahraum stammen. Sie haben häufig selbst eine Vorgeschichte mit physischer oder sexueller Mißhandlung, ein geringes Selbstwertgefühl, sind sehr egozentrisch und neigen zu einem autokratischen Umgangsstil mit den Familienmitgliedern. Sehr häufig handelt es sich bei ihnen um narzißtische Persönlichkeiten mit wenig ausgeprägten Fähigkeiten, zwischenmenschliche Beziehungen und insbesondere sexuelle Partnerschaften aufzunehmen. Sie empfinden erwachsene Frauen oft als dominant und übermächtig und fühlen sich daher

altersentsprechenden sexuellen Beziehungen nicht gewachsen. Unter den psychopathologischen Konstellationen spielen wie bei der physischen Mißhandlung Alkohol- und Drogenmißbrauch sowie egozentrische und narzißtische Persönlichkeitsstrukturen eine zentrale Rolle.

Unter den *Opfern* findet man häufig Mädchen aus ungünstigen Familienverhältnissen, die Zuwendung und Anerkennung suchen und deren Verhalten mitunter im Sinne einer Aufforderung zu sexuellen Handlungen mißinterpretiert wird. Letzteres ist aber keineswegs die Regel.

Interaktionsorientierte Ansätze

Sie gehen davon aus, daß das Syndrom des sexuellen Mißbrauchs von Kindern und Jugendlichen nur im Kontext der Interaktion mehrerer Personen verstanden werden kann, wobei, je nachdem, ob sich die Ereignisse innerhalb oder außerhalb der Familie abspielen, unterschiedliche Interaktionsprozesse zu beobachten sind.

1. **Familienzentrierte Modelle:** Sie betrachten sexuellen Mißbrauch und Inzest innerhalb einer Familie nicht als Versagen des Individuums, sondern als Störung des gesamten Familiensystems. In dieser Sichtweise ist z. B. der Inzest nicht der Beginn, sondern die *Folge* einer bereits länger bestehenden schwerwiegenden intrafamiliären Kommunikationsstörung. Eine nähere Analyse der Merkmale von Inzestfamilien ergibt folgendes: Sie haben Schwierigkeiten, mit den Grenzen zwischen den einzelnen Familienmitgliedern umzugehen (sogenannte „verstrickte" Familien), und neigen dazu, sich nach außen und gegenüber der Umwelt stark abzugrenzen, also zwischen der Familie und der Umwelt besonders starre Grenzen zu errichten. Dies führt dazu, daß sich nahezu alle Aktivitäten *innerhalb* der Familie abspielen, während nach außen eine vollkommene Abriegelung betrieben wird. Durch die *Verwischung der Rollengrenzen* zwischen den einzelnen Familienmitgliedern kommt es z. T. zu symbiotischen Beziehungen, die einerseits den sexuellen Mißbrauch erleichtern und andererseits eine Anzeige sehr erschweren, da der je-

weils andere Elternteil sich ebenfalls in starker Abhängigkeit von dem Mißhandelnden befindet. Auf diese Weise kommt dem sexuellen Mißbrauch vielfach ein Stellenwert im Hinblick auf eine intrafamiliäre Konfliktvermeidung (z. B. Vermeidung der Auseinandersetzung mit dem Ehepartner) oder der Konfliktregulation (Vermeidung außerehelicher Bedürfnisbefriedigung) zu.

2. **Extrafamiliärer sexueller Mißbrauch:** Der Interaktionsaspekt dieser Form resultiert einerseits aus der Persönlichkeitsstruktur und der Vorgeschichte des Täters (z. B. scheue, zurückhaltende und zu altersadäquatem sexuellen Verhalten unfähige Persönlichkeiten), aus Merkmalen des Opfers (z. B. sexuelle Neugierde, frühreife sexuelle Entwicklung) und aus bestimmten typischen Situationen (häufiges Zusammensein mit Kindern in Einzelsituationen). Auch beim extrafamiliären sexuellen Mißbrauch handelt es sich fast immer um Täter, die das Kind seit längerer Zeit kennen.

Soziologische Erklärungsansätze

Sie versuchen, gesamtgesellschaftliche Zusammenhänge für den sexuellen Mißbrauch verantwortlich zu machen, wobei sich folgende Gesichtspunkte unterscheiden lassen (Finkelhor 1982):

1. Wandel der Sexualmoral (Enttabuisierung der Sexualität, Verwischung der Grenzen zwischen erlaubten und unerlaubten sexuellen Handlungen, hohe Erwartungen hinsichtlich sexueller Befriedigungsmöglichkeiten);
2. Bedrohung der klassischen dominanten Sexualrolle des Mannes, die bei Männern Angst vor den sexuellen Wünschen der Frauen erzeugt;
3. Zunahme der Ehescheidungen und der unvollständigen Familien bzw. der Familien, in denen erwachsene Männer mit nicht blutsverwandten jungen Mädchen zusammenleben;
4. Zunahme der sozialen Isolation von Familien (Trend zur stark abgegrenzten und auf sich bezogenen Kleinfamilie).

Es wird angenommen, daß diese Einflüsse den sexuellen Mißbrauch begünstigen können. Es werden ferner wirtschaftliche Faktoren und defiziente Sozialisationsbedingungen der Täter

angeführt. Die soziologischen Thesen können in bezug auf sexuellen Mißbrauch und Inzest nur Häufigkeitsunterschiede erklären. Ob der sexuelle Mißbrauch gegenüber früheren Jahrzehnten zugenommen hat, läßt sich nicht schlüssig nachweisen. Daß er in unserer Zeit aber ein außerordentlich gravierendes Problem darstellt, ist unbestritten.

23.7.5 Therapie und Intervention

Die Therapie- und Interventionsmaßnahmen lassen sich unterteilen in solche, die sich individuell mit Opfer und Täter beschäftigen, und in familientherapeutische und juristische Interventionen.

Individuelle Behandlung von Opfer und Täter

Die individuelle Behandlung eines sexuell mißbrauchten Kindes bzw. Jugendlichen muß sich, je nach Art und Dauer der sexuellen Mißhandlung und je nach den Begleitumständen, sehr unterschiedlich gestalten. Im folgenden können daher nur einige allgemeine Hinweise erfolgen. In jenen Fällen, in denen deutliche Folgen für das *Opfer* festzustellen sind, muß eine derartige individuelle Behandlung erfolgen. Sie wird in Form einer Einzeltherapie durchgeführt, die je nach Alter des Kindes mehr als Spieltherapie oder mehr als gesprächsbezogene Therapie gestaltet wird. Folgende Gesichtspunkte haben sich dabei als wirksam und zweckmäßig erwiesen:

1. *Abbau von Schuldgefühlen:* Dazu gehört insbesondere, daß dem Opfer das Gefühl genommen wird, die Verantwortung für den Inzest zu tragen oder an einer etwaigen Auflösung der Familie schuld zu sein.
2. *Trennung zwischen Täter und Opfer:* In der Regel sollte eher der Täter (meist der Vater) als das Kind die Familie vorübergehend verlassen. Nur so läßt sich vermeiden, daß der sexuelle Mißbrauch sich immer weiter wiederholt. Im Rahmen eines familienorientierten Ansatzes ist natürlich auch der Täter zu behandeln.
3. *Aufbau einer vertrauensvollen Beziehung zum Therapeuten:* Diese ist eine wichtige Grundlage für jede weitere Form der ange-

messenen Begegnung mit Erwachsenen für das mißhandelte Kind. Zugleich stellt diese Beziehung die Basis für jede Behandlung dar.

4. *Ausführliche Behandlung von Autonomieproblemen:* Hierbei geht es um Selbstkontrolle, Fremdkontrolle, Selbst- und Fremdbestimmung über den eigenen Körper, eigene Handlungen und Bedürfnisse und eigene Kontakte.

5. *Vorbereitung auf angemessenes sexuelles Handeln:* Dieser Bereich gestaltet sich anfangs aufgrund der traumatischen Erfahrungen des Opfers besonders schwierig, muß aber in späteren Behandlungsphasen einbezogen werden, um dem Kind den Weg zu angemessenen späteren Sexualbeziehungen zu ermöglichen.

Auch für den *Täter* ist eine individuelle Behandlung angezeigt, insbesondere wenn psychopathologische Züge, Persönlichkeitsstörungen und eine defiziente eigene Sozialisation vorliegen. Auf diese Gesichtspunkte kann hier jedoch nicht weiter eingegangen werden.

Familientherapeutische Maßnahmen

Gemäß der Einsicht, daß sexueller Mißbrauch und Inzest meist eine längerfristige Folge intrafamiliärer Kommunikationsstörungen sind, kommt heute der Familientherapie eine besondere Bedeutung zu. Sie muß den angeführten Besonderheiten der Familienstruktur Rechnung tragen. D. h., sie sollte die starren Grenzen der Familie gegenüber der Außenwelt auflösen, die Familienmitglieder zu mehr Selbstabgrenzung und Selbstbestimmung ermuntern und den Eltern zu einer befriedigenderen sexuellen Beziehung verhelfen (gegebenenfalls mit Hilfe einer speziellen Sexualtherapie). Sie sollte die Situation des mißbrauchten Kindes allen verständlich machen und nach angemessenen Behandlungsfortschritten des Kindes und des Täters der Familie eine Rekonstruktion der familiären Wechselbeziehungen auf neuer Grundlage ermöglichen. Hierfür existiert eine Reihe von Methoden (z. B. Verschreibung von Symptomen, Verbieten bestimmter Verhaltensweisen, Familienskulptur), die in der Hand des erfahrenen Familientherapeuten flexibel und angemessen eingesetzt werden können, jedoch bei der Anwen-

dung durch Unerfahrene auch zur Eskalation familiärer Konflikte beitragen können. Entscheidend ist, bei Vorliegen entsprechender Anzeichen an die Möglichkeit eines sexuellen Mißbrauchs zu denken und diesen (sofern er in der Familie stattfindet) stets als Problem der ganzen Familie zu betrachten.

Juristische Interventionen

Erfahrungen in verschiedenen Ländern haben gezeigt, daß mit der bloßen Bestrafung des Täters nichts erreicht wird. Deshalb gilt auch für dieses Feld der Leitsatz „*Therapie statt Strafe*". Natürlich wird es immer wieder Fälle geben, in denen wegen der Schwere der Mißhandlung, der Rückfälligkeit des Täters und seiner Weigerung, an einer Behandlung mitzuwirken, eine Bestrafung unvermeidlich ist. Das Vorbild der USA zeigt, daß man eine *Anzeigepflicht* mit einer *Behandlungspflicht* durchaus sinnvoll kombinieren kann. Als Folge der Anzeigepflicht wird zumindest ein größerer Teil von Tätern identifiziert, durch die damit gekoppelte Behandlungspflicht ist die Chance einer Behandlung gegeben, die sehr häufig ein Auseinanderbrechen der Familie verhindert.

Im deutschen Strafgesetzbuch sind die meisten sexuellen Mißbrauchshandlungen gegenüber Kindern unter der Rubrik „Straftaten gegen die sexuelle Selbstbestimmung" zusammengefaßt. Lediglich der Beischlaf zwischen Verwandten (§ 173) ist unter die Straftaten gegen den Personenstand, die Ehe und die Familie subsumiert. Im einzelnen wird unterschieden zwischen sexuellem Mißbrauch von Schutzbefohlenen (§ 174), homosexuellen Handlungen an unter 18jährigen (§ 175), sexuellem Mißbrauch von Kindern (§ 176), Vergewaltigung (§ 177), sexueller Nötigung (§ 178), sexuellem Mißbrauch Widerstandsunfähiger (§ 179), Förderung sexueller Handlungen Minderjähriger (§ 180) sowie Förderung der Prostitution (§ 180a) und Zuhälterei (§ 181a).

Es ist außerordentlich wichtig, den sexuellen Mißbrauch von Kindern und Jugendlichen früh zu erkennen, im familiären Kontext zu betrachten, rasch entsprechende Behandlungen einzuleiten und nur in seltenen Fällen an Bestrafung zu denken.

23.8 Literatur

American Psychiatric Association (APA): Diagnostic and Statistical Manual of Mental Disorders, 3rd ed., revised (DSM-III-R). APA, Washington 1987 (dtsch. Bearb. von Wittchen, H.-U., H. Saß, M. Zaudig, K. Koehler: Diagnostisches und statistisches Manual psychischer Störungen [DSM-III-R]. Beltz, Weinheim 1989)

Bancroft, J. H. J.: Homosexuality in the male. British Journal of Psychiatry (special publication) 9 (1975) 173–184

Bancroft, J. H. J.: Grundlagen und Probleme menschlicher Sexualität. Enke, Stuttgart 1985

Baurmann, M. C.: Sexualität, Gewalt und psychische Folgen. Eine Längsschnittuntersuchung bei Opfern sexueller Gewalt und sexueller Normverletzungen anhand von angezeigten Sexualkontakten. Bundeskriminalamt, Wiesbaden 1983

Bieber, I., H. J. Dain, P. R. Dince, M. G. Drellick, H. G. Grand, R. W. Gundlach, M. W. Kremer, A. H. Rifkin, B. Wilbur, T. D. Bieler: Homosexuality. A Psychoanalytic Study. Basic Books, New York 1962

Bierich, J. R.: Physiologische und pathologische Aspekte der Adoleszenz. Zeitschrift für Kinder- und Jugendpsychiatrie 3 (1975) 300–311

Bierich, J. R.: Entwicklungsphysiologie und Auxologie: Wachstum und Reifung. In Remschmidt, H., M. H. Schmidt: Kinder- und Jugendpsychiatrie in Klinik und Praxis, Bd. I. Thieme, Stuttgart 1988

Bierich, J. R., B. Brodt, D. Gupta, D. Schönberg: Über die konstitutionelle Entwicklungsverzögerung. Monatsschrift für Kinderheilkunde 120 (1972) 334–341

Bräutigam, W.: Sexualmedizin im Grundriß – Eine Einführung in Klinik, Theorie und Therapie der sexuellen Konflikte und Störungen, 2. Aufl. Thieme, Stuttgart 1979; 3. Aufl. 1989

Dörner, G.: Zur Frage einer neuroendokrinen Pathogenese, Prophylaxe und Therapie angeborener Sexualdeviationen. Deutsche medizinische Wochenschrift 94 (1969) 390–396

Dörner, G.: Sexualhormonabhängige Gehirndifferenzierung und Sexualität. Springer, Wien 1972

Farber, E. D., J. Showers, C. F. Johnson, J. A. Joseph, L. Oshins: The sexual abuse of children: a comparison of male and female victims. Journal of Clinical Child Psychology 13 (1984) 294–297

Finkelhor, D.: Sexual abuse: a sociological perspective. Child Abuse and Neglect 6 (1982) 95–102

Giese, H.: Die sexuelle Perversion. Akademische Verlagsgesellschaft, Frankfurt 1967

Giese, H., G. Schmidt: Studenten-Sexualität. Rowohlt, Hamburg 1968

Green, R.: Atypical sex role behavior during childhood. In Freedman, A. M., H. I. Kaplan, B. J. Sadock: Comprehensive Textbook of Psychiatry-II, 2nd ed. Williams & Wilkins, Baltimore 1975

Green, R.: Atypical psychosexual development. In Rutter, M., L. Hersov: Child Psychiatry: Modern Approaches. Blackwell, Oxford 1977

Huesmann, L. R., K. Lagerspetz, L. D. Eron: Intervening variables in the TV violence-aggression relation: evidence from two countries. Developmental Psychology 20 (1984) 746–775

Kinsey, A. C., W. B. Pomeroy, C. E. Martin: Das sexuelle Verhalten des Mannes. Fischer, Frankfurt 1955 (Orig.: Sexual Behavior in the Human Male. Saunders, Philadelphia 1948)

Kinsey, A. C., W. B. Pomeroy, C. E. Martin, P. H. Gebhard: Das sexuelle Verhalten der Frau. Fischer, Frankfurt 1954 (Orig.: Sexual Behavior in the Human Female. Saunders, Philadelphia 1953)

Kockott, G., L. Nusselt: Zur Frage der cerebralen Dysfunktion bei der Transsexualität. Nervenarzt 47 (1976) 310–318

Lindermalm, G., D. Korlin, N. Uddenberg: Long-term follow-up of „sex change" in 13 male-to-female transsexuals. Archives of Sexual Behavior 15 (1986) 187–210

Lothstein, L. M.: Sex reassignment surgery: historical, bioethical, and theoretical issues. American Journal of Psychiatry 139 (1982) 417–426

McGuire, R. J., J. M. Carlisle, B. G. Young: Sexual deviation as conditioned behaviour: a hypothesis. Behaviour Research and Therapy 2 (1965) 185–190

Meyer, J., C. Reter: Sex-assignment: follow-up. Archives of General Psychiatry 36 (1979) 1010–1015

Olbing, H., K. D. Bachmann, R. Gross: Kindesmißhandlung. Eine Orientierung für Ärzte, Juristen, Sozial- und Erziehungsberufe. Deutscher Ärzte-Verlag, Köln 1989

Propping, P.: Psychiatrische Genetik. Springer, Berlin 1989

Remschmidt, H.: Etwa 300 000 Kinder jährlich werden sexuell mißbraucht. Deutsches Ärzteblatt 84 (1987) 1473–1477

Remschmidt, H., M. Schmidt (unter Mitarbeit von C. Klicpera): Multiaxiales Klassifikationsschema für psychiatrische Erkrankungen im Kindes- und Jugendalter nach Rutter, Shaffer und Sturge. Mit einem synoptischen Vergleich zum DSM-III, 2. Aufl. Huber, Bern 1986

Schorsch, E., G. Schmidt: Ergebnisse zur Sexualforschung. Kiepenheuer & Witsch, Köln 1975

Schorsch, E., G. Galedary, A. Haag, M. Hauch, H. Lohse: Perversion als Straftat. Dynamik und Psychotherapie. Springer, Berlin 1985

Sigusch, V., B. Meyenburg, R. Reiche: Transsexualität. In Sigusch, V.: Sexualität und Medizin. Kiepenheuer & Witsch, Köln 1979

Slater, E.: Birth order and maternal age of homosexuals. Lancet 1962/I, 69–71

Stutte, H.: Pubertas praecox und psychische Reifeverhältnisse. Zeitschrift für Kinderpsychiatrie 17 (1950/51) 136–141

Stutte, H.: Kinderpsychiatrie und Jugendpsychiatrie. In Gruhle, H. W., R. Jung, W. Mayer-Gross, M. Müller: Psychiatrie der Gegenwart, Bd. II (Klinische Psychiatrie). Springer, Berlin 1960

Summit, R.: Beyond belief: the reluctant discovery of incest. In Kirkpatric, M.: Women in Context. Plenum, New York 1981

World Health Organization (WHO): International Classification of Diseases, 9th ed. (ICD-9). WHO, Geneva 1978

World Health Organization (WHO): Tenth Revision of the International Classification of Diseases [ICD-10], Chapter V (F): Mental and Behavioural Disorders (including disorders of psychological development). Clinical Descriptions and Diagnostic Guidelines. WHO, Geneva 1991 (dtsch.: Dilling,

H., W. Mombour, M.H. Schmidt: Internationale Klassifikation psychischer Störungen. ICD-10, Kapi-

tel V (F). Klinisch-diagnostische Leitlinien. Weltgesundheitsorganisation. Huber, Bern 1991.)

24. Suizidales Verhalten

24.1 Definition, Klassifikation und Epidemiologie

Suizidversuche sind Handlungen, die die Beendigung des eigenen Lebens zum Ziel haben. Beim *Suizid* haben diese Handlungen zum Tode geführt.

Suizid und Suizidversuch stellen *keine* eigenen diagnostischen Kategorien dar. Sie sind deshalb in den gebräuchlichen diagnostischen Schemata (MAS und DSM-III-R) nicht als eigene Kategorien vorgesehen. Vielmehr können sich hinter einem Suizidversuch sehr unterschiedliche Ursachen verbergen, die im Einzelfall zu klären sind.

Epidemiologie: Suizide und Suizidversuche sind auch im Kindes- und Jugendalter ein gravierendes Problem. Jährlich nehmen sich in der Bundesrepublik über 100 Kinder das Leben, wobei das Verhältnis von Jungen zu Mädchen etwa 5:1 beträgt. Im Alter von 15–25 Jahren erfährt die Quote der Suizidversuche, aber auch der Suizide, einen erheblichen Anstieg. In dieser Altersgruppe finden wir jährlich ca. 1500 gelungene Suizide.

Auf die methodischen Probleme der Erfassung von *Suizidhäufigkeiten* kann hier nicht eingegangen werden. Man muß mit einer nicht geringen Dunkelziffer rechnen. Daher sind die jeweils ermittelten Zahlen stets als Unterschätzungen der wahren Häufigkeit zu betrachten.

Folgende Trends lassen sich feststellen:

– In allen Altersgruppen überwiegen bei Suiziden die Jungen.
– In der Adoleszenz und bei jungen Erwachsenen liegen die Suizidraten deutlich höher als im Kindesalter.
– In den letzten Jahrzehnten ist lediglich bei jungen Männern ein leichtes Ansteigen der Suizidraten festzustellen, wobei der stärkste

Anstieg bei den 30- bis 31jährigen zu beobachten ist.

Noch weitaus schwieriger ist die Abschätzung der Häufigkeit der *Suizidversuche*. Diese werden nicht vom Statistischen Bundesamt erfaßt; eine Meldepflicht existiert nicht. Bis 1965 wurden Unterlagen über Suizidversuche beim Bundeskriminalamt geführt. Das Dunkelfeld ist noch größer als bei vollendeten Suiziden. Hinsichtlich der Abschätzung der Zahl der Suizidversuche ist man auf die Angaben in der Literatur angewiesen, die auf sehr unterschiedlichen Stichproben beruhen. Danach beträgt die Häufigkeit unter den 15- bis 24jährigen etwa 4 auf 1000, wobei im Unterschied zu den Suiziden Suizidversuche viermal häufiger von weiblichen als von männlichen Jugendlichen durchgeführt werden. Im Gegensatz zu den Suiziden ist bei Suizidversuchen in den letzten Jahren ein Häufigkeitsanstieg festgestellt worden.

In klinischen Stichproben beträgt die Zahl der Suizidversuche etwa 8–10% im ambulanten Krankengut kinder- und jugendpsychiatrischer Kliniken (Shaffer 1982). Im stationären Krankengut ist diese Quote noch höher, vor allem, wenn man gezielt nach Suizidgedanken oder länger zurückliegenden Suizidversuchen fragt. *Suizidgedanken* sind noch viel häufiger als Suizidversuche. Rutter u. Mitarb. (1976) fanden in einer unausgelesenen Population von 14- bis 15jährigen Jungen und Mädchen eine Quote um 7,5%.

Der Suizid steht statistisch gesehen an 10. Stelle aller Todesursachen im Kindesalter. In der Adoleszenz, also bei Jugendlichen über 15 Jahren, rangiert er an zweiter Stelle. Die Zahl der Suizidversuche übersteigt die der Suizide um das rund 15fache. Während das Verhältnis von Suizid zu Suizidversuch bei männlichen Jugendlichen etwa 1:10 beträgt, liegt die Relation bei weiblichen Jugendlichen um 1 : 30 (Schmidtke 1984).

Suizide und Suizidversuche sind in den Großstädten häufiger als auf dem Lande, in den Innenbezirken der Städte häufiger als in den Randbezirken. Sie treten auch gehäuft in Stadtvierteln auf, die durch ein hohes Maß an Mobilität der Bevölkerung und soziale Desorganisation gekennzeichnet sind. Streß und Belastungsfaktoren spielen eine wichtige Rolle, diese wirken aber weniger direkt auf Kinder ein als indirekt über die Familie.

24.2 Klinisches Bild

Je nach Art der Suizidhandlung variiert auch das klinische Bild. Es ist zweckmäßig, zwischen suizidalen Handlungen im Kindesalter und solchen im Jugendalter zu unterscheiden.

24.2.1 Suizidhandlungen im Kindesalter

Kinder unter 10 Jahren sind sich bei der Planung und Durchführung suizidaler Handlungen der Endgültigkeit des Todes nicht bewußt. Suizidhandlungen können augenblicklichen Impulsen entsprechen und sind selten geplant. Suizidphantasien sind aber auf dieser Altersstufe gar nicht selten. Suizidale Handlungen bei jüngeren Kindern lassen sich vielfach auffassen als Flucht vor unangenehmen Situationen, als Selbstbestrafung oder als Umkehr aggressiver Impulse, die primär anderen Personen gelten.

In einer Untersuchung an 157 Patienten (57 Jungen und 100 Mädchen), die im Zeitraum von 1963–1973 wegen Suizidversuch stationär oder ambulant behandelt worden waren, wiesen Jungen im Vergleich zu Mädchen häufiger soziale Auffälligkeiten in der Anamnese auf und kamen nach einem Suizidversuch häufiger in einen lebensbedrohlichen Zustand. Bei einem Vergleich der 10- bis 13jährigen Patienten (n = 21) mit den 14- bis 18jährigen (n = 136) ergaben sich ferner folgende statistisch bedeutsame Unterschiede (Remschmidt u. Schwab 1978):

- Bei den 10- bis 13jährigen traten häufiger Besonderheiten der Unterbringung auf (Heimaufenthalt, Pflegeeltern, häufiger Wechsel der Unterbringung).
- Bei einem signifikant höheren Anteil der 10- bis 13jährigen war die Ehe der Eltern gestört bzw. es

lag eine deutliche Disharmonie in der Familie vor.
- Suiziddrohungen wurden von den Jüngeren signifikant häufiger ausgesprochen als von den Älteren.
- Suizidhandlungen wurden im Verwandten- und Bekanntenkreis der 10- bis 13jährigen häufiger verübt als in dem der 14- bis 18jährigen.

Je nach Art des Suizidversuchs werden die Kinder mit ihren Verletzungen in Chirurgische Kliniken oder Kinderkliniken eingewiesen. Es muß dann im Einzelfall der Hintergrund eruiert und eine entsprechende Behandlung eingeleitet werden.

24.2.2 Suizidhandlungen im Jugendalter

Bei Jugendlichen stehen neben psychiatrischen Erkrankungen Identitätsprobleme und phasenspezifische Konflikte im Vordergrund. Suizidgedanken und Suizidphantasien sind in der Adoleszenz überaus häufig. Rund die Hälfte aller Jugendlichen berichtet über solche.

Selbstwertkonflikte, Isolation, Kontaktstörungen, Unzufriedenheit mit der körperlichen Gestalt (Thersites-Komplex) (Stutte 1971), Enttäuschungen in den Beziehungen zum anderen Geschlecht, depressive Verstimmungen und auch schwerwiegendere psychiatrische Erkrankungen sind in der Adoleszenz häufige suizidverursachende oder -auslösende Faktoren. Dabei spielen vielfach situative Einflüsse eine Rolle, die nach 1–2 Jahren nicht mehr aktuell sind. Insofern kommt dem Arzt gerade in der Adoleszenz vielfach die Rolle eines Begleiters zu, der dem Jugendlichen über seine kritische Entwicklungsphase hinweghilft.

Was die *Art der Durchführung* suizidaler Handlungen betrifft, so steht die Einnahme von Schlaf- und Schmerzmitteln an erster Stelle, gefolgt von der Einnahme von meist im Haushalt vorhandenen Giftstoffen, Reinigungs- und Spülmitteln. Die sogenannten „härteren Methoden" (Stich, Sturz, Aufhängen, Gasvergiftung) sind seltener und bei Jungen etwa doppelt so häufig wie bei Mädchen. Nach eigenen Erhebungen (Remschmidt u. Schwab 1978) wurde der überwiegende Teil der Suizidhandlungen (63 %) in der elterlichen Wohnung verübt. Dies stimmt mit den Ergebnissen anderer Untersucher überein. 16 % der

Patienten verübten den Selbstmordversuch in der unmittelbaren Umgebung ihrer Angehörigen. Daraus kann jedoch nicht, wie eine Detailanalyse einschlägiger Fälle zeigt, der Schluß gezogen werden, daß kein ernstgemeinter Suizidversuch vorlag.

Während Suizidhandlungen bei Kindern oft impulsiv, aus der Situation heraus und ohne längere Planung erfolgen, ist dies bei Jugendlichen häufig anders. Zwar existieren auch in der Adoleszenz impulsartige Suizidhandlungen, jedoch ist der Suizidversuch bei den meisten Jugendlichen der Endpunkt einer länger bestehenden Krisen- oder Konfliktsituation und wäre bei bei retrospektiver Betrachtung in vielen Fällen vorauszusehen gewesen. Vorstadien eines Suizidversuchs wurden von Ringel (1953) unter dem Begriff des *„präsuizidalen Syndroms"* zusammengefaßt. Dieses ist durch drei Merkmale gekennzeichnet:

1. *Einengung des gesamten seelischen Lebensbereiches* (situative Einengung, Einengung der persönlichen Interessen, Einengung der Wertwelt): Diese Einengung drückt sich häufig aus in Kontaktscheu, der Vermeidung früher beliebter Situationen, dem Aufgeben von Interessen, Initiativelosigkeit, der verzerrten Wahrnehmung bzw. Interpretation von Ereignissen, im Abbrechen zwischenmenschlicher Beziehungen und im Gefühl der Einsamkeit und des absoluten Unverstandenseins. Die Einengung der Wertwelt zeigt sich häufig in der Ablehnung früher überzeugt vertretener Wertvorstellungen und Aktivitäten sowie einer nihilistischen Grundhaltung. Häufig finden sich entsprechende Aufzeichnungen in Tagebüchern oder Abschiedsbriefen.
2. *Aggressionshemmung nach außen und Richtung der Aggressivität gegen die eigene Person:* Mit der allgemeinen Einengung und der Abwendung von der Umwelt fehlt den Jugendlichen häufig das Projektionsfeld für ihre Aggressionen, die sie nunmehr gegen die eigene Person richten, meist in Form von aggressiven Phantasien, gelegentlich aber auch in selbstverletzenden Handlungen ohne eigentliche Tötungsabsicht.
3. *Todeswünsche und Selbstmordphantasien:* Selbstmordphantasien sind in der Adoleszenz überaus häufig. Man findet sie zu irgendeinem Zeitpunkt bei etwa 50% aller Jugendlichen. Im Rahmen des präsuizidalen Syndroms werden die Selbstmordphantasien aber sehr konkret und nehmen im Denken des jeweiligen Jugendlichen (auch zeitlich gesehen) einen hohen Stellenwert ein.

Nach Poustka (1985) läßt sich die *Entwicklung einer Selbstmordhandlung* aus dem Präsuizidalen heraus wie folgt zusammenfassen: intensive, langdauernde Traumatisierung → neurotische Lebensgestaltung (Gehemmtheit, Kontaktstörung, Egozentrizität) → Krise (durch äußere Ereignisse, psychische Erkrankungen) → Einengung (situativ, dynamisch, hinsichtlich der zwischenmenschlichen Beziehungen, der Wertwelt) mit Verringerung des Selbstwertgefühls, mangelnde Beziehung zu Werten, subjektive Vorstellungen → Aggressionsumkehr → Selbstmordphantasien → Selbstmordhandlung.

Nach Löchel (1983) läßt sich das präsuizidale Syndrom bei Kindern und Jugendlichen über die bislang referierten Kriterien hinaus wie folgt spezifizieren:

- Es lassen sich sehr konkrete Vorstellungen über die Durchführung des Suizids feststellen.
- Es finden sich Suizidgedanken in der Anamnese.
- Häufig sind dysphorische Verstimmungen. Die Jugendlichen sind traurig, fühlen sich gekränkt, niedergeschlagen und sind moros verstimmt.
- Es treten psychosomatische Störungen wie Schlaflosigkeit, Veränderung des Eßverhaltens, Müdigkeit und vegetative Irritationen auf.

Von eigener Dynamik sind *Suizidalhandlungen in der Klinik*, insbesondere dann, wenn der Suizid gelingt. Nicht immer läßt sich dies vermeiden, jedoch gibt es einige Regeln, die auch angesichts vielfältiger Liberalisierungsbewegungen eingehalten werden müssen:

- Suizidale Jugendliche müssen sorgfältig betreut und beobachtet weren.
- Sie dürfen in der Phase der akuten Suizidgefährdung keinen Alleinausgang haben.
- Die Beurteilung der Suizidgefährdung darf nicht Unerfahrenen anvertraut werden oder

gar einem Team, in dem die persönliche Verantwortung verdünnt ist. Bewährt hat sich die Regel, daß in der Klinik die Suizidgefährdung jeweils nicht vom behandelnden Arzt allein, sondern nach Rücksprache mit dem zuständigen Oberarzt oder Chefarzt abgeschätzt wird.

– Das Personal muß im Umgang mit suizidalen Jugendlichen geschult sein und mit der Suizidproblematik weitgehend angstfrei und verantwortungsvoll umgehen können.

– Die Mitarbeiter der Klinik müssen in der Lage sein, die Spannung zwischen rechtlicher Verpflichtung nach Sicherheit und therapeutisch erwünschter Verantwortlichkeit für den Patienten auszuhalten.

Behandlungsphasen und Situationen mit gesteigerter Suizidanfälligkeit (z. B. Gefährdungsphasen im Rahmen einer antidepressiven Behandlung oder einer Psychotherapie) müssen bekannt sein und in die Suizidprophylaxe einbezogen werden.

24.3 Ätiologie und Genese

24.3.1 Genetische Faktoren

Eine genetisch bedingte Suizidneigung konnte bei zahlreichen Untersuchungen an Zwillingspaaren sowie der Analyse von Familien mit gehäuft vorkommenden Suizidhandlungen nicht nachgewiesen werden. Wohl aber führen familiär verbreitete Erkrankungen zu gehäuften Suiziden. Dies gilt insbesondere für endogenphasische Psychosen und Schizophrenien.

24.3.2 Familiäre Faktoren

In zahlreichen Familien finden sich gehäuft Suizidhandlungen. Zu ihrer Erklärung werden folgende Mechanismen angenommen:

– eine suggestive Wirkung des jeweiligen Vorbildes,
– ein Identifikationsmechanismus und
– eine genetische Disposition zu einer mit Suizidhandlungen gehäuft einhergehenden psychiatrischen Erkrankung (z. B. einer

endogenen Depression oder einer schizophrenen Psychose).

Diese seit längerem bekannten Mechanismen wurden in neueren kontrollierten Studien bestätigt. So konnten Tishler u. McKenry (1982) nachweisen, daß die Väter von jugendlichen Suizidanten gegenüber einer Kontrollgruppe häufiger an depressiven Verstimmungen litten, ein niedrigeres Selbstwertgefühl hatten und häufiger Alkohol tranken. Die Mütter der Suizidanten unterschieden sich von jenen einer Kontrollgruppe durch vermehrte Ängstlichkeit, häufigeres Vorkommen von Suizidgedanken und höheren Alkoholkonsum.

Zahlreiche Untersuchungen bringen Suizidhandlungen mit *Broken-home-Faktoren* in Verbindung. Die Angaben über solche Einflüsse in der Vorgeschichte jugendlicher Suizidanten schwankten je nach Stichprobe zwischen 11 und 70%.

Ein hohes Risiko für suizidale Handlungen stellen *psychische Störungen und Erkrankungen* dar. Je nach Ausgangsposition existieren hier unterschiedliche Zahlen. In einem kinder- und jugendpsychiatrischen Krankengut dominieren zwangsläufig die seelischen Erkrankungen, während sie bei einer unausgelesenen Schülerpopulation seltener sind (Lungershausen 1966). Das Suizidrisiko von Kindern und Jugendlichen steigt, wenn einer oder beide Elternteile an einer mit erhöhtem Suizidrisiko einhergehenden psychiatrischen Erkrankung (z. B. einer Depression oder einer schizophrenen Psychose) leiden. Noch größer ist das Risiko für eine suizidale Handlung, wenn das Kind oder der Jugendliche selbst einschlägig erkrankt ist. So konnte ermittelt werden, daß rund 40% aller Kinder und Jugendlichen mit endogenen Psychosen Suizidversuche begehen.

24.3.3 Psychosoziale Belastungsfaktoren

Wenngleich im Kindes- und Jugendalter wirtschaftliche Faktoren für die Auslösung suizidaler Handlungen eine geringere Rolle spielen, gibt es doch gerade in der Phase der Adoleszenz spezifische Faktoren, die Suizidhandlungen begünstigen können. Die unmittelbare Konfrontation mit der Gesellschaft, mit Normen, Anforderungen, Erwartungen, Gesetzen

Tabelle 24.**1** Suizidauslösende Faktoren bei 157 zwischen 1963 und 1973 bei stationär oder ambulant behandelten Patienten (10–18 Jahre) der Klinik für Kinder- und Jugendpsychiatrie der Philipps-Universität Marburg. (Die Prozentzahlen in der Spalte „Männlich" beziehen sich auf die männlichen Patienten [n = 57]; in der Spalte „Weiblich" sind die Prozentzahlen mit den absoluten Häufigkeiten identisch) (aus Remschmidt, H., T. Schwab: Acta paedopsychiat. 43 [1978] 204)

Motivation	Gesamtzahl (n = 157)	Männlich (n = 57)	Weiblich (n = 100)
Familienkonflikte	51 (32,6%)	20 (35,0%)	31
1. Einengung durch die Eltern	13 (8,3%)	5 (8,7%)	8
2. Liebesentzug durch die Eltern	13 (8,3%)	9 (15,9%)	4
3. Disharmonie in der Familie	25 (16,0%)	6 (10,6%)	19
Schulschwierigkeiten/berufliche Konflikte:	18 (11,5%)	7 (12,3%)	11
1. Schulängste	9 (5,7%)	3 (5,3%)	6
2. berufliche Schwierigkeiten	9 (5,7%)	4 (7,1%)	5
Partnerverlust (Liebeskonflikt)	25 (16,0%)	5 (8,7%)	20
Sexuelle Konflikte	11 (7,0%)	3 (5,3%)	8
Entwicklungskrise	14 (8,9%)	8 (14,2%)	6
Psychische Erkrankungen	6 (3,8%)	3 (5,3%)	3
Sonstige Konflikte:	32 (20,4%)	11 (19,0%)	21
1. Angst vor Heimeinweisung	4 (2,5%)	1 (1,8%)	3
2. Angst vor Strafe	4 (2,5%)	4 (7,1%)	0
3. Nicht einzuordnen bzw. unbekannt	24 (15,3%)	6 (10,6%)	18

und Institutionen führt bei Jugendlichen häufig zu Konflikten. In diesen Fällen können derartige soziale Faktoren und Belastungen einen entscheidenden Einfluß auf die Suizidhandlung nehmen, wie dies von verschiedenen Autoren anhand der Freizeitprobleme Jugendlicher, anhand der Schulprobleme und anhand von Studienschwierigkeiten für Studenten beschrieben wurde.

Betrachtet man unter dieser Perspektive die Suizidmotive im einzelnen, so stehen Familienkonflikte, schulische bzw. berufliche Schwierigkeiten, Partnerschafts- und sexuelle Konflikte (bei älteren Jugendlichen) und psychiatrische Erkrankungen als suizidauslösende Faktoren im Vordergrund. Diese Verhältnisse sind anhand einer eigenen Untersuchung (Remschmidt u. Schwab 1978) in Tab. 24.**1** dargestellt. Familienkonflikte stehen als suizidauslösende Faktoren an der Spitze, gefolgt von sonstigen Konflikten (z. B. Angst vor Strafe, Angst vor Heimeinweisung) und Partnerschaftskonflikten. Unter bestimmten Bedingungen kann ein vorausgegangener Suizidversuch prädisponierend für weitere sein.

24.4 Therapie

24.4.1 Akutphase und Krisenintervention

Die Akutphase nach einem Suizidversuch spielt sich in der Regel in Kinderkliniken, Medizinischen Kliniken oder Allgemeinkrankenhäusern ab. Zunächst dominiert notwendigerweise die somatische Behandlung. Es ist aber von größter Bedeutung, daß bereits unmittelbar nach der Akutphase eine kinder- und jugendpsychiatrische bzw. psychotherapeutische Behandlung beginnt. Erfahrungen haben gezeigt, daß sowohl das Kind bzw. der Jugendliche als auch seine Familie unmittelbar nach der „Rückkehr ins Leben" in einer emotional sehr empfänglichen Situation ist, die zunächst eine klare Diagnostik über die Ursachen und die Dynamik des Suizidgeschehens ermöglicht und auch Gelegenheit gibt, erste Behandlungsmaßnahmen mit dem Kind und seiner Familie einzuleiten.

Insofern sollte der Kinder- und Jugendpsychiater im Idealfall auch auf Intensivstationen und unmittelbar nach Behebung der akuten Lebensgefahr anwesend sein. Ein derartiges Vorgehen läßt sich am besten im Rahmen von interdisziplinären Kriseninterventionszentren, die von der Deutschen Gesellschaft für Selbstmordverhütung seit langem gefordert werden, realisieren. An einigen Orten existieren sie bereits, selten jedoch für Jugendliche.

24.4.2 Stationäre oder ambulante Therapie

Bei lebensbedrohlichen Ereignissen ist selbstverständlich eine *stationäre Behandlung* erforderlich. Sie dient *auch* dazu, das Kind oder den Jugendlichen vor seinen Suizidimpulsen zu bewahren. Jeder suizidgefährdete Patient hat ein Anrecht darauf, vor seinen Suizidhandlungen geschützt zu werden. Aber auch ohne Vorhandensein einer lebensbedrohlichen Situation sollten suizidal gefährdete Jugendliche stationär aufgenommen werden, wenn folgende *Kriterien* erfüllt sind (Kirstein u. Mitarb. 1975):

- Vorliegen eines genauen Suizidplanes;
- ernsthafte Suizidversuche in der Vorgeschichte;
- Suizidgedanken und -phantasien oder Suizidversuche im Zusammenhang mit Psychosen oder wahnhaften Episoden;
- Vorliegen einer anderen psychiatrischen Erkrankung mit erhöhtem Suizidrisiko und Suiziddrohungen (z.B. endogene Depression, Drogenabhängigkeit);
- Wunsch des Patienten, stationär aufgenommen zu werden;
- persistierende Äußerungen von Suizidgedanken ohne Akzeptierung anderer Alternativen (ausweglose Krisensituation).

Da viele Kinder und Jugendliche nicht endgültig aus dem Leben scheiden wollen, sondern vielfach nur aktuellen Krisen und Belastungssituationen nicht gewachsen sind und die Suizidhandlungen nicht selten den Charakter einer parasuizidalen Pause haben, sind die Erfolge stationärer Maßnahmen und engmaschiger ambulanter Nachbetreuung im allgemeinen günstig.

24.4.3 Individuelle Maßnahmen

Schwerpunkt der Therapie ist die individuelle Behandlung. Wie bei jeder Psychotherapie ist das Aufbauen einer *Vertrauensbeziehung* zwischen dem Patienten und dem Therapeuten die wichtigste Aufgabe. Sie ist vielleicht beim Suizidgefährdeten noch wichtiger als bei anderen Patientengruppen, weil die Folgen schwerwiegender sein können. Eine gute Vertrauensbeziehung ist das beste Instrument der Suizidprophylaxe. Ist sie einmal erreicht, so kann sie genutzt werden, um Suizidgefährdungen abzufangen, indem mit dem Patienten fest und eindringlich vereinbart wird, daß er sich bei Auftreten von Suizidimpulsen unmittelbar (auch telefonisch) an den Therapeuten wenden soll. Wenn ein solcher Anruf überhaupt erfolgt, so ist die Krise vielfach schon behoben. Die imperative Aufforderung, unmittelbar zum Gespräch zu kommen, ist der nächste Schritt, und das Gespräch beseitigt vielfach auch die unmittelbare Gefahr.

Die Individualtherapie muß im Jugendalter auf die ganz spezifische Konfliktlage Bezug nehmen, wobei wir drei *Phasen* unterscheiden können (Moss u. Hamilton 1957):

1. *akute Phase:* In ihr kommt es darauf an, dem Kind oder Jugendlichen *Sicherheit vor seinen selbstdestruktiven Impulsen* zu verschaffen. Vielfach ist hierzu der sichere Rahmen einer entsprechenden Station erforderlich. Im Laufe der Behandlung gilt es, mit dem Patienten *Bewältigungsmechanismen* zu erarbeiten, oft gemeinsam mit anderen Jugendlichen. Man muß sich dabei vor Augen halten, daß das Kind bzw. der Jugendliche seinen autodestruktiven Impulsen ambivalent gegenübersteht und daß diese Ambivalenz längere Zeit bestehen kann. In dieser Akutphase spielen neben der Psychotherapie auch andere Behandlungsmaßnahmen wie medikamentöse Behandlung, Beschäftigungstherapie und kreative Aktivitäten eine große Rolle. Sie haben alle das Ziel, Vereinsamung und Vereinzelung abzubauen und eine therapeutische Beziehung aufzubauen.
2. *Phase der Konvaleszenz:* In diesem Stadium, das sich ebenfalls noch in der Klinik vollzieht, hat sich der Patient an die Bedingungen der Klinik angepaßt. Er zeigt in der

Regel eine adäquate Affektlage und ist bemüht, zu einer Klärung seiner selbstdestruktiven Impulse beizutragen. Im günstigen Falle hat sich bereits eine gute Beziehung zum Therapeuten hergestellt. Gleichwohl ist die Gefahrensituation noch nicht behoben. Suizidgedanken, -phantasien und -impulse liegen oft noch gleichsam unterschwellig bereit und können leicht aktiviert werden. Die Beziehung zum Therapeuten, auf den ersten Blick zunächst tragfähig, ist vielfach noch fragil. In dieser Phase wird der Patient meist aus der Klinik entlassen.

3. *Phase der Rückbildung:* Nach der Entlassung aus der Klinik wird in der Regel eine engmaschige *ambulante Nachbetreuung* erforderlich. Denn häufig erfolgt unmittelbar nach der Entlassung eine *Reaktivierung der suizidalen Impulse.* Dies gilt sowohl für Erwachsene als auch für Jugendliche, weniger für Kinder. Diese Reaktivierung, die nicht zu einem erneuten Suizidversuch führen muß, äußert sich oft in Form von Suizidgedanken und Suizidphantasien bis zur konkreten Durchführungsphantasie. Bei Kindern und Jugendlichen ist entscheidend, daß das häusliche Milieu bzw. die gewohnte Umgebung auf die Rückkehr des Patienten hinreichend vorbereitet ist. Dazu gehören: Veränderung der suizidauslösenden Bedingungen, sofern diese im Milieu vorhanden waren; verständnisvolle Begegnung mit dem suizidgefährdeten Kind; Vermeidung einer moralisierenden Betrachtungsweise; Abstandnehmen von Schuldvorwürfen oder persönlichem Gekränktsein; Überwindung der vor der Verübung der Suizidhandlung meist bestehenden persönlichen Isolierung des Patienten und begleitende Einbeziehung der Umgebung parallel zur Einzeltherapie des Kindes oder des Jugendlichen.

Die neben der individuellen Psychotherapie durchzuführenden Maßnahmen richten sich nach der zugrundeliegenden Störung (z.B. medikamentöse Therapie bei einer Schizophrenie oder einer endogenen Depression). Sie sollten stets das familiäre und schulische bzw. berufliche Umfeld des Patienten berücksichtigen.

24.4.4 Familienbezogene Maßnahmen

Darunter verstehen wir solche Maßnahmen, die den Schwerpunkt der Intervention auf eine Modifikation der familiären Bedingungen legen. Im Kindes- und Jugendalter steht dieser Aspekt im Vordergrund, sowohl aus rechtlichen Gründen als auch aus Gründen der Effektivität. Auch hier können wir *drei Phasen* unterscheiden:

1. die *Akutphase*, in der es darauf ankommt, in einer Zeit maximaler Betroffenheit das Familiengefüge und etwaige pathologische Bedingungen diagnostisch zu klären und einen gangbaren Weg in der gemeinsamen Behandlung zu finden. Dies sollte schon zu dem Zeitpunkt geschehen, zu dem ein lebensbedrohlicher Zustand noch besteht oder gerade behoben ist.

2. *Während des stationären Aufenthaltes* des Kindes wird die Art der Einbeziehung der Familie endgültig festgelegt (z.B. eine begleitende Beratung, eine kurzfristige fokale Familientherapie oder eine längerfristige Behandlung). Zugleich werden alle Maßnahmen festgelegt, die nach der Entlassung erfolgen sollen. Wesentlich ist dabei der lückenlose Übergang in die ambulante Nachbetreuung und die Vorsorge für eine Reintegration des Patienten in seine gewohnte Umgebung. Viele Rezidive haben ihre Ursache darin, daß dieser Übergang nicht angemessen bewältigt wird.

3. *Während der ambulanten Nachbetreuung*: Nach der Entlassung läßt die Motivation zur Zusammenarbeit in den Familien oft nach. Dies geschieht besonders dann, wenn das Kind oder der Jugendliche in seinem Verhalten wieder „normal" erscheint. Angesichts der Rezidivquote, die rund 20−25% aller Suizidversuche beträgt, wobei ein tödlicher Ausgang in 8−10% der Fälle vorkommt, ist diese Phase von allergrößter Bedeutung. Es ist wichtig, daß man, ohne Panik zu erzeugen, die Eltern auf diese Tatsache hinweist und sie zur weiteren Kooperation gewinnt.

Neben den familienbezogenen Ansätzen haben sich verschiedene Methoden der *Gruppentherapie* bewährt, weil sie gerade Jugendliche vielfach aus ihrer Vereinzelung herausholen und ihnen das Gefühl vermitteln, mit ihrer

Problemlage nicht allein zu sein. Auf die Gefahr des Modellernens in Gruppensituationen mit suizidalen Jugendlichen haben Nissen u. Trott (1989) hingewiesen. Ein erfahrener Gruppentherapeut kann diese Gefahr jedoch abschätzen.

24.4.5 Institutionelle Maßnahmen

Die große Bedeutung der Suizidproblematik hat zu verschiedenen Einrichtungen geführt, die sich der Suizidprophylaxe widmen. Zu erwähnen sind insbesondere die Telefonseelsorge, ein Sorgentelefon für Kinder und Jugendliche und Kinderschutzzentren für gefährdete Kinder und Jugendliche.

24.5 Prävention

Präventive Maßnahmen können die wirksamsten sein, sind aber in der Durchführung die schwierigsten. Viele wissenschaftliche Erkenntnisse über Genese, Dynamik und Verlauf suizidaler Handlungen sind noch nicht in präventive Maßnahmen einbezogen.
Alle Formen der Suizidprävention setzen sich folgende *Ziele* (WHO 1968):
- Prävention des tödlichen Ausgangs suizidaler Handlungen;
- Prävention der Wiederholung suizidaler Handlungen (Rezidivprophylaxe);
- Verhinderung des ersten Suizidversuchs;
- Prophylaxe gegenüber Suizidgedanken und Suizidwünschen.

24.5.1 Primäre Prävention

Sie befaßt sich mit der Eliminierung oder Modifikation derjenigen Bedingungen, die das Risiko für eine suizidale Handlung erhöhen. Es sind dies:
- verschiedene psychiatrische Erkrankungen (z. B. Schizophrenien, endogene Depressionen, manche neurotische Störungen, Adoleszentenkrisen),
- besondere Belastungsmomente (z. B. Deprivationserlebnisse in früher Kindheit, belastende Familienverhältnisse, belastende Ereignisse vor dem Suizidversuch, besondere Situationen wie z. B. Untersuchungshaft, Gefängnisaufenthalt, ungünstiges familiäres Vorbild),

- allgemeine soziale Belastungsbedingungen in Familie, Schule und Beruf.

Diese Bedingungen können durch Maßnahmen der primären Prävention nicht beseitigt werden. Wohl aber ist es möglich und realistisch, die unmittelbaren Anzeichen eines angekündigten Suizidversuches besser und rascher zu erkennen. Damit ist das *präsuizidale Syndrom* gemeint, das auch bei Jugendlichen, ja sogar bei Kindern, schon existiert. Häufig sprechen Jugendliche darüber, sich das Leben nehmen zu wollen, besonders wenn Suizidäußerungen oder Suizidversuche in der Familie bereits vorgekommen sind. Oft sind Eltern erstaunt, wenn ihre Kinder solche Äußerungen von sich geben, und realisieren nicht, daß sie selbst Vorbilder gewesen sein können. Grundsätzlich muß jede Suiziddrohung und Suizidankündigung ernstgenommen werden. Die Unterscheidung zwischen ernstgemeinten und nicht ernstgemeinten Suizidversuchen ist nach heutigen Erkenntnissen nicht sinnvoll. Zweifellos gibt es auch Suizidversuche mit deutlicher Appelltendenz oder als gezielt eingesetztes Druckmittel. Derartige Varianten sollten aber nicht zur Grundlage von Klassifikationen dienen.

24.5.2 Sekundäre Prävention

Sie erstreckt sich in erster Linie unmittelbar auf die Verhinderung von suizidalen Handlungen. Sie ist keine rein ärztliche Aufgabe, sondern ein interdisziplinäres Anliegen. Hier hat sich gezeigt, daß Kriseninterventionszentren, Telefonseelsorge und interdisziplinär besetzte Suizid-Präventionszentren wirksam sind und die Suizidraten in gewissem Umfange senken können. Zumindest ist dies für die Organisation der Samariter in England belegt. Allerdings sind allen Präventionsmaßnahmen Grenzen gesetzt. Es existieren mehrere Evaluationsuntersuchungen, deren Ergebnisse langfristig nicht überzeugend sind.

24.5.3 Tertiäre Prävention (Rückfall-Prophylaxe)

Mit Hilfe dieser Maßnahmen will man die Wiederholung einer Suizidhandlung verhindern. Auch auf diesem Gebiete haben sich

Suizidsprechstunden und Ambulanzen, insbesondere aber der Kontakt zu *einem* Therapeuten, bewährt, ferner die Telefonseelsorge und andere Dienste, die rund um die Uhr erreichbar sind.

Die tertiäre Prävention hat den Vorteil, daß die Klientel bekannt ist, aber auch den Nachteil, daß es sich um eine hochgefährdete Gruppe handelt. Aufgabe der tertiären Prävention ist also nicht, Risikogruppen zu definieren, wie dies die primäre Prävention tut, sondern alle Anstrengungen zu unternehmen, um eine bereits identifizierte und gefährdete Gruppe von Jugendlichen vor erneuten Suizidhandlungen zu bewahren.

Die *Maßnahmen* hierzu sind schlicht, aber oft schwer zu realisieren:

- ständiges Aufrechterhalten eines therapeutischen Kontaktes;
- Kooperation mit der Familie bzw. der Umgebung des gefährdeten Adoleszenten;
- feste Abmachungen mit den Patienten, im Falle ernsthafter Suizidimpulse sofort anzurufen oder den Therapeuten aufzusuchen;
- Schaffung einer Behandlungskette unmittelbar nach dem ersten Suizidversuch;
- sorgfältige Planung des Überganges von der stationären in die ambulante Behandlung;
- Vorbereitung der Familie und der Umgebung auf die Reintegration des Patienten nach der Krankenhausentlassung und
- Behandlung einer etwaigen Grundkrankheit oder Beseitigung von Konflikten, die zum Suizidversuch geführt haben.

24.6 Literatur

American Psychiatric Association (APA): Diagnostic and Statistical Manual of Mental Disorders, 3rd ed., revised (DSM-III-R). APA, Washington 1987 (dtsch. Bearb. von Wittchen, H.-U., H. Saß, M. Zaudig, K. Koehler: Diagnostisches und statistisches Manual psychischer Störungen [DSM-III-R]. Beltz, Weinheim 1989)

Jochmus, I., E. Förster: Suizid bei Kindern und Jugendlichen. Enke, Stuttgart 1983 (Klinische Psychologie und Psychopathologie, Bd. 24)

Kirstein, L., B. Prusoff, M. Weissman, D. M. Dressler: Utilization review of treatment for suicide attempters. American Journal of Psychiatry 132 (1975) 22−27

Löchel, M.: Die präsuizidale Symptomatik bei Kindern und Jugendlichen – ein Beitrag zur Früherkennung der Selbstmordgefährdung. In Jochmus, I., E. Förster: Suizid bei Kindern und Jugendlichen. Enke, Stuttgart 1983

Lungershausen, E.: Suizide und Suizidversuche bei Schülern. Zeitschrift für Präventivmedizin 11 (1966) 414−433

Moss, L. M., D. M. Hamilton: Psychotherapy of the suicidal patient. In Shneidman, E. S., N. L. Farberow: Clues to Suicide. McGraw-Hill, New York 1957

Nissen, G., G.-E. Trott: Suizidales Verhalten von Kindern und Jugendlichen. Deutsches Ärzteblatt 86 (1989) 3787−3793

Poustka, F.: Suizide und Suizidversuche im Kindes- und Jugendalter. In Remschmidt, H., M. H. Schmidt: Kinder- und Jugendpsychiatrie in Klinik und Praxis, Bd. III. Thieme, Stuttgart 1985

Remschmidt, H.: Suizidhandlungen im Kindes- und Jugendalter. Therapie und Prävention. In Jochmus, J., E. Förster: Suizid bei Kindern und Jugendlichen. Enke, Stuttgart 1983

Remschmidt, H., M. Schmidt (unter Mitarbeit von C. Klicpera): Multiaxiales Klassifikationsschema für psychiatrische Erkrankungen im Kindes- und Jugendalter nach Rutter, Shaffer und Sturge. Mit einem synoptischen Vergleich zum DSM-III, 2. Aufl. Huber, Bern 1986

Remschmidt, H., T. Schwab: Suizidversuche im Kindes- und Jugendalter. Acta paedopsychiatrica 43 (1978) 197−208

Ringel, E.: Der Selbstmord. Abschluß einer krankhaften psychischen Entwicklung. Eine Untersuchung an 745 geretteten Selbstmördern, 4. Aufl. Fachbuchhandlung f. Psychologie, Frankfurt 1985 (Reprints Psychologie, Bd. 19) (1. Aufl. Maudrich, Wien 1953: Wiener Beiträge zur Psychiatrie 3)

Rutter, M., P. Graham, O. F. D. Chadwick, W. Yule: Adolescent turmoil: fact or fiction? Journal of Child Psychology and Psychiatry 17 (1976) 35−56

Schmidtke, A.: Zur Entwicklung der Häufigkeit suizidaler Handlungen im Kindes- und Jugendalter in der Bundesrepublik Deutschland 1950−1981. Suicidprophylaxe 11 (1984) 45−79

Shaffer, D.: Diagnostic considerations in suicidal behavior in children and adolescents. Journal of the American Academy of Child Psychiatry 21 (1982) 414−416

Stutte, H.: Thersites-Komplex bei Jugendlichen: Hautaffektionen des Gesichts als Ursache. Deutsches Ärzteblatt 68 (1971) 71−72

Tishler, C. L., P. C. McKenry: Parental negative self and adolescent suicide attempts. Journal of the American Academy of Child Psychiatry 21 (1982) 404−408

World Health Organization (WHO): World Health Statistics Annals. WHO, Geneva 1968

World Health Organization (WHO): International Classification of Diseases, 9th ed. (ICD-9). WHO, Geneva 1978

World Health Organization (WHO): Tenth Revision of the International Classification of Diseases [ICD-10], Chapter V (F): Mental and Behavioural Disorders (including disorders of psychological development). Clinical Descriptions and Diagnostic Guidelines. WHO, Geneva 1991. (Dtsch.: Dilling, H., W. Mombour, M.H. Schmidt: Internationale Klassifikation psychischer Störungen. ICD-10, Kapitel V [F]. Klinisch-diagnostische Leitlinien. Weltgesundheitsorganisation. Huber, Bern 1991.)

25. Drogenmißbrauch und Sucht

25.1 Definition und Klassifikation

Definition: Unter *Mißbrauch* verstehen wir die nicht sachgerechte oder über das sachgerechte Maß hinausgehende Anwendung von Arznei- oder Genußmitteln. Früher wurde überwiegend der Begriff *Sucht* verwandt und definiert als Zustand periodischer oder chronischer Vergiftung, der durch den wiederholten Genuß eines natürlichen oder synthetischen Arzneimittels hervorgerufen wird und schädlich für den Einzelnen oder (und) die Gesellschaft ist (WHO-Definition). Zur Sucht gehören:

– übermäßiges Verlangen nach dem Suchtmittel,
– eine Tendenz zur Erhöhung der Dosis,
– psychische und physische Abhängigkeit vom Suchtmittel und
– Entziehungserscheinungen nach Absetzen des Mittels.

Die Auswirkungen mancher Rausch-, Betäubungs- und Aufputschmittel lassen sich jedoch nicht unter dieser Definition subsumieren. Deshalb wurde von der *WHO* 1965 der Begriff der *Drogenabhängigkeit* geprägt, der nicht mehr Allgemeingültigkeit für alle Mittel anstrebt, sondern in der Definition die charakteristische Wirkungsweise der jeweiligen chemischen Substanz berücksichtigt. Unter Drogenabhängigkeit versteht man die psychische und/oder physische Abhängigkeit nach periodischer oder chronischer Anwendung einer Droge. Die Abhängigkeit kann demnach nur physisch oder nur psychisch oder psychisch *und* physisch sein. Ebenso können Entziehungserscheinungen bei manchen Drogen auftreten, bei anderen nicht. Auch die Tendenz zur Dosiserhöhung kann vorhanden oder nicht vorhanden sein. Diese Auswirkungen differieren, je nachdem, welche Substanz eingenommen wird. Deshalb wird nach dem Vorschlag der WHO zusammen mit dem Begriff der Drogenabhängigkeit stets der jeweilige *Typus der Abhängigkeit* angegeben, der sich an den Eigenschaften der eingenommenen Substanz orientiert.

In jüngster Zeit wurde der Begriff der Sucht in unzulässiger Weise ausgeweitet, indem man verschiedene „Verhaltensexzesse" unter den Suchtbegriff subsumiert hat (z. B. Eßsucht, Magersucht, Spielsucht, Arbeitssucht). Bei diesen Verhaltensexzessen handelt es sich aber nicht um Abhängigkeiten von einem Stoff, der in den Körper eingeführt wird, sondern, wenn überhaupt, um nicht stoffgebundene Abhängigkeiten, die mit der Drogenabhängigkeit nicht gleichzusetzen sind.

Klassifikation: Im *MAS* werden Abhängigkeitserkrankungen unter den Ziffern 303–305.9 klassifiziert, wobei im Glossar entsprechende Definitionen enthalten sind. Im *DSM-III-R* erscheinen die Abhängigkeitserkrankungen unter der Überschrift „Störungen durch psychotrope Substanzen". Für die Kodierung der einzelnen Formen der Abhängigkeit wird außerdem eine fünfstufige Skala angeboten von der leichten über die mittlere und schwere Abhängigkeit bis zur partiellen und vollen Remission. Zum Beispiel besteht eine schwere Abhängigkeit, wenn viele Symptome zusätzlich zu denen vorliegen, die zur Diagnosestellung erforderlich sind, wobei der Patient durch seine Symptomatik in seiner beruflichen Leistungsfähigkeit und den üblichen sozialen Aktivitäten oder Beziehungen deutlich beeinträchtigt ist. Eine Vollremission hingegen wird dann angenommen, wenn kein Gebrauch der Substanz mehr vorliegt und entsprechende Symptome in den letzten Monaten nicht zu beobachten waren. Das DSM-III-R unterscheidet bei jeder Substanzklasse zwischen Substanz*mißbrauch* und Substanz*abhängigkeit* und gibt für beide jeweils entsprechende Kriterien an.

Im DSM-III-R (S. 216) ist der *Mißbrauch* psychotroper Substanzen wie folgt definiert:

A. „Ein unangepaßtes Konsummuster psychotroper Substanzen, bestehend aus wenigstens einem der folgenden Kriterien:
  1. Fortgesetzter Gebrauch trotz des Wissens um ein ständiges oder wiederholtes soziales, berufliches, psychisches oder körperliches Problem, das durch den Gebrauch der psychotropen Substanz verursacht oder verstärkt wird.
  2. Wiederholter Gebrauch in Situationen, in denen der Gebrauch eine körperliche Gefährdung darstellt (z. B. Alkohol am Steuer).

B. Einige Symptome der Störung bestehen seit mindestens einem Monat oder sind über eine längere
Zeit hinweg wiederholt aufgetreten.

C. Die Kriterien für eine Abhängigkeit von der psychotropen Substanz wurden zu keinem Zeitpunkt
erfüllt."

Für die Diagnose einer *Abhängigkeit* werden
mindestens *drei* der folgenden Kriterien gefordert, wobei einige Symptome seit mindestens
einem Monat bestehen oder über längere Zeit
wiederholt aufgetreten sein müssen (nach
DSM-III-R, S. 214f.):

1. Die Substanz wird häufig in größeren Mengen
oder länger als beabsichtigt eingenommen.
2. Anhaltender Wunsch oder ein oder mehrere erfolglose Versuche, den Substanzgebrauch zu verringern oder zu kontrollieren.
3. Viel Zeit für Aktivitäten, um die Substanz zu be-
schaffen (z. B. Diebstahl), sie zu sich zu nehmen
(z. B. Kettenrauchen) oder sich von ihren Wirkungen zu erholen.
4. Häufiges Auftreten von Intoxikations- oder Ent-
zugssymptomen, wenn eigentlich die Erfüllung
wichtiger Verpflichtungen bei der Arbeit, in der
Schule und zu Hause erwartet wird oder wenn
die Einnahme einer Substanz zur körperlichen
Gefährdung führt (z. B. Alkohol am Steuer).
5. Wichtige soziale, berufliche oder Freizeitaktivitäten werden aufgrund des Substanzmißbrauchs
aufgegeben oder eingeschränkt.
6. Fortgesetzter Substanzmißbrauch trotz Kenntnis
eines anhaltenden oder wiederkehrenden sozialen, psychischen oder körperlichen Problems,
das durch den Substanzmißbrauch verursacht
oder verstärkt wurde.
7. Ausgeprägte Toleranzentwicklung: Verlangen
nach ausgeprägter Dosissteigerung (d. h. wenigstens 50% Dosissteigerung), um einen Intoxika-
tionszustand oder erwünschten Effekt herbeizuführen, oder eine deutlich verminderte Wirkung
bei fortgesetzter Einnahme derselben Dosis.
Beachte: Die folgenden Kriterien sind nicht unbedingt auf Cannabis, Halluzinogene oder Phencycli-
din (PCP) anwendbar:
8. Charakteristische Entzugssymptome.
9. Häufige Einnahme der Substanz, um Entzugssymptome zu bekämpfen oder zu vermeiden.

In der *ICD-10* werden Drogenmißbrauch und
Sucht unter der Bezeichnung „Psychische und
Verhaltensstörungen durch psychotrope Sub-
stanzen" (F 1) zusammengefaßt.

Nach dem Typus der Abhängigkeit werden unterschieden:
– Störungen durch Alkohol (F 10)

– Störungen durch Opioide (F 11)
– Störungen durch Cannabinoide (F 12)
– Störungen durch Sedativa oder Hypnotika
(F 13)
– Störungen durch Kokain (F 14)
– Störungen durch andere Stimulantien, ein-
schließlich Koffein (F 15)
– Störungen durch Halluzinogene (F 16)
– Störungen durch Tabak (F 17)
– Störungen durch flüchtige Lösungsmittel
(F 18)
– Störungen durch multiplen Substanzge-
brauch und Konsum anderer psychotroper
Substanzen (F 19)

Werden mehrere Substanzen eingenommen,
wird die Diagnose möglichst nach dem wichtigsten Stoff oder der wichtigsten Stoffgruppe
gestellt, üblicherweise nach der Substanz, welche die gegenwärtige Störung hervorgerufen
hat. in Zweifelsfällen wird die am häufigsten
mißbrauchte Stoffgruppe kodiert. Die Kodierung F 19 ist nur zu wählen bei chaotischer
oder wahlloser Substanzaufnahme oder wenn
Bestandteile verschiedener Substanzen vermischt sind. Der Mißbrauch von nicht psychotropen Substanzen (Laxantien, Aspirin usw.)
wird mit F 55 kodiert (Mißbrauch von Substanzen, die keine Abhängigkeit hervorrufen).

25.2 Epidemiologie

Es ist schwer, zuverlässige Angaben über die
Verbreitung von Drogenmißbrauch und Drogenabhängigkeit bei Kindern und Jugendlichen zu erhalten. Wie bei kaum einer anderen
Störungsart ist die Dunkelziffer überaus hoch.
Es lassen sich aber folgende Tendenzen feststellen: die Zahl der unter 21jährigen, die wegen mißbräuchlicher Verwendung von Sucht-
stoffen registriert worden sind, hat in den letzten Jahren etwa um das Vier- bis Fünffache zugenommen; Drogenmißbrauch und -abhängig-
keit war früher stärker auf die Großstädte
konzentriert, ist aber mittlerweile auch in
ländlichen Regionen verbreitet; es besteht ein
Trend dahingehend, daß Jugendliche und z. T.
auch Kinder vermehrt Alkohol zu sich nehmen
und organische Lösungsmittel schnüffeln, was
vor allem auf Kinder vom 10.–14. Lebensjahr
zutrifft.

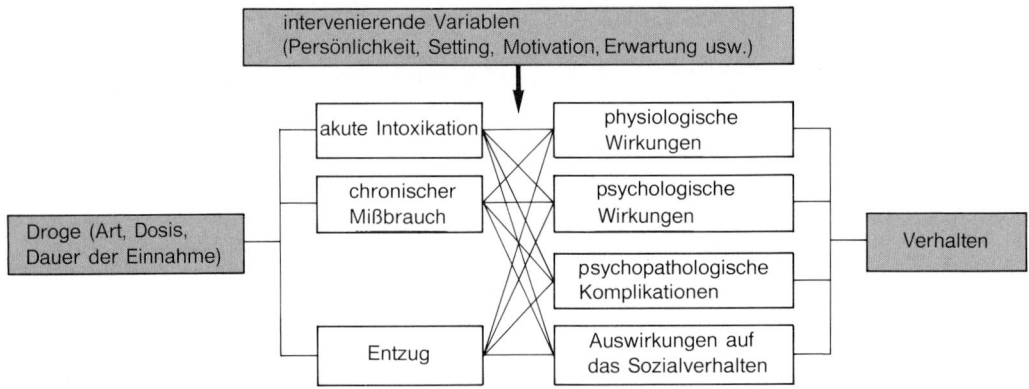

Abb. 25.**1**   Einige wichtige Faktoren im Zusammenhang mit Drogenwirkungen (nach Remschmidt 1975)

Nach Erhebungen in der Schweiz und in verschiedenen Orten der Bundesrepublik haben rund 20% der in Städten lebenden 14- bis 21jährigen Erfahrung mit Drogen, während es in ländlichen Regionen etwa 8–10% sind. Unter ihnen steht der Alkohol an erster Stelle, gefolgt von Schmerzmittel- und Cannabis-Abusus.

Drogenmißbrauch, Drogenabhängigkeit und Adoleszenz sind schon aus empirischen Gründen in engem Zusammenhang zu betrachten:

– Einmal ist die vorübergehende Einnahme von Drogen oder anderen Abhängigkeit erzeugenden Substanzen ein fast normgerechtes Verhalten im Jugendalter. Erhebungen in den USA, die sich allerdings nicht ohne weiteres auf Europa übertragen lassen, haben ergeben, daß rund 60% der 17- bis 18jährigen Marihuana probiert hatten (90% hatten Alkohol und 70% Zigaretten im Sinne eines Probierverhaltens erprobt) (Johnston u. Mitarb. 1982).
– Zum anderen erreicht im Alter von 18–21 Jahren sowohl die Verbreitung illegaler Drogen als auch der Genuß von Alkohol und Zigaretten einen Höhepunkt (Abelson u. Mitarb. 1977).

Nach einer Trendanalyse des Instituts für Jugendforschung (1980) hatten im Jahre 1979 20% der 14- bis 25jährigen illegale Drogen zu sich genommen (1973: 19%, 1976: 15%). 62% der Befragten hatten einen Alkoholrausch erlebt (1973: 60%, 1976: 58%). Rund die Hälfte trinkt mindestens einmal wöchentlich Bier,

rund 21% einmal wöchentlich Wein und rund 12% einmal wöchentlich Schnaps.

Dieses Muster des Konsums Abhängigkeit erzeugender Substanzen gilt, mit gewissen Auf- und Abwärtsbewegungen, für die meisten westeuropäischen Länder. Am höchsten liegt jeweils der Alkoholkonsum, gefolgt von Zigaretten- und Cannabis-Konsum, die übrigen Drogen nehmen einen geringeren Stellenwert ein.

25.3 Klinische Bilder (Typen der Drogenabhängigkeit)

Was die mittelbare und unmittelbare Auswirkung der Drogen betrifft, so können wir bei vielen Substanzen die akute Intoxikation vom chronischen Mißbrauch (mit oder ohne körperliche Abhängigkeit) und den Entzugserscheinungen unterscheiden. Die Drogenwirkung wiederum kann sich physiologisch und psychologisch, in psychopathologischen Komplikationen und im sozialen Verhalten manifestieren. Das als Endergebnis sichtbare Verhalten ist Resultat vieler Faktoren und auch von intervenierenden Variablen wie Persönlichkeit, Motivation, Erwartungen, psychischer Ausgangslage oder Setting abhängig. Dies gilt für alle Formen des Mißbrauchs und der Abhängigkeit (Abb. 25.**1**).

Wir konzentrieren unsere Ausführungen zu den Formen der Drogenabhängigkeit auf jene, die in der Adoleszenz eine wichtige Rolle spielen. Dabei wird nicht durchgehend der WHO-Klassifikation gefolgt.

25.3.1 Alkoholabhängigkeit

Die soziale Bedeutung des Alkoholismus ist überaus groß, wenn man an die zahlreichen Verkehrsunfälle denkt, die unter Alkoholeinfluß zustande kommen, an den Persönlichkeitsverfall der Alkoholiker, an Frühinvalidisierung, an das Milieu der Trinkerfamilien und seine Auswirkung auf die heranwachsenden Kinder.

Definition und Klassifikation

Es ist fraglich, ob die von der WHO vorgeschlagene Zusammenfassung der Alkohol- und der Barbituratabhängigkeit zum Barbiturat-Alkohol-Typ sinnvoll ist. Zwar sind Symptome und Abstinenzerscheinungen bei Abhängigkeit von diesen chemisch so unterschiedlichen Substanzen sehr ähnlich, jedoch gibt es hinsichtlich der Abhängigen z. T. beträchtliche psychologische und psychosoziale Unterschiede.

Das *DSM-III-R* unterscheidet wie allgemein beim Mißbrauch psychotroper Substanzen entsprechend zwischen Alkoholmißbrauch und Alkoholabhängigkeit. Für das Jugendalter erscheint diese Differenzierung zweckmäßig, weil eine regelrechte Abhängigkeit im Jugendalter seltener ist, der Alkoholmißbrauch jedoch ausgesprochen häufig.

Bei der *Alkoholabhängigkeit* liegen die klassischen Merkmale süchtigen Verhaltens vor. Sie ist im *MAS* wie folgt definiert:

„Ein psychischer, manchmal auch körperlicher Zustand, der durch Alkoholgenuß entsteht und durch Verhaltensweisen und andere Reaktionen charakterisiert ist, die immer den Drang einschließen, ständig und periodisch Alkohol zu sich zu nehmen, um dessen psychischen Effekt zu erleben. Manchmal soll damit auch das Mißbehagen bei fehlendem Alkoholgenuß vermieden werden. Toleranz kann vorliegen oder nicht."

Diese Definition umfaßt nicht unbedingt die Toleranzbildung, die in anderen Definitionen zur Abhängigkeit dazugehört (z. B. im DSM-III-R).

Epidemiologie

Die *Prävalenz* des Alkoholismus ist schwer festzustellen. Sie hängt u. a. von der Definition des Alkoholismus ab, einer entsprechenden Diagnosestellung und der Möglichkeit, eine Population sorgfältig zu untersuchen. Deshalb hat man „*Indikatoren*" für den Alkoholmißbrauch und die Alkoholabhängigkeit definiert wie z. B.: jährlicher Verbrauch alkoholischer Getränke pro Kopf der Bevölkerung, Abschätzung des Konsums von Alkoholmengen pro 100 000 Einwohner, wöchentlich konsumierte Menge verschiedener alkoholischer Getränke oder reinen Alkohols, Anzahl der erlebten Alkoholräusche pro Zeiteinheit.

Man versucht, aus dem Alkoholkonsum der Bevölkerung die Prozentsätze der Alkoholkonsumenten annähernd zu errechnen. In Europa steht nach verschiedenen Berechnungen die Bundesrepublik hinsichtlich des Alkoholkonsums an sechster Stelle nach Frankreich, Italien, Portugal, Spanien und Österreich (Feuerlein 1979). Der Pro-Kopf-Verbrauch von Alkohol hat in der Bundesrepublik nach einem Rückgang während des Zweiten Weltkrieges wieder erheblich zugenommen. 1979 wurden über 13 l reiner Alkohol jährlich pro Kopf der Bevölkerung konsumiert.

Alkoholismus ist die häufigste Form der Drogenabhängigkeit in unserem Kulturkreis. Von Jahr zu Jahr erhöht sich der Anteil der Frauen und der Jugendlichen. In der Bundesrepublik leben etwa 500 000–600 000 behandlungsbedürftige Alkoholiker.

Der erste Alkoholkonsum erfolgt meist mit 14–15 Jahren. Meist wird im Elternhaus mit dem Trinken begonnen, wobei Bier unter den Getränken an der Spitze steht. Am häufigsten wird bei festlichen Anlässen getrunken (73%), 29% der Bevölkerung trinken beim Fernsehen, 25% beim Abendessen, 8% bei der Arbeit (Feuerlein 1979).

Epidemiologische Untersuchungen bei Jugendlichen zeigen, daß der Drogenkontakt insgesamt nicht zugenommen hat, aber die Intensität des Drogen- und Alkoholkonsums. Schweizer Untersuchungen weisen auf einen immer früheren Beginn des Drogenkonsums hin, wobei besonders der Alkoholkonsum bei Jugendlichen stark zunahm.

Tabelle 25.**1** Alkoholräusche in Abhängigkeit vom Geschlecht im letzten Jahr vor der Befragung (absolute und prozentuale Häufigkeiten) (nach Hornung u. Mitarb. 1983)

Alkoholräusche	Geschlecht	
	männlich	weiblich
n = 1424	752	672
über 20	2,1%	3,2	0,9
11 – 20	1,6%	2,7	0,4
6 – 10	4,0%	6,0	1,8
3 – 5	10,6%	15,6	5,1
1 – 2	26,5%	31,3	21,1
Keinen	55,2%	41,4	70,7

(χ^2 = 141,2; df = 5; p <0,001)

Die Anzahl der erlebten Alkoholräusche hat sich als Indikator für die Schwere des Alkoholkonsums bzw. der Alkoholabhängigkeit bewährt (Sieber u. Angst 1981). In einer repräsentativen Erhebung an 15 500 15- bis 25jährigen Jugendlichen und jungen Erwachsenen im Stadtbereich Zürich (Hornung u. Mitarb. 1983) wurde der Konsum alkolischer Getränke anhand der Zahl der erlebten Alkoholräusche und der wöchentlich konsumierten Menge alkoholischer Getränke (z. B. Wein, Bier, Schnaps) erfaßt (Tab. 25.1). Rund 2% der Jugendlichen hatten über 20 Räusche im vorangegangenen Jahr erlebt, knapp 2% zwischen 11 und 20 und 4% zwischen 6 und 10. Es ergaben sich die bekannten Differenzen zwischen den Geschlechtern. Zwischen 3 und 5% der befragten Jugendlichen betrieben schweren Alkoholmißbrauch oder waren alkoholabhängig.

Klinische Bilder

Vom Alkohol kann man psychisch und physisch abhängig werden; meist kommt es zu einer Toleranzentwicklung und bei längerem Alkoholgenuß nach Absetzen zu Entziehungserscheinungen.

Alkoholmißbrauch und Alkoholabhängigkeit verlaufen in *Phasen*:

– In der *Prodromalphase* kommt es nach Alkoholgenuß zum Gefühl der Erleichterung, zur Abmilderung subjektiven Beeinträchtigtseins, aber auch zum Abnehmen der seelischen Belastbarkeit, zu Schuldgefühlen wegen des Trinkens und zum Einsetzen des Alkohols als „Problemlöser". Häufig schließt sich heimliches Trinken an, und all-

mählich entwickelt sich ein starkes Bedürfnis nach Alkoholgenuß.
– In der *kritischen Phase* sind die ersten sozialen Auswirkungen festzustellen: Kinder und Jugendliche schwänzen die Schule bzw. verlassen ihren Arbeitsplatz, sind häufig aggressiv, verlieren vorher vorhandene Interessen, entwickeln sich aus ihrer Familie oder sonstigen Umgebung heraus, finden neue Freunde unter „Gleichgesinnten", nehmen zu ungewöhnlichen Zeiten Alkohol zu sich (z. B. morgens) und verändern ihre Ernährungsgewohnheiten (unregelmäßiges und unangemessenes Essen).
– In der *chronischen Phase*, die in der Regel erst in der späten Adoleszenz oder im Erwachsenenalter erreicht wird, sind psychische Auffälligkeiten wie Störungen des Denkens, Angstzustände, Abbau ethisch-moralischen Verhaltens, Euphorisierung, Weinerlichkeit, starke Vernachlässigung des Äußeren und aller Pflichten, Selbstmordgefahr und, bei längerer Chronifizierung, das Auftreten eines Alkoholdelirs typisch.

Nach Jellinek (1960) unterscheidet man außerdem verschiedene *Typen des Alkoholkonsums:*

– Beim *Alpha-Trinker* (sogenannter Konflikttrinker) kommt es zeitweise zur psychischen Abhängigkeit, die Fähigkeit zur Abstinenz ist erhalten, und es besteht kein Kontrollverlust.
– Beim *Beta-Typ* kommt es zu übermäßigem, aber nicht regelmäßigem Alkoholkonsum und zu körperlichen Komplikationen (Gastritis, Polyneuritis).
– Beim *Gamma-Alkoholismus* bestehen psychische und physische Abhängigkeit, Kontrollverlust, Abstinenzerscheinungen und oft psychopathologische Veränderungen.
– Der *Delta-Alkoholismus* ist durch die Unfähigkeit zur Abstinenz bei erhaltener Kontrolle gekennzeichnet (Dauertrinker).
– Beim *Epsilon-Alkoholismus* liegt periodisches Trinken mit Kontrollverlust vor (Dipsomanie).

Einfacher Rausch: Es handelt sich um eine akute Alkoholvergiftung, deren Grad von Faktoren wie Art des Getränkes, getrunkener Menge, persönlicher Unverträglichkeit usw. abhängig ist. Die Verhaltensweisen im Rausch sind sehr verschieden. Als *neurologische Sym-*

ptome findet man Koordinationsstörungen (Steh- und Gehunsicherheit), artikulatorische Sprachstörungen (Lallen, schwere Zunge) sowie Nachlassen der Reaktionsfähigkeit (Unfähigkeit, ein Kraftfahrzeug zu steuern). Auf *psychischem Sektor* kommt es zu Enthemmung und Antriebssteigerung, die häufig mit einer euphorischen Grundstimmung gekoppelt sind. Die Enthemmung kann sich bei sonst schüchternen Jugendlichen als unvermutete Lebendigkeit oder Originalität äußern, bei anderen in Rededrang, taktlosem Benehmen oder sittlichen Entgleisungen. Das Denken ist gestört durch verlangsamten Denkablauf, erschwerte Auffassung, Kritiklosigkeit. *Rechtslage:* Schuldunfähigkeit besteht für Handlungen, die im schweren Rausch begangen werden (§ 20 StGB). Allerdings kann ein Täter auch dafür bestraft werden, daß er sich vorsätzlich betrunken hat.

Pathologischer Rausch (Alkoholintoleranz): Darunter verstehen wir eine Unverträglichkeit oder herabgesetzte Verträglichkeit gegenüber Alkohol, die sich bei entsprechend veranlagten Menschen als sogenannter pathologischer Rausch äußert. Dieser manifestiert sich in einem *Dämmerzustand*, der schon durch geringe Alkoholmengen ausgelöst werden kann. Es kommt zu *psychotischen Symptomen* wie Desorientierung, illusionären Verkennungen, Halluzinationen und zu oft schweren motorischen Unruhezuständen, während derer auch Gewalthandlungen möglich sind. Diese Alkoholintoleranz kann durch eine entsprechende Veranlagung oder erworbene Erkrankungen des Gehirns (z. B. Hirnverletzungen), seltener auch durch psychische Faktoren wie seelische Erregung bedingt sein. Nicht selten treten derartige Zustandsbilder bei erstmaligem Alkoholgenuß auf. Meist ist der pathologische Rausch von kurzer Dauer, wobei eine Amnesie besteht.

Komplizierter Rausch: Beim komplizierten Rausch finden wir häufig aggressives Verhalten, Gereiztheit, z. T. paranoide Gedanken, hysterische Bilder sowie Selbstmordimpulse. Der komplizierte Rausch wird als *quantitative Steigerung des einfachen Rausches* aufgefaßt (Feuerlein 1979). *Rechtslage*: Schuldunfähigkeit für Straftaten (§ 20 StGB).

Chronischer Alkoholismus: Bei Alkoholikern hat die Abhängigkeit vom Alkohol einen sol-

chen Grad erreicht, daß sie deutliche geistige Störungen, Gesundheitsschäden und eine Beeinträchtigung der mitmenschlichen Beziehungen sowie der sozialen und wirtschaftlichen Funktionen aufweisen." Diese Definition gilt sinngemäß auch für Jugendliche. Der Alkoholkonsum verschiebt sich auf immer jüngere Jahrgänge, dem Auftreten der gravierendsten körperlichen und psychischen Symptome geht ein mehrjähriger Alkoholmißbrauch voraus.

Körperliche Symptome: Gastritis, Herz- und Kreislaufstörungen, Leberschädigungen, Sensibilitätsstörungen und Reflexausfälle, alkoholische Polyneuropathie, Tremor der Hände, Gangunsicherheit (Ataxie), mitunter morgendliches Erbrechen, Potenzstörungen.

Psychische Symptome: Reizbarkeit, verminderte Leistungsfähigkeit, insbesondere Nachlassen von Gedächtnis und Merkfähigkeit, euphorische oder auch weinerliche Grundstimmung und Stimmungslabilität, charakterliches und soziales Abgleiten. Schließlich kommt es zu einer Veränderung der Persönlichkeit. Schule, Beruf und Familie werden vernachlässigt, moralisch-ethische Schranken fallen, so daß es zu kriminellen Handlungen oder Sittlichkeitsdelikten kommen kann.

Ursachen: Wie bei anderen Arten der Abhängigkeit spielen verschiedene Faktoren zusammen. Genetische Aspekte spielen eine Rolle, ebenso Persönlichkeitsfaktoren (willensschwache, zu Depressionen und Selbstunsicherheit neigende Jugendliche sind stärker gefährdet), auch ist der Einfluß der unmittelbaren Umgebung (familiäres Vorbild, Verführung durch andere Alkoholkonsumenten) wichtig. Schließlich führen Versagenssituationen und Lebensschwierigkeiten aller Art nicht selten dazu, daß die Probleme vorübergehend mit Alkohol „zugedeckt" werden, was zur Gewohnheit werden kann.

Delirium tremens (Alkoholdelir): Das Alkoholdelir tritt erst nach langjährigem Alkoholmißbrauch auf, vor allem bei plötzlichem Alkoholentzug. Es handelt sich um eine *körperlich begründbare Psychose*. Da es bei Jugendlichen sehr selten vorkommt, wird hier nicht näher auf das klinische Bild eingegangen.

Alkoholhalluzinose: Hierbei handelt es sich um eine mit akustischen oder optischen Halluzinationen und Verfolgungswahn einhergehende körperlich begründbare Psychose. Im Gegensatz zum Alkoholdelir sind die Patienten bewußtseinsklar und voll orientiert und zeigen keine motorische Unruhe. Die vom Patienten gehörten Stimmen reden meist abfällig über diesen und beschimpfen ihn. Das Symptom zeigt starke Verwandtschaft mit der Schizophrenie, und manche Psychiater haben angenommen, daß es sich bei diesem Zustandsbild um eine durch Alkohol ausgelöste Schizophrenie handelt.

Dipsomanie: Aufgrund von Verstimmungszuständen tritt in wechselnden zeitlichen Intervallen ein unstillbarer, anfallsartiger Drang zu hemmungslosem Trinken auf. Das Syndrom ist selten. In der Mehrzahl der Fälle handelt es sich um psychopathische Persönlichkeiten.

Alkoholepilepsie: Hierunter versteht man die unter Alkoholeinfluß auftretende Neigung zu epileptischen Anfällen. Bei Alkoholabstinenz treten diese Anfälle nicht auf.

Embryofetales Alkoholsyndrom: Im Jahre 1973 wurde erstmals von Jones u. Smith ein Dysmorphie-Syndrom unter der Bezeichnung „fetales Alkoholsyndrom" beschrieben. Dieses Syndrom kommt in einer Häufigkeit von 1–2 pro 1000 Neugeborene vor. In der alten Bundesrepublik Deutschland hat man demnach mit etwa 1800 Alkoholembryopathien verschiedener Schädigungsgrade jährlich zu rechnen (Nestler u. Mitarb. 1981).

Klinisches Bild: Nach Clarren u. Mitarb. (1978) lassen sich die Befunde bei diesen Kindern in 4 Gruppen einteilen:
– zentralnervöse Dysfunktion,
– Wachstumsdefizit,
– charakteristische Dysmorphien, vor allem im Gesichtsbereich, und
– zusätzliche größere und kleinere Mißbildungen.

Beim *Vollbild des Syndroms* läßt sich infolge der *charakteristischen Fazies* die Diagnose auf Anhieb stellen. Besondere Zeichen sind Augenveränderungen mit Epikanthus, antimongoloide Lidachsen, Blepharophimose, gelegentlich auch Ptosis, eine auffällige Nase mit nach vorn gerichteten Nares, einem kurzen Nasenrücken, verstärkte Nasolabialfalten, „Karpfenmund" mit schmalem Lippenrot und hohem Gaumen, der manchmal auch eine Gaumenspalte aufweist. Die Ohren sind tiefsitzend und dysplastisch angelegt. Bei dem Syndrom kommen auch Mißbildungen vor, insbesondere Herzfehler, genitale Fehlbildungen, Nierenfehlbildungen sowie verschiedene Fehl- und Mißbildungen der Extremitäten. Charakteristisch ist ferner die Mikrozephalie und die Intelligenzminderung, die unterschiedlich ausgeprägt sein kann, aber bei fast 85% der Kinder mehr als zwei Standardabweichungen unter dem Mittelwert liegt.

Psychopathologisch sind neben der Intelligenzminderung eine verzögerte motorische Entwicklung, Hyperaktivität, Enuresis und Enkopresis, motorische Automatismen und Stereotypien, ausgeprägte Sprachstörungen sowie Konzentrations- und Einschlafstörungen festzustellen (Nestler u. Mitarb. 1981).

Die *Diagnose* erfolgt aufgrund der charakteristischen Symptomatik und der Anamnese. Je älter die Kinder werden, um so schwieriger ist die Symptomatik festzustellen. Man muß aber auch in der Adoleszenz bei Intelligenzminderungen, Mißbildungen im Gesichtsbereich und Wachstumsdefiziten an dieses Syndrom denken.

Differentialdiagnose: Die Störung ist abzugrenzen von folgenden Syndromen:

– vom *Cornelia-de-Lange-Syndrom*, das durch die bei diesem vorkommende Hypertrichosis und die über der Nasenwurzel zusammengewachsenen dichten Augenbrauen, lange Wimpern und einen tiefen Stirn-Haaransatz unterschieden werden kann;
– vom *Dubowitz-Syndrom*, welches neben Minderwuchs, Mikrozephalus und psychomotorischer Retardierung ebenfalls Gesichtsdysmorphien aufweist und insofern schwer abzugrenzen ist. Bei ihm handelt es sich wahrscheinlich um ein autosomal rezessives Erbleiden;
– vom *embryopathischen Antikonvulsiva-Syndrom*, das bei Kindern von Müttern vorkommt, die mit Hydantoinen oder Phenobarbitalpräparaten behandelt wurden. Es unterscheidet sich durch die Art der Mißbildungen: kleiner Mund mit vorspringenden Lippen und Hypoplasien der Finger- und/oder der Fußnägel;
– ferner müssen verschiedene *Chromosomen-*

anomalien abgegrenzt werden, vor allem das Edwards-Syndrom (Trisomie 16).

Ätiologie und Genese: Die Störung entsteht durch toxische Alkoholeinwirkung auf den menschlichen Embryo. Offenbar liegt eine direkte zytotoxische Wirkung vor, die durch die Unfähigkeit der Leber des menschlichen Embryos zur Metabolisierung des Äthylalkohols gesteigert wird.

Therapie und Prognose: Eine ursächliche Behandlung ist nach Eintreten des Syndroms nicht möglich. Lediglich die Folgen können symptomatisch beeinflußt werden. Insofern muß der Hauptakzent auf der *Prävention* liegen, d. h. auf einem strikten Alkoholverbot während der Schwangerschaft. Bei eingetretener Störung müssen die Entwicklungsdefizite und Behinderungen nach Maßgabe der Defizite mit Sprachtherapie, psychomotorischen Übungsprogrammen, Sonderbeschulung sowie Anleitung und Unterstützung der Familie behandelt werden.

Ätiologie und Genese des Alkoholmiß-
brauchs und der Alkoholabhängigkeit

Es herrscht Einigkeit darüber, daß Alkoholmißbrauch und Alkoholabhängigkeit durch sehr unterschiedliche Faktoren verursacht und aufrechterhalten werden. Die Erkenntnisse hierzu lassen sich noch nicht zu einer geschlossenen Theorie zusammenfügen. Wie bei anderen Abhängigkeiten steht im Mittelpunkt der Betrachtungen zur Ätiologie das Dreieck *Droge – Persönlichkeit – Umfeld* (s. auch Abb. 25.3). In dieses Wechselfeld fügen sich die verschiedenen theoretischen Erörterungen ein.

Es gibt Anhaltspunkte dafür, daß folgende Einflüsse für Ätiologie und Genese von Bedeutung sind:

Genetische Faktoren: Wiewohl es sich beim Alkoholismus nicht um eine primär genetisch weitergegebene Erkrankung handelt, spielen diese Einflüsse doch eine wichtige Rolle. Eine zusammenfassende Wertung der vorliegenden Befunde spricht dafür, daß genetische Faktoren an der Genese des Alkoholismus beteiligt sind:

– *Familienuntersuchungen* haben gezeigt, daß Kinder Alkoholkranker ein fünfmal so hohes Risiko haben, selbst an Alkoholismus zu erkranken, wie Kinder nichtpsychiatrischer Patienten und ein dreimal so hohes Risiko wie Kinder schizophrener Patienten (Cotton 1979). Es könnte sich dabei allerdings auch um eine Symptomtradition innerhalb der Familie handeln.
– In *Zwillingsuntersuchungen* sind eineiige Zwillinge wesentlich häufiger hinsichtlich des Trinkverhaltens und der Alkoholabhängigkeit konkordant als zweieiige Zwillinge (Goodwin 1979).
– *Adoptionsstudien* an Kindern von Alkoholikern, die in unterschiedlichen Umgebungen aufwuchsen, zeigen, daß das Risiko der Söhne von Alkoholikern, an Alkoholismus zu erkranken, viermal so hoch ist wie bei Söhnen von Nichtalkoholikern, unabhängig davon, ob sie bei ihren Alkoholikereltern aufwuchsen oder bei Adoptiveltern (Propping 1981).
– Genetische Einflüsse auf den *Alkoholstoffwechsel* und genetische Unterschiede hinsichtlich der *Wirkung des Alkohols auf das ZNS* sind nachgewiesen (Propping 1981).

Andere biologische Faktoren: Nach Ansicht mancher Autoren ist die Suchtentstehung sehr stark unter dem Aspekt der Instinkte und Triebe zu sehen, die im Rahmen eines Lust-Unlust-Mechanismus eine Eigendynamik gewinnen und zum Kontrollverlust führen. Für diese These spräche, daß die Intensität des Abhängigkeitsverhaltens mit *triebhaftem Verhalten* vergleichbar ist und daß man derartiges Verhalten auch durch Selbststimulation bestimmter Hirnregionen im Tierversuch erzeugen kann (Feuerlein 1979).

Persönlichkeitsfaktoren: Obwohl die Suche nach einer „Alkoholikerpersönlichkeit" ergebnislos geblieben ist, finden sich doch Persönlichkeitseigenschaften, die zum Alkoholmißbrauch und zur späteren Alkoholabhängigkeit disponieren können. Dazu gehören Affektlabilität, Aversionen gegen emotional getönte Situationen, dysphorische Stimmung und Selbstunsicherheit.

Lernprozesse: Die Lerntheorien ziehen im wesentlichen verschiedene Formen der Konditionierung zur Erklärung süchtigen Verhaltens

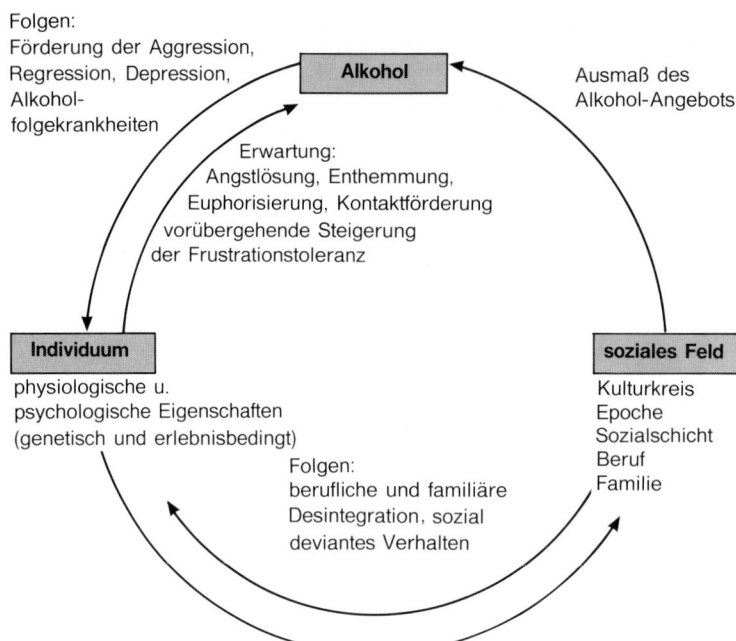

Folgen:
Förderung der Aggression,
Regression, Depression,
Alkohol-
folgekrankheiten

Alkohol

Ausmaß des
Alkohol-Angebots

Abb. 25.**2** Modell zur Genese von Alkoholmißbrauch
und Alkoholabhängigkeit
(nach Feuerlein 1979)

Erwartung:
Angstlösung, Enthemmung,
Euphorisierung, Kontaktförderung
vorübergehende Steigerung
der Frustrationstoleranz

Individuum

physiologische u.
psychologische Eigenschaften
(genetisch und erlebnisbedingt)

Folgen:
berufliche und familiäre
Desintegration, sozial
deviantes Verhalten

soziales Feld

Kulturkreis
Epoche
Sozialschicht
Beruf
Familie

Folgen: Vereinsamung, Verunsicherung, Erlebnishunger,
Langeweile, Angst, Depression, Aggression, Regression

heran. Dabei bleiben aber viele Fragen offen, ebenso wie bei psychoanalytischen Theorien, die sich nicht empirisch bestätigen ließen (Feuerlein 1979).

Soziokulturelle Einflüsse: In diesen Bereich gehört die kulturelle Einbindung des Alkohols in den westlichen Zivilisationen als *„legale Droge"*. Schon durch seine gute Erreichbarkeit bietet er sich in vielfältiger Weise als „Konfliktlösungsmittel" an. In diesen Bereich gehören auch Risikofaktoren wie Zugehörigkeit zu alkoholismusgefährdeten Berufen, familiäre Konflikte, elterliches Vorbild, Konflikte am Arbeitsplatz.

Eigenwirkung des Alkohols: Dieser Faktor kann nicht die Genese des Alkoholismus erklären, denn die meisten Menschen nehmen in kontrollierter und kulturell gebundener Form Alkohol in geringen Dosen zu sich und werden nie alkoholabhängig.

Die verschiedenen Faktoren zur Genese von Alkoholmißbrauch und Alkoholabhängigkeit lassen sich nach Feuerlein (1979) zu einem **Modell** zusammenfügen (Abb. 25.**2**). Die Ver-

fügbarkeit des Alkohols und die soziale Einbindung dieses Getränkes in unseren Kulturkreis, berufliche und familiäre Faktoren führen zum Alkoholkonsum, der vom Individuum als angenehm empfunden wird. Bei manchen Personen trifft dieser Konsum auf eine genetische Disposition, die durch biographische Ereignisse oder Konflikte gesteigert werden kann. In dieser Situation wird der Alkohol als „Problemlösungsmittel" eingesetzt: Alkohol löst vielfach Ängste, fördert die Kontaktaufnahme, beseitigt Hemmungen und führt zur Euphorie. Gleichzeitig führt er aber auch zu Regressionsneigungen und depressiven Tendenzen. Schließlich disponiert er zur Entstehung neuer psychischer und physischer Alkoholfolgekrankheiten. Dadurch verschlechtert er die Situation des einzelnen, was wiederum mit größeren Alkoholmengen kompensiert wird. So entsteht ein Circulus vitiosus, der schließlich kaum noch zu unterbrechen ist.

Therapie des Alkoholismus

Man unterscheidet Maßnahmen bei akuten Zuständen (Alkoholintoxikation, Alkoholhalluzinose) und solche beim chronischen Alkoholabusus.

Bei der **akuten Alkoholintoxikation** müssen folgende Maßnahmen sofort ergriffen werden: Freihalten der Atemwege, Verabreichung von Sauerstoff, u. U. Intubation, gegebenenfalls Physostigmin als Antidot, sofortiger Transport in ein Akutkrankenhaus.

Die wichtigsten Richtlinien beim **chronischen Alkoholismus** sind:

1. *Entgiftungsphase:* Das Behandlungsziel in dieser Phase ist, eine *Abstinenz* von alkoholischen Getränken zu erreichen und die Entziehungserscheinungen zu beheben. Die Entgiftungsphase dauert einige Tage bis Wochen. Sie wird in der Regel stationär durchgeführt. Abstinenzerscheinungen (Zittern, Schwitzen, Übelkeit, Erbrechen) können durch Medikamente abgemildert werden. Am meisten angewandt wird Clomethiazol (Distraneurin), zuweilen auch Haldol.
2. *Entwöhnungsphase:* In dieser Phase ist das Behandlungsziel, den *Abhängigkeitsprozeß dauerhaft zu unterbrechen.* Je nach Grad der Abhängigkeit ist diese Phase von unterschiedlicher Dauer. Sie kann nur mit Erfolg durchgeführt werden, wenn die Jugendlichen für eine solche Behandlung motiviert sind. Manchmal ist eine Zwangseinweisung notwendig, die als solche keineswegs generell den Therapieerfolg verhindert. Vielmehr gibt es Jugendliche, die erst mit der Zeit, unter geschlossenen Bedingungen, den Grad ihrer Abhängigkeit erkennen und Einsicht in die Notwendigkeit einer Behandlung gewinnen. Die Entwöhnungsbehandlung selbst erfolgt in der Regel außerhalb einer Akutklinik und kann kurzfristig (4–8 Wochen), mittelfristig (2–6 Monate) und langfristig (mehr als 6 Monate) durchgeführt werden.
3. *Psychotherapie und Langzeitfürsorge:* In dieser Phase ist das Therapieziel, eine *stabile Entwöhnung aufrechtzuerhalten,* die Jugendlichen in Familie und Beruf wiedereinzugliedern und durch eine psychotherapeutische Behandlung Selbsthilfekräfte zu mobilisieren, um einen Rückfall zu verhindern. Diese Phase dauert in der Regel mehrere Jahre. Sie erfolgt ambulant, wobei die

Zahl der Kontakte vom Grad der Störung und der Hilfsbedürftigkeit abhängt. Nicht zu unterschätzen ist die stabilisierende Wirkung einer Berufsausbildung oder einer beruflichen Tätigkeit. Arbeitslosigkeit trägt oft zum Wiederauftreten einer manifesten Alkoholabhängigkeit bei.

25.3.2 Abhängigkeit vom Morphintyp

Definition und Klassifikation: Darunter verstehen wir den chronischen Mißbrauch von Morphin und seinen Abkömmlingen (Codein, Dilaudit, Dicodit, Heroin usw.).

Die Morphinpräparate erzeugen neben ihrer schmerzstillenden Wirkung eine angenehme und heitere Stimmung (Euphorie) mit zunächst gehobener Leistungsfähigkeit, die bei nachlassender Wirkung ebenso rasch wieder verschwindet und durch z. T. quälende körperliche Entzugserscheinungen ersetzt wird. Um das gleiche Gefühl des Wohlbefindens zu erreichen, werden immer höhere Dosen benötigt, so daß die Betroffenen sehr schnell in eine vollständige Abhängigkeit vom Mittel geraten.

Für die *Klassifikation* gelten jeweils die allgemeinen Kriterien der drei gebräuchlichen Klassifikationssysteme (ICD-9, DSM-III-R und ICD-10).

Klinisches Bild: *Körperliche* Symptome sind eine auffällige Pupillenverengung (Miosis), Appetitlosigkeit, hartnäckige Verstopfung, Abmagerung, Nachlassen der Potenz und allgemeiner Kräfteverfall. An den Injektionsstellen entstehen Abszesse, da häufig nicht mit sterilen Kanülen gespritzt wird.

Psychische Symptome: Charakteristisch ist die Willenlosigkeit und Haltlosigkeit, der Abbau ethischer Schranken und ein allmählicher Persönlichkeitsverfall. Schließlich sind Morphinabhängige nur noch von der Gier nach dem Mittel beherrscht, begehen Rezeptfälschungen, Diebstähle oder schwerere Delikte, um zu den Morphinpräparaten zu gelangen.

Die *Abstinenzerscheinungen* lassen sich als überschießende Sympathikus-Wirkung erklären, da die durch das Morphin verursachte Steigerung des Parasympathikotonus bei Absetzen des Präparates plötzlich wegfällt. Es kommt zu Schwitzen, Übelkeit, Erbrechen, Durchfall, Schlaflosigkeit, Herzklopfen, qualvollen Unruhe- und Angstzuständen und mitunter zu ausgesprochenen motorischen Erregungen.

Bei der *Persönlichkeit* Morphinabhängiger handelt es sich häufig um in sich gekehrte, stimmungslabile und willensschwache Menschen, die aufgrund von Konflikten zu ihrem Mittel gekommen sind. Die frühere Regel, wonach Alkohol die Droge der Geselligkeit und Morphin die der Einsamkeit war, stimmt heute zumindest bei Jugendlichen nicht mehr. Vielfach werden Morphininjektionen gemeinsam in Gruppen vorgenommen.

Therapie und Prognose: Die Therapie beginnt mit einer plötzlichen oder schrittweisen *Entziehung auf einer geschlossenen Station*. Bei der stationären Aufnahme müssen mitgebrachte Gegenstände weggenommen bzw. nach verstecktem Morphin gesucht werden. Während der Behandlung muß der Patient genau beobachtet werden, weil immer wieder Ampullen und Spritzen eingeschmuggelt werden. Urinkontrollen auf Morphinkörper sollten häufig durchgeführt werden.

Manchmal ist eine *medikamentöse Behandlung* erforderlich, die in einer Herz-Kreislauf-Stützung, Infusionen, gelegentlich auch Insulingaben zur Abkürzung der Abstinenzerscheinungen und in der Gabe von Neuroleptika besteht.

Mit den erwähnten Behandlungsmaßnahmen muß unbedingt die *Psychotherapie* Hand in Hand gehen und sich der individuellen Problematik des Jugendlichen zuwenden. Dazu gehören auch Beschäftigungs- und Gruppentherapie zur Förderung des Gemeinschaftsgefühls, das bei Morphinabhängigen meist nur schwach ausgeprägt ist.

Die Behandlung muß mindestens ein halbes Jahr dauern. Trotz intensiver Therapie wird ein hoher Prozentsatz der Morphinabhängigen rückfällig, man schätzt etwa 40–50%. Da bei vielen Opiatabhängigen Abstinenz nicht erreicht werden kann, ist in verschiedenen Ländern der Versuch unternommen worden, eine kontrollierte Ersatztherapie mit *Methadon* (ebenfalls ein Morphinabkömmling) durchzuführen. Im Jugendalter zumindest sollte man von dieser Möglichkeit nicht Gebrauch machen.

25.3.3 Abhängigkeit von Hypnotika, Analgetika und Tranquilizern

Auch der Mißbrauch von Hypnotika, Analgetika und Tranquilizern nimmt unter Jugendlichen zu. Da viele Präparate unter den Schlaf- und Schmerzmitteln sogenannte Misch-Analgetika sind, also beide Komponenten enthalten, werden sie hier gemeinsam besprochen. Es handelt sich meist um Barbiturate (z. B. Phanodorm, Veronal, Noctal), Harnstoffabkömmlinge und phenacetinhaltige Präparate (z. B. Saridon, Treupel, Spalt-Tabletten). Schließlich sind unter den Tranquilizern die Benzodiazepine zu erwähnen, die bei längerfristigem Gebrauch zu Abhängigkeit führen können. Diese Präparate werden meistens oral eingenommen und z. T. in verschiedenen Zubereitungen, die nicht für die Injektion gedacht sind, gespritzt. Viele dieser Mittel werden in suizidaler Absicht eingenommen.

Klinisches Bild: Die *akute* Schlaf- bzw. Schmerzmittelvergiftung ist durch ein Koma, eine mehr oder weniger ausgeprägte Atemdepression, Reflexausfälle und abgeschwächte bzw. fehlende Reaktionen auf Schmerzreize gekennzeichnet. Die Symptome der *chronischen* Schlaf- und Schmerzmittelabhängigkeit sind: euphorische Grundstimmung, Gedächtnisstörungen, Antriebsverarmung, Verlangsamung der psychischen Funktionen, zuweilen Bewußtseinstrübungen, Dämmerzustände und delirantes Verhalten. Bei plötzlichem Entzug können epileptische Anfälle auftreten. Hervorstechende körperliche Symptome sind Gleichgewichtsstörungen, Reflexdifferenzen, Nystagmus und Tremor der Hände.

Therapie: Die Therapie der *akuten Schlafmittelvergiftung* besteht in sofortiger Klinikeinweisung, möglichst auf eine Intensivstation. Wegen der Atemdepression ist häufig eine Intubation erforderlich. Die Atemwege müssen freigehalten werden, eine Herz-Kreislauf-Behandlung ist erforderlich. Sofern noch keine Bewußtlosigkeit vorliegt und Tabletten eingenommen wurden, ist eine Magenspülung erforderlich. Infusionen, gegebenenfalls mit entsprechendem Antidot, werden durchgeführt. Nach Abklingen der akuten Erscheinungen sollte ein psychotherapeutisches Gespräch geführt werden mit dem Ziel, eine weiterführende Perspektive zu entwickeln.

Bei der *chronischen Schlafmittelvergiftung* erfolgt ein langsamer Entzug des Mittels, um epileptische Anfälle zu vermeiden. In der Folgezeit ist eine Psychotherapie bzw. ein langfristiger Rehabilitationsprozeß erforderlich, der auf die spezielle Lebenssituation des Jugendlichen eingehen muß.

25.3.4 Abhängigkeit vom Cannabis-(Marihuana-)Typ

Definition und Klassifikation: Die Bezeichnungen Haschisch und Marihuana werden oft synonym gebraucht, obwohl es sich um verschiedene Aufbereitungsformen der enthaltenen *Wirksubstanz THC (= Tetrahydrocannabis)* handelt. Während *Haschisch* die pharmakologisch wirksamere Substanz der Cannabispflanze ist, bezieht sich *Marihuana* auf die wesentlich weniger aktiven Blätter und Blüten der Pflanze. Cannabis bzw. Marihuana wird meist – z. T. mit Tabak vermischt – geraucht, seltener gegessen oder in Form von Getränken eingenommen. Gelegentlich wird es auch injiziert. Cannabis bzw. Marihuana sind häufig *„Einstiegsdrogen"*, d. h., nach ihrem Genuß wird oft zu anderen, stärker wirksamen Substanzen übergegangen.

Für die *Klassifikation* gelten jeweils die allgemeinen Kriterien der drei gebräuchlichen Klassifikationssysteme, wobei im DSM-III-R noch zwischen Mißbrauch und Abhängigkeit unterschieden wird.

Klinisches Bild: Die Wirkung ist anregend und euphorisierend, in höheren Dosen können Halluzinationen mit Licht- und Farbvisionen auftreten. Es kann zu Unruhe- und Dämmerzuständen sowie zur sexuellen Enthemmung kommen. Eine physische Abhängigkeit besteht in der Regel nicht, wohl aber eine psychische. Es besteht keine regelmäßige Tendenz, die Dosis zu steigern, und Entzugserscheinungen treten infolge des Fehlens einer körperlichen Abhängigkeit nicht auf. Die Wirkungen sind im Einzelfall schwer vorauszusehen, weil auch die Situation eine wichtige Rolle spielt.

An *psychischen und psychopathologischen Auswirkungen* finden sich eine Verringerung von Antrieb, Aktivität und Psychomotorik, auch Veränderungen des Denkens im Sinne eines Abdriftens der Denkprozesse von realen Gegebenheiten, Veränderungen des Zeitempfindens, der Gedächtnisfunktion und des Lernens. Wegen der im Gefolge längeren Cannabis-Mißbrauchs auftretenden Antriebsminderung spricht man von einem *„amotivationalen Syndrom"*. Bei manchen Jugendlichen treten psychotische Zustandsbilder mit optischen Halluzinationen und Erregungszuständen sowie Verwirrtheit auf. Daneben geben die Jugendlichen eine Reihe von subjektiven Erlebnissen an wie Lebhafterwerden von Sinneseindrücken, Gefühl der Entspannung, Friedlichkeit, Gefühl des Verständnisses und der Übereinstimmung mit anderen usw.

Diese Erlebnisse mögen auch für die gravierenden langfristigen *psychosozialen Auswirkungen* verantwortlich sein, die schließlich im Abbrechen der Schullaufbahn oder der beruflichen Tätigkeit, im Umsteigen auf härtere Drogen und einer Abkehr von den realen Bezügen des Lebens bestehen zugunsten einer Phantasiewelt, die sie mit anderen „Gleichgesinnten" gemeinsam haben.

Nicht selten wird durch den Mißbrauch von Cannabis (Marihuana) die Neigung zu psychotischen Zustandsbildern ausgelöst.

Therapie: Wie bei allen Formen der Drogenabhängigkeit ist zunächst ein strikter Entzug erforderlich, der um so schwieriger wird, wenn noch andere Drogen eingenommen werden. Es schließt sich eine langfristige Rehabilitationsphase an, in der eine „Umstrukturierung" der Lebenseinstellung der Betroffenen versucht werden muß.

25.3.5 Abhängigkeit vom Halluzinogen-(LSD-)Typ

Definition und Klassifikation: *LSD (Lysergsäurediäthylamid)* ist ein halbsynthetischer Mutterkornstoff, der schon in geringer Dosierung Halluzinationen und schizophrenieähnliche Zustände erzeugen kann. Eine körperliche Abhängigkeit von der Substanz entsteht nicht, wohl aber eine verschieden ausgeprägte psychische Abhängigkeit.

Für die *Klassifikation* gelten jeweils die allgemeinen Kriterien der drei gebräuchlichen Klassifikationssysteme, wobei im DSM-III-R noch zwischen Mißbrauch und Abhängigkeit unterschieden wird.

Die Wirkung ist im Einzelfall sehr unterschiedlich und hängt, wie bei Cannabis bzw. Marihuana, auch von der Situation ab. Zum Halluzinogentyp der Abhängigkeit gehört auch der Mißbrauch von *Meskalin und Psilozybin*, die hierzulande keine so große Rolle spielen, weshalb nur auf die LSD-Abhängigkeit eingegangen wird. *LSD* steht etwa in der Mitte einer Drogenkarriere und wird im Alter von 18–20 Jahren am häufigsten eingenommen. Bei schweren und polytropen Dauerkonsumenten steht es etwa an vierter Stelle in der Drogensequenz.

Klinisches Bild: Nach LSD-Einnahme treten häufig Halluzinationen, Störungen des Raum- und Zeiterlebens, verzerrte Sinnesempfindungen, ein subjektives Gefühl des Leistungsgewinns, des öfteren gesteigerte Sexualität und körperliches Wohlbefinden auf. Auch wurde eine Verbesserung der Erinnerungsfähigkeit beschrieben. Bekannt sind ebenso Angst- und Panikzustände, die sowohl bei Erstkonsumenten als auch bei längerer LSD-Erfahrung auftreten. Sie sind unter dem Namen „Horror-Trip" bekannt. Bezeichnend ist, daß derartige negative Erfahrungen nicht zum Verzicht auf die Droge führen. Darüber hinaus sind auch psychotische Reaktionen bekannt, Unfälle infolge der Fehleinschätzung von Distanzen, Suizidversuche und sogenannte „Flash-back-Episoden", worunter man das spontane Wiederauftreten von Symptomen (meist Halluzinationen) nach Absetzen des Mittels versteht. Selten werden schizophrene Psychosen durch LSD-Einnahme ausgelöst.

Für die **Therapie** gelten die gleichen Richtlinien wie für andere Formen der Abhängigkeit. Auf sie wird am Ende des Kapitels noch einmal zusammenfassend hingewiesen.

25.3.6 Andere Formen der Drogenabhängigkeit

Abhängigkeit vom Weckamintyp

Definition und Klassifikation: Weckamine sind aufputschende Substanzen, die zur Bekämpfung von Müdigkeit und Erschöpfungszustän-

den sowie zur Anregung der körperlichen und geistigen Leistungsfähigkeit mißbraucht werden. Bekannte Präparate sind Pervitin, Preludin und Ritalin. Für die *Klassifikation* gelten jeweils die allgemeinen Kriterien der drei gebräuchlichen Klassifikationssysteme, wobei im DSM-III-R noch zwischen Mißbrauch und Abhängigkeit unterschieden wird.

Klinisches Bild: Die Substanzen wirken zunächst antriebssteigernd und erhöhen kurzfristig die Leistungsfähigkeit, insbesondere die Konzentration. Sehr bald kommt es zu einem ungezielten Tätigkeitsdrang und bei manchen Menschen zu psychotischen Symptomen wie optischen und akustischen Halluzinationen, paranoiden Vorstellungen und Wahnerlebnissen. Die Patienten vernachlässigen ihre Pflichten und verändern sich in ihrer Persönlichkeit. An körperlichen Symptomen kommt Blutdruckanstieg mit Gefahr des Herzversagens (Kreislaufkollaps) vor.

Für die **Therapie** gilt das gleiche wie für die anderen Formen der Abhängigkeit.

Abhängigkeit vom Kokaintyp

Definition und Klassifikation: Kokain wird aus den Blättern des Coca-Strauches gewonnen und in den Anbauländern (vor allem in Südamerika) gekaut. In unseren Breiten wird es vor allem intravenös injiziert.

Kokain verursacht in der Regel keine körperliche Abhängigkeit und keine Entziehungserscheinungen, wohl aber entwickelt sich eine erhebliche psychische Abhängigkeit.

Für die *Klassifikation* gelten jeweils die allgemeinen Kriterien der drei gebräuchlichen Klassifikationssysteme, wobei im DSM-III-R noch zwischen Mißbrauch und Abhängigkeit unterschieden wird.

Klinisches Bild: Nach intravenöser Injektion kommt es zu einem euphorischen Zustand, vielfach mit optischen Halluzinationen, in denen die Patienten vorwiegend kleine Tiere (Läuse, Flöhe, Käfer) sehen. Damit verbunden ist oft ein Gefühl der subjektiven Leistungsfähigkeit und eine maniforme Symptomatik (Rededrang, Ideenflucht, subjektives Kraftgefühl und Steigerung der sexuellen Triebhaftigkeit). Es kann auch zu deliranten

Syndromen kommen (sogenannter Kokain-Wahnsinn).

Therapie: In der Akutphase ist oft eine Sedierung (z. B. mit Diazepam) und eine Herz-Kreislauf-Behandlung erforderlich. Ansonsten gelten die gleichen Richtlinien wie für andere Formen der Abhängigkeit.

Schnüffeln

Definition und Klassifikation: Darunter versteht man das Einatmen von organischen Lösungsmitteln (benzol- und toluolhaltige Lösungen), eine Form der Abhängigkeit, die in den letzten Jahren deutlich zugenommen hat und insbesondere Kinder im Alter von 8–14 Jahren betrifft. Diese Form des Mißbrauchs und der Abhängigkeit ist nicht allgemein verbreitet, sondern findet in speziellen Gruppen (z. B. in bestimmten Stadtvierteln, Schulen oder Heimen) statt, wobei sie in diesen Bereichen oft epidemische Ausmaße annimmt.

Das Problem ist in den USA schon seit etwa 20 Jahren bekannt. In Europa wurde es im letzten Jahrzehnt zum Problem. Nach epidemiologischen Untersuchungen in den USA aus den Jahren 1975/76 sollen rund 8% der 12- bis 17jährigen über Schnüffelerfahrungen verfügen (Altenkirch 1982). In Regionen mit epidemisch vorkommendem Schnüffeln werden Zahlen angegeben, die sich auf bis zu 25% der Jugendlichen beziehen (Crites u. Schuckit 1979). Repräsentative Erhebungen für die Bundesrepublik liegen nicht vor. Jedoch läßt sich zur *Verbreitung und* zu den *Charakteristika* dieser Form der Abhängigkeit folgendes sagen:

– Schnüffeln tritt in bestimmten Regionen epidemisch auf und verbreitet sich rasch durch gegenseitige „Ansteckung". Jüngere Kinder lernen von älteren, in bestimmten Stadtbezirken, Heimen und Schulen verbreitet sich Schnüffeln oft in Windeseile. Der Vergleich mit der Ausbreitung einer Infektionskrankheit ist durchaus gerechtfertigt.

– Jugendliche Schnüffler stammen in der Regel aus extrem ungünstigen sozialen Verhältnissen (hohe Scheidungsrate der Eltern, hohe Arbeitslosenquote, hohe Alkoholbelastung der Eltern, niedrige soziale Schichtzugehörigkeit, hohe Kinderzahl in den Fa-

milien). In der Studie von Altenkirch (1982), die sich auf eine klinische Stichprobe schnüffelnder Kinder und Jugendlicher bezieht, war in 53% der Fälle die Ehe der Eltern geschieden bzw. keine elterliche Bezugsperson vorhanden, und in 27% lagen fremdanamnestische Angaben über Alkohol- und Medikamentenabhängigkeit der Eltern vor.

– Das angewandte Mittel variiert von Region zu Region. Häufig sind verschiedene Klebstoffe, Farbverdünner, Lackverdünner. In Berlin war lange Zeit Pattex bevorzugtes Schnüffelmittel. Bei der Einführung anderer Jugendlicher wird nicht nur die Technik des Schnüffelns, sondern auch das angewandte Mittel weitergegeben.

– Schnüffelnde Kinder und Jugendliche beschränken sich längere Zeit auf diese Form der Sucht. Ein Teil geht zu Alkohol und anderen Drogen über. Harte und kostspielige Drogen sind jedoch für diese Gruppe nicht erreichbar.

– Was die Art des Konsums betrifft, so überwog zumindest in den USA lange Zeit der gemeinsame Genuß eines Schnüffelmittels, in der Bundesrepublik wird vielfach einzeln geschnüffelt.

– Für das Schnüffeln besteht eine sehr hohe Dunkelziffer. Oft wissen die Eltern nichts davon. Eine Plastiktüte und das entsprechende Mittel kann man leicht einstecken und überall mit sich führen.

Klinisches Bild: Häufig werden die entsprechenden Substanzen in Plastikbeutel eingebracht und aus diesen heraus inhaliert, was bis zum Eintreten einer Bewußtseinstrübung oder gar bis zur Bewußtlosigkeit fortgesetzt wird. Auf diese Weise entsteht oft eine Erstickungsgefahr. Die süchtige Fehlhaltung entsteht rasch und ist stets sehr ausgeprägt. Die tägliche Schnüffeldauer beträgt oft mehrere Stunden. Die subjektive Wirkung wird als angenehmer geschildert als diejenige von Alkohol, was dazu führt, daß viele Schnüffler täglich das Mittel inhalieren, und zwar immer dann, wenn sie ein Nachlassen der Wirkung verspüren. Nach längerem Konsum entstehen körperliche, psychische und auch soziale Folgen.

Körperliche Folgen sind: Leberschäden, schwere toxische Auswirkungen auf das blutbildende System und neurologische Auffälligkeiten. Unter den letzteren finden sich Paresen an Armen und Beinen, Areflexie, Muskelatrophien, Kribbelparästhesien, strumpfförmige Sensibilitätsausfälle, Hyperhydrosis und Rubeosis der Akren. In etwa der Hälfte der Fälle finden sich auch Meessche Nagelbänder. Nachuntersuchungen haben gezeigt, daß ein Teil der neurologischen Symptomatik noch vier Jahre nach Beendigung des Schnüffelns zu finden war. Es fanden sich Muskelatrophien, Restparesen, neurovegetative Störungen, Hyperreflexie und bei einem Drittel der Patienten Pyramidenbahnzeichen.

Psychische Folgewirkungen sind Initiativelosigkeit, Rückzug, schulische Leistungsstörungen, depressives Verhalten, Minderwertigkeitsgefühle, Selbstvorwürfe, Reizbarkeit und Mißstimmung.

Die *sozialen Folgen* zeigen sich in Kontaktarmut und Isolation, Herausfallen aus allen sozialen, beruflichen und familiären Bindungen. Aufgrund des abstoßenden Geruches des Mittels in der Atemluft finden Schnüffler kaum Kontakt zum anderen Geschlecht, es sei denn zu solchen Jugendlichen, die ebenfalls schnüffeln.

Therapie: Beim akuten Zwischenfall ist Frischluftzufuhr, Freihaltung der Atemwege und je nach inhalierter Substanz (Vergiftungszentrale konsultieren) die Gabe spezifischer Gegenmittel erforderlich. Bei Vorliegen von Erregungszuständen ist eine neuroleptische Medikation indiziert.

Nikotinabhängigkeit

Definition und Klassifikation: In der *ICD-9* ist der Nikotinmißbrauch wie folgt definiert: „Fälle, bei denen der Nikotingenuß die Gesundheit oder die soziale Anpassung beeinträchtigt oder bei denen eine Nikotinabhängigkeit besteht." Im DSM-III-R gelten jeweils die allgemeinen Kriterien für Mißbrauch und Abhängigkeit.

Die Angaben zur Epidemiologie sind uneinheitlich in verschiedenen Ländern und starken Schwankungen unterworfen (Tölle u. Buchkremer 1989), daher wird hier auf Zahlenangaben verzichtet.

Wirkungen und Nebenwirkungen: Im Zigarettenrauch sind eine Reihe von Substanzen enthalten, die in den Körper aufgenommen werden. Die wichtigsten sind Nikotin, verschiedene Teersubstanzen und Kohlenmonoxid. Die Aufnahme dieser Stoffe hängt nicht nur von der konsumierten Zigarettenzahl ab, sondern auch von der Art des Rauchens. So wird z. B., wenn die Zigarette bis zu Ende geraucht wird, besonders viel von diesen Substanzen aufgenommen.

Das Nikotin wird zu etwa 10% durch die Mundschleimhaut, zu etwa 90% durch die Lunge aufgenommen. Die *Abhängigkeit* bezieht sich auf das Nikotin, an das sich der Körper gewöhnt und dessen er bei vorhandener Abhängigkeit immer mehr bedarf. Deshalb sind nikotinfreie bzw. nikotinarme Zigaretten als „Ersatzdrogen" nicht erfolgreich.

Wegen seiner Wirkungen auf das vegetative Nervensystem (anregende und stimulierende Wirkung des Sympathikus, teilweise auch des Parasympathicus) und dem subjektiv damit verbundenen Gefühl der Anregung, zeitweise auch der Entspannung, wird das Nikotin als Suchtmittel vielfältig verwendet. Durch seine acetylcholinähnliche Wirkung kommt es zur Ausschüttung von Noradrenalin und Adrenalin aus den sympathischen Nervenendigungen mit der Folge einer Herzfrequenzerhöhung und einer Vasokonstriktion. Letztere läßt sich z. B. sehr gut an der Senkung der Hauttemperatur nachweisen. Darüber hinaus kommt es durch eine Auswirkung auf das Rückenmark zu einer Verringerung der Muskelspannung und damit zu einem angenehmen Entspannungsgefühl.

Die wichtigsten Nebenwirkungen sind: Vasokonstriktion und damit Durchblutungsstörungen in der Haut und verschiedenen Organen (Raucherbein, Herzinfarktgefahr), Blutdruckerhöhung, Erhöhung des Fettsäurespiegels im Blut, negative Auswirkungen auf den Magen-Darm-Trakt (Förderung der Ulkusbildung) und auf das Atmungssystem. Die gesuchten Nikotinwirkungen sind Anregung und Entspannung, Steigerung der Konzentrationsfähigkeit und im Zusammenhang mit der angenehmen Entspannung auch eine positive Beeinflussung der Stimmung (indirekt).

Neben dem Nikotin sind noch Kohlenmonoxid und eine Reihe von anderen Schadstoffen, hauptsächlich Teer, kanzerogen wirksam.

Der Kohlenmonoxidgehalt der Zigarette beträgt im Hauptstrom etwa 1–3%. Im Blut von Rauchern mit einem Konsum von etwa 20 Zigaretten pro Tag findet sich etwa 5% Kohlenmonoxidhämoglobin. Bei stärkeren Rauchern ist die Konzentration noch höher (bis zu 15%).

Der Zusammenhang zwischen Teer und Entstehung von Bronchialkrebs ist vielfältig nachgewiesen.

Im Hinblick auf das Nikotin entwickelt sich bei entsprechend disponierten Individuen eine starke Gewöhnung, die sich durch die Entziehungserscheinungen nach Absetzen des Nikotinkonsums deutlich nachweisen läßt. Als Entzugserscheinungen stellen sich Blutdrucksenkung, Schlafstörungen, Schwitzneigung, Obstipation, Nervosität, Konzentrationsstörungen, Reizbarkeit und Depressionsneigung ein.

Die Abhängigkeit läßt sich als psychische wie auch als physische definieren.

In bezug auf das Jugendalter sind in psychologischer Hinsicht einige Faktoren besonders erwähnenswert:

– Rauchen als Statussymbol und Dokumentation des Erwachsenenseins,
– Rauchen als Mittel zur Kontaktaufnahme und zur Kommunikation,
– Rauchen bei Langeweile,
– Rauchen als Beruhigungsmittel vor schwierigen Situationen (Prüfungen, Examensarbeiten, schwierigen Entscheidungen),
– Rauchen als willkommene Unterbrechung bei schwierigen Arbeiten und Belastungen („Jetzt muß ich eine rauchen") und als zeitlicher Taktgeber (vgl. den Begriff der „Zigarettenlänge").

Therapie: Der erste und wichtigste Schritt ist der Nikotinentzug, der plötzlich oder allmählich erfolgen kann, sowie unterstützende Maßnahmen.

1. *Nikotinentzug:* Erhebungen an ehemaligen Rauchern haben gezeigt, daß die meisten den plötzlichen Entzug für die einzig wirksame Methode halten, weil der allmähliche Entzug schwer durchzuhalten ist und den Rückfall stärker provoziert. Wichtig ist dabei auch das Gruppenerlebnis. Entwöhnungskurse haben sich als wirksamer erwiesen als Einzeltherapien.

2. *Unterstützende Maßnahmen:* Diese beinhalten sowohl therapeutische und sportliche Maßnahmen als auch die Gabe von „Ersatzsubstanzen" oder von Medikamenten. Was psychotherapeutische Maßnahmen betrifft, so wurde fast alles versucht, was möglich ist, von Entspannungstherapien und Hypnose bis zu Gesprächstherapien und Akupunktur. Im Hinblick auf die medikamentöse Unterstützung wurden Vergällungsmittel und Nikotinsubstitutionsmittel (z. B. Nikotinkaugummi, Nikotinpflaster) ebenso versucht wie Medikamente (z. B. Tranquilizer oder Neuroleptika). Bei den Tranquilizern besteht wiederum die Gefahr der Abhängigkeit. Nikotinersatzmittel haben sich ebenfalls nicht bewährt.

Prognose: Die Rückfallgefahr bei langjährigen Rauchern ist sehr hoch. Sie beträgt nach 12 Monaten rund 40–50%. Im Jugendalter liegen die Verhältnisse jedoch günstiger, weil viele Jugendliche noch keine chronischen Raucher sind und das Rauchen vielfach eine „Übergangserscheinung" darstellt. Prognostisch ungünstig ist allerdings, wenn das Rauchen mit der Einnahme anderer Drogen, die zum Teil ebenfalls geraucht werden (z. B. Haschisch), oder hartem Drogenkonsum (z. B. Heroininjektionen) vergesellschaftet ist.

25.4 Ätiologie und Genese

Das Bedingungsgefüge der Entstehung des Drogenmißbrauchs und der Drogenabhängigkeit ist sehr komplex. Wichtig sind sowohl die Droge als auch die Persönlichkeit und das soziale Umfeld, zu dem die sozioökonomische Situation, familiäre Einflüsse, Einstellungen usw. zählen. Abb. 25.3 führt die wichtigsten Faktoren an sowie die Delinquenz als häufige Folgewirkung von Drogenmißbrauch und Drogenabhängigkeit.

Droge: Je nach Art der Droge, Einnahmemodus und Dauer des Mißbrauchs entsteht eine physische und/oder psychische Abhängigkeit, die nach längerer Einnahmedauer eine Art Eigengewicht bekommt und von den Betreffenden nicht mehr ohne weiteres rückgängig gemacht werden kann. Persönlichkeitsfaktoren

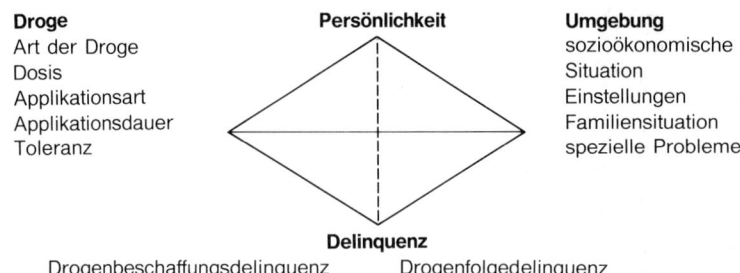

Abb. 25.**3** Beziehungen zwischen Droge, Persönlichkeit, Gesellschaft und Delinquenz (nach Remschmidt 1980)

und Umwelteinflüsse stützen diese Entwicklung häufig gleichsinnig.

Persönlichkeit: Im Hinblick auf die Persönlichkeit muß man die *Primärpersönlichkeit* (vor Drogeneinnahme) von einem drogenbedingten *Persönlichkeitswandel* (Depravation, soziales Aussteigen) unterscheiden. Drogenabhängige haben häufig psychopathologische Züge. Die Erfahrungen an einem klinischen Krankengut legen nahe, *zwei Phasen* in der Genese einer Drogenabhängigkeit zu unterscheiden:

– eine *Initialphase*, deren Schrittmacher prämorbide Charakterzüge zu sein scheinen, die durch lebensgeschichtliche Krisensituationen und bei vielen Jugendlichen durch Unbehagen an gesellschaftlichen Verhältnissen akzentuiert werden, und
– eine zweite Phase, die sich einstellt, nachdem die Substanzen über eine gewisse Zeit genommen wurden und in welcher der *Drogengenuß zum Selbstzweck* geworden ist. Das Geschehen hat sich verselbständigt, und die ursprünglich mit der Behebung eines unangenehmen Zustandes gekoppelte Drogeneinnahme wird im Sinne einer funktionellen Autonomie Selbstzweck.

Da der Drogeneinnahme häufig eine Lust-Unlust-Bilanz zugrunde liegt, wird der Drogengenuß als eine Art *Selbstbelohnung* empfunden, im Sinne einer positiven Verstärkung ausgewählt und in das Verhaltensrepertoire integriert. Dieser Zusammenhang wird durch die auch im physiologischen Sinne stattfindende *Gewohnheitsbildung* (Toleranz) erleichtert, was allerdings nicht für alle Drogen gilt.

Soziales Umfeld: Ungünstige sozioökonomische Umstände sowie Konflikte, Streit und Auseinandersetzungen in der Familie, spezielle Benachteiligungen und das Vorbild naher Bezugspersonen spielen eine entscheidende Rolle bei der Entwicklung einer Drogenabhängigkeit. Diese Faktoren stehen in gegenseitiger Wechselwirkung, die nicht nur die *Genese* der Drogenabhängigkeit beeinflußt, sondern auch die Auswirkungen auf das Verhalten.

Die genannten Faktoren spielen nicht bei allen Formen der Abhängigkeit in gleicher Weise zusammen. Nach Untersuchungen von Kandel u. Mitarb. (1978) an drogenabhängigen Jugendlichen variiert die *Wertigkeit prädisponierender Faktoren bei verschiedenen Typen der Abhängigkeit* (Abb. 25.4). Für die Alkoholabhängigkeit haben Einflüsse seitens der Eltern die größte Bedeutung, für die Marihuana-Abhängigkeit Einflüsse seitens der Gleichaltrigen (peer group), für die Abhängigkeit von anderen, insbesondere von harten Drogen sowohl familiäre Faktoren als auch Persönlichkeitsvariablen und intrapsychische Konflikte.

In der Vorphase der Abhängigkeit, also der Phase der Suchtgefährdung, sind *belastende biographische Ereignisse* wie vermehrte Auseinandersetzungen mit den Eltern, Scheidung der Eltern und psychiatrische Erkrankung eines Elternteils usw. im Vergleich zu einer Kontrollgruppe bzw. zur Durchschnittsbevölkerung überzufällig häufig (Tab. 25.**2**).

Aus zahlreichen Gründen (Experimentierfreudigkeit, Streben nach Bewußtseinserweiterung, Neigung zu depressiven Verstimmungen,

I. Einflüsse der Eltern

A Verhalten bezüglich Drogen
B Einstellung zur Drogeneinnahme
C Qualität der Eltern-Kind-Beziehung

II. Einflüsse Gleichaltriger (peer group)

A Verhalten bezüglich Drogen
B Einstellung zur Drogeneinnahme
C Qualität der Beziehung zu Gleichaltrigen
D Erreichbarkeit der Drogen

III. Persönlichkeit, Einstellung, Werthaltung,
     Lebensgewohnheiten des Jugendlichen

A psychische Befindlichkeit
B Wertorientierung und Lebensstil
C Einstellung zur Drogeneinnahme
D Delinquenz und Prädelinquenz
E früherer Alkohol- und Drogenkonsum

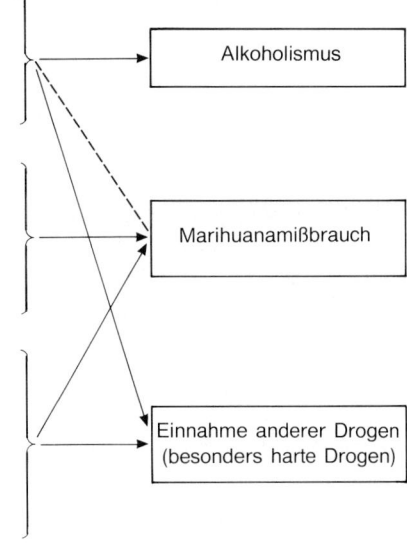

Abb. 25.**4**   Einflüsse im Vorfeld verschiedener Formen der Drogenabhängigkeit (nach Kandel u. Mitarb. 1978)

Krisen, Konflikte, unzureichende Antwort auf die Sinnfrage usw.) ist die Gefahr in der Adoleszenz besonders hoch, an Drogen oder Abhängigkeit erzeugende Medikamente zu geraten. Dies zeigen alle Statistiken der letzten Jahrzehnte in den westlichen Industrieländern. Schon immer hat es die Neigung gegeben, Angst, Spannung, Unzufriedenheit und Insuffizienzgefühle durch Drogen oder Medikamente zu beheben, die kurzfristig unangenehme Gefühlsqualitäten beseitigen, Unbehagen abstellen, Euphorie und Wohlbefinden herbeiführen.

Was die „**Wege zum Drogengebrauch**" betrifft, so haben Silbereisen u. Kastner (1985) ein *6-Wege-Modell* aus ihrer Berliner Längsschnittstudie abgeleitet. Drogengebrauch wird als „zielgerichtetes, auf Entwicklung bezogenes Handeln" begriffen, das eine funktionelle Perspektive hat. Dem Modell, das verschiedene theoretische und empirische Befunde zusammenfaßt, liegen folgende *Annahmen* zugrunde:

- Der Drogengebrauch kann im Verlaufe der Entwicklung durchaus normative Züge aufweisen. In diesem Sinne ist er ein übliches Entwicklungsphänomen.
- Der Drogengebrauch ist häufig funktionell und zielgerichtet.

Tabelle 25.**2**   Familiäre Belastungsfaktoren im Jahr vor dem Beginn des Drogenmißbrauchs (nach Duncan 1978)

- Vermehrt Auseinandersetzungen mit den Eltern
- Veränderung der finanziellen Situation der Familie
- Erhebliche Streitigkeiten zwischen den Eltern
- Aufnahme einer Arbeit durch die Mutter
- Stationäre Behandlung eines Elternteils
- Stellen-(Arbeits-)wechsel des Vaters
- Ehescheidung der Eltern
- Verlust der Arbeitsstelle eines Elternteils
- Trennung der Eltern
- Wiederheirat eines Elternteils
- Gefängnisstrafe eines Elternteils
- Tod eines Geschwisterkindes

- Er ist kein isolierbares Ereignis, sondern Resultante verschiedener Entwicklungsbedingungen. Zu ihnen gehören sozioökonomischer Status, Familienklima, Hilflosigkeit, Billigung des Drogengebrauchs, Aktivitäten in der Gruppe Gleichaltriger usw.

Die aus dem Zusammenwirken dieser Faktoren resultierenden *Wege bzw. Motive zum Drogengebrauch* sind:

– *Droge als Ersatzziel:* Die Droge ist in diesem Sinne z. B. ein Ersatz für nicht erfüllbare Autonomiewünsche gegenüber den Eltern. Das Ausweichen in die Droge enthebt den Jugendlichen entsprechender Auseinandersetzungen. Ausgeprägte Unabhängigkeitsbedürfnisse haben sich in diesem Sinne als ein Prädiktor für den Drogengebrauch erwiesen (Jessor u. Jessor 1977, 1978).
– *Drogengebrauch als gewollte Normverletzung:* Durch die Einnahme illegaler Drogen setzen sich Jugendliche oft ganz bewußt von der Erwachsenenwelt ab, indem sie deren Normen mißachten. Im Einklang damit konnten Jessor u. Jessor einen Zusammenhang zwischen Nonkonformität und Drogengebrauch nachweisen.
– *Drogengebrauch als Bewältigungsstrategie:* Bei Fehlschlagen akzeptierter Bewältigungsstrategien ist der Weg nicht weit, den Drogengebrauch als Entlastungsmechanismus einzusetzen.
– *Drogengebrauch als Zugang zu Gruppen Gleichaltriger:* Um nicht ausgeschlossen zu sein oder um Anschluß an bestimmte Gruppen Gleichaltriger zu finden, möchten viele Jugendliche das Angebot illegaler Drogen (z. B. Haschisch/Marihuana) nicht ablehnen.
– *Drogengebrauch als persönlicher Stil:* Jugendliche, die in bestimmter Weise auf ihre Umgebung wirken wollen (die z. B. „cool" sein wollen), benutzen illegale Drogen, aber auch Alkohol, zur Selbstbestätigung und als Attribut ihres vermeintlich ganz persönlichen Stils.
– *Drogengebrauch als Demonstration des Erwachsenseins:* Auch diese Funktion hat sich in verschiedenen Untersuchungen bestätigt (Jessor u. Jessor 1977). Dies gilt insbesondere für die sanktionierten Drogen Alkohol und Nikotin.

In diesem Modell können äußerlich gleichartige Verhaltensmuster unterschiedlichen Entwicklungsprozessen entsprechen. Während für den einen Jugendlichen z. B. der Freund als Vorbild besonders wichtig ist, ist es vielleicht für einen anderen bedeutsamer, sich von der Erwachsenenwelt durch gewollte Normverletzungen abzusetzen.

25.5 Drogenfolgewirkungen

Fast alle Substanzen, hinsichtlich derer Mißbrauch oder Abhängigkeit existiert, haben mittel- bis langfristige Folgewirkungen. Es gibt Gemeinsamkeiten, aber auch Unterschiede zwischen den eingenommenen Drogen.

Am Beispiel des Alkoholismus, nach wie vor die häufigste Form der Abhängigkeit, sollen die Folgewirkungen beispielhaft dargestellt werden (Abb. 25.**5**): Gewohnheitsmäßiges Trinken hat eine Reihe von akuten und chronischen Folgen, die sich in körperliche und psychische bzw. soziale Folgen unterteilen lassen. Mit der Fortsetzung des Alkoholkonsums entstehen die bekannten chronischen Folgen und schließlich gravierende soziale Auswirkungen, unter denen bei Jugendlichen das Herausfallen aus familiären und beruflichen Bindungen, die körperliche und seelische Verwahrlosung und die langfristige Persönlichkeitsänderung am schwerwiegendsten sind.

Beim Alkoholismus, häufiger aber bei Drogen, die noch stärker zu einer körperlichen Abhängigkeit führen (Morphin, Heroin, Stimulanzien), kommt es auch zur *Delinquenz*, die man in Drogenbeschaffungs- und Drogenfolgekriminalität einteilen kann (Abb. 25.**6**).

Bei längerer Abhängigkeit werden infolge der Toleranzentwicklung immer höhere Dosen benötigt, die der Betroffene sich nicht leisten kann. Dies führt dazu, daß er direkt oder indirekt versucht, an die benötigten Substanzen heranzukommen (*Drogenbeschaffungskriminalität*). Dies geschieht direkt durch Drogenhandel, Einbruchsdiebstähle, Rezeptfälschungen und Rezeptdiebstähle oder auch indirekt über Raubüberfälle, Diebstähle und Betrügereien.

Die *Drogenfolgekriminalität* kann einerseits unter Drogeneinwirkung vorkommen, andererseits im Stadium des Drogenentzugs und schließlich auch noch nach langjährigem Drogenabusus mit sekundärer Persönlichkeitsveränderung. Hinsichtlich der strafrechtlichen Beurteilung besteht meist verminderte Schuldfähigkeit (gemäß § 21 StGB) oder Schuldunfähigkeit (§ 20 StGB). Rein quantitativ spielen unter den Straftaten unter Drogeneinwirkung die Verkehrsdelikte die größte Rolle. Es kommen aber auch Gewaltdelikte, Diebstähle und

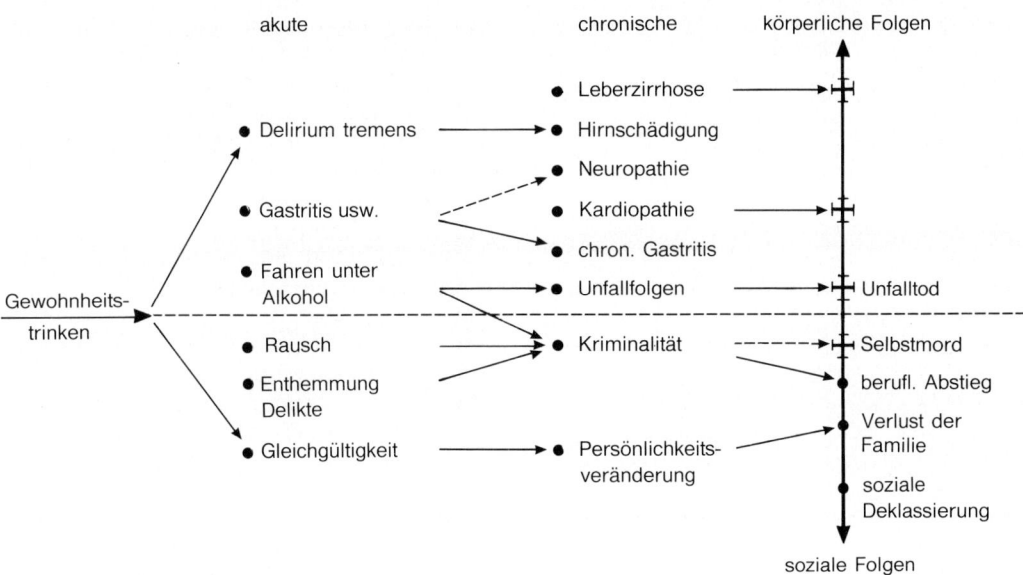

akute   chronische   körperliche Folgen

Abb. 25.**5**   Die wichtigsten Folgen des Alkoholmißbrauchs (nach Häfner u. Welz 1981)

Betrugshandlungen vor. Letztere sind häufig als langfristige Folgen des Drogenkonsums zu betrachten, ohne daß der Betreffende jeweils bei Tatbegehung unter Drogeneinfluß steht.

25.6 Therapie und Prognose

Durch die Zunahme verschiedener Formen der Drogenabhängigkeit unter Kindern, vor allem aber unter Jugendlichen, werden viele Ärzte und Kliniken mit diesem Problem konfrontiert. Gerade für Jugendliche mangelt es an geeigneten therapeutischen Einrichtungen. Vielfach etablieren sich Langzeiteinrichtungen ohne ausreichende ärztliche Betreuung, was mitunter zu erschreckendem Dilettantismus führt. Der einzelne Arzt kann die damit verbundenen Probleme oft nicht allein bewältigen und ist daher auf die *Zusammenarbeit mit anderen Berufsgruppen* angewiesen. Jede Behandlung muß als Teil einer Behandlungskette aufgefaßt werden. Das bedeutet für den Arzt, daß er in seinem Einzugsgebiet oder auch in der weiteren Umgebung die Präventions-, Behandlungs- und Rehabilitationsmöglichkeiten

Rauschgiftbeschaffungskriminalität

direkt

– Verstöße gegen das
  Opiumgesetz (bes. Handel)
– Einbruchsdiebstahl
  in Apotheken
– Rezeptdiebstähle
– Rezeptfälschungen

indirekt

– Raubüberfälle
– Einbruchsdiebstähle
– Diebstähle
– Betrügereien

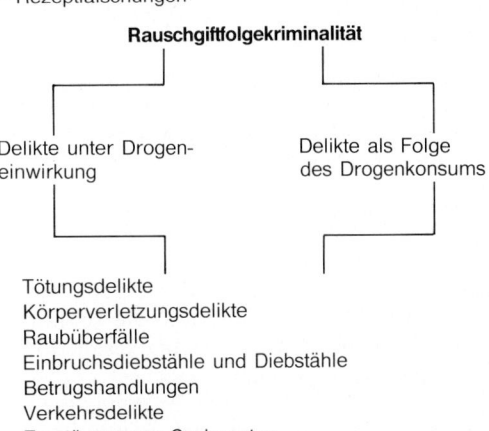

Rauschgiftfolgekriminalität

Delikte unter Drogeneinwirkung

Delikte als Folge des Drogenkonsums

Tötungsdelikte
Körperverletzungsdelikte
Raubüberfälle
Einbruchsdiebstähle und Diebstähle
Betrugshandlungen
Verkehrsdelikte
Zerstörung von Sachwerten
Prädelinquenz

Abb. 25.**6**   Einteilung   der   Rauschgiftkriminalität (nach Bauer 1972)

Tabelle 25.3 Therapieziele bei der Behandlung drogenabhängiger Jugendlicher (nach Remschmidt 1980)

1. Freiheit von Drogen
2. Soziale und berufliche Rehabilitation
3. Freiheit von Delinquenz
4. Entwicklung sozialer Fähigkeiten und sozialer Autonomie
5. Schutz des Drogenabhängigen vor seiner Umgebung
6. Schutz der Umgebung vor dem Drogenabhängigen
7. Rückfallprophylaxe
8. Aufgabe des Zieles vollständiger Drogenfreiheit zugunsten von Zwischenzielen (z. B. soziale und berufliche Anpassung)

kennen muß, um eine angemessene Weitervermittlung dort vornehmen zu können, wo die eigenen Maßnahmen nicht ausreichen. Dies kann nicht deutlich genug betont werden. Denn die hohe Rückfallquote Drogenabhängiger ist auch dadurch bedingt, daß angemessene Angebote für die Weiterbehandlung nicht vorhanden sind oder nicht genutzt werden.

Bei jedem Therapieversuch sollte man sich zunächst über die *Ziele der Behandlung* klarwerden (Tab. 25.3). Manchmal müssen höherwertige Ziele zugunsten erreichbarer Zwischenziele zurückgestellt werden. Man muß versuchen, das jeweils maximal Erreichbare im Einzelfall zu realisieren.

Viele drogenabhängige Jugendliche müssen erst *zur Therapie motiviert* werden. Dies kann vielfach nicht durch den Arzt geschehen, weil sich die abhängigen Jugendlichen nicht an ihn wenden. Hier ist die *Zusammenarbeit mit Bezugspersonen* (Eltern und Freunden) besonders wichtig.

Ein Problem ergibt sich, wenn die Jugendlichen ohne Wissen der Eltern in die Beratung oder Behandlung kommen. In diesem Falle wird man die Behandlung zunächst mit dem Jugendlichen beginnen, aber im Behandlungsverlauf darauf hinwirken, daß Gespräche mit den Eltern stattfinden und diese in die Behandlung und Beratung einbezogen werden. In den meisten Fällen läßt sich, wenn ein Ver-

trauensverhältnis entstanden ist, der jugendliche Patient davon überzeugen, daß dies eine sinnvolle Maßnahme ist. Gelingt es, die *Eltern* in die Behandlung oder Beratung einzubeziehen, so sollte man folgende Gesichtspunkte beachten (Dührssen 1977; Remschmidt 1980):

– Art und Umfang der Beratung muß sich am Kräftereservoir der Eltern orientieren. Man sollte sie nicht mit Problemen belasten, wenn von vornherein klar ist, daß sie damit überfordert sind.
– Wie bei allen Beratungen in der Adoleszenz muß vermieden werden, daß sich der Therapeut mit dem Jugendlichen gegen die Eltern oder mit den Eltern gegen den Jugendlichen verbündet.
– Es muß versucht werden, die Eltern von Schuldgefühlen zu entlasten. Schuldzuweisungen führen nicht weiter. Dies erfolgt auch eingedenk der Tatsache, daß familiäre Faktoren in der Genese der Drogenabhängigkeit eine Rolle spielen können. Die retrospektive Feststellung derartiger Zusammenhänge nützt im Einzelfall jedoch nichts.
– Der Beratungsgegenstand sollte sich direkt aus der Problemlage ergeben. Belehrende Äußerungen führen nicht weiter.
– Jeder Beratungsprozeß bedarf einer Rückkopplung, d. h. einer ständigen Vergewisserung, ob das Gesagte und Besprochene verstanden wurde. Daher muß sich die Beratung am Wissensstand der Eltern und der Jugendlichen orientieren.
– Auskünfte sollten nie über das hinausgehen, was man sicher weiß. Spekulationen oder Vermutungen können tragische Folgen haben.
– Die Prognose der Drogenabhängigkeit ist außerordentlich schwierig zu beurteilen. Sie ist auch in starkem Umfang davon abhängig, was an Therapie- und Rehabilitationsmaßnahmen ergriffen wird. Daher sollte man mit prognostischen Aussagen vorsichtig sein und lieber eine Antwort schuldig bleiben, als Pessimismus oder unbegründeten Optimismus zu verbreiten.

In der Therapie selbst versucht man sich an folgenden *Prinzipien* auszurichten:

– sparsame Verordnung von Schlaf- und Beruhigungsmitteln,
– Vermeidung der Androhung sekundärer Gesundheitsschädigungen,

- keine moralische Disqualifizierung des Patienten,
- Herausarbeitung der Selbstverantwortlichkeit des Patienten und
- biographisch-analytische oder stützende Gesprächstherapie, die auf die individuellen Probleme und Konflikte einzugehen versucht.

Die *Erfolge* sind, wie Modelluntersuchungen an personell sehr gut besetzten Einrichtungen in den USA und Schweden zeigen, erschreckend gering. Vielfach liegt die Heilungsquote unter 30%. Erfolgreicher scheinen Versuche zu sein, bei denen Geheilte (ehemalige Drogenabhängige) in die Behandlung einbezogen werden. Die bisherigen Behandlungsversuche haben gezeigt, daß eine sinnvolle und intensive Behandlung nur in Einrichtungen erfolgen kann, die sich speziell mit den Problemen der Drogenabhängigkeit befassen und nach Möglichkeit keine anderen Patienten aufnehmen.

Entscheidend für den Behandlungserfolg ist ferner, daß die Therapie- und Rehabilitationsmaßnahmen in ein umfassenderes Therapiekonzept (sogenannte *therapeutische Kette*) eingeordnet werden. Diese sollte folgende Schritte umfassen:

- *Kontaktaufnahme und Einführung des Patienten in das Therapieprogramm:* Ziel dieses Behandlungsabschnittes ist, den Drogenabhängigen möglichst freiwillig so weit zu bringen, daß er seine Therapiebedürftigkeit erkennt und sich zur Behandlung bereit erklärt. Der Schwerpunkt der Tätigkeit liegt in dieser Phase nicht unbedingt im ärztlichen Bereich. Manchmal ist es sogar günstiger, wenn andere Personen den Drogenabhängigen zu motivieren versuchen.
- *Entziehung und Entgiftung:* In dieser Phase dominiert die ärztliche Behandlung. Sie wird in der Regel stationär durchgeführt. Ambulante Versuche der Entgiftung und Entziehung haben nur ungünstige Ergebnisse erbracht. Entscheidend ist, daß bereits während dieser Behandlungsphase weitergehende psychotherapeutische Behandlungsansätze begonnen werden.
- *Entwöhnungsbehandlung:* In lückenlosem Übergang an Entziehung und Entgiftung anschließend beginnt eine Entwöhnungsbehandlung über mehrere Monate. Dabei verfolgt man das Ziel, dem Drogenabhängigen zu helfen, wieder Halt, Sinn und Aufgaben zu finden. In dieser Phase setzt eine intensive Psychotherapie ein, vor allem Gruppentherapie. Neben Ärzten sollen im Team auch Psychologen und Sozialarbeiter vertreten sein.
- *Nachbehandlung und Wiedereingliederung:* In dieser Phase erfolgt die eigentliche Eingliederung in einen geordneten Tagesablauf mit regelmäßiger Arbeit, Sport, Spiel, kreativen Tätigkeiten bei Weiterführung der psychotherapeutischen Behandlung. Der Schwerpunkt der Behandlung und Betreuung liegt nunmehr im Bereich der Sozialpädagogik und Soziotherapie.
- *Prophylaxe:* Ihre Bedeutung liegt im Vorfeld der Drogenabhängigkeit. Es ist zweckmäßig, ehemalige Drogenabhängige (Ex-User) einzusetzen, sofern sie entsprechend motiviert und sicher drogenfrei sind.

25.7 Rechtliche Bestimmungen

Wichtige Voraussetzung für die Behandlung und Beratung Drogenabhängiger ist die Kenntnis der rechtlichen Bestimmungen, auf die hier nicht im Detail eingegangen werden kann.

Gesetzliche Regelungen für Maßnahmen der Hilfe (s. auch Kap. 43): Für die Akutphase der Drogenabhängigkeit sind die *Krankenkassen* zuständig. Rentenansprüche werden nach der Reichsversicherungsordnung geregelt. Die häufig notwendigen Rehabilitationsmaßnahmen werden z. T. von den Krankenkassen, z. T. auch von den *Rentenversicherungsträgern* (z. B. Landesversicherungsanstalt) übernommen.

Sind die Krankenkassen oder die Rentenversicherungsträger nicht leistungspflichtig, so treten im Sinne einer Einzelfallhilfe die Bestimmungen des *Bundessozialhilfegesetzes* ein. Es handelt sich dabei um Eingliederungshilfe für Behinderte.

Gemäß § 39 BSHG steht „Personen, die nicht nur vorübergehend körperlich, geistig oder seelisch wesentlich behindert sind", Eingliederungshilfe zu. In § 39, Abs. 3 ist die Aufgabe der Eingliederungshilfe definiert, nämlich,

„eine drohende Behinderung zu verhüten oder eine vorhandene Behinderung oder deren Folgen zu beseitigen oder zu mildern und den Behinderten in die Gesellschaft einzugliedern".

Im § 40 BSHG sind die Maßnahmen der Eingliederungshilfe definiert, zu denen sowohl ambulante als auch stationäre Behandlungsmaßnahmen gehören sowie arbeits- und berufsfördernde Maßnahmen.

Für Kinder und Jugendliche existieren auch Hilfeangebote nach dem *Jugendwohlfahrtsgesetz* (JWG), die sich auf folgende Maßnahmen beziehen:

- Erziehungsberatung beim Jugendamt (§ 3 JWG),
- Einrichtung einer Erziehungsbeistandschaft (§ 55 JWG),
- einer Freiwilligen Erziehungshilfe (FEH, § 62 JWG) und
- einer Fürsorgeerziehung (FE, § 64 JWG).

Nach Herabsetzung des Volljährigkeitsalters auf das 18. Lebensjahr sind derartige Jugendhilfemaßnahmen ab dem 17. Lebensjahr nicht mehr sinnvoll und werden auch nicht mehr durchgeführt. Zwar existiert die Möglichkeit, daß Jugendhilfemaßnahmen mit Einverständnis des Betroffenen über die Volljährigkeit hinaus fortgesetzt werden, in der Praxis konnte diese Möglichkeit jedoch nur in einzelnen Fällen realisiert werden. Jugendhilfemaßnahmen stoßen sehr häufig auf den Widerstand der Betroffenen, was ihren Erfolg oft in Frage stellt.

Rehabilitationsmaßnahmen sind nach dem *Rehabilitationsangleichungsgesetz* vom 7. 8. 1974 geregelt (s. Kap. 39 und 43).

Eine **Zwangsunterbringung** kann für den Entzug und die Entgiftung erforderlich sein, aber auch für darüber hinausgehende Behandlungsmaßnahmen. Bei Minderjährigen ist die Zustimmung der Eltern bzw. des Vormundes notwendig. Geben die Eltern hierfür nicht die Zustimmung, so ist ein Entzug des Aufenthaltsbestimmungsrechtes möglich.

Strafrechtliche Bestimmungen: Neben dem Strafgesetzbuch gibt es spezielle Bestimmungen im *Betäubungsmittelgesetz (BtMG)* und in der Betäubungsmittelverschreibungsverordnung. Für Jugendliche existieren dem StGB

entsprechende Maßnahmen im *Jugendgerichtsgesetz (JGG)*. Im JGG ist die Möglichkeit von Weisungen gegeben (§ 10 II JGG), die auch verschiedene therapeutische Maßnahmen umfassen (s. Kap. 44).

25.8 Literatur

Abelson, H. I., P. M. Fishburne, I. Cisin: National Survey on Drug Abuse, vol. I: Main Findings. Princeton 1977

Altenkirch, H.: Schnüffelsucht und Schnüfflerneuropathie: Sozialdaten, Praktiken, klinische und neurologische Komplikationen sowie experimentelle Befunde des Lösungsmittelmißbrauchs. Springer, Berlin 1982 (Schriftenreihe Neurologie, Bd. 23)

American Psychiatric Association (APA): Diagnostic and Statistical Manual of Mental Disorders, 3rd ed., revised (DSM-III-R). APA, Washington 1987 (dtsch. Bearb. von Wittchen, H.-U., H. Saß, M. Zaudig, K. Koehler: Diagnostisches und statistisches Manual psychischer Störungen [DSM-III-R]. Beltz, Weinheim 1989)

Bauer, G.: Kriminalistik des Rauschgift-Abusus. Ärztliche Praxis 24 (1972) 194—194

Clarren, S. K., E. C. Alvord jr., S. M. Sumi, A. P. Streissguth, D. W. Smith: Brain malformations related to prenatal exposure to ethanol. Journal of Pediatrics 92 (1978) 64—67

Cotton, N. S.: The familial incidence of alcoholism: a review. Journal of Studies on Alcohol 40 (1979) 89—116

Crites, J., M. A. Schuckit: Solvent misuse in adolescence at a community alcohol centre. Journal of Clinical Psychiatry 40 (1979) 63—67

Dührssen, A.: Möglichkeiten und Formen der Elternberatung. Praxis der Kinderpsychologie und Kinderpsychiatrie 26 (1977) 1—5

Duncan, D. F.: Family stress and the initiation of adolescent drug abuse: a retrospective study. Corrective and Social Psychiatry 24 (1978) 111—114

Feuerlein, W.: Alkoholismus — Mißbrauch und Abhängigkeit: Entstehung, Folgen, Therapie, 2. Aufl. Thieme, Stuttgart 1979; 4. Aufl. 1989

Goodwin, D. W.: Alcoholism and heredity: A review and hypothesis. Archives of General Psychiatry 36 (1979) 57—61

Hornung, R., G. Schmidtchen, M. Scholl-Schaaf: Drogen in Zürich. Verbreitung und Hintergründe des Drogenkonsums Jugendlicher: Ergebnisse einer repräsentativen Motivstudie. Huber, Bern 1983

Institut für Jugendforschung: Die Entwicklung der Drogenaffinität Jugendlicher unter Berücksichtigung des Alkohol-, Medikamenten- und Tabakkonsums. Ergebnisse einer Trendanalyse 1973/1976/ 1979. Bundeszentrale für gesundheitliche Aufklärung, Köln 1980

Jellinek, E. M.: The Disease Concept of Alcoholism. Yale Univ. Press, New Haven 1960

Jessor, R., S. L. Jessor: Problem Behavior and Psychosocial Development — A Longitudinal Study of Youth. Academic Press, New York 1977

Jessor, R., S. L. Jessor: Theory testing in a longitudinal research on Marihuana use. In Kandel, D. B.: Longitudinal Research on Drug Use. Empirical Findings and Methodological Issues. Halstead (Wiley), London 1978

Johnston, L. D., J. G. Bachman, P. M. O'Malley: Student Drug Use, Attitudes and Beliefs. National Trends 1975–1982. National Institute on Drug Abuse, Rockville 1982

Jones, K. L., D. W. Smith: Recognition of the fetal alcohol syndrome in early infancy. Lancet 1973/II, 999–1001

Kandel, D. B., R. C. Kessler, R. Z. Margulies: Antecedents of a adolescent initiation into stages of drug use. A developmental analysis. In Kandel, D. B.: Longitudinal Research on Drug Use. Empirical Findings and Methodological Issues. Halstead (Wiley), London 1978

Ladewig, D.: Drogenabhängigkeit bei Jugendlichen. In Remschmidt, H., M. H. Schmidt: Kinder- und Jugendpsychiatrie in Klinik und Praxis, Bd. III. Thieme, Stuttgart 1985

Nestler, V. M., H.-L. Spohr, H.-Ch. Steinhausen: Die Alkoholembryopathie: Mehrdimensionale Studien zu den Folgen des Alkoholismus in der Schwangerschaft. Enke, Stuttgart 1981 (Bücherei des Pädiaters, Heft c3)

Propping, H.: Genetische Aspekte des Alkoholismus. In Häfner, H., H. Welz: Drogenabhängigkeit und Alkoholismus. Rheinland-Verlag, Köln 1981

Remschmidt, H.: Reactions of doctors to the drug phenomenon: therapy and rehabilitation of delinquent drug addicts. In European Committee on Crime Problems: The Importance of Narcotics in Relation to Criminality. Council of Europe, Strasbourg 1975

Remschmidt, H.: Beratung suchtgefährdeter Jugendlicher und deren Eltern durch den niedergelassenen Arzt. In Bschor, F., R. Kunze: Modelle und Methoden gemeindeverbundener Suchtkrankenbehandlung, Teil 1. Nicolaische Verlagsbuchhandlung, Berlin 1980 (Diskussionsberichte Drogen, Heft 4/80)

Remschmidt, H.: Alkoholmißbrauch und Alkoholabhängigkeit bei Jugendlichen. In Remschmidt, H., M. H. Schmidt: Kinder- und Jugendpsychiatrie in Klinik und Praxis, Bd. III. Thieme, Stuttgart 1985

Remschmidt, H., M. Schmidt (unter Mitarbeit von C. Klicpera): Multiaxiales Klassifikationsschema für psychiatrische Erkrankungen im Kindes- und Jugendalter nach Rutter, Shaffer und Sturge. Mit einem synoptischen Vergleich zum DSM-III, 2. Aufl. Huber, Bern 1986

Sieber, M., J. Angst: Drogen-, Alkohol- und Tabakkonsum: Ein Beitrag zur Epidemiologie und Ätiologie bei jungen Erwachsenen. Huber, Bern 1981

Silbereisen, R. K., P. Kastner: Jugend und Drogen: Entwicklung von Drogengebrauch – Drogengebrauch als Entwicklung? In Oerter, R.: Lebensbewältigung im Jugendalter. Edition Psychologie/VCH, Weinheim 1985

Stübing, G.: Drogenmißbrauch und Drogenabhängigkeit: Ein Compendium für Ärzte, Juristen und Angehörige der Sozial- und Erzieherberufe, 4. Aufl. Deutscher Ärzte-Verlag, Köln 1984

Tölle, R., G. Buchkremer: Zigarettenrauchen. Epidemiologie, Psychologie, Pharmakologie und Therapie, 2. Aufl. Springer, Berlin 1982

World Health Organization (WHO): International Classification of Diseases, 9th ed. (ICD-9). WHO, Geneva 1978

World Health Organization (WHO): Tenth Revision of the International Classification of Diseases [ICD-10], Chapter V (F): Mental and Behavioural Disorders (including disorders of psychological development). Clinical Descriptions and Diagnostic Guidelines. WHO, Geneva 1991. (Dtsch.: Dilling, H., W. Mombour, M. H. Schmidt: Internationale Klassifikation psychischer Störungen. ICD-10, Kapitel V [F]. Klinisch-diagnostische Leitlinien. Weltgesundheitsorganisation. Huber, Bern 1991.)

26. Dissozialität, Delinquenz und Verwahrlosung

26.1 Definition, Klassifikation und Epidemiologie

Die Begriffe Dissozialität, Delinquenz und Verwahrlosung werden sehr unterschiedlich verwendet. Ihren Zusammenhang veranschaulicht ein Schema von Hartmann (1973) (Abb. 26.1). Darin wird *Dissozialität* als Oberbegriff aufgefaßt, der alle bemerkenswerten Abweichungen von sozialen Normen bezeichnet. *Kriminalität* oder *Delinquenz* beinhaltet inkriminierte Abweichungen von der sozialen Norm, und als *Verwahrlosung* werden persistierende und generalisierte Abweichungen von den sozialen Normen aufgefaßt. Verwahrlosung kann in diesem Sinne als „fortgesetztes und allgemeines Sozialversagen" definiert werden. Wer verwahrlost ist, ist als dissozial zu betrachten, jedoch muß nicht jeder, der dissoziales Verhalten zeigt, zugleich verwahrlost sein. Ähnlich ist die Beziehung zwischen Delinquenz und Verwahrlosung: Wer strafbare Handlungen (also Delikte) verübt, muß nicht verwahrlost sein; wer verwahrlost ist, muß nicht delinquent sein. Bei vielen delinquenten Jugendlichen treten jedoch gleichzeitig Anzeichen einer Verwahrlosung (also eines persistierenden Sozialversagens) auf und bei verwahrlosten Jugendlichen häufig Delinquenz.

Immer wieder werden die Begriffe Dissozialität, Delinquenz und Verwahrlosung in Beziehung zu *abnormem Verhalten* gesetzt. Es gibt jedoch zahlreiche dissoziale Verhaltensweisen, die wir nicht in den Bereich der psychischen Abnormität rechnen. Tab. 26.**1** gibt eine Übersicht über verschiedene Formen dissozialen Verhaltens.

Klassifikation: Im *MAS* werden „Anderweitig nicht klassifizierbare *Störungen des Sozialverhaltens*" unter der Ziffer 312 subsumiert. Sie bezieht sich auf

„Störungen, die hauptsächlich aggressives und destruktives Verhalten oder Delinquenz umfassen. Diese Kategorie sollte bei Personen jeglichen Alters für abnormes Verhalten benutzt werden, das zur sozialen Mißbilligung führt, aber nicht Teil einer anderen psychiatrischen Erkrankung ist. Leichte emotionale Störungen können gleichzeitig bestehen. Die Zuordnung zu dieser Kategorie setzt voraus, daß

das Verhalten in seinem jeweiligen Kontext nach Häufigkeit, Schwere und Art der Verknüpfung mit anderen Symptomen abnorm ist. Störungen des Sozialverhaltens unterscheiden sich von Anpassungsstörungen durch ihre längere Dauer und durch das Fehlen einer engen zeitlichen oder inhaltlichen Beziehung zu irgendwelchen Belastungen. Sie unterscheiden sich ferner von Persönlichkeitsstörungen durch das Fehlen tief verwurzelter unangepaßter Verhaltensmuster, die seit der Adoleszenz oder früher bestehen".

Je nachdem, ob das dissoziale Verhalten eine gewisse „*Normorientierung*" aufweist – sei es auch an der Norm einer Subkultur – oder jegliche „Normbindung" vermissen läßt, unterscheidet man „Störungen des Sozialverhaltens ohne Sozialisation (ohne Gruppe) (312.0)" von „Störungen des Sozialverhaltens mit Sozialisation" (in Gruppe) und Kombinationen mit anderen Symptomen:

– „*Störungen des Sozialverhaltens" ohne Sozialisation (ohne Gruppe)* (312.0): „Störungen, die durch Verhaltensweisen wie Trotz, Ungehorsam, Streitsucht, Aggressivität, destruktives Verhalten, Wutausbrüche, allein ausgeführte Diebstähle, Lügen, Ärgern anderer, Tyrannisieren und gestörte Beziehungen zu anderen gekennzeichnet sind. Der Negativismus kann sich auch in Verstößen gegen sexuelle Verhaltensnormen äußern." Auch „nicht sozialisierte Aggressivität" gehört hierzu.
– „*Störungen des Sozialverhaltens mit Sozialisation (in Gruppe)*" (312.1): „Störungen bei Personen, die die Wertordnung und die Verhaltensnorm einer delinquenten ,peer group' angenommen haben, der gegenüber sie sich loyal verhalten und mit der sie typischerweise stehlen, Schule schwänzen und abends lange wegbleiben. Dabei kann Promiskuität bestehen." Hierzu gehört auch Gruppendelinquenz.
– „*Störungen des Sozialverhaltens mit Zwangscharakter*" (312.2): „Fälle, bei denen die Störung des Sozialverhaltens oder die Delinquenz spezifisch zwanghaften Ursprungs ist." Hierzu gehört auch Kleptomanie.
– „*Störungen des Sozialverhaltens mit emotionaler Symptomatik*" (312.3): „Störungen, die das für 312.0 und 312.1 angegebene Verhalten umfassen, bei denen aber außerdem *beträchtliche* emotionale Störungen bestehen, die sich beispielsweise durch Angst, Unglücklichsein oder zwanghafte Verhaltensweisen manifestieren." Hierzu gehört auch: Neurotische Delinquenz.

– *Andere Störungen des Sozialverhaltens* (312.8).

Im *DSM-III-R* werden folgende Störungen des Sozialverhaltens unterschieden:

– *Gruppentypus* (312.20): Dabei treten die Verhaltensprobleme hauptsächlich im Rahmen von Gruppenaktivitäten mit Gleichaltrigen auf, wobei auch körperliche Aggressivität eine Rolle spielen kann. Die Störung entspricht am ehesten der „sozialisierten Störung des Sozialverhaltens" im MAS.
– *Aggressiver Einzelgänger-Typus* (312.00): Hier steht die körperliche Aggressivität sowohl gegenüber Erwachsenen als auch gegenüber Gleichaltrigen im Vordergrund. Diese geht dabei vom betroffenen Individuum aus und ist *nicht* eingebettet in eine Gruppenaktivität. Diese Störung entspricht der „nicht sozialisierten Störung" des MAS.
– *Undifferenzierter Typus* (312.90): Diese Kategorie wird angewandt, wenn sich das auffällige Sozialverhalten weder dem Gruppentypus noch dem aggressiven Einzelgänger-Typus zuordnen läßt.

Neben dieser Typologie enthält das DSM-III-R *allgemeine diagnostische Kriterien* für Störungen des Sozialverhaltens, die im wesentlichen folgende dissoziale Verhaltensweisen umfassen: Stehlen, Weglaufen, Lügen, vorsätzliche Brandstiftung, Schuleschwänzen, Einbrüche, Verwicklung in Schlägereien, grausames Verhalten gegenüber Menschen und Tieren. Bei allen bislang erwähnten Kategorien des DSM-III-R ist zu beachten, daß bei 18jährigen und Älteren die Kriterien der antisozialen Persönlichkeit nicht erfüllt sein dürfen. Sind sie erfüllt, so erfolgt eine Klassifikation unter der Rubrik „Persönlichkeitsstörungen" (Psychopathien).

In der *ICD-10* finden sich die dissozialen Verhaltensweisen unter der umfassenden Kategorie „Störungen des Sozialverhaltens" (F91), wobei folgende Untergruppen unterschieden werden:

– auf den familiären Rahmen beschränkte Störung des Sozialverhaltens (F91.0),
– Störung des Sozialverhaltens bei fehlenden sozialen Bindungen (F91.1) und
– Störung des Sozialverhaltens bei vorhandenen sozialen Bindungen (F91.2).

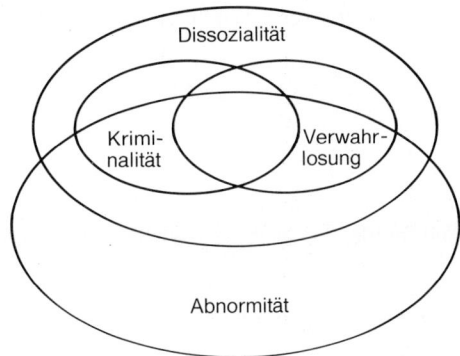

Abb. 26.1 Beziehung der Begriffe Dissozialität, Delinquenz (Kriminalität), Verwahrlosung und Abnormität (nach Hartmann 1973)

Tabelle 26.1 Verschiedene Formen dissozialen Verhaltens im Kindes- und Jugendalter (nach Hart de Ruyter 1967)

1. Dissoziales Verhalten infolge einer mangelhaften oder andersartigen Normerziehung

2. Dissozialität infolge einer temporären Störung eines vorher schon labilen Gleichgewichtes („Bilanz-Dissozialität")
   a) situativ, sozial, edukativ bedingt
   b) infolge einer temporären „Verwahrlosung"
   c) bedingt durch die Entwicklungsphase

3. Primäre Pubertätsdissozialität

4. Dissozialität infolge grober Intelligenzdefekte, Legasthenie, Hirnerkrankungen und anderer Hirnschädigungen

5. Dissoziales Verhalten als Symptom somatischer Erkrankungen

6. Dissozialität infolge einer Entwicklungspsychopathie

7. Dissozialität im Rahmen einer Psychose

8. Dissozialität im Rahmen einer Neurose (neurotische Dissozialität)

26.2 Symptomatik

In diesem Zusammenhang wird nicht vom klinischen Bild gesprochen, weil ein großer Teil der entsprechenden Störungen nicht als psychiatrische Erkrankung angesehen werden kann, sondern als Sozialversagen, das vielfach pädagogische Ursachen hat und pädagogischer Maßnahmen bedarf.

26.2.1 Dissozialität

Dissozialität zeigt sich in einer Vielfalt von Symptomen, in *nicht sozialisierter Form* in Verhaltensweisen wie Negativismus, Ungehorsam, Streitsucht, Aggressivität, destruktivem Verhalten, Wutausbrüchen, Ärgern und Tyrannisieren anderer, in gestörten Beziehungen zu anderen Menschen, Bindungsunfähigkeit, häufig auch in Verstößen gegen sexuelle Verhaltensnormen. Die Störung wird als nicht sozialisiert betrachtet, wenn sich diese Verstöße wahllos gegen eine Vielzahl von Personen, Gruppen oder Institutionen richten und keinerlei Normbefolgung und Normbindung feststellbar ist.

Sozialisierte Störungen können sich in der gleichen Symptomatik äußern, die Kinder oder Jugendlichen verhalten sich aber gegenüber einer Gruppe oder bestimmten Personen loyal und zeigen diesen gegenüber das dissoziale Verhalten nicht. Beispielsweise werden Zerstörungen des Eigentums oder Diebstähle gegenüber Personen aus der Gruppe, mit der man derartige Delikte begeht, nicht durchgeführt.

26.2.2 Delinquenz

Im deutschen Sprachgebrauch werden als „Delinquenz" alle Handlungen zusammengefaßt, die einen im Strafgesetzbuch kodifizierten Normbruch zum Inhalt haben. Es geht also um strafbare Handlungen. Im angelsächsischen Sprachraum wird der Begriff häufig weiter gefaßt. Auch muß man zwischen der Delinquenz von Kindern und von Jugendlichen unterscheiden.

Kinderdelinquenz

Kinder vor dem 14. Lebensjahr sind strafunmündig, können also wegen begangener Delikte nicht verfolgt werden. Delikte sind aber auch im Kindesalter relativ häufig. Straftaten von Kindern setzen sich aus der charakteristischen Trias von einfachem und schwerem *Diebstahl, Sachbeschädigung und Brandstiftung* zusammen. Darüber hinaus gibt es zahlreiche andere Delikte wie Körperverletzung, Fahren ohne Führerschein usw. Unter den Diebstählen nimmt der Warenhaus- bzw. Ladendiebstahl eine herausragende Bedeutung ein.

Unter den delinquenten Kindern sind solche aus den unteren sozialen Schichten überrepräsentiert. Vielfach ist den Kindern ihr normverletzendes Verhalten nicht bewußt. Viele kindliche Delikte ergeben sich unmittelbar aus ihrem Spiel. Eine große Zahl strafbarer Handlungen von Kindern lassen sich auffassen als Störungen im Erlernen und der Anwendung sozialer Normen.

Nach Angaben der polizeilichen Kriminalstatistik beträgt der Anteil der tatverdächtigen Kinder an der Gesamtheit der Tatverdächtigen etwa 5%. Am häufigsten ist einfacher Diebstahl, gefolgt von schwerem Diebstahl, Sachbeschädigung, Körperverletzung und Brandstiftung. Weitere Straftaten liegen in der Häufigkeit unter 3% aller von Kindern begangener Delikte.

Selbst wenn man unterstellt, daß eine Tatverdächtigenstatistik (eine solche ist die polizeiliche Kriminalstatistik) manche Kinder ungerechtfertigt registriert, so ist der Anteil immer noch relativ hoch. Noch höher sind die Quoten, wenn man die der Polizei nicht bekannt gewordene Delinquenz (sogenanntes „Dunkelfeld") erfaßt. Untersuchungen haben ergeben, daß die überwiegende Mehrzahl von Kindern Handlungen begehen, die nach dem Gesetz strafbar sind (Remschmidt u. Mitarb. 1975, 1976); daß derartige Verhaltensweisen aber im Rahmen des „Normenerwerbs" bei den meisten Kindern normale Durchgangsstufen sind (Remschmidt 1987).

Jugenddelinquenz

Bei Jugendlichen und Heranwachsenden ergibt sich eine andere Verteilung der Delikte als bei Kindern. Weiterhin stehen Diebstahlsdelikte an erster und zweiter Stelle, es folgen Sachbeschädigungen, Roheitsdelikte, Rauschgiftdelikte, Straftaten gegen die öffentliche Ordnung und Sexualdelikte.

Auch für das Jugendalter zeigen Untersuchungen zum Dunkelfeld, daß die Delinquenzrate außerordentlich hoch ist. Dies hat damit zu tun, daß die Jugenddelinquenz ebenso wie die Kinderdelinquenz häufig die Funktion einer bewußt herbeigeführten Auseinandersetzung mit den sozialen Normen hat. Dies betrifft vor allem die Bagatellkriminalität, die sehr im Ansteigen ist. Andererseits kommen im Jugendalter und bei Heranwachsenden (18- bis 21jährige) bereits sehr gravierende Delikte (Sexualdelikte, Mord, Totschlag) vor, die zwar oft aus adoleszenztypischen Konfliktkonstellationen resultieren, aber Züge aufweisen, wie sie für Delikte Erwachsener typisch sind. Die jugendpsychiatrische Begutachtung solcher Straftaten birgt eine Fülle von Problemen in sich, so daß der Gutachter oft in eine Pflichtenkollision zwischen seiner Rolle als Gehilfe des Gerichts und seinem therapeutischen Impetus gerät (s. Teil IV dieses Buches).

Wegen ihrer großen Bedeutung sollen im folgenden die wichtigsten Straftaten Jugendlicher besprochen werden.

Diebstahl

Einfacher und schwerer Diebstahl stehen an der Spitze der von Jugendlichen und Heranwachsenden (18- bis 21jährige) begangenen Delikte. Bezogen auf die Gesamtzahl der Tatverdächtigen machen männliche Jugendliche als Tatverdächtige rund 15% und männliche Heranwachsende rund 9% beim einfachen Diebstahl aus, beim schweren Diebstahl betragen die Zahlen rund 30 bzw. 24% für männliche Jugendliche bzw. Heranwachsende. Die Quote der weiblichen Täter ist außerordentlich gering. Sie beträgt für Jugendliche beim einfachen Diebstahl etwa 5%, für Heranwachsende rund 3%, beim schweren Diebstahl etwa 1%.

Der *schwere Diebstahl* unterscheidet sich vom einfachen dadurch, daß der Täter besondere Hindernisse überwinden muß, um den Diebstahl auszuführen (z. B. Eindringen in eine Wohnung, Überwinden von Schutzvorrichtungen, Ausnutzen der Hilflosigkeit anderer, gewerbsmäßiges Stehlen) (§ 243 StGB).

Sachbeschädigung und Vandalismus

Sachbeschädigung steht an dritter Stelle unter den Delikten Jugendlicher und an vierter Stelle unter denen Heranwachsender. Bezogen auf die Gesamtzahl der Tatverdächtigen machen männliche Jugendliche und Heranwachsende jeweils etwa 18–20% der Gesamtzahl der Tatverdächtigen aus. Sachbeschädigungen werden einzeln oder in Gruppen begangen und können mit Freiheitsstrafen bis zu 2 Jahren oder mit Geldstrafen belegt werden (§ 303 StGB). Eine gemeinschädliche Sachbeschädigung (§ 304 StGB) liegt vor, wenn Gegenstände von besonderer kultureller oder religiöser Bedeutung (z. B. Grabdenkmäler, öffentliche Denkmäler, Naturdenkmäler, Gegenstände der Kunst) beschädigt oder zerstört werden.

Unter *Vandalismus* versteht man gemeinsam und in Gruppen durchgeführte Sachbeschädigungen, vorsätzliche Transportgefährdung oder Brandstiftung. Derartige Delikte werden häufig von Kindern oder Jugendlichen begangen, die sich in einer Gruppensituation gegenseitig aufschaukeln. Eine besondere Form ist der Fußball-Vandalismus, bei dem es während und im Anschluß an Fußballspiele zu sinnlosen Zerstörungen von Gegenständen kommt, häufig aber auch zu Aggressionsdelikten gegenüber gegnerischen Gruppen von Fußballfans.

Aggressionsdelikte (Körperverletzung, Mord, Totschlag)

Roheitsdelikte machen bei Jugendlichen etwa 5–7% und bei Heranwachsenden etwa 10% aus. In der polizeilichen Kriminalstatistik sind männliche Jugendliche mit rund 11% und männliche Heranwachsende mit rund 18% an der Gesamtzahl der Tatverdächtigen im Hinblick auf gefährliche und schwere Körperverletzung beteiligt. Bezüglich Mord und Totschlag beträgt der Prozentsatz der tatverdächtigen Jugendlichen (wiederum bezogen auf die Gesamtzahl der Tatverdächtigen) etwa 5%, der männlichen Heranwachsenden etwa 10%.

Aggressionsdelikte ergeben sich aus sehr unterschiedlichen Motiven: Eine Rolle spielen individuelle Konflikte (z. B. Rivalitätskonflikte, nicht überwundene Kränkungen), sexuelle Motive, unkontrollierte Aggressionshandlungen in affektiven Spannungssituationen und plötzlich auftretende Erregung, Alkohol- und Drogeneinwirkung, Aufschaukelung aggressiver Impulse in einer Gruppensituation, ausgeprägte Minderwertigkeitsgefühle, die sich in plötzlich auftretenden aggressiven Impulsen entladen, Demütigungen seitens der Umgebung usw.

In den letzten Jahren hat sich die Forschung stärker mit den **biologischen Ursachen** aggressiven Verhaltens befaßt. Diese Forschungsrichtung geht von der sowohl für den Menschen als auch für Tiere zutreffenden Beobachtung aus, wonach das männliche Geschlecht ein deutlich höheres Aggressionspotential aufweist als das weibliche. Man hat versucht, beim Menschen für diesen Unterschied unterschiedliche Sozialisationsbedingungen im Zusammenhang mit der jeweiligen Rolle verantwortlich zu machen. Diese Argumentation kann jedoch den Sachverhalt nicht aufklären. Derartige Einflüsse wirken mit, sind aber sicher nicht die zentralen Faktoren. Man kann so weit gehen zu sagen, daß das Verständnis dieses Unterschiedes den Schlüssel zum Verständnis delinquenten Verhaltens überhaupt darstellt. Denn bezogen auf Delikte generell besteht über alle Kulturen hinweg ein Verhältnis vom männlichen zum weiblichen Geschlecht von etwa 90 : 10.

An *biologischen und neuropsychologischen Korrelaten* für aggressives Verhalten sind bislang bekannt:

- männliches Geschlecht;
- erhöhter Testosteron-Spiegel im Plasma (Mattsson u. Mitarb. 1980);
- genetisch bedingte, durch Verletzung oder durch Lernen erworbene Steigerung der Aggressionsbereitschaft;
- bestimmte Chromosomenaberrationen, z. B. das XYY-Syndrom: Zwar zeigen Untersuchungen an auslesefreien Populationen, daß diese Konstellation nicht generell zu einer erhöhten Aggressivität führt, jedoch weist ein Teil der Straftäter mit XYY-Syndrom besondere Auffälligkeiten auf;
- gehäuft unspezifische neurologische Befunde (Wolff u. Mitarb. 1982);
- frontotemporale Dysfunktionen (z. B. bei psychomotorischer Epilepsie);
- eingeschränkte verbale Fähigkeiten (Wolff u. Mitarb. 1982);
- Beeinträchtigung der nichtdominanten Hemisphärenfunktionen (Yeudall u. Mitarb. 1982).

Diese Faktoren erklären zwar nicht das aggressive Verhalten, sie weisen aber auf die Bedeutung biologischer Einflüsse hin. Diese werden ergänzt durch oder stehen in Wechselwirkung mit **psychosozialen Faktoren**:

- Kinder und Jugendliche aus Familien mit niedrigem *sozioökonomischen Status* zeigen eine höhere Quote aggressiven Verhaltens als Kinder aus den höheren Sozialschichten. Hierfür werden Gründe angegeben wie die häufigere körperliche Bestrafung bei diesen Kindern, eine stärkere Beeinflussung durch Gewaltdarstellungen im Fernsehen, eine häufigere Teilnahme an delinquenten Aktionen und jugendlichen Banden sowie bedrängte und überfüllte Wohnverhältnisse.
- Ein aggressiver *Familienkontext* erhöht die Bereitschaft zu aggressiven Verhaltensweisen. Sie wird verstärkt durch direkte Hinweise und Ratschläge zu kämpfen bzw. sich ständig zu wehren.
- Auch über die Auswirkungen von *Massenmedien* liegen zahlreiche Untersuchungen vor. Die permanente Darstellung von Gewalt und Aggression begünstigt aggressives Verhalten. Dabei sind männliche Jugendliche stärker gefährdet als weibliche. Die Darstellung von Gewalt in den Massenmedien hat vor allem zwei Wirkungen: einmal regt sie Jugendliche zu aggressiven Verhaltensweisen an, zum anderen trägt sie dazu bei, daß aggressives Verhalten als Realsituation des Lebens passiv akzeptiert wird.
- Beobachtungen an Kindern zeigen, daß aggressives Verhalten durch andere Kinder sowohl im Sinne des *Vorbildes* als auch im Sinne einer *Verstärkung* beeinflußt wird und daß Vorerfahrungen mit aggressiven Verhaltensweisen aggressives Verhalten wiederum verstärken.
- Schließlich spielen *situative Einflüsse* eine wichtige Rolle. Zu ihnen gehören starke räumliche Einengung, Fehlen von adäquatem Spiel- und Beschäftigungsmaterial, frustrierende Situationen, die eine Kooperation nicht zustande kommen lassen, übertriebene Wettbewerbsbedingungen bei Fehlen positiver Emotionen, Zurückweisungen und Leistungsversagen.

Im Hinblick auf die große Bedeutung aggressiver Verhaltensweisen im allgemeinen und Aggressionsdelikten im besonderen sollen die wichtigsten **Modellvorstellungen zur Genese aggressiven Verhaltens** verdeutlicht werden. Im wesentlichen kann man von einem Aktionsmodell, einem Reaktionsmodell und einem Interaktionsmodell aggressiven Verhaltens sprechen.

1. *Aktionsmodelle* gehen von einer instinktiven Grundlage für aggressives Verhalten und einer Aggressionsbereitschaft aus, die auf genetische Dispositionen zurückgeführt wird. Diese Modelle sind dem Tierreich entlehnt, es gibt aber auch beim Menschen klare Anhaltspunkte für eine instinktive Grundlage aggressiven Verhaltens. Dies hat die vergleichende Ethologie über Analogien zwischen Mensch und Tier sowie durch transkulturelle Vergleiche deutlich zeigen können. Die Substrate für den Mechanismus des Instinktes liegen im limbischen System, insbesondere in den Amygdala und dem zugehörigen Temporallappenbereich. Beobachtungen an Säuglingen liefern zahlreiche Anhaltspunkte dafür, daß diese auch unabhängig von Milieureizen instinktiv-emotionales Verhalten zeigen (z. B. Lächeln bei blinden Kindern, Ausdruck von Wut und Ärger). Es dürfte auch für den Menschen zutreffen, daß die Aggressionsbereitschaft durch bestimmte Verhaltens- oder Ausdrucksmerkmale (Mimik, Gestik) nach außen sichtbar wird und somit vom Gegenüber erkannt werden kann. Bei verschiedenen Affenspezies ist dies recht gut erforscht. Aktionsmodelle sind aber einseitig, insofern sie die zahlreichen Umweltfaktoren nicht in ausreichendem Maße einbeziehen.

2. *Reaktionsmodelle* gehen primär davon aus, daß aggressives Verhalten eine Reaktion auf Umgebungsreize darstellt. Für strenge Anhänger eines Reaktionsmodells gibt es keine autochthone, instinktgebundene Aggressivität oder Aggressionsbereitschaft. In diesem Sinne ist Aggression anerzogen. Sie wird erworben und kann durch Erlebnisse und Erfahrungen, mithin durch Lernen, gesteigert werden. Ohne an der Bedeutung von Erfahrungen und Lernen zweifeln zu wollen, muß man aber doch sagen, daß Reaktionsmodelle ebenfalls einseitig sind und ethologischen Forschungsergebnissen z. T. widersprechen. Das bekannteste Reak-

tionsmodell ist die bereits 1939 von Dollard u. Mitarb. aufgestellte Frustrations-Aggressions-Hypothese.

3. *Interaktionsmodelle* können am ehesten als integrative Modelle zur Erklärung aggressiven Verhaltens beitragen, weil sie stets von einer Wechselwirkung zwischen Aggressionsbereitschaft und äußeren Faktoren ausgehen und auch Lernprozesse berücksichtigen. Interaktionsmodelle, deren Reichweite breit genug ist, umschließen sowohl biologische als auch psychologische und soziale Aspekte. Sie geben gute Ansatzpunkte für die Therapie, weil in allen Bereichen eine Intervention möglich wird. Sie lassen sowohl eine medikamentöse Behandlung als auch psychotherapeutische Interventionen zu und erlauben, sowohl gezielt einzugreifen als auch im Sinne einer Langzeitperspektive zu wirken. Sie sind am besten in der Lage, das vielschichtige Wissen über aggressive Verhaltensweisen integrativ zu vereinigen.

Zwei **Fallbeispiele** für Aggressionsdelikte:

Ein 17jähriger Jugendlicher mit XYY-Syndrom zeigte mehrfach *sexuell getönte aggressive Verhaltensweisen.* Er beging aggressiv-sadistische Handlungen an jüngeren Kindern und vergewaltigte dann eine 21jährige Frau. Eine nähere Untersuchung ergab, daß er ausgesprochene Schwierigkeiten im räumlichen Vorstellen und Denken hatte (letzteres war, gemessen an seiner Intelligenz, weit unterdurchschnittlich) und daß er *komplexe soziale Situationen nicht beurteilen konnte.* Dies zeigte sich z. B. darin, daß er der jungen Frau eine Halskette abnahm und vollkommen überzeugt war, daß diese ihm die Kette freiwillig übergeben hatte, obwohl er sie gleichzeitig mit dem Messer bedrohte. Derartige massive Funktionsausfälle können zu Fehleinschätzungen sozialer Situationen führen und damit auch die Opfer weiterer aggressiver Handlungen aussetzen.

Ein 14^1/$_2$jähriger hochintelligenter *Gymnasiast tötete seinen gleichaltrigen Freund* auf grausame Weise, indem er ihm mit schweren Steinen den Schädel zertrümmerte und mit einem Messer auf ihn einstach. Vorausgegangen war folgendes: 5 Gymnasiasten bildeten, angeregt durch den 40. Jahrestag des Zusammenbruchs des Dritten Reiches, eine Nazigruppe, die sich regelmäßig zu sogenannten „Reichspropaganda-Sitzungen" traf. Es gab einen „Führer" (Adolf Hitler), einen ersten Minister (Rudolf Heß), einen zweiten Minister (Josef Goebbels), einen dritten Minister (Hermann Göring) und einen vierten Minister, der nicht mit einer Person aus dem Dritten Reich fest identifiziert war.

Das spätere Opfer war der „Führer", der vom „Dritten Minister" (Hermann Göring) getötet wurde. Die Gruppe war stark auf den „Führer" ausgerichtet, der bei Abstimmungen drei Stimmen hatte. Der „Erste Minister" hatte zwei Stimmen, die übrigen jeweils nur eine Stimme. Zwischen dem Getöteten und dem „Dritten Minister" bestand ein *massives Abhängigkeitsverhältnis* dergestalt, daß der „Dritte Minister" vom „Führer" kontinuierlich gedemütigt und wie ein Sklave behandelt wurde. Bemerkenswert war, daß *der Täter dies gar nicht in dieser Form wahrnahm,* wohl aber alle anderen Gruppenmitglieder. Diese widersetzten sich auch Anweisungen des „Führers", der spätere Täter jedoch nicht. Dieses massive Unterordnungsverhältnis des „Dritten Ministers" gegenüber dem „Führer" wurde von Klassenkameraden zum Gegenstand des Gespötts, indem sie ihn mit „LENOR" titulierten, was in ihrer Terminologie „Leibeigener Neger ohne Rechte" bedeutete.

Als der „Führer" mit dem „Dritten Minister" eines Nachmittags allein auf einer Fahrradtour unterwegs war, entwickelte sich aus geringfügigem Anlaß ein Streit. Der „Führer" ließ seinen „Dritten Minister" vorausgehen (was dieser als ganz ungewöhnlich empfand) und schlug ihn mit einer morschen Latte auf den Kopf. In diesem Moment drehte sich der „Dritte Minister" um und schlug auf den „Führer" ein. Dieser fiel zu Boden, war benommen und wurde mit Steinen und einem Messer so traktiert, daß er nach wenigen Minuten am Tatort verstarb.

Die stationäre Untersuchung und Begutachtung des Täters erbrachte keine Hinweise für eine psychiatrische oder neurologische Erkrankung, wohl aber Hinweise auf eine bemerkenswerte *Diskrepanz zwischen kognitiven Funktionen und emotionaler Resonanz* im Sinne einer ausgesprochenen „kognitiven Übersteuerung". Der Täter empfand kaum Reue oder Mitgefühl mit den Eltern des Getöteten und schilderte die gesamten Vorgänge sachlich und emotionslos, als ob er eine Fahrradreparatur beschreibe.

Aufgrund besonderer Tatumstände nach Beginn der Auseinandersetzung wurden seitens des Gutachters die Voraussetzungen des §21 StGB (verminderte Schuldfähigkeit) bejaht.

Sexualdelikte

Sexualdelikte Jugendlicher umfassen vor allem sexuelle Nötigung, sexuellen Mißbrauch von Kindern, Vergewaltigung und andere Sexualdelikte mit aggressiver Komponente. Laut polizeilicher Kriminalstatistik entfallen rund 25% aller Vergewaltigungen auf männliche Jugendliche und Heranwachsende. Der Anteil der Jugendlichen unter den Tatverdächtigen für Vergewaltigungen beträgt rund 8%, derjenige der Heranwachsenden rund 16% (s. auch Kap. 23).

Rauschgiftdelikte

In dieser Gruppe von Straftaten sind Jugendliche und Heranwachsende mit fast 45% aller Tatverdächtigen beteiligt. Dabei überwiegen wiederum die männlichen Heranwachsenden mit rund 20% (bei weiblichen sind es 5%), während männliche Jugendliche mit rund 6% und weibliche Jugendliche mit rund 3% beteiligt sind.

Als Rauschgiftdelikte werden alle Straftaten zusammengefaßt, bei denen Drogen in folgender Weise benutzt werden (Kaiser 1981):

- Drogenherstellung, -einfuhr, -handel, -erwerb, -schmuggel;
- Rezeptfälschung, um in den Besitz von Drogen zu gelangen;
- Besitz und Weitergabe entsprechender Drogen.

Ferner kann man die Rauschgiftbeschaffungskriminalität von der Rauschgiftfolgekriminalität unterscheiden (vgl. Kap. 25).

Gruppendelikte

Rund 40% aller registrierten Jugendstraftaten werden in der Gruppe begangen (Kaiser 1981). Diese Entwicklung zeichnet sich in Europa etwa seit 1955 ab. Im Vordergrund stehen Diebstahl, Vandalismus und Gewaltdelikte. Dabei werden Jugendliche häufiger gemeinschaftlich gewalttätig als Heranwachsende. Während Jugendliche ihre Gewaltäußerungen häufiger gegen Sachen richten, wenden Heranwachsende Gewalt häufiger gegen Personen an. In Großstädten findet man nicht selten Delinquenzgruppen oder -banden, die hauptsächlich durch aggressive Auseinandersetzungen und Vandalismus auffallen. Es handelt sich meist um männliche Jugendliche zwischen 14 und 18 Jahren, die in der Regel bemerkenswerte Sozialisationsschäden aufweisen. Sie entstammen überwiegend der Unterschicht.

Die Sozialgefährlichkeit solcher Gruppen äußert sich in Gewalttätigkeiten, die sich in der Öffentlichkeit abspielen. Nicht zuletzt wegen ihres Wunsches, aufzufallen, spielen derartige Gruppendelikte auch in der Presse eine wesentliche Rolle (z. B. Rockerbanden).

Eine Sonderform der organisierten Gruppendelinquenz stellt der *Terrorismus* dar. Diese Straftaten werden aus einer bestimmten Ideologie heraus motiviert und haben die Form eines mit kriminellen Mitteln geführten politischen Machtkampfes. Im Gegensatz zu fast allen übrigen Delikten sind am Terrorismus Frauen überproportional beteiligt. Terroristen gehören überwiegend den höheren sozialen Schichten an. Meist handelt es sich um junge Hochschulabsolventen, die Anhänger extremer politischer Ideologien sind und mit Hilfe ihrer Terroranschläge einen politischen Umschwung anstreben. Die Hintergründe sind nur in einem multikausalen Ansatz faßbar. Als Teilursachen werden hervorgehoben (Kaiser 1981):

– „Enttäuschung über das Ausbleiben durchschlagender Erfolge der Studentenbewegung,
– Routinisierung von Sicherheit und Wohlstand,
– Fehleinschätzung radikaler Systemveränderungsversuche als kritisches Engagement,
– Orientierungslosigkeit und Rollenkonflikt von sozialen Aufsteigern nach Hochschulstudium, verbunden mit beruflicher Unsicherheit,
– Generationenkonflikt und
– spätpubertäre Entwicklungsstörungen."

Gruppendelikte Jugendlicher und Heranwachsender ereignen sich in der Regel in einer Gruppe zumindest annähernd Gleichaltriger. Seltener sind *Gruppenbildungen, die neben Jugendlichen und Heranwachsenden auch Erwachsene umfassen.*

Beispiel: *Eine Familie,* bestehend aus einer 44jährigen Mutter, deren 21jähriger Tochter und 18jährigem Sohn und dem 22jährigen Schwiegersohn, *mißhandelte* in extrem gefühlloser und roher Weise *den 20jährigen geistig zurückgebliebenen weiteren Sohn* der Mutter. Der junge Mann wurde mit Messern bedroht, erhielt lange Zeit nur Brot und Wasser, wurde in einem Verschlag bei eisiger Kälte tagelang eingesperrt, wurde geschlagen und mit festem Schuhwerk so massiv auf die Füße getreten, daß

eine Zehe amputiert werden mußte. Der junge Mann wurde, abgemagert auf 35 kg, schließlich unter einem Vorwand in ein Krankenhaus gebracht, wo der gesamte Sachverhalt allmählich herauskam.

Die Gruppensituation war für diese Mißhandlungen insofern bedeutsam, als auf Veranlassung des Schwiegersohnes nach dem Modell des englischen Pädagogen Neill ein *Familienrat* gebildet wurde, der manchmal 10 Stunden lang tagte und *bei „Fehlverhaltensweisen" der Familienmitglieder Sanktionen verhängte,* die dann gemeinsam durchgeführt wurden. Hauptsächliches Opfer wurde der geistig behinderte Heranwachsende, der zwar durch unbedachte Handlungen auf die Familie provozierend wirkte, diese jedoch nicht überschauen konnte und auf dessen Fehlverhalten die gesamte Familie unverhältnismäßig und grausam reagierte.

26.2.3 Verwahrlosung (persistierende Dissozialität)

Bei der Verwahrlosung kommt es, meist im Jugendalter, zu einer Vielzahl von Symptomen, die sich als *Labilität* (geringe Kontakt- und Arbeitsbindung, leichte Verführbarkeit), *Impulsivität* (Abhängigkeit von momentanen Einfällen und Handlungsimpulsen), *Aggressivität* (oppositionelles, destruktives und aggressives Verhalten) und vielfach auch Delinquenz zusammenfassen lassen.

Hartmann (1977) hat aufgrund umfangreicher Untersuchungen drei *Verwahrlosungssyndrome* abgegrenzt, die durch eine unterschiedliche Mischung dissozialer Verhaltensweisen gekennzeichnet sind:

1. Das *Instabilitätssyndrom* ist gekennzeichnet durch Depressivität, mangelnde Entmutigungstoleranz, mangelhafte Kontaktbindung, Ratlosigkeit, Weglaufen, mangelnde Versuchungstoleranz. Es handelt sich um ein Verwahrlosungssyndrom von geringer Sozialgefährlichkeit, bei dem sich die Symptombildung stark auf die eigene Person konzentriert.

2. Zum *Asozialitätssyndrom* zählen die Merkmale mangelhafte Arbeitsbindung, Schwänzen der Arbeit und der Schule, Bummeln, Alkoholmißbrauch, ungünstiger Umgang. Dieses Syndrom bringt eine soziale Gefährdung mit sich und wird vielfach auch als „passive Verwahrlosung" bezeichnet.

3. Beim *Kriminalitätssyndrom* stehen delinquente Handlungen im Vordergrund wie Bedrohung, Mißhandlung von Personen, Beschädigungen, generell vor Gericht verhandelte Delikte, oppositionelles Verhalten. Dieses Syndrom ist von erheblicher Sozialgefährlichkeit und wird auch als eine Form der „aggressiven Verwahrlosung" betrachtet.

26.3 Diagnose und Differentialdiagnose

Die Diagnose wird aufgrund der Symptomatik, anamnestischer Angaben und zusätzlicher Befunde gestellt. Entsprechend den ätiologischen Faktoren, die sich auf konstitutionelle und genetische Einflüsse, aber in noch größerem Umfange auf Umweltfaktoren richten, sind folgende Syndrome abzuwägen: Persönlichkeitsstörungen (Psychopathien), Verwahrlosung und Delinquenz als Folge einer frühkindlichen Deprivation, Verwahrlosungserscheinungen im Rahmen psychotischer oder neurotischer Erkrankungen.

26.4 Ätiologie und Genese

Biologische Theorien betonen den Einfluß von Hirnfunktionsstörungen und Chromosomenaberrationen, ferner Vererbung und Konstitution. Zum letzteren gehört auch die Persönlichkeit. Bestimmte Persönlichkeitszüge sind sehr früh festgelegt und als Disposition für dissoziales und delinquentes Verhalten von Bedeutung. Insgesamt wird jedoch der Anteil biologischer Faktoren nicht als der führende angesehen.

Psychologische Theorien betonen zunächst den Einfluß der frühkindlichen Entwicklung. Frühkindliche Deprivation (psychischer Hospitalismus) kann zu mangelhafter Bindungsfähigkeit, zu insuffizientem Erwerb gesellschaftlicher Normen und damit zur Dissozialität führen. Von Bedeutung sind ferner massiv gestörte Familienverhältnisse (Broken-home-Faktoren), Erziehungs- und Führungsmangel und zwischenmenschliche Konflikte. Schon früh haben psychoanalytische Autoren auf den Zusammenhang zwischen emotionalen Entbehrungen in frühester Kindheit und späterem dissozialem Verhalten hingewiesen.

Soziologische Theorien stellen den Einfluß ungünstiger sozialer Verhältnisse, schlechter Vorbilder und desolater familiärer Verhältnisse in den Mittelpunkt der Betrachtung.

Keiner dieser Ansätze kann Dissozialität, Delinquenz und Verwahrlosung umfassend erklären. Eine Vielzahl von Faktoren wirkt zusammen, deren Bedeutung im Einzelfall analysiert werden muß.

26.5 Therapie, Verlauf und Prognose

Entsprechend der multifaktoriellen Bedingtheit von Dissozialität, Delinquenz und Verwahrlosung muß die *Behandlung* auf einer Vielzahl von Faktoren aufbauen. Dabei wird davon ausgegangen, daß es sich bei Verwahrlosung, häufig auch bei Delinquenz und Dissozialität, um einen Erziehungsrückstand handelt, der eine primär pädagogische Intervention erfordert. Nach Hartmann (1977) können wir Hilfestellungen in verschiedenen Bereichen unterscheiden:

– *Erzieherische Hilfen* erstreben ein Nachholen ausgebliebener Lernprozesse, wobei es sowohl um die Entwicklung einer adäquaten Bindungs- und Belastungsfähigkeit geht als auch um das Nachholen elementarer Kulturtechniken und Kenntnisse. Beispielsweise kann die Legasthenie ein wichtiger Faktor für eine dissoziale Entwicklung sein. Ein geeigneter Behandlungsschritt ist folglich eine entsprechende Übungsbehandlung.
– Von allergrößter Wichtigkeit ist eine *berufliche Stabilisierung*. Da dissoziale Jugendliche sich häufig jeglicher Beeinflussung und Förderung entziehen, ist das Nachholen eines Schulabschlusses oder das Absolvieren einer Berufsausbildung oft nur unter geschlossenen Bedingungen möglich. Ein Schulabschluß und eine abgeschlossene Berufsausbildung sind wichtige stabilisierende Faktoren.
– *Kompensatorische Hilfen* basieren auf verhaltenstheoretischen Prinzipien. Es geht dabei um das Lernen am Erfolg und um Lernen durch Identifikation und Imitation.
– *Perspektivische Hilfen* sind auf die Entwicklung einer Neuorientierung ausgerichtet. Man versucht mit dem Probanden eine neue

Perspektive seines Lebensweges zu gestalten. Es geht dabei um eine geistige und weltanschauliche Orientierung sowie um die Orientierung in der Realität.
– *Gruppendynamische Hilfen* akzentuieren die gemeinsame Arbeit mit mehreren Jugendlichen ähnlicher Problematik. Zu unterscheiden ist eine ausgesprochene Gruppentherapie von einer Gruppenarbeit, bei der die Beziehung der Gruppenmitglieder untereinander wesentlich ist.

Die *Prognose* dissozialen und delinquenten Verhaltens ist von einer Vielzahl von Faktoren abhängig. Prognostisch *günstig* sind: Erreichen eines Hauptschulabschlusses oder einer höheren Schulbildung, Abschluß einer Berufsausbildung, Wiedergewinnung sozialer Kontakte, Einordnung in eine Gruppensituation. Prognostisch *ungünstig* sind: Sonderschulabschluß, Arbeitsunbeständigkeit, Alkoholmißbrauch, Aggressionen gegen Personen und Sachen, früh begangene Straftaten. Von entscheidender Bedeutung ist eine über mehrere Jahre notwendige konstante pädagogische Führung, wenn notwendig, in einer geschlossenen Institution. Unter diesen Bedingungen lassen sich etwa die Hälfte der dissozialen Jugendlichen resozialisieren.

26.6 Literatur

American Psychiatric Association (APA): Diagnostic and Statistical Manual of Mental Disorders, 3rd ed., revised (DSM-III-R). APA, Washington 1987 (dtsch. Bearb. von Wittchen, H.-U., H. Saß, M. Zaudig, K. Koehler: Diagnostisches und statistisches Manual psychischer Störungen [DSM-III-R]. Beltz, Weinheim 1989)

Dollard, J., L. W. Doob, N. E. Miller, O. H. Mowrer, R. S. Sears: Frustration und Aggression. Beltz, Weinheim 1970 (Orig.: Frustration and Aggression. Yale Univ. Press, New Haven 1939)

Hart de Ruyter, T.: Zur Psychotherapie der Dissozialität im Jugendalter. Jahrbuch für Jugendpsychiatrie 6 (1967) 79–108

Hartmann, K.: Verwahrlosung. In Müller, C.: Lexikon der Psychiatrie. Springer, Berlin 1973

Hartmann, K.: Theoretische und empirische Beiträge zur Verwahrlosungsforschung, 2. Aufl. Springer, Berlin 1977 (Monographien aus dem Gesamtgebiete der Psychiatrie 1, Bd. 1)

Kaiser, G.: Kriminologie, 5. Aufl. Müller, Heidelberg 1981 (Uni-Taschenbücher, Bd. 594)

Mattsson, A., D. Schalling, D. Olweus, H. Löw, J. Svensson: Plasma testosterone, aggressive behavior, and personality dimensions in young male delinquents. Journal of the American Academy of Child Psychiatry 19 (1980) 476–490

Remschmidt, H.: Prognose der Dissozialität heute. In Martinius, J.: Jugendpsychiatrie. Aktuelle Themen in Diagnostik und Therapie. MMV Medizin Verlag, München 1987

Remschmidt, H., M. Schmidt (unter Mitarbeit von C. Klicpera): Multiaxiales Klassifikationsschema für psychiatrische Erkrankungen im Kindes- und Jugendalter nach Rutter, Shaffer und Sturge. Mit einem synoptischen Vergleich zum DSM-III, 2. Aufl. Huber, Bern 1986

Remschmidt, H., W. Merschmann, R. Walter: Zum Dunkelfeld kindlicher Delinquenz: Eine Erhebung an 483 Probanden. Monatsschrift für Kriminologie und Strafrechtsreform 58 (1975) 133–153

Remschmidt, H., W. Merschmann, R. Walter, G. Höhner: Empirische Untersuchungen zur unregistrierten kindlichen Delinquenz. In Göppinger, H., G. Kaiser: Kriminologie und Strafverfahren: Neuere Ergebnisse zur Dunkelfeldforschung in Deutschland. Bericht über die XVIII. Tagung der Gesellschaft für die gesamte Kriminologie v. 9.–12. 10. 1975 in Freiburg. Enke, Stuttgart 1976

Schwind, H. D.: Kriminologie: Eine praxisorientierte Einführung mit Beispielen. Kriminalistik Verlag, Heidelberg 1986 (Grundlagen „Kriminalistik", Bd. 28)

Wolff, P. H., D. Waber, M. Bauermeister, C. Cohen, R. Ferber: The neuropsychological status of adolescent delinquent boys. Journal of Child Psychology and Psychiatry 23 (1982) 267–279

World Health Organization (WHO): International Classification of Diseases, 9th ed. (ICD-9). WHO, Geneva 1978

World Health Organization (WHO): Tenth Revision of the International Classification of Diseases [ICD-10], Chapter V (F): Mental and Behavioural Disorders (including disorders of psychological development). Clinical Descriptions and Diagnostic Guidelines. WHO, Geneva 1991. (Dtsch.: Dilling, H., W. Mombour, M. H. Schmidt: Internationale Klassifikation psychischer Störungen. ICD-10, Kapitel V [F]. Klinisch-diagnostische Leitlinien. Weltgesundheitsorganisation. Huber, Bern 1991.)

Yeudall, L. T., D. Fromm-Auch, P. Davies: Neuropsychological impairment of persistent delinquency. Journal of Nervous and Mental Disease 170 (1982) 257–265

27. Psychosomatische (psychophysiologische) Störungen

27.1 Terminologie und Klassifikation

Als „psychosomatische Erkrankungen" faßt man eine Gruppe von Störungen zusammen, die mit einer körperlichen Symptomatik und einem faßbaren körperlichen Befund einhergehen, bei denen jedoch *psychische Einflüsse als Ursache, Teilursache oder* den Krankheitsprozeß *aufrechterhaltende Faktoren* diskutiert werden. Im Glossar „Psychiatrische Erkrankungen" der *WHO* sind sie umschrieben als

„Störungen mit Schädigungen des Gewebes oder anhaltender physiologischer Funktionsstörung, von denen man glaubt, daß emotionale Faktoren in der Ätiologie eine erhebliche Rolle gespielt haben. Die krankhaften Veränderungen spielen sich im allgemeinen im vegetativen Nervensystem ab und wirken sich an einem Organsystem besonders aus."

Ausgehend von dieser Umschreibung werden psychosomatische Störungen und Erkrankungen im *MAS* zum einen als *„körperliche Symptome psychischen Ursprungs"* (Ziffer 306) klassifiziert und den entsprechenden Organsystemen zugeordnet.

Man unterscheidet in diesem Sinne z. B. als Störungen der Atmungsorgane (306.1) die psychogene Atemnot, den psychogenen Singultus, das Hyperventilationssyndrom und psychogenen Husten, als Störungen des Herz-Kreislauf-Systems (306.2) die Herzneurose und psychogene Herz-Kreislauf-Störungen, als Störungen der Haut (306.3) den psychogenen Pruritus, als Störungen des Magen-Darm-Traktes (306.4) die Aerophagie und das periodische psychogene Erbrechen.

Zum anderen besteht im MAS die Möglichkeit, die landläufig als psychosomatische Erkrankungen bezeichneten Störungen einzuordnen als „psychische Störungen in Verbindung mit anderweitig klassifizierten Erkrankungen" (Ziffer 316). Unter dieser Rubrik wird eine Reihe von Störungen subsumiert, die im engeren Sinne als psychosomatische Erkrankungen bezeichnet werden wie: das psychogene Asthma bronchiale, die psychogene Dermatitis, das psychogene Ekzem, das Magenulkus, die Colitis ulcerosa und der psychosoziale Minderwuchs.

Diese Einordnung der psychosomatischen Erkrankungen trägt dem Umstand Rechnung,

daß der Anteil seelischer Faktoren an der Verursachung dieser Störungen von unterschiedlicher Bedeutung sein kann und im Einzelfall keineswegs immer gesichert ist.

Dieser Erkenntnisstand hat in das MAS Eingang gefunden, wo es heißt:

„Psychische Erkrankungen oder Symptome jeglicher Art, von denen angenommen wird, daß sie eine wesentliche Rolle bei der Entstehung anderweitig klassifizierter körperlicher Erkrankungen spielen, die gewöhnlich mit Gewebeschädigungen einhergehen."

Im *DSM-III-R* werden psychische Faktoren, die Einfluß auf die körperlichen Veränderungen bei psychosomatischen Erkrankungen haben, unter der Ziffer 316 klassifiziert, wobei die körperlichen Symptome auf der 3. Achse verschlüsselt werden. Im einzelnen heißt es zur Kategorie „Körperlicher Zustand, bei dem psychische Faktoren eine Rolle spielen" (316.00):

„Die Annahme, daß psychische Faktoren den körperlichen Zustand beeinflussen, erfordert den Nachweis eines zeitlichen Zusammenhanges zwischen den Umweltreizen, der ihnen zugeschriebenen Bedeutung und dem Beginn oder der Verschlimmerung des körperlichen Zustandes. Natürlich ist diese Beurteilung sicherer, wenn es mehrfache Beispiele für einen zeitlichen Zusammenhang gibt. Diese diagnostische Kategorie kann sich auf alle körperlichen Zustände beziehen, bei denen psychische Faktoren eine Rolle spielen könnten. Sie kann zur Beschreibung von Störungen verwendet werden, die früher als ‚psychosomatisch' oder ‚psychophysiologisch' bezeichnet wurden. Gebräuchliche Beispiele körperlicher Zustände, für die diese Kategorie möglicherweise angebracht ist, sind u. a. Adipositas, Spannungskopfschmerz, Migräne, Angina pectoris, Menorrhagie, Neurodermitis, Akne, rheumatoide Arthritis, Tachykardie, Arrhythmie, Ulcus ventriculi, Ulcus duodeni, Kardiospasmus, Pylorospasmus, Übelkeit und Erbrechen, regionale Enteritis, Colitis ulcerosa und Pollakisurie. Diese Kategorie sollte nicht verwendet werden, wenn eine Konversionsstörung oder andere somatoforme Störungen vorliegen" (S. 403).

Die diagnostischen Kriterien für den körperlichen Zustand (316.00) „bei dem psychische Faktoren ein Rolle spielen", sind:

– Psychisch bedeutsame Umweltreize stehen in zeitlichem Zusammenhang mit dem Beginn oder der Exazerbation eines körperlichen Zustandes (verschlüsselt auf der 3. Achse).
– Dem körperlichen Zustand liegt entweder ein nachweisbarer pathologischer Organbefund (z. B. rheumatoide Arthritis) oder ein bekannter pathophysiologischer Prozeß (z. B. Migräne) zugrunde.
– Der Zustand erfüllt nicht die Kriterien einer somatoformen Störung.

In der *ICD-10* werden die einschlägigen Störungen unter der Rubrik subsumiert „Verhaltensauffälligkeiten mit körperlichen Störungen und Faktoren" (F 5). Diese Rubrik enthält folgende Unterkategorien: Eßstörungen (F 50), nicht-organische Schlafstörungen (F 51), sexuelle Funktionsstörungen (F 52), psychische oder Verhaltensstörungen im Wochenbett (F 53), psychische Faktoren oder Verhaltenseinflüsse bei andernorts klassifizierten Erkrankungen (F 54). Die zuletzt genannte Kategorie wird z. B. verwendet bei Asthma bronchiale, Magenulkus, Colitis ulcerosa, also Erkrankungen, die bislang meist als psychosomatische Erkrankungen bezeichnet wurden.

27.2 Ätiologie

27.2.1 Psychophysiologische und psychosomatische Betrachtungsweise

Unterschiedliche Auffassungen im Hinblick auf psychosomatische Erkrankungen bestehen außer zu Begriffsbildung und Klassifikation auch zur Pathogenese. Sie werden im DSM-III-R bereits der Vergangenheit zugerechnet. Wir stellen sie jedoch wegen ihrer klinischen und theoretischen Bedeutung dar.

Die Erkrankungen werden einerseits als *psychophysiologische* Erkrankungen bezeichnet. Damit will man zum Ausdruck bringen, daß dem psychophysischen Wechselspiel eine wichtige Rolle zukommt, die sowohl von der psychischen Seite (Persönlichkeitsstruktur, Konflikte, biographische Belastungen) als auch von der physiologischen Seite (z. B. Bluthochdruck, erhöhte Adrenalinausscheidung, erhöhte Darmmotilität, verstärkte Magensekretion) faßbar ist. Der psychophysiologische Ansatz ist in seinem Aussagewert relativ bescheiden und konzentriert sich bei den einzelnen Störungen auf die psychisch und physisch nachweisbaren Zusammenhänge, die er im Hinblick auf den einzelnen Patienten oder eine „Krankheitseinheit" zu systematisieren versucht.

Demgegenüber versucht die *psychosomatische* Betrachtungsweise psychische, physische (physiologische) und psychosoziale Faktoren in ein ganzheitliches Konzept einzuordnen. Dieses Vorgehen ist überall in der Medizin angebracht, weil viele, insbesondere chronische Erkrankungen die Integration dieser drei Faktorengruppen erfordern. Damit geht aber die Spezifität des Ansatzes für psychosomatische Erkrankungen verloren. Darüber hinaus bringt diese Sichtweise die Gefahr mit sich, Lücken in unserem Wissen über die psychophysischen Zusammenhänge zu übergehen oder durch spekulative Thesen zu ersetzen. Dies muß gegenüber den zweifellos vorhandenen Vorteilen dieser Betrachtungsweise abgewogen werden.

27.2.2 Organwahl (Spezifität psychosomatischer Erkrankungen)

Die Frage, warum jemand ein Magengeschwür und nicht ein Ekzem, ein Asthma bronchiale oder eine Colitis ulcerosa entwickelt, ist Jahrzehnte hindurch heftig diskutiert worden. Heute nimmt man an, daß konstitutionelle und genetische Faktoren die „Organwahl" maßgeblich beeinflussen, während man von der früher aus psychoanalytischer Richtung vertretenen, auf Franz Alexander (1951) zurückgehenden These, wonach sich spezifische Konflikte in bestimmten Organen als krankhafte Störungen manifestieren, wieder abrücken muß. Neben den *„Dispositionen"* (Organschwäche) wird die Bedeutung einer entsprechenden *Persönlichkeitsstruktur* und früher *Lernerfahrungen* diskutiert und in manchen Fällen *familiendynamischen* Gesichtspunkten eine Rolle für eine bestimmte „Organwahl" beigemessen.

27.2.3 Alexithymie

Im Zusammenhang mit der Persönlichkeitsstruktur wird in den letzten Jahren das Konzept der Alexithymie diskutiert. Ruesch (1948) beschrieb unter der Bezeichnung „infantile Persönlichkeit" Patienten, die durch Phantasiearmut, soziale Überangepaßtheit und eine eingeschränkte Fähigkeit, ihre Gefühle sprachlich auszudrücken, gekennzeichnet sind. Aufgrund dieser Persönlichkeitseigenart ist es den Betreffenden nicht oder nur unzureichend möglich, Konflikte und Auseinandersetzungen über die Sprache zu regeln; es kommt über das vegetative Nervensystem zu Organmanifestationen in Gestalt psychosomatischer Erkrankungen.

Auch dieses Konzept kann die „Spezifitätsfrage" im Hinblick auf ein bestimmtes Organ nicht klären. Offen ist weiterhin, wie die Alexithymie zustandekommt. Diesbezüglich werden genetische Faktoren diskutiert. Schließlich stellt sich bei alexithymen Patienten die Frage, ob eine tiefenpsychologisch fundierte oder analytische Therapie bei ihnen überhaupt möglich ist, da ihre Unfähigkeit, Gefühle sprachlich auszudrücken, einem vorwiegend verbalen Zugang die Erfolgschancen mehr oder weniger verbaut.

27.2.4 Familiendynamik

Unter familiendynamischen Gesichtspunkten (s. auch Kap. 36) wurde insbesondere von der Arbeitsgruppe um Minuchin neben der Annahme einer spezifischen physiologischen Vulnerabilität die Hypothese diskutiert, daß

– ein bestimmter Typ der Familienstruktur Somatisierungstendenzen begünstigt und
– das Kind in die Konflikte zwischen den Eltern einbezogen wird.

1. **Familienstruktur:** Aufgrund klinischer Beobachtungen wurden besondere Charakteristika „psychosomatischer Familien" herausgearbeitet: Verstrickung (Fusion), Überbehütung und Rigidität (Minuchin u. Mitarb. 1975). *Pathologisch verstrickte oder fusionierte Familien* beschäftigen sich intensiv und übermäßig miteinander, die Abgrenzung des einzelnen Familienmitgliedes innerhalb der Familie ist ungenügend, auch die familiären Subsysteme (Eltern-System, Kind-System) sind nicht ausreichend voneinander abgegrenzt. Die familiäre Fusion zeigt sich auch darin, daß die Selbstwahr-

nehmung und die Wahrnehmung der anderen Familienmitglieder wenig differenziert ist. Mit der Verstrickung ist häufig *Überbehütung* assoziiert, die sich in einer engen Symbiose zwischen Eltern und Kind zeigt. Die *Rigidität* drückt sich darin aus, daß die Familienmitglieder intensiv bemüht sind, das pathologische Familiengleichgewicht aufrechtzuerhalten, und sich gegen jede Art von Veränderung intensiv wehren.

2. **Konfliktlösung:** In derartigen Familien existiert eine verminderte Konflikttoleranz. Auch kleinere Konflikte werden als außerordentlich bedrohlich empfunden, so daß eine extreme Konfliktvermeidung resultiert. Der psychosomatisch erkrankte Jugendliche kann in dreifacher Weise in die Konflikte einbezogen werden:
   – Bei einer *Triangulation (Dreiecksbindung)* kommt der Patient in die Situation, eigene Wünsche oder Meinungen nicht ausdrücken zu können, ohne sich damit gleichzeitig auf die Seite eines Elternteils zu stellen (Kind als Bundesgenosse der Eltern nach Richter 1972).
   – Bei einer stabilen *Eltern-Kind-Koalition* steht das erkrankte Kind mit einem Elternteil in einer stabilen Bindung, die sich gegen den anderen Elternteil richtet.
   – Bei der Konfliktumleitung existiert eine *stabile elterliche Koalition*, wobei die Eltern die Sorge um das Kind als einziges Familienproblem sehen. Dies zeigt sich in einer beschützenden oder beschuldigenden Haltung gegenüber dem Kind.

In einer umfangreichen Untersuchung konnten Minuchin u. Mitarb. (1978) zeigen, daß sogenannte psychosomatische Familien (gemeint waren Familien, in denen ein Kind oder ein Jugendlicher mit Anorexie, Diabetes oder Asthma lebte) weniger als entsprechende Kontrollfamilien zu gemeinsamen Problemlösungen fähig waren, sondern stärker in einem überbehütenden und beschuldigenden Interaktionsmuster verharrten.

Nach Jochmus u. Schmitt (1986) kann man folgende *Problemkonstellationen* in Familien mit einem psychosomatisch erkrankten Jugendlichen unterscheiden, die zur vermehrten Krankheitsanfälligkeit beim betroffenen Kind oder Jugendlichen führen:

- Überforderung des Kindes durch Zuschreibung von zu viel Verantwortung;
- Scheidung oder Trennung der Eltern;
- Tod in der Familie;
- familiäre Krise durch pubertären Ablösungsprozeß.

27.3 Psychosomatische Krankheitsbilder

Im folgenden werden einige wichtige Krankheitsbilder ohne Rücksicht auf klassifikatorische Erörterungen behandelt.

27.3.1 Endogenes Ekzem

Definition, Klassifikation und klinisches Bild: Das endogene Ekzem, vielfach auch als *atopische Dermatitis* bezeichnet, ist eine Hauterkrankung, die sich sehr früh (meist innerhalb der ersten beiden Lebensjahre) manifestiert und einen chronischen Verlauf nimmt. Sie ist gekennzeichnet durch Veränderungen der Haut, die sich an charakteristischen Stellen häufen, und durch einen starken Juckreiz, der vielfach schubweise auftritt und einen Tagesrhythmus aufweist (Zunahme am Abend). Morphologisch ist die Erkrankung durch schuppige Beläge und symmetrisch auftretende Rötungen im Gesicht sowie an den Beugeseiten von Armen und Beinen, Fuß- und Handgelenken gekennzeichnet.

Klassifikation: Die Erkrankung wird sowohl im MAS als auch im DSM-III-R unter der Ziffer 316.00 klassifiziert und heißt im MAS „Psychische Störung in Verbindung mit anderweitig klassifizierten Erkrankungen" und im DSM-III-R „Körperlicher Zustand, bei dem psychische Faktoren eine Rolle spielen". In beiden Schemata erfolgt zusätzlich eine Klassifikation der körperlichen Symptome auf der 4. Achse (MAS) bzw. auf der 3. Achse (DSM-III-R).

Ätiologie und Genese: Neben erblichen Faktoren werden allergische Prozesse sowie Störungen der Mutter-Kind-Beziehung diskutiert. Bezüglich der letzteren wurde von verschiedenen Autoren darauf hingewiesen, daß es sich häufiger um überprotektive oder feindselige bzw. abweisende Mütter handelt, die den Kindern und Jugendlichen nicht die notwendige Wärme entgegenbringen können. Diese Sicht der Dinge konnte bislang aber lediglich kasuistisch beschrieben werden und wurde nie an größeren Patientengruppen nachgewiesen (Whitlock 1980).

Gesichert scheint zu sein, daß die betroffenen Kinder und Jugendlichen bereits vor Einsetzen der Erkrankung zu überempfindlichen Hautreaktionen neigen. Diese werden möglicherweise durch spärliche Hautkontakte und einen Mangel an emotionaler Zuwendung gefördert. Bekannt ist ferner, daß Einsetzen und Wiederauftreten der Hautveränderungen mit emotionalen Belastungssituationen einhergehen. Solche sind im Jugendalter die Ablösung von den Eltern, Berufsfindung, Partnerschaftssuche und Partnerschaftskonflikte, schulische und berufliche Leistungsanforderungen und andere belastende Lebensereignisse (Siegrist 1980).

Therapie, Verlauf und Prognose: Die Behandlung ist unterschiedlich, je nachdem, welche Komponente man als vorherrschend ansieht. Liegt eine allergische Diathese vor, so wird eine medikamentöse Behandlung durchgeführt, die in zeitweiliger Verabreichung von Steroiden oder in einer lokalen Behandlung mit Teerderivaten bzw. Harnstoff besteht. Bei begründetem Vorherrschen psychischer Einflüsse kommen verschiedene psychotherapeutische Verfahren in Frage, einschließlich der Gruppentherapie. Schließlich ist auch durch klimatische Veränderungen (Höhen- oder Seeklima) eine günstige Wirkung zu erreichen. Die *Prognose* ist bezüglich einer vollständigen Heilung nicht günstig. Die betroffenen Jugendlichen leiden auch als Erwachsene noch unter der Symptomatik, jedoch meist in abgemilderter Form.

27.3.2 Asthma bronchiale

Unter Asthma bronchiale versteht man eine anfallsweise auftretende Atemnot mit verlängertem und erschwertem Exspirium, die auf einer Konstriktion der glatten Muskulatur der kleinen Bronchien und Bronchiolen beruht. Eine Häufung asthmatischer Anfälle kann lebensgefährlich sein. Im Intervall dazwischen liegen häufig keinerlei Beschwerden vor.

Am häufigsten manifestiert sich die Erkrankung im ersten Lebensjahrzehnt. Rund 25% aller Fälle beginnen vor dem 5. Lebensjahr, wobei Jungen gegenüber Mädchen im Verhältnis 2 : 1 überwiegen. Rund 2−4% einer größeren Kinderpopulation leiden an Asthma bronchiale. In der Bundesrepublik wurden 1−2% ermittelt. In 30−40% der Fälle tritt die Erkrankung vor der Pubertät auf.

Klassifikation: Im *MAS* wird das Asthma bronchiale unter der Ziffer 316 („Psychische Störungen in Verbindung mit anderweitig klassifizierten Erkrankungen") als *„psychogenes Asthma"* eingeordnet. Diese Klassifikation dürfte auch dem heutigen Kenntnisstand bezüglich Symptomatik und Genese entsprechen. Im *DSM-III-R* wird die Erkrankung unter „Körperlicher Zustand, bei dem psychische Faktoren eine Rolle spielen" (316.00) eingeordnet. Wiederum sind die jeweiligen somatischen Beschwerden auf anderen Achsen zu klassifizieren. In der *ICD-10* wird das Asthma bronchiale unter der Rubrik F 54 eingeordnet („psychische Faktoren oder Verhaltenseinflüsse bei andernorts klassifizierten Erkrankungen").

Klinisches Bild: Führendes Symptom ist der Asthmaanfall, d. h. die anfallsweise auftretende Verengung der peripheren Luftwege, die mit Atemnot und z. T. erheblichen Angstgefühlen bis zur Todesangst einhergeht. Der Symptomatik liegen Spasmen der glatten Bronchialmuskulatur, eine übermäßige Schleimsekretion und manchmal auch Ödeme zugrunde. Kennzeichnend ist das verlängerte Exspirium, deutliches Giemen, Atemnot bis zur Nasenflügelatmung, Zyanose, Erhöhung der Herz- und Atemfrequenz und im Gefolge psychomotorische Unruhe sowie vegetative Erscheinungen. Der Asthmaanfall selbst beginnt häufig plötzlich, erreicht rasch seinen Höhepunkt und bildet sich innerhalb von 24−28 Stunden langsam zurück. Oft tritt dabei eine erhebliche Angst auf, die wiederum die Atemnot verstärkt.

Nach Hofmann (1983) kann man den *Schweregrad* des Asthmasyndroms wie folgt einteilen: leichtes Asthma: weniger als 5 Anfälle pro Jahr; mittelschweres Asthma: 5−10 Anfälle pro Jahr; schweres Asthma: 10−20 Anfälle pro Jahr. Das Asthma bronchiale tritt familiär

gehäuft auf. Wenn einer oder beide Elternteile des Kindes an einer allergischen Erkrankung leiden, so ist das Risiko der Kinder, eine Allergie zu entwickeln, deutlich erhöht. Bei einer Belastung beider Eltern beträgt es 30−40%. Für Kinder ohne eine derartige familiäre Belastung beträgt das Risiko 5−8% (Hardt u. Hofmann 1985).

Viele Jugendliche mit Asthma leiden an einer allergischen Diathese und hatten bereits als Kinder eine Neurodermitis (Dermatitis atopica) oder vasomotorische Rhinitis. Diese drei Erkrankungen werden häufig zum *Atopie-Syndrom* zusammengefaßt.

Ätiologie und Genese: Im Hinblick auf die Verursachung des Asthma bronchiale werden vier Theorien diskutiert:

1. Die *Infektionstheorie* betont die Bedeutung entzündlicher Erkrankungen des Atmungstraktes für die spätere Ausbildung eines Asthma bronchiale. Sie läßt allerdings offen, weshalb manche Kinder, die an häufigen Atemwegsinfekten leiden, kein Asthma bronchiale entwickeln.

2. Die *Allergietheorie* führt das Asthma bronchiale im wesentlichen auf die Ausbildung allergischer Reaktionen zurück. Deren Bedeutung ist für einen Teil der Asthmakinder empirisch gut belegt. Möglicherweise wird die allergische Diathese auch durch psychische Faktoren ausgelöst.

3. Die *Theorien zur Psychogenese* machen seelische Einflüsse für die Entstehung des Asthma bronchiale verantwortlich. In diesem Sinne hat man versucht, spezifische von unspezifischen Einflüssen abzugrenzen. Unter den *spezifischen* wird eine bestimmte Persönlichkeitsstruktur hervorgehoben, die als ängstlich, abhängig und unfähig zu Äußerungen von Emotionen, speziell Aggressionen, angesehen wird, oder auch spezifische Konflikte, die im Asthmaanfall einen symbolischen Ausdruck finden. Sorgfältige empirische Untersuchungen zu dieser These haben ergeben, daß es eine derart spezifische Persönlichkeitsstruktur oder auch ganz typische und spezifische Konflikte bei asthmatischen Kindern nicht gibt. Es muß auch als fraglich angesehen werden, ob man den Asthmaanfall symbolisch deuten kann.

Die Theorien, die *nichtspezifische* Einflüsse in den Vordergrund stellen, machen allgemein bedeutsame Faktoren wie eine hohe Angstintensität, auffällige Familieninteraktionen oder die Kombination von Atemnot und psychischen Belastungssituationen für die Entstehung der Erkrankung verantwortlich. Dabei greifen sie vielfach auf die Lerntheorien zurück. Sowohl die psychoanalytischen als auch die lerntheoretischen Ansätze bringen die Angstentwicklung mit dem Asthmaanfall in Verbindung. Alle hier angeführten Ergebnisse werden von manchen Autoren auch auf erbliche Einflüsse zurückgeführt.

4. Im Rahmen einer *multifaktoriellen Theorie* versucht man heute, die verschiedenen Einflußfaktoren im Hinblick auf Verursachung und Auslösung des Asthma bronchiale zu integrieren. Man nimmt eine *genetische Disposition* im Sinne einer Organvulnerabilität an, die sich durch verschiedene Auslösereize (Infektionen, immunologische Reaktionen, emotionale Belastungen) zur Manifestation bringen läßt. Bei diesem Prozeß spielen als *intervenierende Variablen* (Mediatoren) psychische und familiäre Belastungssituationen eine wichtige Rolle. Sie sind in dieser Betrachtungsweise nicht die einzigen oder die führenden Ursachen, tragen aber zur Auslösung oder Aufrechterhaltung der Erkrankung bzw. des asthmatischen Anfalles bei. Diese vorsichtige und bescheidene Hypothese zur Ätiologie und Genese des Asthma bronchiale trägt der Tatsache Rechnung, daß viele voreilig formulierten psychogenetischen Theorien (z. B. über eine spezifische Persönlichkeitsstruktur oder spezifische Familienkonflikte) durch die empirische Forschung widerlegt wurden.

Therapie und Prognose: Unumstritten ist die *medikamentöse Behandlung*, die in schweren Fällen auf Corticoide zurückgreifen muß. Auf *psychotherapeutischem* Gebiet wurden fast alle Methoden, die man sich denken kann, angewandt. Bewährt hat sich eine Reduktion der Angst mit verhaltenstherapeutischen Methoden (z. B. durch systematische Desensibilisierung). Auch operante Konditionierungsmethoden haben sich bewährt. Im Sinne des „Angstabbaus" wurden auch Entspannungs-

verfahren wie Autogenes Training mit Erfolg eingesetzt. Kommt man nach sorgfältiger Analyse zu dem Schluß, daß bei einem Kind mit Asthma bronchiale ein familiärer Konflikt eine wesentliche Rolle spielt, so ist eine konfliktzentrierte Familientherapie angezeigt, deren Ziel darin besteht, die Bedeutung des asthmatischen Anfalls und des Kindes als Symptomträger für die Familie deutlich zu machen.

Die *Prognose* ist abhängig von der Genese des Asthma bronchiale und von der Möglichkeit, die einzelnen Faktoren zu beeinflussen. Im Langzeitverlauf tritt etwa bei 20% der Jugendlichen eine Heilung ein, sofern Allergene vermieden werden; bei einem etwa gleich hohen Prozentsatz tritt eine Erweiterung oder Verschiebung der Symptomatik auf andere allergische Krankheitsbilder ein. Bei etwa 30% bleibt die Symptomatik mehr oder weniger erhalten. Die übrigen haben ab und zu Beschwerden, jedoch nicht ernsthafte asthmatische Anfälle. Inwieweit psychogene Faktoren die Prognose beeinflussen, muß vorerst offengelassen werden.

27.3.3 Hyperventilationssyndrom

Definition und klinisches Bild: Bei dieser Störung kommt es in bestimmten, meist angstbesetzten Situationen zu einer forcierten Atmung, die im wesentlichen in einer Frequenzerhöhung der Atemzüge besteht. Durch die Verschiebung des pH-Wertes im Blut (im Sinne einer Alkalose) entsteht die sogenannte Hyperventilationstetanie. Das Syndrom kommt im Rahmen der Angstneurose wie im Rahmen hysterischer Erkrankungen vor.

Ätiologie: Meist handelt es sich um eine Fehlhaltung vor dem Hintergrund hysterischer Persönlichkeitsanteile. Von vielen Kindern wird die Symptomatik eingesetzt, um Zuwendung zu erhalten oder aus einer unangenehmen Situation herauszukommen. Durch die regelmäßig stattfindende erhebliche Zuwendung wird das Verhalten der Patienten verstärkt und tritt somit um so häufiger auf.

Therapie und Prognose: Im akuten Stadium läßt man die Kinder in einen Atmungsbeutel atmen, wodurch es zur CO_2-Anreicherung und Beseitigung der Alkalose kommt. Die Behandlung der psychischen Faktoren kann durch Autogenes Training, psychoanalytische Verfahren oder Verhaltenstherapie erfolgen. Hat man den zugrundeliegenden Mechanismus erkannt, so kann man in der Regel gezielt vorgehen, und die Prognose ist günstig.

27.3.4 Anorexia nervosa

Definition, Klassifikation und Epidemiologie

Unter Anorexia nervosa versteht man eine überwiegend bei Mädchen in der Präpubertät und Pubertät auftretende und von psychischen Faktoren abhängige extreme Gewichtsabnahme bzw. Verweigerung der Nahrungsaufnahme, die von der Befürchtung begleitet ist, zu dick zu werden.

Das Krankheitsbild wird im *MAS* unter die „Speziellen, nicht anderweitig klassifizierbaren Symptome oder Syndrome" (307) eingeordnet, was bereits zeigt, daß die Ätiologie nicht einheitlich gesehen wird. Sie ist in diesem Klassifikationsschema unter der Ziffer 307.1 rubriziert.

Im *DSM-III-R* wird die Erkrankung unter der Ziffer 307.10 klassifiziert. Die diagnostischen Kriterien lauten:

A. „Das Körpergewicht wird absichtlich nicht über dem der Körpergröße oder dem Alter entsprechenden Minimum gehalten, d. h., Gewichtsverlust auf ein Gewicht von 15% oder mehr unter dem erwarteten Gewicht...

B. Starke Angst vor Gewichtszunahme oder Angst vor dem Dickwerden, obgleich Untergewicht besteht.

C. Störung der eigenen Körperwahrnehmung hinsichtlich Gewicht, Größe oder Form, d. h., die Person berichtet sogar im kachektischen Zustand, sich zu dick zu fühlen.

D. Bei Frauen Aussetzen von mindestens drei aufeinanderfolgenden Menstruationszyklen, deren Auftreten sonst zu erwarten gewesen wäre (primäre oder sekundäre Amenorrhoe)" (S. 99).

In der *ICD-10* werden Anorexia und Bulimia nervosa (Bulimie) unter dem Oberbegriff „Eßstörungen" (F 50) zusammengefaßt. Die diagnostischen Leitlinien der ICD-10 enthalten folgende Merkmale:

1. eindeutiger Gewichtsverlust;

2. Selbstherbeiführung des Gewichtsverlustes durch: a) Vermeidung von hochkalorischen Speisen; b) selbstinduziertes Erbrechen; c) selbstinduziertes Abführen; d) übertriebene körperliche Aktivitäten; e) Gebrauch von Appetitzüglern und/oder Diuretika;

3. Körperschemastörungen in Form einer spezifischen psychotischen Störung: Angst, zu dick zu werden und/oder eine zu schlaffe Körperform zu haben;

4. eine endokrine Störung, die die Achse Hypothalamus-Hypophyse-Gonaden umfaßt;

5. bei Beginn der Erkrankung vor der Pubertät ist die Abfolge der pubertären Entwicklungsschritte verzögert oder gehemmt (Wachstumsstop; fehlende Brustentwicklung bei Mädchen und primäre Amenorrhoe; bei Knaben bleiben die Genitalien kindlich).

Epidemiologie: Die Erkrankung nimmt in den westlichen Industrieländern zu. In den 70er Jahren fanden epidemiologische Studien eine Quote von 0,5−1,6 Erkrankungen auf 100 000 Einwohner und Jahr (Theander 1970; Crisp u. Mitarb. 1973). Neuere Untersuchungen ergaben eine Quote von 1 Anorexie auf 150−200 weibliche Jugendliche (Crisp u. Mitarb. 1976; Nylander 1971). Die Erkrankung kommt auch bei Jungen vor, allerdings viel seltener (bei 100 weiblichen Patienten mit Anorexie 4−5 Jungen). Die Erkrankung tritt gehäuft in der sozialen Mittel- und Oberschicht auf. Die überwiegende Anzahl der Betroffenen verfügt über sehr gute bis gute Intelligenz. Bei intelligenzgeminderten Jugendlichen ist die Erkrankung außerordentlich selten.

Klinisches Bild und Diagnose

Im Vordergrund stehen der eklatante Gewichtsverlust und die Nahrungsverweigerung, ein abnormes Eßverhalten, Obstipation und Ausbleiben der Regel. Die Patienten versuchen unter allen Umständen, eine fortschreitende *Gewichtsabnahme* zu erreichen bzw. ein extrem niedriges Gewicht aufrechtzuerhalten. Diesem Zweck dient nicht nur die Nahrungsverweigerung, häufig kommt es auch zum selbst herbeigeführten Erbrechen sowie zum Mißbrauch von Laxantien. Viele Patienten versuchen auch, durch übermäßigen Bewegungsdrang (ständiges Hin- und Herlaufen, extreme Gymnastik, übertriebene sportliche Betätigung) ein niedriges Gewicht beizubehalten. Im Hinblick auf den angestrebten Gewichtsverlust kann das reine Fasten als ausschließliche Methode im Vordergrund stehen (Typ I), oder es können andere Methoden zur Beschränkung der Nahrungsaufnahme wie Erbrechen, Laxantien- oder Diuretikaabusus hinzutreten (Typ II). Nicht selten findet man heimliches Naschen bei sonstiger Nahrungsverweigerung. Die Patienten sind sehr an ihre Symptomatik fixiert und überwachen die Nahrungsaufnahme zuweilen mit einem Kalorienplan.

Psychisch sind sie durch starke Sthenizität, Neigung zu depressiven Verstimmungen, ausgeprägten Leistungsehrgeiz, oft auch durch hysterische oder schizoide Persönlichkeitszüge sowie eine in der Regel gute Intelligenz gekennzeichnet. Die depressiven Verstimmungen zeigen eine deutliche Gewichtsabhängigkeit (Herpertz-Dahlmann u. Remschmidt 1989), so daß die beste antidepressive Therapie in einer Anhebung des Körpergewichtes besteht, die allerdings nicht zu rasch erfolgen sollte.

Mit der extremen Gewichtsabnahme ist eine massive Einstellungsänderung und eine häufig ganz *unrealistische Einschätzung des eigenen Körperbildes* verbunden. Die Unkorrigierbarkeit dieser extrem unrealistischen Körpervorstellung (die Patientinnen schätzen sich als normalgewichtig oder gar als dick ein, obwohl sie extrem abgemagert sind) hat manche Autoren dazu geführt, die Erkrankung in die Nähe schizophrener Erkrankungen zu rücken.

Im Stadium des extremen Gewichtsverlustes sind auch *morphologische und neuropsychologische Befunde* zu objektivieren. Bei den meisten Patienten ist eine sogenannte „Pseudoatrophie" des Gehirns nachweisbar, die sich im Computertomogramm als Hirnfurchenerweiterung, Erweiterung des Hemisphärenspaltes, seltener auch in Form einer Ventrikelerweiterung zeigt und nach Gewichtszunahme wieder reversibel ist. Man findet ferner ein extremes Nachlassen des Konzentrationsverhaltens, der Reaktionsfähigkeit und der Auffassungsgeschwindigkeit sowie verminderte Leistungen in der Gestaltwahrnehmung, der visuomotorischen Koordination und des Gedächtnisses für optisches Material. Dies sind ähnliche Zeichen wie beim hirnorganischen Psychosyndrom.

Die *körperliche Symptomatik* ist insgesamt einheitlicher als die psychische. Um zu einer möglichst einheitlichen Diagnostik der Anorexia nervosa zu kommen, wurden Diagnosekriterien entwickelt. Die Kriterien nach DSM-III-R und ICD-10 haben die früher angewandten nach Feighner u. Mitarb. (1972) abgelöst.

Die *Diagnose* erfolgt aufgrund der klinischen Symptomatik, die meist sehr typisch ist, und aufgrund der o. g Kriterien. *Differentialdiagnostisch* müssen zunächst organische Erkrankungen abgegrenzt werden, z. B. Tumoren im Bereich von Hypophyse und Hypothalamus. Unter den psychiatrischen Erkrankungen müssen Depressionen, die oft auch mit Nahrungsverweigerung einhergehen, und schizophrene Psychosen abgegrenzt werden. Eine besondere Schwierigkeit besteht darin, daß es unter den Patienten mit Anorexia nervosa auch solche mit einer depressiven Verstimmung und mit ausgesprochen zwanghaftem Verhalten gibt. Hier ist also abzuwägen, ob diese Symptomatik im Rahmen einer originären Depression oder Schizophrenie sich entwickelt hat oder ob sie zur anorektischen Symptomatik gehört.

Ätiologie und Genese

Es herrscht heute Übereinstimmung dahingehend, daß die Ätiologie und Genese eines so komplexen Krankheitsbildes nur in einem multifaktoriellen Ansatz erfaßt werden kann, wobei der Anteil der einzelnen Faktoren an der Entstehung dieser Erkrankung schwer abzuschätzen ist. Folgende Faktoren wurden bislang diskutiert und untersucht (Remschmidt u. Herpertz-Dahlmann 1988b):

Biologische Einflußgrößen: Diese werden auf zwei Ebenen diskutiert: auf der Ebene der genetischen Prädisposition und auf der Ebene biologischer Veränderungen als Auslösefaktoren der Erkrankung zum Zeitpunkt der Pubertät.

Was das *genetische Risiko* betrifft, so kam eine an 34 Zwillingspaaren durchgeführte Studie (Holland u. Mitarb. 1984) bei 30 in die Untersuchung einbezogenen weiblichen Zwillingspaaren (16 eineiigen und 14 zweieiigen) zu einer Konkordanzrate von 56% bei den eineiigen (9 von 16), während die Konkordanzrate bei den zweieiigen nur 7% betrug (1 Paar von

14). Zur Unterstützung der genetischen These wird angeführt, daß man in Familien von Anorexiepatientinnen häufig einen frühen Eintritt der Menarche beobachtet. Im Sinne einer genetischen Prädisposition wird auch darauf hingewiesen, daß in den Familien anorektischer Patienten affektive Erkrankungen und Alkoholismus überrepräsentiert seien. Hier stellt sich die Frage, inwieweit genetische Einflüsse und Umwelteinflüsse zusammenspielen (Herpertz-Dahlmann 1988).

Als weitere prädisponierende biologische Faktoren werden die vielfältigen *Wandlungsvorgänge im Zusammenhang mit der Pubertät* angesehen, wobei psychologische Einflüsse eng mit den biologischen zusammenspielen. Es geht hierbei hauptsächlich um die *psychologische Bewältigung* der biologischen Veränderungen, die mit Wachstum und Reifung verbunden sind, und im Zusammenhang damit um psychosexuelle Reifung, um die Autonomie und die Ablösung aus der Familie.

Psychologische Einflüsse: Die erwähnten Autonomie- und Identitätsprobleme sind im Jugendalter universell. Sie können deshalb nicht allein erklären, weshalb bestimmte Jugendliche anorektisch werden und andere nicht. Man hat daher im Hinblick auf die Verursachung oder Auslösung der Anorexia nervosa nach Faktoren Ausschau gehalten, die über das Individuum hinausgehen und sich auf den familiären Lebensraum der Patienten beziehen. Die bislang vorliegenden Untersuchungen haben sich auf folgende Gesichtspunkte konzentriert:

Typische familiäre Interaktionsmuster: Minuchin u. Mitarb. (1978) haben fünf für „psychosomatische Familien" typische Interaktionsmuster beschrieben, die sie auch in Familien mit anorektischen Jugendlichen festgestellt haben: Verstrickung, überprotektives Verhalten, Rigidität, Konfliktvermeidung und unzureichendes Konfliktlösungspotential. Diese Merkmale wurden zum Teil von anderen Untersuchern bestätigt (Goldstein 1981), von anderen jedoch nicht (Kog u. Vandereycken 1985; Kog u. Mitarb. 1985). Die zuletzt genannten Untersuchungen zeigten vielmehr, daß das Verhalten in „Anorexie-Familien" außerordentlich variabel ist. Neuere Studien haben gezeigt, daß sich die Familien von bulimi-

schen und bulimisch-anorektischen Patienten von denen der restriktiv-anorektischen durch folgende Züge unterschieden: Es herrschte mehr offene Feindseligkeit, konflikthaftes Verhalten, Isolierung und weniger Unterstützung sowie familiärer Zusammenhalt.

Auffällige Psychopathologie: In verschiedenen Untersuchungen wurde festgestellt, daß anorektische und bulimische Erkrankungen unter den biologischen Verwandten der entsprechenden Patienten gehäuft vorkommen. Es wurden Raten bis zu 29% beschrieben (Crisp 1980). Auch wurden erhöhte Raten an depressiven Erkrankungen und Alkoholismus gefunden, bei der Bulimie höher als in Anorexie-Familien. Bezüglich des Vorkommens von Adipositas geht der Trend ebenfalls in Richtung einer stärkeren Auffälligkeit der Familien mit bulimischen Patientinnen und Patienten.

Vorbilder in der Familie: Kasuistische Beobachtungen legen nahe, daß auch das familiäre Vorbild eine Rolle spielen kann. Wir haben in mehreren Fällen beobachtet, daß bei gemeinsamen Diätkuren von Mutter und Tochter die Tochter anorektisch wurde, die Mutter jedoch nicht. In diesen Fällen war sehr deutlich nachzuweisen, daß der Tochter ab einer bestimmten Gewichtsmarke die Gewichtsregulation durch Nahrungsaufnahme entglitt.

Psychosoziale Einflüsse: Es kann kein Zweifel darüber bestehen, daß auch psychosoziale und soziokulturelle Faktoren an der Auslösung oder Verursachung der Erkrankung beteiligt sind. In diesem Sinne dürfte das in den westlichen Ländern verbreitete Schlankheitsideal eine wichtige Rolle spielen.

Krankheitsunterhaltende Einflüsse und sekundäre Folgen des Hungerzustandes: Mit einer starken Gewichtsabnahme geht in fast gesetzmäßiger Weise eine Einengung der Interessen einher, so daß das ganze Denken und Trachten nur noch um Gewicht, Gewichtsabnahme, Figur und Hunger geht. Wie bereits beschrieben, kommt es bei vielen Patienten zu einer Pseudoatrophie des Gehirns und einer Art hirnorganischem Psychosyndrom. Weitere krankheitsunterhaltende Faktoren sind eine veränderte Körperwahrnehmung und das nachlassende Hungergefühl, das auch bei anderen selbstherbeigeführten Hungerzuständen eintritt (z. B. beim Fasten aus religiösen Motiven). Schließlich können bestimmte Persönlichkeitsmerkmale wie zwanghaftes Verhalten und das Gefühl, durch das niedrige Körpergewicht und den schlechten Allgemeinzustand die Umgebung zu beeinflussen, eine Rolle spielen. Sämtliche körperliche Symptome haben sich bislang als Folgeerscheinungen des extremen Hungerzustandes erwiesen. Dennoch ist bis heute unklar, ob nicht doch gewisse körperliche Veränderungen (z. B. die bei rund 20% der Mädchen vor Beginn der Anorexie auftretende Amenorrhoe) den Beginn der Erkrankung „bahnen" können.

Im Zusammenwirken der verschiedenen Faktoren kommt es schließlich zu einem Circulus vitiosus, aus dem die Patienten aus eigener Kraft nicht mehr herausfinden.

Therapie

Bei extremer Abmagerung ist unbedingt eine *stationäre Behandlung* erforderlich, die im Bedarfsfall auch eine Sondenernährung umfaßt. Dieses Vorgehen resultiert aus der Erfahrung, daß extrem abgemagerte Patientinnen und Patienten für eine problemorientierte Psychotherapie nicht erreichbar sind. Für eine stationäre Behandlung sind neben medizinischen Kriterien ebenso psychosoziale und psychotherapeutische maßgeblich (Tab. 27.**1**).

Die *Phasen einer stationären Behandlung*, wie sie an der Marburger Klinik praktiziert wird, sind in Tab. 27.**2** wiedergegeben. Das Behandlungsschema bezieht sich überwiegend auf sehr schwere Fälle von Anorexia nervosa, bei denen die Patienten oft in lebensbedrohlichem Zustand in die Klinik eingewiesen werden.

1. In der ersten Phase geht es um das *Anheben des Körpergewichtes*. Bei extremer Abmagerung ist dies zunächst die wichtigste Maßnahme; nicht nur wegen der Lebensbedrohlichkeit der Symptomatik, sondern auch, um die Patienten erst in eine Situation zu bringen, in der psychotherapeutisch gearbeitet werden kann. Viele Patienten haben uns versichert, daß sie im Zustand der extremen Abmagerung psychotherapeutische Angebote gar nicht annehmen konnten, weil sie sich weder konzentrieren noch klar denken konnten und in ihren gesamten Lebensäußerungen extrem eingeengt waren.

Tabelle 27.**1**   Kriterien zur stationären Therapie der Anorexia nervosa (aus Remschmidt, H., B. Herpertz-Dahlmann: Mschr. Kinderheilk. 136 [1988] 721)

Medizinische Kriterien
– Kritischer Gewichtsverlust
  (unter 75% des Normalgewichts)
– Körperliche Folgeerscheinungen: Elektrolytverschiebungen, Exsikkose, Bradykardie
– Depressive Verstimmung mit Suizidgefahr

Psychosoziale Kriterien
– Festgefahrene familiäre Interaktion
– Soziale Isolation
– Stark eingeschränkte Leistungsfähigkeit

Psychotherapeutische Kriterien
– Scheitern bzw. Abbruch ambulanter Behandlungsversuche
– Fehlen einer erfolgversprechenden Alternative zur umfassenden Behandlung durch ein erfahrenes Team

Tabelle 27.**2**   Phasen einer stationären Behandlung der Anorexia nervosa (aus Remschmidt, H., B. Herpertz-Dahlmann: Mschr. Kinderheilk. 136 [1988] 722)

1. Phase: „Anhebung des Körpergewichtes"
   – Manchmal Sondierung erforderlich
   – Manchmal „Ausschluß der Familie" erforderlich

2. Phase: „Fremdsteuerung der Nahrungsaufnahme"
   – Essensplan
   – Stärkere Einbeziehung der Familie
   – Intensive Einzeltherapie

3. Phase: „Selbststeuerung der Nahrungsaufnahme"
   – Familientherapie
   – Fortsetzung der Einzeltherapie

4. Phase: Schwerpunkt Familientherapie
   – Zunehmende Integration in allen Lebensbereichen
   – Vorbereitung auf die Entlassung

5. Phase: Ambulante Nachbetreuung und Fortsetzung der Familientherapie

Daraus darf jedoch nicht der Schluß gezogen werden, daß man sich den Patienten nicht intensiv zuwenden soll. Im Gegenteil: die therapeutische Zuwendung ist auch in dieser Phase von ausschlaggebender Bedeutung. Man darf nur keine intensive Therapie betreiben, die die Patienten kognitiv und emotional überfordert.

Mit dem Ansteigen des Körpergewichtes vollzieht sich in gesetzmäßiger Weise bei den meisten Patienten eine Veränderung der Einstellung: Sie nehmen von ihrer „Magersuchtsideologie" Abstand, interessieren sich wieder mehr für ihre Umgebung und beginnen in der Psychotherapie mitzuarbeiten.

Eine entscheidende Bedeutung kommt bei jüngeren Adoleszenten von Anfang an der *Elternarbeit* zu. In der Akutphase muß vermieden werden, daß die Eltern die Jugendlichen gegen ärztlichen Rat wieder aus der Klinik nehmen. Denn die meisten Patienten versuchen die Eltern in dieser Phase durch Suiziddrohungen zu erpressen. Wir begegnen dieser Entwicklung dadurch, daß wir mit den Eltern sehr engen Kontakt halten (telefonisch und auch durch direkte Gespräche) und daß wir die Eltern auf diese Phase sorgfältig vorbereiten.

2. Wenn die akute Phase überwunden ist und die in extrem schweren Fällen erforderliche künstliche Ernährung nicht mehr praktiziert werden muß, wird mit den Patientinnen und Patienten ein *Essensplan* erarbeitet, dessen Einhaltung eingeübt werden muß. Gleichzeitig wird die Familie stärker einbezogen, und es erfolgt die Fortsetzung der bereits begonnenen Einzeltherapie, die zunächst in Form häufiger und kurzer Zuwendung des Therapeuten begann, in stärker problemorientierter Weise.

3. In der dritten Phase wird das *freie Essen* geübt, die Patienten sollen ihre Nahrungsaufnahme selbst steuern lernen. Die Einzeltherapie wird fortgesetzt, ebenso die Familientherapie, wenn sie erforderlich scheint.

4. In der vierten Phase liegt der Schwerpunkt der Behandlung bei jüngeren Patienten auf der *Familientherapie*. Bei älteren Patienten wird eine stärkere und kontinuierliche Verselbständigung angestrebt, jedoch auch im Einvernehmen mit der Familie. In dieser Phase muß auch die Entlassung sorgfältig vorbereitet werden. Dies geschieht zunächst durch mehrfache Wochenendbeurlaubungen bzw., falls die Patienten nicht nach Hause entlassen werden, durch „Probeaufenthalte" in den künftigen Einrichtungen (Wohnheim, Wohngruppe, Internat). Die Entlassung kann erst erfolgen, wenn die Patienten während der stationä-

ren Behandlung bewiesen haben, daß sie ein angestrebtes Gewicht aufrechterhalten können und in der Lage sind, selbständig und ohne Essensplan die hierfür notwendige Nahrungsmenge regelmäßig zu sich zu nehmen.

5. Die fünfte Phase besteht in der ambulanten Nachbetreuung und Fortsetzung anderer bereits begonnener Maßnahmen (z.B. Familientherapie oder auch medikamentöse Behandlung). Nach unseren Erfahrungen ist eine *zweijährige Nachbetreuung* erforderlich, um Rückfällen vorzubeugen. Die Nachbetreuung besteht aus folgenden Elementen: Fortführung der psychotherapeutischen Behandlung, genaue Klärung aller Fragen, die mit dem Eßverhalten zu tun haben, berufliche Integration, Kontakt- und Freizeitverhalten, familiäre Einbindung, Behandlung zusätzlicher psychiatrischer Komplikationen (z.B. depressive Verstimmungen, zwanghaftes Verhalten).

Was die *theoretische Ausrichtung* betrifft, so wurden verschiedene Behandlungsmethoden erprobt: Verhaltenstherapie, psychoanalytische Therapie und Familientherapie. Bei allen Therapieformen muß die therapeutische Verantwortung in einer Hand liegen. Es ist wichtig, auf die spezifischen Probleme des einzelnen Patienten einzugehen. Das Behandlungsregime konzentriert sich intensiv auf die Gewichtszunahme, und die Familie muß von Anfang an einbezogen werden.

Verlauf und Prognose

Bei aktiver Behandlung heilt ein Drittel bis zur Hälfte der Fälle aus; in einem Drittel bleibt die Symptomatik erhalten, und es erfolgen immer wieder Rückfälle; einem weiteren Drittel gelingt eine Anpassung, wobei die Sphäre der Nahrungsaufnahme weiterhin problematisch und leicht störbar bleibt.

Tab. 27.3 zeigt die *Ergebnisse* von fünf *katamnestischen Untersuchungen* zu Verlauf und Prognose der Anorexia nervosa. In allen Studien wurden die Kriterien von Morgan u. Russell (1975) angewandt, die sich am Gewicht und am Wiedereintritt der Periode orientieren. Die günstigen Ergebnisse der Marburger Katamnesestudie (Remschmidt u. Mitarb. 1990a) dürften mit dem längeren Katamne-

Tabelle 27.**3** Ergebnisse von katamnestischen Untersuchungen zur Anorexia nervosa nach den Kriterien von Morgan u. Russell (1975) (nach Remschmidt u. Mitarb. 1990b)

	n	Gut	Mittel	Schlecht	Mortalität
Morgan u. Russell (1975)	41	16 (39%)	12 (27%)	11 (29%)	2 (5%)
Hsu u. Mitarb. (1979)	100	48 (48%)	30 (30%)	20 (20%)	2 (2%)
Morgan u. Mitarb. (1983)	76	45 (59%)	15 (20%)	15 (19%)	1 (1%)
Hall u. Mitarb. (1984)*	49	18 (36%)	18 (36%)	12 (24%)	1 (1%)
Remschmidt u. Mitarb. (1988, 1990 a)	84	58 (69%)	9 (11%)	14 (17%)	3 (3%)
	352	185 (53%)	84 (24%)	72 (20%)	9 (3%)

* 2% nicht untersucht

seintervall (Mittelwert 11,7; Median 8,3 Jahre) im Vergleich zu den anderen Studien (im Mittel etwa 4 Jahre) und mit dem niedrigeren Erkrankungsalter (Mittelwert 13,3 Jahre) zusammenhängen. Der günstige Ausgang nach den ausschließlich am Gewicht und der Periode orientierten Kriterien von Morgan u. Russell (1975) darf jedoch nicht darüber hinwegtäuschen, daß eine Reihe von Patienten auch noch zum Katamnesezeitpunkt psychische Auffälligkeiten aufweisen (Tab. 27.4).

Was die *Voraussage* des Langzeitverlaufs betrifft, so erwiesen sich Alter bei Krankheitsbeginn, Zeitdauer bis zur Stabilisierung der Gewichtskurve während der stationären Behandlung und prämorbide Eßstörungen als bedeutsam. Die Prognose war günstiger bei relativ frühem Krankheitsbeginn, bei nicht zu raschem und ausreichendem Anstieg der Gewichtskurve während der stationären Behandlung (orientiert jeweils am Idealgewicht) (Remschmidt u. Müller 1987) und bei Fehlen prämorbider Eßstörungen (Remschmidt u. Mitarb. 1990a).

Unter denjenigen Patienten, die ihre Symptomatik behalten, sind auch jene, die langfristig an der Erkrankung sterben. Die Mortalitätsrate liegt je nach Katamneseintervall zwischen 0 und etwa 20%, wobei die meisten Untersuchungen bis zu 4% ermitteln (Herzog u. Mitarb. 1988).

Ungünstige prognostische Faktoren sind: extreme Gewichtsabnahme, spätes Erkrankungsalter, häufiges Erbrechen, Bulimie und Laxantienabusus, zusätzliche psychopatholo-

Tabelle 27.**4** Häufigkeit psychischer Auffälligkeiten bei den Nachuntersuchten der Marburger Katamnesestudie (aus Remschmidt, H., u. Mitarb.: Münch. med. Wschr. 132 [1990] 30)

	n	%
Psychosomatische Beschwerden	31	43,1
Depressive Verstimmungen	15	20,8
Störungen des Selbstgefühls	15	20,8
Zwangssymptome	12	16,7
Hypochondrische Klagen	6	8,3
Antriebsstörungen	6	8,3
Alkohol-/Medikamentenmißbrauch	4	5,6
Soziale Isolation	4	5,6
Beziehungsideen	2	2,8

gische Auffälligkeiten wie depressives und zwanghaftes Verhalten, eine problematische Familiensituation und eine ausgeprägte Störung des Körperschemas, die auch nach Gewichtszunahme erhalten bleibt.

27.3.5 Bulimie

Definition und Klassifikation: In den letzten Jahren wurde die Bulimie als eigenes Krankheitsbild von dem der Anorexia nervosa abgegrenzt. Die wesentlichen Merkmale sind episodisches und heißhungerartiges Essen großer Nahrungsmengen, die meist durch selbst herbeigeführtes Erbrechen wieder zutage gefördert werden. Den Patientinnen ist die Abnormität ihres Eßverhaltens bewußt. Sie hegen die Befürchtung, mit dem Essen nicht wieder aufhören zu können, leiden oft an depressiven

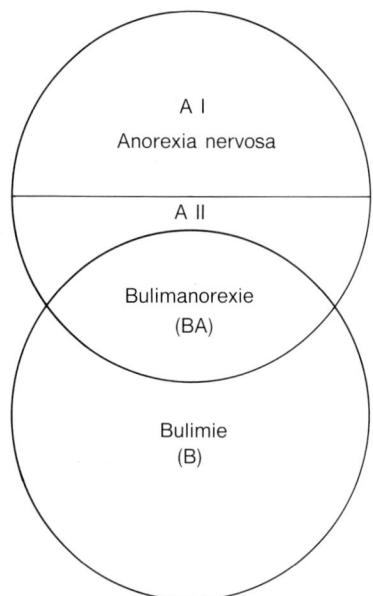

A I
Anorexia nervosa

A II

Bulimanorexie
(BA)

Bulimie
(B)

Abb. 27.**1** Zusammenhang zwischen Anorexia nervosa und Bulimia nervosa (aus Remschmidt, H., B. Herpertz-Dahlmann: Mschr. Kinderheilk. 136 [1988] 713)

Verstimmungen und Selbstvorwürfen, sind besorgt um ihr Körpergewicht und leiden häufig an Bauchschmerzen sowie an panischen Angstzuständen, verquickt mit Schuldgefühlen nach dem Essen.

Klassifikation: Im *MAS* (ICD-9) ist die Bulimie als eigenes Krankheitsbild noch nicht vorgesehen. Im *DSM-III-R* wird sie ausdrücklich von der Anorexie abgegrenzt (307.51) und anhand folgender Kriterien definiert:

- wiederholte Episoden von Eßanfällen (schnelle Aufnahme einer großen Nahrungsmenge innerhalb einer bestimmten Zeitspanne);
- das Gefühl, das Eßverhalten während der Eßanfälle nicht unter Kontrolle halten zu können;
- um einer Gewichtszunahme entgegenzusteuern, greift der Betroffene regelmäßig zu Maßnahmen zur Verhinderung einer Gewichtszunahme, wie selbstinduziertem Erbrechen, dem Gebrauch von Laxantien oder Diuretika, strengen Diäten oder Fastenkuren oder übermäßiger körperlicher Betätigung;
- durchschnittlich mindestens 2 Eßanfälle pro Woche über einen Mindestzeitraum von 3 Monaten;
- andauernde, übertriebene Beschäftigung mit Figur und Gewicht.

Die diagnostischen Leitlinien der *ICD-10* sind sehr ähnlich. Sie konzentrieren sich im wesentlichen auf vier Bereiche:

1. unwiderstehliche Gier und Eßattacken sowie andauernde Beschäftigung mit Essen;
2. Maßnahmen der Gegensteuerung wie selbstinduziertes Erbrechen, Mißbrauch von Abführmitteln, zeitweises Hungern usw.;
3. psychopathologische Auffälligkeiten in Form einer krankhaften Furcht, zu dick zu werden;
4. häufiges Vorkommen einer anorektischen Episode *vor* dem bulimischen Verhalten.

Es gibt folgende *Varianten von Bulimie und Anorexie* (Abb. 27.**1**):

1. *Reine Anorexien* (A), die wiederum in zwei Typen eingeteilt werden können:
- Typ I umfaßt Patienten, bei denen die Beschränkung der Nahrungsaufnahme ohne Heißhungerattacken (Bulimie) oder Erbrechen, Laxantien- oder Diuretikaabusus erfolgt.
- Typ II erstreckt sich auf Patienten, bei denen die Einschränkung der Nahrungsaufnahme unter Einsatz von Erbrechen, Laxantien und Diuretika, jedoch ebenfalls *ohne* Heißhungerattacken (Bulimie) erfolgt.
2. *Reine Bulimien* (B), die die typischen Kennzeichen der Bulimie aufweisen, bei denen jedoch das Körpergewicht trotz gewisser Schwankungen im Normbereich liegt.
3. *Bulimanorexien* (BA), bei denen die Kennzeichen einer Anorexie vorliegen und gleichzeitig Heißhungerattacken (Bulimie) bestehen, ferner meist selbstinduziertes Erbrechen, Laxantienabusus oder Diuretikamißbrauch.

Nach einer Diskussion der verschiedenen Klassifikationsaspekte bezüglich der Anorexia nervosa und der Bulimia nervosa kommen Fairburn u. Garner (1986) zu dem Vorschlag, der hier aufgegriffen wird, den Begriff „Bulimia nervosa" statt „Bulimie" für jene Patienten zu verwenden, die das volle Syndrom zeigen.

Klinisches Bild: Das klinische Bild wird beherrscht durch Heißhungerepisoden, anschließend selbst herbeigeführtes Erbrechen und damit verbundene Schuldgefühle. Häufig besteht eine depressive Verstimmung und familiäre

Belastung mit affektiven Psychosen. Meist werden im Rahmen der „Freßattacken" hochkalorische Nahrungsmittel (Schokolade, Torte) in großen Mengen aufgenommen, so daß Bauchbeschwerden als Ausdruck einer abdominellen Überdehnung entstehen. Das selbstinduzierte Erbrechen führt zunächst zu einer Linderung der Beschwerden, gleichzeitig aber zu Schuldgefühlen. Die Patienten haben in den Heißhungerepisoden das Gefühl, mit dem Essen nicht aufhören zu können; der Eßvorgang hat einen ausgesprochen triebhaften Charakter. Es kommt aufgrund dieses Verhaltens zu ständigen Gewichtsschwankungen, wobei das durchschnittliche Gewicht in aller Regel deutlich höher liegt als bei Patienten mit Anorexia nervosa. Manche Patienten sind übergewichtig. Ähnlich wie bei der Anorexie kann das Körperschema im Sinne einer unrealistischen Körpereinschätzung gestört sein. Im Gegensatz zu Patienten mit Anorexia nervosa sind solche mit Bulimie sexuell aktiver und interessierter. Die Amenorrhoe ist kein konstantes Symptom bei der Bulimie. Wenn sie überhaupt vorkommt, so nur für eine kürzere Zeitspanne. Depressive Verstimmungen sind jedoch sehr häufig.

Die Erkrankung beginnt in der Adoleszenz oder im frühen Erwachsenenalter (Maximum 3. Jahrzehnt) und betrifft, wie die Anorexia nervosa, ganz überwiegend Mädchen und Frauen.

Epidemiologie: Wie die Anorexia nervosa, so nimmt auch die Bulimie in den westlichen Industriestaaten erheblich zu. Man kann davon ausgehen, daß etwa 2−4% aller Frauen im Alter von 18−35 Jahren an einer Bulimie (definiert nach DSM-III-Kriterien) erkrankt sind (Fichter 1985).

Diagnose und Differentialdiagnose: Abzugrenzen ist die Bulimie zunächst von der Anorexia nervosa. Im Gegensatz zu dieser ist der Gewichtsverlust in der Regel nicht erheblich, ein lebensbedrohlicher Zustand entsteht fast nie. Auch depressive Zustandsbilder unterschiedlicher Genese sind abzugrenzen. Zu erwägen ist ferner eine schizophrene Erkrankung, bei der ebenfalls auffällige Eßgewohnheiten vorkommen können. Bei der Bulimie bestehen jedoch keine schizophrenietypischen Symptome. Erwogen werden müssen auch

neurologische Erkrankungen, die mit triebhaftem Eßverhalten einhergehen können (z. B. Hirntumoren, Klüwer-Bucy-Syndrom). Diese Erkrankungen lassen sich durch entsprechende neurologische Untersuchungen abgrenzen.

Ätiologie und Genese: Unter den Patienten mit Bulimie gibt es solche, die zunächst an einer Anorexie litten, und solche, die primär mit einem bulimischen Verhalten beginnen. Was erstere Gruppe betrifft, so ist die Ätiologie zunächst weitgehend identisch mit derjenigen der Anorexia nervosa. Was letztere Gruppe betrifft, so bestehen noch eine Reihe von Unklarheiten. Man kann auch noch nicht sicher sagen, warum bei einigen Patienten der Übergang in die Bulimie erfolgt und bei anderen nicht. In mehreren Familienuntersuchungen wurde jedoch deutlich, daß Verwandte bulimischer Patienten eine höhere Rate an affektiven Erkrankungen, insbesondere an Depressionen, aufweisen. So erwiesen sich die Väter bulimischer Patientinnen als impulsiv, wenig frustrationstolerant und leicht irritierbar, während die Mütter stärker zu Depression, Feindseligkeit und Unzufriedenheit mit ihren Familienbeziehungen neigten (Fichter 1985).

Auch soziokulturelle Einflüsse werden als auslösende oder die Manifestation begünstigende Faktoren diskutiert. Dabei dürfte das in den westlichen Industrieländern gültige Schlankheitsideal eine große Rolle spielen. Bei gegebener biologischer Vulnerabilität werden bei bulimischen Patienten offenbar Konflikte über das Eßverhalten bzw. über Nahrungszufuhr und Erbrechen ausgetragen. Manche Autoren nehmen an, daß bei entsprechender Disposition psychische Belastungen zu einer Veränderung der hypothalamischen Regulationen und im Endergebnis zu „Freßattacken" führen (Grossman 1989). Diese „hypothalamozentrische Theorie" stützt sich vorerst aber überwiegend auf Tierexperimente.

Abb. 27.**2** gibt ein Modell für die Entstehung und Aufrechterhaltung bulimischer Eßstörungen wieder (Fichter 1989). Sie verdeutlicht das Zusammenspiel mehrerer Faktoren, die eine psychische Labilität auslösen. Diese führt, gewissermaßen als insuffizienter Lösungsversuch, zum Fasten und zur Unterernährung, wobei die „Freßattacken" als physiologische

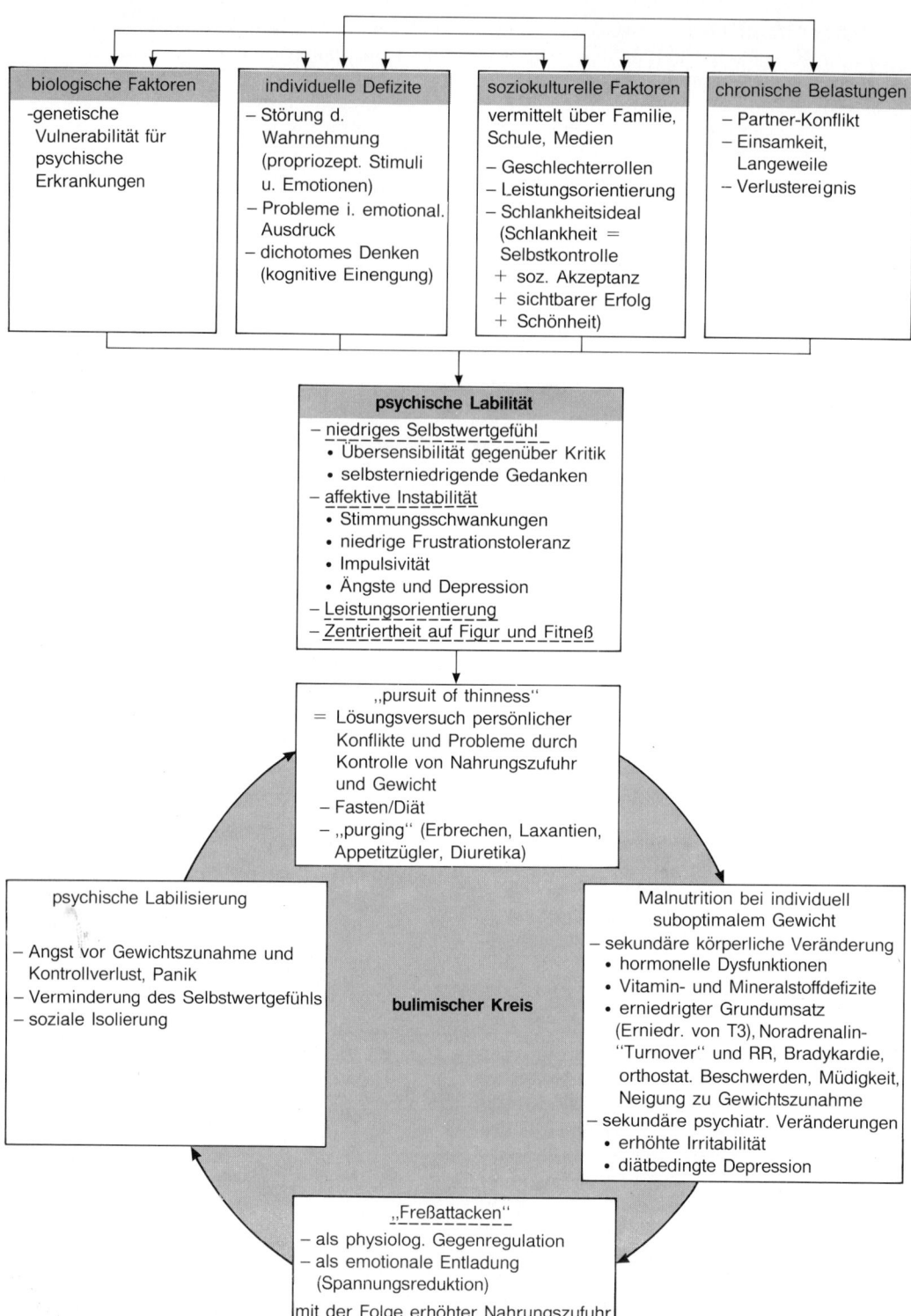

Abb. 27.**2**   Modell für die Entstehung und Aufrechterhaltung bulimischer Eßstörungen (nach Fichter 1989 b)

Gegenregulation oder emotionale Entladung aufgefaßt werden. Wie bei der Anorexie entwickelt sich auch hier ein verhängnisvoller Kreislauf, den die Patienten aus eigener Kraft in der Regel nicht mehr durchbrechen können.

Therapie: Die Behandlungsmethoden der Bulimia nervosa können in medizinische und psychotherapeutische Behandlungsansätze unterteilt werden.

Medikamentöse Therapie: Bei Vorliegen depressiver Verstimmungen empfiehlt sich eine Behandlung mit *Antidepressiva.* Angewandt wurden bislang hauptsächlich trizyklische Antidepressiva. Diese Behandlung ist jedoch nur bei einem Teil der Patienten mit Bulimie wirksam. Bei Resistenz gegenüber einer antidepressiven Behandlung wurden erfolgreiche Versuche mit dem Opiatantagonisten Naltrexone durchgeführt. Aus der Wirksamkeit dieser Substanz bei einer bulimischen Symptomatik, die resistent gegenüber einer antidepressiven Therapie ist, wurde geschlossen, daß endogene Opiate in der Ätiologie der Bulimie eine Rolle spielen könnten. In einigen Fällen wurde Lithium mit Erfolg eingesetzt. Dabei ging man von der Hypothese aus, daß die Bulimie im Rahmen einer affektiven Erkrankung auftrat. Hinsichtlich dieser These müssen jedoch Zweifel geäußert werden (Strober u. Katz 1987). Vereinzelt wurden auch Antiepileptika, insbesondere das Carbamazepin, mit Erfolg eingesetzt. Eine antidepressive Behandlung sollte jedoch auf jene Patientinnen und Patienten beschränkt bleiben, die eine eindeutige depressive Verstimmung haben und in der Familie gehäuft affektive Erkrankungen aufweisen. Bei ihnen scheint die antidepressive Behandlung wirkungsvoll zu sein, bei anderen jedoch nicht.

Psychotherapeutische Behandlung: Im Rahmen einer psychotherapeutischen Behandlung wurden eine Reihe von Methoden angewandt (Verhaltenstherapie, kognitive Verhaltenstherapie, Gruppentherapie, psychoanalytische Therapie, Hypnose und verschiedene mehrdimensionale Ansätze) (Gerlinghoff u. Ploog 1987). Die Erfahrungen zeigen, daß Patienten mit Bulimie durch verschiedene Methoden behandelbar sind, ohne daß bislang eine Methode als herausragend bezeichnet werden kann. Es ist stets erforderlich, eine sorgfältige Problemanalyse im Einzelfall durchzuführen

und die einzelnen Problembereiche durch geeignete Maßnahmen, die mehr oder weniger spezifisch sind, anzugehen (Tab. 27.**5**). Es ist zweckmäßig, die Behandlungsziele in einem *Behandlungsplan* zusammenzufassen und schrittweise zu bearbeiten.

Bewährt hat sich ein *kognitiv-verhaltensthera-peutischer* Behandlungsansatz, der sich über mehrere Monate erstreckt und in drei Phasen eingeteilt werden kann (Fichter 1985, 1989a):

1. In der ersten Phase liegt der Hauptakzent in der *Unterbrechung der pathologischen Eßgewohnheiten.* Diesem Ziel dienen folgende Maßnahmen: Herstellung einer tragfähigen Beziehung zum Therapeuten; Einführung eines strukturierten Eßplans mit regelmäßigen Mahlzeiten; genaue Aufklärung über die Schädigungen, die durch Abführmittel auftreten; Einbeziehung von nahen Bezugspersonen; Aufbau alternativer Verhaltensweisen für jene Phasen, in denen bulimische Attacken auftreten.

2. In der zweiten Behandlungsphase kommt es darauf an, jene Faktoren aufzudecken, die das gestörte Eßverhalten chronisch werden ließen. Letztlich geht es um eine genaue *Bedingungsanalyse* derjenigen Einflüsse, die den Fortbestand des bulimischen Verhaltens ermöglichen (z. B. untaugliche Konfliktlösungsstrategien, entsprechende Werthaltungen, Körperschemastörungen).

3. In der dritten Behandlungsphase kommt es darauf an, den bisher *erzielten Fortschritt aufrechtzuerhalten,* künftige Problemsituationen konstruktiv, d. h. unter Berücksichtigung entsprechender Lösungen, vorauszusehen und die Patienten auf das Therapieende vorzubereiten.

Verlauf und Prognose: Verlaufsuntersuchungen, die sich ausdrücklich nur auf die Bulimia nervosa beziehen, liegen noch kaum vor, da dieses Krankheitsbild von der Anorexia nervosa erst 1980 abgegrenzt wurde und viele bulimische Patienten vorher anorektisch waren. Nach bisherigem Stand lassen sich zu Verlauf und Prognose jedoch folgende Gesichtspunkte herausstellen (Herzog u. Mitarb. 1989):

– Kurzfristig (d. h. in der 6-Monats-Katamnese) zeigen Patienten mit Bulimia nervosa nur eine geringe Genesungsrate. Sie liegt bei etwa einem Drittel.

Tabelle 27.**5**   Gestörte Funktionen, sinnvolle therapeutische Ziele und Bereiche und spezielle Maßnahmen zur Therapie bulimischer Syndrome (nach Fichter 1989c)

Gestörte Funktionen bzw. Grund für Maßnahmen	Therapeutische Bereiche	Spezielle Maßnahmen
1 Informationsdefizite	Vermittlung von Information über:	− Streßreaktionen − Nutrition − Therapiemöglichkeiten und -grenzen − Selbsthilfe − Rückfallprophylaxe − Folgen bulimischen Verhaltens
2 Pathologisches Ernährungs-verhalten	Ernährungsberatung	− Antidiätkurs − geordneter Plan für Mahlzeiten − Zusammenhang Streß und pathologisches Eßverhalten
3 Störung der interozeptiven und emotionalen Wahrnehmung	Wahrnehmungstraining	− körperorientierte Übungen − Schulung der interozeptiven Wahrnehmung − Schulung der emotionalen Wahrnehmung
4 Störung des emotionalen Aus-drucks	Training des emotionalen Aus-drucks	− adäquater Ausdruck von Emo-tionen − Katharsisübungen − Training der sozialen Kompe-tenz im Rollenspiel
5 Dysfunktionale, irrationale Ge-danken, Überzeugungen und Werthaltungen	kognitive Therapie	− Aufdeckung und Infragestellung − „Reframing"
6 Chronische Belastungen im sozialen Umfeld und ineffi-ziente Interaktionen	Einbeziehung des sozialen Umfel-des	− Partnertherapie − Familientherapie
7 Passivität und Mangel an Übernahme von Verantwortung und unzureichendes Vertrauen in eigene Fähigkeiten	Aktivierung eigener Initiative und Verantwortung	− aktive Teilnahme an Selbsthil-fegruppen − Selbstregulation
8 Angst vor Rückfall	„Maintenance-Training"	− Antizipation von Problemen − rolovante Belastungen exponie-ren − Planung weiterer Behandlungen und Teilnahme an Selbsthilfe-gruppen − Umgang mit Medikamenten

− Der mittel- bis langfristige Verlauf ist nicht nur durch die bulimische Symptomatik selbst bestimmt, sondern auch durch zusätzliche psychiatrische Erkrankungen. In die-sem Sinne wurden bulimische Patienen mit und ohne depressive Erkrankungen unter-schieden. Die Ergebnisse sind jedoch wider-sprüchlich. In der Studie von Herzog u. Mitarb. (1989) wurde kein Unterschied zwischen diesen beiden Gruppen im Hinblick auf die Kurzzeitprognose gefunden.

– Die allgemeine psychosoziale Anpassung spielt für die Heilung der Bulimie eine wichtige Rolle. Patienten, die während der Bulimie besser angepaßt bleiben, haben auch eine bessere mittel- bis langfristige Prognose.

– Insgesamt ist die Bulimie eine sehr hartnäckige Erkrankung. Ihre Heilungsrate liegt deutlich niedriger als diejenige affektiver Störungen ohne Bulimie.

– Insgesamt beträgt in den vorliegenden Studien nach etwa zwei- bis dreijähriger Katamnesezeit die Heilungsrate bezüglich des Eßverhaltens maximal 50%. In 20–50% der Fälle sind jedoch noch depressive bzw. dysphorische Verstimmungen und erhebliche soziale Anpassungsstörungen zu finden.

27.3.6 Adipositas

Definition und Klassifikation: Unter Adipositas versteht man ein ausgeprägtes Übergewicht, das gleichzeitig durch eine ungewöhnliche Ansammlung von Fettgewebe gekennzeichnet ist. In den allermeisten Fällen beruht die Störung auf der abnormen Gewohnheit, zuviel zu essen. Hierfür können sehr unterschiedliche Gründe verantwortlich sein.

Im *MAS* wird die Adipositas als Eßstörung (307.5) eingeordnet. Dies erfolgt jedoch nur, wenn eine organische Ursache ausgeschlossen ist. Diese Klassifikation ist zwar nicht befriedigend, trägt aber dem derzeitigen Kenntnisstand Rechnung. Im *DSM-III-R* wird die psychogen verursachte Adipositas unter der Ziffer 316.00 (Körperlicher Zustand, bei dem psychische Faktoren eine Rolle spielen) klassifiziert. In der *ICD-10* wird die Adipositas wie auch andere Störungen, die in diesem Kapitel behandelt werden, unter der Rubrik F54 subsumiert (Psychische Faktoren oder Verhaltenseinflüsse bei andernorts klassifizierten Erkrankungen).

Während man früher die Adipositas ausschließlich nach dem Körpergewicht bestimmt hat, gewinnt heute die Messung des subkutanen Fettgewebes (Hautfaltendicke) mit Hilfe eines speziellen Meßinstrumentes, des Caliper, zunehmende Bedeutung.

Epidemiologie: Mehrere Studien in den westlichen Industrieländern haben gezeigt, daß rund 15–20% aller Kinder und Jugendlichen ab 6 Jahren als adipös zu klassifizieren sind, wobei der Prozentsatz mit dem Lebensalter ansteigt. Ist ein oder sind beide Elternteile ebenfalls adipös, so steigt die Quote auf rund 40% an.

Klinisches Bild: Auffallend ist zunächst das übermäßige Körpergewicht. Von der Persönlichkeit her handelt es sich meist um Patienten mit infantilen Züge, die sehr abhängig von Bezugspersonen sind, in ihrer Autonomieentwicklung erhebliche Probleme haben und eine gestörte Appetitregulation aufweisen, insbesondere, was die Wahrnehmung von Hungergefühl und Sättigung betrifft. In den Familien finden wir oft ein überprotektives Verhalten der Mütter, die häufig ebenfalls an Adipositas leiden, während die Väter eine eher passive und zurückgezogene Rolle spielen.

Diagnose und Differentialdiagnose: Die Diagnose ergibt sich aus der Symptomatik und der Anamnese. Differentialdiagnostisch muß die psychogene Adipositas von zahlreichen anderen Syndromen abgegrenzt werden, so vom Prader-Labhart-Willi-Syndrom, vom Cushing-Syndrom und verschiedenen endokrinen Störungen.

Ätiologie und Genese: Diskutiert werden konstitutionell-genetische Faktoren, aber auch eine intrauterine „Prägung" der Fettzellen, die durch die Eßgewohnheiten der schwangeren Mutter beeinflußt sein soll. Von Bedeutung sind ferner psychische Einflüsse, die den Lernprozeß im Hinblick auf die Wahrnehmung von Hungergefühl und Sättigung beeinträchtigen, so daß eine angemessene Regulation in diesen Bereichen später nicht erfolgen kann. Darüber hinaus können bei manchen Kindern und Jugendlichen emotionale Belastungen und Konflikte hyperphage Reaktionen auslösen, die mit einer teilweisen Behebung des als unangenehm empfundenen Zustandes einhergehen und insofern als Verstärker wirken. Schließlich kommen reaktive Momente hinzu: adipöse Kinder machen mit ihrer Umgebung schlechte Erfahrungen, sie werden häufig gehänselt und nicht akzeptiert, was oft dazu führt, daß sie sich durch reichliches Essen „etwas Gutes tun wollen".

Therapie und Prognose: Die *Therapie* stützt sich auf diätetische Maßnahmen, Bewegung und psychotherapeutische Vorgehensweisen. Unter den letzteren spielt die Verhaltenstherapie heute eine wichtige Rolle. Man versucht den Kindern und Jugendlichen zunächst eine angemessene Empfindung für Hunger und Sättigung zu vermitteln und übt anschließend die Beherrschung des Eßvorganges ein. Entsprechend heutigem Kenntnisstand sind folgende Hinweise zur Therapie angebracht (Coates u. Thoresen 1978; Steinhausen 1985):

- Ineffektive Behandlungsmethoden wie Diät und Appetitzügler sollten nicht als alleinige Therapiemaßnahmen durchgeführt werden.
- Die besten Resultate werden erzielt mit Maßnahmen, die Eßverhalten und Lebenslauf stark strukturieren und mindestens ein Jahr lang durchgeführt werden.
- Eine Beteiligung der Eltern am Therapieprogramm ist sehr sinnvoll, nicht nur, wenn die Eltern selbst adipös sind, sondern auch i. S. der Verstärkung der erwünschten Maßnahmen beim Patienten.
- Verhaltenstherapeutische Maßnahmen – die am relativ wirksamsten sind – sollten sich stärker auf kognitive, affektive und motivationale Maßnahmen beziehen.
- Wichtig ist die Generalisierung des Therapieerfolges auf andere Situationen. Dies kann durch die Vermittlung von Problemlösestrategien gefördert werden.

Um dieser wichtigen Zivilisationskrankheit zu begegnen, wird man noch stärker als bisher auf verhaltensmedizinische und verhaltenspsychologische Maßnahmen zurückgreifen müssen.

Bei langem Bestehen der Störung ist die *Prognose* im allgemeinen ungünstig. Etwa 80% aller übergewichtigen Kinder und Jugendlichen werden auch übergewichtige Erwachsene. Ungünstige Prognosefaktoren sind (Steinhausen 1985): früher Beginn, männliches Geschlecht, familiäre Belastung mit Adipositas, mehrere vergebliche Therapieversuche, ausgeprägte Störung der Körperwahrnehmung und abnorme Eßgewohnheiten mit Heißhungerattakken. Höhere Intelligenz und höherer Sozialstatus sowie emotionale Stabilität werden nach klinischen Beobachtungen als günstige Prognosefaktoren angesehen.

27.3.7 Ulcus ventriculi et duodeni (Ulcus pepticum)

Klassifikation und Epidemiologie: Beide Erkrankungen werden häufig unter dem Begriff des Ulcus pepticum zusammengefaßt und unter der Ziffer 316 im *MAS* eingeordnet. Diese Ziffer umfaßt „psychische Störungen in Verbindung mit anderweitig klassifizierten Erkrankungen". Eine weitere Klassifikationsmöglichkeit als ausschließlich organische Erkrankung ist unter der Ziffer 531.0 auf der 4. Achse möglich. Im *DSM-III-R* wird das Ulcus pepticum ebenfalls unter der Ziffer 316.00 (Körperlicher Zustand, bei dem psychische Faktoren eine Rolle spielen) klassifiziert. In der *ICD-10* ist die Kategorie F 54 (Psychische Faktoren oder Verhaltenseinflüsse bei andernorts klassifizierten Erkrankungen) maßgebend.

Die Erkrankung ist im Kindes- und Jugendalter relativ selten und betrifft 1–3 Fälle auf 100 000 Kinder und Jugendliche unter 15 Jahren. Epidemiologische Studien existieren kaum. Die einzige auslesefreie Untersuchung (Sultz u. Mitarb. 1970) konnte einen Häufigkeitsanstieg der Erkrankung von 0,5 auf 3,6 pro 100 000 Kinder und Jugendlichen im Zeitraum von 1947–1961 konstatieren. In dieser Studie ergab sich ein Überwiegen der Jungen gegenüber den Mädchen (1,6 : 1). Berücksichtigt wurden Kinder und Jugendliche bis zum Alter von 16 Jahren.

Klinisches Bild: Die Symptomatik ist durch Druckbeschwerden im Oberbauch, Nüchternschmerz, Sodbrennen sowie allgemeine Magenempfindlichkeit gekennzeichnet. Psychopathologisch sind die Jugendlichen durch Ängstlichkeit, Sensibilität, Neigung zu Verstimmungen, emotionale Labilität, Leistungsehrgeiz und übermäßig starke Bindungen an Beziehungspersonen auffällig.

Ein Teil von ihnen leidet an einer ausgesprochenen *Trennungsangst*. Daher ist es nicht zufällig, daß bei Patienten mit Ulcus pepticum auch vermehrt Schulphobien auftreten (Milar 1969). Wenn diese Beobachtung richtig ist, so kann die bei beiden Erkrankungen dominierende Trennungsangst sich einmal als Schulphobie, zum anderen als Ulcus pepticum ausdrücken.

Familiendynamisch wurde überprotektives und ambivalentes Verhalten der Eltern, besonders der Mütter, beschrieben, das mit der massiven Abhängigkeit des Kindes bzw. Jugendlichen korrespondiert.

In psychodynamischer Betrachtungsweise, die in ihren wesentlichen Aspekten auf Franz Alexander zurückgeht, sind die Patienten durch eine infantile Persönlichkeitsstruktur, einen ausgeprägten Wunsch nach Geborgenheit und Versorgung, starke Leistungsmotivation und Ehrgeiz, Verlustängste und Störungen im Kontaktverhalten gekennzeichnet.

Diagnose und Differentialdiagnose: Bei jüngeren Kindern überwiegen im Unterschied zu Erwachsenen diffuse, schlecht lokalisierbare Leibschmerzen, Übelkeit, Erbrechen; der Nüchternschmerz fehlt oft. Bei Jugendlichen und jungen Erwachsenen liegt die klassische Symptomatik vor. Die Diagnose wird aufgrund anamnestischer Hinweise, durch Röntgendiagnostik und Gastroskopie gestellt.

Ätiologie und Genese: Als Ursache des Magen- und Zwölffingerdarmgeschwürs werden genetische, Persönlichkeits- und familiäre Faktoren herausgestellt.

Für die Bedeutung *genetischer Einflüsse* wird die Tatsache angeführt, daß unter Verwandten von Patienten mit Ulkusleiden 2- bis 2,5mal häufiger Magengeschwüre auftreten. In gleicher Richtung wird die bei den meisten Patienten mit Zwölffingerdarmgeschwür beobachtete Übersekretion des Magens gedeutet. In psychophysiologischen Untersuchungen zeigen Patienten mit Ulcus pepticum in Streß- und Belastungssituationen eine vermehrte Magensäuresekretion. Dies sowie die höheren Konkordanzraten bezüglich des Ulcus pepticum bei eineiigen Zwillingen und ein höheres Vorkommen von Ulzera bei Menschen mit der Blutgruppe 0 werden ebenfalls im Sinne einer genetischen Disposition gedeutet. Ferner wurde bei einem Teil der Patienten ein erhöhter Serum-Pepsinogen-Spiegel und ein vergrößerter Magenumfang gefunden.

Die *Persönlichkeit* der Jugendlichen ist nach übereinstimmenden Aussagen aus mehreren Untersuchungen durch folgende Züge gekennzeichnet: Passivität, Hemmung, besonders in der Äußerung von Affekten, übermäßig starke

Abhängigkeit von der Mutter bei gleichzeitiger Ambivalenz und Unfähigkeit, negative Gefühle auszudrücken oder überhaupt Gefühle sprachlich zu beschreiben (Alexithymie).

Als wesentliche *familiäre Einflüsse* werden eine belastende häusliche Situation und frühe negative Erfahrungen, insbesondere im Verhältnis zur Mutter, herausgestellt. Bei einem Teil der Patienten wurden vor Beginn der Erkrankung vermehrt Verlust- und Trennungserlebnisse festgestellt.

Von einer umfassenden Theorie zur Genese des Ulcus pepticum, die sowohl somatische als auch psychische und psychopathologische Elemente enthält, sind wir noch weit entfernt. Spezifische Konflikte im Sinne von Franz Alexander (beim Ulkus sogenannte orale Konflikte) lassen sich zwar kasuistisch belegen, haben sich jedoch als allgemeine Gesetzmäßigkeit bislang nicht bestätigen lassen.

Therapie, Verlauf und Prognose: Die *somatische Therapie* gehört in die Hand des Pädiaters und Internisten und besteht in der Verabreichung von Antazida und H2-Blockern. Bei starken Angst- und Unruhezuständen haben sich Tranquilizer vom Typ des Diazepam als Zusatzmedikation bewährt.

Psychotherapeutische Maßnahmen haben zum Ziel, die individuelle Konfliktlage zu klären, was nicht selten auf eine Einbeziehung der Familie in die Behandlung hinausläuft. Dies ist bei Kindern leichter als bei Jugendlichen, die sich in der Phase der Ablösung befinden. Ein weiteres Ziel der Psychotherapie ist die Reduktion von Angstzuständen oder die Behandlung einer begleitenden Depression. Auch *Entspannungsübungen*, z. B. Autogenes Training, haben sich bewährt, da der Einfluß von Angst- und Spannungszuständen sowie emotionaler Erregung als erwiesen angesehen werden kann. Die *Einbeziehung der Familie* ist um so wichtiger, je jünger der Patient ist. Auch Jugendliche und junge Erwachsene mit Ulcus pepticum sind vielfach noch in einer starken Abhängigkeitshaltung von ihren Eltern begriffen. Die Psychotherapie hat dann das Ziel, die Situation des Patienten und die Beziehung zu seinen Eltern verständlich zu machen und den Ablösungsprozeß zu erleichtern.

Die *Prognose* ist heute aufgrund der modernen

somatischen Behandlungsmaßnahmen, was die kurzfristige Beseitigung des Ulkus angeht, günstig. Langfristig ist mit Rezidiven bei etwa der Hälfte der Patienten in einem Zeitraum von etwa 10 Jahren zu rechnen. Der Stellenwert psychotherapeutischer Maßnahmen im Hinblick auf die Langzeitprognose ist noch nicht geklärt.

27.3.8 Colitis ulcerosa

Definition, Klassifikation und Epidemiologie: Bei der Colitis ulcerosa handelt es sich um eine häufig akut einsetzende, rezidivierende, unspezifisch-entzündliche Erkrankung des Dickdarmes, die durch heftige Leibschmerzen, blutige, schleimige Stühle, Appetit- und Gewichtsverlust gekennzeichnet ist. Von der Erkrankung können alle Altersstufen betroffen sein. Kinder und Jugendliche machen etwa 10% aller stationären Aufnahmen mit dieser Erkrankung aus. Die Krankheit ist unabhängig von der sozioökonomischen Situation, hingegen scheint es eine kulturspezifische Abhängigkeit zu geben.

In der *ICD-9 (MAS)* und im *DSM-III-R* wird die Störung unter der Ziffer 316 bzw. 316.00 klassifiziert. Die Ziffer 316 bezieht sich auf andernorts klassifizierte Erkrankungen, bei denen psychische Faktoren eine Rolle spielen. Die entsprechende Formulierung im DSM-III-R ist ähnlich. In der *ICD-10* gilt die Kategorie F 54 (Psychische Faktoren oder Verhaltenseinflüsse bei andernorts klassifizierten Erkrankungen).

Klinisches Bild: Die Erkrankung kann akut oder schleichend beginnen. Beim akuten Beginn stehen Diarrhoe, heftige Bauchschmerzen, Fieber und rascher Gewichtsverfall im Vordergrund. Der Stuhl enthält Schleimblut, Eiweiß und Elektrolyte in unterschiedlichem Ausmaß. Setzt die Erkrankung allmählich ein, so ist das erste Symptom die Diarrhoe, der später Abdominalbeschwerden und ein Kräfte- und Gewichtsverfall folgen.

Psychopathologisch sind die Jugendlichen durch folgende Züge gekennzeichnet: depressiv-gehemmte, unreife Persönlichkeitsstruktur, geringe Eigenständigkeit, starke Anpassungstendenzen, geringe Möglichkeit, eigene Gefühle verbal zu äußern, Neigung zu Intel-lektualisierung und Unfähigkeit, aggressive Impulse zu äußern. In einzelnen Fällen wurde ein Alternieren von kolitischen Schüben und ausgesprochen zwanghaftem Verhalten beobachtet. Prämorbid sind die Patienten ebenfalls durch Kontaktarmut, Beziehungsstörungen und eine starke Abhängigkeit von Bezugspersonen gekennzeichnet.

Familiendynamisch wird den Müttern eine perfektionistische, emotional kühle und rigide Haltung zugeschrieben, während die Väter in der Familie eher randständig und passiv sind. Auch bei den Eltern wurden Züge der Unreife beschrieben sowie die Unfähigkeit, Affekte und aggressive Impulse sprachlich zu äußern. Von daher ist das familiäre Interaktionsmuster oft durch Rigidität gekennzeichnet.

Ohne Zweifel sind Kolitispatienten wie auch Jugendliche mit Morbus Crohn emotional auffällig, wobei ein Teil der Störungen wahrscheinlich als sekundäre Folge der schweren und chronifizierten Erkrankung aufzufassen ist (Steinhausen 1984).

Diagnose und Differentialdiagnose: Die Diagnose wird aufgrund der Anamnese, der Stuhluntersuchung und der Rektoskopie gestellt. Differentialdiagnostisch ist ein Morbus Crohn auszuschließen; ferner ist an funktionelle Darmerkrankungen wie das irritable Kolon und bei jüngeren Kindern an das Malabsorptionssyndrom zu denken. Beide lassen sich rektoskopisch und durch Stuhluntersuchungen ausschließen.

Ätiologie und Genese: Heute werden im wesentlichen zwei Theorien diskutiert:

Die *Autoimmun-Hypothese* geht von der Beobachtung aus, daß bei Kolitispatienten wiederholt Antikörper gegen die Kolonschleimhaut gefunden worden sind. Es ist jedoch noch nicht aufgeklärt, ob derartige Autoimmun-Reaktionen allein für die Entstehung einer Kolitis verantwortlich gemacht werden können.

Die *psychosomatische Hypothese* kann sich auf eine Reihe von Faktoren stützen, von denen jedoch keiner als hinreichend für die Verursachung der Erkrankung angesehen werden kann. Unter ihnen sind hervorzuheben (s. auch Tab. 27.**6**):

– relativ *unspezifische auslösende Situationen*

(z. B. schmerzvolle Verlusterlebnisse, familiäre Konfliktsituationen);
- eine charakteristische *Persönlichkeitsstruktur*. Nach Ansicht mancher Autoren sollen Kolitispatienten gekennzeichnet sein durch Infantilität, depressive Reaktionsbereitschaft und Aggressionshemmung. Von psychiatrischer Seite wird ein relativ häufiges Zusammentreffen von Kolitis mit depressiven und schizophrenen Psychosen berichtet, was für ein internistisches Krankengut allerdings nicht gilt.
- *Mutter-Kind-Beziehung und familiäre Situation.* Für die betroffenen Kinder und Jugendlichen wurde häufig die auch bei anderen psychosomatischen Erkrankungen bekannte symbiotische Mutterbindung beschrieben. Die Mütter von Kolitispatienten werden als perfektionistisch, kontrollierend und dominierend gekennzeichnet. Es gibt jedoch auch Untersuchungsergebnisse, die damit nicht übereinstimmen. Unter den Kolitispatienten findet man auffällig viele Erstlingskinder, deren Entfaltung in der Phase des frühkindlichen und kindlichen Trotzes behindert worden sein soll. Ob diese Ansicht zutrifft, ist noch nicht erwiesen.

Tabelle 27.**6** Übersicht über psychische Befunde bei Morbus Crohn und Colitis ulcerosa (nach Feiereis 1986)

Morbus Crohn	Colitis ulcerosa
Struktur: selbstsicher, „pseudounabhängig"? rigide aggressionsgehemmt, nachgiebig emotionale (Pseudo-?) Stabilität	*Struktur:* Selbstentwicklung retardiert Selbstwertgefühl labil aggressionsgehemmt depressiv – zwanghaft
Auslösung: Abhängigkeits-/ Trennungskonflikt Ambivalenzkonflikt Überforderungssituation	*Auslösung:* Verlusterlebnisse (real, drohend, imaginiert)
Krankheitsfolge: Depressivität Stimmungslabilität Dissimulationstendenz anorektische Entwicklung	*Krankheitsfolge:* Depressivität, Kränkbarkeit verstärktes Bedürfnis nach Regression und Abhängigkeit hypochondrisches Agieren

Therapie: Man kann zwischen einer Therapie im akuten und im chronischen Stadium unterscheiden. Im akuten Stadium überwiegt die *somatische Behandlung*, jedoch müssen bereits detaillierte Explorationen zur Klärung der möglicherweise psychogen wirksamen Faktoren durchgeführt werden.

Sofern sich eine *Psychotherapie* als notwendig erweist, zielt diese auf die Lösung zugrundeliegender Konflikte ab, ebenso auf eine schrittweise Verselbständigung der Kinder und Jugendlichen, die meist extrem in ihrer Durchsetzungsfähigkeit und Selbstentfaltung gehemmt sind. Was die Art der Psychotherapie betrifft, so kann eher eine stützende als eine aufdeckende Behandlung empfohlen werden. Sie ist der Persönlichkeitsstruktur und mangelnden verbalen Äußerungsfähigkeit der Patienten eher angemessen. Im übrigen ist es im Rahmen der stützenden Therapie eher möglich, mit den Patienten konkrete Maßnahmen zur Bewältigung von Alltagsproblemen zu erarbeiten. Die Einbeziehung der Familie ist um so mehr erforderlich, je jünger der Patient ist. Auch dabei ist ein stützendes Vorgehen eher

angezeigt als ein aufdeckendes. Trotz einer Reihe von psychotherapeutischen Bemühungen ist die Wirksamkeit dieser Behandlungsmethode auf die langfristige Heilung der Kolitis nicht belegt. Sie kann aber ohne Zweifel die psychopathologischen Auffälligkeiten der Jugendlichen abmildern.

Trotz Psychotherapie und somatischer Behandlung muß ein nicht geringer Teil der Kolitispatienten operiert werden. Die Quote der *Operationen* betrug in der Patientengruppe von McDermott u. Finch (1967) trotz psychotherapeutischer Behandlung 75%.

Die bisher vorliegenden Untersuchungen zur **Prognose** erlauben folgende Aussagen (Steinhausen 1985): die Mortalitätsrate der Colitis ulcerosa beträgt 0,5 auf 100000 Menschen. Es sterben jedoch nur 10–25% der Patienten an ihrer Grundkrankheit. Ein Drittel der Todesfälle geht auf ein Karzinom zurück, das sich im Gefolge der Kolitis entwickelt. Bei maximal 20% der Erkrankungen im Kindes- und Jugendalter kommt es zu einer anhaltenden Remission. In allen übrigen Fällen ist eine

Chronifizierung festzustellen, die entweder kontinuierlich (5−10%) oder intermittierend (60−80%) erfolgt. Die Gefahr hinsichtlich der Entwicklung eines Karzinoms ist am größten bei sehr früher Erkrankung in der Kindheit und chronisch kontinuierlichem Verlauf über mindestens ein Jahrzehnt. Prognostisch ungünstige Faktoren sind: akuter Beginn, Befall des gesamten Kolons einschließlich des unteren Ileums, Anämie, Wachstumsverzögerung und Leberkomplikationen.

27.3.9 Morbus Crohn
(Enteritis granulomatosa regionalis)

Definition, Klassifikation und Epidemiologie: Es handelt sich um eine Erkrankung, bei der das terminale Ileum entzündlich-granulomatös verändert ist. Die Erkrankung geht mit lokalisierten Bauchbeschwerden, Übelkeit, Erbrechen oder Brechreiz, Durchfällen mit Beimengung von Schleim (und seltener von Blut) einher, wobei Phasen von Diarrhoe mit Obstipationsphasen alternieren können.

Im *MAS* wird die Erkrankung unter Ziffer 316 (Psychische Störungen in Verbindung mit anderweitig klassifizierten Erkrankungen) verschlüsselt, wobei auch eine rein körperliche Verursachung unter Ziffer 531 (4. Achse) verschlüsselt werden kann. Diese doppelte Möglichkeit spiegelt auch für den Morbus Crohn die bislang noch ungeklärte Ätiologie wider. Im *DSM-III-R* wird die Erkrankung ebenfalls unter der Ziffer 316.00 (Körperlicher Zustand, bei dem psychische Faktoren eine Rolle spielen) klassifiziert. In der *ICD-10* gilt die Kategorie F 54 (Psychische Faktoren oder Verhaltenseinflüsse bei andernorts klassifizierten Erkrankungen).

Die jährliche Erkrankungsrate pro 100000 Einwohner beträgt 4−7 und hat in den letzten Jahren zugenommen (Feiereis 1986). Vor dem 10. Lebensjahr ist die Erkrankung sehr selten; am häufigsten tritt sie zwischen dem 11. und 30. Lebensjahr auf.

Klinisches Bild: Die Erkrankung beginnt häufig mit uncharakteristischen Symptomen wie Übelkeit, Brechreiz, uncharakteristischen, später lokalisierten Bauchbeschwerden und Stuhlveränderungen in Form von Durchfällen

mit Beimengung von Schleim und/oder Blut. Bei einem Teil der Patienten bestehen subfebrile Temperaturen. Es kommt zu einer kontinuierlichen Gewichtsabnahme und zum Kräfteverfall. Bei der körperlichen Untersuchung findet man einen Druckschmerz im rechten Unterbauch. Röntgenologisch und endoskopisch lassen sich charakteristische Veränderungen nachweisen.

Abweichend von der früheren Bezeichnung „Ileitis terminalis" lassen sich granulomatöse Veränderungen nicht nur im terminalen Ileum, sondern am häufigsten im Kolon und im Ileum nachweisen. So fand Feiereis (1986) bei 331 Patienten in 44% einen Befall von Kolon und Ileum, in 17% nur des Ileums und in 19% nur des Kolons.

Diagnose und Differentialdiagnose: Die Diagnose wird aufgrund der Anamnese, der röntgenologischen, endoskopischen und histologischen Befunde gestellt. Als Komplikationen sind Perforationen, Abszedierungen und Fistelbildungen bekannt. Unter den systemischen Auswirkungen sind eine Reihe anderer entzündlicher Prozesse (z. B. Stomatitis aphthosa, Gelenkentzündungen, Erythema nodosum) und der Morbus Bechterew zu erwähnen. Differentialdiagnostisch ist an Appendizitis, Adnexitis, irritables Kolon, Gastritis und Ulkus, Cholezystopathie und nervöse Durchfälle zu denken (Feiereis 1986).

Ätiologie und Genese: Wie bei den meisten psychosomatischen Erkrankungen ist auch beim Morbus Crohn die Ätiologie noch nicht geklärt. Die Bedeutsamkeit folgender Faktoren wird diskutiert:

− *Genetische Disposition:* Hierfür sprechen die höhere Konkordanzrate bei eineiigen Zwillingen und die größere Häufigkeit der Erkrankung bei Verwandten ersten Grades von Kolitispatienten. Deren Risiko, an Kolitis zu erkranken, liegt 5- bis 6mal so hoch wie in der übrigen Bevölkerung.
− *Bedeutung von Immunreaktionen:* Wie bei der Colitis ulcerosa wird auch beim Morbus Crohn die Bedeutung von Autoimmunprozessen diskutiert. Stöcker u. Mitarb. (1984) vertreten die These, daß es beim Morbus Crohn zu Immunreaktionen gegenüber Pankreasekret kommt.
− *Ernährungsgewohnheiten:* Die Bedeutsam-

keit dieses Faktors stützt sich darauf, daß in den letzten Jahrzehnten eine Zunahme der Erkrankung festgestellt wurde und daß sie bei erhöhtem Verbrauch von Kohlenhydraten häufiger auftritt.

- *Infektionstheorie:* Auch diese Theorie wurde immer wieder vertreten, ohne daß bisher klare Hinweise auf ein einheitliches entzündliches Agens gefunden wurden.
- *Psychische Faktoren:* Die Bedeutsamkeit psychischer Faktoren ist noch nicht geklärt und wird meist kontrovers diskutiert. Da die meisten Studien retrospektiv sind, ist eine klare Differenzierung zwischen prämorbiden Persönlichkeitseigenschaften und belastenden Ereignissen einerseits und sekundären Auswirkungen andererseits schwer zu treffen.

Nach Feiereis (1986) lassen sich die psychischen Befunde beim Morbus Crohn und bei der Colitis ulcerosa in strukturelle Merkmale, Auslösefaktoren und Krankheitsfolgen unterscheiden (Tab. 27.**6**). Es sind sowohl Gemeinsamkeiten als auch Unterschiede zwischen den Erkrankungen zu konstatieren. So stehen bei Patienten mit Colitis ulcerosa eher Verlusterlebnisse im Vordergrund, während beim Morbus Crohn Trennungsängste und Überforderungen dominieren.

Therapie: Die Therapie stützt sich auf medikamentöse Behandlung, Diät, Psychotherapie und psychische Führung sowie operatives Vorgehen.

Die *medikamentöse Behandlung* besteht in der Gabe von Corticosteroiden, von Antazida und H2-Rezeptor-Antagonisten. Letztere werden gegeben, um Ulzera zu vermeiden. Verabreicht werden ferner entzündungshemmende Präparate (Azulfidine). Bei der medikamentösen Behandlung ist auf die nicht seltenen Nebenwirkungen zu achten.

Diätetische Maßnahmen bestehen in der Verabreichung hochkalorischer Kost, oft über eine Verweilsonde während des akuten Schubes, und in der Aufstellung eines genauen Diätplanes, der wenig aufgeschlossene Kohlenhydrate enthalten soll.

Psychotherapeutische Maßnahmen und psychische Führung: Hier muß entsprechend der individuellen Problematik und Bedürfnisse des Patienten eine sorgfältig auf diesen abge-

Tabelle 27.**7** Begleitende entspannungs- und psychotherapeutische Verfahren bei Morbus Crohn (nach Feiereis 1986)

Supportives Empathiegespräch

Konfliktzentrierte Initialbehandlung

Autogenes Training

Tiefenentspannung

Krankengymnastische Einzel- und Gruppenbehandlung

Konzentrative Bewegungstherapie

Stützende Gesprächspsychotherapie

Postoperative Psychotherapie

Tiefenpsychologische Therapie (Einzel-, Paar-, Familien-, Gruppentherapie)

Musiktherapie

Intervall-Psychotherapie

stimmte Verfahrensweise gewählt werden. Tab. 27.**7** gibt häufig angewandte Entspannungs- und psychotherapeutische Verfahren bei Morbus Crohn wieder (nach Feiereis 1986). Wie bei der Colitis ulcerosa stehen stützende Behandlungen im Vordergrund, während aufdeckende Behandlungen weniger effektiv sind.

Operatives Vorgehen: Es existieren absolute und relative Operationsindikationen. Unter den absoluten ist die Perforationsperitonitis, der Ileus und die Sepsis zu erwähnen, unter den relativen das toxische Megakolon, der Subileus und häufig rezidivierende Schübe. Aufgrund der hohen Rezidivrate der Erkrankung auch nach der Operation ist man mit operativen Maßnahmen zurückhaltend geworden. Die Vorbereitung auf die Operation ist eine gemeinsame Aufgabe von Chirurgen und Kinder- und Jugendpsychiatern.

Verlauf und Prognose: Der *Verlauf* der Erkrankung scheint gewisse Eigengesetzlichkeiten zu haben, die therapeutisch schwer zu beeinflussen sind. Andererseits kann durch rechtzeitige Behandlung der Schübe und kontinuierliche Betreuung manche Verschlimmerung verhindert werden. Insofern ist die Prognose auch davon abhängig, ob die Patienten in kontinuierlicher Behandlung bleiben. Dadurch kann zumindest der soziale Abstieg verhindert werden. Rund 50% der Patienten in der Adoleszenz oder im jungen Erwachsenenalter sind hinsichtlich ihrer Berufsausbildung oder ihrer Arbeitsfähigkeit schwerwiegend beeinträchtigt.

Die *Prognose* ist von folgenden Faktoren abhängig (Feiereis 1986): Alter bei Beginn der Erkrankung, Schweregrad, Form und Schwere der Komplikationen, Zahl der Rezidive, primäre psychische Struktur des Patienten und seine Fähigkeit, kontinuierlich an der Behandlung selbst mitzuwirken sowie seine Erkrankung psychisch zu bewältigen (Coping).

27.4 Literatur

Alexander, F.: Psychosomatische Medizin: Grundlagen und Anwendungsgebiete, 4. Aufl. de Gruyter, Berlin 1985 (Orig.: Psychosomatic Medicine. 1951)

American Psychiatric Association (APA): Diagnostic and Statistical Manual of Mental Disorders, 3rd ed., revised (DSM-III-R). APA, Washington 1987 (dtsch. Bearb. von Wittchen, H.-U., H. Saß, M. Zaudig, K. Koehler: Diagnostisches und statistisches Manual psychischer Störungen [DSM-III-R]. Beltz, Weinheim 1989)

Coates, T. J., C. E. Thoresen: Treating obesity in children and adolescents: a review. American Journal of Public Health 68 (1978) 143−151

Crisp, A. H.: Anorexia Nervosa: Let Me Be. Grune & Stratton, New York 1980

Crisp, A. H., C. Cohen, P. C. B. McKinnon, C. S. Corker: Observations of gonadotrophic and ovarian hormone activity during recovery from anorexia nervosa. Postgraduate Medical Journal 49 (1973) 584−590

Crisp, A. H., R. L. Palmer, R. S. Kalucy: How common is anorexia nervosa? A prevalence study. British Journal of Psychiatry 128 (1976) 549−554

Fairburn, C. G., D. M. Garner: The diagnosis of bulimia nervosa. International Journal of Eating Disorders 5 (1986) 403−419

Feiereis, H.: Morbus Crohn. In von Uexküll, Th.: Psychosomatische Medizin, 3. Aufl. Urban & Schwarzenberg, München 1986

Feighner, J., E. Robins, S. Guze et al.: Diagnostic criteria for use in psychiatric research. Archives of General Psychiatry 26 (1972) 57−63

Fichter, M. M.: Magersucht und Bulimie. Empirische Untersuchungen zur Epidemiologie, Symptomatologie, Nosologie und zum Verlauf. Springer, Berlin 1985 (Monographien aus dem Gesamtgebiete der Psychiatrie, Bd. 37)

Fichter, M. M.: Bulimia nervosa. Grundlagen und Behandlung. Enke, Stuttgart 1989a (Klinische Psychologie und Psychopathologie, Bd. 52)

Fichter, M. M.: Bulimia nervosa und bulimisches Verhalten. In Fichter, M. M.: Bulimia nervosa. Enke, Stuttgart 1989b

Fichter, M. M.: Psychologische Therapien bei Bulimia. In Fichter, M. M.: Bulimia nervosa. Enke, Stuttgart 1989c

Gerlinghoff, M., G. D. Ploog: Anorexia nervosa und Bulimie − eine mehrdimensionale stationäre Psychotherapie. Psychotherapie, Psychosomatik, Medizinische Psychologie 37 (1987) 312−316

Goldstein, M. J.: Family factors associated with schizophrenia and anorexia nervosa. Journal of Youth and Adolescence 10 (1981) 385−405

Grossman, S. P.: Gehirnmechanismen bei der Regulation von Nahrungsaufnahme und Körpergewicht. In Fichter, M. M.: Bulimia nervosa. Enke, Stuttgart 1989

Hall, A., E. Slim, F. Hawker, C. Salmond: Anorexia nervosa: long-term outcome in 50 female patients. British Journal of Psychiatry 145 (1984) 407−413

von der Hardt, H., D. Hofmann: Das Asthma-Syndrom. In Fenner, A., H. von der Hardt: Pädiatrische Pneumonologie. Springer, Berlin 1985

Herpertz-Dahlmann, B.: Familiäre Belastungen mit affektiven Erkrankungen von Patienten mit Anorexia nervosa. Zeitschrift für Kinder- und Jugendpsychiatrie 16 (1988) 14−19

Herpertz-Dahlmann, B., H. Remschmidt: Anorexia nervosa und Depression. Zur Gewichtsabhängigkeit der depressiven Symptomatik. Nervenarzt 60 (1989) 490−495

Herzog, D. B., M. B. Keller, P. W. Lavori: Outcome in anorexia nervosa and bulimia nervosa. A review of the literature. Journal of Nervous and Mental Disease 176 (1988) 131−143

Herzog, D. B., M. B. Keller, P. W. Lavori, I. S. Bradburn, I. L. Ott: Ergebnisse zum Krankheitsverlauf der Bulimia nervosa. In Fichter, M. M.: Bulimia nervosa. Enke, Stuttgart 1989

Hofmann, D.: Die Klinik des Asthma bronchiale im Kindesalter. Monatsschrift Kinderheilkunde 131 (1983) 125−127

Holland, A. J., A. Hall, R. Murray, G. F. M. Russell, A. H. Crisp: Anorexia nervosa: a study of 34 twin pairs and one set of triplets. British Journal of Psychiatry 145 (1984) 414−419

Hsu, L. K. G., A. H. Crisp, B. Harding: Outcome of anorexia nervosa. Lancet 1979/I, 61−65

Jochmus, I., G. M. Schmitt: Psychosomatik in der Pädiatrie. In von Uexküll, Th.: Psychosomatische Medizin, 3. Aufl. Urban & Schwarzenberg, München 1986

Kog, E., W. Vandereycken: Family characteristics of anorexia nervosa and bulimia: a review of the research literature. Clinical Psychological Review 5 (1985) 159−160

Kog, E., W. Vandereycken, H. Vertommen: Towards a verification of the psychosomatic family model: a pilot study of 10 families with anorexia nervosa. International Journal of Eating Disorders 4 (1985) 525−538

McDermott, J. F., S. M. Finch: Ulcerative colitis in children: reassessment of a dilemma. Journal of the American Academy of Child Psychiatry 6 (1967) 512−525

Milar, T. P.: Peptic ulcers in children. In Howells, J. G.: Modern Perspectives in International Child Psychiatry. Oliver & Boyd, Edinburgh 1969

Minuchin, S., L. Baker, B. Rosman, R. Liebman, L.

Milman, T. Todd: A conceptual model of psychosomatic illness in children. Archives of General Psychiatry 32 (1975) 1031−1038

Minuchin, S., B. Rosman, L. Baker: Psychosomatic Families. Anorexia Nervosa in Context. Harvard Univ. Press, Cambridge/Mass. 1978

Morgan, H. G., G. F. M. Russell: Value of family background and clinical features as predictors of long-term outcome in anorexia nervosa: four-year follow-up study of 41 patients. Psychological Medicine 5 (1975) 355−371

Morgan, H. G., J. Purgold, J. Welbourne: Management and outcome in anorexia nervosa: a standardized prognostic study. British Journal of Psychiatry 143 (1983) 282−287

Nylander, I.: The feeling of being fat and dieting in a school population. An epidemiologic interview investigation. Acta sociomedica scandinavica 3 (1971) 17−26

Remschmidt, H., B. Herpertz-Dahlmann: Bulimia nervosa im Jugendalter. Monatsschrift Kinderheilkunde 136 (1988a) 712−717

Remschmidt, H., B. Herpertz-Dahlmann: Anorexia nervosa im Jugendalter. Monatsschrift Kinderheilkunde 136 (1988b) 718−723

Remschmidt, H., H. G. Müller: Stationäre Gewichts-Ausgangsdaten und Langzeitprognose der Anorexia nervosa. Zeitschrift für Kinder- und Jugendpsychiatrie 15 (1987) 327−341

Remschmidt, H., M. Schmidt (unter Mitarbeit von C. Klicpera): Multiaxiales Klassifikationsschema für psychiatrische Erkrankungen im Kindes- und Jugendalter nach Rutter, Shaffer und Sturge. Mit einem synoptischen Vergleich zum DSM-III, 2. Aufl. Huber, Bern 1986

Remschmidt, H., F. Wienand, Ch. Wewetzer: Der Langzeitverlauf der Anorexia nervosa. Monatsschrift Kinderheilkunde 136 (1988) 726−731

Remschmidt, H., F. Wienand, Ch. Wewetzer: Langzeitprognose bei der Anorexia nervosa. Eine Verlaufsuntersuchung an 103 Patientinnen und Patienten. Münchener medizinische Wochenschrift 132 (1990a) 29−32

Remschmidt, H., F. Wienand, Ch. Wewetzer: The long-term course of anorexia nervosa. In Remschmidt, H., M. H. Schmidt: Anorexia Nervosa. Hogrefe & Huber, Toronto 1990b

Richter, H.-E.: Eltern, Kind, Neurose. Rowohlt, Hamburg 1972

Ruesch, J.: The infantile personality. Psychosomatic Medicine 10 (1948) 134−144

Siegrist, J.: Die Bedeutung von Lebensereignissen für die Entstehung körperlicher und psychosomatischer Erkrankungen. Nervenarzt 51 (1980) 313−320

Steinhausen, H.-Ch.: Chronisch kranke Kinder. In Steinhausen, H.-Ch.: Risikokinder. Kohlhammer, Stuttgart 1984

Steinhausen, H.-Ch.: Psychophysiologische (psychosomatische) Krankheiten. In Remschmidt, H., M. H. Schmidt: Kinder- und Jugendpsychiatrie in Klinik und Praxis, Bd. III. Thieme, Stuttgart 1985

Stöcker, W., M. Otte, P. C. Scriba: Zur Immunpathogenese des Morbus Crohn. Deutsche medizinische Wochenschrift 109 (1984) 1984−1986

Strober, M., J. L. Katz: Do eating disorders and affective disorders share a common etiology? A dissenting opinion. International Journal of Eating Disorders 6 (1987) 171−1180

Sultz, H. A., E. R. Schlesinger, J. G. Feldmann, W. E. Mosher: The epidemiology of peptic ulcer in childhood. American Journal of Public Health 60 (1970) 492−498

Theander, S.: Anorexia nervosa: a psychiatric investigation of 94 female patients. Munksgaard, Kopenhagen 1970 (Acta psychiatrica scandinavica, Suppl. 214)

Whitlock, F. A.: Psychophysiologische Aspekte bei Hautkrankheiten (übersetzt u. hrsg. von Bosse, K., P. Hünecke). Perimed, Erlangen 1980

World Health Organization (WHO): International Classification of Diseases, 9th ed. (ICD-9). WHO, Geneva 1978

World Health Organization (WHO): Tenth Revision of the International Classification of Diseases [ICD-10], Chapter V (F): Mental and Behavioural Disorders (including disorders of psychological development). Clinical Descriptions and Diagnostic Guidelines. WHO, Geneva 1991. (Dtsch.: Dilling, H., W. Mombour, M. H. Schmidt: Internationale Klassifikation psychischer Störungen. ICD-10, Kapitel V [F]. Klinisch-diagnostische Leitlinien. Weltgesundheitsorganisation. Huber, Bern 1991.)

28. Psychische Störungen bei chronischen Erkrankungen und Behinderungen

Chronische Erkrankungen und Behinderungen führen häufig zu massiven psychischen Beeinträchtigungen von Kindern und Jugendlichen, die sich ins Erwachsenenalter fortsetzen. Die Adoleszenz ist eine Phase besonderer Vulnerabilität, weil den Betroffenen mehr als zuvor evident wird, daß sie an vielen Lebensvorgängen (berufliche Entwicklung, sportliche Aktivitäten, Partnerschaft) nicht oder nicht in befriedigender Weise teilhaben können. Zwar ist in neuerer Zeit die Lebensqualität für behinderte Jugendliche verbessert worden, vielfache Benachteiligungen bleiben jedoch bestehen.

28.1 Epidemiologie und Klassifikation

Durchschnittlich 10% der Kinder und Jugendlichen in den westlichen Industriegesellschaften sind chronisch körperlich krank oder behindert, bei einem Schwankungsbereich von 5−18% (Steinhausen 1988). Aufgrund der Fortschritte der modernen Medizin steigt diese Rate eher an. Damit werden die Probleme chronisch kranker Jugendlicher immer dringender. Tab. 28.1 zeigt die Häufigkeit der wichtigsten chronischen Erkrankungen und Behinderungen.

Psychische Störungen bei Jugendlichen mit chronischen Erkrankungen und Behinderungen werden im *MAS* entsprechend der vorherrschenden Symptomatik auf der 1. Achse (klinisch-psychiatrisches Syndrom) klassifiziert. Die zugrundeliegende körperliche Störung wird auf der 4. Achse vermerkt. Im *DSM-III-R* wird analog vorgegangen.

28.2 Auswirkungen chronischer Erkrankungen und Behinderungen

28.2.1 Individuelle Auswirkungen

Chronische Erkrankungen erhöhen, auch wenn sie nicht das Gehirn betreffen, das Risiko für zusätzliche psychiatrische Erkrankun-gen. Dies wurde seit längerem postuliert und mittlerweile durch epidemiologische Untersuchungen belegt. In der Isle-of-Wight-Studie (Rutter u. Mitarb. 1970) war die Rate psychiatrischer Erkrankungen bei 10- und 11jährigen Kindern, die an chronischen körperlichen Erkrankungen leiden, deutlich höher als in einer allgemeinen Kinderpopulation (Tab. 28.2). Es handelt sich dabei um Kinder, deren chronische Erkrankung oder Behinderung nicht mit einer Hirnbeteiligung einherging. Kommt eine solche hinzu, so steigt die Rate der psychiatrischen Auffälligkeiten erneut an (s. auch Kap. 12). Dieser Zusammenhang gilt ebenso für die Adoleszenz und das Erwachsenenalter.

Je nach dem Zeitpunkt des Auftretens, nach Persönlichkeit und Verhalten der Eltern und der Umgebung variieren die Auswirkungen derartiger Erkrankungen auf den Jugendlichen.

Bei der Auseinandersetzung mit der Erkrankung und Behinderung spielen zahlreiche Faktoren mit (Abb. 28.1). Dies ist zum einen die *Krankheit* selbst. Der Betroffene macht eine Reihe allgemeiner Krankheitserfahrungen, die für viele Erkrankungen und Behinderungen weitgehend identisch sind. Es kommt zu gehäuften Krankenhausaufenthalten, Medikamente müssen eingenommen, eine Diät muß eingehalten werden, Schmerzen können auftreten usw. Daneben gibt es spezifische Krankheitserfahrungen, die mit der jeweiligen Erkrankung oder Behinderung zusammenhängen. Beispielsweise wird ein diabetischer Jugendlicher streng auf diätetische Aspekte achten und lernen müssen, sein Insulin korrekt dosiert zu spritzen, während ein Jugendlicher mit Hämophilie lernen muß, mit seiner motorischen Einengung und der Vermeidung jeglicher Verletzungen zu leben. Schließlich kommt es aufgrund der Erkrankung zu Einschränkungen normaler Lebenserfahrungen. Das Knüpfen sozialer Kontakte wird schwerer, viele behinderte Jugendliche sind hinsichtlich der in dieser Altersstufe wichtigen sportlichen Möglichkeiten extrem eingeengt. Schulische Laufbahn und Ausbildung müssen häufig aus Krankheitsgründen unterbrochen werden,

Tabelle 28.**1**   Häufigkeit chronischer körperlicher Krankheiten und Behinderungen (nach Angaben aus der internationalen epidemiologischen Literatur) (nach Steinhausen 1988)

Organ- bzw. Funktionssystem	Krankheiten	Häufigkeiten	
		einzelne Krankheiten (%)	gesamtes System (%)
Lunge	Asthma bronchiale	1,8–4,9	2,3–4,9
Herz	kongenitale Herzfehler	0,07–0,4	
Magen-Darm	Ulcus pepticum Colitis ulcerosa Morbus Crohn zystische Fibrose		
Niere/ ableitende Harnwege	chronische Niereninsuffizienz		0,3–0,6
Muskeln/Skelett	rheumatoide Arthritis Mißbildungssyndrome erworbene Funktionsstörungen degenerative Krankheiten (Körperbehinderungen)	1,7–3,2	
Haut	Neurodermitis Exantheme, Urtikaria		0,8–1,6
Blut	Hämophilie Leukämie	0,01	0,08–0,17
Endokrine Drüsen	Minderwuchs Hypothyreose Adrenogenitales Syndrom Störungen der Pubertätsentwicklung Intersexualität		
Stoffwechsel	Diabetes mellitus Phenylketonurie	0,03–0,13	
Sinnessystem	Blindheit Taubheit	0,03–0,1 0,07–0,9	2,0–2,4
Zentrales Nervensystem	Epilepsie Zerebralparese	0,4–0,9 0,16–0,6	0,9–1,6

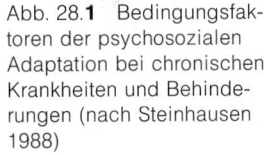

Abb. 28.**1** Bedingungsfaktoren der psychosozialen Adaptation bei chronischen Krankheiten und Behinderungen (nach Steinhausen 1988)

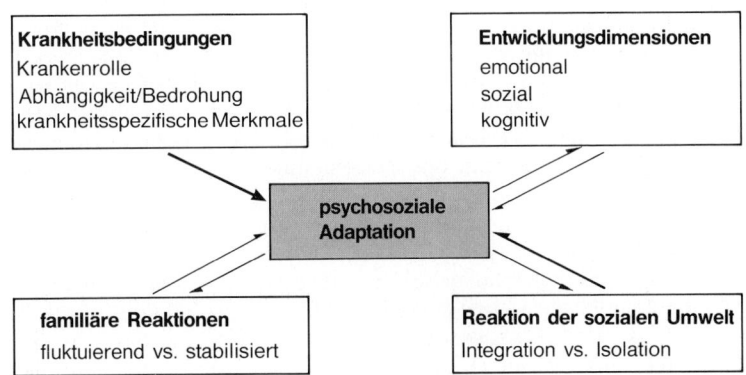

Tabelle 28.**2** Häufigkeit psychiatrischer Störungen bei chronischen Krankheiten ohne Hirnbeteiligung (in %) bei 10- und 11jährigen Kindern der Isle-of-Wight-Studie (nach Rutter u. Mitarb. 1970)

	Kranke	Allgemein-bevölkerung
Psychiatrische Störung gemäß Gesamtbeurteilung	10,4	6,6*
Abweichendes Verhalten gemäß Elternfragebogen	10,5	6,8*
Abweichendes Verhalten gemäß Lehrerfragebogen	11,6	7,1**

* p = 0,10   ** p = 0,05

Partnerschaftskontakte werden schwieriger. Alle diese Faktoren haben Einfluß auf die psychosoziale Adaptation des chronisch kranken und behinderten Jugendlichen und stehen in Wechselwirkung mit der *Persönlichkeitsentwicklung*, der *familiären Reaktion* und der *Reaktion der sozialen Umwelt*.

Gerade in der Adoleszenz wird mit der Entwicklung des abstrakten Denkens die ganze Tragweite der Erkrankung und ihrer Folgen erst richtig erfaßt. Je nach kognitivem Entwicklungsstand und Persönlichkeit wird die Erkrankung mehr oder weniger gut bewältigt. Es gibt Jugendliche, die extrem unter ihrer Erkrankung leiden und in eine resignative Haltung verfallen, während andere eine positive Haltung einnehmen und mit vielen Alltagsschwierigkeiten in bewundernswerter Weise fertig werden. Typische *negative Adaptationen* sind (Steinhausen 1988):

– Eine *neurotische Fehlentwicklung*, in der Folgsamkeit, Angst, soziale Isolierung und Inaktivität vorherrschen.
– *Dissoziale Verhaltensweisen* mit mangelnder Krankheitsbeachtung oder gar Krankheitsverleugnung. Im Vordergrund stehen aggressive Verhaltensweisen und ein Nichtbeachten wichtiger Regeln des Zusammenlebens.
– *Extremer sozialer Rückzug*, der gleichzeitig durch feindselige Ressentiments gegenüber der sozialen Umgebung gekennzeichnet ist. Die Jugendlichen ziehen sich nicht nur von allen sozialen Aktivitäten zurück, sondern begeben sich auch innerlich in eine resigna-

tive Untätigkeit, die die Hilfebemühungen abprallen läßt.

Nicht zuletzt entscheiden die Reaktionen der Umgebung, ob ein derartiger Jugendlicher eher integriert oder isoliert wird. Dabei spielen auch Vorurteile gegenüber Kranken und Behinderten eine wichtige Rolle.

28.2.2 Auswirkungen auf die Familie

Von größter Bedeutung sind die Reaktionen der Familie, in der das behinderte oder chronisch kranke Kind aufwächst. Der *familiäre Prozeß der Adaptation* durchläuft in der Regel drei Phasen (Steinhausen 1985):

1. In der *Initialphase*, in der die Familie von der Erkrankung oder Behinderung erfährt, stehen Beeinträchtigungserlebnisse der Eltern ganz im Vordergrund. Sie sind zunächst schockiert darüber, daß gerade ihr Kind von einer schwerwiegenden Erkrankung (z. B. Leukämie) betroffen ist, sind verwirrt, suchen oft ohne Plan an falschen Stellen Hilfe und verleugnen häufig die Erkrankung. Viele Eltern wollen die Erkrankung nicht wahrhaben und gehen von Arzt zu Arzt in der Hoffnung, daß die Diagnose möglicherweise nicht stimmt.

2. In der *Intermediärphase* kommt es zu einer ersten Reaktionsbildung der Eltern, die häufig in Verstimmung, Schuldgefühlen, Angst, Verärgerung, Verleugnung und Intellektualisierung besteht. Diese Verhaltensweisen haben wiederum Folgen: Es kann zu Überprotektivität kommen, welche psychische Störungen begünstigt und zu einer Vernachlässigung der Geschwisterkinder führt. Es kann aber auch zu einer unzureichenden Versorgung kommen, die ebenfalls Folgen im Sinne einer Verschlimmerung des Krankheitsbildes hat. Vielfach werden Verärgerung oder Ablehnung auf den Arzt verschoben, oder es kommt zu einer Intellektualisierung, in deren Rahmen sich eine Überlegenheitshaltung gegenüber dem Arzt entwickelt. Eltern mit dieser Haltung haben sich oft genauestens über das Krankheitsbild informiert und versuchen ständig in die ärztliche Behandlung einzugreifen.

3. In der *Konsolidierungsphase* kommt es zu

einer gewissen Lösung der Krise oder zu ihrer Chronifizierung oder anderen Folgen, unter denen das Auseinandergehen der Familie die schwerwiegendste ist. Die chronische Krankheit des Kindes kann zur pathologischen Verfestigung einer Familie führen, die darin besteht, daß das kranke Kind oder der kranke Jugendliche das Familiengefüge zusammenhalten durch die gemeinsame Aufgabe, die an alle Familienmitglieder, insbesondere die Eltern, gestellt wird. Fällt eine derartige Aufgabe weg, so fehlt der Familie plötzlich der gemeinsame Mittelpunkt, und es entstehen ebenfalls schwer zu lösende Konflikte.

Die Reaktionen seitens der jeweiligen außerfamiliären Umgebung des Kindes oder des Jugendlichen (Schule, berufliches Feld) haben ebenfalls Einfluß auf diesen Adaptationsprozeß. Die Familie ist allerdings die wichtigste Instanz für die Auseinandersetzung der Betroffenen mit ihrer Erkrankung.

28.3 Allgemeine Hilfen und Behandlungsmaßnahmen

Chronisch kranke Jugendliche benötigen vielfältige Beratungs- und Behandlungsmaßnahmen, die in einen umfassenden und zeitlich gestaffelten, kontinuierlich durchgeführten Behandlungsplan integriert werden müssen. Die notwendigen Maßnahmen können in krankheitsbezogene Maßnahmen einerseits, individuum-, familien- und gruppenbezogene Maßnahmen andererseits sowie in Maßnahmen zur schulischen und beruflichen Integration eingeteilt werden.

28.3.1 Krankheitsbezogene Maßnahmen

Ein erster und wichtiger Schritt ist die Vermittlung ausreichender Information zum Verständnis der eigenen Erkrankung. Das Einhalten bestimmter Regeln und die Ausführung therapeutischer Maßnahmen durch den Jugendlichen selbst (z. B. Verabfolgen von Insulin) kann nur dann sinnvoll erfolgen, wenn er die Gesetzmäßigkeiten der eigenen Erkrankung verstanden hat und ihm die Begründung für die Behandlungsmaßnahmen plausibel ist. Bei

derartigen Informationen müssen die jeweilige Vorerfahrung des Jugendlichen, seine intellektuelle Kapazität, seine Persönlichkeit und situative Momente berücksichtigt werden. Dies setzt eine Atmosphäre des Vertrauens voraus und seitens des Arztes nicht nur fachliche Kompetenz, sondern vor allem die Fähigkeit, die Informationen zeitlich und der jeweiligen Situation des Jugendlichen angemessen so zu geben, daß diesem schrittweise eine konstruktive Auseinandersetzung mit der Erkrankung möglich ist.

28.3.2 Individuumzentrierte Maßnahmen

Darunter sind Beratungs- und Behandlungsmaßnahmen zu verstehen, die auf die spezielle Situation des Patienten zugeschnitten sind. Hierzu gehören auch erzieherische Maßnahmen, die die Lebensgestaltung des Jugendlichen betreffen und seine individuellen Probleme zum Gegenstand des Gespräches machen. Die Maßnahmen zielen auf folgende Bereiche ab:

Beseitigung von Ängsten und Befürchtungen: Ausgeprägte Angst- und Furchtzustände verschlimmern die gesamte Situation eines chronisch kranken Jugendlichen. Im Rahmen einer psychotherapeutischen Behandlung können derartige Angstzustände, oft auch unter Zuhilfenahme von Entspannungstechniken, abgemildert werden.

Besprechung individueller Krisensituationen: In der Adoleszenz sind Selbstwert- und Partnerschaftskonflikte von zentraler Bedeutung. Chronisch kranke und behinderte Jugendliche sind hier in einer besonderen Lage, weil ihnen viele alterstypische Aktivitäten verschlossen bleiben. Dies kann zu einer erheblichen Beeinträchtigung ihres Selbstwertgefühles führen, was wiederum eine pessimistische und resignative Weltsicht begünstigt. Im Rahmen einer psychotherapeutischen Führung und Behandlung, die auf diese individuell recht unterschiedlichen Probleme eingeht, kommt es darauf an, mit dem Patienten gemeinsam positive Perspektiven für sein Leben zu entdecken, um auf diese Weise sowohl seine Lebensqualität als auch sein Selbst- und Eigenwertgefühl anzuheben.

Behandlung bereits vorhandener psychischer Störungen: Bei vielen chronisch kranken und behinderten Jugendlichen haben sich bereits manifeste psychische Störungen entwickelt: am häufigsten neurotische Fehlentwicklungen, manchmal aber auch aggressives und dissoziales Verhalten. Es ist von großer Bedeutung, diese Störungen psychotherapeutisch zu behandeln, weil sie bei längerem Bestehen sich chronifizieren und damit die schulische, berufliche und gesellschaftliche Integration der Jugendlichen noch zusätzlich gefährden.

28.3.3 Familienbezogene Maßnahmen

Je nach Alter und Art der Krankheit des betroffenen Kindes oder Jugendlichen und seiner Einbettung in ein Familiengefüge sind die Maßnahmen unterschiedlich. Während im Kindesalter oft noch eine starke Familienabhängigkeit gegeben ist, dominiert in der Adoleszenz die Ablösungsproblematik, die bei behinderten und chronisch kranken Jugendlichen besondere Probleme in sich birgt. Dem verständlichen Wunsch nach Selbständigkeit und Autonomie stehen die mit der Erkrankung verbundenen Handicaps entgegen. Störend wirkt sich oft eine überprotektive Haltung der Familie aus, die eine Verselbständigung des Jugendlichen nicht zuläßt, was wiederum im Rahmen einer Rationalisierung auf den Krankheitsverlauf zurückgeführt wird. Viele Eltern sind aufgrund massiver Schuldgefühle nicht in der Lage, ihre überprotektive Haltung zu lockern. Es gibt aber auch den umgekehrten Fall, daß Familien ihren chronisch kranken Adoleszenten vernachlässigen.

Familienbezogene Maßnahmen sollten auf folgende *Ziele* ausgerichtet sein:

– Vermittlung eines angemessenen Informationsstandes über die Erkrankung unter Berücksichtigung der jeweiligen Krankheitsphase.
– Hilfen bei der den jeweiligen Umständen angemessenen Verselbständigung des Jugendlichen.
– Hilfen zur konstruktiven Verarbeitung der mit der Erkrankung für die Familie verbundenen Probleme (Lösen überprotektiver Haltungen, Neustrukturieren familiärer Beziehungen aufgrund der Verselbständigung usw.).

– Beratung der Eltern hinsichtlich ihres erzieherischen Vorgehens und im Hinblick auf die Bewältigung von Alltagsproblemen.

28.3.4 Gruppenbezogene Maßnahmen

Ein großes Hindernis für chronisch kranke und körperbehinderte Jugendliche besteht darin, daß sie an den typischen Aktivitäten ihrer Altersgruppe nicht oder nur unzureichend teilnehmen können. Vielfach sind sie nicht in der Lage, sich auf diesem Gebiete selbst weiterzuhelfen. Deshalb hat der Arzt die wichtige Aufgabe, die Jugendlichen an alterstypische Aktivitäten heranzuführen. Am zweckmäßigsten geschieht dies durch Gruppenaktivitäten. Dabei bieten sich folgende Wege an:

1. Integration in *Behindertengruppen* mit gleicher oder ähnlicher Behinderung. Derartige Gruppen haben den Vorteil, aus in gleicher Weise beeinträchtigten Jugendlichen zu bestehen, was das Gefühl der Isolierung und Vereinzelung verringern kann. Dem gleichen Ziel dienen Wohngruppen von Behinderten. Im jeweiligen Rahmen lassen sich allgemeine Hilfen in den Bereichen verwirklichen, die im Alltag große Probleme bieten (z. B. mangelnde Mobilität durch nicht entsprechend ausgestattete Gebäude). Behindertengruppen und Wohngruppen haben aber den Nachteil, daß die Brücke zum „normalen Leben" nur unzureichend geschlagen wird. Die Isolation einer Behindertengruppe als Ganzer (trotz möglicherweise guter Kommunikation innerhalb der Gruppe) kann die Folge sein. Aufgrund dieser Situation streben immer mehr behinderte Adoleszenten an, in einer Gemeinschaft gesunder Jugendlicher zu leben, und meiden Behinderteneinrichtungen.
2. Von daher bietet sich als zweiter Weg die Integration in *Gruppen* an, *in denen Behinderte und Nicht-Behinderte gemeinsamen Aktivitäten nachgehen oder auch gemeinsam wohnen.* Neben Wohngruppen kommen z. B. Sportgruppen und religiöse und politische Gruppierungen in Frage. Der beratende Arzt sollte die Möglichkeiten in seiner Umgebung genau kennen, um gezielte und durchführbare Ratschläge zu geben.

28.3.5 Schulische und berufliche Integration

Für die spätere Integration ist die rechtzeitige Anbahnung angemessener schulischer und beruflicher Maßnahmen von größter Bedeutung. Bewährt haben sich:

- Rechtzeitige *Schullaufbahnberatung* unter Berücksichtigung der Art und des Grades der jeweiligen Behinderung. Hierzu gehören die Abschätzung des kognitiven und intellektuellen Entwicklungsniveaus und die Bereitstellung entsprechender Hilfen je nach Behinderungsart.
- Nach Beendigung der Schule Einleitung einer *Berufsfindung* und Belastungserprobung. Die Berufsfindungsmaßnahme kann dazu beitragen, daß je nach Eignung und Neigung ein angemessener Beruf in Aussicht genommen wird. Die Belastungserprobung gibt Hinweise dafür, ob er den mit dem Beruf verbundenen Belastungen gewachsen ist.
- Einleitung von *Umschulungsmaßnahmen*, falls eine Berufsausbildung gewählt wurde, die entweder nicht zu bewältigen ist oder sich als ungeeignet erwiesen hat.
- Nach vollendeter beruflicher Ausbildung *Beschaffung eines geeigneten Arbeitsplatzes*. Diese Aufgabe wird immer schwieriger, weil Arbeitsplätze für Behinderte nicht in der nötigen Zahl zur Verfügung stehen und Firmen und Behörden die vorgeschriebene Behindertenquote nicht einhalten.

Es versteht sich von selbst, daß eine ganze Reihe der erwähnten Hilfsmaßnahmen nicht von Ärzten allein durchgeführt werden. Gerade im Hinblick auf schulische und berufliche Maßnahmen ist eine enge Zusammenarbeit mit dem Arbeitsamt, gegebenenfalls mit dem Jugendamt und anderen Instanzen erforderlich.

28.4 Krankheitsspezifische Aspekte chronischer Erkrankungen und Behinderungen

Im folgenden wird auf Probleme eingegangen, die sich bei einigen wichtigen chronischen Erkrankungen und Behinderungen ergeben. Bezüglich mancher Erkrankungen (z. B. Epilepsie, hirntraumatische Schädigungen) wurden diese bereits in anderen Kapiteln abgehandelt.

28.4.1 Körperbehinderungen und körperliche Entstellungen

Der Begriff *Körperbehinderung* umfaßt *im weitesten Sinne* alle Schäden und funktionellen Einschränkungen von Körperteilen, Organen oder Organfunktionen, die einen Jugendlichen in entscheidender Weise hindern, an den alters- und entwicklungsspezifischen Lebensvollzügen teilzunehmen. *Im engeren Sinne* versteht man darunter solche chronischen Erkrankungen oder Behinderungen, die den Bewegungsradius einengen und nach außen als Behinderung sichtbar sind. Nach dieser engeren Definition gehören hierzu (in Anlehnung an Bundesarbeitsgemeinschaft für Rehabilitation 1984):

- degenerative Erkrankungen an Wirbelsäule, Gliedmaßen und Gelenken;
- Gliedmaßenverlust und -deformitäten;
- Systemerkrankungen der Muskulatur der Bewegungsorgane;
- Wirbelsäulendeformitäten;
- entzündliche oder rheumatische Gelenk- und Wirbelsäulenerkrankungen;
- stoffwechselbedingte Krankheiten;
- Gelenkerkrankungen durch Hämophilie.

Alle diese Erkrankungen können auch zu körperlichen Entstellungen führen. Letztere sind am folgenreichsten, wenn sie sich im Gesichtsbereich zeigen.

Für die Entwicklung, Förderung und spätere berufliche Integration ist entscheidend, ob die Behinderungen mit zerebralen Schädigungen und Intelligenzminderungen einhergehen. Ist dies der Fall, so ist das Risiko zusätzlicher psychischer Störungen erhöht und die schulische, berufliche und soziale Integration schwieriger.

An *psychischen Folgewirkungen* sind bekannt: soziale Isolation mit starken Rückzugstendenzen, depressive Verstimmungen, gering ausgebildetes Selbstwertgefühl mit resignativer oder aggressiver Haltung gegenüber der Umgebung, Neigung zu regressiven Verhaltensweisen und Selbstwertkrisen aufgrund körperlicher Entstellungen. Letztere beschrieb Stutte (1974) unter dem Begriff des Thersites-Komplexes. Synonyme sind Quasimodo-Komplex oder Byronismus bzw. Dysmorphophobie (Mißgestaltsfurcht) (s. auch Kap. 20).

Die Bezeichnung *Thersites-Komplex* geht auf Homer zurück, welcher in der Ilias einen mißgestalteten griechischen Truppenangehörigen mit Namen Thersites beschrieb. *Quasimodo-Komplex* leitet sich von dem buckligen Glöckner von Notre-Dame ab, und der Ausdruck *Byronismus* bezieht sich auf Lord Byron, der an einem angeborenen Klumpfuß litt und die daraus resultierenden Minderwertigkeitsgefühle durch beachtliche sportliche Leistungen kompensierte.

Nach Stutte besteht der wesentliche Mechanismus des Thersites-Komplexes darin, daß wirkliche oder vermeintliche körperliche Entstellungen massive Minderwertigkeitsgefühle nach sich ziehen und sich zu einer chronifizierten neurotischen Fehlentwicklung auswachsen können. Diese kann sich in depressiv-suizidalen Reaktionen, hypochondrischen Befürchtungen, paranoiden Reaktionen, sexueller Verwahrlosung oder dissozialen und kriminellen Entwicklungen äußern (Stutte 1971). Dabei sind insbesondere Entstellungen im Gesichtsbereich von Bedeutung.

In einer Analyse von 32 Patienten zwischen 12 und 23 Jahren, die eine neurotische Dissozialität auf dem Boden eines Thersites-Komplexes entwickelten, fand Stutte (1974) folgende Fehlbildungen: allgemeine körperliche Retardierung, Adipositas, Wirbelsäulen- und Gliedmaßendeformierung, genitale Fehlbildungen, Gesichtsdeformitäten, Lippen-, Kiefer- und Gaumenspalten und Nasendeformitäten.

28.4.2 Sinnesbehinderungen

Unter den Sinnesbehinderungen spielen Blindheit und Taubheit sowie deren graduelle Abstufungen (Seh- und Hörbehinderung) die größte Rolle.

Sehbehinderung und Blindheit

Bei 1 000 Kindern findet man in 0,25 – 3 Fällen Blindheit, bei etwa der Hälfte der Fälle finden sich zusätzliche Behinderungen, zerebrale Schäden oder psychopathologische Auffälligkeiten.

Die Ursachen der Sehbehinderungen und der Blindheit sind vielfältig. Fehlbildungen, Erkrankungen des ZNS, Optikusatrophien und Netzhautdegenerationen sind häufige Ursachen. Eine Reihe von Stoffwechselstörungen sind mit Blindheit bzw. Sehstörungen vergesellschaftet. Je nach der funktionellen Beeinträchtigung kann man die Störung des Sehvermögens in mehreren Stufen einteilen.

Über die Einschränkung des Sehvermögens hinaus können zusätzliche Ausfälle wie Gesichtsfeldeinschränkungen oder Störungen der Augenmotilität hinzukommen. Je nach Grad der Einschränkung des Sehvermögens kommt es zu unterschiedlich schweren Funktionseinschränkungen oder sozialen Beeinträchtigungen. Letztere sind bei blinden Jugendlichen am größten. Ihre Mobilität ist erheblich eingeschränkt, ebenso ihre Beschäftigungsfähigkeit, obwohl ihre Leistungsfähigkeit (sofern nicht zusätzliche Behinderungen vorliegen) oft sehr gut ist.

Besondere Probleme: Blinde Kinder und Jugendliche neigen oft zur Ausbildung von stereotypen Bewegungen (Schaukeln mit dem Körper, rhythmisches Wippen der Extremitäten, stark variierende Kopfhaltung). Derartige Stereotypien findet man oft auch bei oligophrenen Kindern, weshalb blinde Kinder und Jugendliche oft hinsichtlich ihrer gesamten Fähigkeiten falsch eingeschätzt werden. Viele Jugendliche haben zusätzliche Verhaltensauffälligkeiten oder leiden an chronifizierten neurotischen Fehlentwicklungen. Viele blinde Jugendliche tragen allerdings mit bemerkenswerter Selbstverständlichkeit ihr Schicksal und erbringen schulisch wie beruflich hervorragende Leistungen.

Medizinische Maßnahmen: Je nach Ursache der Sehveränderung oder Blindheit ist über verschiedene Hilfsmittel die Seh-, Lese- und Orientierungsfähigkeit zu verbessern. Hierzu dienen optische Hilfen (Lupen, Lesestab, spezielle Brillen), elektronische Lesehilfen (Fernsehlesegeräte, vibrierendes Schriftraster) und elektronische Orientierungshilfen, die nach dem Echoprinzip funktionieren und Hindernisse anzeigen, die dann umgangen werden können.

Schulische Maßnahmen: Die schulische Förderung kann in speziellen Sehbehinderten-Schulen erfolgen oder in Blindenschulen, die die Blindenschrift vermitteln und über spezielle Förderungsmöglichkeiten verfügen.

Berufsfördernde Maßnahmen: Ein wichtiges Problem ist die Berufsfindung. Es gibt eine Reihe von Berufsbildungswerken, die als überbetriebliche Ausbildungsstätten blinden Jugendlichen eine Ausbildung in anerkannten Ausbildungsberufen vermitteln (z. B. Telefonist, Phonotypist, Fernschreiber, Metallwerker, Datenverarbeitungsberufe). Für Jugendliche, bei denen dies in Frage kommt, ermöglichen spezielle Berufsförderungswerke eine Umschulung.

Soziale und gesetzliche Maßnahmen: Soziale Maßnahmen sind in die Grundrehabilitationslehrgänge der Berufsförderungswerke für Sehgeschädigte eingebaut. Hierzu gehören insbesondere Mobilitätstraining, Übung lebenspraktischer Fertigkeiten, Hilfen zur Kommunikationsverbesserung und zur Freizeitgestaltung. Meist wird versucht, die Familienangehörigen soweit wie möglich in die Lehrgänge einzubeziehen. Sehbehinderten und Blinden stehen Eingliederungsbeihilfen nach dem Bundessozialhilfegesetz zu.

Hörbehinderung und Taubheit

Man unterscheidet Schalleitungsschwerhörigkeiten von Schallempfindungsschwerhörigkeiten, wobei auch eine Kombination zwischen den beiden möglich ist. Einschränkungen der Hörfähigkeit gehen häufig mit Sprech- und Sprachstörungen einher.

Besondere Probleme: Hörgeschädigte und taube Jugendliche sind in der Regel auch durch einen verzögerten Spracherwerb gekennzeichnet, was ihre Kommunikationsmöglichkeiten erheblich einschränkt. Dadurch kommt es häufig zu Mißverständnissen und aggressiven bzw. impulsiven Verhaltensweisen. Taube Kinder, Jugendliche und auch Erwachsene neigen vermehrt zu paranoiden Sympto-

men, die Rate an Schizophrenien ist jedoch bei tauben Menschen nicht erhöht (Meadow 1975).

Medizinische Maßnahmen: Von entscheidender Bedeutung ist die Frühdiagnostik und entsprechende Maßnahmen zur Verbesserung des Hörvermögens und der Sprachanbahnung bzw. Spracherziehung. Diese Maßnahmen werden vom Hals-Nasen-Ohren-Arzt durchgeführt bzw. eingeleitet.

Schulische Maßnahmen: Kinder und Jugendliche mit mittel- bzw. hochgradigen Hörstörungen können Schwerhörigen- oder Gehörlosen-Schulen besuchen. Es existieren auch spezielle Haupt- und Realschulen und Gymnasien.

Berufsfördernde Maßnahmen: Hier ist eine spezielle Berufsfindung und Berufsanbahnung erforderlich. Berufe, die höhere Anforderungen an die Hör- und Sprechfähigkeit stellen, scheiden aus. Hörbehinderte sind jedoch für viele Berufe geeignet. Gehörlose können in Berufsbildungswerken einen entsprechenden Beruf erlernen. Für Gehörlose gibt es die Möglichkeit, akustische Signale durch optische Hilfen zu ersetzen. Für Schwerhörige und selbst für Gehörlose ist es möglich, den Führerschein zu erwerben. Allerdings gibt es Einschränkungen hinsichtlich der Fahrgastbeförderung.

28.4.3 Diabetes mellitus

Diabetes mellitus kommt in einer Häufigkeit von etwa 1−2 auf 1000 Kinder und Jugendliche vor. In der Bundesrepublik leben etwa 6000−8500 Diabetiker unter 15 Jahren und 20000 zwischen 0 und 18 Jahren (Bachmann 1980). Kinder und Jugendliche leiden meist unter dem Typ I (Insulinmangeldiabetes), jedoch wurde bei älteren Jugendlichen auch der Typ II (Erwachsenentyp) festgestellt.

Besondere Probleme: Diabetische Jugendliche, die keine zusätzlichen Behinderungen haben, weisen in der Regel eine normale Intelligenz auf. Sofern sie vor Manifestation des Diabetes unauffällig waren, passen sie sich relativ gut an die Behandlungsvorschriften an (Jochmus 1971). Vor Krankheitseintritt bestehende psychische Auffälligkeiten nehmen in der Regel zu. Sie sind meist das Resultat nicht geglückter Adaptationsprozesse an die Erkrankung und die mit ihr verbundenen Lebensbedingungen. Diabetische Jugendliche sind jedoch keineswegs in stärkerem Maße zu psychiatrischen Erkrankungen disponiert.

Extravertierte Diabetiker stellen aufgrund ihrer verminderten Konditionierbarkeit eine besondere Risikogruppe bezüglich der Anpassung an die Krankheit und die neuen Lebensbedingungen dar (Steinhausen u. Börner 1979). Dies gilt auch für andere Jugendliche mit chronischen Erkrankungen, sofern sie stark extravertiert sind.

Wiederholt wurde emotionale Unausgeglichenheit bei diabetischen Jugendlichen nachgewiesen. Es ist die Frage, ob es sich dabei um Auswirkungen von Stoffwechselveränderungen handelt oder ob diese mit der Verarbeitung der Erkrankung zusammenhängt. Wie bei allen chronischen Erkrankungen und Behinderungen von Kindern ist auch die Familiensituation zu beachten. Auch wurden emotionale Auffälligkeiten in Form von Aggressionshemmung, Irritierbarkeit, Nachgiebigkeit, Introversion und fehlender Durchsetzungsfähigkeit beschrieben (Steinhausen u. Börner 1979). Wahrscheinlich handelt es sich dabei um Adaptationsschwierigkeiten bezüglich der Erkrankung und nicht um primäre Persönlichkeitseigenschaften. Überprotektives Verhalten wurde in Familien mit einem diabetischen Kind ebenso beschrieben wie bei anderen Formen der Behinderung (Jochmus 1971).

Medizinische Maßnahmen bestehen in einer genauen Aufklärung über die Erkrankung und der Anleitung zum selbständigen Insulinspritzen und zur diätetischen Behandlung. Auf diese Weise kann die Gefahr der Stoffwechselentgleisung vermieden werden.

Schulische Maßnahmen erstrecken sich auf Schulbesuch, sportliche Aktivitäten sowie Aufklärung von Bezugspersonen und Lehrern über die Notwendigkeiten der Diät und Komplikationsgefahren. Gut eingestellte diabetische Jugendliche können alle Sportarten mitmachen und unterliegen von daher keinen weiteren Einschränkungen.

Berufliche Maßnahmen: Es gibt Einschränkungen im Hinblick auf Berufe, die mit einer stärkeren Verantwortung für andere verbunden sind (Kraftfahrer, Kranführer, Lokomotivführer usw.). Ebenso sind Berufe kontraindiziert, die mit einer sehr unregelmäßigen Lebensweise verbunden sind oder bei denen Diätfehler kaum zu vermeiden sind (Koch und Gastwirt). Örtlich existieren spezielle Gruppen für jugendliche Diabetiker. Der Deutsche Diabetikerbund führt regelmäßig Jugendferienlager durch. Die teilnehmenden Jugendlichen sind mit anderen Betroffenen zusammen, können ihre Erfahrungen austauschen und sich gegenseitig Mut zusprechen.

28.4.4 Hämophilie

Hämophilie ist eine rezessiv vererbte Erkrankung, die nur das männliche Geschlecht betrifft. Als chronische Krankheit macht sie sich vor allem durch rezidivierende Blutungen der Muskulatur und der Gelenke bemerkbar. Nach der Restaktivität kann sie in verschiedene *Schweregrade* eingeteilt werden: 1. leicht: Restaktivität über 5%; 2. mittelschwer: Restaktivität 1−5% und 3. schwer: Restaktivität unter 1%.
Die Blutungen treten oft spontan auf. Sie werden durch Verletzungen aller Art begünstigt. Obwohl die akute Blutungsgefahr heute ohne weiteres beherrschbar ist, kommt es aufgrund der Gelenkblutungen zu chronischen Gelenksentzündungen, die die Mobilität erheblich beeinträchtigen können.

Der *zentrale Konflikt* bei hämophilen Jugendlichen resultiert aus der notwendigen Einschränkung körperlicher Aktivität und dem Wunsch, an den altersentsprechenden Aktivitäten teilzunehmen. Die Verarbeitung dieses Konfliktes kann zu einer gehemmt-ängstlichen Persönlichkeitsentwicklung mit stark abhängigem Verhalten oder zu aggressiv-provokativem Verhalten führen, das mit mangelnder Krankheitskontrolle einhergeht (Steinhausen 1985).

Die Frage, ob hämophile Jugendliche in stärkerem Maße zu psychischen Störungen neigen, muß offenbleiben. Die testpsychologische Untersuchung von Steinhausen (1976) konnte dies nicht nachweisen. Die Auseinandersetzung hämophiler Jugendlicher mit ihrer Erkrankung kann jedoch als Beispiel für die Auseinandersetzung von Adoleszenten mit einer chronischen Erkrankung angesehen werden.

Der Schwerpunkt der *medizinischen Maßnahmen* besteht in der Anleitung der Jugendlichen zur Selbstbehandlung. Wird diese rechtzeitig erlernt und konsequent durchgeführt, so lassen sich die gefürchteten Gelenkbeschwerden weitgehend verhindern. Die Behandlung ist lebenslang notwendig. Ein enger Kontakt zwischen Patient und Arzt ist erforderlich. Dies führt oft zu einer guten Vertrauensbasis, die auch für die psychische Betreuung nutzbar gemacht werden kann.

Schulische Maßnahmen: Hämophile Kinder und Jugendliche können ohne weiteres eine normale Schule besuchen. Sie sind hinsichtlich ihrer intellektuellen und ihrer Lernfähigkeit nicht beeinträchtigt. Im sportlichen Bereich sind Sportarten mit Verletzungsgefährdung zu vermeiden, jedoch ist Schwimmen, Radfahren und Tischtennis möglich. Geräteturnen und Kampfspiele sollten nicht durchgeführt werden.

Berufliche Maßnahmen: Alle Berufe mit einer erhöhten Verletzungsgefahr scheiden aus. Auch Berufe, bei denen es auf eine starke Körperkraft und auf uneingeschränkte Bewegungsfreiheit der oberen und unteren Extremitäten ankommt, sollten nicht empfohlen werden.

Soziale Maßnahmen: Die Teilnahme an Selbsthilfegruppen für Kinder, Jugendliche und Eltern sollte gefördert werden. Für die Behandlung gibt es eine Reihe erfahrener Hämophiliezentren, die auch die psychische Betreuung berücksichtigen.

28.4.5 Zystische Fibrose (Mukoviszidose)

Es handelt sich um eine erbliche Stoffwechselerkrankung, die sich bereits im Säuglings- oder Kleinkindesalter manifestiert, progredient verläuft und für die es noch keine kausale Behandlung gibt. Die Überlebenschancen konnten deutlich verbessert werden. Rund 20% der Patienten erreichen heute das Erwachsenenalter. Derzeit werden etwa 1 600 Personen mit zystischer Fibrose in der Bundesrepublik behandelt, von denen 14% über 18 Jahre alt sind (Stephan u. Wiesemann 1984).

Das autosomal rezessive Erbleiden ist in Europa bei einem Kind unter 2 000 Neugeborenen zu finden. Es beruht wahrscheinlich auf einem Fermentdefekt, der eine Veränderung der Sekretion der mukösen und seromukösen Drüsen herbeiführt, wobei das Sekret stärker viskös ist. Die Symptomatik besteht in einem Absorptionssyndrom mit übel riechenden Stühlen, vorgewölbtem Abdomen und mangelndem Gedeihen, pulmonalen Veränderungen, Dystrophie und Kleinwuchs. Durch die Konstriktion der Bronchien entstehen Infektionen und Bronchiektasen.

Besondere Probleme: Kinder mit zystischer Fibrose weisen häufiger als andere chronisch kranke und häufiger als gesunde Kinder psychische Auffälligkeiten auf (Corboz u. Mitarb. 1980; Steinhausen u. Mitarb. 1983). Die Intelligenz weicht nicht vom Durchschnitt ab. Der Schweregrad der Erkrankung korreliert mit der Ausprägung psychischer Störungen (Steinhausen u. Mitarb. 1983). Die Erkrankung stellt für die Patienten und ihre Familien eine schwere Belastung dar. Insofern kommt es darauf an, die Familie genau zu informieren und zu einem Verständnis der Erkrankung zu bringen, solange das Kind klein ist. Erreichen die Patienten die Adoleszenz, so entstehen oft erhebliche Selbstwertkonflikte, die sich aus dem Minderwuchs, der Untergewichtigkeit sowie den Einschränkungen ihrer körperlichen Leistungsfähigkeit ergeben. Vielfach neigen sie zu depressiven Verstimmungen und lehnen sich gegen die Abhängigkeit von anderen Personen oder von der Therapie auf (Stephan u. Wiesemann 1984).

Die Anpassung an die Erkrankung wurde von Boyle u. Mitarb. (1976) an 27 Patienten im Alter von 13–30 Jahren untersucht. Bei diesen Patienten waren emotionale Störungen erheblichen Ausmaßes, hauptsächlich Ängste und depressive Verstimmungen, zu finden. Die Autoren führten diese auf folgende Faktoren zurück: 1. die veränderte Körpererscheinung einschließlich der sexuell verzögerten Entwicklung, was zu einer Verleugnung der Sexualität führte; 2. zwischenmenschliche Beziehungsstörungen, Rückzug und Isolation; 3. Spannungen und Auseinandersetzungen zwischen den Eltern, die von streitigen Auseinandersetzungen bis zur Ehescheidung reichten, und 4. Sorgen und negative Erwartungen bezüglich der eigenen Zukunft.

Ein besonderes Problem stellt in der Adoleszenz der Arztwechsel vom Pädiater zum Internisten dar. Der letztere ist häufig mit dieser bereits in den ersten Lebensjahren manifest werdenden Erkrankung nicht hinreichend vertraut, so daß die bereits erwachsenen Patienten weiterhin vom Pädiater betreut werden. Dies führt zu einer Stabilisierung ihrer infantilen Krankenrolle, was der notwendigen Verselbständigung entgegenwirkt (Jochmus u. Schmitt 1986).

Die *Auswirkungen der Erkrankung auf die Familie* sind gravierend. Der Zeitaufwand für die Behandlung beträgt täglich etwa 3 Stunden. Aufgrund der Erblichkeit der Erkrankung reagieren viele Eltern mit Schuldgefühlen. So ergaben Untersuchungen von Bywater (1981), daß die Mütter mukoviszidosekranker Kinder deutlich häufiger an Depressionen litten als die Mütter gesunder Kinder (44 gegenüber 14%), wobei die depressiven Verstimmungen der Mütter mit der Schwere der Erkrankung des Kindes korrelierten. Auch auf die gesunden Geschwister, die auf ihr krankes Geschwister erhebliche Rücksicht nehmen müssen, wirkt sich die Erkrankung nachteilig aus. Bei diesen entsteht häufig das Gefühl, benachteiligt zu sein, sowie versteckte oder offene Aggressionen und psychosomatische Symptome.

Medizinische Maßnahmen: Von zentraler Bedeutung ist eine genaue Information über die Erkrankung und ihre Konsequenzen. Dabei sind für die Jugendlichen sowohl die genetische Belastung als auch die Sterilität ein besonderes Problem. Sie blenden diese Probleme vielfach aus oder reagieren mit Angst und depressiven Verstimmungen. Vielfach wird dann auch die Zusammenarbeit mit dem Arzt problematisch, so daß psychotherapeutische Maßnahmen notwendig werden können. Bei Gruppengesprächen kranker Jugendlicher und Erwachsener sollte die Krankheitsschwere berücksichtigt werden, weil die Gespräche zwischen schwer und leicht Erkrankten auch das Risiko depressiver Reaktionen bei den leichter Erkrankten hervorruft. Deshalb sollten an solchen Gesprächen immer erfahrene Fachkräfte teilnehmen, um rechtzeitig eingreifen zu können (Jochmus u. Schmitt 1986).

Schulische Maßnahmen: Aufgrund der in der Regel guten Intelligenz ergeben sich keine Einschränkungen hinsichtlich der Beschulung.

Wegen der verminderten körperlichen Belastbarkeit können sie jedoch an sportlichen Betätigungen nur begrenzt teilnehmen.

28.4.6 Chronische Nierenkrankheiten (Langzeitdialyse, Transplantation)

Im Jahr 1982 wurden in der Bundesrepublik an Kinderkliniken 336 Patienten mit chronischer Niereninsuffizienz behandelt. Von ihnen waren 128 unter 15 Jahre alt, sie wurden etwa zur Hälfte transplantiert, zur Hälfte dialysiert (Jochmus u. Schmitt 1986).

Die Dialyse führt zu einer erheblichen Abhängigkeit von den apparativen Maßnahmen und zu massiven Einschränkungen der altersentsprechenden Aktivitäten und der allgemeinen Lebensführung. Der zeitliche Aufwand beträgt durchschnittlich dreimal wöchentlich 6−8 Stunden, einschließlich An- und Abfahrt (Jochmus u. Schmitt 1986). Damit versäumen die Kinder und Jugendlichen einen großen Teil ihres Schulunterrichts, so daß zusätzliche Lehrkräfte während der Dialyse eingesetzt werden müssen. Bei der Heimdialyse ist der Zeitverlust weniger kritisch, die Angst vor Komplikationen ist jedoch höher (Reichwald-Klugger u. Mitarb. 1984). Die Abhängigkeit der Jugendlichen bezieht sich auch auf Diät, Trinkmenge und regelmäßige Medikamenteneinnahme.

Besondere Probleme: Durch die Erkenntnis, daß es sich um eine chronische und letztlich nicht heilbare Erkrankung handelt, wachsen Angst, Bedrohung und Abhängigkeit. Es kommt zu körperlicher oder psychischer Symptombildung, wobei Schlaflosigkeit und depressive Reaktionen, Angstzustände, Selbstwertprobleme oder auch eine indolente Haltung und Krankheitsverleugnung relativ häufig sind. Nach einer Nierentransplantation fallen viele Einschränkungen weg (Trinkmenge, dauernde Abhängigkeit von der apparativen Behandlung), jedoch müssen die Jugendlichen über längere Zeit Medikamente einnehmen, wobei die Corticoide das Aussehen verändern (Morbus Cushing). Trotz der guten Erfolge der Transplantation ist die Angst vor der Abstoßung des Transplantates nicht abzustreifen. Sie ist bei Eltern wie Jugendlichen gleichermaßen vorhanden und beeinträchtigt oft langanhaltend das tägliche Leben.

Medizinische Maßnahmen bestehen in einer Aufklärung über die Behandlung, in der regelmäßigen Durchführung der Behandlungsmaßnahmen (diätetisch, apparativ und medikamentös) und der psychosozialen Betreuung des Jugendlichen und seiner Familie. Dabei sind die Probleme der Auseinandersetzung mit der Erkrankung ebenso wichtig wie die Behandlung selbst. Aufgrund des Minderwuchses bei dialysierten Kindern entstehen zusätzliche Selbstwertprobleme und häufig depressive Reaktionen.

Schulische Maßnahmen: Intellektuelle Beeinträchtigungen bestehen in der Regel nicht, so daß im Prinzip eine normale Beschulung möglich wäre. Bei Kindern und Jugendlichen, die dialysiert werden, kommt es jedoch aufgrund des hohen zeitlichen Behandlungsaufwandes zu Schulversäumnissen, die nur schwer kompensiert werden können.

28.5 Literatur

American Psychiatric Association (APA): Diagnostic and Statistical Manual of Mental Disorders, 3rd ed., revised (DSM-III-R). APA, Washington 1987 (dtsch. Bearb. von Wittchen, H.-U., H. Saß, M. Zaudig, K. Koehler: Diagnostisches und statistisches Manual psychischer Störungen [DSM-III-R]. Beltz, Weinheim 1989)

Bachmann, K. D.: Diabetes mellitus im Kindes- und Jugendalter: Eine interdisziplinäre Fortbildung. Thieme, Stuttgart 1980

Boyle, I. R., P. A. di Sant'Agnese, S. A. Sack, F. Millican, L. L. Kulczycki: Emotional adjustment of adolescents and young adults with cystic fibrosis. Journal of Pediatrics 88 (1976) 318−326

Bundesarbeitsgemeinschaft für Rehabilitation: Die Rehabilitation Behinderter – Wegweiser für Ärzte. Deutscher Ärzte-Verlag, Köln 1984

Bywater, E. M.: Adolescents with cystic fibrosis. Psychosocial adjustment. Archives of Disease in Childhood 56 (1981) 538−543

Corboz, R., R. Schenker, P. Bachmann: Psychologie, Psychopathologie und soziale Probleme bei Kindern mit zystischer Fibrose. Helvetica paediatrica acta 35 (1980) 477−488

Jochmus, I.: Die psychische Entwicklung diabetischer Kinder und Jugendlicher. Enke, Stuttgart 1971 (Archiv für Kinderheilkunde, Beiheft 66)

Jochmus, I., G. M. Schmitt: Psychosomatik in der Pädiatrie. In von Uexküll, Th.: Psychosomatische Medizin, 3. Aufl. Urban & Schwarzenberg, München 1986

Meadow, K. P.: The development of deaf children. In Hetherington, E. M.: Review of Child Development Research. Univ. Chicago Press, Chicago 1975

Reichwald-Klugger, E., A. Tieben-Heibert, R. Korn, L. Stein, K. Weck et al.: Psychosocial adaptation of children and their parents to hospital and home hemodialysis. International Journal of Pediatric Nephrology 5 (1984) 45−52

Remschmidt, H., M. Schmidt (unter Mitarbeit von C. Klicpera): Multiaxiales Klassifikationsschema für psychiatrische Erkrankungen im Kindes- und Jugendalter nach Rutter, Shaffer und Sturge. Mit einem synoptischen Vergleich zum DSM-III, 2. Aufl. Huber, Bern 1986

Rutter, M., J. Tizard, K. Whitmore: Education, Health and Behaviour. Longman, London 1970; Krieger, Huntington/N. Y. 1981

Steinhausen, H.-Ch.: Die Hämophilie. Sozialmedizin und Psychologie einer chronischen Krankheit. Thieme, Stuttgart 1976

Steinhausen, H.-Ch.: Psychische Störungen bei Behinderungen und chronischen Krankheiten. In Remschmidt, H., M. H. Schmidt: Kinder- und Jugendpsychiatrie in Klinik und Praxis, Bd. III. Stuttgart 1985

Steinhausen, H.-Ch.: Psychische Störungen bei Kindern und Jugendlichen. Urban & Schwarzenberg, München 1988

Steinhausen, H.-Ch., S. Börner: Kinder und Jugendliche mit Diabetes: Psychologie einer chronischen Krankheit. Vandenhoeck & Ruprecht, Göttingen 1979 (Praxis der Kinderpsychologie und Kinderpsychiatrie, Beiheft 20)

Steinhausen, H.-Ch., H. Stephan, H.-P. Schindler-Lembenz: Vergleichende Studien zur Psychopathologie bei Asthma bronchiale und zystischer Fibrose. Monatsschrift Kinderheilkunde 131 (1983) 145−149

Stephan, E., G. Wiesemann: Zystische Fibrose bei Jugendlichen und Erwachsenen. Deutsches Ärzteblatt 61 (1984) 3504−3510

Stutte, H.: Thersites-Komplex bei Jugendlichen: Hautaffektionen des Gesichts als Ursache. Deutsches Ärzteblatt 68 (1971) 71−72

Stutte, H.: Neurotische Dissozialität auf dem Boden eines Thersiteskomplexes. Praxis der Kinderpsychologie und Kinderpsychiatrie 23 (1974) 161−166

World Health Organization (WHO): International Classification of Diseases, 9th ed. (ICD-9). WHO, Geneva 1978

World Health Organization (WHO): Tenth Revision of the International Classification of Diseases [ICD-10], Chapter V (F): Mental and Behavioural Disorders (including disorders of psychological development). Clinical Descriptions and Diagnostic Guidelines. WHO, Geneva 1991 (dtsch.: Dilling, H., W. Mombour, M. H. Schmidt: Internationale Klassifikation psychischer Störungen. ICD-10, Kapitel V (F). Klinisch-diagnostische Leitlinien. Weltgesundheitsorganisation. Huber, Bern 1991.)

III Therapie, Rehabilitation, Prävention

29. Allgemeine Gesichtspunkte

Die Vielzahl und Heterogenität psychiatrischer Störungen und Erkrankungen in der Adoleszenz erfordert vielfältige Behandlungsmethoden. An diese müssen *grundlegende Anforderungen* gestellt werden, wie sie auch in anderen Gebieten der Medizin gültig sind (Remschmidt 1982, 1988a). Diese Anforderungen sind bei einer großen Zahl von Behandlungsmethoden nicht oder noch nicht verwirklicht. Sie sollten aber beachtet bzw. ihre Realisierung angestrebt werden.

1. Sie müssen dem jeweiligen Störungsmuster angemessen sein (Grundsatz der *Spezifität*). Die Spezifität im Hinblick auf die Störungen erfordert häufig Modifikationen (s. Punkte 2 u. 3) und ist daher im Hinblick auf die zu behandelnden Patienten und deren Familien als relativ anzusehen. Welche Methode angewandt wird, richtet sich vielfach nach der Praktikabilität und der Wirksamkeit beim jeweiligen Krankheitsbild.
2. Sie müssen Modifikationen auf verschiedenen Alters- und Entwicklungsstufen erlauben (Grundsatz der *alters- und entwicklungsbezogenen Abwandlung*).
3. Sie müssen in der Durchführung variabel und in unterschiedlichen Settings praktikabel sein, z. B. im stationären Bereich, in der Tagesklinik, in der Ambulanz oder als Home-treatment (Grundsatz der *Variabilität und Praktikabilität*).
4. Ihre Wirksamkeit sollte nachgewiesen sein, möglichst im Vergleich zu anderen Behandlungsmethoden, und auch wirtschaftlichen Gesichtspunkten Rechnung tragen (Grundsatz der *Evaluation* und der *Effizienzprüfung*). Dieser Grundsatz gilt sowohl für die somatischen Behandlungsmethoden als auch für die Psychotherapie. Was letztere betrifft, so gibt es erst wenige aussagekräf-

tige und methodisch ausgereifte Untersuchungen.

In der *Adoleszenz* sind folgende Gesichtspunkte besonders zu beachten:

– Bei allen psychiatrischen Erkrankungen in der Adoleszenz müssen *Entwicklungsvorgänge* und ihre Auswirkungen berücksichtigt werden. Sie bestimmen häufig die Symptomatik einer Störung und sind auch für die Therapie maßgebend.
– Obwohl in dieser Phase eine gewisse Lösung von der *Familie* mit der Lockerung familiärer Bindungen typisch ist, bleibt diese noch eine enge Bezugsgruppe. Ein Großteil der krisenhaften Entwicklungen in der Adoleszenz ereignet sich im Zusammenhang mit familiären Faktoren und führt zum Teil zu erheblichen Problemen innerhalb der Familie.
– Auch *Bildungs- und Ausbildungsinstitutionen* spielen für die Entwicklung von Jugendlichen eine wichtige Rolle. Daher müssen auch sie im Hinblick auf die Auslösung und Behebung von Störungen einbezogen werden.
– Die *Risikofaktoren* für Entwicklungsvarianten, Störungen und Erkrankungen sollten frühzeitig identifiziert und soweit wie möglich im Rahmen eines Behandlungsplanes eliminiert oder abgeschwächt werden.
– Wie die Kinderpsychiatrie, so ist auch die Adoleszentenpsychiatrie dazu prädestiniert, *präventiv* zu wirken. Bei rechtzeitigem Eingreifen ist es häufig noch möglich, die Chronifizierung psychiatrischer Erkrankungen zu vermeiden oder (letzteres viel seltener) einer Erstmanifestation vorzubeugen. In beiderlei Hinsicht hat in den letzten Jahren ein Umdenken insofern stattgefunden, als

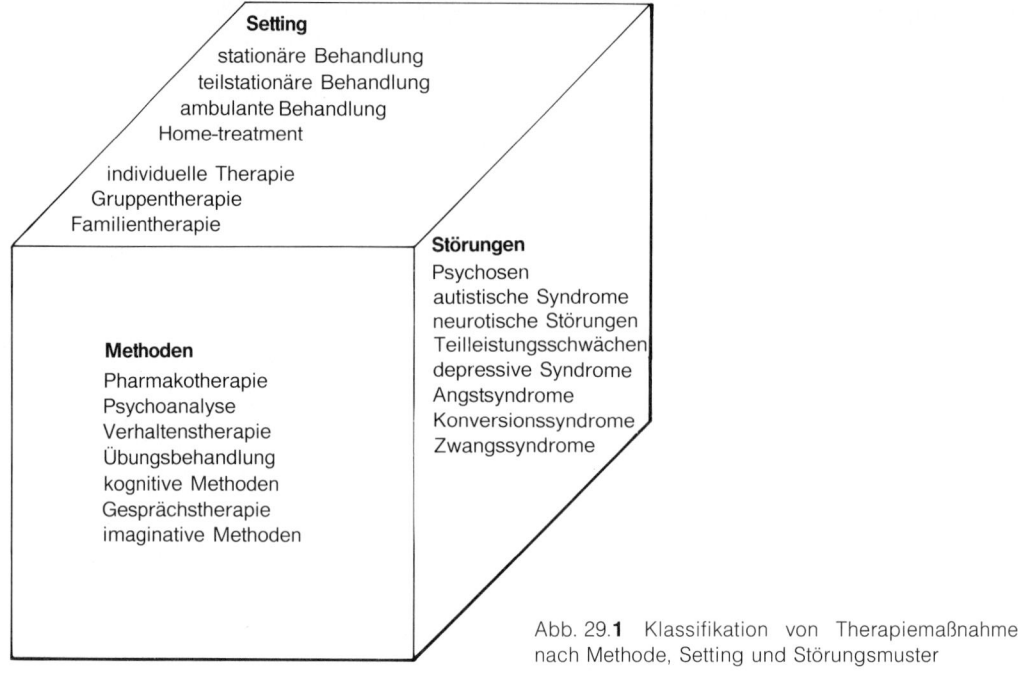

Setting
stationäre Behandlung
teilstationäre Behandlung
ambulante Behandlung
Home-treatment

individuelle Therapie
Gruppentherapie
Familientherapie

Störungen
Psychosen
autistische Syndrome
neurotische Störungen
Teilleistungsschwächen
depressive Syndrome
Angstsyndrome
Konversionssyndrome
Zwangssyndrome

Methoden
Pharmakotherapie
Psychoanalyse
Verhaltenstherapie
Übungsbehandlung
kognitive Methoden
Gesprächstherapie
imaginative Methoden

Abb. 29.**1** Klassifikation von Therapiemaßnahmen nach Methode, Setting und Störungsmuster

man in stärkerem Maße versucht, die *protektiven Faktoren* im Patienten, seiner Familie und seinem Umfeld zu entdecken, um sie für die Behandlung nutzbar zu machen.

29.1 Zur Klassifikation von Therapiemaßnahmen

Die in der Adoleszentenpsychiatrie gebräuchlichen Behandlungsmethoden lassen sich unter verschiedenen Gesichtspunkten klassifizieren (Abb. 29.**1**). Wichtige Aspekte sind die Behandlungs*methode* (Psychopharmakotherapie, funktionelle Übungsbehandlung, Verhaltenstherapie, Psychoanalyse usw.), das *Setting* (Rahmenbedingungen, z. B. individuumzentrierte Therapie, Familientherapie bzw. ambulante, stationäre, teilstationäre Therapie) und die *Störungsmuster*, die behandelt werden sollen (z. B. Angstsyndrome, Zwangssyndrome, schizophrene Psychosen, Autismus). Abb. 29.**1** verdeutlicht, daß Methode, Setting und Störung prinzipiell beliebig kombinierbar sind. Welche Methode in welchem Setting durchgeführt wird, sollte im Idealfall nach Maßgabe

der empirisch erwiesenen Wirksamkeit bestimmt werden. Beispielsweise werden monosymptomatische Phobien am effektivsten verhaltenstherapeutisch behandelt, während Individuationskrisen in der Adoleszenz eher einen breiteren, tiefenpsychologischen Ansatz erfordern.

Für die Bedürfnisse der Praxis hat sich eine *Einteilung nach dem Setting* bzw. den Therapiemodalitäten als zweckmäßig erwiesen. Unter dem Gesichtspunkt des Settings unterscheiden wir individuumzentrierte von familien- und gruppenzentrierten Methoden. Die zuletzt genannten Kategorien beziehen sich vorwiegend auf die Psychotherapie, die zuerst genannte schließt auch somatische Behandlungsmethoden ein.

29.1.1 Individuumzentrierte Behandlungsmethoden

Zu ihnen zählen alle Verfahren, die schwerpunktmäßig mit dem einzelnen Patienten durchgeführt werden. Hierzu gehören neben der Behandlung mit Psychopharmaka psychotherapeutische Behandlungsmethoden, die zum Teil sehr verschiedenen theoretischen Richtungen angehören, wie die psychoanalytisch orientierte Therapie, die Verhaltenstherapie, funktionelle Übungsbehandlungen (z. B. Wahrnehmungstraining, psychomotorische Übungsbehandlung), kreative Methoden (z. B. katathymes Bilderleben, Musiktherapie) und kognitive Therapieansätze.

Individuumzentrierte Behandlungsmethoden haben ein *nahezu universelles Indikationsgebiet*. Die Methoden können durchaus und mit Erfolg kombiniert werden. Insbesondere psychoanalytische und lerntheoretische Behandlungsmethoden werden nicht mehr für unvereinbar gehalten, da alle Veränderungen in der Therapie letztlich auf Lern- und Umorientierungsprozessen beruhen (Porter 1968; Sloane u. Mitarb. 1981).

Dennoch ist das *psychoanalytische* Vorgehen besonders geeignet, wenn eine ausreichende Differenzierung der Persönlichkeit des Patienten vorhanden ist und die Symptomatik weniger umschrieben, sondern eher verteilt ist (z. B. bei Individuationskrisen oder einer umfassenden Zwangs- oder Angstsymptomatik).

Die *Verhaltenstherapie* hat ihre Domäne im Bereich habitueller, d. h. aufgrund abnormer Gewohnheitsbildung entstandener Symptome bei umschriebenen Störungsmustern. Beispiele sind Enuresis, Enkopresis, habituelle Verhaltensweisen (Nägelbeißen, Haareausreißen, Jaktationen, Tics), Phobien, manche psychosomatische Erkrankungen (z. B. psychogene Eßstörungen) und eine Vielzahl von schwerwiegenden Störungen, bei denen mit Hilfe der Verhaltensmodifikation bestimmte Symptome behandelt werden, ohne daß die Grundkrankheit behoben wird (z. B. autistische Syndrome, Oligophrenien und Schizophrenien).

Groß ist auch das Indikationsgebiet der *funktionellen Übungsbehandlungen*. Bei ihnen geht es vorwiegend um die Therapie umschriebener Ausfälle (z. B. Legasthenie, Rechen-, Wahrnehmungs- und Konzentrationsstörungen) und das Aufholen von Entwicklungsdefiziten bzw. Retardierungen (z. B. in der motorischen und der Sprachentwicklung). Funktionelle Übungsbehandlungen haben auch eine Reihe sehr erwünschter Auswirkungen auf Bereiche, die nicht primär als Indikationsgebiet angesehen werden. So kann z. B. über die Aktivierung psychomotorischer Abläufe das emotionale und soziale Verhalten in zum Teil erheblichem Ausmaß gefördert werden.

Kreative Behandlungsmethoden werden eingesetzt, wenn aufgrund des Lebensalters und des Entwicklungsstandes oder aufgrund der Störung des Patienten ein direkter Zugang über eine verbale Psychotherapie nicht oder nur schwer möglich ist. Kreative Methoden haben sich vor allem bei kontaktgestörten, aber auch bei sehr stark intellektualisierenden Adoleszenten außerordentlich bewährt. Sie lassen sich ebenfalls mit Erfolg bei Psychosen in der Adoleszenz neben der medikamentösen Therapie einsetzen. Dies gilt insbesondere für die Musiktherapie.

Kognitive Therapieansätze (Einsichtstherapien) haben ihr Hauptindikationsgebiet bei neurotischen Störungen. Sie erleben zur Zeit einen großen Aufschwung, insbesondere bei depressiven Erkrankungen. Auch hinsichtlich ihrer Evaluation sind Fortschritte erzielt worden.

29.1.2 Familienzentrierte Behandlungsmethoden

Im weitesten Sinne gehören hierzu die Familienberatung (Elternberatung), psychodynamisch orientierte Familientherapien, verhaltensorientierte Methoden, die patientenzentrierte Familientherapie und verschiedene Behandlungsmethoden des Home-treatment (Behandlung im natürlichen Milieu). Die familienzentrierten Therapiemethoden haben zu einer wesentlichen Bereicherung des Behandlungsspektrums geführt und vielfach zu einem neuen Verständnis psychischer Störungen und Erkrankungen beigetragen. Die Indikation zu einem familienzentrierten Vorgehen muß sorgfältig unter Abwägung des Störungsmusters sowie der Gesamtsituation gestellt werden (s. Kap. 36).

29.1.3 Gruppenzentrierte Behandlungsmethoden

Zu ihnen zählen offene Gruppenpsychotherapien analytischer oder nicht-analytischer Vorgehensweise, zielgerichtete Gruppenpsychotherapien (z. B. Selbstbehauptungstraining, Gruppentherapie bei kontaktgestörten oder dissozialen Jugendlichen), autogenes Training in Gruppen, die Gruppenspieltherapie und Elterngruppen verschiedener Zielrichtungen (s. Kap. 37). Gruppenbehandlungen haben längst Eingang in den therapeutischen Alltag gefunden. Sie haben sich in folgenden Bereichen bewährt: als *offene* Gruppenpsychotherapie bei sehr verschiedenen Störungen, insbesondere den häufigen Identitätskrisen, als *zielgerichtete* Gruppentherapien bei kontaktgestörten Jugendlichen, aber auch bei sehr aggressiven und ungesteuerten Kindern. Auch das *Autogene Training* wird häufig und mit Erfolg in Gruppen durchgeführt.

29.2 Grundsätze zur Indikationsstellung

29.2.1 Sorgfältige und therapierelevante Diagnostik

Die erste Voraussetzung für die Abwägung der Therapieindikation ist eine sorgfältige Diagnostik. Diese muß ärztlicherseits erfolgen, durch psychologische Zusatzuntersuchungen ergänzt werden und bereits auf eine mögliche Behandlung ausgerichtet sein. Letzteres wird häufig mit dem Begriff der therapierelevanten Diagnostik umschrieben. Vielfach wird der psychiatrischen Diagnostik vorgeworfen, sie stehe kaum im Zusammenhang mit der später erfolgenden Therapie. Heute wird jedoch in vielen Kliniken der Tatsache Rechnung getragen, daß neben der klinisch-psychiatrischen Diagnose jene Elemente erfaßt werden, die für die Formulierung von Therapiezielen wichtig sind (z. B. Entwicklungsstand, Intelligenz, Familiensituation, sonstige außerfamiliäre Faktoren).

29.2.2 Anpassung der Therapiemethode an das Störungsmuster

Die Therapie in der Adoleszenz muß auf verschiedene Methoden zurückgreifen können. Die Indikation erfolgt im Idealfall nach Maßgabe empirischen Wissens über die Wirksamkeit einer Behandlungsform. Leider ist diese Forderung im Hinblick auf viele Störungen und Behandlungsmethoden noch nicht erfüllt. An zwei Beispielen läßt sich das Prinzip verdeutlichen:

– So werden monosymptomatische *Phobien* und Tierphobien am besten verhaltenstherapeutisch behandelt. Die Erfolge sind nachgewiesen und empirisch abgesichert.
– *Individuationskrisen* in der Adoleszenz wird man eher tiefenpsychologisch fundiert behandeln, da ihre Symptome sehr uneinheitlich und zugleich umfassender sind, so daß ein lerntheoretischer Zugang zumindest sehr schwierig ist.

29.2.3 Abstimmen der Therapiemaßnahmen auf Alter und Entwicklungsstand

Diese sehr wichtige Forderung ist oft schwer zu erfüllen. Kinder sind, da sie noch stärker erzieherischen Einflüssen unterliegen, leichter zu behandeln als Jugendliche. Die tiefgreifenden psychischen und psychosozialen Wandlungen in Pubertät und Adoleszenz (Entwicklung zur Geschlechtsreife, Ich-Entwicklung und Identitätsfindung, Auseinandersetzung mit der Autorität in Familie und Gesellschaft) geben therapeutischen Versuchen jedweder Art Probleme auf (Remschmidt 1975; s. auch Kap. 33):

– Die Einleitung und Aufrechterhaltung einer Therapie ist infolge des oft fehlenden Leidensdruckes schwierig.
– Die Rolle des Therapeuten ist schwieriger zu definieren und auszufüllen als in der Therapie mit Erwachsenen oder mit Kindern.
– Die Adoleszenten lehnen oft eine retrospektive Schau ab, sind auf aktuelle Probleme zentriert und stehen Hilfeangeboten skeptisch gegenüber.

Diese Gesichtspunkte erschweren somatische wie psychotherapeutische Behandlungsmethoden. Die schwierigste Aufgabe bei adoleszenten Patienten ist die Erreichung einer Therapiemotivation.

29.2.4 Abwägen des jeweils besten Settings (Therapiemodalität)

Unter „Setting" (Therapiemodalität) verstehen wir den Rahmen, in dem die Behandlung durchgeführt wird (s. Abb. 29.1). Es geht dabei um die Entscheidung über ambulante oder stationäre Therapie, Therapie im häuslichen Milieu (Home-treatment), individuumzentrierte, familienzentrierte oder gruppenzentrierte Verfahren. Dabei sind zu berücksichtigen:

– die Wirksamkeit der Methoden bzw. Modalitäten und
– die Möglichkeit, mit dem Jugendlichen, seiner Familie oder seiner sonstigen Umgebung eine adäquate therapeutische Beziehung herzustellen.

1. **Ambulante Behandlung:** Sie wird in der Adoleszentenpsychiatrie am häufigsten durchgeführt und hat, bezogen auf die Krankheitsbilder, kaum Kontraindikationen. Sie ist die Methode der Wahl sowohl bei überwiegend organisch bedingten als auch bei psychogenen Erkrankungen. In einem ambulanten Setting können alle erprobten Behandlungsmethoden sinnvoll angewandt werden. *Grenzen* der ambulanten Behandlung ergeben sich unter folgenden Bedingungen:
   – Suizidalität und andere Formen der Selbstgefährdung;
   – gravierendere Formen der Fremdgefährdung;
   – unzureichende Einwirkungsmöglichkeiten bei sehr ausgeprägter oder chronifizierter Störung;
   – extreme Familienpathologie, die eine Trennung zwischen dem Patienten und seinen Eltern (Bezugspersonen) ratsam erscheinen läßt.
   Patienten aus ambulant schlecht versorgten Gebieten werden im Durchschnitt doppelt so lange behandelt wie Patienten aus ambulant gut versorgten Gebieten (Remschmidt u. Walter 1989).

2. **Stationäre Behandlung:** Eine stationäre Therapie wird in der Regel bei folgenden Voraussetzungen eingeleitet:
   – schwere und/oder chronifizierte Erkrankung,
   – Selbst- und/oder Fremdgefährdung,
   – Notwendigkeit einer Trennung von der Familie und
   – Fehlen geeigneter ambulanter oder teilstationärer Behandlungsangebote in Wohnortnähe (relative Indikation).

3. **Teilstationäre Behandlung:** Indikationen für den teilstationären Bereich (vor allem tagesklinische Behandlung) sind:
   – Verkürzung des stationären Aufenthaltes,
   – Vermeidung einer stationären Behandlung und
   – Vorbereitung einer stationären Therapie.
   Letzteres ist indiziert, wenn eine dringende stationäre Behandlungsnotwendigkeit besteht, der Patient und seine Familie jedoch eine stationäre Aufnahme verweigern. Meist bestehen in diesen Fällen Vorurteile gegenüber psychiatrischen Krankenhäusern und irrationale Befürchtungen, die im Rahmen einer teilstationären Behandlung häufig abgebaut werden können. Oft ist nach einer derartigen Vorbehandlung in einer Tagesklinik die stationäre Aufnahme möglich (z. B. bei Anorexia nervosa) und eine Zwangseinweisung vermeidbar. Was die teilstationäre Behandlung betrifft, so gibt es kaum Einschränkungen, außer den angeführten dringlichen Indikationen für eine stationäre Behandlung.

4. **Behandlung im häuslichen Milieu (Home-treatment):** Diese Behandlungsform, die in gewissen Fällen sowohl die stationäre als auch die teilstationäre Therapie ersetzen kann, kann unter folgenden *Voraussetzungen* durchgeführt werden (Remschmidt 1988a):
   – Die Patienten sind aufgrund des *Schweregrades ihrer Erkrankung* ambulant nicht behandelbar. Die Erkrankung darf jedoch nicht so schwer sein, daß aufgrund von Lebensbedrohung, Selbst- oder Fremdgefährdung oder anderer zwingender Gesichtspunkte eine stationäre Behandlung erforderlich ist. Die Patienten werden deshalb üblicherweise stationär

aufgenommen, können aber ebenso teilstationär oder zu Hause behandelt werden, wenn derartige Behandlungsmodali-
täten in erreichbarer Nähe sind.

- Die *Kooperationswilligkeit* des Patienten
  und seiner Eltern muß vorausgesetzt werden.
- Die *Entfernung* zwischen Wohnort des
  Patienten und Standort der Behandlungs-
  einrichtung darf nicht mehr als 20–30 km
  betragen.

Diese Bedingungen sind nur bei rund
10–15% der Patienten der Inanspruchnahmepopulation einer Universitätsklinik gegeben bzw. herstellbar.

Die Evaluationsstudie von Remschmidt u. Walter
(1989), in der vergleichend stationäre und teilstationäre Behandlung sowie Home-treatment untersucht
wurden, bezog folgende MAS-Diagnosen ein: Neurosen (ICD 300), Anorexia nervosa (307.1), Enuresis (307.6), Enkopresis (307.7), Eßstörungen
(307.5), Störungen des Sozialverhaltens (312), Störungen des Sozialverhaltens mit emotionalen Störungen (312.3), emotionale Störungen (313), emotionale Störungen mit Beziehungsschwierigkeiten
(313.3), hyperkinetisches Syndrom (314). Bei diesen Störungen waren die drei Behandlungsmodalitä-
ten gleichwertig, ein mittlerer Schweregrad der Störung vorausgesetzt.

Home-treatment kann nur sinnvoll durchgeführt werden, wenn eine leistungsfähige Institution mit ambulanten, stationären und teilstationären Möglichkeiten im Hintergrund steht.
Bei dem nicht seltenen Übergang von einer
Behandlungsmodalität zur anderen sind auf
diese Weise die wenigsten Schwierigkeiten zu
erwarten. Was das Krankheitsspektrum betrifft, so stellt unter bestimmten Bedingungen
(klar definierte Patientengruppen, Sicherstel-
lung der Kooperation mit der Familie, angemessener Schweregrad der Störung) Home-
treatment eine echte Alternative für eine stationäre oder eine tagesklinische Behandlung
dar (Remschmidt u. Schmidt 1988; Remschmidt u. Mitarb. 1988). Kontraindikationen
für eine Behandlung im häuslichen Milieu liegen lediglich in der Notwendigkeit einer stationären Aufnahme oder der Überlegenheit anderer Behandlungsmöglichkeiten. Trotz ermu-
tigender Erfahrungen (Reimer 1983; Remschmidt u. Schmidt 1988) hat das Home-treatment jedoch seine Bewährungsprobe als Behandlungsmethode noch nicht bestanden.

29.2.5 Integration verschiedener Behand-
lungsmaßnahmen in einen Therapieplan

Bei der Therapie psychiatrischer Erkrankungen in der Adoleszenz kommt man in der Regel nicht mit einer einzigen Behandlungsmaßnahme pro Patient aus. Schon durch die Berücksichtigung des familiären, schulischen und
beruflichen Umfeldes entsteht meist eine *Vielzahl von Einzelmaßnahmen*, die auf ein Therapieziel hin koordiniert und strukturiert werden
müssen. Dazu dient ein *Therapieplan*. Solche
Pläne sind am besten im Rahmen der stationären Behandlung erprobt. Sie sollten ebenso im
ambulanten und im teilstationären Bereich
und im Rahmen des Home-treatment erstellt,
durchgeführt und nach Maßgabe des Thera-
pieverlaufs modifiziert werden. Die Erstellung
des Therapieplanes hat auch für den Therapeuten eine große Bedeutung im Sinne einer
besseren Abklärung und Übersichtlichkeit seines Vorgehens.

Im *stationären Bereich* wird nach abgeschlosse-
ner Diagnostik ein Therapieplan erstellt, der
den Mitarbeitern ihren Aufgabenbereich zu-
weist und den zeitlichen Ablauf der Thera-
pieschritte möglichst exakt regelt (Tab. 29.**1**).
Die bei der Durchführung dieses Planes auftauchenden Schwierigkeiten werden regelmäßig besprochen und führen vielfach zu seiner
Modifikation. Eine reibungslose Zusammenarbeit setzt voraus, daß ein Stationsteam existiert, das sich auf einheitliche Grundsätze ge-
einigt hat und die Effektivität von Therapiemethoden nicht allein an ihrem theoretischen
Anspruch, sondern auch an ihrer Durchführ-
barkeit und Wirksamkeit mißt. Bei stationären
Therapien kommt der Gestaltung eines *therapeutischen Klimas* eine große Bedeutung zu
(s. Kap. 38).

29.3 Prävention

Die *Aufgabe der Prävention* liegt in der Verhinderung von psychischen Störungen, Erkrankungen und Behinderungen. Daher muß
sie auf diejenigen Bedingungen abzielen, die
psychische Störungen verursachen, auslösen
oder aufrechterhalten. Wiewohl im Hinblick
auf den Ausbau präventiver Maßnahmen noch
viel Forschungsarbeit geleistet werden muß,

Tabelle 29.**1**   Grundzüge eines Therapieplans für die stationäre Behandlung (nach Remschmidt 1988a)

I. Symptomatik, Probleme des Patienten
  1. Aus der Sicht der Eltern/Sorgeberechtigten
  2. Aus eigener Sicht (individuelle Rangfolge des Leidensdrucks, abschätzbare Therapiemotivation gegenüber einzelnen Symptomen oder Problemen)

II. Verhalten des Patienten auf der Station

III. Vorläufige Diagnose, Beurteilung der Problematik

IV. Therapieziele
  1. Für den Patienten
    a) Hauptsymptomatik
    b) Verhaltensänderungen gegenüber Erwachsenen
    c) Verhaltensänderungen gegenüber Mitpatienten
    d) Verhaltensänderungen gegenüber den Eltern
    e) Verhaltensänderungen in der Schule
    f) Änderungen der Selbstwerteinschätzung, des Selbstwertgefühls
  2. Ziele in der Arbeit mit den Eltern

V. Therapiemaßnahmen
  1. Für den Patienten
    a) Psychotherapie durch Arzt/Psychologen
    b) Verhalten des Personals
      – allgemein

      – gegenüber speziellen Symptomen, Problemen
    c) Aktivitäten und Verhaltensmöglichkeiten auf der Station
    d) Krankengymnastik
    e) Beschäftigungstherapie und funktionelle Übungsbehandlung
    f) medikamentöse Behandlung
    g) Schule
    h) sonstige, z. B. soziale Maßnahmen
  2. Für Familie, Beziehungspersonen, Institutionen
    a) familienbezogene Maßnahmen
    b) institutionelle Maßnahmen
    c) rechtliche Maßnahmen

VI. Kontaktaufnahme mit Außenstehenden (Jugendamt, Schule usw.)

VII. Zeitplanung
  1. Voraussichtliche Dauer der diagnostischen Maßnahmen
  2. Voraussichtliche Dauer der therapeutischen Maßnahmen
    a) kurzfristige Maßnahmen (stationärer Aufenthalt)
    b) mittelfristige Maßnahmen (Zeitraum etwa 1 Jahr)
    c) langfristige Maßnahmen (Zeitraum etwa 3 Jahre)

---

sind doch die bislang bekannten Erkenntnisse der Kinder- und Jugendpsychiatrie, der Entwicklungspsychologie und der Pädiatrie noch keineswegs in präventive Maßnahmen umgesetzt.

Präventive Maßnahmen auf dem Gebiet der seelischen Gesundheit von Kindern und Jugendlichen lassen sich nach verschiedenen Gesichtspunkten *klassifizieren* (Tab. 29.**2**): nach der zeitlichen Staffelung (primäre Prävention, sekundäre Prävention, tertiäre Prävention), nach praktischen Vorgehensweisen, nach den Alters- und Entwicklungsstufen, auf denen sie eingesetzt werden, nach der Population, auf die sie sich beziehen, und schließlich nach den Einrichtungen und Institutionen, die sie ausführen.

29.3.1 Primäre Prävention

Aufgabe der primären Prävention ist es, die Erstmanifestation von psychischen Erkrankungen und Behinderungen zu verhindern. Die wichtigsten Maßnahmen der primären Prävention beginnen nicht erst in der Adoleszenz, sondern bereits bei der Beratung werdender Eltern. Hierzu gehören u. a. genetische Familienberatung, Identifikation und spezielle Betreuung von Risikogruppen und Eltern- und Familienbildung.

Genetische Familienberatung

Die genetische Prävention hat zwei Schwerpunkte (Murken 1986):

1. die *genetische Familienberatung* einschließlich der pränatalen Diagnostik, die im ersten und zweiten Schwangerschaftsdrittel durchgeführt wird;
2. die *individuelle genetische Vorsorge*, die eine Früherkennung genetischer Risikofaktoren ermöglicht, welche oft von therapeutischer Bedeutung sind.

Tabelle 29.**2**   Klassifikation präventiver Maßnahmen nach verschiedenen Gesichtspunkten (nach Remschmidt 1988 b)

Zeitliche Staffelung	Prävention auf verschiedenen Alters- u. Entwicklungsstufen	Vorgehensweisen bei der Prävention	Bevölkerungsorientierte Prävention
Primäre Prävention	Prävention in der Perinatalperiode	Prävention im Einzelfall	Prävention in der Allgemeinbevölkerung
Sekundäre Prävention	Prävention im Vorschulalter	Administrative Prävention	Prävention bei Risikogruppen
Tertiäre Prävention	Prävention im Schulalter Prävention in der Adoleszenz	Prävention durch Aufklärung und Gesundheitserziehung	

In der Adoleszenz kommt der genetischen Prävention keine besondere Bedeutung mehr zu. Jedoch werden eine Reihe von genetisch verursachten Störungen in der Adoleszenz manifest, sei es als Stoffwechselstörungen, sei es als Chromosomenanomalien, die mit Verhaltensstörungen, Dissozialität oder Delinquenz einhergehen (z. B. Klinefelter-Syndrom, XYY-Syndrom).

Identifikation und spezielle Betreuung von Risikogruppen

Während die genetische Diagnostik und Familienberatung sich auf erbliche Leiden erstreckt, kommt es bei der Identifikation von Risikogruppen darauf an, vorgeschädigte oder von einer psychischen Störung bzw. Behinderung bedrohte Kinder und Jugendliche zu erfassen und speziell zu betreuen. Dabei geht es vor allem um folgende Gruppen:

1. **Kinder und Jugendliche mit zerebralen Funktionsstörungen:** Sie unterliegen einem erhöhten Risiko, zusätzlich psychische Störungen zu entwickeln (s. auch Kap. 12). *Das Risiko steigt mit der Intensität der Hirnfunktionsstörung*, ohne daß eine strikte Relation zwischen zerebraler Funktionsstörung und psychopathologischen Ausfällen besteht. Mit Hirnfunktionsstörungen sind insbesondere dissoziale Verhaltensweisen mit oder ohne aggressive Note, hyperkinetisches Verhalten sowie Lern- und Lei-

stungsstörungen verknüpft. Viele dieser Störungen zeigen sich erst in der Adoleszenz so deutlich, daß eine Intervention erforderlich ist.

2. **Kinder und Jugendliche mit Behinderungen verschiedenster Art:** Alle Formen von Behinderungen erhöhen das Risiko für die Entstehung psychischer Störungen (s. auch Kap. 28). Die Behinderungen müssen dabei nicht das Zentralnervensystem betreffen. So liegt die Rate an psychischen Störungen bei einer Durchschnittspopulation von Schulkindern bei 7%, während körperbehinderte Kinder ohne Beeinträchtigung des ZNS bereits eine Auffälligkeitsrate von 12% aufweisen. Kommen Hirnfunktionsstörungen hinzu, so steigt die Rate in Relation zum Schweregrad der Schädigung deutlich an (Rutter u. Mitarb. 1970). Chronisch kranke und behinderte Jugendliche sind hinsichtlich der Entwicklung zusätzlicher psychischer Störungen besonders gefährdet: Sie müssen sich mit ihrer langfristig anhaltenden Erkrankung auseinandersetzen und unterliegen zahlreichen krankheitsbedingten Einschränkungen, die sie von der Teilnahme an altersentsprechenden Aktivitäten gesunder Jugendlicher ausschließen. Sie müssen immer wieder Krankenhausaufenthalte und weitere Einschränkungen in Kauf nehmen und sind den oft wenig einfühlsamen Reaktionen ihrer Umgebung mehr oder weniger hilflos ausgesetzt.

3. **Kinder kranker Eltern:** Jede ernstere chronische Erkrankung eines Elternteils kann zu einer erheblichen Beeinträchtigung des Familienmilieus führen und das Auftreten psychischer Störungen bei den Kindern begünstigen. Bei *psychiatrischen* Erkrankungen ist dieses Risiko besonders hoch. Rutter (1966) stellte fest, daß eines von fünf Kindern, die mit psychiatrischen Erkrankungen im Maudsley-Hospital in London vorgestellt wurden, einen psychisch kranken Elternteil hatte. Diese Rate erwies sich als dreimal höher als bei einer vergleichbaren Gruppe von Kindern, die in einer Kinderklinik oder einer Zahnklinik vorgestellt wurden. *Besondere Risikogruppen* sind die Kinder schizophrener Eltern, die Kinder von Eltern mit endogen-phasischen Psychosen, die Kinder von Eltern, die an Alkoholismus oder schweren Persönlichkeitsstörungen leiden, sowie die Kinder delinquenter Eltern. Das Risiko von Kindern aus Familien, in denen ein Elternteil an einer schizophrenen oder endogen-phasischen Psychose leidet, gleichsinnig zu erkranken, liegt zwischen 10 und 15%. Dabei ist typisch, daß sich diese Erkrankungen nicht im Kindesalter, sondern in der Adoleszenz manifestieren. Dies gilt sowohl für schizophrene als auch für endogen-phasische bzw. schwerwiegende depressive Erkrankungen. Bei Kindern depressiver Eltern z. B. manifestiert sich eine depressive Erkrankung einige Jahre früher als bei Jugendlichen, die keinen einschlägig erkrankten Elternteil haben. Es ist bislang nicht sicher, ob Maßnahmen der primären Prävention in der Lage sind, bei Kindern schizophrener oder depressiver Eltern eine entsprechende Erkrankung zu verhindern. Es ist zu vermuten, daß günstige Entwicklungsbedingungen das Auftreten psychiatrischer Erkrankungen verhindern oder zumindest verzögern können.

4. **Kinder und Jugendliche aus sozialen Randgruppen:** Die Zugehörigkeit zu einer Gruppe mit niedrigem Sozialstatus bei ungünstigen ökonomischen Bedingungen stellt ebenfalls ein Risiko für die Manifestation psychischer Störungen und Erkrankungen dar. Es sind nicht die sozioökonomischen Bedingungen an sich, die für die Entwicklung der Störung verantwortlich sind, sondern die häufig damit assoziierten Bedingungen der Diskriminierung, der sozialen Desorganisation der Familie und vielfach auch der Entwurzelung.

5. **Kinder aus desorganisierten Familien:** Familiäre Desorganisation ist nicht unbedingt an einen niedrigen sozioökonomischen Status und soziale Diskriminierung gebunden. Auch in den sogenannten gehobenen Schichten sind familiäre Konflikte sowie schwere Störungen des Familienlebens keine Seltenheit. Im Zusammenhang mit der familiären Desorganisation taucht immer wieder der Begriff der *Broken-home-Faktoren* auf. Zu ihnen werden u. a. gezählt: nichteheliche Geburt, getrennt lebende Eltern, Verlust eines oder beider Elternteile durch Tod oder Krankheit vor Vollendung des 15. Lebensjahres, mehrjähriges Getrenntleben von den Eltern, Belastungen der Kindheit durch ernsthafte Konflikte oder ausgesprochene Belastungssituationen einschließlich psychiatrischer Erkrankungen, Alkoholismus oder dissozialer Verhaltensweisen der Eltern. Es steht außer Frage, daß derartige Bedingungen die psychische Entwicklung zutiefst beeinflussen und das Risiko für die Manifestation psychiatrischer Störungen erheblich erhöhen. Allerdings sind diesbezüglich keine spezifischen Zusammenhänge auf der Ebene eines der Krankheitsbilder gesichert worden. Der Prozentsatz desorganisierter Familien ist in großstädtischen Lebensräumen größer als auf dem Lande. Darin wird die Ursache dafür gesehen, daß die Rate psychisch gestörter Kinder und Jugendlicher in Großstädten oft doppelt so hoch liegt wie in einer ländlichen Umgebung. Obwohl der Mechanismus der Auswirkungen noch nicht klar erkannt ist, läßt sich festhalten, daß disharmonische und gestörte personale Beziehungen innerhalb der Familie (insbesondere zwischen den Eltern) in hohem Maße mit psychischen Störungen und Delinquenz der Kinder assoziiert sind. Dies gilt auch bei transkultureller Betrachtung, so daß die Vermutung einer kausalen Beziehung naheliegt (WHO 1977).

6. **Kinder und Jugendliche in Institutionen:** Spätestens seit den Untersuchungen von R. Spitz ist bekannt, daß Kinder in Institutionen ungünstigen Entwicklungsbedingungen

unterliegen können. Die Gefährdungsfaktoren liegen nicht nur in der institutionellen Umgebung, sondern auch in der Tatsache, daß häufig Kinder mit Vorschädigungen oder sehr ungünstigen familiären Bedingungen in Heimen oder anderen Institutionen untergebracht werden. Andererseits läßt sich die kognitive und die Sprachentwicklung von Kindern in Institutionen erheblich verbessern, wenn man ihnen entsprechend breite und reiche Anregungen bietet (Tizard u. Reese 1975).

Eltern- und Familienbildung

Die bisherigen Ausführungen dürften gezeigt haben, daß familienbezogene präventive Maßnahmen am wirksamsten sind. Entsprechende Angebote, z. B. Elternschulen, Elterntrainings und Elterngruppen, sollten daher bereits vor der Familiengründung genutzt werden können. Da gerade in der Adoleszenz eine teilweise Abwendung von der Familie erfolgt, sollte der Schwerpunkt familiärer Einwirkungsmöglichkeiten auf früheren Altersstufen liegen. In der Adoleszenz ist das Angebot präventiver Maßnahmen um die direkte Beratung der Jugendlichen zu erweitern, was in Erziehungs- und Familienberatungsstellen versucht wird.

29.3.2 Sekundäre und tertiäre Prävention

Maßnahmen der *sekundären Prävention* sind weitgehend identisch mit Therapiemaßnahmen. Auf diese wird in den folgenden Kapiteln eingegangen.

Unter *Rehabilitation (tertiäre Prävention)* versteht man den zusammengefaßten Einsatz aller Maßnahmen, die bei chronifizierten Störungen oder Defektsyndromen die Anpassung an die Anforderung des schulischen, beruflichen und gesellschaftlichen Lebens erleichtern (s. Kap. 39). Bei psychisch kranken und behinderten Jugendlichen hat die Rehabilitation ein weites Aufgabenfeld. Neben der *medizinischen Rehabilitation* geht es um die *schulische Rehabilitation* unter Einsatz heil- und sonderpädagogischer Maßnahmen sowie insbesondere um die soziale und berufliche Rehabilitation. Dabei erstreckt sich die *soziale Reha-*

bilitation auf die Herstellung und Festigung sozialer Kontakte innerhalb und außerhalb der Familie sowie auf eine optimale Gestaltung der wirtschaftlichen Bedingungen, während die *berufliche Rehabilitation* auf Ausbildungs- und Umschulungsmaßnahmen, Berufsfindung und Berufsberatung konzentriert ist.

29.4 Literatur

Murken, J.: Genetische Prävention. In Hartung, K., G. G. Wendt: Praxis der genetischen Beratung. Umwelt & Medizin, Frankfurt 1986

Porter, R.: The Role of Learning in Psychotherapy. Churchill, London 1968

Reimer, M.: Verhaltensänderung in der Familie: Home-treatment in der Kinderpsychiatrie. Enke, Stuttgart 1983

Remschmidt, H.: Neuere Ergebnisse zur Psychologie und Psychiatrie der Adoleszenz. Zeitschrift für Kinder- und Jugendpsychiatrie 3 (1975) 67−101

Remschmidt, H.: Indikationen und Grenzen der Psychotherapie in der Kinder- und Jugendpsychiatrie. In Helmchen, H., M. Linden, U. Rueger: Psychotherapie in der Psychiatrie. Springer, Berlin 1982

Remschmidt, H.: Gesichtspunkte zur Indikationsstellung therapeutischer Maßnahmen. In Remschmidt, H., M. H. Schmidt: Kinder- und Jugendpsychiatrie in Klinik und Praxis, Bd. I. Thieme, Stuttgart 1988a

Remschmidt, H.: Risikofaktoren, protektive Faktoren und Prävention. In Kisker, K. P., H. Lauter, J.-E. Meyer, C. Müller, E. Strömgren: Psychiatrie der Gegenwart, 3. Aufl., Bd. VII (Kinder- und Jugendpsychiatrie). Springer, Berlin 1988b

Remschmidt, H., M. H. Schmidt: Alternative Behandlungsformen in der Kinder- und Jugendpsychiatrie: Stationäre Behandlung, tagesklinische Behandlung und Home-treatment im Vergleich. Enke, Stuttgart 1988 (Klinische Psychologie und Psychopathologie, Bd. 47)

Remschmidt, H., R. Walter (unter Mitarbeit von K. Kampert): Evaluation kinder- und jugendpsychiatrischer Versorgung. Analysen und Erhebungen in drei hessischen Landkreisen. Enke, Stuttgart 1989 (Klinische Psychologie und Psychopathologie, Bd. 51)

Remschmidt, H., M. H. Schmidt, F. Mattcjat, H.-G.Eisert, M. Eisert: Therapieevaluation in der Kinder- und Jugendpsychiatrie: Stationäre Behandlung, tagesklinische Behandlung und Home Treatment im Vergleich. Zeitschrift für Kinder- und Jugendpsychiatrie 16 (1988) 124−134

Rutter, M.: Children of Sick Parents. Oxford Univ. Press, London 1966

Rutter, M., J. Tizard, K. Whitmore: Education, Health, and Behaviour. Longman, London 1970; Krieger, Huntington/N. Y. 1981

Sloane, R. B., F. R. Staples, A. H. Cristol, N. J. Yorkston, K. Whipple: Analytische Psychotherapie und Verhaltenstherapie: Eine vergleichende Untersuchung. Enke, Stuttgart 1981 (Klinische Psychologie und Psychopathologie, Bd. 16) (Orig.: Psychotherapy versus Behavior Therapy. Harvard Univ. Press, Cambridge/Mass. 1975)

Tizard, B., J. Reese: The effect of early institutional rearing on behaviour problems and affectional rela-

tionships of four-year-old children. Journal of Child Psychology and Psychiatry 16 (1975) 61−74

World Health Organization (WHO): Child Mental Health and Psychosocial Development. WHO, Geneva 1977

30. Elektrokonvulsivtherapie (EKT)*

30.1 Die Elektrokonvulsivbehandlung in der Psychiatrie und der Jugendpsychiatrie

Die Elektrokonvulsivtherapie, von Meduna (1935) mit Hilfe von Kampfer- und Cardiazol-Injektionen eingeführt und von Cerletti u. Bini (1938) als Elektrokrampftherapie weitergeführt, ging von der Vorstellung aus, daß ein *zerebraler Anfall* bei verschiedenen schweren psychiatrischen Erkrankungen eine *heilende Wirkung* auslösen könne. Ursprünglich lag dieser Annahme die Erfahrung zugrunde, wonach Patienten mit zerebralen Anfallsleiden extrem selten psychotische Zustandsbilder entwickeln und umgekehrt schizophrene sehr selten ein Anfallsleiden. Dem entspricht die Beobachtung, daß bei Patienten mit Epilepsie und Psychose die psychotische Symptomatik in Phasen vermehrter Anfälle sistiert und bei Besserung der Epilepsie erneut aufblüht.

In den 50er Jahren wurde damit begonnen, die Elektrokonvulsivtherapie in *Narkose* durchzuführen. Dabei erhob sich die Frage, ob mit dem Wegfall der peripheren Wirkungen (z. B. krampfende Extremitäten) nicht auch die zentrale Wirksamkeit verlorenging. Mit Ausnahme einer methodisch angreifbaren Studie (Brill u. Mitarb. 1959) kamen alle Untersuchungen zu positiven Ergebnissen. Sie zeigten (Übersicht bei Ottosson 1980; Kendell 1981; Sauer u. Lauter 1987a u. b):

1. Auch in Narkose durchgeführte Elektrokonvulsivbehandlungen sind wirksam.
2. Die Wirksamkeit der EKT ist auf den elektrisch herbeigeführten Anfall zurückzuführen.

Der zuletzt genannte Nachweis ist vor allem deshalb wichtig, weil im Prinzip sehr unterschiedliche Wirkkomponenten denkbar wären, z. B. die Narkose, die Bewußtlosigkeit, die Wirksamkeit des elektrischen Stromes, die intensive Zuwendung vor und nach dem „Heilkrampf", möglicherweise auch magische Erwartungen des Patienten und Wechselwirkungen zwischen diesen Faktoren. Die *Frage der Spezifität* ist jedoch entschieden: durch Vergleichsstudien konnte gezeigt werden, daß die Wirkung auf dem „Krampfanfall" beruht (s. u.).

Im deutschen Sprachraum ist die *Anwendung der Elektrokonvulsivtherapie* in den letzten zwei Jahrzehnten sehr zurückgegangen, was sicher auch mit unsachlichen und tendenziösen Darstellungen dieser Behandlungsmethode in der Öffentlichkeit zusammenhängt (Reimer u. Lorenzen 1981). Man findet in deutschsprachigen Zeitschriften kaum Publikationen über die EKT. In den *skandinavischen und angelsächsischen Ländern* dagegen wird die EKT, natürlich mit strenger Indikation, relativ häufig durchgeführt. Dementsprechend existieren zahlreiche wissenschaftliche Arbeiten.

Nach einer Umfrage von Sauer u. Mitarb. (1987) an psychiatrischen Einrichtungen der Bundesrepublik Deutschland wurde die EKT nur in 27% der Landeskrankenhäuser, in 39% der Psychiatrischen Abteilungen an Allgemeinkrankenhäusern und in 78% der Universitätskliniken durchgeführt. Die Behandlungs-

* Überarbeitete Fassung des Beitrags „Elektrokonvulsivtherapie". In Remschmidt, H., M. H. Schmidt: Kinder- und Jugendpsychiatrie in Klinik und Praxis, Bd. I. Thieme, Stuttgart 1988

frequenz pro 10000 Einwohner betrug für die Bundesrepublik 0,08, während sie für Großbritannien 5 und für Dänemark 3,8 betrug.

Die öffentliche Meinung bezüglich der EKT steht in ziemlich starkem Gegensatz zu dem, was bislang über Wirkungen und Nebenwirkungen bekannt ist. Die Diskussion über die EKT wird vielfach benutzt, um antipsychiatrische Tendenzen, die ganz andere Hintergründe haben, zu forcieren. Ganz im Gegensatz dazu stehen Befragungen an Patienten, die die Auswirkungen ganz überwiegend hilfreich fanden und sich einer solchen Behandlung erneut unterziehen würden, wenn sie sich als notwendig erwiese (Hughes u. Mitarb. 1981).

30.2 Indikationen und Kontraindikationen

Im *Jugendalter* besteht keine Kontraindikation, aber auch im *Kindesalter* kann die EKT indiziert sein. Nach Kalinowsky u. Hippius (1969) sind schwerwiegende nachteilige Effekte bei Kindern nicht beobachtet worden. Es gibt sogar Berichte über die Anwendung bei 3- und 4jährigen Kindern (z. B. Bender 1955). Heute herrscht jedoch die Ansicht vor, daß die Elektrokonvulsivtherapie vor der Pubertät nicht oder nur in extremen Ausnahmefällen durchgeführt werden sollte. Ihre Anwendung im Kindesalter war früher geläufig (Heuyer u. Mitarb. 1947).

Die **Indikationen** für eine EKT bei Jugendlichen unterscheiden sich im Prinzip nicht von jenen bei Erwachsenen (Buchkremer u. Mitarb. 1982; Köhler 1980; Sauer u. Lauter 1987a u. b):

1. *Schwere endogene Depressionen* mit hohem Suizidrisiko, die sich gegen eine lege artis durchgeführte antidepressive Behandlung als refraktär erwiesen haben. Diese Indikation ist sehr gut belegt (Post 1978; Rollin 1980; Sauer u. Lauter 1987a u. b). Bei schweren endogenen Depressionen ist die EKT auch einer Behandlung mit Antidepressiva überlegen, wobei sie bei Frauen offenbar effektiver ist als bei Männern (Kendell 1981).

2. *Akute schizophrene Psychosen*, die nach zweimonatiger korrekt durchgeführter Neuroleptikatherapie keine Besserung zeigen (Lucas 1979). Bei jenen schizophrenen Patienten, die auf Neuroleptika (auf Phenothiazin-Basis) nicht ansprachen, war eine zusätzliche EKT wirksam. Jedoch erwies sich bei Schizophrenen die EKT als *einzige* Behandlungsmaßnahme einer Phenothiazin-Behandlung als nicht überlegen. Akute schizophrene Psychosen und schizoaffektive Psychosen sprechen besser auf eine EKT an als chronische und solche, bei denen affektive Komponenten fehlen oder gering ausgeprägt sind.

3. *Manische Zustandsbilder*. Auch bei manischen Zustandsbildern kann die EKT indiziert sein (McCabe 1976). Bei Manien im Kindesalter ist ihre Wirksamkeit kasuistisch belegt (Carr u. Mitarb. 1983). Small u. Mitarb. (1986) konnten in einer kontrollierten Studie zeigen, daß die EKT bei Manien einer Lithiumbehandlung überlegen war, wobei beide Patientengruppen initial zusätzlich Neuroleptika erhielten.

4. *Perniziöse Katatonie*. Diese Störung ist eine klassische Indikation für eine Elektrokonvulsivbehandlung, wobei diese lebensrettend sein kann. Bei der perniziösen Katatonie (hohes Fieber, Erregung oder Stupor, Exsikkose) hilft oft eine neuroleptische Behandlung nicht hinreichend, und die Körpertemperaturen steigen weiter an. In solchen Fällen sollte man nicht zögern, eine EKT durchzuführen.
   Aufschlußreich ist diesbezüglich ein Bericht von Sauer u. Mitarb. (1985) über einen 15jährigen Jungen mit einer lebensbedrohlichen Katatonie, der nach erfolgloser neuroleptischer Behandlung in einem Psychiatrischen Landeskrankenhaus einer EKT zugeführt wurde, die erst nach Verlegung in eine Universitätsklinik möglich war. Die EKT führte zu einer raschen und anhaltenden Remission. Der Vorgang zeigt aber auch, daß psychiatrische Krankenhäuser der Maximalversorgung diese u. U. lebensrettende Behandlungsmethode oft nicht praktizieren.

Indikationen der zweiten und dritten Wahl für die EKT sind (Sauer u. Lauter 1987):

– therapieresistente Depressionen nach inef-

fektiver Therapie durch mindestens zwei ausreichend dosierte Antidepressiva oder nach erfolgloser Schlafentzugstherapie;
– therapieresistente, aber nicht lebensbedrohliche Katatonien sowie andere akute Schizophrenien nach ausreichend dosierter, aber erfolgloser Neuroleptikatherapie;
– therapieresistente Manien, die auf Lithium und Carbamazepin nicht ansprechen.

Ferner gibt es *Berichte über gelegentliche EKT-Anwendungen* bei Anorexia nervosa, schweren Zwangsneurosen und unbeeinflußbaren psychogenen Schmerzzuständen. Dies sind allerdings keine wirklichen Indikationen, sondern lediglich Gelegenheitserfahrungen mit sehr unterschiedlichem Ausgang.

Kontraindikationen sind:

– körperlich begründbare Psychosen (obwohl die EKT bei solchen gelegentlich angewandt wurde),
– Zustände mit erhöhter zerebraler Anfallsbereitschaft,
– chronische Schizophrenien,
– neurotische und andere psychogene Störungen,
– eine Vorgeschichte, die auf Herz-Kreislauf-Erkrankungen hinweist. Liegt eine solche nicht vor, so ist das Risiko einer EKT nicht höher als das einer Narkose.

In der Kinder- und Jugendpsychiatrie hat sich ferner durchgesetzt, die EKT nicht vor dem 12. Lebensjahr durchzuführen.

30.3 Durchführung und Wirkmechanismus

30.3.1 Aufklärung und Einwilligung

Vor der Durchführung einer EKT ist der Patient, bei Minderjährigen auch seine Eltern, über die Behandlungsmethode und ihre Risiken aufzuklären und um schriftliche Zustimmung zu bitten („informed consent"). Dabei muß sich der Untersucher ein Bild darüber machen, ob der Patient überhaupt in der Lage ist, in die Therapiemaßnahme einzuwilligen (Einwilligungsfähigkeit).

30.3.2 Durchführung

Die Anwendung darf nur dem Erfahrenen überlassen werden. Aufgrund der seltenen Anwendung ist die individuelle Erfahrung mit dieser Behandlungsform jedoch sehr gering. Auch aus diesem Grunde wird sie kaum angewandt. Über die Anwendung der Elektrokonvulsivtherapie gibt es eine Reihe von Umfragen und Richtlinien (American Psychiatric Association 1978; Royal College of Psychiatrists 1977; vgl. auch Sauer u. Mitarb. 1987).

Die EKT wird heute in einer kurzen Barbiturat-**Narkose** mit Muskelrelaxation durchgeführt. Es wird auch Atropin angewandt, um die Bronchialsekretion zu reduzieren und um Arrhythmien vorzubeugen. Nach Eintritt der Narkosewirkung und der Muskelrelaxation wird über eine Maske 100%iger Sauerstoff verabreicht, welcher die Krampfschwelle erniedrigt, so daß geringere Stromstärken ausreichen (Buchkremer u. Mitarb. 1982). Der Patient sollte jedoch nicht hyperventiliert werden. Die Sauerstoffgabe erfolgt auch nach der Konvulsion und wird so lange durchgeführt, bis die spontane Atmung wieder eintritt. Die Narkose wird von einem Anästhesisten durchgeführt.

Elektrodenplazierung: Früher wurden die Elektroden auf beiden Seiten des Kopfes über dem Ohr angesetzt. Heute wendet man *meist einseitige Konvulsionen* an, die *über der nichtdominanten Hemisphäre* angesetzt werden, um Verwirrtheitszustände oder Gedächtnisstörungen zu vermeiden.

Es ist außerordentlich wichtig, daß aufgrund einer sorgfältigen Händigkeitsprüfung die dominante Hemisphäre sicher festgestellt wird, damit die EKT über der nichtdominanten Hemisphäre durchgeführt werden kann. Denn falls irrtümlicherweise der Krampfanfall über der dominanten Hemisphäre ausgelöst wird, sind die Nachwirkungen schlimmer als bei bilateraler Anwendung. Die zahlreichen Studien zum *Vergleich der bilateralen mit der unilateralen Anwendung* wurden von Heshe u. Mitarb. (1978) analysiert. Überwiegend ergab sich kein Unterschied zwischen bilateraler und unilateraler Anwendung. Fast alle Studien zeigten ferner, daß zumindest bei Rechtshändern die Position der Elektroden über der *nichtdomi-*

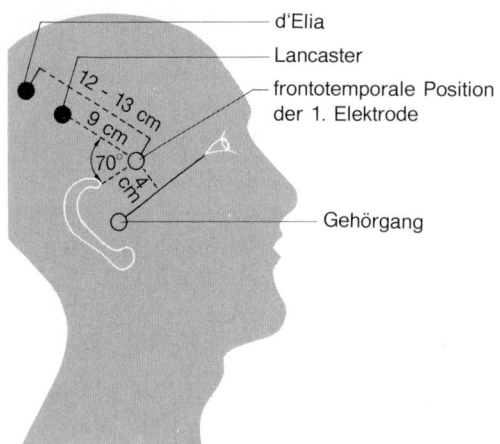

Abb. 30.**1** Elektrodenposition bei unilateraler EKT (nach d'Elia u. Raotma 1975 sowie Wolpert u. Lolas 1977; aus Sauer, H., H. Lauter: Nervenarzt 58 [1987] 210)

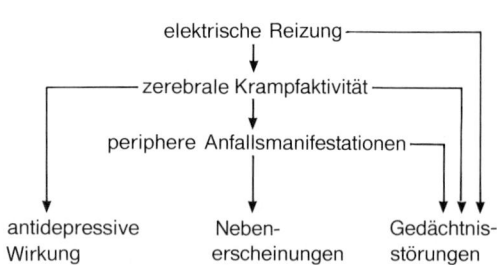

Abb. 30.**2** Wirkungsmechanismus der EKT (nach Ottosson 1980; aus Sauer, H., H. Lauter: Nervenarzt 58 [1987] 210)

nanten (d. h. der rechten) *Hemisphäre* zu vergleichsweise geringeren postiktalen Einschränkungen (insbesondere Gedächtnisstörungen) führte als die bilaterale Anwendung. Trotzdem werden noch relativ häufig bilaterale Anwendungen durchgeführt.

Die Elektroden werden in der Regel in *temporoparietaler Position* angelegt, wobei die eine Elektrode etwa 3 cm oberhalb der Mitte einer Linie vom lateralen Orbitarand zum äußeren Gehörgang angebracht wird und die andere etwa 9–12 cm höher in einem Winkel von etwa 70 Grad zu dieser Linie (Abb. 30.**1**). Bei zu geringem Abstand der Elektroden kommt keine oder nur eine unzureichende bzw. fokale Konvulsion zustande.

Zahl der Elektrokonvulsionen: In der Regel werden 2–3 Elektrodenkonvulsionen pro Woche angewandt, das Intervall zwischen ihnen soll etwa 48 Stunden betragen. Die Zahl der notwendigen Konvulsionen variiert von Patient zu Patient, in der Regel zwischen 4 und 8 Behandlungen.

Elektrischer Stimulus: Heute wendet man meistens biphasische sinusoidale Stromimpulse zwischen 30 und 45 Joule an, mit einer Dauer von 0,5–1,5 Sekunden. Das verbreitetste Gerät ist der Konvulsator der Firma Siemens.

30.3.3 Wirkmechanismus

Es steht außer Frage, daß für die Wirkungen der EKT primär die Konvulsionen und nicht andere mit der Anwendung verbundene Faktoren entscheidend sind (APA 1978). Wirkungsweise und Nebenwirkungen der EKT gehen aus Abb. 30.**2** hervor. Die applizierten zerebralen Krämpfe erhöhen die Hirndurchblutung. Sie lösen ferner Stoffwechselveränderungen aus. Nach Fink (1979) führen sie zu einer gesteigerten Proteinsynthese der biogenen Amine und zu einer Permeabilitätssteigerung der Blut-Hirn-Schranke für Noradrenalin und Serotonin. Diese Substanzen stehen dann in erhöhter Konzentration an den Rezeptoren zur Verfügung, vor allem im Bereich des Hypothalamus und des Dienzephalon. Die EKT ist damit von ähnlicher Wirkung wie die Antidepressiva.

30.4 Nebenwirkungen und Risiken

Relativ selten treten *Todesfälle* ein, dann fast immer durch kardiale Komplikationen (Myokardinfarkt oder Arrhythmie). Jedoch ist insgesamt die Mortalität erwachsener Depressiver niedriger bei den mit EKT Behandelten als in einer Vergleichsgruppe von psychotherapeutisch oder mit antidepressiver Medikation Behandelten (Avery u. Winokur 1976).

Gelegentlich treten in den ersten Wochen oder Monaten nach der EKT sporadische Grandmal-Anfälle auf, die jedoch nicht persistieren. *Unmittelbare Nachwirkungen* der EKT sind *Kopfschmerzen*, manchmal *Verwirrtheitszustände* und Gedächtnisstörungen. Kopfschmerzen und Verwirrtheitszustände klingen in der Regel nach 1−2 Stunden ab, die *Gedächtnisstörungen* können länger anhalten. Sie sind jedoch geringer bei einseitiger Anwendung der Behandlung.

In einer Studie an Erwachsenen (Freeman u. Kendell 1980) traten nach den retrospektiven Angaben der Patienten Gedächtnisstörungen in 50% der Fälle, Kopfschmerzen in 16% und Verwirrtheit in 4% der Fälle auf. 33% gaben an, keinerlei unerwünschte Nebenwirkungen bemerkt zu haben. Laut Angaben des Personals war die Rangfolge für die angegebenen Beschwerden unmittelbar nach der EKT 7, 16 und 9%. In allen Studien zu den Nach- und Nebenwirkungen der EKT wurden Gedächtnisstörungen von den Patienten als die schwerwiegendsten Nebenwirkungen beschrieben. Unter den Gedächtnisstörungen unterscheidet man *retrograde* und *anterograde*. Erstere beziehen sich auf die Zeit *vor* der Durchführung der EKT, letztere auf Gedächtnisinhalte, die unmittelbar *nach* der EKT erworben wurden. Nach bisherigen Untersuchungen bilden sich die anterograden relativ rasch zurück, während die retrograden bei einigen Patienten auch längerfristig erhalten bleiben (Squire u. Slater 1983).

Die Auslösung längerfristig bestehender *hirnorganischer Störungen* durch EKT läßt sich zumindest nach den bisherigen Tierversuchen nicht bestätigen (Kendell 1981).

30.5 Literatur

American Psychiatric Association: Electroconvulsive Therapy: Report of the Task Force on Electroconvulsive Therapy of the APA. APA, Washington/D. C. 1978 (Task Force Report 14)

Avery, D., G. Winokur: Mortality in depressed patients treated with electroconvulsive therapy and antidepressants. Archives of General Psychiatry 33 (1976) 1029−1037

Bender, L.: The development of a schizophrenic child treated with electric convulsions at three years of age. In Caplan, G.: Emotional Problems of Early Childhood. Basic Books, New York 1955

Brill, N. Q., E. Crumpton, S. Eiduson, H. Grayson, L. I. Hellman, R. A. Richards: Relative effectiveness of various components of electroconvulsive therapy. Archives of Neurology and Psychiatry 81 (1959) 627−635

Buchkremer, G., R. Meermann, R. Tölle: Elektrokrampftherapie − heutiger Stand. Deutsches Ärzteblatt 79 (1982) 40

Carr, V., C. Dorrington, G. Schrader, J. Wale: The use of ECT for mania in childhood bipolar disorder. British Journal of Psychiatry 143 (1983) 411−415

Cerletti, U., C. Bini: L'elettroshock. Archivio generale di neurologia, psichiatria e psicoanalisi 19 (1938) 266−268

D'Elia, G., H. Raotma: Is unilateral ECT less effective than bilateral ECT? British Journal of Psychiatry 126 (1975) 83−89

Fink, M.: Convulsive Therapy: Theory and Practice. Raven, New York 1979

Freeman, C. P. L., R. E. Kendell: ECT: patients' experiences and attitudes. British Journal of Psychiatry 137 (1980) 8−16

Heshe, J., E. Röder, A. Theilgaard: Unilateral and bilateral ECT. Acta psychiatrica scandinavica, Suppl. 275 (1978)

Heuyer, G., F. Dauphin, S. Lebovici: La pratique de l'électrochoc chez l'enfant. Zeitschrift für Kinderpsychiatrie 14 (1947/48) 60−64

Hughes, J., B. M. Barraclough, W. Reeve: Are patients shocked by ECT? Journal of the Royal Society of Medicine (1981) 283−285

Kalinowsky, L. B., H. Hippius: Pharmacological, Convulsive and Other Somatic Treatments in Psychiatry. Grune & Stratton, New York 1969

Kendell, R. E.: The present status of electroconvulsive therapy. British Journal of Psychiatry 139 (1981) 265−283

Köhler, G. K.: Gibt es noch Indikationen für die Heilkrampfbehandlung? In Tropon: Das ärztliche Gespräch. Tropon, Köln 1980

Lucas, A.: Other physical interventions. In Harrison, S. J.: Basic Handbook of Child Psychiatry, vol. III: Therapeutic Interventions. Basic Books, New York 1979

McCabe, M. S.: ECT in the treatment of mania: a controlled study. American Journal of Psychiatry 133 (1976) 688−691

Meduna, L. J.: Versuche über die biologische Beeinflussung des Ablaufs der Schizophrenie. I. Campherund Cardiazolkrampf. Zeitschrift für die gesamte Neurologie und Psychiatrie 152 (1935) 235−262

Ottosson, J.-O.: Convulsive therapy. In Kisker, K. P., J. E. Meyer, C. Müller, E. Strömgren: Psychiatrie der Gegenwart, 2. Aufl., Bd. I/2. Springer, Berlin 1980

Post, F.: Then and Now. British Journal of Psychiatry 133 (1978) 83−86

Reimer, F., D. Lorenzen: Die Elektrokonvulsivbehandlung in psychiatrischen Kliniken der Bundesrepublik Deutschland und West-Berlin. Nervenarzt 52 (1981) 554−556

Rollin, H. R.: The impact of ECT. In Palmer, R. L.: Electroconvulsive Therapy: Proceedings of the Leicester University Conference. Oxford Univ. Press, Oxford 1980

Royal College of Psychiatrists: Memorandum on the use of electroconvulsive therapy. British Journal of Psychiatry 131 (1977) 261–268

Sauer, H., H. Lauter: Elektrokrampftherapie, I. Wirksamkeit und Nebenwirkungen der Elektrokrampftherapie. Nervenarzt 58 (1987a) 201–209

Sauer, H., H. Lauter: Elektrokrampftherapie, II. Indikationen, Kontraindikationen und therapeutische Technik der Elektrokrampftherapie. Nervenarzt 58 (1987b) 210–218

Sauer, H., K. G. Koehler, E. W. Fünfgeld: Folgen unterlassener Elektrokrampftherapie. Nervenarzt 56 (1985) 150–152

Sauer, H., E. Laschka, H. P. Stillenmunkes, H. Lauter: Elektrokrampftherapie in der Bundesrepublik Deutschland. Nervenarzt 58 (1987) 519–522

Small, J. G., V. Milstein, M. H. Klapper, J. J. Kellams, M. J. Miller, J. F. Small: Electroconvulsive therapy in the treatment of manic episodes. In Malitz, S., H. A. Sackeim: Electroconvulsive Therapy. Clinical and Basic Research Issues. N. Y. Academy of Sciences, New York 1986

Squire, L. R., P. C. Slater: Electroconvulsive therapy and complaints of memory dysfunction: a prospective 3-year-follow-up study. British Journal of Psychiatry 142 (1983) 1–8

Wolpert, E., F. Lolas: Zur klinischen Bewährung und technischen Durchführung der unilateralen Elektroschocktherapie. Nervenarzt 48 (1977) 293–297

31. Psychopharmakotherapie*

Medikamentöse, psychotherapeutische und soziotherapeutische Verfahren schließen sich nicht aus, sondern müssen sich gegenseitig ergänzen. In vielen Fällen wird der Patient erst durch eine medikamentöse Therapie in die Lage versetzt, über seine Probleme zu sprechen. Die Medikation ist in der Regel nur ein Teil der Gesamtbehandlung. Einführungen in die kinder- und jugendpsychiatrische Pharmakotherapie geben u. a. Nissen u. Mitarb. (1984), Werry (1978), White (1977), Wiener (1977), in die psychiatrische Pharmakotherapie u. a. Benkert u. Hippius (1986), Langer u. Heimann (1983), Möller u. Mitarb. (1989).

31.1 Neuroleptika

31.1.1 Nomenklatur und historische Anmerkungen

Die Bezeichnung „Neuroleptika", die auf den französischen Psychiater Delay zurückgeht, bedeutet zunächst lediglich, daß die so bezeichneten Substanzen auf die Strukturen des Nervensystems wirken. Klinisch und experimentell haben Neuroleptika folgende *Eigenschaften* gemeinsam:

– psychomotorische Ruhigstellung,
– Dämpfung von Erregung und Aggressivität,
– antipsychotisch-antischizophrene Wirkung,
– neurologische und vegetative Nebenwirkungen,
– überwiegend subkortikale Wirkungsmechanismen.

Synonyme sind: Neurolytika, Neuroplegika, Psycholeptika, Psychoplegika. Im angelsächsischen Sprachraum existiert auch die mißverständliche Bezeichnung „major tranquilizer" im Gegensatz zu den Tranquilizern, die „minor tranquilizer" heißen.

Die ersten bekannten Neuroleptika waren die *Phenothiazine*, die bereits vor Entdeckung ihrer neuroleptischen Eigenschaften als *Anthelminthika* in Gebrauch waren. In der Folgezeit wurden auch ihre Antihistamin-Eigenschaften entdeckt. Die erste Substanz, die in größerem Stile in klinischen Gebrauch kam, war das *Chlorpromazin*, das Delay u. Deniker (1952) in die klinische Praxis einführten. Damit begann eine neue Ära in der Behandlung psychiatrischer Erkrankungen, insbesondere der Psychosen.

Das Jahr 1952 war noch in anderer Hinsicht eine „Sternstunde" der psychiatrischen Pharmakotherapieforschung. In diesem Jahr wurde das *Rauwolfia-Alkaloid Reserpin* entdeckt, das 1954 von Kline zur Behandlung von Psychosen

* unter Mitarbeit von E. Schulz

erprobt wurde und sich dabei als ähnlich wirksam erwies wie das Chlorpromazin. Der nächste Schritt in der psychiatrischen Pharmakotherapie war die Entdeckung der *Butyrophenone* in Gestalt ihres wichtigsten Vertreters, des *Haloperidol*, durch Janssen im Jahre 1958 (s. Janssen u. van Bever 1983, S. 13). Auch für diese Substanz wurde bald eine neuroleptische Wirkung nachgewiesen, welche der der bereits bekannten Neuroleptika ähnelte, so daß sich die klinische Anwendung anbot und auch als wirksam erwies.

Die drei zunächst bekannten Substanzen (Phenothiazine, Rauwolfia-Alkaloide und Butyrophenone) haben *extrapyramidale Nebenwirkungen*. Daher gelangten verschiedene Forscher zu der Überzeugung, daß der neuroleptische Effekt dieser Substanzen mit dem extrapyramidalen Effekt eng gekoppelt sei. Dies führte zu der These von Haase (1977), wonach sich am extrapyramidal-motorischen Effekt die neuroleptische Potenz der einzelnen Präparate feststellen läßt. Mit der Entdeckung des *Clozapin* (in der Bundesrepublik aus dem Handel gezogen) mußte diese These fallengelassen werden, denn dieses hochpotente Neuroleptikum mit sehr guter antipsychotischer Wirkung führt *nicht* zu einer extrapyramidalen Symptomatik. Es hat zwar ausgeprägte anticholinergische Eigenschaften, aber keine extrapyramidalen.

Diese Erkenntnisse haben dazu geführt, daß man heute jedes Präparat als Neuroleptikum bezeichnet, das in seinem Wirkungsspektrum die *dämpfende*, die *psychomotorisch ruhigstellende* und die *antipsychotische* (Einwirkung auf Halluzinationen, Wahn, katatones Verhalten) *Wirkung* vereinigt.

31.1.2 Pharmakologie, Biochemie und Wirkungsmechanismus

Die in der Adoleszentenpsychiatrie am meisten angewandten Neuroleptika lassen sich hinsichtlich ihrer **chemischen Struktur** in sechs Gruppen einteilen:

1. Phenothiazine:
   a) Phenothiazine mit aliphatischer Seitenkette,
   b) Phenothiazine mit Piperidyl-(Alkyl-)Seitenkette,
   c) Phenothiazine mit Piperazin-(Alkyl-)Seitenkette;
2. Thioxanthen-Derivate;
3. Butyrophenon-Derivate und strukturverwandte Neuroleptika;
4. Diphenylbutylpiperidine;
5. Benzamide;
6. atypische Neuroleptika.

Unter der Bezeichnung *„trizyklische Neuroleptika"* werden Phenothiazin-Derivate, Thioxanthen-Derivate und einige andere trizyklische Neuroleptika wie auch das Clozapin zusammengefaßt. Maßgeblich hierfür ist die chemische Grundstruktur. Die trizyklischen Pharmaka bestehen aus einem Grundskelett mit drei Ringen sowie einer Seitenkette und Ringsubstituenten. Sie unterscheiden sich durch die Ringsubstituenten, die Seitenkette und die Veränderungen im Mittelring (Abb. 31.**1**). Die chemische Verwandtschaft zwischen trizyklischen Neuroleptika und trizyklischen Antidepressiva zeigt Abb. 31.**2** (s. auch Abb. 31.**7**).

Phenothiazin-Derivate mit *aliphatischer Seitenkette* haben eine stärker sedierende Wirkung. Zu ihnen gehören Chlorpromazin (Megaphen), Laevomepromazin (Neurocil), Promethazin (Atosil) und Triflupromazin (Psyquil). Bei diesen Substanzen sind extrapyramidale Nebenwirkungen weniger ausgeprägt, jedoch werden starke vegetative Symptome, vor allem im Sinne einer Hypotonie, beobachtet.

Phenothiazin-Derivate mit *Piperidyl-(Alkyl-)Seitenkette* haben eine mittelgradig sedierende Wirkung und weder ausgeprägte extrapyramidale noch ausgeprägte vegetative Erscheinungen, jedoch auch eine geringere antipsychotische Wirksamkeit. Zu ihnen gehören Periciazin (Aolept) und Thioridazin (Melleril).

Phenothiazin-Derivate mit *Piperazin-(Alkyl-)Seitenkette* zeigen, verglichen mit jenen, die eine aliphatische Seitenkette haben, eine geringere Sedierung und eine geringer ausgeprägte vegetative Begleitsymptomatik, jedoch eine stärkere extrapyramidal-motorische Wirkung und eine stärkere antipsychotische Wirkung. Bekannte Präparate dieser Gruppe sind Fluphenazin (Dapotum, Lyogen, Omca), Perazin (Taxilan), Perphenazin (Decentan) und verschiedene Kombinationspräparate.

In die Gruppe der trizyklischen Neuroleptika gehören auch Clozapin (Leponex) und Prothipendyl (Dominal).

Unter den *Thioxanthen-Derivaten* sind Chlorprothixen (Truxal), Clopenthixol (Cyatyl) und Flupenthixol (Fluanxol) im Handel.

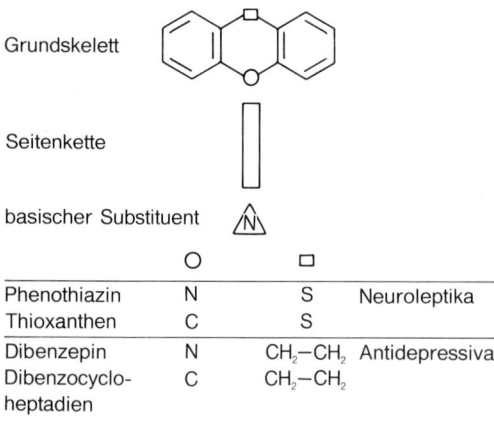

Phenothiazin   N   S   Neuroleptika
Thioxanthen   C   S

Dibenzepin   N CH_2-CH_2 Antidepressiva
Dibenzocyclo-   C CH_2-CH_2
heptadien

Abb. 31.**1** Aufbau der Trizykluspharmaka (nach Benkert u. Hippius 1986)

Die Gruppe der *Butyrophenone* geht ursprünglich auf das Haloperidol zurück, das jetzt als Haldol im Handel ist. Weitere Substanzen sind Trifluperidol (Triperidol), Benperidol (Glianimon), Melperon (Eunerpan), Bromperidol (Impromen) und Pipamperon (Dipiperon). Die Butyrophenone haben sehr gute antipsychotische Wirkungen, allerdings auch häufig ausgeprägte extrapyramidale Nebenwirkungen.

Unter den *Benzamiden* hat Sulpirid (Dogmatil) eine niedrigpotente antipsychotische Wirkung, wenig vegetative Nebenwirkungen und auch sehr geringe extrapyramidale Begleitwirkungen. Tiaprid (Tiapridex) wird hauptsächlich zur Behandlung von Tic-Erkrankungen einschließlich Gilles-de-la-Tourette-Syndrom verwendet.

Das zu den *atypischen Neuroleptika* zählende *Clozapin* (Leponex) hat eine niedrigpotente antipsychotische Wirkung, geringe vegetative Begleitwirkungen und praktisch keine extrapyramidalen Nebenwirkungen. Das Präparat ist wegen seiner hämatologischen Nebenwirkungen aus dem Handel gezogen, kann aber unter speziellen Vorsichtsmaßnahmen nach Scheitern anderer Versuche einer medikamentösen Behandlung bei schizophrenen Psychosen angewandt werden (s. u.).

Die heute weniger angewandten Rauwolfia-Alkaloide und andere Indol-Derivate umfassen die Substanzen Reserpin, Serpasil und Oxypertin.

Die strukturchemischen Ähnlichkeiten und Unterschiede zwischen verschiedenen Neuroleptikaarten haben zu Überlegungen geführt, der Struktur entsprechende **Wirkungsspektren** zuzuordnen. Dies ist aber nur sehr unvollkommen möglich.

Nach dem *klinischen Effekt* unterscheidet man drei *Wirkungskomponenten*: den psychomotorisch-dämpfenden (erregungsdämpfenden), den schlafanstoßenden und den antipsychotischen Effekt.

Derartige Klassifikationsbemühungen haben (außer für den klinischen Gebrauch) nicht wesentlich weiter geführt. Deshalb hat man den Versuch unternommen, die *neuroleptische Potenz* der einzelnen Substanzgruppen an einem *„Referenz-Präparat"* auszurichten. Als solches wurde das *Chlorpromazin* angesehen. Die übrigen Substanzen wurden gewissermaßen an ihm gemessen. Tab. 31.1 gibt den neuroleptischen Wirkungsgrad bezogen auf Chlorpromazin in Beziehung zur Dosierung wieder. Auch diese Wirkungseinschätzung hat Nachteile. Nach Benkert u. Hippius (1980) ist die Streubreite der durchschnittlichen Tagesdosen so groß, daß sich hieraus nur schwer therapeutische Richtlinien ableiten lassen; zum anderen sei das Chlorpromazin heute nicht mehr stark verbreitet, so daß es sich als Referenzsubstanz weniger gut eigne.

Benkert u. Hippius (1980) erwähnen einen weiteren Klassifikationsversuch mit sechs Parametern: ataraktische, antimanische, antiautistische, wahndämpfende, extrapyramidalmotorische und adrenolytische Wirkung. Mit Hilfe dieser sehr heterogenen Komponenten versucht man ein *„Wirkungsprofil"* der Neuroleptika aufzustellen. Zu diesen Wirkungen müßte die antidepressive Wirksamkeit hinzugefügt werden, denn eine ganze Reihe von Neuroleptika sind auch antidepressiv wirksam (z. B. Chlorprothixen und Thioridazin).

Eine weiteres Schema zur Erstellung eines „Wirkungsprofils" der Neuroleptika haben Berner u. Schönbeck (1987) vorgeschlagen. Sie gehen von der Orientierung am Chlorpromazin hinsichtlich der neuroleptischen Potenz aus (Chlorpromazin [CPZ] wird = 1 gesetzt) (s. Tab. 31.**1**), berücksichtigen aber weitere Kategorien: Plus-Symptomatik, Minus-Symptomatik, Sedierung, antidepressive Wirkung, depressiogene Wirkung, delirogene Wirkung und extrapyramidal-motorische Begleiterscheinungen (EPUS). Dieses Schema hat sich klinisch bewährt (Tab. 31.**2**).

Wengleich die im *Tierversuch* gefundenen Wirkungen nicht ohne weiteres auf den Men-

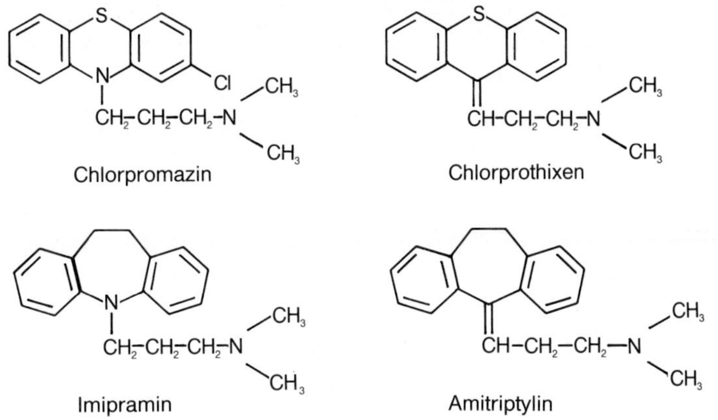

Abb. 31.**2** Gegenüberstellung der Strukturformeln von Chlorpromazin/Chlorprothixen und Imipramin/Amitriptylin (nach Benkert u. Hippius 1986)

Chlorpromazin

Chlorprothixen

Imipramin

Amitriptylin

schen übertragbar sind, so ist dieser nach wie vor zur Erprobung neuer Neuroleptika unverzichtbar. Er beinhaltet folgende **Versuchsanordnungen** (Benkert u. Hippius 1980):

1. *Untersuchungen der kataleptischen Wirkung:* Diese Wirkung zeigt sich im Tierversuch darin, daß Spontanbewegungen unterbleiben. Die Tiere sitzen starr und bewegungslos im Käfig, ihr Muskeltonus ist gesteigert, und sie wehren sich gegen jede aufgezwungene Bewegung.
2. *Untersuchungen zum Apomorphin-Antagonismus:* Durch Apomorphin läßt sich bei Nagetieren zwanghaftes Nagen hervorrufen, das durch Neuroleptika gehemmt wird. Bei anderen Tieren (z. B. Hunden) läßt sich die Brechwirkung des Apomorphins durch Neuroleptika hemmen.
3. *Untersuchungen des bedingten Fluchtreflexes:* Hierbei werden Ratten trainiert, einem elektrischen Schlag im Käfig durch Flucht zu entgehen. Der elektrische Schlag wird dann mit einem optischen oder akustischen Signal assoziiert, wobei die Tiere bereits bei Auftreten dieses Signals dem elektrischen Schlag ausweichen. Neuroleptika heben diese „bedingte Reaktion" auf, und zwar bereits bei Dosen, welche sich auf die Motorik noch nicht auswirken. Das Fluchtverhalten tritt also nicht mehr beim Signal ein, sondern erst dann, wenn sie den elektrischen Schlag verspüren.

Die Wirkungen der einzelnen Neuroleptika in diesen drei Anordnungen sind unterschiedlich. Die kataleptische Wirkung wird mit der beim

Tabelle 31.**1** „Antipsychotische Potenz" einiger Neuroleptika (nach Berner u. Schönbeck 1987)

Antipsychotische Potenz	Freiname	Neuroleptische Potenz (CPZ = 1)
Stark	Benperidol	100
	Flupenthixol	50
	Fluphenazin	30
	Haloperidol	60
	Pimozid	50
	Trifluperidol	200
Mittel	Butyrylperazin	
	Clozapine	0,5
	Periciazin	5
	Cis(Z)-Clopenthixol	
	Perphenazin	8
	Thioproperazin	
	Triflupromazin	2
Schwach	Chlorpromazin	1
	Chlorprothixen	0,8
	Floropipamid	0,8
	Laevomepromazin	0,8
	Perazin	0,5
	Prothipendyl	0,6
	Sulpirid	0,5
	Thioridazin	0,7

Menschen auftretenden *extrapyramidal-motorischen Wirkung* in Verbindung gebracht. Allerdings kann man heute nach den Erfahrungen mit Clozapin, das eine mittlere antipsychotische Potenz hat, ohne extrapyramidale Nebenwirkungen zu zeigen, nicht mehr von ei-

Tabelle 31.**2**   Psychiatrische Wirkungsprofile ausgewählter Neuroleptika (aus Berner, P., G. Schönbeck: Biologische Behandlungsmethoden. In Kisker, K. P., H. Lauter, J.-E. Meyer, C. Müller, E. Strömgren: Psychiatrie der Gegenwart, 3. Aufl., Bd. IV. Springer, Berlin 1987)

Freiname	Plus-symptomatik	Minus-symptomatik	Sedierende Wirkung	Anti-depressive Wirkung	Depressiogene Wirkung	Delirogene Wirkung	EPMS Wirkung
Benperidol	+	+	0				+
Flupenthixol	+	+		0	+		++
Fluphenazin	++	+	+	0	++	0	++
Haloperidol	++	+	0	0	+	0	++
Pimozid	++	+	0	+	0	0	++
Trifluperidol	++	+	+	0	++	0	++
Butyrylperazin	+	+	+	+			+
Cis(Z)-Clopenthixol	++	+	++	0	+		++
Clozapine	++	++	++	+	0	++	0
Periciazin	+	+	+				+
Perphenazin	++	+	+	0	+		++
Thioproperazin	++	+					++
Triflupromazin	++	+	+				+
Chlorpromazin	++	+	++	+	+	+	+
Chlorprothixen	+	+	++	+	0	+	+
Floropipamid	++	+	++	0	+	0	++
Laevomepromazin	+	+	++	+	0	+	+
Perazin	+	+	+				+
Prothipendyl	+	+	++	+	0	0	+
Sulpirid	+	++	0	+	0	0	+
Thioridazin	+	+	++	+	0	++	+

0: nicht vorhanden;   +: schwach wirksam;   ++: stark wirksam.

nem strikten Zusammenhang zwischen neuroleptischer und extrapyramidal-motorischer Wirkung sprechen. D. h., die extrapyramidal-motorischen Wirkungen haben *keine „Indikatorfunktion" mehr für die antipsychotische Wirksamkeit* eines Neuroleptikums (Benkert u. Hippius 1980).

Wirkung der Neuroleptika auf die Transmittersysteme

Wirkung auf das dopaminerge System

Die Wirkung der Neuroleptika wird heute überwiegend über ihre *Blockade der Dopaminrezeptoren* erklärt (Abb. 31.**3**). Die Überträgersubstanz Dopamin wird dadurch in ihrer Wirksamkeit verringert. Es wird vermutet, daß die Dopaminrezeptorenblockade zu einer kompensatorischen Steigerung der Katecholamin-Synthese führt. Es kommt zu einer *gesteigerten Dopaminsynthese* und zu einem *Anstieg des Dopamin-Turnover*. Der gesteigerte Dopaminumsatz läßt sich nachweisen durch einen Anstieg des Dopaminmetaboliten Homovanillinsäure (HVA) im Liquor und im Urin. Anatomisch gesehen, finden Rezeptorblockade und „Turnover"-Steigerung der Katecholamine hauptsächlich im Corpus striatum und in der Substantia nigra statt. In diesen Arealen wurde der höchste Gehalt an Dopamin gefunden. Die nigrostratialen Verbindungen enthalten dopaminerge Neurone, die eine hemmende Funktion auf das Striatum ausüben.

Die *extrapyramidalen Nebenwirkungen* werden auf die Hemmung dieser Neurone durch Neuroleptika zurückgeführt, wobei die kataleptischen Wirkungen im Tierversuch den extrapyramidal-motorischen beim Menschen entsprechen. Letztere erzeugen beim Menschen ein parkinsonähnliches Bild (*Parkinsonoid*). Bei der Parkinsonschen Erkrankung kommt es ebenfalls zu einem Dopaminmangel im Striatum. Durch Zufuhr von L-Dopa, welches im Gehirn zu Dopamin umgewandelt wird, wird beim Morbus Parkinson eine Besserung der Symptomatik erzielt.

Daraus, daß sich das pharmakogene Parkinson-Syndrom nach Neuroleptikagabe durch Anticholinergika positiv beeinflussen läßt, kann man schließen, daß auch cholinerge Mechanismen bei seiner Entstehung eine Rolle spielen.

Bei den übrigen extrapyramidal-motorischen Nebenwirkungen nach Neuroleptikagabe (Frühdyskinesien, Akathasie und Spätdyskinesien) scheinen andere Mechanismen eine Rolle zu spielen. Zum Beispiel vermutet man, daß die Spätdyskinesien durch eine kompensatorische Dopamin-„Turnover"-Steigerung hervorgerufen werden (Benkert u. Hippius 1980).

Der eigentliche *Wirkungsort der meisten Neuroleptika ist der postsynaptische D_2-Rezeptor*. Durch die Neuroleptika werden die Dopaminrezeptoren blockiert. Neuroleptika sind also Dopaminantagonisten. Aus der Abbildung geht auch der *Wirkungsmechanismus der* heute nicht mehr angewandten *Reserpin-Präparate* hervor. Sie verhindern die Auffüllung der präsynaptischen Speichervesikel mit Dopamin. Die Folge ist, daß kein Dopamin für die Impulsübertragung zur Verfügung steht, so daß letzten Endes eine Situation entsteht, die mit einer postsynaptischen Rezeptorblockade gleichzusetzen ist, allerdings aufgrund eines ganz anderen Mechanismus. Darüber hinaus zeigt die Abbildung die *Wirkungsweise der Amphetamine*. Sie führen einerseits zu einer vermehrten Freisetzung von Dopamin und verhindern gleichzeitig die Wiederaufnahme von Dopamin in den präsynaptischen Bereich. Die Folge ist ein Dopaminüberschuß im synaptischen Spalt.

Obwohl die Rezeptorblockade unmittelbar nach Verabreichung der Neuroleptika erfolgt, tritt die *antipsychotische Wirkung erst nach* einer Latenz von *Tagen bis Wochen* auf (Möller u. Mitarb. 1989). Die Gründe hierfür liegen darin, daß nach Besetzung der Dopaminrezep-

toren eine gesteigerte Dopaminsynthese auftritt, die auch zu einem vermehrten Auftreten von Dopaminmetaboliten führt. Wegen des erhöhten Dopaminangebotes kommt es an den D_2-Rezeptoren nur zu einer unvollständigen Blockade, die nach etwa zwei Wochen (infolge einer Verlangsamung des Dopamin-Turnover) zu einer wirksamen Blockade wird, die dann sowohl die antipsychotische Wirkung (vermutlich im Hippokampus) verursacht als auch zu Frühdyskinesien (im Striatum) führen kann. Diese Wirkungen gelten jedoch weniger für das Clozapin, das seinen Hauptwirkungsort an den Dopaminrezeptoren im Hippokampus hat und, verglichen mit den klassischen Neuroleptika, weitaus weniger mit den Dopaminrezeptoren im Striatum interagiert.

Die *Neuroleptika können nach ihrer Affinität zum dopaminergen System*, speziell zu den D_2-Rezeptoren, *eingeteilt werden*. Neuroleptika mit hoher Affinität zu den Dopamin-D_2-Rezeptoren haben eine hohe neuroleptische Potenz (z. B. Haloperidol, Benperidol) im Gegensatz zu solchen, die eine geringe Affinität zu den D_2-Rezeptoren und folglich eine niedrigere neuroleptische Potenz (z. B. Sulpirid oder Clozapin) aufweisen.

Wirkung auf andere Transmittersysteme

Mit Ausnahme des Sulpirids, welches als selektiver D_2-Antagonist angesehen werden kann, sind bei allen anderen Neuroleptika auch Affinitäten zu Rezeptoren in anderen Transmittersystemen festzustellen (Möller u. Mitarb. 1989). Abb. 31.4 stellt das Profil von vier Neuroleptika im Hinblick auf ihre Affinität zu verschiedenen Transmittersystemen dar. Sie verdeutlicht bei Konstanthaltung der antidopaminergen Wirkung das Ausmaß der Rezeptorblockade auf folgende Systeme: das noradrenerge System (Na), das histaminerge (Hi), das serotoninerge (5-HT) und das cholinerge (Ach). Sulpirid wirkt praktisch nur auf das dopaminerge System ein (selektive D_2-Blockade), Haldol hat eine hohe Affinität zu den Dopaminrezeptoren und recht geringe Affinitäten zu den anderen Transmittersystemen. Beim Chlorpromazin sind die Affinitäten relativ ausgeglichen verteilt, während sich für Clozapin hohe Affinitäten zu Neurotransmitter-Rezeptoren insbesondere in den noradrener-

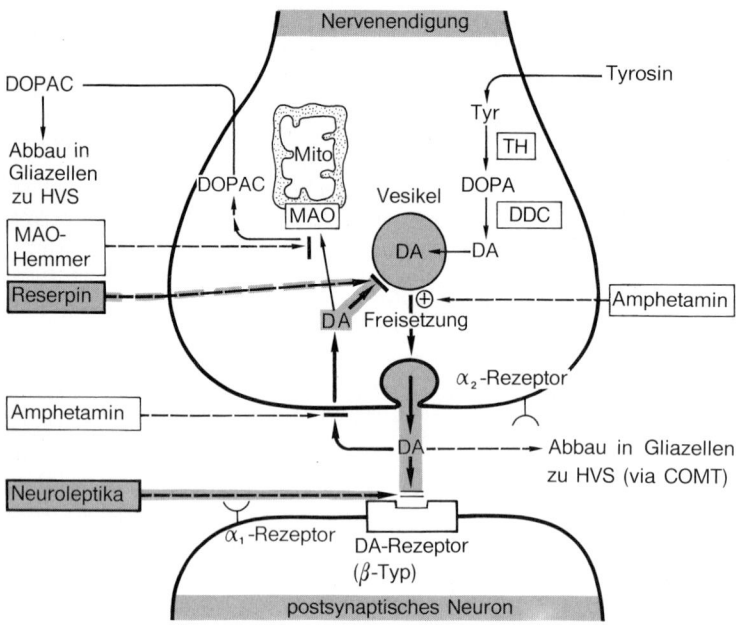

Abb. 31.**3** Schematische Darstellung eines dopaminergen Neurons und der Neuroleptikawirkungen (Erklärung der Abkürzungen s. Abb. 31.**5**) (nach Möller u. Mitarb. 1989)

gen, histaminisch-cholinergen und serotonergen Systemen zeigen.

Im Hinblick auf die antipsychotische Wirkung ist nach derzeitiger Kenntnis der Dopaminantagonismus entscheidend. Die Interaktionen mit anderen Systemen sind verantwortlich für sedierende und anxiolytische Effekte, unerwünschte Wirkungen und Interaktionen (Möller u. Mitarb. 1989).

Pharmakokinetik

Aufgrund ihres lipophilen Charakters werden die Neuroleptika nahezu vollständig aus dem Darm resorbiert. Die Wirksubstanz wird dabei im Blut an Proteine und Erythrozyten gebunden. Die Affinität der meist basischen Substanzen zu Membranstrukturen bedingt ihre Anreicherung in parenchymatösen Organen. Dieses Verteilungsverhalten bewirkt, daß im Plasma nur ein sehr geringer Teil des Neuroleptikums und seiner Metabolite nachweisbar

ist. Die meisten Neuroleptika erreichen konstante Blutspiegelwerte (Fließgleichgewicht) in einem Zeitraum von 4–8 Tagen. Tab. 31.3 verweist auf die klinisch relevanten Unterschiede in den Plasmahalbwertszeiten ausgewählter Neuroleptika. Bis auf Sulpirid, welches weitgehend unverändert renal eliminiert wird, unterliegen die anderen Neuroleptika einem komplizierten Stoffwechsel unter Bildung einer Vielzahl teilweise aktiver Metabolite. Oxidative Biotransformationsreaktionen stellen hierbei den wesentlichen Metabolisierungsweg dar. Als Stoffwechselorte scheinen beim Menschen neben der Leber auch Lunge und Nieren- und Darmtrakt in Betracht zu kommen. Die pharmakokinetischen Parameter unterliegen einer erheblichen inter- und intraindividuellen Schwankungsbreite. In jüngster Zeit versucht man wie bei Antiepileptika Blutspiegelbestimmungen der Neuroleptika durchzuführen. Die Methodik hat jedoch noch nicht Eingang in die klinische Routine gefunden.

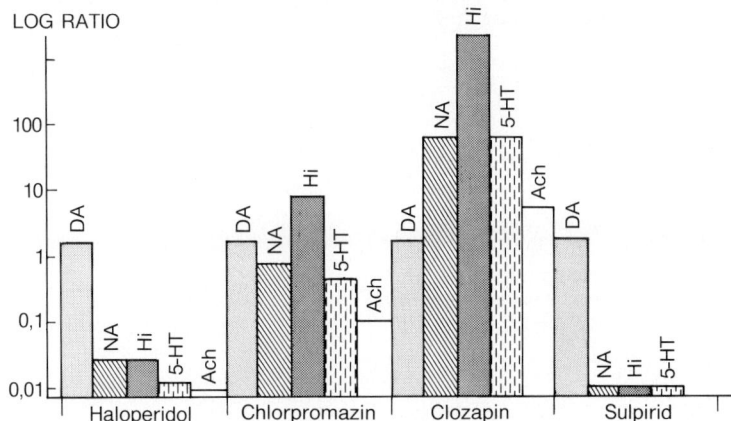

Abb. 31.**4** Rezeptor-Affinitätsprofile von vier Neuroleptika, bezogen auf eine hinsichtlich der antidop-aminergen Wirkung äquivalente Dosis (nach Delini-Stula 1986 und Möller u. Mitarb. 1989)

31.1.3 Indikationen und Kontraindikationen

Indikationen

Hauptindikation für die Neuroleptikatherapie in der Adoleszenz sind schizophrene Psychosen, manische Zustandsbilder, schwere Erregungs- und Unruhezustände und (seltener) schwer ausgeprägte aggressive Zustände sowie gravierende Selbstverletzungen (Automutilationen). Wie im Erwachsenenalter, so richtet man sich auch in der Adoleszenz nach den „Zielsymptomen" (Freyhan 1957). Anhaltspunkte für die *Dosierung* gibt Tab. 31.**4** wieder.

1. **Akut psychotische Zustandsbilder mit vorwiegend produktiver Symptomatik:** Hier haben sich die *Butyrophenon-Derivate* als sehr wirksam erwiesen (insbesondere Haloperidol, Benperidol) sowie die *Phenothiazine* Perazin (Taxilan), Fluphenazin (Dapotum, Lyogen), Perphenazin (Decentan) und Chlorprothixen (Truxal, Taractan). Geht das akut psychotische Zustandsbild mit starker Unruhe einher, so empfiehlt es sich, die dämpfende Wirkung von *Laevomepromazin* (Neurocil) anzuwenden. Bei akut psychotischen Zustandsbildern hat sich auch *Clozapin* (Leponex) sehr be-

Tabelle 31.**3** Plasmahalbwertszeiten (t ½) und Plasmaspiegel (in Stunden [h]) für ausgewählte Neuroleptika (nach Jörgensen 1986)

Substanz	t ½ (h)	Max. Plasma-spiegel (h)
Chlorpromazin	30	2–4
Trifluoperazin	11	3–4
Perphenazin	9	2–5
Fluphenazin	16	2–5
Thioridazin	24	2
Chlorprothixen	9	4
Flupenthixol	35	4
Haloperidol	20	?
Bromperidol	22	4–5
Pimozid	54	8

währt. Unsere eigenen Erfahrungen zeigen, daß es vielfach auch dann wirksam ist, wenn andere Neuroleptika keinen Erfolg gebracht haben. Der Vorteil dieser Substanz ist neben dem Fehlen extrapyramidalmotorischer Nebenwirkungen die gute Beeinflussung der psychotischen Symptomatik. Infolge von Nebenwirkungen auf das hämatopoetische System (Agranulozytose) wurde das Präparat aus dem Handel gezo-

Tabelle 31.**4**   Dosierung der in der Kinder- und Jugendpsychiatrie gebräuchlichen Neuroleptika (nach Eggers 1984)

Stoffgruppe	Initialdosis (Richtwerte)	Erhaltungsdosis (Richtwerte)
Phenothiazine		
− Chlorpromazin (Megaphen)	1,5−3 mg/kg KG/die	3−6 mg/kg KG (75−150 mg)
− Thioridazin (Melleril)	1−3 mg/kg KG/die	3−6 mg/kg KG (75−150 mg)
− Laevomepromazin (Neurocil)	0,5−2 mg/kg KG/die	2−4 mg/kg KG (60−200 mg)
− Promethazin (Atosil)	0,5−2 mg/kg KG/die	2−4 mg/kg KG (50−200 mg)
− Periciazin (Aolept)	1−2 mg/die	10−15 mg/die
− Trifluoperazin (Stelazine, Jatroneural)	0,02−0,1 mg/kg KG	0,15−0,3 mg/kg KG (6−15 mg)
− Perphenazin (Decentan)	25−100 mg alle 1−2 Wochen	
	Alter unter 6 Jahren: 4 mg/die; 6−12 Jahre: 6 mg/die; über 12 Jahre: 6−12 mg/die	
− Fluphenazin (Dapotum, Lyogen)	0,025−0,05 mg/kg KG/die	0,15−0,3 mg/kg KG (3−12 mg)
− Chlorprothixen (Truxal, Taractan)	0,5−1,0 mg/kg KG/die	1−4 mg/kg KG (150−300 mg)
− Thiotixen (Orbanimon)	0,02−0,05 mg/kg KG	0,15−0,3 mg/kg KG (3−6 mg)
Butyrophenone u. Verwandte		
− Haloperidol (Haldol)	0,025−0,05 mg/kg KG	0,15−0,3 mg/kg KG (2−12 mg)
− Floropipamid (Dipiperon)	0,5−1 mg/kg KG	1−4 mg/kg KG (30−150 mg)
− Fluspirilen (Imap)	1−4 mg i.m./Woche	0,5−4 mg i.m./Woche
− Penfluridol (Semap)	10−20 mg/Woche	20−60 mg/Woche
− Pimozid (Orap)	0,003−0,01 mg/kg KG	0,03−0,1 mg/kg KG (2−6 mg)
Benzamide		
− Sulpirid (Dogmatil)	1−2 mg/kg KG	5−10 mg/kg KG (300−600 mg)
− Tiaprid (Tiapridex)	2−5 mg/kg KG	5−10 mg/kg KG (150−300 mg)

gen. Es ist jedoch unter speziellen Vorsichtsmaßnahmen (regelmäßige Blutbildkontrollen und ständige Überprüfung der Leberfunktion) sowie nach genauer Aufklärung der Eltern bzw. Patienten über die möglichen Nebenwirkungen einsetzbar.

2. **Psychotische Zustandsbilder mit nichtproduktiver Symptomatik:** Stehen Antriebsarmut, Negativismus, autistisches Verhalten, Gehemmtheit und Rückzug im Vordergrund, so empfiehlt sich die Anwendung von Sulpirid (Dogmatil). Es wird auch über Erfolge mit Haloperidol (Haldol) und Fluphenazin (Lyogen, Dapotum) berichtet.

3. **Chronische schizophrene Psychosen:** Als *chronische schizophrene Psychosen* bezeichnet man solche, die anderthalb bis zwei Jahre bestehen, ohne daß ein symptomfreies Intervall festgestellt werden konnte. Chronifizierung kann sich im Bestehenbleiben mehr oder weniger ausgeprägter produktiver Symptome, aber auch in Form sogenannter Minussymptome (Antriebsarmut, Zurückgezogenheit, Negativismus, Gehemmtheit, Autismus) zeigen. In der Regel wurde bei den Patienten eine neuroleptische Medikation bereits längere Zeit erprobt. Chronische Psychosen stellen eine Indikation für *Depot-Neuroleptika* dar. Sie weisen das gleiche Wirkungsprofil wie kurz wirksame Neuroleptika auf und beeinflussen wie diese die produktiven Symptome (Halluzinationen, Wahn und Denkstörungen), aber auch autistische Verhaltensweisen, Zurückgezogenheit und psychomotorische Gehemmtheit. Als Depot-Neuroleptika werden angewandt: Haldol-Decanoat, Fluphenazin-Decanoat (Dapotum-d, Lyogen-Depot), Fluspirilen (Imap) und Penfluridol (Semap). Die Applikation erfolgt intramuskulär, die Wirkungsdauer beträgt je nach Substanz zwischen einer und vier Wochen. Depot-Neuroleptika werden im Vergleich zu Kurzzeit-

neuroleptika relativ niedrig dosiert. Sie haben die gleichen Nebenwirkungen wie die Kurzzeitneuroleptika. Die extrapyramidalen Nebenwirkungen sind in der Regel durch die Verabreichung von Anti-Parkinson-Mitteln kontrollierbar. Es hat sich aber gezeigt, daß eine dauerhafte Gabe von Anti-Parkinson-Mitteln häufig nicht notwendig ist. Bei Erwachsenen und auch bei Jugendlichen wurden nach der Langzeitgabe von Depot-Neuroleptika depressive Verstimmungen beobachtet, deren Genese noch unklar ist.

4. **Psychotische und nichtpsychotische Unruhe- und Erregungszustände:** Hier empfehlen sich Neuroleptika mit starker schlafanstoßender Wirkung wie Laevomepromazin.
5. **Tics und Gilles-de-la-Tourette-Syndrom:** Eine gute bis sehr gute Wirkung bestimmter Neuroleptika wurde bei Tics und beim Gilles-de-la-Tourette-Syndrom beobachtet. Mit Erfolg wurden angewandt: Haloperidol (Haldol), Pimozid (Orap) und das Benzamid-Derivat Tiaprid (Tiapridex).
6. **Hypermotorik bei frühkindlichen Hirnfunktionsstörungen:** Stehen nach frühkindlichen Hirnfunktionsstörungen hypermotorische Erscheinungen im Vordergrund, so kann man mit Erfolg Thioridazin (Melleril) und das Butyrophenon-Derivat Floropipamid (Dipiperon) anwenden. Thioridazin hat in geringer Dosierung auch eine positive Auswirkung auf Konzentrationsverhalten und motorische Leistungsfähigkeit, während diese bei hohen Dosierungen wieder abnimmt (Remschmidt u. Mitarb. 1977).

Kontraindikationen

Absolute Kontraindikationen sind Intoxikationen mit zentral dämpfenden Pharmaka und Alkohol (Möller u. Mitarb. 1989). *Relative* Kontraindikationen sind:

– nachgewiesene zerebrale Anfallsneigung;
– Interaktionen mit anderen Pharmaka, von denen Benzodiazepine, Hypnotika und Antihistaminika von Bedeutung sind. Diese Pharmaka verstärken ebenso wie Alkohol die zentral dämpfende Wirkung der meisten Neuroleptika.

31.1.4 Nebenwirkungen und Intoxikationen

Wie bei allen wirksamen Substanzen finden wir bei den Neuroleptika eine Reihe von Nebenwirkungen.

Vegetative Nebenwirkungen

Die Mehrzahl der trizyklischen Antidepressiva und Phenothiazine wirken *adrenerg* und *anticholinerg*. Dadurch entstehen eine Reihe von Nebenwirkungen, die sich jedoch in der Regel nach 8–10 Tagen zurückbilden. Es werden folgende Nebenwirkungen beobachtet: Hypersalivation (meist als Teilsymptom eines neuroleptisch verursachten Parkinson-Syndroms), Akkommodationsstörungen und Visusstörungen, Miktionsstörungen und Harnverhaltung, verstärkte Schwitzneigung, Hypothermie, seltener auch Hyperthermie. Bei psychotischen Patienten ist insbesondere auf die Miktionsstörung und die Harnverhaltung zu achten, weil die Patienten dies oft nicht mitteilen. Zur Behandlung anticholinerger Nebenwirkungen hat sich Dihydergot bewährt (Angst u. Woggon 1980).

Kardiovaskuläre Nebenwirkungen

Hypotone Reaktionen wurden insbesondere bei Phenothiazinen mit aliphatischer Seitenkette oder mit Piperidingruppe beobachtet. Die bei Erwachsenen festgestellten EKG-Veränderungen (reversible Repolarisationsstörungen) wurden bei Kindern bislang nicht beobachtet (Wolpert u. Farr 1975).

Hämatologische Nebenwirkungen

Nicht selten beobachtet man in den ersten Wochen der Behandlung mit trizyklischen Neuroleptika Leukopenien sowie Leukozytosen mit Linksverschiebung oder Eosinophilie. Nach längerer Behandlung werden auch relative Lymphozytosen beobachtet (Angst u. Woggon 1980).

Sehr selten (in 0,1–1% der Fälle) wurden nach der Gabe von trizyklischen Neuroleptika Agranulozytosen (mit Temperaturanstieg, multiplen Entzündungen, Ulzerationen an den Schleimhäuten, Dermatitis, Enterokolitis) festgestellt, die bei rechtzeitiger Diagnose gut zu behandeln waren. Die Prognose ist gut, wenn das Neuroleptikum sofort abgesetzt wird. Wegen gehäuft auftretender Agranulozytosen wurde Clozapin aus dem Handel gezogen. Unter besonderen Vorsichtsmaßnahmen ist dieses wirksame Präparat jedoch auch heute noch einsetzbar.

An klinisch bedeutungslosen Nebenwirkungen wurden festgestellt: gelegentlich Anämie, Anstieg der Blutsenkungsgeschwindigkeit sowie eine erhöhte Gerinnungsneigung. Diese Nebenwirkungen lassen sich, wenn sie rechtzeitig erkannt werden, durch Absetzen der Neuroleptika wieder beheben.

Leberveränderungen

Gelegentlich kommt es zum Ikterus, relativ häufig werden Erhöhungen der Leberenzyme festgestellt. Der Zusammenhang mit der Neuroleptikagabe ist relativ unklar.

Endokrinologische Nebenwirkungen

Bei der Langzeitmedikation von Neuroleptika können *Galaktorrhoe* und *Gynäkomastie* vorkommen. Als Erklärung hierfür wird eine Hemmung der Prolaktinsekretion der Hypophyse, eine direkte Wirkung auf den Hypothalamus oder eine Hemmung der Sekretion des PIF (prolactin inhibitory factor) im Thalamus diskutiert (Angst u. Woggon 1980). Bei erwachsenen Frauen kann eine *Amenorrhoe* auftreten. Die endokrinologischen Wirkungen und Nebenwirkungen der Neuroleptika haben in den letzten Jahren umfangreiche Forschungsaktivitäten ausgelöst.

Extrapyramidale Nebenwirkungen

1. **Frühdyskinesien** treten bei Kindern und Jugendlichen meist in den ersten Tagen der neuroleptischen Therapie auf und zeigen sich in Form von *akuten Dystonien*, die hauptsächlich den Kopf-, Hals- und Schulterbereich betreffen (Tortikollis, Opisthotonushaltung, Blickkrämpfe, Dystonien der Mund-, Zungen- und Nackenmuskulatur). Die Dystonien sind meist einseitig. Diese Nebenwirkungen treten bei Jugendlichen relativ häufig auf, weshalb von manchen Autoren vorgeschlagen wird, während der ersten Wochen der Neuroleptikabehandlung ein Anti-Parkinson-Mittel (z. B. Akineton) zusätzlich zu verabreichen. Die Frühdyskinesien lassen sich durch intravenöse Injektion von Anti-Parkinson-Mitteln, z. B. Biperiden (Akineton), in Sekundenschnelle unterbrechen. Frühdyskinesien sind abhängig von der Geschwindigkeit der Dosiserhöhung und der neuroleptischen Potenz der angewandten Präparate. Sie treten besonders häufig auf bei Phenothiazinen, Butyrophenonen und Thiaxanthenen.

2. Das neuroleptische **Parkinsonoid** tritt ebenfalls im Kindes- und Jugendalter unter den Zeichen von *Bradykinesie, Rigor, Tremor, Amimie, Salbengesicht und Hypersalivation* relativ häufig auf. Es ist abhängig von der neuroleptischen Potenz des angewandten Präparates und von der Disposition des Patienten. Je stärker die neuroleptische Potenz und je höher die Disposition des Patienten, um so häufiger tritt es auf. Auch diese Symptomatik ist durch Anti-Parkinson-Mittel gut beeinflußbar. Das neuroleptische Parkinsonoid kann bei der Mehrzahl der trizyklischen Neuroleptika (mit Ausnahme von Clozapin) auftreten.

3. Die **Akathisie** kommt im Kindes- und Jugendalter vergleichsweise selten vor. Sie äußert sich in einer *äußeren und inneren Unruhe*, die einen ständigen Bewegungsdrang mit sich bringt, der sich häufig in kleinen trippelnden Schritten und im gequälten Hin- und Hertrippeln von einem Bein auf das andere zeigt. Die Kinder und Jugendlichen können nicht mehr ruhig sitzen, laufen gequält auf und ab und zeigen dabei einen unphysiologisch kleinschrittigen Gang. Auch hier sind als Gegenmedikation Anti-Parkinson-Mittel angezeigt, die aber häufig nicht ansprechen, so daß das Neuroleptikum meist wieder abgesetzt und durch ein anderes ersetzt werden muß.

4. **Spätdyskinesien** (tardive Dyskinesien) sind im Kindes- und Jugendalter selten. Sie sind auch unter der Bezeichnung persistierende Dyskinesien bekannt, weil sie außerordentlich schwer beeinflußbar sind. In der Regel beobachtet man sie *nach langjähriger neuroleptischer Dauermedikation*. Sie zeigen sich „in klonischen Kontraktionen einzel-

ner Muskeln oder Muskelgruppen, vor allem um den Mund, Bewegungen der Zunge, Leckbewegungen, Lippenschmatzen, Augenzwinkern, kauenden Bewegungen, unwillkürlichen Bewegungen der Finger, Hände oder Schultern. In schweren Fällen kann es zur Ausbildung eines Hemiballismus oder größerer Bewegungsabläufe des Rumpfes kommen. Die gefährlichste Form persistierender Dyskinesien besteht in einem Spasmus der Glottis" (Angst u. Woggon 1980).

Dyskinesien scheinen bei hirngeschädigten Patienten häufiger zu sein, außerdem sind Frauen stärker gefährdet als Männer. Über die Pathogenese ist noch wenig bekannt; man nimmt an, daß sich im Laufe der Behandlung eine Überempfindlichkeit der dopaminergen Rezeptoren im Striatum eingestellt hat. Beim Auftreten von Spätdyskinesien muß das Neuroleptikum abgesetzt werden. Behandlungsversuche wurden mit Reserpin und Imipramin unternommen (Angst u. Woggon 1980).

Zwar kommen Spätdyskinesien im Kindesalter und auch im Jugendalter kaum vor, doch gibt es dyskinetische Syndrome, die ähnlich sind und nach abruptem Absetzen von Neuroleptika auftreten können (Polizos u. Engelhardt 1978). Diese Dyskinesien bilden sich nach einigen Monaten in der Regel wieder zurück. Sie können auch durch eine Dosiserhöhung behoben werden. Polizos u. Engelhardt (1978) haben ermittelt, daß rund die Hälfte der Kinder, die unter Neuroleptikatherapie ein extrapyramidales Syndrom entwickeln, später ein *dyskinetisches Entzugssyndrom* zeigen. Dieses unterscheidet sich von den Spätdyskinesien (tardive Dyskinesien) durch seine Reversibilität, die kürzere Manifestationsdauer und das Verteilungsmuster der Dyskinesien, welches hauptsächlich Rumpf und Extremitäten betrifft und im Gegensatz zur Spätdyskinesie schon nach kurzer Medikationsdauer auftreten kann (Eggers 1984).

Epileptische Anfälle

Die meisten Neuroleptika erniedrigen die zerebrale Krampfschwelle, was bei entsprechender Disposition zum Auftreten von epileptischen Anfällen führen kann.

Psychische Nebenwirkungen

Nach Neuroleptikamedikation treten eine Reihe *unspezifischer Nebenwirkungen* auf wie Erregtheit, Reizbarkeit, Schlaflosigkeit, gelegentlich Halluzinationen und Verwirrtheitszustände. Nach längerer Medikation, insbesondere nach Depot-Neuroleptika, beobachtet man auch depressive Zustandsbilder, die häufig unter dem Begriff der *„pharmakogenen Depression"* beschrieben wurden, die jedoch vorerst als ungesichert angesehen werden muß. Psychotische Zustandsbilder und Verwirrtheitszustände (delirante Syndrome) werden manchmal auch durch Anti-Parkinson-Mittel ausgelöst.

Dermatologische Veränderungen und Allergien

Wie bei nahezu allen Medikamenten können auch nach Neuroleptikagabe Arzneimittelexantheme auftreten. Beobachtet wurden ferner eine Steigerung der Photosensibilität sowie Ablagerung von Pigment in der Haut, in inneren Organen und in den Augen.

Weitere Nebenwirkungen

Bei allen Patienten, die längere Zeit neuroleptisch behandelt werden, tritt eine zum Teil erhebliche Gewichtszunahme auf, die offenbar sowohl auf eine Appetitsteigerung als auch auf eine Verminderung der motorischen Aktivität zurückzuführen ist. Von Neuroleptika gibt es nach 30jähriger Anwendung keinen einzigen Hinweis auf eine Abhängigkeit.

31.1.5 Abschließende Bemerkungen

Die in den letzten Jahren entwickelten Neuroleptika haben zu großen Fortschritten in der Behandlung psychotischer Zustandsbilder und verschiedener anderer Störungen geführt. Dennoch kann die derzeitige therapeutische Situation noch nicht als befriedigend bezeichnet werden. Gearbeitet wird an der Entwicklung von Neuroleptika, die von hoher antipsychotischer Wirksamkeit sind, aber keine extrapyramidalen Symptome hervorrufen und auch keine weiteren Risiken mit sich bringen. Nach bisheriger Vorstellung werden dies Substanzen sein, die eine hohe Affinität zu den D_2-Rezeptoren besitzen und vorwiegend im mesolimbischen System ihre Wirksamkeit entfalten und weniger im Striatumbereich. Es wird aber auch nach Neuroleptika gesucht, die anderen Wirkprinzipien gehorchen (z. B. präsynaptische Dopaminantagonisten). Ein großes Problem stellen schizophrene Jugendliche mit einer Minus-Symptomatik dar, die auf die herkömmlichen Neuroleptika nicht hinreichend reagieren.

Trotz der bisher großen Erfolge und der hohen Erwartungen, die an die Neuroleptikatherapie bestehen, darf die psychopharmakologische Behandlung *nie* einzige Behandlungsmaßnahme sein. Sie muß stets mit anderen Methoden wie stützende Psychotherapie, Übungsbehandlungen, Arbeits- und Beschäftigungstherapie usw. kombiniert werden. Je nach zugrundeliegender Störung und Krankheitsphase wechselt der Behandlungsschwerpunkt und damit auch der Stellenwert der angewandten Behandlungsmethode.

31.1.6 Literatur

Angst, J., B. Woggon: Psychopharmakotherapie. In Kisker, K. P., J. E. Meyer, C. Müller, E. Strömgren: Psychiatrie der Gegenwart, 2. Aufl., Bd. I/2. Springer, Berlin 1980

Benkert, O., H. Hippius (unter Mitarbeit von H. Wetzel): Psychiatrische Pharmakotherapie, 4. Aufl. Springer, Berlin 1986

Berner, P., G. Schönbeck: Biologische Behandlungsmethoden. In Kisker, K. P., H. Lauter, J.-E. Meyer, C. Müller, E. Strömgren: Psychiatrie der Gegenwart, 3. Aufl., Bd. IV (Schizophrenien). Springer, Berlin 1987

Delay, J., P. Deniker: 38 cas de psychoses traitées par la cure prolongée et continuée de 4568 R. P. Annales médico-psychologiques 110 (1952) 364

Delini-Stula, A.: Neuroanatomical, neuropharmacological and neurobiochemical target systems for antipsychotic activity of neuroleptics. Pharmacopsychiatry 19 (1986) 134–139

Eggers, C.: Neuroleptika. In Nissen, G., Chr. Eggers, J. Martinius: Kinder- und jugendpsychiatrische Pharmakotherapie. In Klinik und Praxis. Springer, Berlin 1984

Freyhan, F. A.: Psychomotilität, extra-pyramidale Syndrome und Wirkungsweisen neuroleptischer Therapien (Chlorpromazine, Reserpine, Proclorperazine). Nervenarzt 28 (1957) 504–509

Haase, H. J.: Therapie mit Psychopharmaka und anderen, seelisches Befinden beeinflussenden Medikamenten, 4. Aufl. Schattauer, Stuttgart 1977

Janssen, P., W. van Bever: Butyrophenone und Diphenylbutylamine. In Hippius, H., H. E. Klein: Therapie mit Neuroleptika. Perimed, Erlangen 1983

Jörgensen, A.: Metabolism and pharmacokinetics of antipsychotic drugs. In Bridges, J. W., L. F. Chasseaud: Progress in Drug Metabolism, vol. IX. Taylor & Francis, London 1986

Kline, N. S.: Use of Rauwolfia serpentina Benth. in neuropsychiatric conditions. Annals of the New York Academy of Sciences 59 (1954) 107–132

Möller, H. J., W. Kissling, K.D. Stoll, G. Wendt: Psychopharmakotherapie. Ein Leitfaden für Klinik und Praxis. Kohlhammer, Stuttgart 1989

Polizos, P., D. M. Engelhardt: Dyskinetic phenomena in children treated with psychotropic medications. Psychopharmacology Bulletin 14 (1978) 65–68

Remschmidt, H., F. Mewe, G. Mewe, I. Dauner, W. Merschmann: Der Einfluß von Thioridazin (Melleril-Sandoz) auf Psychomotorik, Konzentrationsverhalten und Reaktionsvermögen bei verhaltensgestörten Kindern. Pharmakopsychiatrie, Neuro-Psychopharmakologie 10 (1977) 1–9

Werry, J. S.: Pediatric Psychopharmacology. The Use of Behavior Modifying Drugs in Children. Brunner/Mazel, New York 1978

White, J. H.: Pediatric Psychopharmacology: A Practical Guide to Clinical Application. Williams & Wilkins, Baltimore 1977

Wiener, J. M.: Psychopharmacology in Childhood and Adolescence. Basic Books, New York 1977

Wolpert, A., D. Farr: Psychotropics and their effect on the EKG in children. Diseases of the Nervous System 36 (1975) 435–436

31.2 Antidepressiva

31.2.1 Nomenklatur und historische Anmerkungen

Die Ära der Antidepressiva begann mit der Entdeckung der antidepressiven Wirksamkeit von *Imipramin* durch den Schweizer Psychiater Kuhn (1957). Bereits zuvor hatten die französischen Psychiater Delay u. Deniker (1952) festgestellt, daß *Chlorpromazin* manische Zustandsbilder und schizophrene Psychosen günstig beeinflußt. Im Gefolge der Beobachtungen von Delay und Deniker wurden zahlreiche Substanzen erprobt, u. a. das Imipramin, dessen Wirkungsspektrum Kuhn zunächst mit einem „schwachen Chlorpromazin" verglich. Bei Patienten mit endogenen Depressionen stellte er die deutlich depressionslösende Wirkung fest. In der Folgezeit wurden eine Reihe von Substanzen erprobt, die vom Imipramin abgeleitet waren und eine ähnliche Wirkung zeigten. Es bürgerte sich der Begriff „*Thymoleptikum*" ein, der später durch „Antidepressivum" ersetzt wurde. Bis heute ist *Imipramin eine Referenzsubstanz*, mit deren Hilfe das Wirkungsprofil anderer Antidepressiva definiert wird.

Ebenfalls 1957 beschrieb der amerikanische Psychiater Kline (Loomer u. Mitarb. 1957) ein ganz anderes Antidepressivum, den *Monoaminooxidase-Hemmer (MAO-Hemmer) Iproniazid* (Marsilid), der ursprünglich wie auch das Imipramin nicht als Psychopharmakon konzipiert war, sondern bei der Entwicklung von Tuberkulostatika entdeckt wurde. Damit wurde zur gleichen Zeit ein ganz anderes Wirkungsprinzip antidepressiver Behandlung entdeckt. Die Entwicklung wandte sich jedoch in Richtung der Imipramin-Derivate, da die MAO-Hemmer wegen zum Teil erheblicher Nebenwirkungen aus dem Handel gezogen wurden. Die MAO-Hemmer zeigten eine sehr stark antriebssteigernde Wirkung, weshalb sie mit dem Begriff „*Thymeretikum*" beschrieben wurden. Auch diese Bezeichnung wird heute kaum mehr angewandt. Vielmehr werden auch die MAO-Hemmer unter dem Begriff „Antidepressivum" subsumiert. Dies ist um so mehr gerechtfertigt, als sich in den folgenden Jahren herausstellte, daß sowohl die trizyklischen Antidepressiva, zu denen das Imipramin gehört, als auch die MAO-Hemmer sehr ähnliche Wirkungen auf den Stoffwechsel der biogenen Amine ausüben.

Im letzten Jahrzehnt wurden als weitere Gruppe die *tetrazyklischen Antidepressiva* entwickelt, die sich strukturchemisch und pharmakologisch von den trizyklischen und den MAO-Hemmern unterscheiden. Schließlich sind zur Depressionsprophylaxe noch die *Lithium-Präparate* zu nennen, deren Anwendung bei manischen Zustandsbildern durch den Australier Cade (1949) begründet wurde.

Damit lassen sich die *antidepressiven Substanzen* in fünf Gruppen einteilen:

1. trizyklische Antidepressiva,
2. tetrazyklische Antidepressiva,
3. Monoaminooxidase-Hemmer,
4. andere Antidepressiva,
5. Lithiumsalze.

Im folgenden wird auf die ersten vier Substanzgruppen eingegangen (Tab. 31.**5**). Über die Lithium-Behandlung orientiert Kap. 31.3.

Sehr bald wurden Antidepressiva, insbesondere Imipramin, auch bei Kindern und Jugendlichen angewandt. Ihre spezifische *Anwendung* bei depressiven Zustandsbildern *im Kindesalter und in der Adoleszenz hat durch folgende Entwicklungen* in den letzten Jahren *Aufschwung erhalten* (Puig-Antich u. Mitarb. 1985):

– Das Konzept der maskierten Depression wurde fallengelassen, weil sich die unter diesem Terminus zusammengefaßten Symptome entweder als unspezifische Beschwerden oder als Bestandteil einer endogenen Depression erwiesen (Puig-Antich 1982).
– Die Existenz endogen-phasischer Psychosen konnte auch für das Kindes- und Jugendalter bestätigt werden. Die These ist für den deutschen Sprachraum nicht neu (Bürger-Prinz 1935; Spiel 1961; Stutte 1969).
– Es gibt mittlerweile übereinstimmende Kriterien für die Diagnose endogen-phasischer Psychosen im Kindes- und Jugendalter (Anthony u. Scott 1960; Kovacs u. Mitarb. 1984; DSM-III-R).
– Es liegen Befunde vor, wonach psychosoziale Defizite mit endogen-phasischen Psychosen bei präpuberalen Kindern assoziiert sind (Puig-Antich u. Mitarb. 1985).

Diese Beobachtungen sowie die verfeinerte Methodik, die für die Durchführung von Erprobungsstudien zur Verfügung steht, haben zu einem neuen Aufschwung des Interesses und der Forschung über die Anwendung antidepressiver Substanzen im Kindes- und Jugendalter geführt.

31.2.2 Pharmakologie, Biochemie und Wirkungsmechanismen

Allgemeine Wirkungsmechanismen von Antidepressiva

Die meisten Untersuchungen zur Biochemie der Antidepressiva befassen sich mit den *biogenen Aminen*. Sie konzentrieren sich vor allem auf die Katecholamine Noradrenalin und

Dopamin sowie auf das Serotonin. Diese Substanzen sind biochemische Überträgersubstanzen im ZNS und werden daher unter der Bezeichnung *Transmitter* zusammengefaßt. *Noradrenalin* entsteht in den Neuronen aus der Aminosäure Tyrosin über die Zwischenstufen Dopa und Dopamin. *Serotonin* entsteht aus der Aminosäure Tryptophan über die Zwischenstufe 5-Hydroxytryptophan (Abb. 31.**5a** u. **b**).

Ausgehend von der Monoamin-Hypothese der endogenen Depression wurde postuliert, daß ein primäres Defizit biogener Amine in der Pathogenese der endogenen Depression von kausaler Bedeutung sein könnte (Coppen 1967; Schildkraut 1967; Lapin u. Oxenkrug 1969). Über einen Mangel an verfügbaren Transmittersubstanzen hinaus wird heute auch eine veränderte Affinität postsynaptischer Transmitterrezeptoren für die Pathophysiologie der endogenen Depression als relevant erachtet.

Nachdem Glowinski u. Axelrod (1964) zeigen konnten, daß Imipramin in der Lage ist, die Aufnahme von Noradrenalin in die Synapsen des ZNS zu hemmen, gelang in den darauffolgenden Jahren auch der Nachweis einer wirksamen Hemmung von Serotonin durch Imipramin und andere trizyklische Substanzen mit einer tertiären Aminseitenkette (Ross u. Reny 1969; Shaskan u. Snyder 1970). Neurochemisch gesehen, zeigen Antidepressiva somit eine unterschiedliche Präferenz für die Wiederaufnahmehemmung speziell der beiden Transmitter Noradrenalin und Serotonin. So bewirkt Maprotilin eine recht spezifische Noradrenalin-Wiederaufnahmehemmung und Fluvoxamin eine selektive Inhibition der Serotonin-Aufnahme, während Amitriptylin, Imipramin und Clomipramin eine unspezifische Präferenz im Hinblick auf die Wiederaufnahmehemmung für beide Transmitter aufweisen.

Ausgehend von diesen In-vitro-Untersuchungen werden derzeit im Hinblick auf die klinisch relevanten Wirkungen der Antidepressiva drei *Mechanismen* als besonders wichtig erachtet.

1. *Kompensation eines Amindefizites:* Zur Kompensation eines Amindefizites bewir-

ken Antidepressiva eine Konzentrationserhöhung an verfügbarer Transmittersubstanz über

a) die Wiederaufnahmehemmung (Re-uptake-Hemmung) der Transmittersubstanz in die präsynaptische Nervenendigung;

b) die Hemmung des Abbaus von Serotonin oder Noradrenalin durch eine Inhibition der Monoaminoxidase;

c) die Beeinflussung präsynaptischer α_2-Rezeptoren und von Autorezeptoren, welche die Freisetzung des Transmitters mit dessen verfügbarer Konzentration im synaptischen Spalt im Sinne einer „Autoregulation" rückkoppeln.

2. *Überempfindlichkeit postsynaptischer Rezeptoren:* Unter der Vorstellung einer Überempfindlichkeit postsynaptischer Rezeptoren als Konsequenz eines bei Depressiven verminderten Substratangebotes an verfügbarer Transmittersubstanz wird der *„downregulation"* im Sinne einer verminderten Empfindlichkeit (Beeinflussung der spezifischen Bindung und der maximalen Anzahl verfügbarer Bindungsstellen) eine für die antidepressive Wirkung entscheidende Bedeutung beigemessen. Diese Veränderungen in der Empfindlichkeit postsynaptischer Rezeptoren und der mit ihnen assoziierten membrangebundenen Prozesse (z. B. Beeinflussung von Second-Messenger-Abläufen) dürften für die klinisch beobachtete Latenzzeit bis zum vollen Wirkungseintritt (ca. 1—3 Wochen) verantwortlich sein.

3. *Anstoßwirkung für eine Normalisierung des gestörten Stoffwechsels der biogenen Amine:* Diese Wirkungen bedingen entweder insgesamt oder möglicherweise auch bei biochemisch distinkten Subgruppen Depressiver unterschiedlich gewichtet eine „Anstoßwirkung" für eine Normalisierung gestörter neurochemischer Prozesse (Paioni 1983). Im Lichte dieser Auffassung sind die monoaminergen Synapsen lediglich besonders günstige Angriffspunkte für Antidepressiva und nicht die alleinige Wirkungsstätte.

Was den *zeitlichen Ablauf* betrifft, so sind die unter 1 genannten Wirkungen als unmittelbare oder akute Wirkungen zu bezeichnen, während die unter 2 und 3 genannten Mechanismen sich auf die mittel- bis langfristige Wirkung der Antidepressiva beziehen.

Abb. 31.**5a** u. **b** Schematische Darstellung (**a**) einer noradrenergen (**b**) einer serotonergen Synapse und der antidepressiven Wirkungen (nach Möller u. Mitarb. 1989)

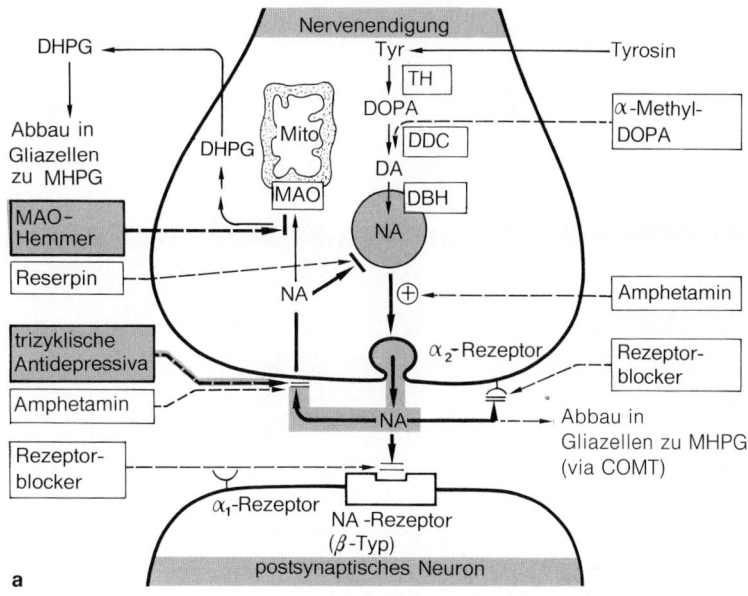

a

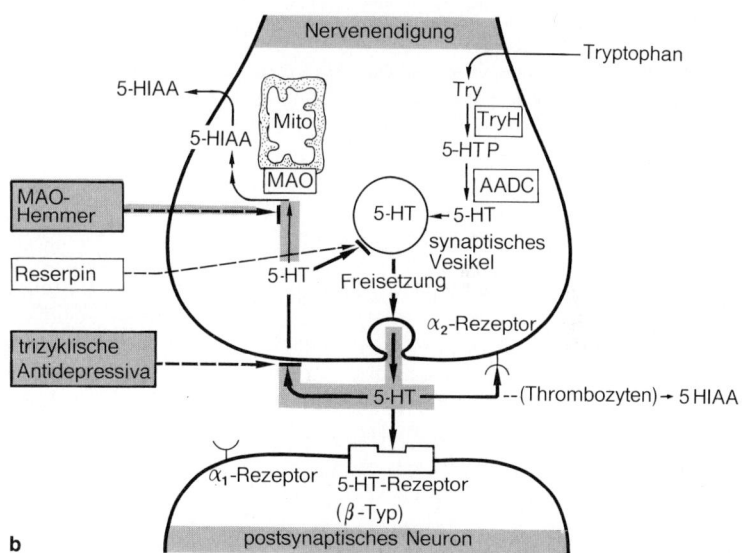

b

TYR	Tyrosin	5-HTP	5-Hydroxy-Tryptophan
TH	Tyrosin-Hydroxylase	AADC	Aminosäuredecarboxylase
DOPA	3,4-Dihydroxy-Phenylalanin	5-HT	Serotonin
DDC	DOPA-Decarboxylase	5-HIAA	5-Hydroxy-Indolessigsäure
DBH	Dopamin-Beta-Hydroxylase	DA	Dopamin
DHPG	3,4-Dihydroxy-Phenylglykol	DOPAC	Dihydroxyphenyl-Essigsäure
MHPG	3-Methoxy-4-Hydroxy-Phenylglykol	HVS	Homovanillinsäure
		COMT	Katecholamin-O-Methyltransferase
MAO	Monoamino-Oxidase	NA	Noradrenalin
TRY	Tryptophan	3-MT	3-Methoxy-Tyramin
TRYH	Tryptophan-Hydroxylase	NMN	Normetanephrin

Antidepressivum	Wiederaufnahmehemmung			Rezeptorenblockade						Effekte an Betarezeptoren bei längerer Anwendung
	NA	5-HT	DA	α_1	α_2	5-HT	H_1	Ach	DA	
Trizyklika										
Imipramin	■	■	—	■	—	■	■	■	—	↓
Amitriptylin	■	■	—	■	▪	■	■	■	▪	↓
Trimipramin	—	—	—	■	—	■	■	■	■	∅
Tetrazyklika										
Mianserin	▪	—	—	■	■	■	■	▪	—	↓
Maprotilin	■	—	—	■	—	—	■	▪	—	↓
Oxaprotilin	■	—	—	—	—	—	▪	—	—	↓
Non-Trizyklika										
Nomifensin	■	■	▪	—	—	—	—	—	—	↓
Zimelidin	—	■	—	—	—	—	—	—	—	∅↓
Trazodon	—	—	—	■	—	—	—	—	■	↓

■ sehr starke Wirksamkeit (ED_{50} 1 - 10 mg/kg)
■ mäßige Wirksamkeit (ED_{50} 10 - 25 mg/kg)
▪ schwache Wirksamkeit ($ED_{50} > 25$ mg/kg)
— bis zu toxischen Dosen keine relevante Wirkung

Abb. 31.**6**   Akute Effekte verschiedener Antidepressiva (Erklärung der Abkürzungen s. Abb. 31.**5**) (nach Delini-Stula 1986 und Möller u. Mitarb. 1989)

In Abb. 31.6 sind die wichtigsten Antidepressiva im Hinblick auf ihre Wiederaufnahmehemmung sowie ihre Rezeptoreneigenschaften aufgeführt. Die letzte Spalte gibt über ihre Effekte auf die Betarezeptoren bei längerer Anwendung (down regulation) Auskunft.

Wegen der großen Bedeutung soll die **Wirkung auf die Transmittersysteme** noch einmal kurz dargestellt werden (nach Möller u. Mitarb. 1989).

1. **Wirkung auf das noradrenerge System:** Eine der ersten, bis heute noch gültigen Hypothesen zur Genese endogener Depressionen geht davon aus, daß bei den Patienten ein Mangel des Neurotransmitters Noradrenalin im synaptischen Spalt der noradrenergen Neurone besteht. Der logische Schritt zur Behebung dieses Mangels ist, für eine *Anreicherung von Noradrenalin im synaptischen Spalt* zu sorgen, was sich auf folgenden Wegen erreichen läßt:

a) *Wiederaufnahmehemmung von Noradrenalin:* Manche Antidepressiva hemmen selektiv die Wiederaufnahme von Noradrenalin in die präsynaptische Nervenendigung (s. Abb. 31.5 u. 6) (z. B. Maprotilin). Andere bewirken eine Wiederaufnahmehemmung, die nicht selektiv ist und sich sowohl auf Noradrenalin als auch auf Serotonin bezieht (z. B. Amitriptylin, Clomipramin, Imipramin).

b) *Präsynaptische α_2-Rezeptoren-Blockade:* Die α_2-Rezeptoren sind für die Regulation der Noradrenalin-Konzentration im synaptischen Spalt verantwortlich. Bei zu hoher Konzentration von Adrenalin im synaptischen Spalt wird von diesen Rezeptoren die Freigabe vermindert. Durch eine Blockade dieser Rezeptoren, z. B. durch Mianserin, läßt sich die Noradrenalin-Konzentration im synaptischen Spalt erhöhen.

c) *Hemmung des Abbaus von Noradrenalin:*
Dieser erfolgt überwiegend durch die
Monoaminooxidase (MAO). Wird dieser
Abbau durch Monoaminooxidase-Hemmer vermindert, so steht mehr Noradrenalin in der Synapse bzw. im synaptischen Vesikel zur Verfügung. Jedoch sind
auch diesem Mechanismus Grenzen gesetzt: Überschreitet die Noradrenalin-
Konzentration in der Synapse einen gewissen Wert, so wird weniger Noradrenalin synthetisiert. Es besteht also diesbezüglich ein Regelkreis.

2. **Wirkung auf das serotonerge System:** Die
Serotonin-Hypothese der endogenen Depression besagt, daß bei diesen bzw. bestimmten Subgruppen von Depressionen im
synaptischen Spalt ein Serotonin-Mangel
entsteht. Aus dieser Hypothese ergibt sich
für die Therapie, für eine *höhere Konzentration von Serotonin im synaptischen Spalt*
zu sorgen. Dies ist wiederum durch drei Mechanismen möglich:
  a) *Wiederaufnahmehemmung für Serotonin:*
  Diesbezüglich gibt es wiederum selektive
  Wiederaufnahmehemmer wie z. B. das
  Fluvoxamin und andere, die nicht selektiv wirken, die also neben der Wiederaufnahme des Serotonins auch die des Nor-
  adrenalins hemmen. Zu ihnen gehören
  Amitriptylin, Clomipramin und Imipramin.
  b) *Alpharezeptorenblockade:* Dieser Mechanismus funktioniert analog zu der beschriebenen Rezeptorenblockade beim
  adrenergen System.
  c) *Hemmung des Serotonin-Abbaus:* Der
  Serotonin-Abbau erfolgt einerseits über
  die Aufnahme in Thrombozyten und zum
  anderen ebenfalls über die Monoaminooxidase, deren Aktivität durch Monoaminooxidase-Hemmer wie das Tranylcypro-
  min inhibiert werden kann.

3. **Wirkung auf das dopaminerge System:** Das
dopaminerge System ähnelt dem noradrenergen, da der Syntheseweg beider
Substanzen bis zum Dopamin gleich ist. Allerdings bestehen über die Wirkung der Antidepressiva auf das dopaminerge System
noch viele Unklarheiten und Widersprüche.
Es befinden sich antidepressive Substanzen
in Entwicklung, die spezifisch auf das dopaminerge System wirken. Darüber hinaus

verändert Imipramin die Rhythmizität der
Empfindlichkeit dopaminerger Rezeptoren
(Naber u. Mitarb. 1980).
4. **Wirkung auf zentrale Histamin-Rezeptoren:**
Verschiedene tri- und tetrazyklische Antidepressiva zeigen eine zum Teil ausgeprägte
antihistaminische Wirkung an den H1- und
H2-Rezeptoren. Die Blockade der H1-Re-
zeptoren geht mit einer sedierenden und anxiolytischen Wirkung einher, die Wirkung
an den H2-Rezeptoren wird als ein neues
Wirkungsprinzip der Antidepressiva diskutiert (Möller u. Mitarb. 1989).

Gruppen von Antidepressiva

Über die wichtigsten im Handel befindlichen
Antidepressiva sowie die in deutsprachigen
Ländern eingeführten Präparate informiert
Tab. 31.**5**.
1. **Trizyklische Antidepressiva:** Trizyklische
und tetrazyklische Antidepressiva leiten
sich letztlich vom *Imipramin* ab, das als das
am besten erforschte Antidepressivum gelten kann. Die Bezeichnung leitet sich aus
der chemischen Struktur dieser Gruppe von
Substanzen ab, die aus einem Grundgerüst
aus drei Ringen und unterschiedlichen Sei-
tenketten bestehen. Imipramin und Amitriptylin enthalten an der Seitenkette je zwei
Methylgruppen. Von beiden Substanzen
existieren desmethylierte Verbindungen
(Abb. 31.**7**). Im Vergleich zu den Mutter-
substanzen wirken die beiden desmethylier-
ten Verbindungen stärker antriebssteigernd.
Sie unterscheiden sich aber auch biochemisch: Desipramin hat eine stärker noradre-
nalinpotenzierende Wirkung als Imipramin
(Benkert u. Hippius 1986).
Die *pharmakologischen Wirkungen* der trizyklischen Antidepressiva können unter folgenden Gesichtspunkten zusammengefaßt
werden (Stille 1968; Benkert u. Hippius
1974; Nissen u. Mitarb. 1984; Möller u. Mitarb. 1989):
  a) Sie heben im Tierversuch verschiedene
  Reserpinwirkungen auf (Reserpinantago-
  nismus). Zum Beispiel werden Katalep-
  sie, Hypotonie und Ptosis aufgehoben
  oder abgeschwächt.
  b) Sie potenzieren verschiedene Katechol-
  aminwirkungen (z. B. Verstärkung der

Tabelle 31.**5** Antidepressiva, die in der BRD, in Österreich und der Schweiz im Handel erhältlich sind (nach Angst u. Woggon 1980)

Internationale chemische Kurzbezeich-nung (generic name)	Handelsnamen		
	BRD	Österreich	Schweiz
Trizyklische Antidepressiva			
Amitriptylin	Laroxyl Saroten Tryptizol	Saroten Tryptizol	Laroxyl Saroten Tryptizol
Clomipramin	Anafranil	Anafranil	Anafranil
Desipramin	Pertofran	Pertofran	Pertofran
Dibenzepin	Noveril	Noveril	Noveril
Dimetracin	Istonil	Istonil	Istonil
Doxepin	Aponal	Sinquan	Sinquan
Imipramin	Tofranil	Tofranil	Tofranil
Lofepramin (Clofepramin Lopramin)	Gamonil	–	Gamonil
Melitracen	Trausabun	Trausabun	Dixeran
Nortriptylin	Nortrilen	Nortrilen	Nortrilen Sensival
Noxiptilin	Agedal	Agedal	–
Opipramol	Insidon	Insidon	Insidon
Protriptylin	Maximed	Concordin	Concordin
Trimipramin	Stangyl Surmontil	Stangyl	Surmontil
Tetrazyklische Antidepressiva			
Maprotilin	Ludiomil	Ludiomil	Ludiomil
Mianserin	Tolvin	Tolvon	Tolvon
Andere Strukturen			
Nomifensin	Alival	–	Alival
Trazodon	–	–	Trittico
Monoaminooxidase-Hemmer			
Isocarboxazid	–	Marplan	Marplan
Nialamid	–	Niamid	–
Tranylcypromin	Parnate	–	–
– in Kombina-tion mit Tri-fluoperazin	Jatrosom	Jatrosom	Eskapar

noradrenalinbedingten Blutdrucksteige-rung).

c) Sie haben eine zentrale anticholinergi-sche Wirkung.

d) Sie verursachen Veränderungen der hirn-elektrischen Aktivität, die sich bei Verab-reichen geringer Dosen in einer Fre-quenzverlangsamung mit erhöhter Am-plitude zeigen, bei höheren Dosierungen in Dysrhythmien. Bei hoher Dosierung können hypersynchrone Aktivität und zerebrale Anfälle auftreten. Die EEG-Veränderungen können auch zur Charak-terisierung eines Antidepressivums her-angezogen werden.

e) Die klinischen Wirkungen sind je nach Typ des trizyklischen Antidepressivums unterschiedlich (Kielholz 1971) (s. Abb. 31.**9**):

– *Imipramin-Typ:* depressionslösende und psychomotorisch leicht aktivie-rende Wirkung;

– *Amitriptylin-Typ:* depressionslösende und dämpfende Wirkung;

– *Desipramin-Typ:* depressionslösende und psychomotorisch stark aktivie-rende Wirkung.

2. **Tetrazyklische Antidepressiva:** Für tetra-zyklische Antidepressiva ist ein ähnlicher Mechanismus wie für trizyklische beschrie-ben worden. Auch sie sollen den Rücktrans-port von Noradrenalin in die Nervenzelle hemmen. Allerdings scheinen sie den Sero-tonin-Stoffwechsel nicht zu beeinflussen (Delini-Stula 1986; vgl. auch Abb. 31.**6**). Es ist unklar, ob dies für alle tetrazyklischen Antidepressiva gilt. Zumindest trifft es für das Maprotilin (Ludiomil) zu. Die wichtig-sten tetrazyklischen Antidepressiva sind Maprotilin (Ludiomil) und Mianserin (Tol-vin).

3. **Monoaminooxidase-Hemmer (MAO-Hem-mer):** Wie bereits erwähnt, führt die Verab-reichung von Monoaminooxidase-Hem-mern im Tierversuch zu einem Anstieg der Konzentration von Katecholaminen und Se-rotonin im Gehirn. Sie zeigen einen deut-lichen Reserpin-Antagonismus. Nach Re-serpin-Gabe tritt eine deutliche Sedierung ein, nach Gabe von MAO-Hemmern kommt es zu einer Steigerung der motori-schen Aktivität. Diese wird als Analogon

Amitriptylin

Imipramin

Nortriptylin

Desipramin

zur antidepressiven Wirkung der MAO-Hemmer beim Menschen angesehen.

MAO-Hemmer können im Tierversuch die Reserpin-Sedierung aufheben. Es bestehen Anhaltspunkte dafür, daß die antidepressive Wirkung der MAO-Hemmer auf eine vermehrte Freisetzung von Serotonin zurückzuführen ist. Damit würden die MAO-Hemmer die sogenannten serotoninergen Depressionen beeinflussen. MAO-Hemmer sind wegen toxischer Wirkungen und einer Reihe unerwünschter Nebenwirkungen in den letzten Jahren weniger verordnet worden. Es gibt jedoch Versuche, Präparate mit geringeren Nebenwirkungen auf den Markt zu bringen.

Für das Verständnis der Depressionen sind Monoaminooxidase-Hemmer auch heute noch von großer Bedeutung. Deshalb soll auf die *im Tierversuch nachgewiesenen Wirkungen* eingegangen werden (Pletscher u. Mitarb. 1960; Benkert u. Hippius 1986):

- Durch die Hemmung des Metabolismus der Monoamine kommt es zu einer starken Konzentrationserhöhung dieser Transmittersubstanzen im Gehirn (Noradrenalin und Serotonin).
- Wie trizyklische Antidepressiva bewirken sie einen deutlichen Reserpin-Antagonismus.

- Die Verabreichung von MAO-Hemmern und ihren Vorstufen führt zu einer Intensivierung von exogen zugeführten Aminen. Durch Tyramin im Tierversuch ausgelöste Krämpfe werden verstärkt, ebenso die Wirkungen von Tryptophan, Oxytryptophan, Tryptamin und Oxytryptamin. Da diese Substanzen mit der Nahrung zugeführt werden, kann es während der Behandlung mit MAO-Hemmern zu ausgeprägten Kopfschmerzanfällen und gefährlichen Blutdruckkrisen kommen. Die mit der Nahrung zugeführten Amine werden normalerweise durch die Monoaminooxidase der Leber abgebaut. MAO-Hemmer verzögern diesen Abbau.

Heute wird an MAO-Hemmern gearbeitet, die diese Nebenwirkungen nicht haben. Die Interaktionen mit tyraminhaltiger Nahrung, speziell die hierdurch ausgelösten hypertensiven Krisen, ebenso wie schwere Hyperthymien beim Wechsel zu trizyklischen Antidepressiva, werden auf die unspezifische und irreversible Inhibition der Monoaminooxidase zurückgeführt (Murphy u. Mitarb. 1984). Die beiden Isoenzyme der Monoaminooxidase zeigen eine unterschiedliche Substratspezifität: MAO-A wirkt bevorzugt auf Serotonin und Noradrenalin, während MAO-B Dopamin und Phenylethylamin deaminiert. Entspre-

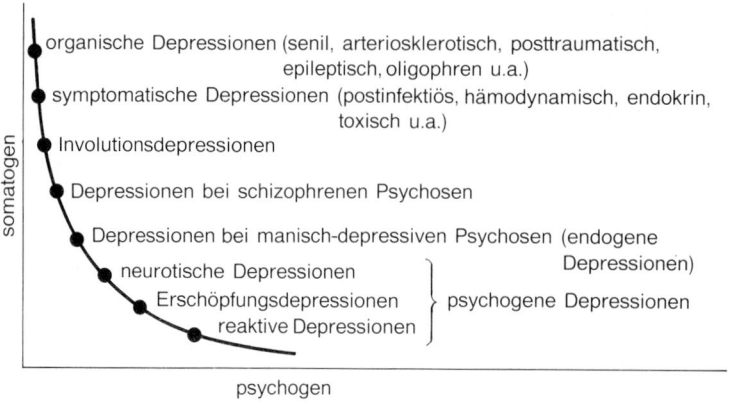

Abb. 31.**8** Nosologische Einordnung der Depressionszustände (nach Kielholz 1971)

chend dieser unterschiedlichen Substratspezifität wurden in den letzten Jahren selektive Monoaminooxidase-Hemmer (z. B. Brofaromin [MAO-A-Hemmung] und Deprenyl [MAO-B-Hemmung]) mit reversibler Inhibition entwickelt. Aufgrund dieses spezifischeren Wirkprofiles scheinen die Substanzen im Hinblick auf die bislang erfolgten klinischen Prüfungen eine weitgehend sichere Medikation bei deutlich reduzierten Nebenwirkungen zu ermöglichen (Bieck u. Antonin 1988; Bieck u. Mitarb. 1989; Mann u. Mitarb. 1989).

31.2.3 Indikationen (klinische Anwendungen)

Depressive Zustandsbilder

Die Behandlung mit antidepressiv wirksamen Substanzen hat eine sorgfältige Diagnostik und Differentialdiagnostik des depressiven Zustandsbildes zur Voraussetzung. Abb. 31.**8** gibt das Schema von Kielholz (1971) zur nosologischen *Einteilung der Depressionen* wieder. Dieses für Erwachsene entwickelte Schema gilt im Grundsatz auch für Kinder und Jugendliche, auch wenn in diesem Bereich eine andere Häufigkeitsverteilung besteht.

Wenngleich das Hauptindikationsgebiet der Antidepressiva die endogenen Depressionen sind, so existiert als relative Indikation die An-

wendung dieser Substanzen als unterstützende Maßnahme auch bei anderen Formen der Depression.

Der Einsatz von Antidepressiva erstreckt sich, wie auch bei den Neuroleptika, zunächst auf die sogenannten Zielsymptome (Freyhan 1957). Diese hat Kielholz (1971) in sein *Dreikomponentenschema* aufgenommen. Nach diesem Schema kann man je nach Zielsymptomatik ihres Einsatzes drei *Grundtypen von Antidepressiva* unterscheiden:

– *Desipramin-Typ* (Norpramin, Pertofran): depressionslösende und stark psychomotorisch aktivierende Wirkung;
– *Imipramin-Typ* (Tofranil): depressionslösende und leicht psychomotorisch aktivierende Wirkung;
– *Amitriptylin-Typ* (Laroxyl, Saroten, Tryptizol): depressionslösende und dämpfende Wirkung.

Es ist versucht worden, diesen drei Grundtypen die meisten Antidepressiva zuzuordnen (Abb. 31.**9**). In diesem Schema lassen sich auch die MAO-Hemmer einordnen, bei denen die psychomotorisch aktivierende Wirkung deutlich die depressionslösende überwiegt. Sie stehen am linken Ende der Abbildung. Am rechten Ende finden sich die Neuroleptika mit leicht antidepressiver Wirkung, bei denen die dämpfende (sedierende) und anxiolytische Wirkung die depressionslösende stark über-

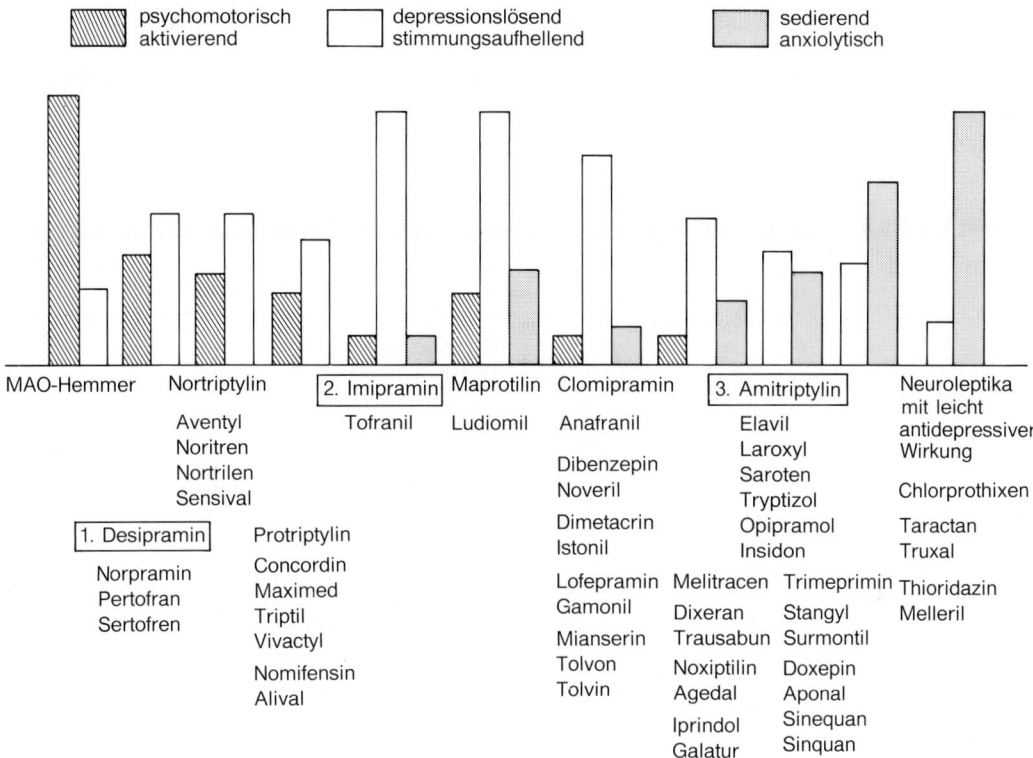

Abb. 31.**9**   Schematische Darstellung der Wirkungsprofile der Antidepressiva (nach Kielholz 1971 und Nissen u. Mitarb. 1984)

trifft. Auch die tetrazyklischen Antidepressiva (Maprotilin, Ludiomil) sind in ihrem Wirkungsspektrum deutlich erkennbar. Bei ihnen überwiegt die depressionslösende Wirkung bei weitem, während sich die psychomotorisch aktivierende und die dämpfende Wirkung fast die Waage halten.

An dieser Klassifikation wurde auch *Kritik* geübt. Insbesondere erscheint es schwierig, die Antidepressiva nach ihrer Wirkung auf den Antrieb zu klassifizieren. Angst u. Woggon (1980) weisen darauf hin, daß es kaum aussagekräftige empirische Untersuchungen gibt, welche Stimmung und insbesondere Antrieb ausreichend erfassen. Sie sind der Meinung, daß die sogenannten aktivierenden Antidepressiva hauptsächlich wegen ihrer fehlenden oder kaum vorhandenen sedierenden Wirkung als antriebssteigernd beschrieben werden.

Klinische Indikation

Nach Angst u. Theobalt (1970) können trizyklische und tetrazyklische Antidepressiva grundsätzlich bei jedem depressiven Zustandsbild indiziert sein, welches nicht durch eine andere kausale Therapie gebessert werden kann. Wenn man davon ausgeht, so kann ihre Anwendung bei nahezu allen in Abb. 31.**8** angeführten depressiven Zustandsbildern vertreten werden. In der Praxis muß jedoch diese weite Indikation eingeschränkt werden. Sie richtet sich weniger nach der Ätiologie, sondern nach der Syndromdiagnostik und der Zielsymptomatik. Danach kann man, an der Symptomatik orientiert, verschiedene depressive Syndrome unterscheiden (Angst u. Woggon 1980), die allerdings im Kindesalter selten in dieser klaren Form gefunden werden. In der Adoleszenz jedoch stellt sich eine deutliche Annäherung der Symptomatik an die des Erwachsenen ein. Es handelt sich um folgende *Syndrome*:

1. das gehemmt- bzw. apathisch-depressive Syndrom,
2. das agitiert-depressive Syndrom,
3. das hypochondrisch-depressive Syndrom,
4. das phobisch-anankastische Syndrom,
5. das psychotisch-depressive Syndrom mit Wahnideen und/oder Halluzinationen und
6. das organisch-depressive Syndrom.

Früher hat man auch ein *larviert-depressives Syndrom* unterschieden oder sogenannte depressive Äquivalente. Von der Diagnostik dieser Störungen ist man jedoch in der Adoleszentenpsychiatrie wieder abgekommen.

Im Hinblick auf diese Syndrome erlaubt das *Dreikomponentenschema* von Kielholz trotz der Kritik, die geäußert wurde, *eine relativ gute Orientierung*. Die Wahl des Antidepressivums orientiert sich an der klinischen Symptomatik unter jeweiliger Berücksichtigung von Wirkungen und Nebenwirkungen. So empfiehlt sich der Einsatz eines stärker sedierenden anxiolytischen Antidepressivums bei agitierten bzw. ängstlich-agitierten depressiven Syndromen (Laroxyl, Saroten, Tryptizol), während beim ausgesprochen gehemmt- bzw. apathisch-depressiven Syndrom eher ein Antidepressivum vom Desipramin-Typ (z. B. Pertofran) angezeigt ist. MAO-Hemmer sollten nur angewandt werden, wenn eine Depression auf tri- und tetrazyklische Antidepressiva nicht anspricht.

Praktisches Vorgehen

Antidepressiva werden in der Regel *oral* verabreicht. Die *Dosierung* erfolgt zunächst einschleichend, nach 3–5 Tagen sollte die volle Dosierung erreicht sein. Die meisten Antidepressiva haben relativ lange Halbwertszeiten, weshalb die dreimal tägliche Dosierung durch eine Verabreichung von zwei Tagesdosen ersetzt werden kann. Von manchen Präparaten gibt es Retardformen. Die *Wirkung* der meisten Antidepressiva tritt bereits nach einer Woche ein und nicht, wie vielfach geäußert, erst nach drei Wochen (Angst u. Woggon 1980). Man muß dennoch zwischen der kurz- und mittelfristigen und der langfristigen Wir-

kung der Antidepressiva unterscheiden. Erst im Rahmen der längerfristigen Wirkung kommt es zu dem beschriebenen Mechanismus der Veränderungen der Rezeptorensensitivität.

Bei sehr stark therapieresistenten bzw. schwer gehemmten Depressionen hat sich auch die *intravenöse Infusionsbehandlung* bewährt. Gute Erfahrungen liegen vor für die Behandlung mit Clomipramin (Anafranil) und Doxepin (Aponal). Behandelt wird über mehrere Monate. Es ist wichtig zu wissen, daß die Symptomatik sich vielfach nicht bis zur Symptomfreiheit zurückbildet. Die Medikation soll jedoch auch dann noch nicht abgesetzt werden, wenn Symptomfreiheit erzielt wurde. Vielmehr soll sie danach noch über mehrere Wochen fortgesetzt werden. Häufige Fehler sind zu niedrige Dosierung oder zu frühes Absetzen der Medikation. Das Absetzen erfolgt ausschleichend. Nach Nissen (1984) haben auch bei Jugendlichen die therapieresistenten Depressionen zugenommen. Auch bei ihnen hat sich eine Infusionsbehandlung bewährt (Nissen 1982).

Schulphobie

Die Schulphobie ist kein auf das Kindesalter eingegrenztes Krankheitsbild, sie kommt auch in der Adoleszenz relativ häufig vor (s. Kap. 21.1). Dies hängt damit zusammen, daß die dem Krankheitsbild zugrundeliegende massive Trennungsangst in der Adoleszenz aufgrund der Ablösungsproblematik erneut akzentuiert wird. Eine antidepressive Behandlung ist bei der Schulphobie dann sinnvoll, wenn *neben der ausgeprägten Trennungsproblematik ein depressives Zustandsbild* vorliegt. Man muß dabei aber stets im Auge haben, daß die medikamentöse Behandlung hier *nicht* die Hauptkomponente der Therapie verkörpert. Diese liegt eindeutig bei der Psychotherapie. Jedoch hat sich bei gleichzeitig depressiv verstimmten Jugendlichen die zusätzliche Gabe von *tri- oder tetrazyklischen Antidepressiva* bewährt. So konnten in einer Studie von Rabiner u. Klein (1969) 24 von 28 Kindern mit einer Schulphobie unter Imipramin-Behandlung innerhalb von 6 Wochen in die Lage versetzt werden, die Schule wieder zu besuchen. Imipramin (Tofranil) scheint in diesen Fällen insbesondere *die phobische Komponente des Syn-*

droms zu beeinflussen. Derartige Wirkungen sind auch von Erwachsenen bekannt, die an einer Agoraphobie leiden. Bei der Schulphobie kommt es wie bei der Agoraphobie auch zu panikartigen Angstattacken, die jedoch eine andere Ursache haben.

Die Dosierung folgt den gleichen Richtlinien wie bei depressiven Syndromen, es kann jedoch etwas niedriger dosiert werden. Der Einsatz von Antidepressiva, insbesondere des Imipramins, bei der Schulphobie ist seit langem bekannt (Gittelman-Klein u. Klein 1973).

Enuresis und Enkopresis

Zahlreiche Beobachtungen, auch sorgfältige Doppelblindstudien, liegen über die Wirksamkeit von *trizyklischen Antidepressiva* (insbesondere Imipramin) *bei Enuresis* vor. An der Wirksamkeit dieser Substanzen bei der Enuresis nocturna kann kein Zweifel bestehen. Im Prinzip kann jede Enuresis nocturna durch trizyklische Antidepressiva unterbrochen werden, wenn man sie nur ausreichend hoch dosiert. Letzteres ist allerdings keineswegs zu empfehlen. Auch Amitriptylin (Laroxyl, Saroten, Tryptizol) und Maprotilin (Ludiomil) sind nocturna wirksam.

Nach Nissen (1984) kommt die Wirkung von Imipramin bei der Enuresistherapie durch folgende Komponenten zustande:

- Die Schlaftiefe wird herabgesetzt, wodurch die Wahrnehmung von Weckreizen möglich wird.
- Es kommt zu einer Erhöhung der Blasenkapazität durch Tonusminderung des Detrusor vesicae.
- Es wird eine Tonussteigerung des Blasenschließmuskels erzeugt.
- Infolge einer leichten lokalanästhetischen Wirkung auf die Blasenschleimhaut tritt der Harndrang erst bei stärkerer Blasenfüllung ein.

Es liegen auch Informationen über die Wirksamkeit trizyklischer Antidepressiva bei der *Enkopresis* vor. Ihre Wirkung soll nach Connell (1972) durch einen anticholinergischen Effekt zustande kommen.

Hyperkinetisches Syndrom

Wenngleich die Pharmakotherapie des hyperkinetischen Syndroms hauptsächlich in der Verabreichung von Stimulanzien (Methylphenidat) besteht, so wurden auch mit trizyklischen und tetrazyklischen Antidepressiva Erfolge erzielt. Wiederum liegen die meisten Erfahrungen mit Imipramin (Tofranil) vor. Vergleichende Studien zeigen, daß Methylphenidat dem Imipramin überlegen ist, daß Imipramin aber deutlich höhere Erfolgsraten aufweist als die Verabreichung von Placebos (Rapoport u. Mitarb. 1974; Quinn u. Rapoport 1975).

Somnambulismus (Schlafwandeln)

Auch bei Somnambulismus hat sich die Verabreichung von trizyklischen oder tetrazyklischen Antidepressiva bewährt. Erfahrungen liegen insbesondere mit Imipramin vor. Die Wirkung wird auf eine Reduktion der Schlaftiefe und eine Verkürzung des REM-Schlafes zurückgeführt. Man verabreicht wie bei der Enuresis eine einmalige Dosis des Antidepressivums abends, z. B. 10-50 mg Tofranil.

31.2.4 Kontraindikationen

Der Schwerpunkt der antidepressiven Behandlung liegt bei den endogenen Depressionen. Wie oben erwähnt, können antidepressive Substanzen jedoch ebenfalls bei einer Reihe anderer Depressionen eingesetzt werden. Eine *reaktive oder klar neurotische Depression* mit definierbarem Konflikt stellt eine relative Kontraindikation dar. In solchen Fällen muß der Psychotherapie der Vorzug gegeben werden.

Tri- und tetrazyklische Antidepressiva

Eine absolute Kontraindikation stellt eine *Vorbehandlung mit MAO-Hemmern* dar. Will man nach einer solchen Behandlung tri- oder tetrazyklische Antidepressiva einsetzen, so ist ein Intervall von mindestens 14 Tagen einzuschieben. Besonderes Augenmerk muß der Kardiotoxizität der trizyklischen Antidepressiva geschenkt werden. Es empfiehlt sich, vor ihrem Einsatz ein EKG abzuleiten, um vorher bestehende *Herzrhythmusstörungen* zu erkennen,

die eine Kontraindikation darstellen. Reizleitungsstörungen als Nebenwirkungen sind dosisabhängig und treten in der Regel nur bei einer Dosis von mehr als 5 mg/kg Körpergewicht
und Tag auf. Bei Kindern und Jugendlichen
mit *Hirnschädigungen* ist die Gefahr eines
durch Antidepressiva ausgelösten Delirs gegeben, weshalb hier Vorsicht geboten ist.

Monoaminooxidase-Hemmer

In der Kinder- und Jugendpsychiatrie bleibt
die Anwendung von Monoaminooxidase-
Hemmern äußerst eingeschränkt. Die Haupt-
gefahr der Verabreichung von Monoaminooxi-
dase-Hemmern besteht darin, daß sie mit einer Reihe von exogen zugeführten Substanzen
in *Wechselwirkung* treten. Es sind dies: *Ami-
nopyrin, Acetanilid, Kokain, Meperidin, Reserpin und Tyramin* (Angst u. Woggon 1980).
Insbesondere *Tyramin* ist in sehr vielen Nahrungsmitteln enthalten (z. B. Camembert,
Chianti, Rollmöpsen, in verschiedenen anderen Käsesorten, in Salzheringen und in der
Hühnerleber). Die Hemmung des Tyraminab-
baus kann zu erheblichen Blutdruckschwan-
kungen (Blutdruckabfall oder -anstieg) führen. Ferner gibt es Wechselwirkungen mit
Sympathikomimetika. Diese Unverträglichkeit
mit einer Vielzahl von Nahrungsmitteln erschwert den Einsatz von MAO-Hemmern. Sie
sollten auch möglichst nicht mit *trizyklischen
Antidepressiva* kombiniert werden. Eine derartige Kombination ist zwar im Prinzip möglich, erfordert aber äußerst differenzierte
pharmakologische Kenntnisse und kann daher
nur unter sehr kontrollierten Bedingungen klinisch durchgeführt werden.

31.2.5 Unerwünschte Wirkungen

Tri- und tetrazyklische Antidepressiva

Die häufigsten Nebenwirkungen treten in den
ersten Wochen auf, so daß in dieser Zeit eine
besonders sorgfältige Beobachtung der Patienten erforderlich ist. Die wichtigsten unerwünschten Wirkungen sind:

– *Anticholinergische Nebenwirkungen:* Am
  augenfälligsten sind Austrocknung der

Schleimhäute, Mydriasis, Schwitzen, Tachykardie, Akkommodationsstörungen, Müdigkeit, Somnolenz.
– *Herzrhythmusstörungen und andere EKG-
  Veränderungen:* Häufig findet man Rhythmusstörungen bis zur Arrhythmie, im EKG
  eine Abflachung der T-Welle, ferner Hypotonie.
– Auch bei Kindern und Jugendlichen sind
  Miktionsstörungen bis zur Harnverhaltung
  nicht selten.
– *Blutbildveränderungen:* Auftreten können
  Leukopenie, Eosinophilie und Agranulozytose.
– *Störungen der Leberfunktionen:* Es kann
  zum Ikterus kommen, zum Anstieg der
  Transaminasen und der alkalischen Phos-
  phatase.
– *Erniedrigung der Anfallsschwelle*, was zu
  epileptischen Anfällen führen kann.

Ferner wurden Hautreaktionen beobachtet, in
manchen Fällen Gynäkomastie, delirante Zustandsbilder sowie eine Aktivierung schizophrener Symptome bei entsprechender Bereitschaft. Im Kindesalter wurden Wachstumsstörungen beschrieben, die jedoch nicht das gleiche Ausmaß erreichen wie bei Kindern, die
mit Stimulanzien behandelt wurden. In Einzelfällen wurde eine Potenzierung der Trijodthy-
ronin-Wirkung beschrieben. Ferner sind in seltenen Fällen bei Kindern wie Erwachsenen paradoxe aggressive Reaktionen nach Anwendung trizyklischer Antidepressiva bekanntgeworden (Tec 1963).

Monoaminooxidase-Hemmer

Die bekanntesten Nebenwirkungen sind Blutdruckkrisen (Blutdrucksenkung oder -an-
stieg), Kopfschmerzen, Schwindel, Schlafstörungen, Aktivierung schizophrener Syndrome,
Herabsetzung der Anfallsschwelle und im Gefolge epileptische Anfälle sowie Leberschäden. Das größte Hemmnis für die Anwendung
von MAO-Hemmern ist jedoch ihre Unverträglichkeit mit einer Vielzahl von Nahrungsmitteln und auch mit anderen Pharmaka. Dadurch sind sie kaum ambulant anwendbar,
weil man von den Patienten oder ihren Eltern
nicht erwarten kann, daß sie so differenzierte
Diätkenntnisse haben, daß sie die Nahrung-
aufnahme entsprechend steuern können. Eine

Abhängigkeit im Sinne der WHO-Definition wurde für Antidepressiva bislang *in keinem einzigen Fall beschrieben*. Diese häufig von Patienten gestellte Frage kann also klar mit Nein beantwortet werden.

31.2.6 Literatur

American Psychiatric Association (APA): Diagnostic and Statistical Manual of Mental Disorders, 3rd ed., revised (DSM-III-R). APA, Washington 1987 (dtsch. Bearb. von Wittchen, H.-U., H. Saß, M. Zaudig, K. Koehler: Diagnostisches und statistisches Manual psychischer Störungen [DSM-III-R]. Beltz, Weinheim 1989)

Angst, J., W. Theobalt: Tofranil (Imipramin). Stämpfli, Bern 1970

Angst, J., B. Woggon: Psychopharmakotherapie. In Kisker, K. P., J. E. Meyer, C. Müller, E. Strömgren: Psychiatrie der Gegenwart, 2. Aufl., Bd. I/2. Springer, Berlin 1980

Anthony, J., P. Scott: Manic-depressive psychosis in childhood. Journal of Child Psychology and Psychiatry 1 (1960) 53–72

Benkert, O., H. Hippius (unter Mitarbeit von H. Wetzel): Psychiatrische Pharmakotherapie, 4. Aufl. Springer, Berlin 1986

Bieck, P. R., K.-H. Antonin: Oral tyramine pressor test and the safety of monoamine oxidase inhibitor drugs: comparison of brofaromine and tranylcypromine in healthy subjects. Journal of Clinical Psychopharmacology 8 (1988) 237–245

Bieck, P. R., L. Firkusny. C. Schick, K.-H. Antonin, E. Nillson, R. Schulz, M. Schwenk, H. Wollmann: Monoamine oxidase inhibition by phenelzine and brofaromine in healthy volunteers. Clinical Pharmacology and Therapeutics 45 (1989) 260–269

Bürger-Prinz, H.: Der Beginn der Erbpsychosen. Nervenarzt 8 (1935) 617–624

Cade, J. F. J.: Lithium salts in the treatment of psychotic excitement. Medical Journal of Australia 36 (1949) 349–352

Connell, H. M.: The practical management of encopresis. Australian Pediatric Journal 8 (1972) 273–278

Coppen, A.: The biochemistry of affective disorders. British Journal of Psychiatry 113 (1967) 1237–1264

Delay, J., P. Deniker: 38 cas de psychoses traitées par la cure prolongée et continuée de 4568 R. P. Annales médico-psychologiques 110 (1952) 364

Delini-Stula, A.: New pharmacological findings in depression. Psychopathologia 19, Suppl. 1 (1986) 181–192

Freyhan, F. A.: Psychomotilität, extra-pyramidale Syndrome und Wirkungsweisen neuroleptischer Therapien (Chlorpromazine, Reserpine, Prochlorperazine). Nervenarzt 28 (1957) 504–509

Gittelman-Klein, R., D. F. Klein: School phobia. Diagnostic considerations in the light of imipramine effects. Journal of Nervous and Mental Disease 156 (1973) 199–215

Glowinski, J., J. Axelrod: Inhibition of uptake of tritiated noradrenaline in the intact rat brain by imipramine and structurally related compounds. Nature 204 (1964) 1318–1319

Kielholz, P.: Diagnose und Therapie der Depressionen für den Praktiker, 3. Aufl. Lehmanns, München 1971

Kline, N. S.: Use of Rauwolfia serpentina Benth. in neuropsychiatric conditions. Annals of the New York Academy of Sciences 59 (1954) 107–132

Kovacs, M., T. L. Feinberg, M. A. Crouse-Novak, S. Paulauskas, R. Finkelstein: Depressive disorders in childhood, I: A longitudinal prospective study of characteristics and recovery. Archives of General Psychiatry 41 (1984) 229–237

Kuhn, R.: Über die Behandlung depressiver Zustände mit einem Iminodibenzyl-Derivat (G 22355). Schweizerische medizinische Wochenschrift 87 (1957) 1135–1140

Lapin, I. P., G. F. Oxenkrug: Intensification of the central serotoninergic processes as a possible determinant of the thymoleptic effect. Lancet 1969/I, 132–136

Loomer, H. P., I. C. Saunders, N. S. Kline: A clinical and pharmacodynamic evaluation of iproniazid as a psychic energizer. Psychiatric Research Reports of the American Psychiatric Association 8 (1957) 129–141

Mann, J. J., S. Fox Aarons, P. J. Wilner, J. G. Keilp, J. A. Sweeney, T. Pearlstein, A. J. Frances, J. H. Kocsis, R. P. Brown: A controlled study of the antidepressant efficacy and side effects of (-)-Deprenyl. Archives of General Psychiatry 46 (1989) 45–50

Möller, H. J., W. Kissling, K.-D. Stoll, G. Wendt: Psychopharmakotherapie. Ein Leitfaden für Klinik und Praxis. Kohlhammer, Stuttgart 1989

Murphy, D. L., N. A. Garrick, C. S. Aulakh, R. M. Cohen: New contributions from basic science to understanding theeffects of monoamine oxidase inhibiting antidepressants. Journal of Clinical Psychiatry 45 (1984) 37–43

Naber, D., A. Wirz-Justice, M. Kafka, T. A. Wher: Dopamine receptor binding in rat striatum: ultradian rhythm and its modification by chronic imipramine. Psychopharmacology 68 (1980) 1–5

Nissen, G.: Antidepressiv wirkende Infusionen bei Jugendlichen. In Kielholz, P., C. Adams: Antidepressive Infusionstherapie. Thieme, Stuttgart 1982

Nissen, G.: Antidepressiva. In Nissen, G., Chr. Eggers, J. Martinius: Kinder- und jugendpsychiatrische Pharmakotherapie. In Klinik und Praxis. Springer, Berlin 1984

Nissen, G., Chr. Eggers, J. Martinius: Kinder- und jugendpsychiatrische Pharmakotherapie. In Klinik und Praxis. Springer, Berlin 1984

Paioni, R.: Chemie der Antidepressiva. In Langer, G., H. Heimann: Psychopharmaka: Grundlagen und Therapie. Springer, Wien 1983

Pletscher, A., K. F. Gey, P. Zeller: Monoaminoxydase-Hemmer. Chemie, Biochemie, Pharmakologie. Klinik. In Jucker, E.: Fortschritte der Arzneimittelforschung, Bd. II. Birkhäuser, Basel 1960

Puig-Antich, J.: Major depression and conduct disorder in prepuberty. Journal of the American Academy of Child Psychiatry 21 (1982) 118–128

Puig-Antich, J., N. D. Ryan, H. Rabinovich: Affective disorders in childhood and adolescence. In Weiner, J. M.: Diagnosis and Psychopharmacology of Childhood and Adolescent Disorders. Wiley, New York 1985

Quinn, P., J. Rapoport: One-year follow-up of hyperactive boys treated with imipramine of methylphenidate. American Journal of Psychiatry 132 (1975) 241—245

Rabiner, C. J., D. F. Klein: Imipramine treatment of school phobia. Comprehensive Psychiatry 10 (1969) 387—390

Rapoport, J. L., P. O. Quinn, G. Bradbard, D. Riddle, E. Brooks: Imipramine and methylphenidate treatments of hyperactive boys. A double-blind comparison. Archives of General Psychiatry 30 (1974) 789—793

Ross, S. B., A. L. Renyi: Inhibition of the uptake of tritiated 5-hydroxytryptamine in brain tissue. European Journal of Pharmacology 7 (1969) 270—277

Schildkraut, J. J.: The catecholamine hypothesis of affective disorders. A review of supportive evidence. American Journal of Psychiatry 122 (1967) 509—522

Schou, M.: Lithium-Behandlung der manisch-depressiven Krankheit. Information für Arzt und Patienten. Thieme, Stuttgart 1980; 2. Aufl. 1986

Shaskan, E. G., S. H. Snyder: Kinetics of serotonin accumulation into slices from rat brain: relationship to catecholamine uptake. Journal of Pharmacology and Experimental Therapeutics 175 (1970) 404—418

Spiel, W.: Die endogenen Psychosen des Kindes- und Jugendalters. Karger, Basel 1961

Stille, G.: Pharmacological investigations of antidepressant compounds. Pharmakopsychiatrie, Neuro-Psychopharmakologie 1 (1968) 92—106

Stutte, H.: Psychosen des Kindesalters. In Opitz, H., F. Schmid: Handbuch der Kinderheilkunde, Bd. VIII/1. Springer, Berlin 1969

Tec, L.: Unexpected effects in children treated with imipramine. American Journal of Psychiatry 120 (1963) 603

31.3 Lithiumsalze und Carbamazepin

31.3.1 Nomenklatur und historische Anmerkungen

Lithium gehört wie Natrium und Kalium zu den Alkalimetallen und kommt auch natürlicherweise im Organismus vor. Es wurde zur Behandlung manischer Zustandsbilder erstmalig von Cade (1949) eingesetzt, obwohl seine Verwendung zur Behandlung psychischer Störungen viel älter ist. Seine Wirksamkeit als Prophylaktikum gegen bipolare oder unipolare Phasen im Rahmen der endogen-phasischen Psychosen wurde vom dänischen Psychiater Schou (1963) gemeinsam mit Hartigan (1963) und Baastrup (1964) entdeckt und systematisch ausgebaut. Die *phasenprophylaktische*

Wirkung ist auch die Hauptindikation für Lithium, wobei sie sich nicht auf die bipolaren Erkrankungen beschränkt, sondern auch bei unipolarem Verlauf erfolgreich ist, allerdings nicht bei allen Patienten.

Carbamazepin wurde ursprünglich als Antikonvulsivum entwickelt und stellt, seit seine antimanische und phasenprophylaktische Wirkung erstmals von Takezaki u. Hanaoka (1971) sowie von Okuma u. Mitarb. (1973) beschrieben wurde, die wichtigste Alternative zum Lithium dar. Dies um so mehr, als es besser verträglich ist und nicht so viele unerwünschte Wirkungen hat wie die Lithiumsalze.

Andere Versuche, mit Hilfe von Antikonvulsiva und Benzodiazepinen bipolare Psychosen zu beeinflussen, sind bislang fehlgeschlagen. Allerdings haben bei unipolaren Depressionen eine Reihe von Antidepressiva eine vergleichbare prophylaktische Wirkung wie die Lithiumsalze (Prien u. Mitarb. 1984).

31.3.2 Pharmakologie und Pharmakokinetik

Lithiumsalze

Im Hinblick auf den *Wirkungsmechanismus* des Lithiums, der im einzelnen noch nicht geklärt ist, geht man davon aus, daß die Lithium-Ionen mit den anderen Alkalimetall-Ionen, insbesondere Natrium und Kalium, in Konkurrenz treten. Es werden Wirkungen auf die Membranvorgänge und auf Transmittersysteme angenommen. Darüber hinaus soll Lithium die Sensitivität der Dopamin- und der Acetylcholin-Rezeptoren herabsetzen.

Pharmakokinetik: Lithiumsalze sind gut wasserlöslich. Für ihre Wirksamkeit sind die Kationen verantwortlich. 1—2 Stunden nach Verabreichung wird die maximale Serumkonzentration erreicht, bei Retardpräparaten entsprechend später. Bei den unretardierten Zubereitungen von Lithium und Carbamazepin werden die maximalen Serumkonzentrationen sehr rasch erreicht, während die Eliminationshalbwertszeiten relativ lang sind (Tab. 31.6).

Wichtig ist die Konzentration in den verschiedenen Organen, insbesondere im Gehirn. Die maximalen Konzentrationen werden im Gehirn erst nach 24 Stunden erreicht und entspre-

Tabelle 31.**6**   Zur Kinetik von Lithium und Carbamazepin (nach Möller u. Mitarb. 1989)

	Zeit bis zur maximalen Serumkonzentration	Ausscheidung	Eliminationshalbwertszeit
Lithium: unretardierte Zubereitungen	1–2 h	über Niere	24 Stunden (10–30)
Lithium: retardierte Zubereitungen (Quilonum retard)	4 h		
Carbamazepin Suspension (Tegretal-Suspension)	1–2 h	metabolisiert konjugiert über Niere	initial 38 Stunden bei Dauertherapie durch Autoenzyminduktion verkürzt auf ca. 16–18 Stunden
Carbamazepin: unretardiert (Tegretal 200)	6–12 h		
Carbamazepin: retardiert (Tegretal 400 retard)	15–20 h		

chen den Werten im Serum. Hingegen werden in der Schilddrüse 2,5fach höhere Werte gemessen als im Serum. Dies ist auch für die Strumabildung, die als unerwünschte Wirkung häufig auftritt, verantwortlich. Lithium läßt sich in allen Körperflüssigkeiten (Tränen, Speichel, Fäzes) nachweisen und wird fast vollständig durch die Nieren ausgeschieden. Die Eliminationshalbwertszeit beträgt im Durchschnitt 24 Stunden.

Carbamazepin

Beim Carbamazepin handelt es sich um eine Iminostilben-Verbindung, die mit dem Imipramin verwandt ist. Es erreicht in der üblichen unretardierten Tablettenform seine Spitzenkonzentration im Serum nach 6–12 Stunden, in der Retardform nach 15–20 Stunden und in der Suspensionsform bereits nach 1–2 Stunden (vgl. Tab. 31.6). Es wird im Serum zu 70–90% an Eiweiß gebunden und ist lipophil. Auch bezüglich des Carbamazepin entsprechen die im Gehirn gemessenen Konzentrationen im wesentlichen denen im Serum. Die Eliminationshalbwertszeit für Carbamazepin beträgt initial 38 Stunden und reduziert sich durch Enzyminduktion nach längerer Verabreichung deutlich.

31.3.3 Indikationen

Lithiumsalze

1. **Rezidivprophylaxe bipolarer und unipolarer Phasen:** Dies ist die Hauptindikation für die Lithium-Behandlung, wobei der Effekt offenbar bei den bipolaren endogenphasischen Psychosen ausgeprägter ist als bei den unipolaren. Jedoch sind auch bei unipolaren gute Erfolge beschrieben worden.
Vorgehensweise: Vor Beginn einer Lithium-Therapie ist der Patient genau über Wirkung, Nebenwirkungen und Besonderheiten aufzuklären. Neben der klinisch-neurologischen und der psychiatrischen Untersuchung sind die Ableitung eines EKG, eines EEG, eine Kontrolle der Schilddrüsenfunktion und eine Untersuchung der Nierenfunktion (Kreatinin im Serum, Urinstatus) sowie ein Blutbild erforderlich. Darüber hinaus muß der Halsumfang gemessen werden, um das Auftreten einer Struma beurteilen zu können.

Die Behandlung beginnt mit einer Dosierung von 6–18 mval/die, wobei nach 7 Tagen der erste Lithium-Spiegel bestimmt wird. Die Bestimmung sollte 12 Stunden nach der letzten Tabletteneinnahme erfolgen. Die notwendige Tagesdosis richtet sich nach dem Serumspiegel, der nach heutiger Erkenntnis zwischen 0,6 und 0,8 (maximal 1,2) mval/l betragen sollte. Nach 14 Tagen wird erneut der Serumspiegel gemessen, wobei bis dahin die Dosierung konstant gehalten wird. Aus dem Serumspiegel läßt sich dann die notwendige Dosis ermitteln. Wird der Patient z. B. auf Lithiumsulfat (Lithium-Duriles) eingestellt, wobei der Salzgehalt der Tablette 6 mmol Lithium beträgt (bei dreimaliger Dosierung also 18 mmol/die), beträgt der Serumspiegel nach 7 Tagen 0,35 mmol/l und nach 14 Tagen 0,42 mmol/l. So ergibt sich bei einer angestrebten Dosierung von 0,8 mmol/l eine tägliche Verabreichung von 6 Tabletten, die man möglichst auf zwei Fraktionen (morgens und abends) verteilt.

Der Lithium-Spiegel sollte zunächst alle 4–8 Wochen überprüft werden, die übrigen Parameter alle 6–12 Monate.

Bei affektiven Psychosen in der Adoleszenz wurde eine Kombination von Lithium und Carbamazepin erfolgreich erprobt. Bei dieser Kombination ließ sich die Lithium-Dosis reduzieren (Poustka u. Lehmkuhl 1983).

2. **Rezidivprophylaxe bei schizoaffektiven Psychosen:** Auch bei dieser Gruppe von Erkrankungen wurde die Lithium-Prophylaxe erfolgreich erprobt. Allerdings ist die Erfahrungsbasis noch deutlich geringer als bei den Lithiumsalzen. Insbesondere ist ungeklärt, ob die Lithium-Prophylaxe hier der Neuroleptikatherapie überlegen ist. Besonders bei den deutlich schizophren geprägten schizoaffektiven Psychosen scheinen die Neuroleptika überlegen zu sein im Gegensatz zu den mehr affektiv geprägten schizoaffektiven Psychosen, bei denen Lithium offenbar gleich wirksam ist (Möller u. Mitarb. 1989).

3. **Rezidivprophylaxe bei periodisch wiederkehrenden aggressiven Zustandsbildern:** Auch diesbezüglich liegen eindrucksvolle Studien an Jugendlichen mit periodisch wiederkehrendem impulsivem und aggressivem Verhalten vor. Die Lithium-Medikation führte zu einer wesentlichen Besserung der genannten Verhaltensweisen, wobei entscheidend für die Indikation das Vorhandensein deutlicher affektiver Komponenten ist (Müller-Oerlinghausen 1988).

Keine Wirkung ergibt sich durch die Lithium-Behandlung bei hyperkinetischen Kindern oder bei schizophrenen Psychosen des Kindes- und Jugendalters (Campbell u. Mitarb. 1978).

Carbamazepin

1. **Rezidivprophylaxe bipolarer und unipolarer psychotischer Phasen:** Nach entsprechender Voruntersuchung, die neben der klinisch-neurologischen und psychiatrischen Untersuchung eine EEG-Untersuchung sowie eine Prüfung des Blutbildes und der Leberwerte umfaßt, wird Carbamazepin in Form einer Suspension oder in Form unretardierter Tabletten in einer Einzeldosierung von 200–400 mg (Tagesdosis 600–1200 mg) verabreicht. Die Spitzenkonzentration im Serum wird je nach Verabreichungsform unterschiedlich rasch erreicht (s. Tab. 31.**6**), bei der Retardform (Tegretal 400 retard) nach 15–20 Stunden. Der therapeutische Bereich liegt in gleicher Höhe wie bei der Behandlung von Epilepsien, nämlich zwischen 6 und 12 mg/l. Der Wirkungseintritt entspricht bei der Suspensionsform fast demjenigen der Neuroleptika.

Auf die Möglichkeit einer Kombination von Carbamazepin mit Lithium wurde bereits hingewiesen. Die Patienten fühlen sich bei Verabreichung von Neuroleptika stärker motorisch eingeengt, was recht quälend ist, während Lithium eher die Stimmungs- und Antriebslage beeinflußt, was positiv erlebt wird. Für Carbamazepin entfällt ebenfalls die als einengend empfundene Wirkung, es fehlen auch die extrapyramidalen Nebenwirkungen, und das Präparat ist sehr gut verträglich.

2. Carbamazepin wird auch zur **Rezidivprophylaxe bei schizoaffektiven Psychosen**, hierbei häufig in Kombination mit Neuroleptika und Antidepressiva, angewendet.

31.3.4 Kontraindikationen

Lithiumsalze: Kontraindikationen sind Nierenfunktionsstörungen, Morbus Addison, ausgeprägte Herz- und Kreislaufstörungen, alle Störungen des Elektrolythaushaltes, ausgeprägter Hochdruck und alle Störungen, bei denen die Patienten wenig Kochsalz zu sich nehmen dürfen.

Carbamazepin: Kontraindikationen sind Leberfunktionsstörungen, Reizleitungsstörungen des Herzens, Leukopenie, Thrombozytopenie und Hypersensibilitätsreaktionen auf trizyklische Antidepressiva.

31.3.5 Exkurs: Behandlung manischer Zustandsbilder

Differentialdiagnostische Abklärung: In der Adoleszenz kommt es zu einem Anstieg der endogen-phasischen Psychosen und somit auch manischer Zustandsbilder. Es muß aber stets an eine organische Ursache eines plötzlich auftretenden manischen Zustandsbildes gedacht werden (z. B. Intoxikation). Auch gibt es im Rahmen der Schizophrenie hypomanische bis maniforme Zustandsbilder, die berücksichtigt werden müssen. Die Diagnose wird vor allem nach der Anamnese, nach den körperlichen Befunden und der klinisch-psychopathologischen Symptomatik gestellt.

Nach sorgfältiger diagnostischer Abklärung erfolgt bei manischen Zustandsbildern eine medikamentöse Behandlung, die derzeit auf drei Substanzgruppen zurückgreifen kann: die *Neuroleptika*, das *Lithium* und das *Carbamazepin*.

Indiziert sind *Neuroleptika* mit einem stark sedierenden bzw. schlafanstoßenden Effekt. Je nach Ursache des manischen Syndroms wechselt der Schwerpunkt der Behandlung. Bei einem maniformen Zustandsbild im Rahmen einer *schizophrenen Psychose* empfiehlt sich ein hochpotentes Neuroleptikum (starke antipsychotische Wirkung) in Kombination mit einem niederpotenten, stark sedierenden. Die Kombination der Wahl ist hier Haldol und Neurocil. Bei einer Manie im Rahmen einer *endogen-phasischen Psychose* empfiehlt es sich, in der Akutphase mit einem stark sedierenden Neuroleptikum (z. B. Neurocil) zu beginnen und gleichzeitig eine Lithium-Behandlung einzuleiten. Der Wirkungseintritt des Lithiums erfolgt allerdings erst nach 8−12 Tagen, wobei

eine Serumkonzentration von 1,0−1,2 mmol/l empfohlen wird.

In den letzten Jahren wurde das *Carbamazepin*, ursprünglich ein Antiepileptikum, bei manischen Zustandsbildern mit großem Erfolg eingesetzt. Es hat den Vorteil, daß es keine extrapyramidalen Nebenwirkungen erzeugt und auch relativ rasch wirkt, fast ebenso rasch wie oral verabreichte Neuroleptika und wesentlich schneller als Lithium. Es wird in der Regel in Einzeldosen von 200−400 mg verabreicht. Die Tagesdosis sollte zwischen 600 und 1 200 mg liegen, in Einzelfällen auch höher.

Tab. 31.**7** zeigt die klinischen Profile der drei Substanzgruppen im Hinblick auf die Therapie manischer Zustandsbilder. Sie haben jeweils *Vor- und Nachteile*:

− Die *Neuroleptika* können die Kernsymptomatik offenbar nur begrenzt positiv beeinflussen. Sie dämpfen zwar die motorische Unruhe. Diese Dämpfung wird aber von den Patienten als einengend empfunden; sie fühlen sich motorisch wie eingemauert (Möller u. Mitarb. 1989).
− Die *Lithium-Wirkungen* werden als angenehmer empfunden, da sie offenbar stärker auf Stimmung und Antrieb wirken und weniger die Motorik einengen. Ihr Nachteil ist der späte Wirkungseintritt.
− *Carbamazepin* wirkt offenbar stärker auf die affektive Komponente und wird ebenfalls als angenehmer empfunden als die Neuroleptikagabe.

Die Regel ist allerdings bei manischen Zustandsbildern eine *Kombinationstherapie*, die aus der gemeinsamen Verabreichung eines Neuroleptikum mit Lithium oder Carbamazepin besteht. Über eine Kombination von Lithium und Carbamazepin bei affektiven Psychosen im Jugendalter liegen positive Erfahrungen vor. Durch die Kombination beider Substanzen kommt man mit einer geringeren Lithium-Dosis aus (Poustka u. Lehmkuhl 1983).

Tabelle 31.**7**   Klinische Profile von Neuroleptika, Carbamazepin und Lithiumsalzen mit Dosisempfehlungen für die Therapie manischer Syndrome (nach Möller u. Mitarb. 1989)

	Neuroleptika	Carbamazepin	Lithiumsalze
Vorteile	rascher Wirkungseintritt parenterale Applika- tionsformen vorhanden		
Wirkungsschwerpunkte	starke motorische Dämpfung	auf affektive Komponenten des Syndroms ausge- richtet	
Indikationsschwerpunkte	Manien mit starker mo- torischer Erregung	leichtere manische Zustände	leichte manische Zustände
Kontraindikationen	Glaukom, Prostatahyper- trophie, hirnorganische Vorschädigung, zere- brale Krampfanfälle	AV-Block Überempfindlichkeit ge- genüber Trizyklika	frischer Herzinfarkt Nierenversagen Schwangerschaft 1. Tri- menon
Initialdosierung	5 mg Haloperidol i.v.	200(−400) mg mög- lichst als Suspension	z. B. 900 mg Lithiumcar- bonat
Tagesdosen	15−30 mg Haloperidol p.o.	600−1200 mg	für Serumkonz. von 1 mmol/l
Zusatzmedikation bei unzureichender Wirkung	niedrig potente (sedie- rende) Neuroleptika	Neuroleptika	Neuroleptika
wichtige Nebenwirkun- gen	Akathisie Extrapyramidalsym- ptome Dyskinesien depressive Symptome	Schwindel Müdigkeit Sehstörungen Übelkeit	Polyurie, Polydipsie feinschlägiger Tremor Gewichtszunahme

31.3.6 Unerwünschte Wirkungen, Interaktionen und Intoxikationen

Lithiumsalze

Wichtige *unerwünschte Wirkungen*, die auch bei gut kontrollierter Behandlung eintreten können, sind (Müller-Oerlinghausen 1988):

- *Feinschlägiger Tremor*. Er ist fast immer do- sisabhängig und verstärkt sich bei emotiona- ler Belastung.
- *Gewichtszunahme*. Im Hinblick darauf ist eine Diätberatung erforderlich. Denn die Gewichtszunahme wird häufig dadurch ver- ursacht, daß die Patienten infolge des ver- mehrten Durstes kalorienhaltige Säfte trin- ken.
- *Durst und Polyurie*. Dieses besonders zu Beginn der Behandlung auftretende Sym- ptom verschwindet oft im Laufe der Thera- pie.

- *Übelkeit, Erbrechen, Diarrhoe*. Diese Symp- tome treten oft zu Beginn der Behandlung auf und können manchmal zur Notwendig- keit eines Behandlungsabbruchs führen. Sie lassen sich jedoch häufig durch das richtige Präparat und die richtige Dosierung vermei- den.
- *Störungen der Schilddrüsenfunktion*. Zu diesen kommt es nicht selten in den ersten drei Monaten. Häufig entwickelt sich eine euthyreote Struma, die bei fortdauernder Behandlung wieder verschwindet. Persi- stiert sie und sind die TSH-Werte erhöht, so kann die Verabreichung kleinerer Dosen von L-Thyroxin Abhilfe leisten.
- *EKG- und EEG-Veränderungen*. Im EKG findet man häufig eine abgeflachte oder ne- gative T-Welle, die keine weitere Bedeutung hat. Auch kardiotoxische Wirkungen sind selten. Im EEG zeigen sich nicht selten par- oxysmale Dysrhythmien, gelegentlich auch

mit einem Fokus. Steile Abläufe und echte Spike-wave-Komplexe sind selten. Auch zerebrale Krampfanfälle sind selten.

Interaktionen: Die Lithium-Konzentration kann durch verschiedene Medikamente erniedrigt, durch andere erhöht werden. Erniedrigt wird sie z. B. durch Desimipramin, Isoniazid, Nikotinamid, erhöht durch Phenobarbital.

Von großer Bedeutung ist die Kenntnis der Symptome einer *Lithium-Intoxikation.* Sie tritt bei Serumkonzentrationen von über 1,6−2 mmol/l auf und macht sich durch Symptome wie grobschlägiger Tremor und Ataxie, Müdigkeit, Benommenheit, starker Durst, verwaschene Sprache, u. U. auch Krampfanfälle bemerkbar. Bei höheren Serumkonzentrationen von 3,5 oder mehr mmol/l besteht Lebensgefahr und die Gefahr eines Herzstillstandes. In allen Fällen einer Lithium-Intoxikation ist eine intensivmedizinische Behandlung erforderlich, die manchmal eine Hämodialyse umfaßt, da ein spezifisches Antidot nicht existiert. Infolge der starken Speicherung von Lithium in verschiedenen Geweben und der langsamen Freisetzung aus diesen kann eine Hämodialyse mehrfach angezeigt sein.

Carbamazepin

Unerwünschte Wirkungen von Carbamazepin sind infolge seiner guten Verträglichkeit selten. Bekannt sind, initial oder bei höherer Dosierung, Übelkeit, Müdigkeit, Schwindel, Sehstörungen oder Ataxien, Leberschädigungen (Cholestase), Veränderungen im hämatopoetischen System (Leukopenie, Thrombozytopenie, selten Agranulozytose) und dermatologische Erscheinungen (Exantheme, Urtikaria). Selten können auch neurologische Symptome auftreten (Ataxie, Nystagmus, Tremor) und kardiovaskuläre Störungen (Arrhythmie). Häufig sind EEG-Veränderungen in Form von Dysrhythmien.

Auch vom Carbamazepin sind *Interaktionen* mit anderen Medikamenten bekannt, die zu einer Erhöhung der Carbamazepinkonzentration im Serum beitragen (z. B. Cimetidin, Clobazam).

Eine *Carbamazepin-Intoxikation* ist selten.

Wenn sie vorkommt, so ähnelt sie der Intoxikation mit Antidepressiva.

Abhängigkeit: *Weder für Lithium noch für Carbamazepin* ist eine Abhängigkeit bekannt.

31.3.7 Literatur

Baastrup, P. C.: The use of lithium in manic depressive psychosis. Comprehensive Psychiatry 5 (1964) 396−408

Cade, J. F. J.: Lithium salts in the treatment of psychotic excitement. Medical Journal of Australia 36 (1949) 349−352

Campbell, M., D. Schulman, J. L. Rapoport: The current status of lithium therapy in child and adolescent psychiatry. Journal of the American Academy of Child Psychiatry 17 (1978) 717−720

Hartigan, E. P.: The use of lithium salts in affective disorders. British Journal of Psychiatry 109 (1963) 810−814

Möller, H. J., W. Kissling, K.-D. Stoll, G. Wendt: Psychopharmakotherapie. Ein Leitfaden für Klinik und Praxis. Kohlhammer, Stuttgart 1989

Müller-Oerlinghausen, B.: Lithiumsalze. In Remschmidt, H., M. H. Schmidt: Kinder- und Jugendpsychiatrie in Klinik und Praxis, Bd. I. Thieme, Stuttgart 1988

Okuma, T., A. Kishimoto, K. Inoue, H. Matsumoto, A. Ogura, T. Matsushita, T. Nakao, C. Ogura: Anti-manic and prophylactic effects of carbamazepine (Tegretol) on manic depressive psychosis. A preliminary report. Folia psychiatrica et neurologica japonica 27 (1973) 283−297

Poustka, F., G. Lehmkuhl: Kombinationsbehandlung mit Lithium und Carbamazepin bei affektiven Psychosen im Jugendalter. Zeitschrift für Kinder- und Jugendpsychiatrie 11 (1983) 388−398

Prien, R. F., D. H. Kupfer, P. A. Masky, J. G. Small, V. B. Tuason, C. B. Voss, W. E. Johnson: Drug therapy in the prevention of recurrences in unipolar and bipolar affective disorders. Archives of General Psychiatry 41 (1984) 1096−1104

Schou, M.: Normothymotics, „mood-normalizers": Are lithium and the imipramine drugs specific for affective disorders? British Journal of Psychiatry 109 (1963) 803−809

Takezaki, H., M. Hanaoka: The use of carbamazepine (Tegretol) in the control of manic-depressive psychosis and other manic depressive states. Clinica psychiatrica 13 (1971) 173−183

31.4 Tranquilizer und Hypnotika

31.4.1 Nomenklatur und historische Anmerkungen

Obwohl zahlreiche Hypnotika und Tranquilizer seit vielen Jahren im Gebrauch sind, ist die Kenntnis über ihre Wirkungsmechanismen im allgemeinen geringer als bei den Neuroleptika und Antidepressiva.

Vorläufer der Tranquilizer und Hypnotika waren die Bromide, die bereits im 19. Jahrhundert verwendet wurden. Zu Beginn dieses Jahrhunderts kamen die Barbiturate in Gebrauch. 1954 beschrieben Berger u. Mitarb. die sedierende und beruhigende Wirkung von Meprobamat, und 1961 wurden die Benzodiazepine eingeführt (Sternbach 1961).

Als Tranquilizer wurden zunächst das Chlorpromazin und das Reserpin bezeichnet. Später wurde der Begriff auf das Meprobamat übertragen. Zeitweise wurde in den USA die Bezeichnung „starker Tranquilizer" (*major tranquilizer*) für antipsychotische Medikamente, also für Neuroleptika, verwendet und „schwacher Tranquilizer" (*minor tranquilizer*) für angst- und spannungsreduzierende Medikamente. Die zuletzt genannte Bezeichnung ist bis heute üblich. *Synonyme* für Tranquilizer sind Ataraktika, Beruhigungsmittel, Anxiolytika und Psychosedativa. Synonyme für Hypnotika sind Schlafmittel und Sedativa.

Nach Hollister (1978) können die Tranquilizer in zwei Gruppen eingeteilt werden (Tab. 31.**8**):

– *Sedativ-hypnotische Präparate* zeigen bei Erhöhung der Dosis eine fortschreitende Sedierung bis zur Somnolenz. Sie senken ferner den Muskeltonus, erhöhen die Krampfschwelle und führen zur Gewöhnung (psychische und physische Abhängigkeit).
– *Sedativ-autonome Medikamente* haben ebenfalls eine sedierende Wirkung, jedoch qualitativ unterschiedlich von den sedativ-hypnotischen. Die Sedierung wird subjektiv als weniger angenehm erlebt. Sie erhöhen den Muskeltonus, senken die Krampfschwelle und führen in geringerem Maße oder gar nicht zu Gewöhnung und Abhängigkeit. Sie haben ferner eine anticholiner-

gische oder alpha-adrenergisch hemmende Wirkung.

Neben den eigentlichen Tranquilizern haben auch Neuroleptika und Antidepressiva sowie Betarezeptorenblocker eine sedierende bzw. anxiolytische Wirkung.

31.4.2 Pharmakologie und Pharmakokinetik

Grundsätzlich können zwei *Wirkungsmechanismen* der Tranquilizer unterschieden werden (Möller u. Mitarb. 1989):

1. *Dämpfung aktivierender Systeme:* Hierzu gehören die Antidepressiva und Neuroleptika, soweit sie dämpfende und anxiolytische Eigenschaften haben, und die Betarezeptorenblocker.
2. *Aktivierung dämpfender Systeme:* Hierzu gehören die Benzodiazepine und Barbiturate und eine Reihe anderer Substanzen, deren Wirkung sich auf unspezifische Membraneffekte zurückführen läßt. Das wichtigste dämpfende (inhibitorische) Transmittersystem ist das Gamma-Amino-Buttersäure-(GABA-)System.

Benzodiazepine

Die Benzodiazepine wirken über spezifische Rezeptoren auf das GABA-System ein. Je nach ihrer Affinität zu den Rezeptoren wechselt ihr pharmakologisches Profil. Die *Benzodiazepin-Rezeptoren* befinden sich in der Nähe der Barbiturat-Rezeptoren und bilden gemeinsam mit den Chlor-Ionenkanälen eine komplexe strukturelle und funktionelle Einheit (Möller u. Mitarb. 1989). Über die *Wirkung* der Benzodiazepine ist folgendes bekannt (Abb. 31.**10**):

– Sie verstärken den inhibitorischen GABA-Effekt durch Erhöhung der Durchlässigkeit der Chlorid-Ionenkanäle.
– Die dadurch bewirkte Hyperpolarisation führt zu einer verminderten Freisetzung von aktivierenden Transmittern im serotonergen und dopaminergen System.
– Die Folge ist eine beruhigende und schlafanstoßende Wirkung.

Pharmakokinetik: Die meisten Benzodiazepine werden nach oraler Gabe rasch resorbiert

Abb. 31.**10** Interventions-punkte der Benzodiazepine und Barbiturate im GABAer-gen System (nach Möller u. Mitarb. 1989)

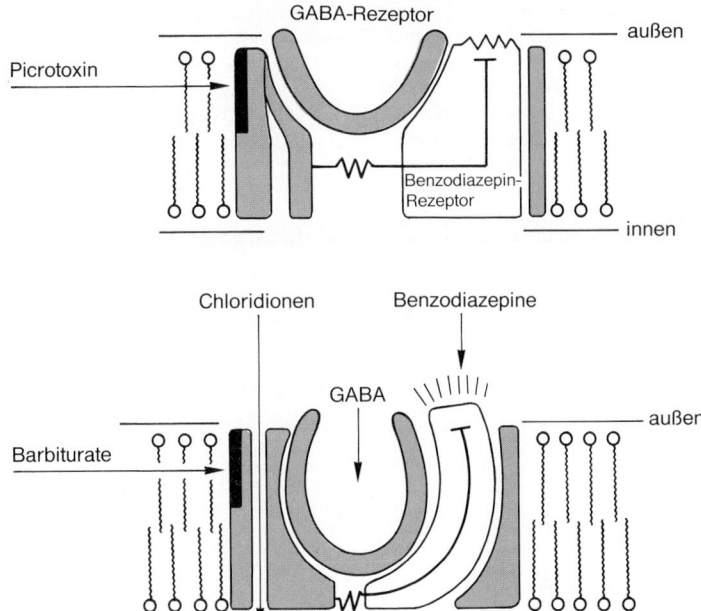

und erreichen nach 30 Min. bis 4 Std. ihre maximale Serumkonzentration. Ihre *Eiweißbindung* variiert von Präparatgruppe zu Präparatgruppe sehr stark. Unmittelbar wirksam wird nur der freie Teil, der gebundene Anteil bildet ein Depot. Daher wirken diejenigen Präparate, die eine geringe Eiweißbindung aufweisen, rascher, während Mittel mit hoher Eiweißbindung als Depotpräparate zu verwenden sind.

Ebenso wie der Grad der Eiweißbindung sind die *Eliminationshalbwertszeiten* außerordentlich verschieden. Hierfür gibt es eine Reihe von Gründen. Es spielen nicht nur der Grad der Eiweißbindung, Alter und zirkadiane Rhythmen, sondern ebenso die Art der Metabolisierung eine Rolle. So entstehen bei verschiedenen Benzodiazepinen während des Abbaus psychoaktive Metabolite mit zum Teil sehr unterschiedlichen Eliminationshalbwertszeiten (Tab. 31.**9**).

Barbiturate

Auch die Barbiturate wirken über das GABA-System und beeinflussen direkt die Leitfähigkeit der Chloridkanäle (s. Abb. 31.**10**). Im Ge-

Tabelle 31.**8** Einteilung der Tranquilizer (Antiangstmedikamente) (nach Lucas 1988)

Sedativ-hypnotisch	Sedativ-autonom
Alkohol	Diphenylmethanderivate
Barbiturate	Neuroleptika
Propandiole	
Benzodiazepinverbin-dungen	

gensatz zu den Benzodiazepinen wirken sie nicht über eine Verstärkung der GABA-Wirkung. In dieser *direkten* Wirkung liegt auch der enge therapeutische Dosierungsbereich der Barbiturate begründet. Eine zu hohe Dosierung führt zu einer völligen Unterbrechung erregender Synapsenaktivitäten und im Extremfall zur Intoxikation mit tödlichem Ausgang. Im Gegensatz dazu kann es zu einer tödlichen Intoxikation bei den Benzodiazepinen kaum kommen, weil durch sie die Kontrollfunktion des GABA-Systems nie völlig ausgeschaltet werden kann (Möller u. Mitarb. 1989). Auch für die Barbiturate wurden eigene Rezeptoren entdeckt.

Pharmakokinetik: Auch die Barbiturate werden rasch resorbiert. Ihre Halbwertszeit ist

Tabelle 31.**9** Durchschnittliche Eliminationshalbwertszeiten (in Stunden) der Benzodiazepine und Kurzcharakterisierung der Metabolisierung (Ordnung nach mittleren Eliminationshalbwertszeiten) (nach Möller u. Mitarb. 1989)

	Ohne aktive Metabolite mit längerer Eliminationshalbwertszeit		Mit aktiven Metaboliten, die eine längere Eliminationshalbwertszeit aufweisen		(Metabolite mit Halbwertszeiten in Stunden)
kurze Halbwertszeit	Midazolam[0]	1,8	Prazepam	0,6	(Oxazepam 8, Desmethyldiazepam 75)
			Flurazepam	1,5	(Desalkylflurazepam, Hydroxy-ethylfluracepam 72)
			Ketazolam	2	(Oxazepam 8, Desmethylketazolam 34, Desmethyldiazepam 75)
			Dikaliumchlorazepat	2	(Oxazepam 8, Desmethyldiazepam 75)
	Triazolam[1]	2,5	Medazepam	2,5	(Oxazepam 8, Diazepam 35, Desmethyldiazepam 75)
	Clothiazepam[1]	4			
mittellange Halbwertszeit	Brotizolam[1]	5,5			
	Oxazepam[0]	8			
	Temazepam[1]	8			
	Bromazepam[0]	12	Chlordiazepoxid	12	(Oxazepam 8, Demoxepam 45, Desmethyldiazepam 75)
	Lorazepam[0]	13			
	Lormetazepam[0]	13			
	Alprazolam[1]	13,5			
	Tetrazepam[1]	15			
	Camazepam[1]	17			
			Clobazam	18	(Desmethylclobazam 75)
	Flunitrazepam[1]	20			
lange Halbwertszeit	Nitrazepam[0]	30	Oxazolam	30	(Oxazepam 8, Desmethyldiazepam 75)
	Clonazepam	34			
			Diazepam	35	(Oxazepam 8, Desmethyldiazepam 75)

[0] keine aktiven Metabolite
[1] keine Metabolite mit erheblich längerer Eliminationshalbwertszeit

ebenfalls stark variabel und liegt zwischen 4 Std. (Hexabarbital) und 72 Std. (Phenobarbital). Werden sie länger verabreicht, so kommt es durch Enzyminduktion zu einer beschleunigten Ausscheidung.

Betarezeptorenblocker

Nach Koella (1986) ist der sedierende bzw. anxiolytische Effekt von Betarezeptorenblockern auf drei Mechanismen zurückzuführen:

- periphere (vegetative) Dampfung;
- zentraler Antagonismus im noradrenergen, dopaminergen und serotonergen System im Sinne einer Wirkung auf die postsynaptischen Betarezeptoren;
- unspezifische Membraneffekte.

Pharmakokinetik: Die Eliminationshalbwertszeiten der gängigen Betarezeptorenblocker betragen 2−4 Stunden. Bekannte Präparate sind Oxprenolol (Transicor) und Propanolol (Docitonir).

Andere anxiolytische Substanzen

Zu erwähnen sind die *Meprobamate*, die vermutlich über unspezifische Membraneffekte wirksam sind, und das *Chloralhydrat*, das heute kaum noch gebräuchlich ist. Ferner haben Antidepressiva und Neuroleptika zum Teil eine anxiolytische und sedierende Wirkung.

31.4.3 Klinische Indikationen und Kontraindikationen

Wie bei allen psychotrop wirksamen Medikamenten ist vor jeder Verschreibung eines Tranquilizers eine sorgfältige Diagnostik durchzuführen. Schwerwiegende psychotische Angstzustände erfordern den Einsatz von Neuroleptika, massive Angstzustände im Rahmen depressiver Syndrome den Einsatz von Antidepressiva. Die *allgemeine* Indikation für Tranquilizer sind Angst- und Spannungszustände sowie Schlafstörungen, die einen eher psychogenen oder neurotischen Hintergrund haben, und situativ bedingte Zustandsbilder, in denen Tranquilizer lediglich als „kurzfristige Überbrückung" angewandt werden. Tranquilizer sind *nicht* indiziert bei Lern- und Leistungsstörungen, Schulschwierigkeiten oder gar bei altersspezifischen Sorgen und Konflikten. Eine wichtige, nicht primär psychiatrische Indikation stellt die Anwendung bei zerebralen Anfallsleiden dar.

Benzodiazepine

Die Benzodiazepine sind die am meisten angewandten Psychopharmaka. Tab. 31.**10** gibt die wichtigsten pharmakologischen Wirkungen und therapeutischen Anwendungen der Benzodiazepine wieder. Ihr Hauptindikationsgebiet sind psychogene Erkrankungen, die mit Angst, Spannungszuständen, Schlafstörungen und psychosomatischen Beschwerden einhergehen. Weitere Indikationen sind die zusätzliche Anwendung in der Depressionsbehandlung, bei der Behandlung von Epilepsien und beim Alkoholentzugssyndrom.

Diazepam wurde auch erfolgreich eingesetzt beim *Pavor nocturnus* und beim *Somnambulismus*. Es führt zu einer Verringerung der Dauer des Schlafstadiums IV ohne Unterdrückung des REM-Schlafes (White 1977). Bei Schlaf-

Tabelle 31.**10** Benzodiazepine: Wichtigste pharmakologische Wirkungen und therapeutische Anwendung (nach Haefely u. Mitarb. 1983)

Pharmakologische Wirkungen	Klinische Indikationen
Anxiolyse, Antikonflikt- und Antifrustrationswirkung; Enthemmung gewisser Verhaltensformen	Angst, Phobien Ängstliche Depression Neurotische Hemmungen
Antikonvulsive Wirkungen	Verschiedenste Formen epileptischer Aktivität (Epilepsien, Konvulsivavergiftungen)
Dämpfung der psychischen Reaktionsbereitschaft auf Reize („Sedation")	Hyperemotionelle Zustände Schizophrenie (?)
Schlaffördernde Wirkung	Schlafstörungen
Dämpfung zentral vermittelter vegetativ nervöser und hormonaler Antworten auf emotionelle und psychische Reize	Psychosomatische Störungen (kardiovaskuläre, gastrointestinale, urogenitale, hormonelle)
Zentrale Verminderung des Skelettmuskeltonus	Somatisch bedingte und psychogene Muskelspasmen, Tetanus
Verstärkung der Wirkung von zentral dämpfenden Pharmaka; anterograde Amnesie	Anästhesiologie für chirurgische und diagnostische Eingriffe
Fehlen direkter Wirkungen außerhalb des Zentralnervensystems; ungewöhnlich geringe Toxizität	Breites Indikationsfeld wegen guter allgemeiner Verträglichkeit in therapeutischen Dosen

störungen empfehlen sich Präparate mit kurzer Halbwertszeit (vgl. Tab. 31.**9**). Auch bei *Panikattacken* haben sich Benzodiazepine bewährt. Sie stehen hier aber in Konkurrenz mit verschiedenen Antidepressiva (insbesondere Imipramin und Clomipramin), die sich vor allem bei längerfristigen Behandlungen besser bewährt haben (Giedke u. Coenen 1986).

Je nach Indikation muß abgewogen werden, ob man eher ein Benzodiazepin-Präparat einsetzt, einen Betarezeptorenblocker oder ein

Neuroleptikum in geringer Dosierung. Was die Abwägung zwischen den beiden zuerst genannten Substanzgruppen betrifft, so scheinen Betablocker eher bei situationsbedingten Ängsten mit psychosomatischen Beschwerden indiziert zu sein. Ihr Vorteil ist, daß sie nicht sedierend wirken (Möller u. Mitarb. 1989).

Gefahr einer Abhängigkeit: Benzodiazepine können im Gegensatz zu Antidepressiva und Neuroleptika zur Abhängigkeit führen. Bei Patienten, die diesbezüglich gefährdet sind, sollten sie daher nicht eingesetzt werden. Hier bieten sich ersatzweise Neuroleptika oder Antidepressiva in geringer Dosierung an.

Barbiturate

Hauptindikation der Barbiturate ist ihre *antikonvulsive Wirkung*. Als Schlafmittel sollten sie nicht mehr eingesetzt werden. Barbiturate haben eine stark hemmende Wirkung auf die Aktivität des Zentralnervensystems sowie auf die Skelettmuskulatur. Sie reduzieren den Sauerstoffverbrauch im Gewebe und hemmen eine Vielzahl biologischer Funktionen. Das Ausmaß ihrer Wirkung ist sehr stark dosisabhängig. Die Dosierungsbreite ist schmal. Der durch Barbiturate erzeugte Schlaf gleicht dem physiologischen Schlaf, jedoch ist die Dauer des REM-Schlafes reduziert. Bei Entzug der Medikation stellt sich kompensatorisch der REM-Schlaf wieder ein. Als Antikonvulsivum wird hauptsächlich Phenobarbital verwendet. Auch bei Barbituraten ergibt sich das *Problem der Abhängigkeit*. Häufig sind Barbituratvergiftungen. Schwere Vergiftungen treten bereits bei einer 8- bis 10fachen Überschreitung der mittleren Dosierung auf. Eine Reihe von anderen Substanzen wie Alkohol, Neuroleptika und Tranquilizer haben eine potenzierende Wirkung auf Barbiturate.

Betarezeptorenblocker

Sie werden unter psychiatrischer Indikationsstellung hauptsächlich als *Anxiolytika* eingesetzt. Wegen ihrer Auswirkungen auf das Herz- und Kreislaufsystem sind sorgfältige Kontrollen (Blutdruckabfall, Bradykardie) erforderlich. Wie bereits erwähnt, sollen sie bei situationsbedingten Ängsten mit funktionellen körperlichen Beschwerden besonders gut wirksam sein.

31.4.4 Unerwünschte Wirkungen, Interaktionen und Intoxikationen

Seit der Einführung von Chlordiazepoxid (Librium) und Diazepam (Valium) in die klinische Praxis Anfang der 60er Jahre haben Benzodiazepin-Derivate als Schlaf- und Beruhigungsmittel die Barbiturate weitgehend verdrängt. In der Folge eines expansiven Benzodiazepin-Verbrauches in den westlichen Industrienationen wuchs die Erkenntnis, daß diese Substanzen über eine strenge klinische Indikationsstellung hinaus bei weitem zu häufig verordnet wurden und Probleme wie Mißbrauch, Toleranzentwicklung, Abhängigkeit und Entzugssymptome eine diese Medikation begleitende Komplikation darstellen können.

Bei wiederholter Verabreichung induzieren Benzodiazepine eine *funktionelle Toleranz*. Bereits in therapeutischen Dosen entwickelt sich eine Toleranz gegenüber den sedativen, hypnotischen und antikonvulsiven Wirkeffekten der Benzodiazepine. Im Hinblick auf die anxiolytische Wirkung läßt sich derzeit noch nicht schlüssig beantworten, inwieweit unter zunehmender Therapiedauer die angstlösende Wirkung des Medikamentes abnimmt. Es besteht darüber hinaus eine Kreuztoleranz unter allen Benzodiazepin-Agonisten sowie zwischen Benzodiazepinen und anderen Sedativa/Hypnotika und dem Alkohol (Meier u. Mitarb. 1988).

Die für die Entwicklung einer *physischen Benzodiazepin-Abhängigkeit* notwendige Zeit hängt in starkem Maße mit von den applizierten Dosen und der Halbwertszeit der Substanz ab. Hohe Dosen und Substanzen mit einer kurzen Halbwertszeit fördern eine entsprechende Abhängigkeitsentwicklung. Kernsymptome einer physischen Benzodiazepin-Abhängigkeit sind Entzugssymptome: Angstzustände, Schlaflosigkeit, Erregung, Tremor, Verwirrtheit, epileptische Anfälle, Faszikulationen, psychomotorische Störungen und schwere Psychosyndrome mit psychotischer Symptomatik.

Dennoch besteht kein Zweifel daran, daß bei adäquater Indikationsstellung und entsprechend kurzdauernder Verabreichung (beim Ausschluß von Patienten mit einem Suchtpotential) Benzodiazepine eine durchaus sichere und effektive Intervalltherapie darstellen können (zur Übersicht: Woods u. Mitarb. 1988; Müller-Oerlinghausen 1989). Benzodiazepine besitzen eine sehr geringe Toxizität, entsprechend sind letale Dosen bei alleiniger Einnahme von Benzodiazepinen nicht bekannt (Möller u. Mitarb. 1989).

Klinisch relevante *Interaktionen* ergeben sich durch die Wirkungsverstärkung der zentral-dämpfenden Eigenschaften von Hypnotika, Sedativa, Neuroleptika, Antihistaminika und Antidepressiva sowie von Alkohol. Die Wirkung von Muskelrelaxantien wird erhöht.

31.4.5 Literatur

Giedke, H., Th. Coenen: Die medikamentöse Behandlung von Angstzuständen. In Janke, W., P. Netter: Angst und Psychopharmaka. Kohlhammer, Stuttgart 1986

Haefely, W., W. Pöldinger, F. Wider: Tranquilizer und Hypnotika. Grundlagen und Therapie. In Langer, G., H. Heimann: Psychopharmaka, Grundlagen und Therapie. Springer, Wien 1983

Hollister, L. E.: Clinical Pharmacology of Psychotherapeutic Drugs. Churchill-Livingstone, Edinburgh 1978 (Monograph in Clinical Pharmacology, vol. I)

Koella, W. P.: Psycho- und neuropharmakologische Wirkungen und Wirkungsmechanismen von Anxiolytika vom Benzodiazepin- und Beta-Rezeptorenblocker-Typ. In Janke, W., P. Netter: Angst und Psychopharmaka. Kohlhammer, Stuttgart 1986

Lucas, A. R.: Tranquilizer und Hypnotika. In Remschmidt, H., M. H. Schmidt: Kinder- und Jugendpsychiatrie in Klinik und Praxis, Bd. I. Thieme, Stuttgart 1988

Meier, P. J., Ziegler W. H., Neftel, K.: Benzodiazepine – Praxis und Probleme ihrer Anwendung. Schweizerische Medizinische Wochenschrift 118 (1988) 381–392

Möller, H. J., W. Kissling, K.-D. Stoll, G. Wendt: Psychopharmakotherapie. Ein Leitfaden für Klinik und Praxis. Kohlhammer, Stuttgart 1989

Müller-Oerlinghausen, B.: Nutzen-Risiko-Beurteilung von Benzodiazepinen. Deutsches Ärzteblatt 10 (1989) 439–440

Sternbach, L. H.: Quinazoline and 1,4-benzodiazepines IV. transformation of 7-chloro-2-methylamino-5-phenyl-3H-1,4 benzodiazepines. Journal of Organometallic Chemistry 26 (1961) 4936–4939

White, J. H.: Pediatric Psychopharmacology. A Practical Guide to Clinical Application. Williams & Wilkins, Baltimore 1977

Woods, J. H., Katz, J. L., Winger, G.: Use and abuse of benzodiazepines. Issues relevant to prescribing. Journal of the American Medical Association 260 (1988) 3476–3480

31.5 Stimulanzien

31.5.1 Nomenklatur, Klassifikation und historische Anmerkungen

Als Stimulanzien werden zentral aktivierende Substanzen bezeichnet, die auf Aufmerksamkeit und Aktivität positiv wirken, aber auch abhängig machen können. Bei hyperkinetischen Kindern ist jedoch trotz weltweiter Forschung eine derartige Abhängigkeit noch nicht beschrieben worden. Offensichtlich sind diese Kinder mehr oder weniger immun gegen eine Stimulanzienabhängigkeit.

Stimulanzien werden *praktisch ausschließlich beim hyperkinetischen Syndrom* (HKS) eingesetzt. Ihr Indikationsgebiet bezieht sich auf dieses Syndrom im Kindesalter. Jedoch gibt es auch Jugendliche mit einem hyperkinetischen Syndrom, die diese Medikation weiterhin erhalten. Infolge des starken Abhängigkeitspotentials der Stimulanzien ist vielfach darüber debattiert worden, ob man in der Adoleszenz eine Behandlung mit Stimulanzien fortsetzen oder neu beginnen kann. Im Hinblick auf die Fortsetzung einer im Kindesalter begonnenen Behandlung mit Stimulanzien wird die Frage einer Weiterbehandlung bei wirklich gegebener Indikation heute positiv beantwortet. Ob eine neu beginnende Behandlung bei einem hyperkinetischen Adoleszenten zu rechtfertigen ist oder nicht, darüber gehen die Meinungen sehr auseinander.

Die wichtigsten *Substanzen* sind Dextroamphetamin und Methylphenidat. *Amphetamin* wurde bereits 1887 synthetisiert. Seine blutdrucksteigernde und bronchodilatatorische Wirkung wurde in den 30er Jahren beschrieben. 1935 schilderten Prinzmetal u. Bloomberg die ZNS-stimulierenden Eigenschaften und die Anwendung in der Behandlung der Narkolepsie. Bradleys Studie (1937) mit Benzedrin (einem Razemat der d- und l-Form des Amphetamin) an 30 Kindern mit teilweise aggressiv-expansivem Verhalten und schulischen Leistungsproblemen markierte zugleich den Beginn der klinischen Psychopharmakologie des Kindesalters. Bradley warnte bereits vor einer rein symptomatischen Beeinflussung der Verhaltensauffälligkeiten von Kindern. Vielmehr sollten auch Amphetamine in einen umfassenden Behandlungsplan eingebaut werden. *Methylphenidat (Ritalin)* wurde 1954 synthetisiert, jedoch erst zu Beginn der 60er Jahre gezielt zur Behandlung des hyperkinetischen Syndroms bei Kindern eingesetzt (Knobel 1962; Conners u. Eisenberg 1963).

31.5.2 Pharmakologie und Pharmakokinetik

Amphetamine sind hinsichtlich ihrer chemischen Struktur den Neurotransmittern Dopamin und Noradrenalin auffallend ähnlich. Methylphenidat (Ritalin) und Amphetamin wirken über unterschiedliche Mechanismen auf die *Katecholamin-Freisetzung*: Methylphenidat (Ritalin) bewirkt eine Freisetzung von Dopamin aus reserpinsensitiven Granula, während Dextroamphetamin die Freisetzung von neusynthetisiertem zytoplasmatischem Amin (reserpinresistent) aktiviert (Zametkin u. Rapoport 1987).

Beide Mechanismen der gesteigerten Katecholamin-Freisetzung bewirken, daß diese Neurotransmitter vermehrt im synaptischen Spalt anfluten und mit postsynaptischen Rezeptoren und präsynaptischen Autorezeptoren interagieren können. Zusätzlich bewirken Amphetamine in dosisabhängiger Weise eine Blockade der Wiederaufnahme (Re-uptake-Hemmung) von Dopamin, Noradrenalin und Serotonin in die Nervenendigungen (Garattini u. Mennini 1988). Dieser auch von trizyklischen Antidepressiva für die Noradrenalin- und Serotonin-Wiederaufnahme bekannte Wirkungsmechanismus führt zu einer konsekutiv erhöhten Verfügbarkeit der Neurotransmitter im synaptischen Spalt. Unter Langzeitgabe zeigt sich im Tierexperiment eine Umkehrung dieser Verhältnisse im Sinne einer deutlichen Erniedrigung der Konzentration dieser biogenen Amine.

Pharmakokinetik: Der Umfang der gastrointestinalen Absorptionsrate der *Amphetamine* läßt sich aufgrund der bislang vorliegenden humanpharmakologischen Daten noch nicht näher objektivieren. Dennoch kann man vermuten, daß Amphetamin nach oraler Gabe aufgrund seiner guten Lipidlöslichkeit weitgehend aus dem Duodenum resorbiert wird (Coper 1975) und sich im Gehirn in etwa 8fach höherer Konzentration verteilt als im Plasma.

Die Plasmaproteinbindung von Amphetamin ist gering (20%). Entsprechend finden sich im Liquor Amphetamin-Konzentrationen von 80% der korrespondierenden Plasmakonzentrationen (Busto u. Mitarb. 1989). Beim Menschen scheinen die Amphetamine in einem Dosisbereich von 20−200 mg einem offenen linearen pharmakokinetischen Einkompartimentenmodell zu folgen (Gunne u. Angaard 1973).

Amphetamin wird entweder unverändert oder nach Hydroxylierung in der Leber und mit Glucuronsäure konjugiert renal ausgeschieden. Innerhalb von 4 Tagen werden 90−100% des Amphetamin und seiner Metabolite aus dem Körper ausgeschieden.

Bei Kindern finden sich unter therapeutischen Dosen maximale Plasmaspiegel des Amphetamins innerhalb von 2−3 Std. nach oraler Gabe. Die Plasmahalbwertszeit wird mit 4−6 Std. bei deutlichen interindividuellen Unterschieden angegeben (Cantwell u. Carlson 1978; Donnelly u. Rapoport 1985). Bei Langzeitgabe von 6 Monaten konnte die Steady-state-Halbwertszeit mit etwa 10 Std. ermittelt werden (Greenhill u. Mitarb. 1984).

Methylphenidat (Ritalin) zeigt deutliche strukturelle und pharmakologische Verwandtschaft mit Amphetamin. Dennoch ist es weniger stark wirksam und zeigt eine kürzere Wirkungsdauer als Amphetamin. Nach oraler Applikation wird es rasch absorbiert, zeigt eine geringe Bindung an Plasmaprotein und passiert schnell die Blut-Hirn-Schranke. Aufgrund der kurzen Halbwertszeit von 3,3 Std. ist bei Kindern mit hyperkinetischem Syndrom oftmals eine zweimalige Gabe am Tag unerläßlich.

Die **Hauptwirkungen** der Stimulanzien (Amphetamin und Methylphenidat [Ritalin]) sind (Klicpera 1988):

1. *Wirkungen auf das Verhalten:* Stimulanziengabe führt zu einer Abnahme der motorischen Aktivität, besonders in stärker strukturierten Situationen und besonders im Hinblick auf rasche, impulsive und ungesteuerte Bewegungen (Whalen u. Mitarb. 1978). Allerdings hängt die Wirkung auf die motorische Aktivität auch stark von der Situation ab. Unter dem Einfluß einer Lei-

stungssituation können die Kinder aber ihre motorische Aktivität besser kontrollieren. Diese Veränderung wirkt sich auch auf das Verhalten Erwachsener (z. B. Lehrer oder Eltern) aus. Sie können besser auf die Kinder eingehen und vermeiden die häufigen negativen Konsequenzen, was zu einer Entspannung der ganzen Situation führen kann. Dadurch kommt es auch zu einer Abnahme störenden und aggressiven Verhaltens sowie zu einer positiven Interaktion mit anderen Kindern (Barkley u. Cunningham 1979; Whalen u. Mitarb. 1978).

2. *Wirkungen auf kognitive Leistungsbereiche:* Stimulanzien wirken sich besonders positiv bei Aufgaben aus, in denen eine *längere und kontinuierliche Aufmerksamkeit* von den Kindern verlangt wird. Die sonst zu beobachtende Leistungsabnahme wird zeitlich hinausgeschoben, und die Schwankungen der Leistungen werden reduziert. Dies hängt damit zusammen, daß Aufmerksamkeitsstörungen vermindert werden, die zu einem unruhigen Umherschauen im Raum und damit zu einer Ablenkung von der Lern- und Leistungssituation führen. Die Verbesserung der Aufmerksamkeits- und Konzentrationsleistungen ist vielfach belegt, sowohl durch Lehrerurteile als auch durch andere externe Beobachtungen und durch Eltern. Die Stimulanzien scheinen die Kinder auch zu veranlassen, den wichtigsten Aspekt einer Aufgabe gezielt zu beachten, also Wesentliches von weniger Wesentlichem zu unterscheiden. Diese Wirkung verliert sich jedoch, wenn den Kindern gleichzeitig mehrere, gleich wichtig erscheinende Informationen angeboten werden. Auch der *Arbeitsstil* bei der Bearbeitung von Aufgaben ändert sich: es kommt zu einer Abnahme der Impulsivität und damit zu einer längeren Konzentration auf den richtigen Lösungsweg einer Aufgabe. Schließlich werden offensichtlich die *visuomotorische Konzentration* und die *motorische Stetigkeit* gefördert (Klicpera 1988). Es wird auch vermutet, daß die *Gedächtnisfunktionen* positiv beeinflußt werden. Von dieser Verbesserung können hyperkinetische Kinder jedoch häufig nicht profitieren, da sie nicht über die notwendigen Lernstrategien verfügen, um diesen hinzugewonnenen Vorteil zu nutzen (Weingartner u. Mit-

arb. 1980). Deshalb kommt es darauf an, den Kindern auch Leistungsstrategien zu vermitteln.

3. *Langfristige Wirkung:* Trotz der beschriebenen positiven Auswirkungen der Stimulanzientherapie auf das Verhalten sowie auf kognitive Funktionen ist eine langfristige entscheidende Verbesserung oder gar Heilung des hyperkinetischen Verhaltens durch die Stimulanzientherapie nicht objektiviert worden. Die Patienten waren zwar zu Hause und in der Schule leichter zu führen, unterschieden sich jedoch langfristig nicht in ihrer sozialen Anpassung von Kindern, welche bei gleicher Störung keine Stimulanzientherapie erhalten hatten.

31.5.3 Indikation und Kontraindikationen

Bei der Behandlung mit Stimulanzien muß man sich nach heutiger Erkenntnis darüber im klaren sein, daß es sich lediglich um eine *symptomatische* Behandlung handelt. *Einzige Indikation ist das hyperkinetische Syndrom und seine Varianten.* Vor dem Einsatz von Stimulanzien muß eine sorgfältige Diagnostik durchgeführt werden, die das Vorliegen eines hyperkinetischen Syndroms und seine differentialdiagnostische Abgrenzung von anderen Syndromen zuverlässig erbringt. Schließlich erfolgt die Stimulanzienbehandlung nie als isolierte Maßnahme, sondern muß in einen umfassenden Behandlungsplan integriert sein, zu dem außer einer Beratung der Patienten und ihrer Eltern sowie der Lehrer oder Betreuer eine Reihe anderer Maßnahmen wie Übungsbehandlung, bessere Strukturierung der Lern- und Leistungssituation und heilpädagogische Maßnahmen gehören.

Kontraindikationen sind:

- depressive Syndrome verschiedenster Art;
- psychotische Zustandsbilder (Schizophrenien oder andere psychotische Zustandsbilder);
- Tics und das Gilles-de-la-Tourette-Syndrom.

Die Frage der optimalen *Dosierung* ebenso wie die des auf verschiedene Altersgruppen bezogenen therapeutischen Bereichs und der Dosis-Wirkungs- und auch Nebenwirkungsbe-

Tabelle 31.**11** Dosierungsbereich für Stimulanzien im Kindes- und Jugendalter (nach Schulz u. Remschmidt 1990)

	Dosis in mg/kg KG	Anzahl der Einzelgaben
Methylphenidat	0,20−1,0	1−3
Dextroamphetamin	0,15−0,50	1−3
Pemolin	0,50−2,0	1
Deanol	1,0−3,0	1−3

ziehungen unter der Medikation sind derzeit nicht systematisch empirisch fundiert. Befunde zur klinischen Wirksamkeit der Stimulanzien unter Zugrundelegung von Plasmaspiegelbestimmungen sind ebenfalls selten und in ihren Ergebnissen kontrovers. Die bislang vorliegenden Befunde belegen eine deutliche intra- und interindividuelle Variabilität in den Plasmakonzentrationen und sind uneinheitlich hinsichtlich der Korrelation zwischen den Konzentrationen der Substanz und der beobachteten klinischen Wirksamkeit (Gualtieri u. Mitarb. 1982, 1984; Kupietz u. Mitarb. 1982).

Es empfiehlt sich, bei Methylphenidat (Ritalin) mit einer möglichst niedrigen Dosierung von 0,20 mg/kg Körpergewicht einschleichend als morgendliche Gabe zu beginnen und unter langsamer Dosissteigerung (in 2- bis 3tägigen Intervallen), wenn erforderlich, eine zweite Applikation um die Mittagszeit vorzunehmen. Die Tagesdosis sollte 1 mg/kg Körpergewicht nicht überschreiten. Für die anderen Stimulanzien werden für das Schulalter in Übereinstimmung mit anderen Autoren die in Tab. 31.**11** angegebenen Richtlinien zur Dosierung empfohlen.

Das Responder-Non-Responder-Problem: McBride (1988) untersuchte sowohl doppelblind (Methylphenidat vs. Placebo) als auch unter Follow-up-Bedingungen 70 Kinder und Jugendliche (6−17 Jahre), die gemäß den DSM-III-Kriterien eine Aufmerksamkeitsstörung mit (77%) bzw. ohne Hyperaktivität (23%) aufwiesen. Hinsichtlich der Fragestellung einer besseren *Diskriminierung von Respondern vs. Non-Respondern* in bezug auf die Stimulanzienbehandlung ergaben sich folgende Befunde:

- Kinder bzw. Jugendliche, die auf eine Stimulanzienbehandlung positiv ansprechen (Responder), sind jünger.
- Non-Responder weisen im Wechsler-Intelligenz-Test für Kinder (WIPKI) niedrigere Gesamt-IQ-Werte zu Lasten des Verbal-IQ auf.
- In der Gruppe der Responder zeigten 54% eine familiäre Belastung mit Aufmerksamkeitsstörung bei Verwandten ersten und zweiten Grades. Bei den Non-Respondern fand sich in 41% der Fälle eine familiäre Häufung.
- Mädchen reagieren offensichtlich schlechter auf die medikamentöse Intervention als Jungen. Insgesamt konnte in 69% der Fälle eine positive Wirkung der Stimulanzienbehandlung registriert werden. Dies bestätigt die Ergebnisse älterer Untersuchungen (Eisenberg 1972).
- Der körperlich-neurologische Befund und sogenannte „soft signs" als minimale neurologische Auffälligkeiten und EEG-Analysen erbrachten keinen Unterschied zwischen den beiden Gruppen.
- Die Verträglichkeit der Methylphenidatgabe und entsprechende Nebenwirkungen wie Kopfschmerzen, Bauchschmerzen, Gewichtszunahme oder -abnahme zeigen keine bedeutsamen Unterschiede zwischen Respondern und Non-Respondern.

31.5.4 Unerwünschte Wirkungen

Stimulanzien können eine ganze Reihe unerwünschter Wirkungen hervorrufen. Diese müssen in die Beratung der Eltern und der Patienten von vornherein mit aufgenommen werden. Die Behandlung ist besonders am Anfang engmaschig zu überwachen.

Auswirkungen auf das Herz-Kreislauf-System: Dosisabhängig kann es zu einer Zunahme der Herzfrequenz sowie einer Erhöhung des systolischen und diastolischen Blutdrucks kommen sowie zu einer Restriktion der Hautgefäße. Die äußerliche Folge ist ein blasses Aussehen der Patienten.

Appetits- und Gewichtsverlust: Besonders am Anfang kann es zu einer Einschränkung des Appetits kommen und zu einer Gewichtsabnahme. Diese ist im ersten Behandlungsjahr deutlich ausgeprägt, wird später aber häufig wieder kompensiert. Regelmäßige Gewichtskontrollen sind erforderlich.

Verzögerungen des Längenwachstums: Um diese Nebenwirkung zu verhindern, sind Auslaßversuche an den Wochenenden und in den Ferien vorzunehmen. Die besonders zu Beginn der Behandlung zu beobachtende Wachstumshemmung kommt offenbar durch eine Unterdrückung der nächtlichen Prolaktinausscheidung zustande (Puig-Antich u. Mitarb. 1978). Sie wird jedoch bei Absetzen der Stimulanzien wieder kompensatorisch aufgeholt. Eine besondere Vorsicht ist geboten bei Patienten, die ohnehin ein zu geringes Längenwachstum aufweisen.

Schlafstörungen: Wegen ihrer zentral stimulierenden Wirkung kommt es bei der Stimulanzienbehandlung relativ häufig zu Schlaf-, insbesondere zu Einschlafstörungen. Um solche zu vermeiden, sollte die letzte Dosis mittags gegeben werden, keinesfalls jedoch am Nachmittag oder abends.

Provokation psychotischer Episoden: In seltenen Fällen kann es zum Auftreten einer psychotischen Symptomatik mit Halluzinationen, Verwirrtheit oder Wahnphänomenen kommen. Diese bilden sich nach Absetzen der Medikation zurück. Bei Auftreten derartiger Symptome muß die Diagnose überdacht werden. Es ist zu fragen, ob es sich wirklich um ein hyperkinetisches Syndrom handelt.

Tics oder Gilles-de-la-Tourette-Syndrom: Auch Tics oder ein Gilles-de-la-Tourette-Syndrom können ausgelöst oder in ihrer Symptomatik verstärkt werden.

Senkung der Anfallsschwelle: Stimulanzien können auch die Anfallsschwelle senken und somit zu epileptischen Anfällen bei entsprechend disponierten Kindern führen. Daher ist vor Einleitung der Behandlung auf jeden Fall ein EEG abzuleiten. Das Vorliegen eines Anfallsleidens ist jedoch keine grundsätzliche Kontraindikation für Stimulanzien. Es liegen zahlreiche Erfahrungen vor, wonach Stimulanzien auch bei anfallskranken Kindern, sofern sie antiepileptisch gut eingestellt sind, eingesetzt werden können.

Psychische Nebenwirkungen: Bei einer länger anhaltenden Stimulanzienbehandlung wurden folgende Symptome beschrieben: Stimmungslabilität, Weinerlichkeit, Niedergeschlagenheit, auch zunehmende Ängstlichkeit, Abnahme spontanen Verhaltens. Zur Vermeidung dieser Komplikationen, die jedoch nur einen kleinen Teil der Patienten betreffen, sollten immer wieder Behandlungspausen eingeführt werden.

Unerwünschte Wirkungen aufgrund einer Interaktion mit anderen Medikamenten: Wird eine kombinierte Behandlung mit anderen Psychopharmaka durchgeführt, so sind u. U. Interaktionen zu erwarten. Dies betrifft vor allem die Interaktion mit trizyklischen Antidepressiva, die ebenfalls eine Wiederaufnahme von Noradrenalin aus dem synaptischen Spalt verhindern, sowie die Interaktion mit MAO-Hemmern, Neuroleptika und anderen Substanzen. Durch diese Interaktionen kann es zu einer Verlängerung der Halbwertszeit anderer Medikamente kommen.

Unerwünschte Wirkungen nach Absetzen der Therapie: Auch nach Absetzen einer langjährigen Stimulanzientherapie kann es zu einer Verstärkung der motorischen Unruhe, sehr selten auch zur Auslösung psychotischer Zustandsbilder kommen.

31.5.5 Zur Frage der Abhängigkeit

Bei Kindern zeigen Stimulanzien keinen stimmungsanhebenden oder gar euphorisierenden Effekt (Klicpera 1988). Eine Suchtgefahr ist für Kinder mit einem hyperkinetischen Syndrom selbst nach mehrjähriger Behandlung mit Medikamenten aus der Substanzgruppe der Stimulanzien nicht gegeben (Martinius 1984). Dennoch sind Aussetzversuche angezeigt, um die Notwendigkeit einer Fortsetzung der Medikation zu überprüfen. Mangelnde Compliance bzw. Suchterkrankungen im direkten familiären Umfeld lassen jedoch von einer Stimulanzienbehandlung abraten.

Es existieren mittlerweile etwa 15−20 *katamnestische Untersuchungen* über hyperkinetische Kinder (neuere Übersichten: Gittelman u. Mitarb. 1985; Cantwell 1985). Darin kommt dissoziales Verhalten und Drogenmißbrauch bei Patienten mit persistierendem hyperkinetischem Syndrom viermal so häufig vor wie bei denjenigen Probanden, bei denen sich das HKS zurückbildet. Diese Beobachtung zeigt, daß das „Chronischwerden" des hyperkinetischen Syndroms weitere psychiatrische Störungen nach sich zieht. Insofern gehört ein Teil der hyperkinetischen Kinder zu einer Risikogruppe für das Auftreten dissozialen und delinquenten Verhaltens im Erwachsenenalter. Im Hinblick auf den späteren Drogenmißbrauch bei einem Teil der Patienten ist bemerkenswert, daß die Verabfolgung von Stimulanzien im Kindesalter nicht zur Entwicklung einer Abhängigkeit von diesen Substanzen führt.

31.5.6 Literatur

Barkley, R. A., C. E. Cunningham: The effects of methylphenidate on the mother-child interactions of hyperactive children. Archives of General Psychiatry 36 (1979) 201–208

Bradley, C.: The behavior of children receiving benzedrine. American Journal of Psychiatry 94 (1937) 577–585

Busto, U., R. Bendayan, E. M. Sellers: Clinical pharmacokinetics of non-opiate abused drugs. Clinical Pharmacokinetics 16 (1989) 1–26

Cantwell, D. P.: Hyperactive children have grown up. Archives of General Psychiatry 42 (1985) 1026–1028

Cantwell, D. P., G. A. Carlson: Stimulants. In Werry, J. S.: Pediatric Psychopharmacology. Brunner/Mazel, New York 1978

Conners, C. K., L. Eisenberg: The effect of methylphenidate on symptomatology and learning in disturbed children. American Journal of Psychiatry 120 (1963) 458–463

Coper, H.: Psychopharmaka. Pharmakotherapie von Psychosen und psychoreaktiven Störungen. In Forth, W., D. Henschler, W. Rummel: Allgemeine und spezielle Pharmakologie und Toxikologie. B. I. – Wissenschaftsverlag, Bibliographisches Institut Mannheim 1975

Donnelly, M., J. Rapoport: Attention deficit disorders. In Wiener, J. M.: Diagnosis and Psychopharmacology of Childhood and Adolescent Disorders. Wiley, New York 1985

Eisenberg, L.: The clinical use of stimulant drugs in children. Pediatrics 49 (1972) 709–715

Garattini, S., T. Mennini: Critical notes on the specificity of drugs in the study of metabolism and functions of brain monoamines. International Review of Neurobiology 29 (1988) 259–279

Gittelman, R., S. Mannuzza, R. Shenker, N. Bonagura: Hyperactive boys almost grown up. I. Archives of General Psychiatry 42 (1985) 937–947

Greenhill, L., J. Puig-Antich, H. Novacenko, M. Solomon, C. Anghern, J. Florea, R. Goetz, B. Fiscina, E. Sachar: Prolactin, growth hormone, and growth responses in boys with attention deficit disorder and hyperactivity treated wiht methylphenidate. Journal of the American Academy of Child Psychiatry 23 (1984) 58–67

Gualtieri, C. T., W. Wargin, R. Kanoy et al.: Clinical studies of methylphenidate serum levels in children and adults. Journal of the American Academy of Child Psychiatry 21 (1982) 19–26

Gualtieri, C. T., R. Hicks, K. Patrick, S. Schroeder, G. Breese: Clinical correlates of methylphenidate blood levels. Therapeutic Drug Monitoring 6 (1984) 379–392

Gunne, L. M., E. Angaard: Pharmacokinetic studies with amphetamines: relationship to neuropsychiatric disorders. Journal of Pharmacokinetics and Biopharmaceutics 1 (1973) 481–495

Klicpera, Ch.: Psychostimulanzien. In Remschmidt, H., M. H. Schmidt: Kinder- und Jugendpsychiatrie in Klinik und Praxis, Bd. I. Thieme, Stuttgart 1988

Knobel, M.: Psychopharmacology for the hyperkinetic child. Archives of General Psychiatry 6 (1962) 30–34

Kupietz, S., B. G. Winsberg, J. Sverd: Learning ability and methylphenidate (Ritalin) plasma concentration in hyperkinetic children: a preliminary investigation. Journal of the American Academy of Child Psychiatry 21 (1982) 27–30

Martinius, J.: Stimulanzien. In Nissen, G., Ch. Eggers, J. Martinius: Kinder- und jugendpsychiatrische Pharmakotherapie. In Klinik und Praxis. Springer, Berlin 1984

McBride, M.: An individual double-blind crossover trial for assessing methylphenidate response in children with attention deficit disorder. Journal of Pediatrics 113 (1988) 137–145

Prinzmetal, M., W. Bloomberg: The use of benzedrine for the treatment of narcolepsy. Journal of the American Medical Association 105 (1935) 2051–2054

Puig-Antich, J., L. L. Greenhill, J. Sassin, E. J. Sachar: Growth hormone, prolactin and cortisol responses and growth patterns in hyperkinetic children treated with dextro-amphetamine. Journal of the American Academy of Child Psychiatry 17 (1978) 457–475

Schulz, E., H. Remschmidt: Die Stimulanzien-Therapie des hyperkinetischen Syndroms im Kindes- und Jugendalter. Zeitschrift für Kinder- und Jugendpsychiatrie 18 (1990) 157–166

Weingartner, H., J. L. Rapoport, M. S. Buchsbaum, W. Bunney, M. H. Ebert, E. J. Mikkelsen, E. D. Caine: Cognitive processes in normal and hyperactive children and their response to amphetamine treatment. Journal of Abnormal Child Psychology 8 (1980) 25

Whalen, C. K., B. E. Collins, B. Henker, S. R. Alkus, D. Adams, J. Stapp: Behavior observations of hyperactive children and methylphenidate (Ritalin) effects in systematically structured classroom environments: now you see them, now you don't. Journal of Pediatric Psychology 3 (1978) 177–187

Zametkin, A. J., J. L. Rapoport: Noradrenergic hypothesis of attention deficit disorder with hyperactivity: a critical review. In Meltzer, H. Y.: The Third Generation of Progress. Raven, New York 1987

31.6 Lehrbücher zur Psychopharmakotherapie

Benkert, O., H. Hippius (unter Mitarbeit von H. Wetzel): Psychiatrische Pharmakotherapie, 4. Aufl., Springer, Berlin 1986

Langer, G., H. Heimann: Psychopharmaka. Grundlagen und Therapie. Springer, Wien 1983

Möller, H. J., W. Kissling, K.-D. Stoll, G. Wendt: Psychopharmakotherapie. Ein Leitfaden für Klinik und Praxis. Kohlhammer, Stuttgart 1989

Nissen, G., Chr. Eggers, J. Martinius: Kinder- und jugendpsychiatrische Pharmakotherapie. In Klinik und Praxis. Springer, Berlin 1984

Pöldinger, W., P. Schmidlin: Index psychopharmacorum, 5. Aufl. Huber, Bern 1979

Werry, J. S.: Pediatric Psychopharmacology. The Use of Behavior Modifying Drugs in Children. Brunner/Mazel, New York 1978

White, J. H.: Pediatric Psychopharmacology: A Practical Guide to Clinical Application. Williams & Wilkins, Baltimore 1977

Wiener, J. M.: Psychopharmacology in Childhood and Adolescence. Basic Books, New York 1977

32. Psychotherapeutische Übungsbehandlung*

Unter dem Begriff „psychotherapeutische Übungsbehandlung" lassen sich eine Reihe von Verfahren und Vorgehensweisen zusammenfassen, die, *vermittelt über Erfahrungen am und mit dem Körper oder unter Einsatz kreativer Medien*, eine *leib-seelische Umstimmung und Entfaltung verdeckter (Selbst-)Heilungskräfte* beim psychiatrischen Patienten anstreben. Zwar werden diese Methoden auch bei Gesunden mit ähnlichen Zielen angewandt, erheben jedoch einen Anspruch als stützende, teils alleinige, teils begleitende therapeutische Hilfen in Abgrenzung von rein beraterischen oder erzieherischen Maßnahmen. Als sogenannte aktiv-klinische oder pragmatische Verfahren stehen sie der Verhaltenstherapie und der Heilpädagogik hinsichtlich des Lern- und Übungsaspektes nahe. Die Betonung liegt dabei allerdings weniger auf dem Erwerb psychosozialer oder (senso-)motorischer Funktionen als auf einer *Veränderung* des „inneren" Verhaltens (Stolze 1977, S. 1269), *der Selbstwahrnehmung, Selbstakzeptanz und Selbstverwirklichung.*

Eine *Einteilung* dieser zum Teil *sehr heterogenen Therapieansätze* gelingt auf einem so stark im Flusse befindlichen und Modeströmungen unterworfenen Gebiet nur unvollkommen.

Die Übergänge von den psychovegetativ stabilisierenden (Entspannungsübungen) über die somatopsychisch ansetzenden (Körpertherapien) bis hin zu den ausdruckstherapeutischen Methoden (u. a. Mal- und Musiktherapie) sind fließend. Eine explizite, wissenschaftstheoretisch stichhaltige Begründung der Wirkungsweise fehlt den meisten dieser Verfahren ebenso wie kontrollierte Nachweise der Effektivität. Dies gilt um so mehr für das Feld der Kinder- und Jugendpsychiatrie. Zumeist aus persönlichen Beobachtungen und in langjähriger klinischer Arbeit entstanden, führen sie ein Schattendasein abseits der etablierten Psychotherapiemethoden. Als supportive Maßnahmen neben einer „großen" Psychotherapie eingesetzt, ist ihr Beitrag zur Gesundung des Patienten oft nicht mehr auszumachen. Auch als eigenständige Therapien haben sie einen schweren Stand, so daß die für eine wissenschaftliche Anerkennung notwendigen Erfolgsnachweise bisher noch weitgehend fehlen.

Der Versuch einer Gesamtdarstellung muß daher kursorisch bleiben. Zunächst lassen sich die am Leiblichen ansetzenden, von „innen" heraus das Psychische beeinflussenden *Entspannungs- und Körperwahrnehmungstechniken* von den nach „außen", auf eine Erweiterung der Verhaltensmöglichkeiten gerichteten *Ausdruckstherapien* unterscheiden. Sodann spielen unterschiedliche Grade der aktiven Beteiligung des Patienten und der Einflußnahme durch den Therapeuten eine Rolle. Daneben ist die verschieden starke Strukturiertheit des Vorgehens von Bedeutung.

* Überarbeitete Fassung des gleichnamigen Beitrages von H. Remschmidt u. H.-G. Heinscher. In Remschmidt, H., M. H. Schmidt: Kinder- und Jugendpsychiatrie in Klinik und Praxis, Bd. I. Thieme Stuttgart 1988

32.1 Entspannungs- und Körperwahrnehmungstechniken

Entspannung kann definiert werden als psychophysischer Zustand, der subjektiv durch das Fehlen von Aufregung, Verspannung und Nervosität bzw. durch Gelöstheit, Gelassenheit und innere Ruhe gekennzeichnet ist. Physiologische Veränderungen unter Entspannung betreffen eine verlangsamte und gleichmäßige Atmung, die Reduktion des Sauerstoffverbrauchs, Absinken der Herzfrequenz, Abnahme des Hautwiderstandes, Tonusverlust der Muskulatur, eine Zunahme der Alphawellen im EEG (Vaitl 1978) sowie eine trophotrope Umstellung des Stoffwechsels. Dementsprechend werden **Entspannungsübungen** bei psychosomatischen und funktionellen körperlichen Störungen mit den Trainingszielen Muskelentspannung, Vasodilatation, relative Bradypnoe, Reduktion von gastrointestinaler Motilität und von Tachykardien eingesetzt (Linden 1981). Werden Entspannungsverfahren als eigenständige Therapie angewandt, so wird damit eine allgemeine Streßabwehr und psychische Immunisierung angestrebt.

Demgegenüber steht bei den **Körperwahrnehmungstechniken** das bewußte Erleben des eigenen Körpers und seiner Rhythmik, das Akzeptieren des Körperselbstbildes und die Verbesserung der Körperbeherrschung im Vordergrund. Psychisch wird darüber hinaus ein verbessertes Selbstbewußtsein und ein Gefühl größerer Selbstverantwortlichkeit angestrebt (Fischer 1984).

Eine **Systematisierung der Entspannungs- und Körpertherapien** kann sich an folgenden Kriterien orientieren:

- der *Art der Induktion der Entspannung bzw. Körpererfahrung:* Diese kann entweder durch den Übenden selbst (autosuggestiv) oder durch eine andere Person (heterosuggestiv) erfolgen;
- dem *Grad der* (mehr aktiven oder passiven) *Beteiligung des Patienten:* Gibt er sich den Anweisungen passiv und in Selbstbeobachtung hin, oder ist er durch Handlungen oder Selbstinstruktionen zur aktiven Mit- und Weiterarbeit aufgefordert?

Tab. 32.1 nennt die wichtigsten Entspannungs- und Körperwahrnehmungstechniken und ihre

Vertreter. Schwerpunktmäßig sind die Entspannungsverfahren mehr einem passiven und die Körperwahrnehmungstechniken mehr einem aktiven Verhalten des Patienten zuzuordnen.

Neben der heterosuggestiven (Ruhe-)Hypnose sind die passiv und die aktiv *autosuggestiven Entspannungsverfahren* hervorzuheben (Übersicht: Stokvis u. Wiesenhütter 1971; Vaitl 1978). Zu den letzteren werden die schon traditionellen Verfahren „Autogenes Training" von Schultz (1932), die „gestufte Aktivhypnose" nach Kretschmer (1959) und Langen (1979) und die „aktive Tonusregulation" nach Stokvis gezählt. Sind diese Techniken noch stark vom Hypnosekonzept beeinflußt, so gilt dies nicht mehr von den direkt physiotrop ansetzenden Übungsmethoden „Eutonie" (Alexander 1981) und der in der Geburtshilfe angewandten Methode nach Dick-Read (1956). Auch verschiedene meditative Techniken (vgl. Dürckheim 1977) wie transzendentale oder zen-buddhistische Meditation und das Hatha-Yoga (Walser 1977) können in ihren pragmatischen Übungen entspannende Wirkungen hervorrufen. Des weiteren kann auch die im Rahmen der Verhaltenstherapie angewandte „progressive Relaxation" nach Jacobson (1929) als aktive und autosuggestive Entspannungsmethode genannt werden.

Während das Biofeedback (Birbaumer 1978) seinen festen Platz unter den verhaltenstherapeutischen Verfahren einnimmt, gehört die Atemtherapie (Henning 1977) im weiteren Sinne ebenfalls zu den Entspannungsmethoden; sie markiert jedoch bereits den Übergang zu den Körperwahrnehmungstechniken.

Die „Konzentrative Bewegungstherapie" von Stolze (1977; s. auch Becker 1981), das „Konzentrative integrative Bewegungs-Übungsverfahren" (Geßlein 1969), aber auch die „Funktionelle Entspannung" (Fuchs 1974) sind wegen der dabei geforderten Aufmerksamkeitsausrichtung auf Körpersignale wie Atemrhythmik, Gewohnheitsbewegungen, muskuläre Verspannungen als *Körperwahrnehmungstechniken* anzusprechen.

Das „*Katathyme Bilderleben*" von Leuner (1983, 1987, 1989) hat zwar Berührungspunkte mit den genannten pragmatischen Methoden, ist jedoch aufgrund der zugleich kathartischen und analytischen Ausrichtung den tiefenpsychologischen Psychotherapien zuzurechnen (s. Kap. 33).

Im folgenden wird auf diejenigen psychotherapeutischen Übungsbehandlungen eingegangen, die im Bereich der Adoleszentenpsychiatrie Bedeutung erlangt haben.

32.1.1 Autogenes Training

Das von Schultz (1932) entwickelte Autogene Training besteht in einer *konzentrativen Selbstversenkung*, die anhand einer vorgegebenen Abfolge von Übungen regelmäßig praktiziert werden soll. In der sogenannten *Unterstufe* soll unter Anwendung formelhafter Vorsätze eine auf Alltagssituationen übertragbare Entspannungsreaktion erlernt werden. Als Folge des regelmäßigen Übens stellt sich eine verbesserte psychovegetative Selbstregulation ein. In der *Oberstufe* des Autogenen Trainings schließen sich meditationsähnliche Versenkungs- und Provokationsübungen an.

Bei Kindern und Jugendlichen kommen lediglich die *Unterstufen-Übungen* in Betracht. Auf die speziellen Erfordernisse bei Kindern und Jugendlichen gehen Diesing (1969) und Kurth (1969) ein. Neben dem Entwicklungsstand (Konzentrationsfähigkeit, Fähigkeit zu selbständigem Erarbeiten) sind die Persönlichkeit des Kindes und Umweltbedingungen (Kooperation der Eltern) zu berücksichtigen. Kontaktgestörte, unruhige, konzentrationsschwache und psychisch oder intellektuell retardierte Kinder bringen die notwendigen Voraussetzungen meist nicht mit. Im Jugendalter können vor allem bei neurotischen Störungen Modifikationen des Vorgehens angezeigt sein. Speziell *auf Kinder und Jugendliche abgestimmte Anleitungen und Behandlungsprogramme* entwickelten Biermann (1975), Eberlein (1977) und Kruse (1977). Während sich Eberlein besonders bei etwas kleineren Kindern eines stark (hetero-)suggestiven Einstiegs bedient, lehnt sich Kruse eng an das Vorgehen bei Erwachsenen an. Zwischen beiden Ansätzen ist die Arbeit von Biermann anzusiedeln, der das begleitende Vorsprechen und damit stärker fremdsuggestive Elemente bei der Einführung des Verfahrens verwendet.

Technik des Autogenen Trainings: Die einzelnen Übungen sollten anfangs nur unter therapeutischer Anleitung und Aufsicht durchgeführt werden. Sie beginnen damit, daß der Übende eine *entspannte Haltung* einnimmt. Als günstig haben sich die horizontale Lage und die sogenannte Droschkenkutscher-Haltung erwiesen, bei der der Oberkörper schlaff in sich zusammenfällt, die Oberschenkel gespreizt werden und die Unterarme locker auf die Oberschenkel gelegt werden. Die Entspannung wird durch *Autosuggestionen* wie „Ich bin ganz ruhig" und die Vorstellung beruhigender Bilder verstärkt. Anschließend beginnt man mit den Übungen, wobei man bis zur Beherrschung einer Übung, bei täglichem Üben von 3×3 Minuten, eine Zeit von etwa 14 Tagen veranschlagt. Die sechs Übungen werden in folgender Reihenfolge durchgeführt:

Tabelle 32.**1** Übersicht über Entspannungs- und Körperwahrnehmungstechniken (nach Fischer 1984)

Techniken, vorwiegend gerichtet auf	
Entspannung	**Körperwahrnehmung**
Hypnose	Eutonie (Alexander)
gestufte Aktivhypnose (Kretschmer)	Konzentrative Bewegungstherapien (Stolze, Geßlein)
Autogenes Training (Schultz)	Funktionelle Entspannung (Fuchs)
Meditation, Yoga	Atemtherapie
Progressive (Muskel-)Relaxation Biofeedback	

– *Schwereübung:* Die Übung beginnt mit dem formelhaften Sich-Vorsagen: „Mein rechter Arm ist ganz schwer" (bei Linkshändern der linke Arm), wobei man sich die Schwere gleichzeitig in irgendeiner Form vorstellt. Nach Beendigung der Übung müssen die Suggestionen wieder zurückgenommen werden. Dies geschieht durch die Formel „Arme fest anziehen, tief einatmen, Augen auf". Wenn die Übung gelungen ist, geht man in gleicher Weise zur Schwereübung der Beine über.
– *Wärmeübung:* formelhafte Suggestion: „Der rechte Arm ist warm, ganz warm." Später wird wieder die entsprechende Beinübung durchgeführt.
– *Herzübung:* Man suggeriert sich die Formel: „Herz schlägt ganz ruhig." Man kann diese Übung dadurch erleichtern, daß man die rechte Hand entspannt auf die Herzgegend legt, um ein besseres Gefühl für die Herztätigkeit und ihre Beeinflussung zu bekommen.
– *Atemübung:* formelhafte Suggestion: „Atem ganz ruhig, es atmet mich."
– *Sonnengeflechtsübung (Regulierung der Durchblutung der Bauchorgane):* Das Sonnengeflecht ist ein Ganglion, das für die vegetative Regulation der Bauchorgane mit verantwortlich ist.

Mit der Sonnengeflechtsübung „Sonnengeflecht strömend warm" soll ein Gefühl der Wärme im Bauchraum erzeugt werden. Die Übung kann man durch die Vorstellung unterstützen, man atme bis hinunter in den Bauchraum.

– *Kopfübung:* Die formelhafte Suggestion lautet: „Stirn angenehm kühl."

Alle Übungen muß man durch *Zurücknehmen der Suggestion* beenden. Wenn diese Übungen konsequent durchgeführt werden, gelangt man schließlich so weit, daß man in jeder Umgebung entspannen und seine vegetativen Regulationen beeinflussen kann.

In der Adoleszenz bestehen im allgemeinen keine besonderen Probleme mit dem Einüben des Autogenen Trainings. Sollten manche Jugendliche besonders verkrampft sein, so kann man den Übungserfolg sehr gut mit Hilfe des *Muskel-Biofeedback* steigern. Es wird ein Oberflächen-EMG abgeleitet (zur Erfassung der Muskelspannung). Dem Patienten wird klargemacht, daß z. B. ein hoher Ton Verspannung und ein niedriger Ton Entspannung bedeutet. Der Patient lernt dann sehr rasch, zwischen beiden zu unterscheiden und die Entspannung leichter herbeizuführen.

Anwendungsgebiet: Das Autogene Training ist vor allem bei psychomotorischen, psychosomatischen und neurotischen Beschwerden von Jugendlichen indiziert. Angst- und Spannungszustände, Schulversagen, motorische Unruhe, Nervosität, Enuresis, Schlafstörungen, Asthma und Konzentrationsstörungen sind nur einige der Anwendungsgebiete. *Kontraindikationen* sind übermäßig starke Somatisierungstendenzen, hysterische Reaktionsneigung und Konversionssyndrome sowie eine ausgeprägte Hypochondrie. Letztere kann durch das Autogene Training möglicherweise noch gesteigert werden.

32.1.2 Gestufte Aktivhypnose und Zweigleisige Standardmethode (E. Kretschmer)

Die *Gestufte Aktivhypnose* (Kretschmer 1959) ist ein kombiniertes Übungsverfahren, das Elemente des Autogenen Trainings und der Hypnose vereinigt. Zunächst wird das Autogene Training bis zur Beherrschung der Schwere- und Wärmeübung erlernt, dann wird durch Fixierübungen ein hypnoider Zustand herbeigeführt.

Die *Zweigleisige Standardmethode* stellt eine Kombination von Gestufter Aktivhypnose und einer kurzen Psychoanalyse dar. Das Verfahren hat den Vorteil, daß man einen Teil der durch die Analyse aufgedeckten Symptome durch Übungen gleich aktiv angehen kann. Dies geschieht durch spruchbandartige, formelhafte Suggestionen.

Beide Verfahren wurden auch im Jugendalter erprobt. Sie werden aber nur noch selten praktiziert.

32.1.3 Progressive Muskelentspannung (E. Jacobson)

Die Progressive Muskelentspannung wurde in den 30er Jahren von E. Jacobson (1929) entwickelt. Sie ist durch ihre Anwendungen in verhaltenstherapeutischen Techniken (z. B. bei der Systematischen Desensibilisierung) bekanntgeworden. Die Methode geht ebenso wie das Autogene Training von der Erfahrung aus, daß bei Angst- und Spannungszuständen der Muskeltonus erhöht ist, während Zustände der Entspannung sich durch einen *geringen Muskeltonus* kennzeichnen lassen. Ausgehend von dieser Alltagserfahrung stellte Jacobson die Hypothese auf, daß sich auch *Angst- und Spannungszustände abmildern* lassen müßten, wenn man primär eine Muskelentspannung erreicht. Diese hat im Organismus noch weitergehende Folgen wie Verlangsamung der Atmung, Senkung der Pulsfrequenz, Vasodilatation – Vorgänge, die subjektiv von Wohlbefinden und Entspannung begleitet sind.

Technisches Vorgehen: Bei der Progressiven Muskelentspannung wird die Muskulatur dadurch entspannt, daß sie *zunächst rasch und intensiv angespannt und danach entspannt* wird. Dieses Vorgehen beruht auf der Erfahrung, daß sich Entspannung nach Ermüdung und stärkerer Anspannung relativ leicht erzielen läßt. Dieses einfache Verfahren wird nun auf verschiedene Muskelgruppen angewandt. Dabei wird sowohl während des Anspannens als auch nach dem Loslassen der Spannung auf die kinästhetische Wahrnehmung (Empfindungen in der Muskulatur) geachtet. Es geht dabei nicht nur um die Muskulatur, sondern auch um die Erfassung psychischer Vorgänge, die mit Anspannung und Entspannung verbunden sind. Ein wichtiges Ziel der Übungen ist, zu erreichen, daß der Patient möglichst *alle physischen und psychischen Korrelate von Anspannung und Entspannung zu identifizieren und zu unterscheiden lernt.* Erst dann kann er die angestrebte Entspannung gezielt herbeiführen.

Ähnlich wie beim Autogenen Training gibt es eine *Rangfolge der Übungen*, die *verschiedene Muskelgruppen* umfaßt. Begonnen wird in der Regel mit der rechten Hand bzw. dem rechten Arm (bei Linkshändern umgekehrt). Es folgen Muskelgruppen des Gesichtes, Nacken-, Schulter- und Rückenmuskulatur, dann Brust, Bauch und Becken, zuletzt Beine und Füße. Ein besonderes Problem ist dabei, die Aufmerksamkeit gezielt auf einzelne Muskelgruppen zu richten. Denn normalerweise kann man nur grob zwischen ganzen Gruppen von Muskeln unterscheiden. Die Hinlenkung der Aufmerksamkeit auf umschriebenere Muskelbereiche kann jedoch ebenso geübt werden wie die Entspannung als solche. Wie beim Autogenen Training sollten die Übungen zunächst unter Anleitung eines erfahrenen Therapeuten durchgeführt werden.

Am *Beispiel* der *Anspannung und Entspannung der rechten Hand* soll die Vorgehensweise ein wenig detaillierter erläutert werden (Peter u. Gerl 1981, S. 123 f.):

– *Anspannen:* „Lenken Sie jetzt Ihre Aufmerksamkeit auf die rechte Hand und spannen Sie diese langsam an. Schließen Sie sie ganz langsam zu einer Faust. Achten Sie dabei auf die Gefühle bei dem stetigen Übergang vom Ruhezustand zu einer immer stärker werdenden Anspannung der Muskeln.
Drücken Sie die Faust noch stärker zusammen und fühlen Sie, wie die Spannung weiter wächst, wie Ihre Muskeln härter und fester werden. Die Anspannung ist nun bald an dem Punkt, wo Ihre Kraft zu einem weiteren Zusammenpressen der Faust nicht mehr ausreicht. Wahrscheinlich fängt Ihre Hand nun leicht zu zittern an, und Sie können nicht weiter anspannen."
– *Halten der Spannung:* „Halten Sie nun diese Spannung ca. 5 Sek. lang aufrecht. Fühlen Sie während dieser Zeit, wie jeder einzelne Finger Ihrer Hand verspannt ist. Machen Sie sich diese Anspannung bewußt. Nehmen Sie ganz deutlich

wahr und achten Sie darauf, wie sie in den Muskeln und den belasteten Gelenken zum Ausdruck kommt. Zählen Sie dabei den Count down: 5–4–3–2–1..."
– *Entspannen:* „Entspannen! Sprechen Sie dieses Wort innerlich ganz bewußt aus und lassen Sie damit schlagartig die Spannung in der Hand los. Einfach loslassen, ganz plötzlich alle Anspannung aus den Muskeln herauslassen. Ihre Hand hängt jetzt leicht und locker am Handgelenk. Mit einem Schlag sind alle Gefühle der Anspannung weg. Die Finger sind etwas gekrümmt, und langsam beginnt die Entspannung sich in der Hand auszubreiten. Achten Sie dabei auf die Gefühle, die damit in den Muskeln auftreten. Diese Gefühle können sehr vielfältiger Art sein. Lassen Sie alles zu, auch wenn es vielleicht neu und ungewohnt ist. Versetzen Sie sich in die Rolle eines passiven Beobachters, der alles geschehen läßt, was sich in der Hand abspielt."

Anwendungsgebiet: Die Progressive Muskelentspannung wird meist im Rahmen der Systematischen Desensibilisierung, also einem verhaltenstherapeutischen Verfahren, angewandt. Sie kann aber auch wie das Autogene Training als eigenständige Methode bei Angst- und Spannungszuständen, psychosomatischen Störungen, motorischer Unruhe und Nervosität eingesetzt werden.

32.1.4 Andere Entspannungs- und Körperwahrnehmungstechniken

Als eigenständige Übungsverfahren seien erwähnt: die früher (Stokvis u. Wiesenhütter 1971) als atemrhythmisierend bezeichnete *„Funktionelle Entspannung"* von Fuchs (1969a u. b, 1974), die *Spiel-Atemtherapie* bei sprechgehemmten Kindern und Jugendlichen nach Elschenbroich (1965, 1969) und das *Atem-Ton-Sprech-Ablauftraining* bei Sprechneurosen und Stottern von Fernau-Horn (1969).

Über Erfahrungen mit der *Konzentrativen Bewegungstherapie* nach Stolze (1977) bei Jugendlichen berichten Schönfelder u. Mitarb. (1975), die als therapeutisches Zusatzangebot mit Kleingruppen (zwischen 4 und 6 Patienten) arbeiteten. Die hohe Motivation und allmähliche Vertrauensbildung der Teilnehmer und diagnostisch wertvolle Hinweise auf phasentypische Probleme der Jugendlichen ermutigten die Autoren zur Weiterarbeit.

Bei den *Körpererfahrungstechniken* steht das *konzentrative Erleben körperlicher Spannung und Entspannung* in der therapeutischen Einzelsituation oder der Gruppe im Vordergrund. Einfache Bewegungsvorgänge, zum Teil mit verschiedenen Gegenständen oder Partnern, sollen über eine Sensibilisierung der Fremd- und Selbsterfahrung die körperliche und emotionale Steuerungsfähigkeit und das Ausdrucksverhalten erweitern. Bei jugendlichen Patienten kann die nonverbale Körperarbeit ergänzt werden durch begleitende oder nachfolgende Verbalisierung des Erlebten mit dem Ziel einer verbesserten Selbsteinsicht. Umstritten ist dabei, inwieweit die Körpertherapie und eine analytische Therapie in der Hand eines Therapeuten oder getrennt durchgeführt werden sollten.

In der Regel haben die am Körper ansetzenden Verfahren ihren Stellenwert als ergänzende Maßnahmen, vor allem bei Patienten mit frühen Störungsanteilen, ausgeprägtem Abwehrverhalten, psychosomatischen Beschwerden und Symptomen einer Körperschemastörung sowie bei Unterschichtpatienten (Becker 1981).

Gegenindikationen sind mangelnde Gruppenfähigkeit und Bereitwilligkeit der Patienten sowie akute Suizidalität und schwere Depersonalisations- und Derealisationsphänomene.

32.2 Ausdrucks- und Gestaltungstherapie

„Alle Aktivitäten, die ein schöpferisches Moment oder kreative Ansätze enthalten und dadurch etwas von der Persönlichkeit und den Erlebnis- und Reaktionsweisen des Gestalters oder ‚Schöpfers‘ ausdrücken oder wiedergeben, können vorteilhaft als gestaltende bzw. gestalterische Verfahren bezeichnet werden. Wenn diese Verfahren nach gegebenen Indikationen und mit bestimmter Zielsetzung verwendet werden, ist es berechtigt, von Gestaltungs*therapie* zu sprechen" (Franzke 1977, S. 11).

Abzugrenzen ist eine so verstandene Gestaltungstherapie von der heilpädagogisch ausgerichteten Beschäftigungs- und der Arbeitstherapie (s. Kap. 38), denn hier stehen nicht die ablenkende Funktion und die Orientierung an der Verwendbarkeit der Produkte, sondern

der *Gestaltungsprozeß* und die – teils verbale – *Auseinandersetzung mit dem Erlebten* im Vordergrund. Auch kommt es nicht auf künstlerische Begabung oder besonderes technisches Können des Patienten an. Vielmehr soll ihm auf dem Wege spielerischer Erlebnisaktivierung zu besserem Selbstverständnis, mehr *Selbstvertrauen* und einer „Arbeits- und Genußfähigkeit" im Sinne Freuds verholfen werden. Gestalterische Aktivitäten erlauben dem Patienten ein *Probehandeln*, in dem je nach Verfahren und Anregungsgrad kathartische und ich-stabilisierende, konfliktaktualisierende und einsichtsvermittelnde Momente zutage treten (Franzke 1977, S. 31 ff.).

Aufgrund der Vielfalt der Methoden – mehr verbal oder averbal, als Einzel- oder Gruppentherapie, thematisch freier oder gebundener – kann für nahezu jeden Patienten ein auf ihn und seine Störung abgestimmtes Vorgehen gefunden werden. Über den Einsatz kreativer Medien im Rahmen tiefenpsychologisch orientierter, einsichtsvermittelnder Therapien wie auch anderer (verhaltensmodifizierender) Behandlungsformen bei Erwachsenen gibt das grundlegende Werk von Franzke (1977) Auskunft.

Aus den Gestaltungen kann der erfahrene Therapeut Hinweise auf verborgene oder aktuelle Konflikte, persönlichkeitsspezifische Verarbeitungsweisen, Übertragungssituationen, Symptome und die zukünftige Entwicklung eines Patienten gewinnen. Dieser *diagnostische Aspekt* wird in der Jugendpsychiatrie seit langem in *projektiven Zeichen- und Spieltests* genutzt (Übersicht bei Sehringer 1983). Von daher liegt auch die Nutzung des Malens, des Theaterspiels, der Musik und des Tanzes bei Jugendlichen nahe.

Zeichnen und Malen stellen gerade bei sehr kontaktgestörten und äußerungsgehemmten jugendlichen Patienten einen hervorragenden Zugang zu ihrer Problematik dar. Gleichzeitig dokumentiert der kreative Akt des Zeichnens und Malens in besonderer Weise die Fähigkeiten der Jugendlichen, die häufig entmutigt sind und nur über ein geringes Selbstwertgefühl verfügen. Der Therapeut wird zunächst durch positive Äußerungen über Qualität und Ausdrucksgehalt der Zeichnungen das Selbstbewußtsein der Patienten stärken. Zum anderen bieten diese Ergebnisse kreativen Gestaltens biographische und situationsbezogene Anknüpfungspunkte für das therapeutische Gespräch.

Eine relativ eigenständige Bedeutung im Sinne einer psychotherapeutischen (Übungs-)Behandlung kommt der *Musiktherapie* zu, da sie durch das improvisierende Musizieren und das rhythmische Erleben dem Jugendlichen zu neuen nichtsprachlichen Ausdrucksmitteln verhilft. Einen knappen Überblick über Formen und Möglichkeiten musiktherapeutischen Arbeitens gibt Remmler (1977).

Andere gestalterische Ausdrucksformen können in der Adoleszentenpsychiatrie kaum den Status unabhängiger psychotherapeutischer Übungsbehandlungen beanspruchen. Sie lassen sich entweder beschäftigungstherapeutischen Aktivitäten zuordnen oder, sofern damit eine psychotherapeutische Zielsetzung verbunden wird, der Gestalttherapie nach Perls. Hier haben das Zeichnen, Gestalten, Geschichtenerzählen, Puppen- und Theaterspiel und Körpererfahrungen ihren Platz als therapeutische Medien, die durch die Projektionen freigesetzt werden und den Heilungsprozeß fördern können (Oaklander 1981). Eine akzeptierende und weitgehend gewährende Einstellung des Therapeuten ist dabei gefordert – der Übungsaspekt spielt nur eine untergeordnete Rolle.

32.3 Literatur

Alexander, G.: Eutonie: Ein Weg der körperlichen Selbsterfahrung, 4. Aufl. Kösel, München 1981

Becker, H.: Konzentrative Bewegungstherapie: Integrationsversuch von Körperlichkeit und Handeln in den psychoanalytischen Prozeß. Thieme, Stuttgart 1981; 2. Aufl. 1989

Biermann, G.: Autogenes Training mit Kindern und Jugendlichen. Reinhardt, München 1975

Birbaumer, N.: Biofeedback. In Pongratz, L. J.: Handbuch der Psychologie, Bd. VIII (Klinische Psychologie), 2. Hbd. Hogrefe, Göttingen 1978

Dick-Read, G. D.: Der Weg zur natürlichen Geburt. Hoffmann & Campe, Hamburg 1956 (Orig.: Natural Childbirth. Heinemann, London 1933)

Diesing, U.: Die pragmatischen Psychotherapieverfahren – Suggestion, Hypnose und autogenes Training – in der Kinderpsychotherapie. In Biermann, G.: Handbuch der Kinderpsychotherapie, Bd. I. Reinhardt, München 1969

Dürckheim, K. Graf: Meditative Praktiken in der Psychotherapie. In Eicke, D.: Die Psychologie des 20. Jahrhunderts, Bd. III: Freud und die Folgen (II): ... bis zur allgemeinärztlichen Psychotherapie. Kindler, Zürich 1977

Eberlein, G.: Autogenes Training mit Jugendlichen. Econ, Düsseldorf 1977

Elschenbroich, G.: Spiel-Atemtherapie bei sprechgehemmten Kindern. Monatsschrift für Kinderheilkunde 113 (1965) 232–233

Elschenbroich, G.: Spiel-Atemtherapie mit sprechgehemmten Kindern. In Biermann, G.: Handbuch der Kinderpsychotherapie, Bd. I. Reinhardt, München 1969

Fernau-Horn, H.: Übung und Schulung in der Behandlung stotternder Kinder – Hemmungs- und Ablaufzirkel. In Biermann, G.: Handbuch der Kinderpsychotherapie, Bd. I. Reinhardt, München 1969

Fischer, W.-D.: Entspannung und Körperwahrnehmung aus der Sicht der Bewegungstherapie. Zeitschrift für Krankengymnastik 36 (1984) 485

Franzke, E.: Der Mensch und sein Gestaltungserleben: Psychotherapeutische Nutzung kreativer Arbeitsweisen. Huber, Bern 1977

Fuchs, M.: Atem-Entspannungstherapie bei psychosomatischen Störungen von Kindern und Jugendlichen. In Biermann, G.: Handbuch der Kinderpsychotherapie, Bd. I. Reinhardt, München 1969

Fuchs, M.: „Der Weiherschlapp": Asthmabehandlung mit Atem-Entspannungstherapie. In Biermann, G.: Handbuch der Kinderpsychotherapie, Bd. I. Reinhardt, München 1969

Fuchs, M.: Funktionelle Entspannung. Hippokrates, Stuttgart 1974; 3. Aufl. 1984

Geßler, L.: Bewegungstherapie bei kindlichen Verhaltensstörungen: Konzentratives integratives Bewegungs-Übungsverfahren. In Biermann, G.: Handbuch der Kinderpsychotherapie, Bd. I. Reinhardt, München 1969

Henning, A. (unter Mitarb. von E. Praegert): Atemtherapie als Psychotherapie. In Eicke, D.: Die Psychologie des 20. Jahrhunderts, Bd. III: Freud und die Folgen (II): ...bis zur allgemeinärztlichen Psychotherapie. Kindler, Zürich 1977

Jacobson, E.: Progressive Relaxation: A Physiological and Clinical Investigation of Muscular States and Their Significance in Psychology and Medical Practice, 2nd ed. Univ. Chicago Press, Chicago 1938 (1st ed. 1929)

Kretschmer, E.: Gestufte Aktivhypnose – Zweigleisige Standardmethode. In Frankl, V. E., V. E. Gebsattel, I. H. Freiherr von Schultz: Handbuch der Neurosenlehre und Psychotherapie, Bd. IV. Urban & Schwarzenberg, München 1959

Kruse, W.: Entspannung. Autogenes Training für Kinder. Deutscher Ärzte-Verlag, Köln 1977; 4. Aufl. 1984

Kurth, W.: Probleme des autogenen Trainings in der Adoleszenz. In Biermann, G.: Handbuch der Kinderpsychotherapie, Bd. I. Reinhardt, München 1969

Langen, D.: Die gestufte Aktivhypnose. Eine Anleitung zur Methodik und Klinik, 5. Aufl. Thieme, Stuttgart 1979 (1. Aufl. 1961 u. d. T. „Anleitung zur gestuften Aktivhypnose")

Leuner, H.: Katathymes Bilderleben, Ergebnisse in Theorie und Praxis, 2. Aufl. Huber, Bern 1983

Leuner, H.: Lehrbuch des Katathymen Bilderlebens, 2. Aufl. Huber, Bern 1987

Leuner, H.: Katathymes Bilderleben: Grundstufe. Einführung in die Psychotherapie mit der Tagtraumtechnik. Ein Seminar, 4. Aufl. Thieme, Stuttgart 1989

Linden, M.: Entspannung (Relaxation, Autogenes Training). In Linden, M., M. Hautzinger: Psychotherapie-Manual. Springer, Berlin 1981

Oaklander, V.: Gestalttherapie mit Kindern und Jugendlichen. Klett-Cotta, Stuttgart 1981 (Orig.: Windows to Our Children. Real People Press, Moab 1978)

Peter, B., W. Gerl: Entspannung: Muskelentspannung, Autogenes Training, Meditation. Goldmann, München 1981

Remmler, H.: Musiktherapie. In Eicke, D.: Die Psychologie des 20. Jahrhunderts, Bd. III: Freud und die Folgen (II): ...bis zur allgemeinärztlichen Psychotherapie. Kindler, Zürich 1977

Remschmidt, H., H.-G. Heinscher: Psychotherapeutische Übungsbehandlung. In Remschmidt, H., M. H. Schmidt: Kinder- und Jugendpsychiatrie in Klinik und Praxis, Bd. I. Thieme, Stuttgart 1988

Schönfelder, T., Ch. Henning, E. Meyer-König: Konzentrative Bewegungstherapie mit Jugendlichen. In Poustka, F., W. Spiel: Therapien in der Kinder- und Jugendpsychiatrie. V. Kongreß der Union Europäischer Pädopsychiater, Wien, 30. Juni bis 3. Juli 1975, Bd. I. Egermann, Wien [1975]

Schultz, J. H.: Das autogene Training. Konzentrative Selbstentspannung, Versuch einer klinisch-praktischen Darstellung, 18. Aufl. Thieme, Stuttgart 1987 (1. Aufl. 1932)

Schultz, J. H.: Übungsheft für das autogene Training. Konzentrative Selbstentspannung. 21. Aufl. Thieme, Stuttgart 1988

Sehringer, W.: Zeichnen und Spielen als Instrumente der psychologischen Diagnostik. Schindele, Heidelberg 1983

Stokvis, B., E. Wiesenhütter: Der Mensch in der Entspannung: Lehrbuch autosuggestiver und übender Verfahren der Psychotherapie und Psychosomatik, 3. Aufl. Hippokrates, Stuttgart 1971; 4. Aufl. 1979 u. d. T. „Lehrbuch der Entspannung. Autosuggestive und übende Verfahren in der Psychotherapie und Psychosomatik."

Stolze, H.: Konzentrative Bewegungstherapie. In Eicke, D.: Die Psychologie des 20. Jahrhunderts, Bd. III: Freud und die Folgen (II): ...bis zur allgemeinärztlichen Psychotherapie. Kindler, Zürich 1977

Vaitl, D.: Entspannungstechniken. In Pongratz, L. J.: Handbuch der Psychologie, Bd. VIII (Klinische Psychologie), 2. Hbd. Hogrefe, Göttingen 1978

Walser, R.: Die Anwendung des Yoga für die Psychotherapie. In Eicke, D.: Die Psychologie des 20. Jahrhunderts, Bd. III: Freud und die Folgen (II): ...bis zur allgemeinärztlichen Psychotherapie. Kindler, Zürich 1977

33. Psychoanalytisch orientierte Behandlungsmethoden

33.1 Grundzüge psychoanalytischer Theorien

Behandlungen, die am psychoanalytischen Modell orientiert sind, gehen von folgenden **Grundannahmen** aus:

– der Bedeutung des *Unbewußten* für seelische Funktionen und individuelle Verhaltensweisen;

– der Bedeutung von *Trieben*, die von den Instanzen des Ichs und Über-Ichs in Schach gehalten werden, für die Steuerung menschlichen Verhaltens;

– der Bedeutung von *Entwicklungsphasen*, in deren Verlauf die libidinösen Energien (Triebkräfte) unterschiedliche Ausformungen annehmen;

– der Vorstellung, daß *durch die Konflikte hervorgerufene Symptome* auf bestimmte Entwicklungsphasen zurückführbar sind und über die Anpassung des Individuums an seine Umgebung entscheiden;

– dem Konzept der *Übertragung*, wonach der Patient Erlebnisse und Erfahrungen mit Personen aus der Vergangenheit auf den Therapeuten projiziert, wodurch eine Interpretation des Geschehens möglich ist.

Trotz unterschiedlicher Auffassungen verschiedener Psychoanalytiker gibt es **gemeinsame Züge der tiefenpsychologischen Konzeption**, die für die meisten Schulen Geltung haben (vgl. Rapaport 1973):

Abb. 33.**1** Persönlichkeitsmodell der Psychoanalyse.
Die Anordnung der Be-
zeichnungen entspricht
dem Bewußtseinszustand
der psychischen Funktio-
nen. Schraffiert = Unbewußtes, unschraffiert = Be-
wußtes

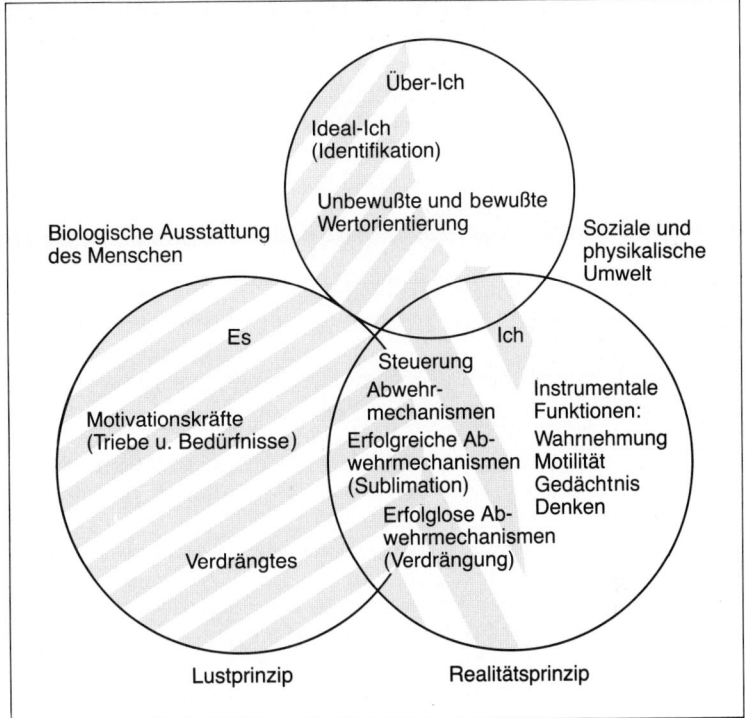

1. Der *topische Aspekt*: Fast alle tiefenpsychologischen Schulen arbeiten mit *räumlichen
Vorstellungen von seelischen Funktionen*.
Am bekanntesten ist die Freudsche Instanzenlehre, deren Bestandteile Es, Ich und
Über-Ich als räumlich getrennte Bereiche
dargestellt werden (s. Abb. 33.**1**). Natürlich
sind solche räumlichen Anordnungen nur
Hilfsvorstellungen. Aber gerade auf diese
Weise trägt der topische Aspekt zum Verständnis psychischer Abläufe und psychischer Erkrankungen bei.
2. Der *dynamische Aspekt*: Die Tiefenpsychologie und insbesondere die Psychoanalyse
ist eine *dynamische Psychologie*. Dies bedeutet, daß hinter allen Verhaltensweisen
ein antreibendes Element, eine Energie,
vermutet wird, die die Richtung des Verhaltens bestimmt. Verhalten wird von Motiven, Bedürfnissen, Instinkten, Trieben und
Gefühlen gelenkt. Die tiefenpsychologischen Schulen anerkennen nur ganz wenige
Triebe, mit deren Hilfe sie verschiedenartige Verhaltensweisen zu erklären versuchen. So kommt Freud in seinen früheren

Schriften mit der Annahme eines Sexual-
triebs (Libido) als einzigem Trieb aus,
durch dessen Wirkung letztlich alle seelischen Reaktionen erklärt werden.
3. Der *genetische Aspekt*: Diese Betrachtungsweise legt den Schwerpunkt auf die *Entwicklung*. Im Mittelpunkt des Interesses
stehen die ersten Lebensjahre, in denen der
Mensch sowohl durch innere (Triebe, Bedürfnisse) als auch durch äußere (soziale)
Einwirkungen am stärksten formbar ist.
Dieser Gesichtspunkt ist auch für das tiefenpsychologische Verständnis von seelischen Störungen relevant, die sich nach
Ansicht der meisten Schulen bis in die
frühe Kindheit zurückverfolgen lassen.
4. Der *soziokulturelle Aspekt*: Auch der Umwelt wird ein entscheidender Einfluß zugeschrieben. Die Entwicklung des Menschen
ist in erheblichem Ausmaß dadurch gekennzeichnet, daß er Verhaltensnormen
seiner Umgebung übernimmt. Der Grad
der Identifizierung mit solchen Normen
entscheidet weitgehend über die Anpassung eines Menschen an die Gesellschaft, in

der er lebt. Die Übernahme solcher Vorstellungen erfolgt schon sehr früh aufgrund der Erziehungsmethoden der Eltern, später durch die Schule und den Einfluß des Staates. Von soziokulturellen Einflüssen hängen auch moralisch-ethische Maßstäbe ab, wie Untersuchungen zur Entstehung des kindlichen Gewissens gezeigt haben.

33.1.1 Psychoanalytische Phasenlehre (Entwicklungsmodell)

Nach Freud läßt sich die Entwicklung des Kindes in *fünf Phasen* einteilen, die orale, die anale, die genitale (ödipale), die Latenzzeit und eine zweite genitale Phase (s. Tab. 6.1). In Freudscher Sicht hängt vom *Ausgang des Ödipus-Konfliktes* die weitere sexuelle und soziale Entwicklung ganz wesentlich ab. Auch die Entwicklung des Über-Ich, etwa durch die Inkorporation moralischer Vorstellungen, wird von der phallischen Phase und dem Ausgang des ödipalen Konfliktes entscheidend geprägt. Die *Latenzzeit*, die etwa vom sechsten bis zum Ende des 11. Lebensjahres anhält, ist dadurch gekennzeichnet, daß sexuelle Impulse in den Hintergrund treten. Mit dem *Beginn der Pubertät* (etwa ab dem 12. Lebensjahr) und auch später werden frühere Konflikte wiederbelebt, und in der Auseinandersetzung des Ichs mit libidinösen Impulsen sind verschiedene Ausgänge möglich: Einmündung der Libido in sexuelle Beziehungen, Fixierung oder Regression zu infantilen Stadien der sexuellen Entwicklung oder Unterdrückung libidinöser Impulse und Transformierung in psychopathologische Symptome. Was letztere betrifft, so spielt die Identitätsproblematik in der Adoleszenz eine außerordentlich große Rolle. Sie ist mit verantwortlich für die Manifestation verschiedener psychischer Störungen in der Adoleszenz wie Anorexia nervosa, Delinquenz und vielleicht auch für schizophrene Psychosen.

33.1.2 Das Persönlichkeitsmodell der Psychoanalyse (Instanzenlehre)

Die drei Instanzen der psychoanalytischen Persönlichkeitstheorie sind Ich, Es und Über-Ich. Das *Es* umfaßt die triebhaften Impulse,

das *Ich* stellt den Inbegriff des bewußten Vorstellens und Handelns dar, während das *Über-Ich* die Funktion des Gewissens hat. Diese Instanzen stehen in intensiver gegenseitiger Wechselbeziehung, die energetisch gedacht wird, d. h., die libidinöse Energie kann in unterschiedlicher und wechselnder Weise in den Dienst der drei Instanzen gestellt werden (Abb. 33.1). Es wird deutlich, daß das Ich die Funktion der Realitätsprüfung hat, während das Über-Ich aus den internalisierten Moralvorstellungen und Prinzipien der jeweiligen Umgebung (Familie, Schule, Gesellschaft usw.) besteht.

33.1.3 Weiterentwicklungen der Ich-Psychologie

Anna Freuds Buch „Das Ich und die Abwehrmechanismen" (1936) kann als Ausgangspunkt der *Ich-Psychologie* gesehen werden, die eine Fortentwicklung psychoanalytischer Theorienbildung in Richtung Realitätsbewältigung durch das Individuum darstellt. Das Ich wird dabei als Zentrum der Persönlichkeit angesehen, das die Brücke zur äußeren Realität darstellt, aber auch für die Abwehr unzulässiger libidinöser Impulse aus dem Es zu sorgen hat und sich schließlich mit den Anforderungen des Über-Ich auseinanderzusetzen hat. Damit kommt dem Ich eine zentrale ausgleichende und integrierende Funktion zu. Ausgehend von Anna Freuds Publikation entstand eine neue Richtung der Psychoanalyse, die als „Ich-Psychologie" bekannt wurde und sich vor allem auf die Arbeiten von Heinz Hartmann (1939, 1960) stützt.

Eine Ausweitung erfuhr das klassische psychoanalytische Theoriengebäude u. a. durch die sogenannten *Narzißmustheorien*. Ausgehend von Freuds Vorstellungen eines primären Narzißmus, der einen pränatalen Urzustand der Harmonie, Geborgenheit und subjektiven Allmacht noch vor der ersten Aufnahme von Objektbeziehungen darstellen soll, lieferten verschiedene Autoren, unter ihnen Kohut (1973) und Balint (1960), neue Interpretationen.

33.2 Besondere Probleme bei der psychoanalytischen Behandlung von Adoleszenten

Die Durchführung psychoanalytischer, aber auch anderer Behandlungen in der Adoleszenz stößt oft auf große Schwierigkeiten, die im wesentlichen durch drei *Problemkreise* bedingt sind:

- Aufgrund des oft *fehlenden Leidensdruckes* sind Einleitung und Aufrechterhaltung der Therapie besonders schwierig.
- Die *Rolle des Therapeuten* ist schwieriger zu definieren und auszufüllen als in der Therapie von Erwachsenen oder Kindern. Erwachsene nehmen die Therapeutenrolle eher an und sehen auch die Notwendigkeit der Therapie, Kinder akzeptieren eher die Autorität des Therapeuten und lassen sich leichter führen. Beides trifft für die Adoleszenz nicht zu.
- Eine weitere Schwierigkeit liegt in der *speziellen Problemlage der Adoleszenten*, die sich u. a. in einer Ablehnung der retrospektiven Schau, einer Zentrierung auf die aktuellen Probleme und in der Ablehnung von Hilfsangeboten und Autorität zeigt.

Diese Gesichtspunkte waren Anlaß, verschiedene Behandlungsformen für diese Altersgruppe zu modifizieren.

33.2.1 Krankheitswahrnehmung und Auseinandersetzung mit psychischen Erkrankungen

Obwohl psychische Störungen und Erkrankungen in der Adoleszenz so häufig sind wie im Kindesalter und auch weitgehend wie im Erwachsenenalter, ist der Anteil Jugendlicher und Heranwachsender an psychotherapeutischen Behandlungen deutlich geringer (Wittchen u. Fichter 1980). Psychisch kranke bzw. gestörte *Adoleszenten nehmen aus verschiedenen Gründen ihre Erkrankung nicht wahr oder nicht an*.

Einerseits können sie schwer unterscheiden, wann ihre psychische Problematik Krankheitswertigkeit annimmt, da viele psychische Symptome mit altersspezifischen Problemen und Krisen in der Adoleszenz zusammenhängen.

Vielfach werden also auftretende *Symptome* gar *nicht als Krankheit definiert*.

Zum anderen fällt es vielen jungen Menschen auch dann, wenn sie schwerwiegende Störungen bei sich erkannt und möglicherweise auch als krankhaft registriert haben (z. B. Depression, Suizidalität), schwer, *Einsicht in die Behandlungsbedürftigkeit* zu entwickeln. Sie ziehen es häufig vor, selbst mit der Problematik fertig zu werden, weil für sie Selbständigkeit ein neu gewonnener und hoher Wert ist, der in ihrer Sicht durch Annahme von Beratung und Hilfe wieder veräußert wird. Angesichts der aversiven Haltung gegenüber der „fertigen Erwachsenenwelt", gegenüber Autorität und gegenüber Institutionen, wird diese *Beratungs- und Behandlungsaversion* verständlich. Oft sind es ja auch die Erwachsenen (z. B. Eltern oder Angehörige), die den Ratschlag für eine Behandlung geben. Aber gerade von den Eltern in Behandlung geschickt zu werden, wird als Beeinträchtigung der eigenen Selbständigkeit empfunden. Wirksamer zur Erzeugung von Krankheitswahrnehmung und Behandlungsmotivation sind Gleichaltrige, sofern diese die Störung eines jungen Menschen als krank erkennen.

Jugendliche, die besondere Schwierigkeiten im Kontaktbereich zu Gleichaltrigen haben, sind häufig der Meinung, daß ihre Symptomatik nur sie betrifft und andere derartige Probleme nicht haben. Sie sind besonders schwer zu erreichen und zu motivieren.

Ferner ist zu bedenken, daß die klassisch-analytische Vorgehensweise (Couch, regelmäßige Termine, passive Rolle des Therapeuten) erneute Abhängigkeit und regressives Verhalten begünstigt (Redl 1969). Deshalb geht man in der Behandlung von Jugendlichen heute anders vor.

Alle diese Gesichtspunkte, die empirisch gut belegt sind (Seiffge-Krenke 1986), machen schon den Beginn einer psychoanalytischen Behandlung von Jugendlichen äußerst schwierig und schränken sie auf bestimmte Gruppen bzw. Störungsmuster ein. Diese Schwierigkeiten sind Anlaß für eine Reihe von Psychoanalytikern, Jugendliche nicht zu behandeln bzw. die Behandlung auf spätere Zeit zu vertagen.

33.2.2 Herstellen und Aufrechterhalten eines Arbeitsbündnisses

Die genannten Faktoren erschweren sowohl die Herstellung als auch die Aufrechterhaltung eines Arbeitsbündnisses mit dem Jugendlichen. Ob eine Behandlung beginnt und aufrechterhalten werden kann, hängt vom Leidensdruck bzw. der Schwere des Krankheitsbildes ab, aber ebenso von der Fähigkeit des Therapeuten, mit den besonderen Problemen des Jugendlichen umzugehen. Folgende Vorgehensweisen haben sich zur Weckung einer Therapiemotivation als nützlich erwiesen:

Abbau von Mißtrauen: Viele Jugendliche begegnen dem Therapeuten zunächst mit großem Mißtrauen. Oft wurden sie von den Eltern geschickt und hatten selbst keinerlei Neigung, sich in Behandlung zu begeben. Mißtrauen kann durch große Offenheit im Gespräch, durch das Eingehen auf Widerstand und Verschlossenheit und durch möglichst klare Schilderung der therapeutischen Vorgehensweise abgebaut werden. Hierzu gehört eine Aufklärung, wie sich die Behandlung im einzelnen vollzieht.

Herstellen einer möglichst angstfreien Atmosphäre: Da viele Jugendliche sowohl ängstlich und gehemmt sind als auch deutliche oppositionelle Regungen haben, empfiehlt es sich, ihre Interessensgebiete anzusprechen und durch aggressionsfreies Eingehen auch auf vorwurfsvolle Äußerungen der Opposition entgegenzuwirken. Hat sich ein Gespräch einmal eingestellt, so ist ein wichtiger Schritt zur Erzeugung einer Behandlungsmotivation getan. Da viele Patienten große Hemmungen haben, über ihre Probleme zu sprechen, hat sich bewährt, auf nichtverbale Methoden überzugehen (z. B. Katathymes Bilderleben) oder den Gesprächsort aus dem Sprechzimmer zu verlagern (Spaziergang, Tischtennisspielen usw.).

Zusichern der absoluten Vertraulichkeit: Der Therapeut wird von den Jugendlichen oft als Agent der Eltern, der Schule oder anderer Personen oder Institutionen angesehen, und es entsteht die Befürchtung, daß Gesprächsinhalte weitergegeben werden könnten. Schon im ersten Gespräch sollte den Jugendlichen daher die absolute Vertraulichkeit zugesichert

werden. Darüber hinaus sollte der Therapeut dem Patienten klarzumachen versuchen, daß hinsichtlich der Gesprächsgegenstände keine Einschränkungen gemacht werden sollten. Auch Nebensächliches erweise sich für ein Verständnis der Störung als sehr wichtig.

Klare Regelung der Dreiecksbeziehung Patient-Therapeut-Eltern: Bei Jugendlichen, die noch bei ihren Eltern wohnen oder gar von diesen in Behandlung geschickt werden, ist es von Anfang an erforderlich, die Rolle der Eltern im Behandlungsprozeß klar zu definieren. Im Rahmen einer Einzeltherapie muß die Regel herrschen, daß die Vertraulichkeit gewahrt bleibt und mit den Eltern nur im Einverständnis mit dem Patienten gesprochen wird. Lehnt der Patient jede Einbeziehung der Eltern ab, so ist doch darauf hinzuwirken, daß die Eltern von Zeit zu Zeit einbezogen werden, allerdings immer in Absprache mit dem Patienten. Bei einer Familientherapie ist das Problem insofern gelöst, als gemeinsame Sitzungen erfolgen. Aber auch in diesem Falle sind immer wieder Einzelsitzungen mit dem Patienten wichtig.

Vereinbarung einer Probezeit: Diese Maßnahme erweist sich als nützlich, wenn der Patient therapieunwillig ist oder von vornherein die Meinung vertritt, die Gespräche würden nichts nützen. In einer solchen Situation ist die Vereinbarung einer gewissen Zahl von Gesprächsstunden angebracht. In diesen kann sich dann erweisen, ob eine hinreichende Beziehung zwischen dem Therapeuten und dem Patienten zustandekommt und damit auch ein Arbeitsbündnis.

33.2.3 Übertragung und Gegenübertragung

Die *Übertragung* gehört zu den Grundprinzipien psychoanalytischer Behandlung und ist bei der Behandlung Jugendlicher am schwersten herzustellen. Es stellt sich auch die Frage, ob die Übertragungsmanifestationen von Jugendlichen denen erwachsener Patienten strukturell gleichzusetzen sind (Seiffge-Krenke 1986). Vielfach bestehen bei den Jugendlichen erhebliche *Übertragungswiderstände*, die die Funktion haben, den Jugendlichen vor der Reaktivierung seiner inzestuösen Phantasien gegenüber den Eltern zu schützen.

Auf diese Weise kann es zu Beginn der Behandlung zu einer Symptomverstärkung kommen und dadurch wiederum zu einem Behandlungsabbruch. Im Verlauf der bereits begonnenen Behandlung ist es ein Ziel, diesen Übertragungswiderstand abzubauen, ohne auf der anderen Seite eine *Idealisierung des Therapeuten* zu erzeugen. Zwischen diesen beiden Polen variiert in der Adoleszenz das Übertragungsverhalten. Diese Variabilität hat folgende Ursachen (Scharfman 1971; Seiffge-Krenke 1986):

– Durch eine gelungene Übertragung entsteht eine erhöhte Abhängigkeit des Jugendlichen vom Therapeuten, wodurch seine Ich-Autonomie und Ich-Identität eingeschränkt werden.
– Darüber hinaus steht die Übertragung als Erneuerung infantiler Bindungen im Gegensatz zur wichtigsten Entwicklungsaufgabe dieses Altersabschnitts, nämlich der Ablösung von den Eltern.
– Schließlich werden durch die Übertragung außer den prägenitalen auch genitale Bestrebungen reaktiviert. Insofern stellt sie eine Bedrohung der Abwehr inzestuöser Phantasien dar.

Aus diesen Gründen sollte man mit Übertragungsdeutungen besonders vorsichtig umgehen.

Auch *Gegenübertragungsprobleme* stellen sich in der Adoleszenz anders dar als bei Erwachsenen und bei Kindern. Durch die Wechselhaftigkeit im Verhalten und in der Persönlichkeit der Adoleszenten wird die Gegenübertragung oft erschwert. Dies hat aber auch eine konstruktive bzw. realistische Seite: es spiegelt nämlich innerhalb der Therapiesituation jene Probleme wider, die die Adoleszenten auch außerhalb der Therapiesituation hinsichtlich ihrer Anpassung an die stabilere Erwachsenenwelt haben.

33.2.4 Aktivität und Neutralität des Therapeuten

Der Therapeut muß aktiver sein als in der Erwachsenentherapie. Die in der Erwachsenentherapie praktizierte passivere Therapeutenrolle beunruhigt und ängstigt den Jugendli-

chen viel zu sehr. Andererseits liegt im aktiven Vorgehen die Gefahr, zum Vater- oder Mutter-Substitut zu werden. Um sich davor zu hüten, tendiert der Therapeut manchmal dazu, mit dem Jugendlichen eine Allianz gegen die Eltern zu bilden, was ebenfalls dem Therapieziel (Realitätsanpassung und Realitätsbewältigung) nicht förderlich ist. Deshalb muß der Therapeut versuchen, trotz seiner aktiven Rolle *neutral* zu bleiben und weder eine Allianz mit dem Patienten gegenüber den Eltern noch mit den Eltern gegenüber dem Patienten einzugehen.

33.2.5 Modifikation des therapeutischen Vorgehens

Auch die spezifische Problemlage der Adoleszenten erfordert ein anderes Vorgehen als in der Erwachsenentherapie. Jugendliche sprechen sehr ungern über die Vergangenheit. Die Therapie hat sich deshalb in erster Linie auf die akuten und *aktuellen Probleme* zu konzentrieren. Die Adoleszenten erleben den Therapeuten sehr leicht als Vertreter der Gesellschaft, der sie zur Anpassung zwingen möchte, oder auch als Beauftragten ihrer Eltern. Gerade bei der stationären Therapie, die auch mit Einengungen in anderen Bereichen einhergeht, ist diese Gefahr besonders gegeben. Hingegen ist die Kontaktaufnahme und das Kontaktbedürfnis gegenüber Gleichaltrigen sehr ausgeprägt, was bei entsprechender Indikation für die Anwendung gruppentherapeutischer Verfahren spricht (Remschmidt 1975).

Aus den dargestellten Überlegungen wird deutlich, daß die psychoanalytische Therapie bei Jugendlichen den Bedürfnissen dieser Altersstufe angepaßt werden muß. Dabei haben sich folgende Prinzipien bewährt (Remschmidt 1975; Seiffge-Krenke 1986):

1. *Direktiveres Vorgehen* als in der Erwachsenentherapie: Der Therapeut muß seine Distanz aufgeben, aktiv in den Prozeß eingreifen und in der Lage sein, Grenzen zu setzen und trotz der insgesamt wohlwollenden und offenen Haltung einen festen Standpunkt zu vertreten.
2. *Flexibilität* im therapeutischen Vorgehen: Der Therapeut muß ein schematisches Vorgehen vermeiden. Er muß bereit sein, auf

die Interessen der Patienten einzugehen, sich für ihre Freizeitbeschäftigungen interessieren und in der Lage sein, das Sprechzimmer zu verlassen, wenn die Situation es erfordert.

3. *Vermeiden ausgeprägter Frustrationen:* Die ohnehin von Versagensängsten gekennzeichneten Jugendlichen vertragen schwer Frustrationen im Verlaufe des therapeutischen Prozesses. Solche können entstehen durch zu hohe Anforderungen an ihre Introspektions- und Verbalisierungsfähigkeit oder an ihre Phantasie, durch längere Gesprächspausen, durch moralisierende Bewertungen, aber auch ein zu starkes Autoritätsgefälle zwischen Therapeut und Patient. Das klassische psychoanalytische Setting (Couch, Zurückhaltung des Therapeuten) kann ebenfalls zu Frustrationen führen. Deshalb wird es bei Jugendlichen durch normales Gegenübersitzen ersetzt, wie dies Dührssen (1972) im Rahmen der sogenannten dynamischen Psychotherapie vorgeschlagen hat (s. u.). Auch hierdurch können Unsicherheit und Angst reduziert werden (Fahrig 1976).

4. *Stärkung der Ich-Funktionen* und vorsichtiger Umgang mit Regressionen: Wichtig bei jeder Psychotherapie in der Adoleszenz ist eine Ich-Stärkung. Es ist auch erforderlich, Regressionen zuzulassen. Jedoch muß immer der Realitätsaspekt dominieren. Insofern sind langanhaltende Regressionen mit zu starker Reaktivierung infantiler Wünsche zu vermeiden.

5. *Dominieren einer ich-stützenden gegenüber einer aufdeckenden Vorgehensweise:* Während bei der Behandlung von Erwachsenen die Reaktivierung frühkindlicher Erlebnisse und Erfahrungen eine besondere Rolle spielt, tritt dies in der Adoleszenz in den Hintergrund. Denn in dieser Lebensphase besteht eine starke Orientierung an der Gegenwart und an den aktuellen Problemen, hingegen eine Abneigung, sich mit der eigenen Kindheit zu befassen. Dies hängt auch damit zusammen, daß es eine wesentliche Entwicklungsaufgabe in der Adoleszenz ist, sich vom Kindheitsstatus zu lösen. Insofern ist es nur folgerichtig, wenn ich-stärkenden Vorgängen die größere Bedeutung beigemessen wird. Dies bedeutet allerdings nicht, daß Kindheitserlebnisse

und Erfahrungen ausgeklammert werden sollen. Sie sollten nur nicht den Schwerpunkt der Behandlung bilden.

6. *Anbieten korrigierender emotionaler Erfahrungen:* In der Auseinandersetzung mit dem Therapeuten bietet sich die Gelegenheit, neue emotionale Erfahrungen zu machen. Diese zeigen sich auch im Gespräch über Alltagsprobleme, über Konflikte und Auseinandersetzungen, über Interessen und Werthaltungen. Voraussetzung ist, daß sich der Therapeut auf die spezifische Problemlage des Jugendlichen einstellt. Dies kann auch bedeuten, daß er sich mit dessen Interessensschwerpunkten, zu denen er sonst noch keinen Zugang hatte, beschäftigen muß. Nach Ansicht verschiedener Jugendlichentherapeuten ist die Möglichkeit, zu neuen emotionalen Erfahrungen zu kommen, wichtiger als der deutende Umgang mit Erlebnissen, Assoziationen oder Träumen.

7. *Wahl eines angemessenen Settings:* Die klassische analytische Behandlungssituation ist aus den erwähnten Gründen nicht angemessen. In der Regel sitzen sich Therapeut und Patient gegenüber. Vielfach ist es auch notwendig, auf ganz andere Aktivitäten auszuweichen (z. B. Spaziergänge, gemeinsames Spiel, gemeinsamer Besuch einer Veranstaltung). Durch derlei Abwandlungen des therapeutischen Settings werden Regressionen und Übertragung weniger begünstigt, was gerade bei Adoleszenten wichtig ist (Seiffge-Krenke 1986).

8. *Kombinationen psychoanalytischer Einzeltherapie mit anderen Verfahren:* Erfahrungen im ambulanten und stationären Bereich zeigen, daß zumindest bei schwerwiegenden psychischen Erkrankungen eine psychoanalytische oder andersartige Einzeltherapie mit einer Gruppentherapie oder einer Familientherapie kombiniert werden sollte. Dieses Vorgehen hat sich vor allem in der stationären Psychotherapie sehr bewährt. Der Vorteil der Gruppentherapie liegt darin, daß sich einerseits die Behandlungsintensität auf die einzelnen Jugendlichen verteilt, d. h., ein gewisser „therapeutischer Druck", wie er in der Einzelsituation entsteht, wird von den Jugendlichen genommen. Zum anderen ergeben sich Übertragungsangebote auf andere Grup-

penmitglieder, und die Aussprache in einer Gleichaltrigengruppe ermöglicht die Relativierung der eigenen Problematik.

33.2.6 Umgang mit den Eltern und anderen Bezugspersonen

In der Phase der Adoleszenz, in der u. a. die Ablösung von den Eltern und anderen erwachsenen Bezugspersonen wichtig ist, stellt der Umgang mit diesen während der Psychotherapie ein sehr schwieriges Problem dar. Denn viele Konflikte, die sich auch in der Erkrankung zeigen, haben mit den engsten Bezugspersonen zu tun. Insofern berühren sie sowohl den Jugendlichen als auch seine Eltern. Man sollte meinen, daß in einer solchen Situation eine Familientherapie am günstigsten wäre. Dies trifft jedoch nur für einen Teil der Störungen zu.

In der Einzeltherapie wird die familiäre Problematik erörtert, ohne daß die anderen Beteiligten anwesend sind. Die *Beziehungsstruktur des Jugendlichen zu seinen Eltern* wird zum Gegenstand der Auseinandersetzung.

Nach Stierlin u. Ravenscroft (1972) können folgende *Modalitäten bei Trennungskonflikten* unterschieden werden:

1. *Der Bindungsmodus:* Bei diesem Modus sind Eltern wie Jugendliche bestrebt, eine Trennung zu vermeiden oder zu verzögern. Damit wird eine Verselbständigung des Jugendlichen verhindert. Es kommt zu einer ausgeprägten Infantilisierung des Jugendlichen, oder die Eltern sorgen dafür, daß er unter erheblichen Schuldgefühlen leidet.
2. *Der Delegationsmodus:* Bei dieser Modalität kommt es zu Koalitionsbildungen zwischen einem Elternteil und dem Jugendlichen gegenüber dem anderen Elternteil.
3. *Der Ausstoßungsmodus:* Hierbei resultiert eine starke Vernachlässigung und Zurückweisung der Jugendlichen, die häufig zu einer vorzeitigen Trennung führt.

Diese Bindungsmodalitäten finden sich keineswegs bei der überwiegenden Mehrzahl der in Behandlung kommenden Jugendlichen. Sie sind aber geeignet, das Grundsätzliche der Problematik zu verdeutlichen.

In solchen Situationen kann der Therapeut in Konflikte kommen, wenn er Koalitionen mit den Eltern oder dem Jugendlichen eingeht. Die Eltern können das Gefühl bekommen, der Therapeut sei für ihr Kind wichtiger als sie selbst. Aber auch der Jugendliche gerät häufig in Schwierigkeiten, weil er in bilaterale *Loyalitätskonflikte* (gegenüber den Eltern und dem Therapeuten) verwickelt werden kann.

Um derartige Verstrickungen und Kollisionen zu vermeiden, ist es notwendig, *klare Absprachen mit dem Patienten und seinen Eltern* zu treffen. Hierbei sollten folgende Gesichtspunkte beachtet werden:

- Mit dem Patienten ist zu vereinbaren, ob und in welchen Abständen Elterngespräche notwendig sind. Dies hängt u. a. vom Alter des Patienten, der Art der Problematik, dem Schweregrad der Störung sowie der sozialen Einbindung in die Familie ab.
- Elterngespräche sollten nur nach Absprache mit dem Patienten geführt werden.
- Über die Frage, wer diese Gespräche führen soll, gibt es unterschiedliche Auffassungen. Ein Teil der Therapeuten vertritt die Meinung, daß sie von einer anderen Person als dem Therapeuten geführt werden sollen, damit dieser nicht in Übertragungs- und Gegenübertragungskollisionen gerät (Seiffge-Krenke 1986). Andererseits entstehen auch hierdurch häufig Probleme, und es sind komplizierte Absprachen erforderlich. Unsere eigenen Erfahrungen sprechen dafür, daß derselbe Therapeut, der den Jugendlichen behandelt, auch die Elterngespräche führt.

Trotz aller Bemühungen um klare Absprachen und um Übersichtlichkeit kommt es nicht selten zu einem *Eingreifen der Eltern in den Behandlungsprozeß.* Dies geschieht insbesondere dann, wenn sich die Symptomatik verstärkt oder unvorhersehbare Ereignisse den Behandlungsverlauf beeinträchtigen (z. B. schulisches Leistungsversagen, Unfälle, Änderungen der familiären Situation). In solchen Zusammenhängen kommt es häufig zu folgenden Interventionen seitens der Eltern:

1. *Benutzung des Therapeuten als Eltern-Surrogat:* Die Eltern erwarten, daß der Therapeut ihre Aufgabe weitgehend übernimmt. Er soll den Patienten beeinflussen, ihm

Grenzen setzen und ihn zu Verhaltensweisen motivieren, die von den Eltern nicht erreicht wurden. Zu diesem Zweck tragen die Eltern immer wieder vertrauliche Mitteilungen an den Therapeuten heran oder bitten um nicht vereinbarte Gespräche, von denen der Patient nichts wissen soll. Auf derartige Angebote sollte der Therapeut nicht eingehen. Vielmehr muß den Eltern erklärt werden, daß es für die Therapie nur nützlich ist, wenn man derartiges gemeinsam bespricht oder mit dem Patienten vereinbart, daß ein Elterngespräch stattfindet.

2. *Eintreten einer Konkurrenzsituation zwischen Eltern und Therapeuten:* Nicht selten erleben Eltern die Beziehung des Therapeuten zu ihrem Kind als bedrohlich und befürchten eine Entfremdung zwischen ihnen und ihrem Kind. Sie versuchen dies dadurch zu kompensieren, daß sie dem Patienten besonders viel gestatten und ihn auch in materieller Hinsicht verwöhnen.

3. *Therapieabbruch unter äußeren Vorwänden:* Aus verschiedenen Gründen kann der Fall eintreten, daß Eltern das therapeutische Bündnis zwischen ihrem Kind und dem Behandelnden nicht länger ertragen. Sie befürchten z. B. häufig, daß ihr ganzes Familienleben in der Therapie besprochen wird und sie auf diese Weise desavouiert werden. Oft wird eine Verstärkung der Symptomatik zum Anlaß genommen, die Therapie zu beenden, oder auch eine Symptomverbesserung, die als Heilung überbewertet wird. Wenn keine konkreten Gefahren für den Jugendlichen bestehen (z. B. Suizidalität, Fremdgefährdung), so muß der Therapeut diese Maßnahme akzeptieren. Er sollte aber stets den Weg zurück offenlassen in Form eines Angebotes, sich bei weiteren Schwierigkeiten oder Problemen erneut zu melden. Dies gilt auch für den Abbruch stationärer Behandlungen in einer Klinik, hinter dem sich sehr verschiedenartige Kommunikationsstörungen verbergen können (vgl. Remschmidt 1972).

33.3 Anwendung psychoanalytisch orientierter Behandlungsmethoden

33.3.1 Gesichtspunkte zur Indikationsstellung

Im Hinblick auf die Indikationsstellung für psychoanalytisch orientierte Behandlungsmethoden in der Adoleszenz müssen zahlreiche Aspekte bedacht werden:

1. **Alter und Entwicklungsstand** werden hier unterschieden, weil sie sich nicht immer entsprechen. Grundsätzlich gibt es vom Alter her *keine Kontraindikation* für ein psychoanalytisches Vorgehen. Jedoch muß die *Behandlungsmethode je nach Alter und Entwicklungsstand des Patienten modifiziert* werden. In der Adoleszenz ergeben sich insofern erhebliche Unterschiede, als diese Lebensphase einen Zeitraum von der Pubertät bis etwa zum 25. Lebensjahr umfaßt. Es ist einleuchtend, daß mit einem 13jährigen ganz anders in der Therapie umzugehen ist als mit einem 24jährigen. Im Hinblick auf Lebensalter und Entwicklungsstand stellt sich die Indikationsfrage also nur relativ, d. h., es gibt von seiten dieser Faktoren keinen Ausschluß analytischer Psychotherapie. Vielmehr ist die altersspezifische Modifikation der Verfahren zu bedenken.

2. **Symptomatik und Ätiologie** müssen stets im Zusammenhang gesehen werden. Etwas vereinfacht kann man davon ausgehen, daß die *Symptomatik* entweder *akut oder chronisch,* die *Ätiologie* überwiegend *somatisch oder* überwiegend *psychisch* sein kann.
   Somatogene Störungen stellen selbstverständlich keine Indikation für eine psychoanalytische Behandlung dar. Da sich aber auch psychogene Störungsmuster in körperlichen Symptomen zeigen können, kann auf eine sorgfältige neurologische Untersuchung nicht oft genug hingewiesen werden. Der *Akuitätsgrad* einer Symptomatik ist, sofern sie psychogen ist, keine Kontraindikation für eine psychoanalytische Behandlung. Man wird jedoch bei einer akuten Symptomatik bedenken müssen, ob nicht eine stationäre Aufnahme erforderlich ist,

so daß die Psychotherapie stationär erfolgt und in aller Regel zunächst mit anderen Behandlungsmaßnahmen kombiniert wird.

Ein besonderes Problem stellen die *Adoleszentenkrisen* dar (Kap. 20). Häufig ist ein psychotherapeutischer Zugang bei diesen Störungen nicht ausreichend. Sofern Adoleszentenkrisen mit psychosenahen oder psychoseähnlichen Symptomen einhergehen, kann sich auch die Notwendigkeit ergeben, sie wie psychotische Störungen zu behandeln. Dies heißt, daß primär eine medikamentöse Therapie erforderlich ist, die durch eine der jeweiligen Symptomatik und dem Akuitätsgrad angemessene Psychotherapie ergänzt wird.

3. An die **Persönlichkeit** des Adoleszenten müssen bei einer psychoanalytischen Behandlung entsprechende Anforderungen gestellt werden. Voraussetzung ist eine normale oder weitgehend normale *Intelligenz* und eine ausreichende *Differenzierung der Persönlichkeit*. Was letzteres betrifft, so kommt es vor allem auf die *Introspektionsfähigkeit* und in zweiter Linie auf die *Fähigkeit zum Verbalisieren* eigener Erlebnisse und Konflikte an. Denn letzteres kann auch (jedenfalls in gewissen Grenzen) durch nichtverbale Zugangswege (Malen, Tagtraumtechnik, gestalterische und andere kreative Tätigkeiten) teilweise ersetzt werden. Im übrigen läßt sich die Verbalisierungsfähigkeit auch im Laufe der Therapie entwickeln, sofern eine ausreichende Introspektionsmöglichkeit gegeben ist.

   Introversive Persönlichkeitsstrukturen eignen sich besser für eine analytisch orientierte Psychotherapie als ausgeprägte extraversive Persönlichkeitsstrukturen. Introversion ist in der Regel mit einer besseren Introspektionsfähigkeit und besseren Lernfähigkeit verbunden. Entsprechend sind sogenannte introversive Störungen (Angstsyndrome, depressive Störungen, Phobien) einer psychoanalytischen Behandlung besser zugänglich als extraversive (dissoziales Verhalten, Delinquenz, Hyperaktivität).

4. Wie bereits mehrfach dargelegt, ist gerade in der Psychotherapie von Adoleszenten eine mangelnde **Therapiemotivation** noch keine Kontraindikation. Es ist vielmehr eine *wichtige Aufgabe des Therapeuten, die*

Therapiemotivation zu wecken bzw. schrittweise aufzubauen. Hierzu gibt es zwar einige Hinweise und Hilfestellungen. Jedoch bleibt es letztlich dem Einfallsreichtum und dem Geschick jedes Therapeuten überlassen, welchen Weg er wählt, um behandlungsbedürftige psychisch kranke junge Menschen von der Notwendigkeit einer Therapie zu überzeugen. Entscheidend ist dabei die Herstellung eines tragfähigen Kontaktes zwischen dem Therapeuten und dem Patienten, der sich im übrigen auch als wesentlicher Prognosefaktor für den Ausgang der Therapie erwiesen hat (Luborski u. Mitarb. 1971; Mintz u. Luborsky 1979).

5. Auch die **soziale Umgebung** ist für die Therapieindikation von großer Bedeutung. Jugendliche, die eine Unterstützung seitens ihrer *Familie* erwarten können, haben bessere Ausgangsbedingungen für eine Psychotherapie, weil die Umgebung im Sinne flankierender Maßnahmen bei der Erreichung der Therapieziele mitwirken kann. Umgekehrt kann bei älteren Adoleszenten mit starkem Selbständigkeitsstreben und ausgeprägten intrafamiliären Konflikten die Einbeziehung der Familie kontraindiziert sein. Deshalb muß vor Beginn einer Psychotherapie die soziale Einbettung des Patienten genau abgeklärt werden, um die Frage beantworten zu können, ob und in welcher Weise die soziale Umgebung in die Behandlung einbezogen werden kann.

6. Schließlich muß bei gegebener Indikation entschieden werden, in welchem **Setting** die Behandlung am besten durchgeführt wird. Es ist zu entscheiden, ob eine Beratung ausreicht oder ob eine Einzel-, eine Gruppen- oder eine Familientherapie durchgeführt werden sollte. Hierauf wird im folgenden eingegangen.

33.3.2 Einzeltherapie (individuelle Therapie)

Klassische psychoanalytische Vorgehensweise

Wie bereits ausgeführt, ist zumindest bei jüngeren Adoleszenten die klassische psychoanalytische Vorgehensweise (Couch, freies Assoziieren, Berichten von Träumen, Abstinenz des Analytikers, freischwebende Aufmerksamkeit) nicht indiziert. Bei nahezu erwachsenen Patienten mit neurotischen Störungsbildern, die dem Vollbild der Störung im Erwachsenenalter entsprechen und die aufgrund ihrer sozialen Situation schon als weitgehend selbständig angesehen werden können, ist dies anders. Jedoch muß auch bei älteren Adoleszenten die Behandlungstechnik modifiziert werden (Seiffge-Krenke 1986).

Dynamische Psychotherapie (A. Dührssen)

Das Verfahren der dynamischen Psychotherapie wurde zunächst als Behandlungsmethode für Erwachsene entwickelt (Dührssen 1972). Es handelt sich um eine Methode, die vom klassischen psychoanalytischen Setting in vielfältiger Weise abweicht, jedoch eine gute Verbalisierungsfähigkeit des Patienten voraussetzt (Fahrig 1976).

Die dynamische Psychotherapie *unterscheidet sich von der klassischen Psychoanalyse* sowie von frequenteren Methoden der Einzelbehandlung durch folgende Aspekte:

- Die Therapie beginnt bereits mit der Anamnese. Besondere Abmachungen über die Therapie werden nicht getroffen. Auch die Häufigkeit der Therapiestunden ist nicht festgelegt; sie wird vielmehr den jeweiligen Erfordernissen der therapeutischen Situation angepaßt.
- Der Abstand zwischen zwei Therapiestunden beträgt in der Regel 14 Tage bis 4 Wochen.
- Das Setting wird so gestaltet, daß sich Therapeut und Patient gegenübersitzen, wobei sich die Behandlung in Gesprächsform abspielt. Andere Mittel (z. B. Spiel, kreative Tätigkeiten) werden in der Regel nicht eingesetzt.
- Der Therapeut ist deutlich aktiver als in der klassischen analytischen Therapie oder auch in der nondirektiven Spieltherapie. Er nimmt mehr die Rolle einer realen Bezugsperson als eines Übertragungsobjektes ein.
- Aufgrund des Settings werden Regression und Übertragung weniger begünstigt als bei anderen Therapieformen.
- Es gibt keinerlei Einschränkungen, was die Einbeziehung der Eltern betrifft. Diese ist je nach Lebensalter und Problematik zu variieren. Im Gespräch mit den Eltern wird

die gleiche Technik angewandt, auch der Therapeut bleibt der gleiche. Es hat sich auch bewährt, eine Therapiestunde zwischen Eltern und Kind aufzuteilen.

Die *Therapie geht von der Symptomatik aus*, wobei aufgrund aller erhältlichen Informationen eine Hypothese über die zugrundeliegende Psychodynamik gebildet wird. Der Therapeut versucht sich dem Konflikt zu nähern und diesen mit dem Patienten zu besprechen, wobei die Reihenfolge Gefühl – Vorstellung – Trieb einzuhalten ist. Dieser Vorgehensweise liegt die Erkenntnis zugrunde, wonach bei der Triebverdrängung der Vorgang in umgekehrter Richtung abläuft. Der Therapeut versucht den vermuteten Konflikt in einer möglichst angstfreien Atmosphäre anzusprechen bzw. einzugrenzen. Hierzu können auch Hilfsmittel verwendet werden wie z. B. Zeichnungen oder Schilderungen von Träumen.

Entscheidende Bedeutung kommt der *Bearbeitung der Widerstände* zu. Diese zeigen sich z. B. im plötzlichen Themenwechsel, Verlust des Blickkontaktes, Ratlosigkeit, Ängstlichkeit, Erröten, Schwitzen, Schweigen oder aber auch Verstummen. Der beim Auftreten der Widerstände manifest werdenden Angst kann der Therapeut mit folgenden Techniken entgegentreten (Fahrig 1976):

- *Assoziative Gesprächsführung:* Der Therapeut soll die Haltung vermitteln, daß alles, was der Patient sagt, für ihn selbstverständlich ist. Er geht in legerem Tonfall über für den Patienten peinliche Situationen hinweg und vermeidet das Entstehen langer Pausen im Gespräch. Bei späterer Gelegenheit wird das „kritische Material" in möglichst angstfreier Form aufgegriffen.
- *Veränderte Haltungen des Therapeuten:* Hierzu können Veränderungen des Settings gehören (z. B. Änderungen der Sitzordnung) oder Ablenkungen bei zu hohem Angstdruck, verbunden mit einem Wechsel der Thematik. Der Therapeut muß sich das verbale Material im Zusammenhang mit dem Widerstand merken und später unauffällig darauf zurückkommen.
- *Einsatz der averbalen Kommunikation:* Das Signalisieren von Verständnis, wohlmeinendes Lächeln, freundlicher und interessierter Blick können zu einer emotionalen Verstän-

digung führen, die sowohl entängstigend als auch vertrauenserweckend wirkt und den Widerstand abschwächen kann.

Behandlungsziele und -ergebnisse: Ziel der dynamischen Psychotherapie ist die Auflösung irrationaler Ängste und Schuldgefühle sowie spezieller Triebkonflikte. Im Rahmen dieser Zielvorstellung soll der aktuelle Konflikt, der zur Symptombildung geführt hat, zutagegefördert und aufgelöst bzw. modifiziert werden. Insgesamt hat sich die Methode der dynamischen Psychotherapie gerade bei Jugendlichen wegen ihrer großen Flexibilität und ihrer Möglichkeit, auf die speziellen Bedürfnisse Jugendlicher und Heranwachsender einzugehen, sehr bewährt.

Psychoanalytische Kurztherapien

In den letzten Jahren hat man nicht zuletzt auch aus ökonomischen Gründen versucht, Kurzverfahren zu konzipieren, die bei einer Vielzahl von Störungen flexibel eingesetzt werden können. Auch in den Schriften Freuds und anderer Begründer psychoanalytischer Behandlungsmethoden finden sich Fallschilderungen, die man aus heutiger Sicht als „Kurztherapien" bezeichnen kann. Beispielsweise dauerte die Behandlung des „kleinen Hans" über eine aufdeckende Psychotherapie mit dem Vater nur 2½ Monate.

Bei Jugendlichen, die sich ungern mit ihrer Vergangenheit auseinanderzusetzen und sehr stark gegenwarts- und zukunftsorientiert sind, haben Kurzverfahren ihre besondere Bedeutung.

Unter diesen haben sich die *Fokaltherapien* als besonderer Schwerpunkt herausgebildet. Dabei kommt es darauf an, den zugrundeliegenden Konflikt einzugrenzen und gezielt zu beeinflussen. Voraussetzung ist, daß sich ein derartiger Konfliktbereich bei sorgfältiger Anamneseerhebung wirklich abgrenzen läßt. Nach Klüwer (1985) kann man im Verlauf einer analytischen Fokaltherapie fünf *Phasen* unterscheiden:

– die Einleitungsphase,
– die Entwicklung eines Handlungsdialogs,
– die Krise,
– die Durcharbeitung und
– die Abschlußphase.

Die von vornherein limitierte Zeitdauer, die Vermeidung stärkerer regressiver Entwicklungen und die damit notwendige höhere Aktivität des Therapeuten sind gerade psychischen Problemen bei Jugendlichen angemessen. Insofern hat sich diese Behandlungsform bewährt. Sie kann bei Konfliktreaktionen und akuten neurotischen Störungen mit Erfolg eingesetzt werden. Sie kann aber auch den Anfang einer längeren psychoanalytischen Behandlung darstellen, wenn sich zeigt, daß die Problematik doch nicht so abgrenzbar ist, wie zunächst vermutet, und ein längerer Zeitraum erforderlich ist, um den basalen Konflikt aufzuarbeiten.

Tab. 33.**1** gibt eine Übersicht über verschiedene psychoanalytische Kurzverfahren. Sie wurden überwiegend aus der psychotherapeutischen Behandlung Erwachsener abgeleitet, lassen sich jedoch für das Jugendalter modifizieren. Bei diesen Methoden kommt man mit einer relativ geringen Stundenzahl aus, im Gegensatz zur klassischen psychoanalytischen Einzeltherapie, die in ihrer Zeitbegrenzung offen ist, aber durchschnittlich auf mindestens 80–100 Std. angesetzt wird.

33.3.3 Psychoanalytische Gruppentherapien

Gruppentherapien analytischer oder nichtanalytischer Ausrichtung haben in der Adoleszenz eine besondere Bedeutung (s. auch Kap. 37):

– Die in der Adoleszenz besonders wichtige Gruppe der Gleichaltrigen wird zur Identitätsbildung genutzt.
– Durch die Verteilung der Behandlungsintensität auf mehrere Jugendliche wird sie als weniger bedrohlich empfunden und ermöglicht eine Übertragung auf den Therapeuten und auch auf andere Gruppenmitglieder.
– Die Adoleszenten stellen fest, daß andere ähnliche Probleme haben und finden dadurch leichter aus ihrer Vereinzelung und Isolation heraus.
– Schließlich bietet die Gruppe aufgrund ihrer angstreduzierenden Wirkung die Chance, den eigenen Widerstand zu überwinden und Übertragungen auf den Therapeuten und andere Gruppenmitglieder zu erleichtern.

Analytische Gruppentherapien lassen sich

Tabelle 33.**1** Übersicht über verschiedene psychoanalytische Kurzverfahren (nach Mertens 1983; Seiffge-Krenke 1986)

Verfahren	Definition (Indikation und Ziel)	Übliche therapeutische Haltung	Dauer
Psychoanalytische Notfalltherapie	Kurzpsychotherapie in besonderen Dringlichkeits- und Krisensituationen mit dem Ziel einer sofortigen Abhilfe von Symptomen oder Fehlanpassungen. Der Patient hat dekompensiert und ist unfähig, die akute Notsituation zu bewältigen	aktiv, stützend; deutend nur, falls unbedingt erforderlich	1–3 Sitzungen
Krisenintervention	Kurzpsychotherapie mit dem Ziel der Bewältigung einer aktuellen Krise. Der Patient steht in Gefahr, durch spezifischen inneren oder äußeren Streß zu dekompensieren und kann deshalb die Krise nicht aus eigener Kraft bewältigen	aktiv, stützend; psychodynamische Bedeutung der Krise wird, wenn möglich, gedeutet	1–5 Sitzungen
Psychoanalytische Kurztherapie	umfaßt als Sammelbegriff eine Reihe von stark verkürzten Formen der traditionellen Psychotherapie	analytische Grundhaltung und Deutungstechnik	5–50 Sitzungen
Psychoanalytische Fokaltherapie	Form der Kurztherapie, die mittels einer spezifischen Technik einen fokussierten Konflikt des Patienten bearbeitet mit der Intention, auch unbewußte Bedeutungen der aktuellen Problematik zu erhellen	analytische Grundhaltung und spezifische Deutungstechnik	10–30 Sitzungen
Psychoanalytische Adoleszenztherapie	Eine Modifikation der Fokaltherapie basierend auf psychoanalytischen Erkenntnissen zur Adoleszenz	analytische Grundhaltung, jedoch spielt die Realbeziehung eine größere Rolle und führt zu einer aktiveren Haltung des Therapeuten. Die Übertragung wird selten gedeutet	10–30 Sitzungen
Psychoanalytische Beratung	Sammelbegriff für Beratungen in verschiedenen institutionellen Settings mit unterschiedlichen Patienten und divergierenden Zielvorstellungen, die auf psychoanalytischen Erkenntnissen beruhen (z. B. Erziehungsberatung, motivierende Beratung, stützende Beratung)	aktive Haltung, i.d.R. keine Deutungen	5–10 Sitzungen

nach ihren **theoretischen Grundpositionen** einteilen (Senf 1988):

1. *Psychoanalyse in der Gruppe* (Wolf u. Schwartz 1962): Im Mittelpunkt steht hier der einzelne Patient, wobei Übertragungsvorgänge auf den Therapeuten gerichtet sind. Gruppendynamische Prozesse bleiben weitgehend unberücksichtigt. Letztlich handelt es sich um eine Art *Einzelanalyse in der Gruppe*, wobei die Gruppenmitglieder aktivierend und motivierend wirken sollen.

2. Die *Gruppenanalyse* (Argelander 1976): Bei diesem Konzept wird die *Gruppe wie ein Patient behandelt*, d. h., die individuelle Struktur und das individuelle Vorgehen in der Einzeltherapie wird auf die Gruppe übertragen. Insofern spricht man von einem Gruppen-Ich, einem Gruppen-Über-ich und einem Gruppen-Es. Bei dieser Vor-

gehensweise spielen gruppendynamische Aspekte zwar eine Rolle, sie werden aber nicht gemäß den Gesetzen der Gruppendynamik interpretiert, sondern nach Maßgabe der am Individuum entwickelten psychoanalytischen Theorie.

3. *Gruppendynamisch orientierte analytische Therapien* (Foulkes 1978; Heigl-Evers u. Streek 1978): Bei diesem Verfahren wird eine *Verbindung zwischen der psychoanalytischen Theorie und den Gesetzmäßigkeiten der Gruppendynamik* hergestellt. Es steht weder die Gruppe als Ganzes im Vordergrund noch das Individuum. Vielmehr werden beide Gesichtspunkte mehr oder weniger gleichberechtigt berücksichtigt. Bei dieser Form der Behandlung werden Übertragungen sowohl auf den Therapeuten als auch auf andere Gruppenmitglieder erleichtert. Diese vielfältigen Übertragungsmöglichkeiten erlauben den Gruppenmitgliedern in besonderer Weise, infantile Konflikte einzubringen.

Alle drei genannten Konzepte der Gruppentherapie können sowohl ambulant als auch stationär durchgeführt werden. Für die Adoleszenz hat sich die zuletzt genannte Behandlungsform am meisten bewährt, weil sie am stärksten die gruppendynamischen Gesichtspunkte berücksichtigt und hinreichend auf die Gruppenmitglieder eingeht. Dieses Vorgehen kann auch als *Aussprache-Gruppentherapie* bezeichnet werden (Dauner 1975).

Gruppentherapeutische Vorgehensweisen gehören zum Behandlungskonzept jeder kinder- und jugendpsychiatrischen Klinik. Häufig werden sie als Ergänzung zu parallel laufenden Einzeltherapien durchgeführt, besonders im stationären Bereich.

Indikationen: Hauptindikationsgebiet sind neurotische Störungen, Identitätsprobleme, verschiedene Angstsyndrome, depressive Syndrome, aktuelle Konfliktreaktionen und Adoleszentenkrisen. Auch psychosomatische Erkrankungen stellen neben einer Einzeltherapie ein wichtiges Indikationsgebiet dar. Eine gewisse psychische Belastbarkeit der Gruppenmitglieder ist erforderlich. Dies bedeutet, daß Jugendliche mit ganz akuten psychiatrischen Erkrankungen (schizophrenen Psychosen, manischen Zustandsbildern, akuten seelischen Krisen mit extremer Suizidalität) ausscheiden.

Gruppenzusammensetzung: Die Gruppe sollte nicht zu groß sein und etwa 6–8 Mitglieder umfassen. In bezug auf die einbezogenen Störungen haben sich heterogene Gruppen besser bewährt als Gruppen, in denen die Patienten an den gleichen Erkrankungen leiden. Im Hinblick auf das Alter sollte die Gruppe nicht zu heterogen sein, damit aufgrund unterschiedlicher Entwicklungsstufen nicht allzu differierende Problemlagen artikuliert werden.

33.3.4 Katathymes Bilderleben

Theoretische Grundlagen und Prämissen

Das von Hanscarl Leuner entwickelte Verfahren des Katathymen Bilderlebens (KB) ist eine klinische Psychotherapiemethode, die auf der *Tagtraumtechnik* beruht und von Leuner in den letzten Jahren als „*Symboldrama*" bezeichnet wurde. Das Verfahren ist aus experimentellen Untersuchungen zu hypnoiden Zuständen und zu den projektiven Phänomenen des Tagtraumes entstanden. Es wurde weiterentwickelt und systematisiert und hat in der Bundesrepublik seit 1984 seitens der Bundesärztekammer Anerkennung als zweites Verfahren im Rahmen der tiefenpsychologisch fundierten Therapie erlangt. Das Katathyme Bilderleben eignet sich in besonderem Maße für die Anwendung bei Jugendlichen. Auch hinsichtlich der Behandlung von Kindern liegen inzwischen Erfahrungen vor (Leuner u. Mitarb. 1990).

Das Katathyme Bilderleben beruht auf folgenden **Prämissen** (Leuner 1988):

– Die unter hypnoiden Einstellungen auftretenden *optischen Tagtraumphänomene gehorchen den tiefenpsychologischen Regeln der Traumsymbolik.* Sie stellen unbewußte Konfliktkonstellationen in bildhafter Form dar. Dies wurde u. a. bereits von Ernst Kretschmer (1922) diagnostisch und therapeutisch genutzt, der für die dabei auftretenden Phänomene den Begriff des „*Bildstreifendenkens*" schuf. Tagträume können spontan oder induziert auftreten und eignen sich als *projektives Verfahren* für latente, dem Bewußtsein nicht zugängliche Strukturen. Im Unterschied zu projektiven Testverfahren, die mit Vorlagen arbeiten, besteht die Projektion beim Tagtraum in optischen Imaginationen, die gemäß dem Wandel der inneren Befindlichkeit sich rasch verändern können und die zugrundeliegenden dynamischen Strukturen gleichsam trägheitslos wiedergeben. Deshalb spricht Leuner von *„mobilen Projektionen“*. Die sich dabei abspielenden Vorgänge stehen dem primärprozeßhaften Denken nach Freud nahe.

– Die Tagtraumtechnik *läßt sich bei der überwiegenden Zahl der Patienten anwenden und ist relativ leicht lehrbar.* Nahezu alle Menschen kennen das Phänomen des hypnoiden Zustandes, wenn sie müde und entspannt sind. Die in solchen Zuständen auftretenden Tagträume lassen sich mit hoher Zuverlässigkeit durch die im KB angewandte Entspannungssituation unter Nutzung suggestiver Elemente herbeiführen. Der auf einer Couch liegende oder entspannt in einem Sessel sitzende Patient ist nach relativ kurzem Lernprozeß in der Lage, farbige dreidimensionale Imaginationen von Wahrnehmungscharakter zu „projizieren“, die das Material für die Therapie darstellen.

– Bei der sachkundigen Anregung der Tagtraum-Imaginationen kommt es sehr rasch zur Realisierung von Vorstellungsmotiven, die gemäß der tiefenpsychologischen Konfliktlehre die *spezifischen Konflikte des Patienten* ansprechen. Die erprobten Standardmotive dienen diesem Ziel.

– Durch die spontane Entfaltung der Tagträume und ihre Hinlenkung auf die Konfliktmerkmale des Patienten wird zunächst eine *Entlastung* und ein psychotherapeutischer Prozeß ausgelöst, dessen wesentliches Ziel darin besteht, bereitliegende *Selbstheilungstendenzen* in Richtung einer Umstrukturierung von Abwehrmechanismen zu fördern. Diesem Ziel dient auch die Abstinenz des Therapeuten im Hinblick auf Deutungen, was wiederum Initiative und Verantwortung des Patienten fördert.

Praktische Anwendung

Das Katathyme Bilderleben hat sich zu einem gut ausgebauten Therapieverfahren entwickelt. Seine Instrumente und Interventionen sind in Tab. 33.2 zusammenfassend und systematisch dargestellt. Man kann das Verfahren

in eine Mittelstufe, eine Grundstufe und eine Oberstufe einteilen. Hinzu kommen Erweiterungen mit Hilfe von Musik sowie seine Durchführung in Gruppen. Aufgrund der relativ guten Standardisierung dient das Verfahren, besonders am Beginn, ebenso der Diagnostik wie der Therapie.

Bei der Arbeit mit Jugendlichen kommt man in der Regel mit der Grund- und Mittelstufe aus. In jeder Stufe gibt es eine Reihe von Standardmotiven, die der Erzeugung von Tagträumen dienen, einen Satz von therapeutischen Techniken und entsprechende Regieprinzipien. Während im Kindesalter die Imaginationsphasen nur kurz gehalten werden, entsprechen sie bei Jugendlichen schon dem eines Erwachsenen. Eine Therapiestunde dauert in der Regel 45–60 Minuten.

Grundstufe

Das Katathyme Bilderleben wird wie folgt eingeleitet: Der Patient liegt entspannt auf einer Couch oder sitzt in einem bequemen Sessel. Er erhält dann vom Therapeuten eine *genaue und standardisierte Anleitung,* deren erste Schritte folgende Maßnahmen umfassen (Leuner 1989):

– *Grundübungen des Autogenen Trainings* (Schwereerlebnis, Wärmeerlebnis). Diese Phase kann je nach Möglichkeiten des Patienten zu entspannen auch abgekürzt werden.

– *Induktion eines Entspannungszustandes durch den Therapeuten.* Durch diese direkte Beeinflussung des Patienten können die Vorübungen mit dem Autogenen Training gegebenenfalls entfallen. Dabei handelt es sich um nicht suggestive Aufforderungen zur Entspannung durch Hinwendung der Aufmerksamkeit auf die Gliedmaßen, auf Atmung und Muskulatur.

– *Aufforderung zur Imagination.* Ist die Entspannung eingetreten, so wird der Patient zur Imagination aufgefordert, etwa dadurch, daß er gebeten wird, sich eine Blume möglichst lebhaft vorzustellen oder bereits die erste Imagination in Gestalt des Wiesenmotives herbeizuführen.

Standardmotive

Die Standardmotive sind die der Wiese, des

Bachlaufes, des Berges, des Hauses und des Waldrandes.

Die *Wiese* stellt immer das *Anfangsmotiv* des KB dar. Darin können sich symbolisch folgende Qualitäten widerspiegeln (Leuner 1988, S.714): „spendende Fruchtbarkeit als Ausdruck der mütterlichen Welt, einen neuen Beginn, die Bühne, auf der aktuelle Probleme zur Projektion gelangen, eine erfreuliche Begegnung mit der mütterlichen Natur und ihren Details, wobei differenzierte Beschreibungen der imaginierten Wiese, der landschaftlichen Umgebung und des Wetters von Interesse sind." Viele jugendliche Patienten berichten über eine ganze Reihe von Details, die beim Wiesenmotiv beobachtet werden können: über Tiere, Menschen, Begegnungen und eigene emotionale Befindlichkeiten. Der Patient wird gebeten, alles was er sieht, genau zu schildern. Der Therapeut stellt sich so auf die Äußerungen des Patienten ein, als seien diese Realität. Bei Jugendlichen empfiehlt es sich, die Imagination der Wiese und anderer Standardmotive auch bildlich darstellen zu lassen.

Das *Bachmotiv* „vereinigt die Möglichkeit der Erfrischung durch das Wasser mit der Verfolgung eines vorgezeichneten Entwicklungsweges zurück zur frühen oral-mütterlichen Welt einer aus der ‚mütterlichen Erde‘ hervorgetretenen Quelle. Ausgeprägtere Störungen wie mangelnder Fluß des Wassers, Angst, aus der Quelle zu trinken, weil das Wasser schmutzig, vergiftet oder zu kalt sein könnte, weist auf eine Störung der oralen Beziehung zur Mutter hin" (Leuner 1988, S.714).

Das *Bergmotiv* korreliert nach Leuner mit dem Ehrgeizniveau des Patienten. Der Aufstieg könne als subjektives Empfinden der eigenen Leistungsfähigkeit und der Lebens- und Weltbewältigung aufgefaßt werden. Illusionäres Wunschdenken erlaubt z. B. einen Sprung auf den Gipfel. Auf der Objektebene symbolisiere der Berg je nach seiner Konfiguration mütterliche oder väterliche Dominanzbestrebungen.

Das *Haus* symbolisiere die eigene Person und ihre Probleme insbesondere mit engen Bezugspersonen. Diese ereignen sich ja im Haus bzw. in der Wohnung. Das Hausmotiv sollte erst imaginiert werden, wenn der Jugendliche mit dem Symboldrama gut vertraut ist. Nach Leuner ist es auch möglich, daß das Haus zunächst als sehr uncharakteristisch und aussageschwach geschildert wird, weil dieser Bereich noch abgewehrt wird. Das Hausmotiv drücke Strukturen aus, in der der Patient sich selbst, seine Wünsche, Vorlieben und Abwehrhaltungen sowie Ängste projiziere. Den einzelnen Räumen werden spezifische Bedeutungen beigemessen.

Das *Waldrandmotiv* läßt sich am einfachsten im Anschluß an das Wiesenmotiv imaginieren. Durch den Symbolwert des Waldes wird besonders leicht unbewußtes Material zutage gefördert. Das Dunkel des Waldes gilt als Symbol des Unbewußten. Vielfach ist die Imagination des Waldes angstbesetzt. Leuner führt aus, daß das Waldmotiv das am stärksten ambivalente sei, weshalb er es auf der Grundstufe häufig vermeide.

Therapeutische Techniken und Regieprinzipien

Die *therapeutischen Techniken* der Grundstufe sind übendes Vorgehen und Entfaltung kreativer Imaginationen. Malen von Bildern soll die Imaginationen erleichtern und den Zugang des Patienten zu seinen Tagträumen bzw. den zugehörigen Symbolen fördern.

Unter den *Regieprinzipien* versteht Leuner technische Anleitungen zum Umgang mit den im Tagtraum auftretenden Symbolgestalten. Sie haben sich aufgrund langjähriger Erfahrung ergeben, sind nach Leuner therapeutisch wirksam und nehmen unabhängig vom Therapeuten und Patienten einen analogen Verlauf.

Die Regieprinzipien der Grundstufe sind die des *Nährens und Anreicherns* sowie des *Versöhnens und zärtlichen Umfangens*. Sie sollen im Symboldrama die Lebensgefahr beseitigen und die Angst reduzieren. Sie stellen über die imaginierte Szene hinaus einen sehr wirksamen therapeutischen Akt dar. Wesentlich ist, daß über die im Symboldrama auftretenden Figuren (Menschen, Tiere oder auch Gegenstände) *nicht im Sinne einer Interpretation gesprochen* wird. Vielmehr geht es auf der Phantasieebene um den direkten Umgang mit den Gestalten und Figuren, was sich auf das Verhalten des Patienten in der Realität positiv auswirkt.

An einem *Beispiel* soll der Umgang mit diesen Regieprinzipien verdeutlicht werden. Bei einigen Standardmotiven, z. B. beim Waldrandmotiv, kommt es häufig zu *aggressiven und feindseligen Symbolgestalten*. So kann aus dem Wald ein *Löwe* treten oder eine *Schlange* züngelnd auf den Patient zukommen. Die am ehesten zu erwartenden Reaktionen wären *Flucht oder Angriff*. Beides soll im KB vermieden werden, weil die imaginierten Gestalten (Löwe oder Schlange) der tiefenpsychologischen Lehre gemäß als *abgespaltene Antriebs- und Wunschtendenz* aufgefaßt werden. Ziel der Therapie ist aber die *Integration dieser Tendenzen*. Also wird der Therapeut dafür sorgen, daß der Patient von den Tendenzen der Flucht oder Aggression Abstand nimmt und über das Prinzip des Nährens und Anreicherns zu einer *Versöhnung mit diesen Tieren* kommt, die ja gleichermaßen seine Antriebs- und Wunschwelt charakterisieren. Er kann dies z. B. dadurch tun, daß er dem Patienten den Rat gibt, die Tiere zu füttern, beruhigend auf sie einzureden, sie zu streicheln, um ihnen auf diese Weise die Feindseligkeit und die Angriffsneigung zu nehmen. Die Nahrung wird dabei im Übermaß angeboten. Dadurch kann der Löwe z. B. übermäßig satt und müde werden und sich hinlegen. Auf diese Weise verliert er seine Gefährlichkeit und kann gestreichelt werden. Es kommt also zur Versöhnung mit dem vorher feindseligen, aggressiven und gefährlichen Tier.

Mittelstufe

Standardmotive

Die Mittelstufe des KB umfaßt vier Standardmotive (s. Tab. 33.**2**).

Bei der Prüfung der Einstellung zu *Bezugspersonen* wird der Patient aufgefordert, sich nahe Bezugspersonen (Vater, Mutter, Geschwister usw.) als Personen oder symbolisch eingekleidet vorzustellen. Der Ort der Begegnung kann realistisch sein oder auch von dem Patienten bekannten Standardmotiven Gebrauch machen. Die symbolische Einkleidung der Personen kann z. B. in einer Landschaft erfolgen und Pflanzen oder Tiere, aber auch nichtbelebte Gegenstände oder Objekte umfassen.

Zur Prüfung der Einstellung zur *Sexualität* werden zwei Motive angeboten: Beim weiblichen Patienten wird die Fahrt in einer *Pferdekutsche* oder in einem *Auto* angeregt, bei männlichen Patienten das Abpflücken einer Rose von einem *Rosenbusch*. Das jeweilige Verhalten (z. B. Abwehr, Angst, Zögern) wird vom Therapeuten im Sinne einer gestörten oder ungestörten Einstellung zur Sexualität interpretiert, nicht aber dem Patienten dargelegt. Für den Patienten geht es rein um den Umgang mit den Objekten auf der Symbolebene, also im Tagtraum.

Das Standardmotiv des *Löwen* oder der *Wildkatze* wird zur Prüfung der Einstellung gegenüber *aggressiven Impulsen* angewandt. Schließlich dient die Anregung an den Patienten, einen gleichgeschlechtlichen Vornamen zu nennen und die dazugehörige Person zu imaginieren, der Ermittlung seines *Ich-Ideals* bzw. einer Über-Ich-Instanz. Der Grundgedanke ist dabei, frühe Identifikationen und Idealbilder zu erfassen.

Therapeutische Techniken und Regieprinzipien

Während in der Grundstufe eine sehr starke Strukturierung und Führung durch den Therapeuten erfolgt, zeichnet sich die Mittelstufe des KB durch einen größeren Freiraum für den Patienten aus. Der Förderung dieses Freiraums dienen u. a. die *therapeutischen Techniken* des assoziativen Vorgehens, der Einstellung eines Nachttraumes, des Fokussierens aktueller Konflikte, der Inspektion des Körperinneren, der Befriedigung archaischer Bedürfnisse und der Übertragungsanalyse.

Das *assoziative Vorgehen* knüpft an den bekannten Bildern an, wird aber nach Art der freien Assoziation in der Psychoanalyse fortgesetzt.

Bei der *Einstellung des Nachttraumes* wird ein solcher oder dessen erinnerte Bruchstücke benutzt, um eine Traumszene im KB auszulösen und bis zu einem Ausgang fortzusetzen. Damit ist ein weiteres Element der Imagination und ein anderer Weg zum Unbewußten einbezogen.

Bei der *Fokussierung aktueller Konflikte* wird der Patient aufgefordert, einen ihn belastenden Konflikt sprachlich auszudrücken. Dabei werden seine Gefühle und Affekte aktiviert. Wenn die Schilderung ihren Höhepunkt erreicht hat, wird ein passendes KB-Motiv eingeführt. Die Vorstellung ist dabei, daß der Konflikt auf die Symbolebene gebracht wird, auf der man mit ihm im Sinne von Probehandeln leichter umgehen und Lösungen herbeiführen kann.

Mit der therapeutischen Technik der *Inspektion des Körperinneren* wird der Versuch unternommen, das erkrankte Organ oder die erkrankte Körperregion, in der sich Beschwerden zeigen, imaginieren zu lassen. Hierzu werden zwei Techniken angewandt: Einerseits die Vorstellung, man könne in das Innere des betreffenden Organs von außen schauen, zum anderen durch die Induktion der Vorstellung, der Patient schrumpfe zu einem Däumling und begebe sich auf den jeweils möglichen Wegen (z. B. durch den Mund oder über die Blutbahn) in das betreffende Organ. Nach Leuner gibt diese Technik Aufschluß über die Objektbeziehungen, die im erkrankten Organ symbolisch sichtbar würden.

Tabelle 33.**2**   Standardmotive, therapeutische Techniken und Regieprinzipien im Katathymen Bilderleben (KB) (nach Leuner 1989)

	Standardmotive	Therapeutische Techniken	Regieprinzipien
Grundstufe	1. Wiese 2. Bachlauf 3. Berg 4. Haus 5. Waldrand	I. Übendes Vorgehen II. Entfaltung kreativer Imaginationen Malen imaginativer Inhalte	a) Versöhnen b) Nähren
Mittelstufe	6. Beziehungsperson 7. Sexualität (Rosenbusch) (Mitgenommenwerden, Kutsche, Auto) 8. Aggressivität (Löwe) 9. Ich-Ideal	III. Assoziatives Vorgehen IV. Nachttraum V. Fokussierung akuter Konflikte VI. Inspektion des Körperinneren VII. Befriedigung archaischer Bedürfnisse VIII. Durcharbeiten IX. Übertragungsanalyse	c) Schrittmacher d) Symbolkonfrontation
Oberstufe	10a. Höhle 10b. Sumpfloch 11. Vulkan 12. Foliant	X. Kombination mit konventioneller Psychoanalyse	e) Erschöpfen und Mindern f) Magische Flüssigkeiten
musikalisches KB (mKB)	(Fokussierung 1.–8. möglich)	III. Assoziatives Vorgehen	
KB in Gruppen (GKB)	(Fokussierung 1.–8. möglich)	Typ 1: Individuelle Phantasien Typ 2: Gruppenphantasien	Feedback-Techniken

Das *Zulassen und Fördern archaischer Erlebnisse* stellt nach Leuner neben der Konfliktzentrierung die zweite Dimension des Verfahrens dar. Diesem Ziel dient die *Vorstellung konfliktfreier Szenen* und der Umgang mit dem archaischen *Element Wasser* in einer entspannten Situation des Wohlbefindens. Leuner weist darauf hin, daß die Einstellung konfliktfreier Szenen ein beträchtliches therapeutisches Potential in sich birgt.

Die *Technik des Durcharbeitens* ist vor allem bei schwer charakterneurotisch gestörten Patienten indiziert und beinhaltet eine ganze Sequenz von Strategien wie Klären, Konfrontieren, Assoziieren, Durchleben, Durchleiden und deutende Hilfen.

Schließlich ist die *Übertragungsanalyse* zu erwähnen. Auf der Mittelstufe muß der Thera-

peut in der Lage sein, die Übertragungen des Patienten im KB zu verstehen, anzusprechen und zu analysieren, ebenso seine Gegenübertragungen.

Die *Regieprinzipien* der Mittelstufe umfassen den *Schrittmacher* und die Symbolkonfrontation. Nicht selten wird eine Führergestalt imaginiert, die den Patienten durch das Panorama der Symbolszenen und Symbolgestalten führt. Diese Figur heißt *innerer Führer*, Ratgeber oder Schrittmacher. In der Führungsgestalt drückt sich nicht selten die Imago des Therapeuten aus. Der Umgang mit dieser Figur gehört ebenfalls zur Realisierung der Übertragung. Die *Symbolkonfrontation* dient der Bearbeitung infantiler Objektbeziehungen. Es geht dabei um die Konfrontation mit feindseligen Symbolgestalten. Wichtig sind die auftretenden Gefühle und Affektlagen, die anschließend durch die Regieprinzipien des Versöhnens, Nährens und zärtlichen Umfangens wieder aufgefangen werden.

Oberstufe

Standardmotive

Die Standardmotive der *Höhle* und des Sumpfloches sprechen in ihrer symbolischen Bedeutung die tieferen Schichten der Persönlichkeit an. Sie werden daher der archaischen Erlebniswelt zugeordnet. Das Höhlenmotiv symbolisiert den weiblichen und mütterlichen Aspekt (Höhle = Uterus), während das Sumpfloch Unreife und infantile Sexualität charakterisiert.

Das Standardmotiv des *Vulkans* dient dem Umgang mit starken aggressiven Impulsen, während das Motiv *Foliant* geeignet ist, archaisches Material aus der Tiefe der Psyche hervorzuholen, häufig in symbolisch verschlüsselter Form. Nach Leuner werden die Motive des Vulkans und des Folianten in der routinemäßigen Handhabung des Katathymen Bilderlebens selten gebraucht.

Therapeutische Techniken und Regieprinzipien

In der Oberstufe ereignet sich im Anschluß an die dort geförderten Imaginationen und das freie Assoziieren häufig ein *Übergang in die Methode der klassischen Psychoanalyse*. Diese kann das Material, das durch das KB zutage gefördert wurde, in ihre verbale Vorgehensweise einbeziehen. Leuner hält die Kombination einer konventionellen Psychoanalyse mit dem Katathymen Bilderleben für sinnvoll und nützlich, insbesondere dann, wenn der Patient über den verbalen Weg und das freie Assoziieren keinen genügenden Zugang zu seinen unbewußten Vorgängen hat. Auch sei es möglich, mit Hilfe des Katathymen Bilderlebens Übertragungswiderstände rasch zu klären. Die Oberstufe des KB wird in der Ausbildung zum KB-Therapeuten nicht vermittelt. Sie soll dem sehr Erfahrenen vorbehalten bleiben, der zugleich über eine psychoanalytische Weiterbildung und eine langjährige psychotherapeutische Erfahrung mit dem Katathymen Bilderleben verfügt.

Die *Regieprinzipien* der Oberstufe umfassen das Erschöpfen und Umbringen sowie den Umgang mit magischen Flüssigkeiten. Für beide Regieanweisungen sind besondere Erfahrungen des Therapeuten erforderlich, denn es werden mit Hilfe dieser Prinzipien aktuelle aggressive und Haßimpulse aufgegriffen.

Das Prinzip des *Erschöpfens* besteht z. B. darin, daß der Patient mit Hilfe des Therapeuten die Symbolgestalten durch ununterbrochene motorische Aktivitäten zur Erschöpfung bringt, was zu Wandlungsphänomenen im Sinne einer energetischen Neutralisierung führen kann (Leuner 1989, S. 219).

Das Prinzip des *Umgangs mit magischen Flüssigkeiten* beruht auf der Erfahrung Leuners, wonach der imaginative Umgang mit Wasser bislang rational nicht erklärbare Wirkungen auf psychovegetative Störungen hat. Eine systematische Anwendung dieses Regieprinzips in der Routinetherapie sei noch nicht erprobt.

Indikation und Kontraindikation

Bei der Behandlung von Jugendlichen geht es im wesentlichen um die Anwendung der Grundstufe des Katathymen Bilderlebens. Für diese gibt Leuner (1989, S. 209 f.) folgende Indikationen an: neuro- bzw. psychovegetative Störungen und psychosomatische Krankheitsbilder mittelschwerer Art; Abbau der funktionalen psychischen Komponente bei internen und anderen Erkrankungen; Angstzustände und Phobien; depressive Neurosen; Neurosen mit vorwiegend psychischer Manifestation mittleren Grades mit Ausnahme von Zwangsneurosen; charakterneurotische Anpassungsstörungen; psychoneurotische und charakterneurotische Störungen im Kindesalter; Anpassungsstörungen im Pubertäts- und Jugendalter.

Nach Leuner findet das Verfahren bei schweren phobischen Ängsten seine Grenze. Borderline-Störungen können mit Hilfe des Katathymen Bilderlebens erfolgreich behandelt werden, jedoch nicht mit der Grundstufe.

Als *Kontraindikation* für die Grundstufe werden angesehen (Leuner 1989, S. 209): mangelnde Intelligenz (IQ unter 85); Psychosen akuter oder chronischer Art oder psychosenahe Zustände; hirnorganische Psychosyndrome; schwere depressive Verstimmung (auch neurotischer Art); mangelnde Motivation selbst für eine einfache, nicht aufdeckende Therapie; ausgesprochen hysterische Neurosen; Borderline- und narzißtische Syndrome.

Evaluation und Prognose

Die *Wirksamkeit* des Katathymen Bilderlebens wurde nicht nur bei Erwachsenen, sondern auch bei Jugendlichen untersucht. Die Berichte beziehen sich auf Einzelfälle, aber auch auf Gruppen, wobei folgende Störungsmuster einbezogen wurden: Anorexia nervosa, jüngere Drogenkonsumenten, drogenabhängige Jugendliche, schwer gestörter schizoider Jugendlicher, Zwinker-Tic. Zahlreiche kasuistische Darstellungen zum Einsatz und zum Therapieerfolg des Katathymen Bilderlebens finden sich bei Leuner u. Mitarb. (1990).

Prognostisch günstig sind Störungen, deren Symptomatik nicht länger als drei Jahre besteht. *Ungünstige* prognostische Zeichen sind eine passive Erwartungshaltung dem Arzt gegenüber, fehlender Leidensdruck, Zeichen der Verwöhnung und eine passive Abhängigkeit, neurotisches Lügen sowie eine süchtige Fehlhaltung. Voraussetzung für eine erfolgreiche Therapie ist ferner die Freiwilligkeit der Therapieaufnahme und die Therapiemotivation.

33.4 Literatur

Argelander, F.: Gruppenprozesse. Wege zur Anwendung der Psychoanalyse in Behandlung, Lehre und Forschung. Rowohlt, Reinbek 1976
Balint, M.: Primärer Narzißmus und primäre Liebe. Jahrbuch der Psychoanalyse 1 (1960) 3
Becker, H., W. Senf: Praxis der stationären Therapie. Thieme, Stuttgart 1988
Dauner, I.: Erfahrungen mit stationärer Aussprache-Gruppentherapie bei Jugendlichen in einer Klinik für Kinder- und Jugendpsychiatrie. Zeitschrift für Kinder- und Jugendpsychiatrie 3 (1975) 174–186
Dührssen, A.: Analytische Psychotherapie in Theorie, Praxis und Ergebnissen. Vandenhoeck & Ruprecht, Göttingen 1972
Fahrig, H.: Dynamische Psychotherapie bei Kindern und Jugendlichen. In Biermann, G.: Handbuch der Kinderpsychotherapie, Ergänzungsband. Reinhardt, München 1976 (Nachdruck aus: Praxis der Kinderpsychologie und Kinderpsychiatrie 25 [1976] 33–42)

Foulkes, S. H.: Praxis der gruppenanalytischen Psychotherapie. Reinhardt, München 1978
Freud, A.: Das Ich und die Abwehrmechanismen. Int. Psychoanalytischer Verlag, Wien 1936 (Taschenbuchausgabe: Kindler, München 1964 [Geist und Psyche, Bd. 2001])
Freud, S.: Analyse der Phobie eines fünfjährigen Knaben. (1909) In Freud, A. u. Mitarb.: Gesammelte Werke, Bd. VII (Werke aus den Jahren 1906–1909). Imago, London 1946
Freud, S.: Hemmung, Symptom, Angst. (1926) In Freud, A. u. Mitarb.: Gesammelte Werke, Bd. XIV. Imago, London 1948
Freud, S.: Neue Folge der Vorlesungen zur Einführung in die Psychoanalyse. (1933) In Freud, A. u. Mitarb.: Gesammelte Werke, Bd. XV (Neue Folge der Vorlesungen zur Einführung in die Psychoanalyse). Imago, London 1946
Freud, S.: Die endliche und die unendliche Analyse. (1937) In Freud, A. u. Mitarb.: Gesammelte Werke, Bd. XVI (Werke aus den Jahren 1932–1939). Imago, London 1946
Hartmann, H.: Ich-Psychologie und Anpassungsproblem. Internationale Zeitschrift für Psychoanalyse und Imago 24 (1939) 62–135
Hartmann, H.: Ich-Psychologie und Anpassungsproblem, 2. Aufl. Klett-Cotta, Stuttgart 1970 (1. Aufl. 1960)
Heigl-Evers, A., U. Streek: Analytische Gruppenpsychotherapie. Zum psychoanalytischen Prozeß in Gruppen. In Pongratz, L. J.: Handbuch der Psychologie, Bd. VIII (Klinische Psychologie), 2. Hbd. Hogrefe, Göttingen 1978
Klüwer, R.: Versuch einer Standortbestimmung der Fokaltherapie als einer psychoanalytischen Kurztherapie. In Leuzinger-Bohleber, M.: Psychoanalytische Kurztherapien. Westdeutscher Verlag, Opladen 1985
Kohut, H.: Narzißmus. Suhrkamp, Frankfurt 1973
Kretschmer, E.: Medizinische Psychologie, 14. Aufl. Thieme, Stuttgart 1975 (1. Aufl. 1922)
Leuner, H.: Katathymes Bilderleben – Ergebnisse in Theorie und Praxis, 2. Aufl. Huber, Bern 1983
Leuner, H.: Lehrbuch des katathymen Bilderlebens, 2. Aufl. Huber, Bern 1987
Leuner, H.: Die Bedeutung des katathymen Bilderlebens (Tagtraumtechnik) für die Kinder- und Jugendpsychiatrie. In Remschmidt, H., M. H. Schmidt: Kinder- und Jugendpsychiatrie in Klinik und Praxis, Bd. I. Thieme, Stuttgart 1988
Leuner, H.: Katathymes Bilderleben. Grundstufe. Einführung in die Psychotherapie mit der Tagtraumtechnik. Ein Seminar, 4. Aufl. Thieme, Stuttgart 1989
Leuner, H., G. Horn, E. Klessmann: Katathymes Bilderleben mit Kindern und Jugendlichen, 3. Aufl. Reinhardt, München 1990
Leuzinger-Bohleber, M.: Psychoanalytische Kurztherapien. Westdeutscher Verlag, Opladen 1985
Luborsky, L., M. Chandler, A. Auerbach, J. Cohen, H. Bachrach: Factors influencing the outcome of psychotherapy: a review of quantitative research. Psychological Bulletin 75 (1971) 145–185
Mertens, W.: Psychoanalyse – ein Handbuch in Schlüsselbegriffen. Urban & Schwarzenberg, München 1983

Mintz, J., L. C. P. Luborsky: Measuring the outcomes of psychotherapy: Findings of the Penn psychotherapy project. Journal of Consulting and Clinical Psychology 47 (1979) 319—334

Rapaport, D.: Die Struktur der psychoanalytischen Theorie: Versuch einer Systematik, 3. Aufl. Klett, Stuttgart 1973

Redl, F.: Adolescents – just how do they react? In Caplan, G., S. Lebovici: Adolescence – Psychosocial Perspectives. Basic Books, New York 1969

Remschmidt, H.: Entlassung gegen Revers – über Kommunikationsstörungen zwischen Klinik und Eltern psychisch kranker Kinder. Nervenarzt 43 (1972) 578—583

Remschmidt, H.: Neuere Ergebnisse zur Psychologie und Psychopathologie der Adoleszenz. Zeitschrift für Kinder- und Jugendpsychiatrie 3 (1975) 67—101

Scharfman, M. A.: Transference phenomena in adolescent analysis. In Kanzer, M.: The Unconsciousness Today. Int. Univ. Press, New York 1971

Schraml, W. J.: Einführung in die Tiefenpsychologie. Klett, Stuttgart 1968

Seiffge-Krenke, I.: Psychoanalytische Therapie Jugendlicher. Kohlhammer, Stuttgart 1986

Senf, W.: Theorie der stationären Psychotherapie. In Becker, H., W. Senf: Praxis der stationären Psychotherapie. Thieme, Stuttgart 1988

Slavson, S. R.: Unterschiedliche psychodynamische Prozesse der Aktivitäts- und Aussprache-Gruppen. In Preuss, H. G.: Analytische Gruppenpsychotherapie. Urban & Schwarzenberg, München 1966

Stierlin, H., K. Ravenscroft: Varieties of adolescent „separation conflicts". British Journal of Medical Psychology 45 (1972) 299—313

Wittchen, H. U., M. M. Fichter: Psychotherapie in der Bundesrepublik. Materialien und Analysen zur psychosozialen und psychotherapeutischen Versorgung. Beltz, Weinheim 1980

Wolf, A., E. K. Schwartz: Psychoanalysis in groups. Grune & Stratton, New York 1962

34. Verhaltenstherapie

34.1 Theoretische Grundlagen

Grundlage der Verhaltenstherapie sind die *Lerntheorien. Lernen* ist ein Prozeß, der jedem Menschen aus eigener Erfahrung bekannt ist. Eine wissenschaftlich befriedigende Definition stößt dennoch auf Schwierigkeiten. Man muß nämlich Lernvorgänge abgrenzen von Veränderungen im Verhalten, die durch *angeborene* Reaktionstendenzen, durch *Reifung* oder durch *vorübergehende Zustände* (wie Ermüdung, Verletzung) hervorgerufen werden. Da Lernen ohne Erinnern (Gedächtnis) auftreten kann, muß man es auch vom Gedächtnis unterscheiden, wenngleich dieses bei der Mehrzahl der Lernvorgänge eine bedeutsame Rolle spielt. Angesichts dieser Einwände können wir Lernen (in Anlehnung an Hofstätter 1972) definieren als eine Reihe von Veränderungen, die in bestimmten Reizsituationen auftreten und nicht durch angeborene Reaktionstendenzen, durch Reifung oder Verletzung des Organismus hervorgerufen werden. Diese Definition ist sehr allgemein gehalten. Es existieren noch zahlreiche andere Definitionen, die aber meist ein bestimmtes theoretisches Konzept zur Voraussetzung haben, was hier vermieden werden soll.

34.1.1 Grundprinzipien des Lernens

Für die Entwicklung der Verhaltenstherapie waren zunächst drei Grundprinzipien ausschlaggebend: der bedingte (konditionierte) Reflex, das Lernen am Erfolg und das Prinzip der Generalisierung (Übertragung).

Bedingter (konditionierter) Reflex: Dieses Lernprinzip, das auf den russischen Physiologen Pawlow zurückgeht, beruht darauf, daß mit dem natürlichen, eine Reaktion normalerweise auslösenden Reiz (*unkonditionierten Reiz, US*) ein zunächst *neutraler Reiz (konditionaler Stimulus, CS)* in engem zeitlichem Zusammenhang gekoppelt wird. Erfolgt diese *Koppelung* oft genug, so ist schließlich der ursprünglich neutrale Reiz allein (CS) in der Lage, die betreffende Reaktion auszulösen. Zur Ausbildung des bedingten Reflexes sind in der Regel 40—200 Wiederholungen (Kopplungen) zwischen unkonditioniertem Reiz (US) und konditionalem Reiz (CS) notwendig. Diese Wiederholungen bezeichnet man als *Verstärkung.* Wird ab einem bestimmten Zeitpunkt keine Kopplung zwischen US und CS mehr durchgeführt, so erlischt der bedingte Reflex wieder. Diesen Vorgang nennt man *Auslöschen* oder *Extinktion.* Die Extinktion tritt um so später ein, je schneller sich der bedingte Reflex ausgebildet hat.

Es lassen sich zwei *Arten von bedingten Reflexen* unterscheiden:

- die *klassische Konditionierung* (bedingter Reflex erster Art) – von ihr war bisher die Rede – und
- die *instrumentelle Konditionierung* (bedingter Reflex zweiter Art). Dabei wird das Ausführen bestimmter Tätigkeiten mit bestimmten Reizbedingungen gekoppelt. Das Individuum richtet sich an der Erfahrung aus, daß diese Tätigkeiten schon einmal zu einem Erfolg geführt haben.

Unter **Lernen am Erfolg** verstehen wir, daß wir uns bei gegenwärtigen und künftigen Handlungen vom Erfolg unseres früheren Verhaltens in ähnlichen Situationen leiten lassen. In konkreten Situationen geschieht solches Lernen als *Lernen durch Versuch und Irrtum.* Erklären läßt sich das Lernen am Erfolg durch die Herstellung von *Assoziationen*

- zwischen dem erfolgreichen Verhalten (z. B. Druck auf eine Taste) und dem ihm folgenden befriedigenden Erlebnis (Futter) und
- zwischen dem erfolgreichen Verhalten und der Reizsituation (z. B. Hunger).

Beim Menschen kommt als entscheidender Faktor die Tendenz zur gedanklichen Vorwegnahme des Erfolges hinzu (*Antizipation des Erfolges*). Diese Vorwegnahme des Erfolges ist für alle differenzierten Lernprozesse wichtig.

Ein weiteres Kennzeichen von Lernprozessen ist der sogenannte **Transfer**. Gemeint ist damit, daß eine Verhaltensweise, die sich bewährt hat, auf andere Situationen übertragen werden kann.

Unter **Generalisation** verstehen wir einen Prozeß, der dazu führt, daß eine in bestimmten Situationen bewährte Verhaltensweise verallgemeinert und auf ähnliche Situationen übertragen wird. Der im letzten Abschnitt beschriebene Transfer stellt einen Sonderfall der Generalisation dar. Durch die Generalisation wird erklärt, weshalb wir uns in vielen, zum Teil auch unbekannten Situationen richtig verhalten.

34.1.2 Lerntheorien

Lerntheorien sind von Experimenten ausgehende Erklärungsversuche für den Vorgang des Lernens. Schon daraus, daß es zahlreiche Lerntheorien gibt, wird deutlich, daß eine allgemein akzeptierte und alle wichtigen Aspekte des Lernens umfassende Theorie noch nicht existiert. Eine Reihe von Lerntheorien haben heute nur historische Bedeutung. Die bekanntesten sind die *Kontiguitätstheorie* von Guthrie, bei der die Bildung von Assoziationen im Mittelpunkt steht, die *Verstärkungstheorie* von Hull, bei der der Erfolg als Verstärker im Mittelpunkt der Betrachtung steht, und die *kognitive Theorie* von Tolman. Nach Tolman liegt das Wesentliche der Lernprozesse darin, daß der Mensch von einer Zielvorstellung ausgeht und sie zu realisieren versucht.

34.1.3 Bedeutung des Lernens für die Entstehung von Verhaltensstörungen und Neurosen

Ursprünglicher und bis heute erhalten gebliebener Gedanke der Lerntheorien ist, daß Verhaltensstörungen, Neurosen und andere Formen abweichenden Verhaltens erlernt sind. Bei diesen Störungen liegt eine Fehlanpassung vor, zu der es auf drei Wegen kommen kann:

1. *Schwerwiegende und akute traumatische Reize* können starke Reaktionen des vegetativen Nervensystems auslösen und auf diesem Wege tiefgreifende Störungen des Verhaltensablaufes bewirken, z. B. phobische Angstzustände.
2. Durch die Bildung von *bedingten Reflexen* kann ein ursprünglich neutraler Reiz, der häufig mit einem unbedingten Reiz verbunden wird, zum Auslöser fehlangepaßten Verhaltens werden. Zwangsphänomene

und manche Störungen der Psychomotorik lassen sich so erklären.
3. Schließlich kann die *Ausbildung sozial erwünschter bedingter Reaktionen* aus irgendwelchen Gründen *ausbleiben*. Das Individuum ist in diesem Falle fehlangepaßt, weil ihm Werthaltungen und Gewohnheiten fehlen, die von ihm erwartet werden. Diese Möglichkeit wird zur Erklärung von Persönlichkeitsstörungen (Psychopathien) sowie der Enuresis, Enkopresis usw. herangezogen.

34.2 Die Verhaltenstherapie und ihre Weiterentwicklung

Die Verhaltenstherapie begann sich nach dem 2. Weltkrieg in England und in den USA zu entwickeln. Sie basierte auf den Experimenten von Pawlow (Rußland) sowie Thorndike und Skinner (USA). Die Anfänge der Verhaltenstherapie sind mit den Namen einiger Forscher und Therapeuten verbunden, die die experimentellen Ergebnisse der Tierforschung für die klinische Anwendung nutzbar gemacht haben:

- Joseph Wolpe entwickelte das Verfahren der systematischen Desensibilisierung bei monosymptomatischen Phobien, welches sich bis heute als wirksam erwiesen hat (Wolpe 1969).
- A. Bandura, der das Imitationslernen in die Verhaltenstherapie einführte, löste dieses Verfahren stärker von der tierexperimentellen Orientierung (Bandura 1969).
- O. I. Lovaas befaßte sich bereits früh mit der Modifikation des Verhaltens autistischer Kinder, insbesondere mit der Sprachanbahnung (Lovaas u. Mitarb. 1966).

Die Verhaltenstherapie betont nach wie vor die Bedeutung von Lernprinzipien, hat sich aber vom tierexperimentellen Ansatz entfernt und bezieht die multikausale Bedingtheit menschlichen Verhaltens in den Therapieprozeß ein. Auch die Arzt-Patient-Beziehung wird als wichtige Variable im Therapieprozeß betrachtet. Insofern sind die früher geführten polemischen Auseinandersetzungen zwischen Psychoanalyse und Verhaltenstherapie heute obsolet. Die Weiterentwicklungen der Verhaltenstherapie lassen sich unter vier Gesichtspunkten zusammenfassen (Kanfer 1989; Hand 1989), die im folgenden ausgeführt werden.

34.2.1 Vom statischen zum Regelkreismodell

Bei der Behandlung psychischer Störungen und Erkrankungen wurde rasch deutlich, daß das klassische Modell der Verhaltenstherapie, das auf den Reflexbogen zurückgeht, zu einfach ist, um die Komplexität menschlichen Verhaltens zu erfassen. Der Weg der Lerntheorie und damit der Verhaltenstherapie ging von einfachen Lernmodellen zu *allgemeinen psychologischen Prozeßmodellen*, die durch folgende Gesichtspunkte gekennzeichnet werden können (Kanfer 1989, S. 6):

- „die Einbeziehung der Person und individueller Variablen,
- die stärkere Beachtung biologischer und kognitiver (internaler) Moderatorvariablen,
- die Einbeziehung der sozialen Ebene mit stärkerer Betonung des Behandlungskontextes, z. B. der Therapeut-Patient-Beziehung,
- Integration der drei Ebenen und Betonung der Dynamik im Verhalten und seinem zeitlichen Verlauf".

Nach Kanfer (1989) erfolgte die Entwicklung der Verhaltensmodelle in mehreren Schritten von ihrer anfänglichen Orientierung am *„Reflex-Modell"* bis zu ihrem derzeitigen Stadium eines komplexen *Regelkreismodells* unter Einbeziehung von verschiedenen Ebenen und von Wechselwirkungsprozessen.

34.2.2 Die kognitive Wende

Die Entwicklung zum umfassenden Regelkreismodell kam nicht zuletzt unter dem Einfluß der kognitiven Psychologie zustande. Deren Fortschritte sind für die Verhaltenstherapie auf folgenden Gebieten bedeutsam:

Informationsverarbeitung: Die Betrachtung psychischer Störungen und Erkrankungen als „fehlgesteuerte Informationsverarbeitung" erlaubt die Identifizierung entsprechender Defizite, die wiederum therapeutisch (z. B. durch Übungsbehandlungen nach lerntheoretischen Prinzipien) angegangen werden können. Beispiele hierfür sind die Störung der visuellen In-

formationsverarbeitung bei legasthenen Kindern (Warnke 1990), die Unterscheidung zwischen automatischen und kontrollierten Informationsverarbeitungsprozessen, zwischen semantischem und episodischem Gedächtnis und die Verwendung von Entscheidungsmodellen für die Erklärung von Störungen sowie zu ihrer therapeutischen Beeinflussung.

Problemlöseparadigma – Problemlösestrategien: Psychopathologische Zustandsbilder, die sich in Form bestimmter Verhaltensauffälligkeiten zeigen (z. B. Zwänge), können als Zustände betrachtet werden, bei denen es zu einer Auslenkung zwischen Ist- und Soll-Zuständen kommt. Die verhaltenstherapeutische Strategie zielt dann darauf ab, den Ist-Zustand dem Soll-Zustand wieder anzunähern.

Kognition und Hirnfunktion: In seiner Bedeutung noch nicht abzusehen ist der Zusammenhang zwischen kognitiven Funktionen und Hirnfunktionen. Es geht dabei einerseits um die jeweiligen Korrelate, andererseits in der Therapie um den gezielten Einsatz von Kognitionen zur Modifikation von Erlebnissen und Verhaltensweisen. Was ersteres betrifft, so ist in den letzten Jahren der Aspekt der „frontalen Kontrolle" genauer untersucht worden, der bei verschiedenen psychiatrischen Erkrankungen offenbar eine wichtige Rolle spielt. Zum Beispiel wird bei schizophrenen Erkrankungen im Sinne der Hypofrontalitätsthese eine mangelhafte frontale Kontrolle vermutet. Insbesondere bei der Therapie depressiver Syndrome ist von der Etablierung kognitiver Strategien Gebrauch gemacht worden.

Kognitive Symptomatik und biologische Dysfunktion: Es stellt sich die Frage, in welcher Weise die bei verschiedenen Erkrankungen festgestellte „kognitive Symptomatik" mit biologischen Dysfunktionen zusammenhängt. Dies gilt z. B. für die Schizophrenie und verschiedene Formen der Depression. Bei beiden Erkrankungsgruppen wurden eine Vielzahl von kognitiven Defiziten festgestellt, aber ebenso biologische Fehlregulationen (z. B. abweichende hirnelektrische Befunde, neuroendokrine Dysfunktionen). Der Zusammenhang beider Gruppen von Symptomen ist noch unklar, vor allem, ob es sich um bloße Korrelate handelt oder ob im Rahmen einer unterschiedlichen zeitlichen Sukzession auch ätiologische

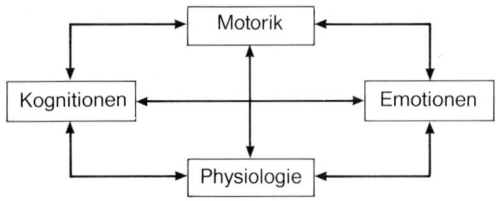

Abb. 34.**1** Zusammenhang zwischen den Aspekten des Verhaltens aus der Sicht der Verhaltenstherapie (nach Hand 1989)

Probleme auf diese Weise geklärt werden könnten. Für die Entwicklung der Verhaltenstherapie ist der zuletzt genannte Aspekt bislang nur in Ansätzen aufgegriffen worden, z. B. in der Streßforschung.

34.2.3 Die affektive Wende

Wie so häufig in der Forschung hat die starke Zuwendung zum kognitiven Bereich zunächst zu einer Vernachlässigung der affektiven Komponenten als mehr oder weniger „gleichberechtigter" Phänomene geführt. Man sah die Affektseite vorwiegend von den Kognitionen her. Die stärkere Zuwendung zum emotionalen Bereich hat die Weiterentwicklung der Verhaltenstherapie nunmehr aber ebenso beeinflußt wie die kognitive Psychologie. Dies ist nicht verwunderlich, denn die Trennung von Affekten und Kognitionen ist willkürlich. Beide Phänomene kommen integriert und mehr oder weniger gleichzeitig vor und werden lediglich aus Gründen des Verständnisses bzw. der Didaktik voneinander getrennt.

Abb. 34.**1** zeigt ein einfaches Schema zum Zusammenhang zwischen Kognition, Emotion, Verhalten (Handlungen) und biologischen Korrelaten. Kognition und Emotion beeinflussen unser Verhalten, werden aber auch selbst im Sinne einer Rückkopplung von unseren Handlungen beeinflußt. Beide haben biologische Korrelate (z. B. hirnelektrische und biochemische Korrelate), die ebenfalls zu ihrem Verständnis beitragen. Unter dem Einfluß von Ethologie und Neuroanatomie hat sich die Meinung durchgesetzt, daß Emotionen phylogenetisch ältere Funktionen sind, die im Laufe der menschlichen Entwicklung durch kognitive Funktionen „überformt" wurden. Darauf

basiert der Versuch der Verhaltenstherapie, Emotionen über kognitive Mechanismen unter Kontrolle zu bringen.

Die affektive Wende hat sich in der Verhaltenstherapie in folgender Weise bemerkbar gemacht:

1. In der **Annahme einer genetischen Disposition** für affektives Verhalten: Nachdem die Zuständigkeit des limbischen Systems für emotionales Verhalten seit langem bekannt ist, haben verschiedene Autoren eine unterschiedliche genetische Disposition für emotionale (affektive) Reaktionen postuliert. Dies gilt sowohl für die „emotionale Ansprechbarkeit" in unterschiedlichen Situationen als auch für die Reaktionen mit Angst. In diesem Sinne wird z. B. vermutet, daß die Wahrscheinlichkeit, mit Angst zu reagieren, in individuell unterschiedlicher Weise biologisch angelegt ist (Seligman 1975). Durch entsprechende Umweltereignisse (z. B. angstauslösende Situationen) kann diese genetisch angelegte Angstbereitschaft deutlich gesteigert werden. Umgekehrt liegt die Chance der Verhaltenstherapie darin, entweder durch die Etablierung entsprechender Bewältigungsstrategien oder durch das Vermeiden angstauslösender Situationen die angelegte Angstbereitschaft günstig zu beeinflussen.

2. In der Formulierung von **Emotionsmodellen:** Diese gestatten ein besseres Verständnis emotionaler Vorgänge, eine Überprüfung derselben und die Entwicklung entsprechender therapeutischer Techniken. Ein derartiges Modell haben Ohman u. Mitarb. (1985) beschrieben. Danach ruft die unmittelbar auf einen Reiz folgende affektive Reaktion zunächst einen Bewertungsprozeß hervor, welcher sich auf den Reiz bezieht. Es folgt ein zweiter Bewertungsschritt, in welchem die Person ihre Bewältigungsmöglichkeiten einschätzt. Beide Schritte erlauben die Herstellung von Zusammenhängen auf drei Ebenen: der Verhaltensebene, der physiologischen und der subjektiv-verbalen Ebene (Kanfer 1989).

3. Im **Stellenwert der Motivation für den Therapieprozeß:** Während zunächst nur von der Therapiemotivation des Patienten gesprochen wurde, hat sich mittlerweile die

Erkenntnis durchgesetzt, daß es sich um einen zweiseitigen Vorgang handelt, der den Therapeuten ebenso einschließt. Die *Therapeut-Patient-Beziehung* spielte in der Anfangszeit der Verhaltenstherapie nur eine untergeordnete Rolle, wird jetzt aber fast ebenso hoch eingeschätzt wie in der Psychoanalyse. Zur *Abschätzung der Therapiemotivation* des Patienten hat Kanfer (1989) folgende Fragen formuliert: Wie wird es sein, wenn ich mich ändere? Inwieweit wird es mir besser gehen, wenn ich mich ändere? Kann ich mich ändern? Was muß ich dafür aufbringen? Kann ich diesem Therapeuten (und dieser Situation) vertrauen, daß er mir hilft, dorthin zu gelangen? Mit Hilfe dieser Fragen versucht der Therapeut möglichst günstige Bedingungen für die Behandlung herzustellen bzw. die Motivation des Patienten zu ergründen.

34.2.4 Verhaltenstherapie als Strategie

Alle bisher diskutierten Formen der Weiterentwicklung der Verhaltenstherapie lassen sich als *patientenorientierter, strategiebezogener Ansatz* (Hand 1989) zusammenfassen. Diese Form der Behandlung geht auf Kanfer u. Saslow (1969) zurück, die für den Verlauf der Behandlung eine fortlaufende Verknüpfung zwischen Diagnostik, Problemanalyse und Therapie vorschlugen. Dabei besteht die Strategie darin, aus der Komplexität des Geschehens umschriebene Problemkreise und Interventionsebenen herauszuarbeiten und diese gezielt zu beeinflussen.

Etwas vereinfacht lassen sich vier **grundlegende Verhaltensvariablen** identifizieren: motorisches, emotionales, kognitives und physiologisches Verhalten (Lazarus 1978; Hand 1989) (s. Abb. 34.**1**). Die Flexibilität des strategischen Vorgehens besteht nun darin, daß der *Einstieg in die Therapie in jedem der vier Bereiche* erfolgen kann, was am *Beispiel einer Phobie* im folgenden dargestellt wird (nach Hand 1989):

1. *Erste Intervention beim motorischen Verhalten:* Der Patient wird einer *„Exposition in vivo" (Reizüberflutung)* ausgesetzt, d. h., er stellt sich der ängstlich gemiedenen aus-

lösenden Situation. Das motorische Verhalten wird insofern verändert, als er sich in diese Situation begibt und möglichst nicht entweichen kann. In dieser Situation kann es (und dies ist das Therapieziel) zu der für ihn unerwarteten Erfahrung kommen, daß die Angst auszuhalten ist und wieder abklingt oder gar nicht im erwarteten Ausmaße auftritt. Man nimmt nun an, daß dieses Erlebnis zu einer „kognitiven Umstrukturierung" führt, welche eine Neubewertung dieser Situation herbeiführt und mit einer Angstreduktion verbunden ist. Folge der Angstreduktion ist dann ein Abbau des Vermeidungsverhaltens.

2. *Erste Intervention beim kognitiven Verhalten:* In diesem Sinne ist die *paradoxe Intention* nach Frankl (1975) einsetzbar, wobei vor der phobischen Situation die kognitiven, emotionalen und physiologischen Reaktionen aktiviert werden, die der Patient ängstlich vermeidet oder unterdrückt. Hier erfolgt also eine kognitive Umstrukturierung zu einem Zeitpunkt, der dem Auftreten des emotionalen oder motorischen Verhaltens vorausgeht.

3. *Erste Intervention unter Nutzung physiologischer Variabler:* Ein Biofeedback-Training kann eingesetzt werden, welches die physiologischen Reaktionen beim Aufsuchen einer Angstsituation abmildert, so daß diese Situation besser ertragen werden kann.

4. *Erste Intervention beim „emotionalen Verhalten":* Bei Vorliegen einer zusätzlichen Depression kann eine antidepressive Behandlung über eine positive Beeinflussung der depressiven Symptomatik neue Handlungskräfte freisetzen und damit die aktive Teilnahme an der Therapie verbessern.

Kennzeichen des strategischen Ansatzes ist ein auf den einzelnen Patienten abgestimmter **Behandlungsplan**, der im Sinne des umfassenden Regelkreismodells die intrapersonale (psychologische), die biologische und die Umwelt-Ebene umfaßt, wobei die Komponenten zunächst analysiert und dann individuell gewichtet werden. Nach Hand (1989) können bei der Therapiestrategie fünf Phasen unterschieden werden (Abb. 34.**2**). Die Therapie vollzieht sich nach diesem Modell in einem offenen System als zeitlich eingegrenzte Phase, in der ge-

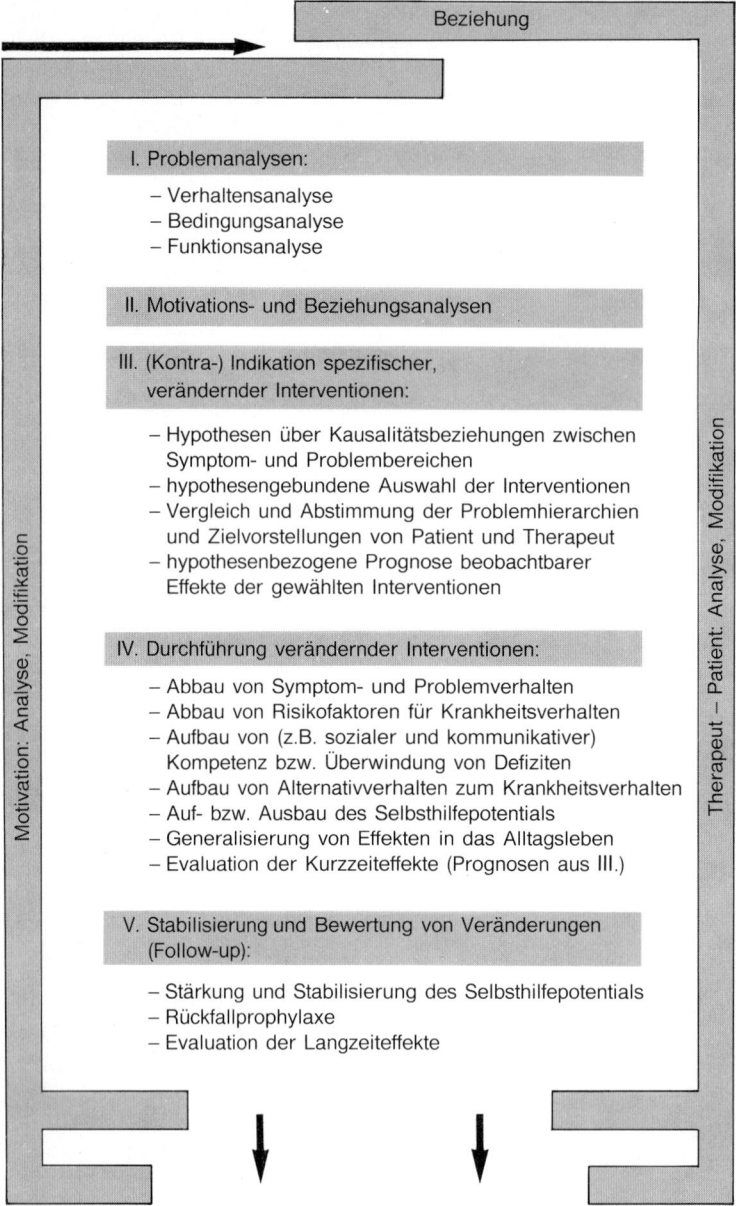

Abb. 34.**2** Strategie der Verhaltenstherapie: ein 5-Phasen-Modell (nach Hand 1989)

meinsam mit dem Therapeuten ein konkretes Therapieziel verfolgt wird.

Dabei spielt die Motivation des Patienten eine ebenso große Rolle wie die Therapeut-Patient-Beziehung. Schon daraus wird, trotz des allgemeingültigen Schemas, die Notwendigkeit des ganz individuellen Zuschnitts auf den jeweiligen Patienten deutlich.

Die Behandlung beginnt mit einer sorgfältigen Anamnese und einer ebenso sorgfältigen körperlichen und psychologischen Untersuchung, denen sich die speziellen Problemanalysen so-

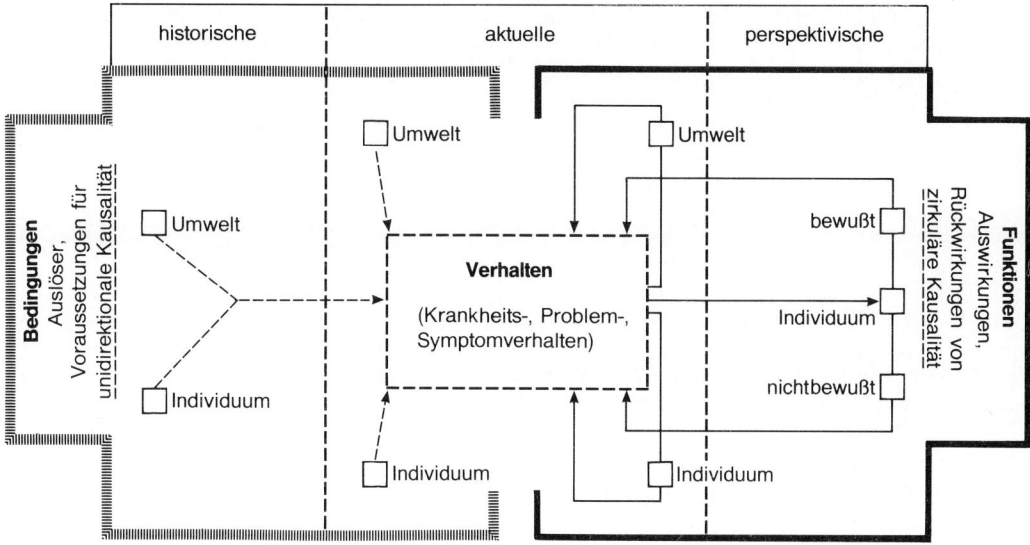

Abb. 34.**3**   Bedingungen und Funktionen von Verhalten – ein pragmatisch-therapeutisches Kausalitätsmodell (nach Hand 1989)

wie Motivations- und Beziehungsanalysen anschließen.

Im folgenden wird in kurzer Form lediglich auf zwei Bereiche der *Problemanalyse* eingegangen.

Unter *Verhaltensanalyse* wird die Analyse derjenigen Vorgänge verstanden, die sich mittels der vier Grundkategorien des Verhaltens (Motorik, Kognition, Emotion und Physiologie) beschreiben lassen. Man kann dabei zwischen Verhaltensexzessen (übersteigertes Normalverhalten), Verhaltensdefiziten, qualitativ neuem, spezifischem oder Krankheitsverhalten unterscheiden (Hand 1989). Zur Verhaltensanalyse gehört auch die Registrierung sogenannter alternativer Verhaltensweisen und bereits entwickelter Selbsthilfestrategien. Es ist eine wichtige Frage, welche Möglichkeiten der Patient selbst schon entwickelt hat, um mit seiner Symptomatik fertig zu werden.

Bei der *Bedingungs- und Funktionsanalyse* geht es um die Suche nach Zusammenhängen, Hintergründen und der Bedeutung von Handlungen, Prozessen, Teilen eines Funktionsgefüges und Ereignisses. Es geht um die Objektivierung jener Variablen und ihrer Verknüpfungen, die für Verursachung, Aufrechterhaltung

und Veränderung der Erlebnisse und Verhaltensweisen des Individuums bedeutsam sind. Nach Hand (1989) (Abb. 34.**3**) empfiehlt sich die Unterscheidung zwischen:

– *Bedingungen* für Symptom- oder Krankheitsverhalten, welche einer unidirektionalen Kausalität unterliegen, und
– *Funktionen* des Symptom- oder Krankheitsverhaltens, die einer zirkulären Kausalität unterliegen.

Auch der zeitliche Rahmen muß betrachtet werden (Vergangenheit, Gegenwart, Zukunft). Im Mittelpunkt steht das aktuelle Verhalten des Patienten, das nur unter Berücksichtigung seiner Vergangenheit und der auslösenden oder verursachenden Bedingungen verstanden werden kann. Gleichzeitig ist in perspektivischer Sicht die Zukunft mitbedacht in Form der Funktionen, welche mittelbare und unmittelbare Rückwirkungen der Symptomatik bzw. des Krankheitsverhaltens auf den Patienten im Sinne des mehrfach erwähnten Regelkreises rückkoppeln. Hier ist der individuelle Aspekt schon dadurch einbezogen, daß die zukunftgerichteten Funktionsvariablen individuumspezifisch, d. h. von Person zu Person unterschiedlich, sind. Die Einbeziehung nicht bewußter Vorgänge bedeutet nicht die Übernahme analytischer Theoreme, sondern ein pragmatisches Mittel zur Charakterisierung vorerst nicht einzuordnender Verhaltensweisen. Die Einbeziehung solcher Vorgänge zeigt, daß ein derartiges Modell keineswegs im Gegensatz zum analytischen Vorgehen steht (vgl. auch Arkowitz u. Messer 1984).

Das dargestellte Modell erlaubt die Ableitung von Hypothesen über die Kausalitätsbeziehungen der erfaßten Variablen, ihre Verifizierung oder Verwerfung und scheint insofern gut geeignet, die „strategische Verhaltenstherapie" auf allen Altersstufen zu praktizieren.

34.3 Verfahren der Verhaltenstherapie

Die *Einteilung* verhaltenstherapeutischer Verfahren ist nach verschiedenen Gesichtspunkten möglich, z. B. nach ihrer lerntheoretischen Ableitbarkeit, der klinischen Relevanz, dem Schwerpunkt der Interventionen (z. B. stimulusbezogene Methoden, reaktionsbezogene Methoden), ihrer diagnosenbezogenen Anwendung (bei Phobien, Depressionen usw.) oder den Rahmenbedingungen (Settings), unter denen sie eingesetzt werden (verhaltensorientierte Einzel-, Gruppen- oder Familientherapien). Keiner dieser Einteilungsversuche ist befriedigend, weshalb wir im folgenden pragmatisch verschiedene Formen des Konditionierens von anderen Verfahren unterscheiden. Außerdem sind die Methoden so vielfältig, daß sie nur beispielhaft dargestellt werden können.

Verschiedene Formen des Konditionierens: Hierzu gehören das klassische sowie das operante Konditionieren und die in Kap. 21.1 kurz charakterisierte systematische Desensibilisierung.

In-vivo-Exposition (Reizüberflutung): Die In-vivo-Exposition ist heute das am häufigsten durchgeführte Verfahren zur *Behandlung von Phobien* (s. auch Kap. 21.1). Es hat die systematische Desensibilisierung, die früher als Methode der Wahl betrachtet wurde, weitgehend abgelöst. Ein weiteres Anwendungsgebiet sind *Zwangssyndrome.* Nach Hand kann das Verfahren nicht nur zur direkten Symptomreduktion angewandt werden, sondern

auch als „Erweiterung der Selbstexploration und Problemanalyse im Zustand hoher emotionaler Erregung (Nähe zum Katharsis-Prinzip)". Hand (1989) hat mehrere derartige Fälle beschrieben.

Er beschreibt eine zwangskranke Patientin mit einer *Bakteriophobie,* mit der das Berühren des Telefonhörers geübt wird, was sie aufgrund ihrer Phobie extrem gemieden hat. Dabei entdeckt sie ihre erheblichen Aggressionen gegenüber ihrer Tochter, zu der sie vorher eine recht ideale Beziehung geschildert hatte. Nach dieser Erfahrung der erweiterten Selbstexploration war die „Telefonhörer-Phobie" behoben, und die anderen Probleme wurden in einer Familientherapie weiter bearbeitet.

Diese Methode beinhaltet folgende Aspekte (Hand 1989):

– Information und Übungen zur Bewältigung des Symptomverhaltens,
– intensivierte Selbstanalyse in einer affektiven Erregungssituation, was neue Aspekte der Selbstanalyse ermöglicht,
– Erlebnisaktivierung,
– intensive, neue interaktionelle Erfahrung im Therapeuten- oder Gruppenkontakt und
– Ermutigung und Motivation für weitere, eigenständige Veränderungen der Lebensführung.

Token economy: Dieses Verfahren ist abgeleitet vom *Prinzip des operanten Konditionierens.* Das Vermeiden des unerwünschten, störenden oder krankhaften Verhaltens wird durch ein entsprechendes Belohnungsprogramm verstärkt. Die früher sehr häufig in psychiatrischen Kliniken angewandten Token-economy-Programme sind seltener geworden, weil die Langzeiterfolge nicht hinreichend waren und sich ethische Bedenken eingestellt haben.

Sogenannte Selbstverfahren: Diese auf Watson u. Tharp (1975) zurückgehenden Verfahren orientieren sich heute überwiegend an den Modellen von Kanfer und Bandura und verwenden folgende Prinzipien zur Erlangung einer besseren *Selbstkontrolle und Selbstsicherheit* (Hand 1989): Selbstbeobachtung, Selbstbewertung, Selbstverstärkung und Selbstinstruktion. Diese Methoden sind für die Generalisierung von Therapieeffekten besser geeignet als die Verfahren der „alten Verhaltenstherapie". Der Zeitaufwand des Therapeuten ist geringer, und die Veränderungsmotivation des Patienten kann infolge seiner stärkeren Selbstbeteiligung gesteigert werden.

Sogenannte Selbstverfahren werden bei folgenden Störungen angewandt: Angstsyndrome, Depressionen, Zwangssyndrome und Abhängigkeitserkrankungen, im Kindesalter auch beim hyperkinetischen Syndrom.

34.4 Verhaltenstherapie unter verschiedenen Rahmenbedingungen (Settings)

34.4.1 Verhaltensorientierte Einzeltherapie

Obwohl die moderne Verhaltenstherapie die Einbindung des Patienten in seine Umgebung (Familie, Schule, berufliche Situation) berücksichtigt, ist die Einzeltherapie immer noch die häufigste Form der Behandlung. Sie erfolgt nach den bereits dargestellten Prinzipien (s. Abb. 34.**2**), die auch für das Kindes- und Jugendalter gelten (Schmidtchen 1978):

1. *Bestimmung des Problemverhaltens:* Nach einer genauen Beschreibung des zu modifizierenden Verhaltens, das entweder aus Verhaltensexzessen (z. B. extremer Angst) oder Verhaltensmängeln (Gehemmtheit, Mutismus) besteht, folgt eine Zielanalyse, in der das Therapieziel festgelegt wird.
2. *Funktionale Analyse des Problemverhaltens:* Die Bedingungen, die die Störung verursacht und aufrechterhalten haben, werden analysiert.
3. *Erstellung des Behandlungsplanes:* Es geht hierbei um die Erstellung einer Hierarchie der abzubauenden oder aufzubauenden Verhaltensweisen.
4. *Suche nach Modifikationstechniken:* Diejenigen Techniken werden ausfindig gemacht, die beim jeweiligen Patienten und bei der vorhandenen Symptomatik erfahrungsgemäß am ehesten geeignet sind, das Problemverhalten zu verändern.
5. *Auswahl und Anwendung der Modifikationstechniken:* Modifikationstechniken werden ausgewählt, die dem jeweiligen Entwicklungsstand, der Symptomatik und der Persönlichkeit am angemessensten sind.
6. *Kontrolle der Behandlungswirksamkeit:* Diese kann ganz- verschieden erfolgen. Die einfachste Möglichkeit ist die Betrachtung

der Symptomreduktion, aber es ist ebenso wichtig, Veränderungen der Persönlichkeit, im Leistungsbereich, in der subjektiven Befindlichkeit, im Kontakt- und Sozialverhalten in die Kontrolle des Behandlungserfolges einzubeziehen. Die von psychoanalytischer Seite häufig befürchtete „Symptomverschiebung" tritt bei Anwendung moderner verhaltenstherapeutischer Methoden nicht oder nur sehr selten in Erscheinung.

34.4.2 Verhaltensorientierte Gruppentherapie

Die Anwendung verhaltenstherapeutischer Prinzipien auf eine Gruppensituation (s. hierzu Kap. 37) erfordert die Berücksichtigung der bekannten gruppendynamischen Gesetzmäßigkeiten. Gerade in der Adoleszenz hat die Gruppentherapie eine Reihe von Vorteilen. Verhaltensorientierte Gruppentherapien wurden bislang u. a. mit Erfolg erprobt bei Eßstörungen, bei Abhängigkeitserkrankungen (insbesondere beim Alkoholismus), bei der Hypertonie sowie als Selbstsicherheitstraining.

34.4.3 Verhaltensorientierte Familientherapie

Diese noch relativ junge Form der Familientherapie stützt sich auf folgende *Prinzipien* (Falloon 1989):

– Die Bedeutung der Familie für Erhalt oder Wiedererlangung der Gesundheit steht im Vordergrund.
– In diesem Sinne werden Problemlösestrategien zur besseren Bewältigung alltäglicher Belastungen herausgearbeitet.
– Jedes Familienmitglied soll in die Lage versetzt werden, zur Bewältigung der anstehenden Probleme maximal beizutragen.
– Folglich geht es nicht primär um die Identifizierung von Problemen und Schwächen, sondern von Stärken des Familiensystems, die für die Behandlung genutzt werden.
– Es wird vom Diathese-Streß-Modell psychischer Störungen ausgegangen, wobei das Modifikationsfeld zum Abbau von Belastungen die Familie ist.
– Da die Streßschwelle auch medikamentös beeinflußt werden kann (was bei der Schi-

zophrenie inzwischen gut nachgewiesen ist), stellt der Einsatz von Neuroleptika oder Stimulanzien (bei hyperkinetischen Syndromen) keinen Gegensatz zur Verhaltenstherapie, sondern eine gleichsinnig wirksame Behandlungsmaßnahme dar.

Im Sinne dieser Prinzipien soll die verhaltensorientierte Familientherapie die Familie in die Lage versetzen, mit Problemen, die den Patienten betreffen, aber auch mit anderen intrafamiliären Problemen effektiver umzugehen und damit die Belastung für den Patienten und für die Familie insgesamt zu reduzieren.

Im einzelnen berücksichtigt die verhaltensorientierte Familientherapie (VFT) folgende *Komponenten* (Falloon 1989):

1. **Verhaltensanalyse des Familiensystems:** Zu Beginn kommt es darauf an, die *Stärken und Schwächen des Familiensystems* ausfindig zu machen. Hierzu ist ein Interview mit jedem Familienmitglied erforderlich, in dessen Verlauf Daten über die Familie als Ganze sowie über die einzelnen Familienmitglieder und deren positive wie störende Eigenschaften erhoben werden. Im nächsten Schritt stellt der Therapeut einen Zusammenhang her zwischen dem *Therapieziel* für den Patienten und für die Familie insgesamt *und den möglichen „Beiträgen" der einzelnen Familienmitglieder.* Dabei kommt es darauf an, eine „Reduktion" auf die für den Patienten zentralen Probleme herbeizuführen. Der dritte Schritt befaßt sich mit der *Problemlösekapazität der Familie.* Dieser Schritt ist sehr verantwortungsvoll. Denn eine Familie kann nicht mit Problemlösestrategien belastet werden, die ihre Kräfte übersteigen. Zur Abschätzung der Problemlösekapazität einer Familie haben sich Familiendiskussionen über ein alltägliches Problem und dessen Lösung bewährt. Erst nach Absolvierung dieser drei Schritte wird gemeinsam mit der Familie das Therapieziel bzw. werden die *Therapieziele erörtert* und formuliert. Auch während der Behandlung erfolgen fortlaufend diagnostische Erhebungen, so daß eine permanente Modifikation der Therapieziele möglich bleibt.

2. **Weitergabe von Informationen über psychische Erkrankungen an die Familie:** In vielen Familien und in der Allgemeinbevölkerung herrschen unrealistische Vorstellungen und Vorurteile über psychische Erkrankungen. Daher ist es eine wichtige Voraussetzung für den Erfolg der Behandlung, die Familie über das jeweilige Krankheitsbild so sorgfältig, aber auch so verständlich wie möglich aufzuklären. Diese Maßnahme dient einerseits dem *Abbau von Vorurteilen*, zum anderen dem Aufbau eines besonderen Verständnisses für das erkrankte Familienmitglied. Eine weitere wichtige Maßnahme in dieser Phase ist der *Abbau von Schuldgefühlen*. Viele Eltern fühlen sich direkt verantwortlich für die Störung ihres Kindes, auch in Fällen, in denen eine persönliche Mitverschuldung sicher ausgeschlossen werden kann.

3. **Training kommunikativer Fähigkeiten:** Wesentliche Voraussetzung für eine angemessene Problemlösefähigkeit der Familie ist die wechselseitige Kommunikation. Das Kommunikationstraining zielt darauf ab, diese Fähigkeiten zu fördern. Die Familienmitglieder sollen z. B. lernen, zuzuhören, positive und negative Gefühle zu äußern, jemanden um etwas zu bitten usw. Die Mittel, mit deren Hilfe dies geübt werden kann, sind z. B. Rollenspiele, Einüben von Reaktionen, die einzelnen Familienmitgliedern schwerfallen, Eingehen auf das psychisch kranke Mitglied innerhalb der Familie, positive Verhaltensweisen anerkennen lernen usw. Ebenso sollen negative Äußerungen, die in der Regel keinen Therapiefortschritt bewirken, unterbleiben.

4. **Problemlösetraining:** Das Problemlösetraining soll die Fähigkeit der Familie verbessern, mit alltäglichen oder besonderen Problemen angemessen fertig zu werden. Hierzu werden wöchentliche Treffen der Familie organisiert, wobei das Problemlösetraining sechs Stufen durchläuft (Falloon 1989):
   a) Identifikation eines bestimmten Problems oder Ziels;
   b) Sammeln von Lösungsmöglichkeiten;
   c) Diskussion der Vor- und Nachteile verschiedener Lösungsmöglichkeiten;
   d) Auswahl der besten Lösungsalternative;
   e) Durchführung des gemeinsamen Beschlusses;
   f) Effektivitätsprüfung.

Der Therapeut versucht mit der Familie die einzelnen Stufen zu besprechen, nimmt jedoch nicht aktiv am Problemlöseprozeß teil. Vielmehr soll dieser relativ rasch der Familie überlassen werden.

5. **Vermittlung spezifischer Verhaltensstrategien:** Zusätzlich zum Problemlösetraining ist es oft notwendig, bei bestimmten Verhaltensweisen des kranken Familienmitgliedes zusätzliche und sehr spezifische Verhaltensstrategien einzusetzen. Dies ist die Aufgabe des Therapeuten, der aber einzelne Familienmitglieder mit der Weiterführung der ihnen vermittelten Techniken beauftragen kann.

Anwendungsbereich der verhaltensorientierten Familientherapie: Die umfangreichsten Erfahrungen mit dieser Behandlungsform liegen von Familien mit einem schizophrenen Familienmitglied vor. Die Methode ist aber ebenso geeignet bei chronifizierten neurotischen Störungen, bei der Behandlung von Depressionen und bei chronischen körperlichen Erkrankungen. Die bisherigen Evaluationsversuche sind vielversprechend.

34.5 Diagnosenbezogene Anwendungsbereiche

Verhaltenstherapeutische Methoden können sowohl bei akuten als auch bei chronischen psychischen Erkrankungen eingesetzt werden. Darüber hinaus sind sie als zusätzliche Behandlungsmethoden bei verschiedenen körperlichen Erkrankungen einsetzbar.

Bei akuten und chronischen Erkrankungen sind unterschiedliche Variablen von Bedeutung, was auch ein unterschiedliches therapeutisches Vorgehen bedeutet. Außerdem können akute in chronische Erkrankungen übergehen (z. B. Unfallverletzungen, Herzerkrankungen). Bei akuten Krankheiten wird die Wiederherstellung der Gesundheit angestrebt, bei chronischen Krankheiten geht es um das Akzeptieren der Krankheit und die Förderung der Restfähigkeiten. In den letzten Jahren hat sich die Verhaltenstherapie zunehmend den chronischen (psychischen und körperlichen) Erkrankungen zugewandt.

34.6 Evaluation

In der Verhaltenstherapie war es von Anfang an üblich, den Behandlungserfolg zu evaluieren. Um dies in angemessener Weise tun zu können, ist es sinnvoll, diejenigen Faktoren zu betrachten, die den Heilungserfolg beeinflussen. Dabei kann man drei Gruppen von Faktoren unterscheiden (Kanfer 1989):

– *externe* Faktoren: Gesundheitssystem, soziale Normen (Rollenerwartungen), Streßfaktoren der Umgebung, soziale Unterstützung, Bedrohungen oder Einschränkungen;
– *interne* Faktoren: Selbstwahrnehmung, Lebensstil, Schmerzkontrolle, Ziele, emotionale Erregung, Teilnahme an der Behandlung;
– *biologische* Faktoren: Fortdauer der Schädigung, Abnahme der Symptome, progressive Verschlechterung, Medikation, technische Unterstützung, Regenerationsfähigkeit.

Bei akuten Krankheiten spielen neben den externen Faktoren vorwiegend biologische, bei chronischen Krankheiten vorwiegend interne Faktoren eine Rolle bei der Genesung. Im Rahmen der Therapieevaluation sind diese Faktoren zu berücksichtigen. Auch ist für den Behandlungserfolg nicht nur eine Abnahme der Symptomatik bedeutsam. Es geht bei der Therapieevaluation ebenso wie während der Therapie darum, die Auswirkungen eines integrierten Behandlungsmodells auf verschiedenen, miteinander zusammenhängenden Ebenen zu erfassen.

34.7 Literatur

Arkowitz, H., S. Messer: Psychoanalytic Therapy and Behavior Therapy. Is Integration Possible? Plenum, New York 1984
Bandura, A.: Principles of Behavior Modification. Holt, London 1969
Falloon, I.: Verhaltenstherapeutisch orientierte Familientherapie bei Schizophrenie. In Hand, I., Wittchen, H.-U.: Verhaltenstherapie in der Medizin. Springer, Berlin 1989
Frankl, V.: Theorie und Therapie der Neurosen. Reinhardt, München 1975
Hand, I.: Verhaltenstherapie und kognitive Therapie in der Psychiatrie. In Hand, I., H.-U. Wittchen: Verhaltenstherapie in der Medizin. Springer, Berlin 1989

Hand, I., H.-U. Wittchen: Verhaltenstherapie in der Medizin. Springer, Berlin 1989

Hofstätter, P. R.: Psychologie. Fischer, Frankfurt 1972 (Fischer-Lexikon, Bd. VI)

Hull, C. L.: Principles of Behavior. Appleton, New York 1943

Kanfer, F. H.: Basiskonzepte in der Verhaltenstherapie: Veränderungen während der letzten 30 Jahre. In Hand, I., H.-U. Wittchen: Verhaltenstherapie in der Medizin. Springer, Berlin 1989

Kanfer, F. H., G. Saslow: Behavioral diagnosis. In Franks, C.: Behavior Therapy: Appraisal and Status. McGraw-Hill, New York 1969

Lazarus, H.: Multimodale Verhaltenstherapie. Fachbuchhandlung f. Psychologie, Frankfurt 1978

Lovaas, O. I., J. P. Berberich, B. F. Perloff, B. Schaeffer: Acquisition of imitative speech by schizophrenic children. Science 151 (1966) 705−707

Ohman, A., V. Dimberg, L. G. Oest: Animal and social phobias: biological constraints on learned fear responses. In Reiss, S., R. R. Bootzin: Theoretical

Issues in Behavior Therapy. Academic Press, New York 1985

Schmidtchen, S.: Die Verhaltenstherapie als Behandlungskonzept für Kinder und Jugendliche. In Pongratz, L. J.: Handbuch der Psychologie, Bd. VIII (Klinische Psychologie), 2. Hbd. Hogrefe, Göttingen 1978

Seligman, M. E. P.: Helplessness: On Depression, Development and Death. Freeman, San Francisco 1975

Tolman, E. C.: Purposive Behavior in Animals and Men. Appleton, New York 1932 (Reprint: Univ. California Press 1949)

Warnke, A.: Legasthenie und Hirnfunktion. Huber, Bern 1990

Watson, D., R. Tharp: Einübungen in Selbstkontrolle: Grundlagen und Methoden der Verhaltensänderung. Pfeiffer, München 1975 (Leben lernen, Bd. XIII)

Wolpe, J.: Praxis der Verhaltenstherapie. Huber, Bern 1972 (Orig.: The Practice of Behavior Therapy. Pergamon, New York 1969)

35. Klientenzentrierte Gesprächstherapie

Die klientenzentrierte Gesprächstherapie wurde von dem amerikanischen Psychologen C. R. Rogers entwickelt, der sein Konzept erstmals in seinem Buch „Counseling and Psychotherapy" (1942) publizierte. Ursprünglich verwandte er die Bezeichnung *nicht-direktive Gesprächspsychotherapie"*, die er später in *„klientenzentrierte Gesprächstherapie"* umgewandelt hat. Der Therapieansatz ging ursprünglich von der Beratung aus und unterscheidet nicht präzise zwischen Beratung und Therapie. Später wurde die Methode unter der Bezeichnung *„Gesprächspsychotherapie"* im deutschen Sprachraum bekannt, deren Vertreter sich in der „Gesellschaft für wissenschaftliche Gesprächspsychotherapie (GwG)" zusammengeschlossen haben.

Das *Grundkonzept* der klientenzentrierten Therapie geht aus dem folgenden Zitat von Rogers hervor:

„Die klientenzentrierte Orientierung ist eine sich ständig weiterentwickelnde Form der zwischenmenschlichen Beziehung, die Wachstum und Veränderung fördert. Sie geht von folgender Grundannahme aus:
Jedem Menschen ist ein Wachstumspotential zu eigen, das in der Beziehung zu einer Einzelperson (etwa einem Therapeuten) freigesetzt werden kann.

Voraussetzung ist, daß diese andere Person ihr eigenes reales Sein, ihre emotionale Zuwendung und ein höchst sensibles, nicht urteilendes Verstehen in sich selbst erfährt, zugleich aber dem Klienten mitteilt. Das Einzigartige dieses therapeutischen Ansatzes besteht darin, daß sein Schwerpunkt mehr auf dem Prozeß der Beziehung selbst als auf den Symptomen oder ihrer Behandlung liegt" (Rogers 1977).

In diesem Zitat kommt auch die überragende Rolle der Persönlichkeit bzw. der Grundhaltung des Therapeuten für den Behandlungsprozeß zum Ausdruck.

35.1 Voraussetzungen seitens des Patienten und des Therapeuten

Die *Voraussetzungen auf seiten des Patienten* unterscheiden sich nicht wesentlich von jenen bei anderen Psychotherapiemethoden. Es muß eine Störung mit entsprechendem Leidensdruck vorliegen. Dabei kann es sich auch um Akzentuierungen alters- und entwicklungsspezifischer Probleme handeln. Bei schwerwiegenden psychiatrischen Erkrankungen ist die Methode nicht angezeigt. Weitere Voraussetzungen sind eine gewisse verbale Gewandtheit, die Fähigkeit zur Introspektion sowie durchschnittliche Intelligenz.

Für die Gestaltung der therapeutischen Beziehung, die den Angelpunkt der Therapie darstellt, ist besonders notwendig, daß der *Therapeut* seinem Klienten gegenüber eine Haltung einnimmt, die sich mit den Begriffen *emotionale Wärme* (positive Wertschätzung, Akzeptierung), *Empathie* (Einfühlsamkeit, Verstehen) und *Kongruenz* (Echtheit, Stimmigkeit) umschreiben läßt.

Mit dem Begriff *Akzeptanz* wird eine Haltung des Therapeuten bezeichnet, die in der *Wertschätzung* des Patienten in seinem Sosein, d. h. mit seinen augenblicklichen Empfindungen, Wahrnehmungen und Werten, besteht. Der Patient wird vorbehaltlos respektiert in seiner individuellen Erlebniswelt. Aufgrund dieser therapeutischen Haltung wird der Therapeut in die Lage versetzt, seinen Klienten in all seinen Verhaltens- und Erlebnisweisen zu verstehen und entsprechend Anteil zu nehmen.

Empathie, also *einfühlendes Verständnis*, läßt sich am besten erreichen, wenn der Therapeut den Klienten so akzeptiert, wie er ist. Zusätzliche Voraussetzung ist, daß der Therapeut einen entsprechenden Zugang zu seinem eigenen Erleben hat, um gleichsam mitschwingen zu können. Dies darf aber nicht dazu führen, daß er im Erleben des Klienten „aufgeht", eine gewisse Distanz und Trennung ist erforderlich. Der Therapeut hat im wesentlichen die Rolle, die *Selbstexploration* des Klienten zu fördern und ihn immer mehr zu befähigen, seine eigenen Gefühle wahrzunehmen. Dabei geht es nicht um unbewußte Vorgänge, sondern um das, was direkt wahrgenommen werden kann. Daher werden zur Kontrolle dieser Prozesse auch Tonbandaufnahmen eingesetzt. Obwohl der Schwerpunkt der Therapie im verbalen Bereich liegt, kommt es ebenso auf den Ausdruck, die mitschwingende Emotion, kurzum auf das gesamte Ausdrucksgeschehen an.

Mit dem Begriff *Kongruenz* ist die *Echtheit* und *Integrität* des Therapeuten angesprochen. Er soll dem Klienten ohne Fassade, als die Person, die er wirklich ist, begegnen. Wenn ihm dies gelingt, wird er auch vom Klienten als kongruent erlebt, und dieser hat die Möglichkeit, sich an ihm zu orientieren. Damit wird für den Klienten eher akzeptabel, was der Therapeut ihm aus seinem Erleben mitteilt.

In der Therapie mit Jugendlichen übernimmt der Therapeut die Rolle eines freundschaftlichen Begleiters, der Verständnis für ihre Schwierigkeiten und Probleme hat und ihnen über die Reflexion von Gefühlen, Wahrnehmungen und Schwierigkeiten dazu verhilft, einen eigenen Weg zu finden. Entsprechend erteilt er keine Ratschläge, sondern ist darauf bedacht, daß der Klient selbst den ihm gemäßen Weg findet. Wenn der Therapeut im Sinne der Echtheit und Kongruenz agiert, so kommen natürlich auch seine eigenen Probleme zum Ausdruck, und der Jugendliche wird nie den Eindruck gewinnen, als sei der Therapeut makellos und perfekt. Dies erhöht seine Glaubwürdigkeit.

Integrativer Ansatz: Aus dem Bisherigen geht bereits hervor, daß ein hohes Maß an Offenheit im Wesen der klientenzentrierten Therapie liegt. Dies bedeutet, daß sowohl der Klient als auch der Therapeut völlig frei ist hinsichtlich des Materials, das er in den therapeutischen Prozeß einbringt. Bei Jugendlichen ist es häufig zweckmäßig, nicht nur mit dem Gespräch zu arbeiten, sondern themenzentrierte Rollenspiele mit einzubeziehen.

35.2 Durchführung der Behandlung

In der therapeutischen Situation sitzen sich Therapeut und Klient (Patient) bequem gegenüber. Der Therapeut verdeutlicht dem Klienten von Anfang an, daß es keine einfache, rasche und geradlinige Lösung für seine Problematik gibt, sondern daß die Problemlösung gemeinsam während der Therapie erarbeitet werden muß. Der Klient wird ermuntert, sich möglichst frei und ungezwungen zu äußern. Dies gilt sowohl für den Inhalt der Kommunikation als auch für die dabei beobachteten Gefühle und Einstellungen. Er wird dabei vom Therapeuten dadurch unterstützt, daß dieser eine warme und einfühlsame Gesprächsatmosphäre herbeizuführen sucht, daß er Deutung und Gefühle des Patienten vorsichtig in Worte faßt, was beim Klienten wiederum das Gefühl des Verstandenseins verstärkt. So kommt es zu einem *fortschreitenden Klärungs- und Verständnisprozeß*, der dem Klienten immer mehr Einsicht in die eigenen Probleme und für mögliche Auswege vermittelt. Das nicht-direktive Vorgehen zeigt sich darin, daß der Therapeut sich gewissermaßen vom Klienten leiten läßt und sich in dessen Befindlichkeit so gut wie möglich einzufühlen versucht.

Das Vorgehen in der Therapie ist auf die *Gegenwart* konzentriert. Systematische und biographische Herleitungen gibt es nicht, es sei denn, der Klient kommt von sich aus auf frühere Erlebnisse und die damit verbundenen Gefühlslagen zu sprechen. Bei der Vorgehensweise ist ferner wichtig, daß die *„Selbstexploration"* des Klienten kein rein kognitiver Prozeß ist. Es kommt vielmehr auf die begleitenden Gefühle an, weshalb die Methode auch als *„Erlebnistherapie"* bezeichnet worden ist. Dieses Erleben, das Rogers als *„experiencing"* bezeichnet, bedeutet ein emotionales Durcharbeiten (Tausch 1968, S. 261) und bedient sich einer speziellen Technik, die *Fokussieren* genannt wird. Darunter versteht man „das entspannte Insichhineinhören, das Wahrnehmen des körperlichen Gefühls, das sich beim Gedanken an bestimmte Probleme, eine Person u. a. einstellt" (Kind 1982, S. 102). Dabei soll sich der Klient ganz seinen Gedanken und Empfindungen überlassen, dies verhilft ihm zu einer veränderten Einstellung und neuer Lebensenergie.

Inhaltlich geht es bei der klientenzentrierten Gesprächstherapie mit Jugendlichen meist um Alltagssorgen und Probleme wie Partnerschaftsschwierigkeiten, Arbeitsplatzprobleme, Schwierigkeiten in der Schule, Kontaktprobleme, dissoziales Verhalten usw. Verschiedentlich wurden für bestimmte Klientengruppen *spezielle Programme* entwickelt, so von Steller u. Mitarb. (1978) ein modellunterstütztes Rollentraining zur Behandlung jugendlicher Delinquenten. Die Themen bei dieser Vorgehensweise sind auf Dissozialität und Delinquenz konzentriert. Neben diesen Spezialverfahren und dem themenzentrierten Gespräch unter Berücksichtigung des Rollenspiels sind auch im Jugendalter reine Gesprächstherapien (Tausch u. Tausch 1979), also ohne Rollenspiel und Themenzentrierung, anwendbar. Sie werden hauptsächlich bei der Behandlung von Störungen der Persönlichkeitsentwicklung sowie bei Anpassungsstörungen im Jugendalter angewandt (Schmidtchen 1988).

35.3 Indikation und Kontraindikation

Die Methode wurde im wesentlichen in der Erziehungs-, Jugend- und Studentenberatung entwickelt und eignet sich für Störungen in diesem Bereich am besten. Sie kann auch angewandt werden bei Identitätskrisen im Jugendalter, bei schulischen und beruflichen Leistungsstörungen und akuten Konfliktreaktionen. Auch bei dissozialen Verhaltensweisen wurde sie erprobt.

Für schwerwiegende psychiatrische Erkrankungen (ausgeprägte neurotische Störungen, schizophrene Psychosen) ist sie jedoch nicht die Methode der Wahl. Auch eignet sie sich weniger zur Behandlung psychosomatischer Erkrankungen. Dies hängt sowohl mit ihrem Zugangsmodus zusammen als auch mit ihrem Selbstverständnis als Kurzpsychotherapie, die in der Regel auf 20−25 Gesprächskontakte begrenzt wird.

35.4 Literatur

Kind, H.: Psychotherapie und Psychotherapeuten. Methoden und Praxis. Thieme, Stuttgart 1982

Rogers, C. R.: Die nicht-direktive Beratung. Kindler, München 1972 (Orig.: Counseling and Psychotherapy. Mifflin, Boston 1942)

Rogers, C.: Die klientenzentrierte Gesprächstherapie, 2. Aufl. Kindler, München 1976 (1. Aufl. 1973 u. d. T. Die klientenbezogene Gesprächspsychotherapie) (Orig.: Client-Centered Therapy. Mifflin, Boston 1951)

Rogers, C.: Therapeut und Klient. Grundlagen der Gesprächstherapie. Kindler, München 1977

Schmidtchen, St.: Klientenzentrierte Gesprächs- und Spieltherapie. In Remschmidt, H., M. H. Schmidt: Kinder- und Jugendpsychiatrie in Klinik und Praxis, Bd. I. Thieme, Stuttgart 1988

Steller, M., W. Hommers, H. J. Zienert: Modellunterstütztes Rollentraining. Springer, Berlin 1978

Tausch, R.: Gesprächspsychotherapie, 2. Aufl. Hogrefe, Göttingen 1968

Tausch, R., A.-M. Tausch: Gesprächspsychotherapie, 7. Aufl. Hogrefe, Göttingen 1979; 9. Aufl. 1990

36. Familientherapie*

36.1 Pathogene Interaktions- und Beziehungsmuster

Grundsätzlich ist die Familie nach wie vor die beste Instanz zur Erziehung von Kindern. Die bisher erprobten Alternativen konnten die Funktionen der Familie nicht ersetzen. Zwar wird die Familie in mancherlei Hinsicht für die Jugendlichen fragwürdig. Sie ist aber auch in dieser Lebensphase von zentraler Bedeutung: als Konfliktfeld zur Erprobung von Verhaltensweisen, zum anderen als Instanz, die bei der Behebung von Krisen, Konflikten und Erkrankungen hilft. Daher gewinnt die Familientherapie in der Adoleszenz einen besonderen Akzent.

Erleben und Verhalten läßt sich nicht hinreichend aus der Persönlichkeit des einzelnen erschließen. Vielmehr sind viele Erlebnis- und Verhaltensweisen nur aus dem sozialen Kontext zu begreifen. In der Familientherapie steht der zuletzt genannte Gesichtspunkt im Vordergrund. Durch die *Wendung von der individuenorientierten zur beziehungsorientierten Betrachtung* wird die Symptomatik des Patienten in einen anderen Zusammenhang gestellt: sie wird nicht nur als individuelles Problem angesehen, sondern ebenso als Ausdruck eines interpersonalen Geschehens. Jackson (1965) hat darauf hingewiesen, daß die Symptomatik eines Kindes oder Jugendlichen eine wesentliche Funktion für die Aufrechterhaltung der Familienstruktur und für das „emotionale Überleben" der Familie haben kann. Die Familie kann danach als ein offenes System betrachtet werden, das sich immer neu an die sich ständig ändernden Anforderungen anpassen muß, um ein befriedigendes Zusammenleben zu sichern. Mißlingen solche Anpassungsleistungen, so besteht eine Gefahr für die Familie insgesamt: Individuelle psychiatrische Symptome können als Ausdruck mißlungener familiärer Anpassungsversuche verstanden werden.

Neben der inhaltlichen Schwerpunktverlagerung vom individuenorientierten zum sozial-

psychologischen Denken, die durch Begriffe wie „Beziehung", „Interaktion", „Kommunikation", „Transaktion" markiert wird, kommt dem *Systemgedanken* (Homöostase, Rückkopplung, Adaptation) eine zentrale Bedeutung zu. Damit ist auch eine methodologische Verschiebung vom Denkmodell einer starr determinierten *linearen Kausalität* (Beispiel: Infektion → Entzündung) zur Vorstellung von *kreisförmigen Kausalitätsabläufen* verbunden (Watzlawick 1980). Neben der Betrachtung des einzelnen Patienten in seiner intrapsychischen Dynamik treten eine Reihe von weiteren Perspektiven auf. Wie mit einer Gummilinse (Zoom-Objektiv, Minuchin 1974) kann dasselbe Geschehen unter verschiedenen „Einstellungen" betrachtet werden. Solche *„Systemebenen"* wären:

- Verhaltensmuster und psychophysische Funktionsbereiche bei jedem einzelnen Familienmitglied; Lebens-, Verhaltens- und Persönlichkeitsstruktur der Familienmitglieder;
- Interaktions- und Beziehungsstrukturen zwischen jeweils zwei Familienmitgliedern (dyadische Muster);
- Differenzierung zwischen familiären Subsystemen (eheliches Subsystem; Geschwister-Subsysteme; Eltern-Subsystem);
- Merkmale des Familiensystems insgesamt (Gruppenmerkmale);
- Beziehungen zwischen Familie und sozialer Umwelt.

Aus dieser Ausweitung ergeben sich neue heuristische Möglichkeiten: Was als individuelles Verhalten unverstanden bleibt und mühsam durch externe Faktoren oder durch Rückgriff auf vage Konstruktionen erklärt werden muß, wird oft im Rahmen seines interaktionalen Kontextes verständlich.

Die *wichtigsten Merkmale der interaktionsorientierten Ansätze* können wie folgt zusammengefaßt werden:

1. Im Zentrum der Betrachtung stehen die Interaktions- und Beziehungsmuster. Pathogene Beziehungen sind solche, in denen positive Entwicklungsprozesse blockiert sind.
2. Inhaltlich verschiebt sich die Betonung vom

---

* unter Mitarbeit von F. Mattejat

Individuum zu dem, was sich zwischen den Personen abspielt, vom linear-kausalen zu einem systemorientierten Denken in zirkulären Prozessen.

3. Daraus ergeben sich neue therapeutische Möglichkeiten: Wie die Muster gegenseitiger Blockierung, so können sich auch therapeutische Interaktionszirkel gegenseitiger Unterstützung spiralenförmig entwickeln. Der therapeutische Optimismus leitet sich aus diesem theoretischen Ansatz ab.

Jede Familie hat eigene, unverwechselbare Interaktions- und Beziehungsmuster. Gezielte therapeutische Interventionen basieren immer auf einer einzelfallbezogenen diagnostischen Analyse dieser Muster vor und während der Therapie.

Im folgenden wird auf verschiedene Formen der Familientherapie, ihre Indikationen und Kontraindikationen eingegangen.

36.2 Unterscheidungsmerkmale familientherapeutischer Methoden

Angesichts der Vielzahl familientherapeutischer Methoden und Ansätze ist es schwer, zu einer *Systematik* zu kommen. Dabei wirkt sich als besonders hinderlich aus, daß einer ganzen Reihe von familientherapeutischen Ansätzen die empirische Fundierung fehlt.

Im folgenden wird von einer häufig gewählten Einteilung psychotherapeutischer Methoden ausgegangen und diese durch zwei neuere genuin familienorientierte Ansätze ergänzt, die sich aus dem system- und kommunikationstheoretischen Denken herleiten. Dementsprechend unterscheiden wir zwischen dem psychoanalytischen, dem verhaltenstherapeutischen (behavioralen) und dem humanistisch-psychologischen Ansatz, der strukturalen und der strategischen Familientherapie. Diese Einteilung orientiert sich an Madanes u. Haley (1977). Die vergleichende Darstellung von Jones (1980) wählt ähnliche Prinzipien, die im folgenden ebenfalls einbezogen werden. In Tab. 36.1 sind die wichtigsten familientherapeutischen Ansätze und ihre Unterscheidungsdimensionen einander zugeordnet. Als wichtige *Unterscheidungsmerkmale* nennen Madanes u. Haley (1977) sowie Jones (1980) u. a.:

1. Betonung der Vergangenheit vs. Betonung der Zukunft;
2. Interpretation früherer vs. Vermittlung neuer Erfahrungen;
3. Interpretation gegenwärtiger Handlungen vs. Direktiven für gegenwärtiges Handeln;
4. Anwendung einer allgemeinen Therapiemethode bei jeder Familie vs. Entwicklung eines jeweils neuen problemspezifischen Therapieplanes für die jeweilige Familie;
5. persönliches Wachstum vs. repräsentiertes Problem als Zielbereich;
6. zentraler Bezugspunkt des therapeutischen Denkens: Individuum vs. Dyade vs. Triade;
7. analog-symbolisches vs. digital-direktes Verständnis des Verhaltens.

Während die erste Dimension sich auf die zugrundeliegenden ätiologischen Annahmen bezieht, handeln die Punkte 2—4 von Unterschieden in der therapeutischen Methode, Punkt 5 bezieht sich auf das Therapieziel und die beiden letzten Punkte auf metatheoretische Aspekte.

36.3 Psychodynamische Familientherapie

Die psychodynamische Familientherapie bezieht sich entsprechend dem Konzept der Psychoanalyse auf die Vergangenheit und leitet die gegenwärtigen Probleme aus der Biographie des Patienten bzw. der Familie ab. Interpretiert werden sowohl vergangene als auch gegenwärtige Erfahrungen. Was das methodische Vorgehen betrifft, so werden Elemente und Vorgehensweisen aus der Einzelanalyse benutzt. Übertragung und Gegenübertragung, individuelle und familiäre Abwehrmechanismen und Widerstand werden einbezogen. *Bezugspunkt* der Therapie ist nicht die Familie als Ganze, sondern das *erkrankte Familienmitglied*, wobei allerdings familiäre Einflußfaktoren verstärkt berücksichtigt werden. Ziel der Behandlung ist dementsprechend auch die Weiterentwicklung des erkrankten Familienmitgliedes. Der metatheoretische Akzent liegt auf dem *analog-symbolischen Verhältnis*, d. h., es werden inhaltliche Vorgänge aufgegriffen und symbolisch interpretiert und nicht der formale Aspekt der Interaktion in den Vordergrund gerückt. Wie auch sonst in psychoanaly-

Tabelle 36.**1**   Die wichtigsten familientherapeutischen Ansätze und ihre Unterscheidungsmerkmale. Ein Kreuz bedeutet, daß die Schule den jeweiligen Aspekt besonders betont (nach Madanes u. Haley 1977)

Unterscheidungsdimension	„Schulen"				
	Psycho-dynami-sche	Huma-nistische	Behavio-ristische	Struk-turale	Strategi-sche
1 Vergangenheit	×	×			
2 Interpretation vergangener Erfahrung	×	×			
3 Interpretation gegenwärt. Erfahrung	×	×		×	
4 Allgemeine Therapiemethode	×	×			
5 Ziel: persönliches Wachstum	×	×		×	
6 Bezugspunkt: 1 Person	×	×	×		
7 Analog-symbolisches Verständnis	×	×		×	×
1 Gegenwart		×	×	×	×
2 Vermittlung neuer Erfahrung		×	×	×	×
3 Direktiven für gegenwärtiges Handeln			×	×	×
4 Problemspezifischer Therapieplan			×	×	×
5 Ziel: präsentiertes Problem			×		×
6 Bezugspunkt: Dyade			×	×	×
6 Bezugspunkt: Triade				×	×
7 Digital-direktes Verständnis			×		×

tischen Vorgehensweisen wird der Ort der Psychopathologie in *internalisierten Vorgängen* gesehen.

36.4 Humanistische Familientherapien

Diese benutzen in vielerlei Hinsicht die gleichen Elemente wie psychodynamische Familientherapien, erweitern den psychodynamischen Ansatz jedoch stark in die Gegenwart und in Richtung der Vermittlung neuer Erfahrungen.

36.5 Verhaltensorientierte Familientherapie

Die verhaltensorientierte Familientherapie (s. auch Kap. 34.4) hat mit den beiden zuerst genannten Ansätzen gemeinsam, daß das kranke Familienmitglied im Mittelpunkt steht.

Um diesem zu helfen, werden *Modifikationen in den familiären Verhaltensweisen planmäßig herbeigeführt.* Sie sind stets gegenwartsbezogen und direktiv und dienen der Vermittlung neuer Erfahrungen. Es existiert ein Therapieplan, der auf das durch eine Verhaltensdiagnostik präzisierte Problem ausgerichtet ist. Dieses wird im Gegensatz zum psychodynamischen Ansatz und zu den humanistischen Ansätzen nicht als internalisierter Konflikt begriffen, sondern als Fehlverhalten, das durch äußere Einflüsse (familiäre und extrafamiliäre) zustandekommt. Die Familie wird in der neueren Sicht der Verhaltenstherapie durchaus als System gesehen, aber als ein System von miteinander interagierenden Personen, die auch einen Entwicklungsgang zeigen und stets Lernerfahrungen assimilieren. Jedes Individuum in der Familie lernt auf ein anderes zu reagieren, was durch wechselseitige positive und negative Verstärkungen gefördert oder behindert wird.

36.6 Strukturale Familientherapie

Dieser von Minuchin und seinen Mitarbeitern vertretene Ansatz betrachtet die Familie als *hierarchisches System*, das sich in Subsysteme untergliedert und durch Generationseinflüsse, geschlechtsspezifische Einflüsse, Interessen einzelner Familienmitglieder, aber auch durch körperliche oder seelische Erkrankungen beeinflußt wird. Die wichtigsten *Subsysteme* sind das der Eltern und das der Geschwister. Alle Subsysteme sind voneinander mehr oder weniger abgegrenzt und werden durch familiäre Beziehungsmuster gesteuert, die sich im Laufe der Entwicklung der Familie als relativ stabil erwiesen haben. Diese Beziehungsmuster bezeichnet Minuchin (1974) als „unsichtbaren Satz von funktionellen Erfordernissen", der alles familiäre Verhalten organisiert. Derartige „unsichtbare Gesetzmäßigkeiten" steuern letztlich, wann wer mit wem innerhalb der Familie in einen bestimmten Kommunikationskontext gerät.

Wie aus Tab. 36.**1** hervorgeht, nutzt die strukturale Familientherapie auch Elemente der psychodynamischen und humanistischen Vorgehensweisen. So geht sie interpretatorisch auf gegenwärtige Erfahrungen ein, hat die persönliche Entwicklung des Patienten zum Ziel und geht von einem inhaltlichen Verständnis psychischer Abläufe aus. Sie ist stark gegenwartsbezogen und auf die Vermittlung neuer Erfahrungen bedacht, gibt Direktiven für das gegenwärtige Handeln, bezieht sich aber *nicht* schwerpunktmäßig auf das erkrankte Familienmitglied, sondern auf die ganze Familie. Patient ist nicht mehr der Einzelne, sondern die Familie als Ganze. Dabei ist im Gegensatz zum tiefenpsychologischen Ansatz die Vergangenheit nicht entscheidend. Auch kommt es weniger auf Einsichten an. Der Ort der Psychopathologie wird nicht in internalisierten Vorgängen gesehen, sondern in der externalen Familienstruktur, die freilich auch zu internalisierten Konflikten führen kann.

Minuchin und seine Mitarbeiter haben diese Form der strukturalen Familientherapie nicht nur auf psychiatrische Störungen im engeren Sinne angewandt, sondern diesen Ansatz auch auf Familien mit psychosomatisch erkrankten Kindern und Jugendlichen übertragen (Minuchin u. Mitarb. 1978).

36.7 Strategische Familientherapie

Die strategische Familientherapie geht von einer kybernetischen Betrachtungsweise aus, nach der die Verhaltensweisen eines Individuums nur in Relation zu den anderen Teilen (Mitgliedern) des Systems verstanden werden können. Dementsprechend ist der Ort der Psychopathologie nicht ein internaler Konflikt, sondern diese ist Ausdruck einer externalen Beeinflussung durch andere Familienmitglieder und ihre Verhaltensweisen. Der Begriff „strategische Therapie" wurde von Haley (1963) eingeführt im Anschluß an die Beschreibung der *Hypnotherapie* von Milton Erickson. In der Sicht dieser Therapierichtung konzipiert der Therapeut für das zu behandelnde Problem eine jeweils spezifische Vorgehensweise, also eine „Strategie", und übernimmt die Verantwortung dafür, daß entsprechende Veränderungen zustandekommen. Diese Vorgehensweise wird allerdings ebenso in der Verhaltenstherapie und in der strukturellen Familientherapie gefunden.

Für die strategische Familientherapie (auch *interaktionale Familientherapie* genannt) sind folgende *Prinzipien* kennzeichnend:

– Es wird davon ausgegangen, daß psychopathologische Störungen durch aktuelle Interaktionen (Verhaltenssequenzen) in Gang gehalten werden. Im Gegensatz zur strukturalen Therapie, der es um mehr oder weniger festgelegte Strukturen und deren Analyse geht, liegt der Akzent auf immer wiederkehrenden Interaktionsreihen, die durch Rückkopplung ein System organisieren.
– Diese Interaktionsreihen werden im wesentlichen durch Kommunikationsprozesse aufrechterhalten, bei denen es innerhalb der Familie um analoge Botschaften geht, mit deren Hilfe intrafamiliäre Umgangsregeln aufgestellt werden, die zur Lenkung, Korrektur und Steuerung des Verhaltens der einzelnen Familienmitglieder dienen.
– Die Symptomatik eines erkrankten Familienmitgliedes wird als eine Art „Systementgleisung" aufgefaßt, die zugleich homöostatische Regelmechanismen hervorruft, die das System wieder einlenken sollen.
– In der strategischen Therapie kommt es nun darauf an, jene Interaktionssequenzen herauszufinden und zu beeinflussen, die das

psychopathologische Störungsmuster auslösen oder in Gang halten. Durch die Unterbrechung der eingefahrenen Kommunikation wird das System in die Lage versetzt, sich neu zu organisieren und neue Regeln der Interaktion und Kommunikation zu finden, die die pathogenen Interaktionsmuster ersetzen.

– Die Interventionen sind in diesem Sinne immer symptomzentriert und benutzen verschiedene strategische Techniken wie Erteilen von Aufträgen oder auch paradoxe Interventionen, die dazu dienen, festgefahrene und rigide Interaktionsprozesse zu unterbrechen und das System Familie für neuartige und konstruktive Interaktionen empfänglich zu machen.

Die strategische Familientherapie hat also viel Gemeinsames mit verhaltenstherapeutischen Techniken, aber auch mit der strukturalen Psychotherapie. Sie ist symptom- und gegenwartsbezogen, dient der Vermittlung neuer Erfahrungen, geht sehr direktiv vor und entwirft für eine Problemlage jeweils eine ganz spezifische Handlungsstrategie. Sie bezieht sich nicht auf das Individuum, sondern auf den „Patienten Familie" und hat als metatheoretisches Charakteristikum ein digital-direktes Verständnis, d. h., es kommt ihr auf die Interpunktion von Verhaltensweisen an, nicht auf die inhaltliche Interpretation eines spezifischen Verhaltens.

36.8 Problembezogene Familientherapie

In den letzten 15 Jahren wurde in der Marburger Klinik für Kinder- und Jugendpsychiatrie eine speziell auf Kinder und Jugendliche ausgerichtete Familientherapie entwickelt, die wir „problembezogene" Familientherapie nennen. Sie hat sich bei der Behandlung von Jugendlichen bewährt. Sie verfolgt einen differentiellen Indikationsansatz nach Maßgabe des empirischen Wissens und wird stets nach einer sorgfältigen Familiendiagnostik durchgeführt, für die wir eigene Instrumente entwickelt haben. Sie geht von folgenden *Grundsätzen* aus:

– *Jede psychopathologische Symptomatik äußert sich zunächst im Individuum.* Sie wird an diesem sichtbar und führt zu spezifischen Problemen, die sich im alltäglichen Leben

zeigen. Insofern bleibt das Individuum im Zentrum der Betrachtung. Schließlich können wir nur von diesem erfahren, wie es sich fühlt, in welcher Situation es sich befindet und wie es seine Situation sieht.

– *Jedes Individuum ist auch Teil einer Lebensgemeinschaft*, die im Regelfall von der Familie verkörpert wird. Insofern kann die Symptomatik und ihre Bedeutung nicht auf das Individuum beschränkt bleiben. Sie wird vielfach erst dann ganz verständlich, wenn sie im intrafamiliären, häufig auch im extrafamiliären Kontext gesehen wird. Die Berechtigung dieser Betrachtungsweise geht schon daraus hervor, daß wir häufig auch bei anderen Familienmitgliedern eine gleichartige Symptomatik (z. B. Ängste, Zwangssyndrome) feststellen können.

– *Individuelle und systemische Betrachtung stellen keinen Widerspruch dar.* Wenn wir die Familie als „lebendes System" begreifen, das aus verschiedenen Subsystemen besteht, so haben auch diese Subsysteme innerhalb ihrer Grenzen einen eigenen Entwicklungsspielraum und eine eigene Individualität.

– *Jede Symptomatik hat auch eine Vorgeschichte*, die mehr oder weniger weit zurückreicht. Insofern genügt es nicht, nur die Gegenwart zu betrachten. Man sollte vielmehr versuchen, die gegenwärtige Symptomatik aus der individuellen und familiären Vorgeschichte verständlich zu machen.

– Da sich die Symptomatik in der *Gegenwart* auswirkt, reicht es aber nicht aus, sich überwiegend mit der Vergangenheit zu beschäftigen. Vielmehr muß ja auch die Gegenwart gemeistert werden. Insofern werden in der problemzentrierten Familientherapie auch und ganz besonders entsprechende Informationen gesammelt und gegenwartsbezogene Maßnahmen eingeleitet.

– Am Beginn der Behandlung steht eine *ausführliche Familiendiagnostik*, die individualdiagnostische Maßnahmen beim Patienten und den Eltern ebenso umfaßt wie familiendiagnostische Maßnahmen. Die Ergebnisse werden in einer individuellen und in einer Familiendiagnose zusammengefaßt (s. a. Kap. 9).

– Nach Maßgabe dieser Diagnosen sowie des Entwicklungsstandes des Kindes bzw. Jugendlichen und vor allem nach Maßgabe der Möglichkeiten der Familie wird *entschieden, wo der Schwerpunkt der Behandlung liegt*: auf einer gemeinsamen Familientherapie, auf einer individuellen Therapie des Patienten mit begleitender gemeinsamer Familientherapie oder auf einer individuellen Therapie des Patienten mit einer begleitenden Familienberatung.

- Die gemeinsame Familientherapie wird in der Regel mit der *Triade Vater-Mutter-Jugendlicher* durchgeführt. In seltenen Fällen werden Geschwister des Patienten oder andere Familienmitglieder einbezogen.

- Das therapeutische Vorgehen macht von einer Vielzahl bewährter *Techniken* Gebrauch, die aus unterschiedlichen theoretischen Kontexten stammen. Es sollen nur einige beispielhaft angeführt werden: verhaltensbezogene Trainings- und Übungsaufgaben (z. B. bei Angstzuständen); Identifikation von Bewältigungsstrategien beim Patienten und/oder seiner Familie und Anknüpfen an diese in der Therapie; Erteilung von spezifischen Aufträgen an den Patienten und an die Eltern; Verordnung von Rollenänderungen innerhalb der Familie; paradoxe Interventionen beim Patienten oder bei den Eltern.

- *Fokus der Therapie ist* jeweils *die spezifische Problematik des Jugendlichen* innerhalb seiner Familie. Auf diese Problematik, die sich im Laufe der Behandlung verlagern kann, wird ausschließlich Bezug genommen. Es ist nicht Ziel der problembezogenen Familientherapie, *alle* innerfamiliären Probleme zu lösen. Vielmehr sollen der Jugendliche und die Familie in die Lage versetzt werden, den in der Therapie begonnenen Prozeß der Bewältigung außerhalb der Therapie eigenständig fortzusetzen.

- In *zeitlicher* Hinsicht soll die Behandlung in einigen Monaten (5–30 Std.) abgeschlossen sein.

- Die *Vorgehensweise* der problembezogenen Familientherapie ist kompatibel mit zusätzlichen anderen Interventionen, z. B. einer medikamentösen Behandlung oder einer funktionellen Übungsbehandlung. Derartige Behandlungen können die Kommunikations- und Interaktionsprozesse in der Familientherapie beeinflussen. Dies wird aber im Therapieplan berücksichtigt.

Bezogen auf das in Tab. 36.**1** angegebene Schema nutzt die problembezogene Familientherapie sowohl Informationen aus der Vergangenheit als auch die Interpretation vergangener und gegenwärtiger Erfahrungen. Sie hat einen starken Bezugspunkt im erkrankten Familienmitglied. Insofern ist sie verwandt mit den psychodynamischen und humanistischen Ansätzen. Andererseits bezieht sie das System Familie ein und macht von Maßnahmen Gebrauch, die über eine individuelle Interaktion hinausgehen und die, z. B. bei Verschreibungen oder beim Erteilen von Aufträgen, einen sehr direktiven Charakter haben. Sie bezieht also Elemente der strukturellen und strategischen Familientherapie in den Behandlungsprozeß ein. Die praktische Erfahrung mit dieser Vorgehensweise zeigt, daß es keinen Hinderungsgrund gibt, diese theoretischen Ansätze miteinander zu kombinieren. Sie unterscheiden sich vielfach gar nicht so entscheidend, wie dies manchmal von den Anhängern der verschiedenen Schulen dargestellt wird. So führt z. B. eine ganz bestimmte Familienstruktur auch zu mehr oder weniger festgefügten, sich wiederholenden Interaktionen. D. h., Struktur und Interaktion sind aufeinander beziehbar. Da Strukturen und Interaktionen *immer* eine Vorgeschichte haben und ebenso wie Individuen und Familien eine Entwicklung durchlaufen, ist auch der Vergangenheitsbezug nur natürlich.

An einem *Beispiel* soll die Vorgehensweise der problembezogenen Familientherapie erläutert werden (s. auch Remschmidt 1987).

Das 16jährige Mädchen Petra erscheint in Begleitung beider Eltern in der Sprechstunde, weil es seit einem halben Jahr nicht mehr in die Schule gehen kann. Die Eltern berichten, das Mädchen bekomme *panische Angst, wenn es das Haus verlasse und in die Schule gehen solle*, obwohl seine beiden älteren Geschwister ihm ständig gut zuredeten und es zum Schulbesuch motivierten. Die Angst habe sich in den letzten Wochen ständig gesteigert; Petra habe alle ihre Außenaktivitäten und ihre begeistert betriebenen Hobbies wie Reiten und Klavierspielen aufgeben müssen und könne sich nur noch im Haus aufhalten, wo sie gar nicht ängstlich wirke. Aber noch schlimmer: *beide Eltern dürften das Haus nicht mehr gemeinsam verlassen*, dies sei nur jeweils einem Elternteil möglich, der andere müßte bei ihr zu Hause bleiben. Dabei habe die Mutter diesbezüglich die wichtigere Funktion. Am ausgeprägtesten sei die Angst, wenn die Mutter das Haus verlasse, was seit Wochen kaum mehr vorgekommen sei.

Während der *Untersuchungssituation* spricht das Mädchen kaum. Es sitzt still, ängstlich, verstimmt und auch oppositionell zwischen beiden Eltern, während diese berichten. Die übliche Untersuchung durch einen Psychologen in einem anderen Zimmer zur gleichen Zeit, während der ärztliche Untersucher mit den Eltern spricht, ist nicht möglich, da Petra sich weigert, mit dem Psychologen das Zimmer zu verlassen. Sie ist auch nicht bereit, ins Wartezimmer zu gehen, um dort auf die Eltern zu warten, und umgekehrt nicht in der Lage oder willens, allein dem Untersucher zu sprechen, während die Eltern draußen warten. Also insgesamt eine recht verfahrene Situation. Was ist zu tun? Der Therapeut entschließt sich, es zunächst bei dieser Konstellation zu belassen und unmittelbar mit der Arbeit, einer Familientherapie, zu beginnen. Dieses Vorgehen lehnt er zwar grundsätzlich ab, weil vor jeder Familientherapie eine sorgfältige Diagnostik erfolgen muß. Aber in diesem Fall bleibt keine andere Wahl, und die Diagnose steht nach dem hier verkürzt wiedergegebenen Gespräch mit beiden Eltern und der Patientin schon fest. Noch in der gleichen Stunde erfährt er, daß die Angstzustände bei dem Mädchen mit heftigen *Erstickungsanfällen* und massiver *Atemnot* einhergehen, so daß das Ganze bedrohliche Formen annimmt. Mit den sehr kooperativen Eltern (Mutter: Hausfrau, relativ ängstlich; Vater: selbständiger Unternehmer, eher forsch und durchsetzungsfähig) wurde vereinbart, daß zunächst wöchentliche Gesprächstermine in dieser Dreierkonstellation durchgeführt werden.

In den nächsten Stunden wird der Tagesablauf der Familie in allen Einzelheiten besprochen, wobei Petra sich zunehmend an den Diskussionen beteiligt, jedoch noch immer recht zurückhaltend und etwas oppositionell wirkt. Von Stunde zu Stunde werden *„Hausaufgaben"* besprochen, die von Petra und ihren Eltern auszuführen sind und deren Ergebnisse in der jeweils nächsten Stunde erörtert werden. Zu diesen Aufgaben gehört z. B.: Petra verläßt allein das Haus und geht zu den Nachbarn; sie fährt mit dem Fahrrad bis zum nächsten Ort; die Mutter verläßt das Haus für eine Viertelstunde zum Einkaufen, während Petra zu Hause bleibt. Angesichts der deutlich depressiven Stimmung wird ein *mildes Antidepressivum* (Alival, damals zulässig, heute aus dem Handel gezogen) in niedriger Dosierung gegeben.

In einer der nächsten Stunden berichtet Petra sehr genau über *das erste Einsetzen ihrer Angstzustände*, was bis dahin niemandem bekannt war. Sie berichtet: „Ich sitze in der Schule, die Schule liegt neben dem Krankenhaus, wir haben gerade Englisch. Augenblicklich fährt mit lautem Tatü-Tata der Kran-

kenwagen an der Schule vorbei ins nahegelegene Krankenhaus. In diesem Moment habe ich gedacht: Meiner Mutter muß etwas passiert sein. Sie ist sicher im Krankenwagen. In diesem Moment bekam ich eine wahnsinnige Angst und einen Erstickungsanfall, der aber bald wieder nachließ. Ich konnte jedoch nicht mehr in der Schule bleiben und wurde nach Hause gefahren. Die Mutter war zu Hause und konnte meinen Angstzustand nicht verstehen."

In der 7. Stunde ereignet sich folgendes: Nachdem über den Erfolg der „Hausaufgaben" gesprochen worden ist und die häusliche Situation erneut erörtert wurde, *bricht die Mutter psychisch zusammen*, beginnt zu weinen und spricht davon, daß sie es zu Hause nicht mehr aushalte und daß sie die Familie vielleicht verlassen müsse. Alles hänge nur an ihr, der ganze Haushalt, das Haus, der Garten, die vier Kinder und nun auch die Verantwortung für die korrekte Durchführung der im Rahmen der Therapie notwendigen Hausaufgaben. Sie halte dies einfach nicht mehr aus. Der Ehemann wurde blaß; der Gefühlsausbruch seiner Frau kam für ihn völlig unerwartet. Er habe nicht gewußt, daß für die Mutter alles so schwer sei, und er sei durchaus bereit, sich intensiver zu beteiligen. Darauf wurde folgende *„therapeutische Verschreibung"* vorgenommen: Der Vater übernimmt ab sofort zu Hause alles, was mit der Behandlung von Petra zusammenhängt; die Mutter wird davon völlig entbunden, allerdings mit der Auflage, daß sie sich in keiner Weise darum kümmert, auch wenn etwas schiefgeht. Mit dieser Vereinbarung und einigen neuen Aufgaben wurde die Familie entlassen. Es zeigte sich, daß *der Vater* in der Tat *die Verantwortung übernahm* und sehr konsequent trug. Dies war für ihn mit vielen Unannehmlichkeiten verbunden und mit bedeutsamen Einschränkungen seiner beruflichen Tätigkeit. Er nahm diese jedoch in Kauf.

Als wir in der 10. oder 11. Stunde detailliert auf Sorgen und Probleme der einzelnen Familienmitglieder zu sprechen kamen und auf die *Entwicklung von Petra*, erinnerten sich die Eltern, daß sie, als Petra 1¹/2 Jahre alt war, verreist seien und das Kind bei der Großmutter ließen. Zu dieser Zeit aß Petra eine Mohrrübe, wobei ihr ein großes Stück im Hals stekkenblieb. Sie bekam einen Erstickungsanfall, wurde blitzblau und mußte ins Krankenhaus gebracht werden. Die Angelegenheit war rasch behoben und auch wieder vergessen. Petra war zwar immer ein etwas ängstliches Kind, jedoch zeigte sich die Angst nur in bestimmten Situationen. Sie war eine außerordentlich gute und geschickte Reiterin und hatte dabei nicht die geringsten Ängste. Jedoch konnte sie sich schon immer etwas schwer von den Eltern (besonders der Mutter) trennen, blieb daher auch bei Schulausflügen der Klasse häufiger zu Hause. In dieser Stunde erzählte der *Vater*, daß er selbst über längere Zeit unter schweren *anfallsartigen Angstzu-ständen* gelitten habe („Das Herz schlug mir bis zum Hals, und ich hatte Erstickungsgefühle"), die er aber aus eigener Kraft bewältigt hatte. Als der Vater dies erzählte, stellte die Mutter fest, daß sie davon noch nichts gewußt habe, worauf der Vater sagte: „Ich war immer der Meinung, man muß doch nicht alles zu Hause erzählen."

In der Folgezeit lief die Behandlung weitgehend planmäßig mit einigen Rückfällen, jedoch insgesamt positiv. Nach rund 20 Stunden, die sich jedoch über fast ein halbes Jahr hinzogen, konnte das Mädchen wieder die Schule besuchen. Sie war von ihrer Angst völlig geheilt und hatte eine starke Übertragung auf den Therapeuten entwickelt. Drei Jahre nach Beendigung der Behandlung rief die Mutter spontan an, um zu berichten, daß es dem Mädchen weiterhin sehr gut gehe, und schilderte Petra als aktiv, zielstrebig und unauffällig.

36.9 Indikationen und Kontraindikationen für familientherapeutisches Vorgehen

Über alle familientherapeutischen Ansätze hinweg besteht Einigkeit darüber, daß Familientherapie mehr eine neue Sichtweise als eine weitere psychotherapeutische Methode darstellt. Familien- und systembezogenes Denken zeigt sich in der Art der Fragen, die der Therapeut als relevant erachtet, und in der Art seiner therapeutischen Interventionen. Familientherapie kann in diesem Sinne in verschiedenen „Therapiesettings" ebenso mit Individuen und mit ganzen Gruppen durchgeführt werden.

Wenn Familientherapie also in erster Linie eine therapeutische Zugangsweise ist, „dann verliert die Frage nach Indikation oder Kontraindikation der Familientherapie ihren Sinn" (Kerr 1981, S. 254). Man muß sich aber doch fragen, bei welchen Bedingungen der nicht unerhebliche Aufwand einer gemeinsamen Familientherapie angemessen erscheint. Dabei sind folgende Aspekte von Bedeutung:

1. Eine gemeinsame Familientherapie ist *immer dann in Erwägung zu ziehen*, wenn
   - die Familie ihre Schwierigkeiten als Interaktionsproblematik anbietet oder zumindest das angebotene Problem (in der Regel Auffälligkeiten beim Jugendlichen)

   im interpersonalen Bereich ausgetragen wird (Kaufmann 1975) oder
   - die vorliegende individuelle bzw. intrapsychische Problematik durch die aktuell ablaufenden interpersonalen Prozesse in der Familie in Gang gesetzt bzw. aufrechterhalten wird oder
   - die Symptomatik des Jugendlichen die Familie so nachhaltig beeinträchtigt, daß sich sekundäre Probleme (Dekompensation der Eltern, sekundäre Neurotisierung des Jugendlichen) entwickeln oder zu befürchten sind. Damit ist auch die präventive Funktion der Familientherapie angesprochen.

2. Eine Familientherapie ist ferner dann ins Auge zu fassen, wenn der *primäre Patient (Symptomträger) in einer intensiven Abhängigkeit zu anderen Familienmitgliedern* steht. Dieser Aspekt der wechselseitigen Bindung überschneidet sich mit dem zuerst genannten Aspekt: eine Einzeltherapie ist wenig erfolgversprechend, wenn die individuellen Verhaltensmöglichkeiten an das Verhalten einiger weniger enger Bezugspersonen gebunden sind. Naturgemäß wird aus diesem Grund ein familientherapeutisches Vorgehen in der Jugendpsychiatrie häufiger angezeigt sein als bei Erwachsenen.
   Mit der Frage der interpersonalen Abhängigkeit ist die zentrale Dimension der personalen bzw. emotionalen Differenzierung in der Familie (Familienkohäsion) angesprochen: bei fusionierten (verstrickten) Familien wurden familientherapeutische Ansätze besonders häufig verwendet. Die Familientherapie ist bei solchen Familien auch erfolgversprechender als bei desintegrierten (distanzierten) Familien. Der Umstand, daß bei psychosomatischen Störungen und bei Ablösungskonflikten von Adoleszenten Familientherapie häufig empfohlen und angewandt wird, kann auch auf die Frage der familiären Differenzierung bezogen werden, die in beiden Problembereichen eine zentrale Rolle spielt. Die Effektivität der Familientherapie für diese Störungen ist relativ gut belegt (Aponte u. VanDeusen 1981; Gurman u. Kniskern 1981).

3. Die Frage, *bei welchen jugendpsychiatrischen Syndromen* Familientherapie angezeigt ist und bei welchen dies nicht der Fall

ist, kann so nicht beantwortet werden. Sinnvoller ist es zu fragen, *welche Formen der Familientherapie mit welchen Zielsetzungen jeweils am ehesten geeignet erscheinen* und wo man auch mit anderen Behandlungsformen auskommen kann. Bei dieser Überlegung sind zwei Aspekte besonders zu berücksichtigen:

– das Alter bzw. der Entwicklungsstand des Jugendlichen und
– der Schweregrad der familiären und individuellen Störung.

Je jünger Kinder bzw. Jugendliche sind, je weniger sie in der Lage sind, ihr eigenes Verhalten zielgerichtet zu steuern (z. B. bei geistigen Behinderungen), um so eher sind unmittelbar verhaltensbezogene Maßnahmen angezeigt. Bei Jugendlichen rückt die kommunikative Behandlung von familiären Konflikten eher in den Vordergrund.

Der Schweregrad und die Chronifizierung der familiären Interaktionsstörung, die allgemeine Belastungsfähigkeit der Familie und die Ausprägung des Krankheitsbildes beim Jugendlichen bestimmen auch die Zielsetzungen der Therapie. Bei psychotischen Jugendlichen sind z. B. familienbezogene Maßnahmen in der Regel als stützende Therapie sinnvoll. Dies gilt auch für Familien mit einem psychotischen Elternteil. Bei leichten und mittelgradigen Störungen dagegen und einer höheren Belastbarkeit der Eltern können weiterführende Veränderungen im Sinne einer kausalen Therapie angestrebt werden. Die empirische Therapieforschung hat auch für den Bereich der Familientherapie gezeigt, daß deutliche Fortschritte am ehesten bei leichten und mittelgradigen Störungen zu erreichen sind (Gurman u. Kniskern 1981).

4. *Eine Familientherapie hat dann gute Chancen, wenn*
   – die präsentierte Problematik als gemeinsames Problem der Familie erlebt wird (Richter 1968) und wenn
   – alle für das Problem unmittelbar signifikanten Personen zu Veränderungen bereit sind (Leidensdruck, Veränderungsmotivation; vgl. Martin 1981).

Diese beiden Aspekte sind nicht bloß als Voraussetzungen, sondern auch als Aufgabenstellung für die Anfangsphase der Fami-

lientherapie zu verstehen: hier geht es darum, interaktionale Aspekte aufzugreifen und gleichzeitig die Therapiemotivation zu fördern. Gleichwohl gibt es Fälle, in denen die Familien oder der Patient (häufig aus guten Gründen) zu keinen Veränderungen bereit sind. Familientherapie erübrigt sich dann von selbst.

5. Familientherapeutische Interventionen, die auf die Modifikation von Interaktions- und Beziehungsmustern abzielen, stellen in der Adoleszententherapie einen möglichen Therapieansatz dar, sie sind aber sicher nicht in jedem Falle angezeigt. Der therapeutische Schwerpunkt kann beim Individuum, bei der Familie oder im weiteren sozialen Umfeld (Schule, Gemeinde) liegen. In den meisten Fällen wird eine *Kombination mehrerer Maßnahmen* der Problematik am ehesten gerecht.

6. Eine der wichtigsten *Kontraindikationen* bezüglich gemeinsamer Familientherapiesitzungen besteht in schwerwiegenden Konflikten zwischen den Eltern, etwa einer ausgeprägten, chronifizierten und wechselseitig feindselig-aggressiven Haltung. Alle Formen der Familientherapie setzen ein Mindestmaß an Kooperationsmöglichkeiten zwischen den Eltern voraus. Die vorliegenden empirischen Untersuchungen deuten darauf hin, daß die Erfolgsaussichten einer gemeinsamen Familientherapie ganz wesentlich von der Beziehung der Eltern abhängen. Im Falle schwerwiegender Ehekonflikte ist deshalb statt einer gemeinsamen Familientherapie eine Ehepaartherapie vorzuziehen. Sie kann ohne Schwierigkeiten mit einer Einzelbehandlung des Jugendlichen kombiniert werden.

Familienzentrierte Maßnahmen sind nicht auf die gemeinsame Familientherapie beschränkt. Häufig sind grundlegende Aspekte der familiären Situation abzuklären. Dies ist z. B. der Fall, wenn Entscheidungen darüber getroffen werden sollen, ob ein Jugendlicher zeitweilig oder ständig aus der Familie herausgelöst werden soll. Auch die stationäre Aufnahme eines Jugendlichen stellt eine einschneidende familienbezogene Maßnahme dar, die zu weitreichenden Verschiebungen der Familienstruktur führen kann. Noch mehr gilt dies für Heimunterbringungen oder Sorgerechtsentscheidungen, bei denen das klinische Urteil gefordert ist. Eine sinnvolle Kooperation mit Gerichten, Sozial- und Jugendämtern und ähnlichen Diensten ist auch von besonderer Bedeutung, wenn grundlegende Lebensbedingungen der Familie beeinträchtigt sind, wie etwa bei sozialer Randständigkeit oder schweren körperlichen bzw. psychischen Erkrankungen der Eltern. Familientherapie beginnt nicht erst dort, wo diese Probleme schon gelöst sind, sie stellen vielmehr einen integralen Bestandteil familienorientierter Arbeit dar.

36.10 Literatur

Aponte, H. J., J. M. VanDeusen: Structural family therapy. In Gurman, A. S., D. P. Kniskern: Handbook of Family Therapy. Brunner/Mazel, New York 1981

Gurman, A. S., D. P. Kniskern: Family therapy outcome research: Knowns and unknowns. In Gurman, A. S., D. P. Kniskern: Handbook of Family Therapy. Brunner/Mazel, New York 1981

Haley, J.: Strategies of Psychotherapy. Grune & Stratton, New York 1963

Haley, J.: Direktive Familientherapie. Strategien für die Lösung von Problemen. Pfeiffer, München 1977

Jackson, D. D.: The study of the family. Family Process 4 (1965) 1−20

Jones, S. L.: Family Therapy. A Comparison of Approaches. Prentice-Hall, London 1980

Kaufmann, L.: Familientherapie. In Kisker, K. P., J. E. Meyer, C. Müller, E. Strömgren: Psychiatrie der Gegenwart, 2. Aufl. Bd. III (Soziale und angewandte Psychiatrie). Springer, Berlin 1975

Kerr, M. E.: Family systems theory and therapy. In Gurman, A. S., D. P. Kniskern: Handbook of Family Therapy. Brunner/Mazel, New York 1981

Madanes, C., J. Haley: Dimensions of family therapy. Journal of Nervous and Mental Disease 165 (1977) 88−98

Martin, P. A.: No treatment as the treatment of choice. In Gurman, A. S.: Questions and Answers in the Practice of Family Therapy. Brunner/Mazel, New York 1981

Mattejat, F.: Interaktionstheoretische Ansätze. In Remschmidt, H., M. H. Schmidt: Kinder- und Jugendpsychiatrie in Klinik und Praxis, Bd. I. Thieme, Stuttgart 1988

Mattejat, F., H. Remschmidt: Emotionale und funktionale Differenzierung: Zwei Aspekte bei der Wahrnehmung von Familien mit einem psychisch kranken Kind. Zeitschrift für Kinder- und Jugendpsychiatrie 9 (1981) 139−151

Mattejat, F., H. Remschmidt: Interaktionsstörungen in Familien. In Remschmidt, H., M. H. Schmidt: Kinder- und Jugendpsychiatrie in Klinik und Praxis, Bd. III. Thieme, Stuttgart 1985

Minuchin, S.: Familie und Familientherapie. Lambertus, Freiburg 1977 (Orig.: Families and Family Therapy. Harvard Univ. Press, Cambridge/Mass. und Tavistock, London 1974)

Minuchin, S., B. L. Rosman, L. Baker: Psychosomatic families. Anorexia nervosa in context. Harvard University Press, Cambrigde/Mass. 1978

Mishler, E. G., N. E. Waxler: Interaction in Families: An Experimental Study of Family Processes and Schizophrenia. Wiley, New York 1968

Patterson, G. R.: The aggressive child: victim and architect of a coercive system. In Mash, E. J., L. A. Hammerlynck, L. C. Handy: Behavior Modification and Families. Brunner/Mazel, New York 1978

Remschmidt, H.: Angst bei Kindern und Jugendlichen. In Thieme Verlag: Thieme schafft Wissen, 1886−1986. Reden und Vorträge im Jubiläumsjahr. Thieme, Stuttgart 1987

Richter, H. E.: Familientherapie. Psychotherapie und Psychosomatik 16 (1968) 303−318

Richter, H. E.: Patient Familie. Entstehung, Struktur und Therapie von Konflikten in Ehe und Familie. Rowohlt, Reinbek 1972 (rororo Sachbücher, Bd. 6772)

Stapf, K. H., T. Herrmann, A. Stapf, K. H. Stäcker: Psychologie des elterlichen Erziehungsstils. Huber, Bern 1972

Stierlin, H., I. Rücker-Embden, N. Weitzel, M. Wirsching: Das erste Familiengespräch. Klett, Stuttgart 1977

Tausch, R., A.-M. Tausch: Erziehungspsychologie, 7. Aufl. Hogrefe, Göttingen 1973

Watzlawick, P.: Interaktionsstörungen in der Familie und psychiatrische Erkrankungen bei Kindern. In Remschmidt, H.: Psychopathologie der Familie und kinderpsychiatrische Erkrankungen. Huber, Bern 1980

Watzlawick, P., J. H. Weakland, R. Fisch: Lösungen. Huber, Bern 1974

Willi, J.: Die Zweierbeziehung. Spannungsursachen, Störungsmuster, Lösungsmodelle. Das Kollusionskonzept. Rowohlt, Reinbek 1975

Wynne, L. C., J. Bartko, M. L. Toohey: Schizophrenics and their families: Recent research on parental communication. In Tanner, J. M.: Psychiatric Research: The Widening Perspective. Int. Univ. Press, New York 1975

Wynne, L. C., M. L. Toohey, J. Doane: Family studies. In Bellak, L.: The Schizophrenic Syndrome. Grune & Stratton, New York 1979

37. Gruppentherapie

37.1 Theoretische Grundlagen, Klassifikation, Indikation

37.1.1 Theoretische Grundlagen

Ein Großteil unseres Lebens spielt sich in Gruppen ab. Ob es sich um die Familie, die Schulklasse, die Gemeinschaft im Betrieb, in Vereinen oder Parteien handelt, immer liegen Gruppen vor, für die die Gesetzmäßigkeiten der Gruppendynamik gelten. Gruppen unterscheiden sich von Massen durch das Vorhandensein fester Rollenbeziehungen. Diese Beziehungen sind jeweils wechselseitig, d. h., die Gruppenmitglieder beeinflussen sich gegenseitig. Den Prozeß der gegenseitigen Beeinflussung oder Wechselwirkung nennen wir soziale *Interaktion*.

Die Entstehung einer stabilen Gruppe hängt von einer Reihe von Voraussetzungen ab. Als solche sind zu nennen: eine ausreichende Motivation, in der Gruppe mitzuwirken, die Gelegenheit zur Kommunikation und die gegenseitige Anerkennung der Gruppenmitglieder.

Im Zuge der *Gruppenbildung* lassen sich bestimmte gesetzmäßige *Stadien* unterscheiden:

1. *Exploration:* In diesem Anfangsstadium der Gruppenbildung herrscht eine allgemeine Unsicherheit. Der einzelne versucht festzustellen, ob er mit den potentiellen Gruppenmitgliedern zusammenarbeiten kann und möchte und, falls die Gruppe schon existiert, ob er sich mit deren Verhaltensnormen identifizieren kann.
2. *Identifikation:* Diese Phase ist durch ein Gefühl der Zusammengehörigkeit und der Identifikation mit der Gruppe gekennzeichnet. Dabei fehlen aber noch die eigentlichen Gruppenziele. Die Identifizierung erfolgt also lediglich in formaler Hinsicht, was einfach bedeutet, daß der einzelne sich in der Gruppe geborgen und sicher fühlt. Dieses Gefühl der Geborgenheit ist ein für alle Gruppen entscheidender Faktor, der zugleich eine abtastende und abwartende Haltung gegenüber Gruppenfremden mit sich bringt.
3. *Entstehung kollektiver Ziele und Entwicklung von Gruppennormen:* Kollektive Ziele entstehen vielfach schon beim Zusammentreten mehrerer Individuen zu einer Gruppe. Die Gruppenziele sorgen für einen ausreichenden Zusammenhalt. Es hat sich gezeigt, daß eine Gruppe zu zerfallen droht, sobald die Gruppenziele schwinden. Jede Gruppe entwickelt auch gewisse Normen. Darunter versteht man Verhaltensweisen und Verhaltensstile, die für alle Gruppenmitglieder verbindlich werden und die so ausgeprägt sein können, daß eine Verständigung zwischen Gruppenangehörigen und Gruppenfremden immer schwieriger wird. Dies trifft für kurz dauernde Gruppen, wie therapeutische Gruppen, natürlich nicht zu, sondern für überdauernde stabile Gruppen.
4. *Herausbildung von Status und Rolle:* Im Zuge der Entwicklung einer Gruppe bilden sich bestimmte Rollen heraus. Es bilden sich Ranghierarchien nach Tüchtigkeit und Beliebtheit und Rollen, die auf den ersten Blick nicht so sehr ins Auge springen, aber für den Bestand der Gruppe bedeutungsvoll sind.

Versucht man eine grobe *Klassifizierung von Rollen* innerhalb einer Gruppe, so gelangt man zu der in Tab. 37.1 wiedergegebenen Dreiteilung. Die Stabilität einer Gruppe hängt u. a. vom Gleichgewicht dieser drei Rollentypen ab. Dominieren die beiden ersten Rollentypen, so werden unter den Gruppenangehörigen Unzufriedenheiten entstehen, weil den individuellen Bedürfnissen zu wenig Rechnung getragen wird. Steht Typ 3 im Vordergrund, so kann die Gruppenintegration ganz empfindlich gestört sein, da in diesem Falle eigennützige Interessen den gemeinsamen Gruppenzielen vorgezogen werden. Diese Rollen bilden sich auch in therapeutischen Gruppen heraus. Eine therapeutische Möglichkeit ist das systematische Durchspielen solcher und ähnlicher Rollen, wodurch in spielerischer Form Konflikte ausgetragen werden, was den einzelnen entlasten kann. Von besonderer Bedeutung ist der Rollenbegriff, der letztlich aus der Thea-

Tabelle 37.**1** Verschiedene Rollentypen und ihre Funktion innerhalb der Gruppe (nach Hartley u. Hartley 1955)

Typ 1: Rollen, die sich auf die **Gruppenaufgabe** beziehen	Typ 2: Rollen mit **Erhaltungsfunktionen**
Der Anstoßgeber (Initiator)	Der Bestätigende
Der Auskunftsucher	Der Ausgleichende
Der Koordinierende	Der Vermittelnde
Der Wegweisende	Der Normengeber
Der Protokollierende	Der Mitläufer

Typ 3: Rollen, die sich auf **individuelle Bedürfnisse** erstrecken

Der Aggressor
Der Hemmende
Der Geltungssuchende
Der Verspielte
Der Dominanz Erstrebende

terwelt übernommen wurde, für die gruppentherapeutische Methode des Psychodramas.

Die *Soziometrie* befaßt sich mit der Darstellung sozialer Beziehungen innerhalb einer Gruppe. Sie versucht über Art und Häufigkeit dieser Beziehungen etwas in Erfahrung zu bringen und diese quantitativ oder bildlich darzustellen. Die graphische Darstellung sozialer Beziehungen erfolgt im *Soziogramm*, das auf Jacob Moreno zurückgeht (Abb. 37.**1**).

Um ein Soziogramm einer Gruppe zu erhalten, stellt man jedem Gruppenmitglied bestimmte Fragen, etwa: Mit welchem Gruppenmitglied möchten Sie gemeinsam in einem Zimmer wohnen, in Urlaub fahren oder täglich zusammenarbeiten usw. Man kann solche Fragen auf mehrere Gruppenmitglieder ausdehnen und auch Rangreihen der jeweiligen Zuneigung oder Abneigung aufstellen. Die Ergebnisse solcher Befragungen hält man tabellarisch fest und stellt sie dann graphisch in einem Soziogramm dar.

Aus Soziogrammen kann man die Stellung jedes einzelnen Mitgliedes zu den anderen Gruppenmitgliedern entnehmen. Man kann sehen, wer am beliebtesten ist und eine Führerrolle einnimmt und wer abgelehnt wird und in die Rolle des „schwarzen Schafes" gerät. Ersteres wird als Alpha-, letzteres als Omega-Position bezeichnet. Das Soziogramm ist ein ausgezeichnetes Hilfsmittel zur Erforschung

von Gruppenstrukturen. Seine Aussagekraft geht über die der bloßen Beobachtung weit hinaus. Selbst ein geschulter Beobachter ist schon überfordert, wenn er die verschiedenen Wechselbeziehungen von 8−10 Gruppenmitgliedern zu erfassen versucht. Erweitert man das Soziogramm dadurch, daß man über die Eigenschaften von anerkannten oder abgelehnten Gruppenmitgliedern Näheres in Erfahrung zu bringen versucht − was man durch detaillierte Befragung über die Gründe der Ablehnung oder Anerkennung oder durch testpsychologische Untersuchungen tun kann −, so ergibt sich daraus die Möglichkeit einer gezielten Beeinflussung der Gruppe. Solcher Methoden bedient man sich auch in der Gruppenpsychotherapie.

37.1.2 Klassifikation gruppentherapeutischer Methoden

Vereinfacht kann man bei den gruppentherapeutischen Methoden zwischen Gruppentraining, Gruppenarbeit und Gruppenpsychotherapie unterscheiden (Tab. 37.**2**).

Während sich das *Gruppentraining* auf die Behebung definierter Verhaltensauffälligkeiten und Defizite konzentriert und einen hohen Strukturierungsgrad aufweist (gezielte Übungen, festgelegter Therapieplan), geht es bei der *Gruppenarbeit* um die Vermittlung korrigierender *sozialer* Erfahrungen, wobei der Strukturierungsgrad geringer ist. In der *Gruppenpsychotherapie* geht es vorwiegend um die Vermittlung *emotionaler* Erfahrungen und die Erzielung intrapsychischer Veränderungen. Dabei ist der Strukturierungsgrad gering, d. h., der Spontaneität der Gruppe und des Einzelnen in der Gruppe wird soweit wie möglich freier Raum zur Entfaltung gelassen.

Im Prinzip können alle drei Formen der Gruppentherapie mehr *aktionsorientiert* oder mehr *verbal* ausgerichtet sein. Aktionsorientierte Formen (z. B. Spielgruppen, Aktivitätsgruppen) werden bei jüngeren Kindern eingesetzt, bei denen noch nicht ausreichende Verbalisierungsfähigkeiten vorliegen, oder auch im Jugendalter, wenn infolge Kontaktarmut oder Hemmungen eine hinreichende verbale Kommunikation nicht erwartet werden kann. In solchen Fällen bieten sich z. B. das Rollenspiel oder das Psychodrama als Methoden der Wahl an.

Was die Rahmenbedingungen (Setting) für gruppentherapeutische Maßnahmen betrifft, so sind sie sowohl im ambulanten als auch im stationären und teilstationären Rahmen durchführbar. Die Anforderungen an die Motivation der Gruppenmitglieder sind bei der ambulanten Gruppentherapie am höchsten.

37.1.3 Indikationen und Kontraindikationen

Gruppentherapien haben bei Adoleszenten eine Reihe von Vorteilen. Einmal sind Jugendliche besonders empfänglich für Gruppenphänomene im Kreis Gleichaltriger. Sie sind bereit, ihre Wertsysteme und Denkkategorien unter Gruppeneinfluß zu modifizieren, haben in der Gruppe Gelegenheit, verschiedene Rollen experimentell zu gebrauchen (Angriff, Abwehr, Therapeutenrolle, Patientenrolle usw.), und sie können realisieren, daß andere Altersgenossen ähnliche Probleme haben und diese auch aussprechen. Dadurch wird weit besser als in der Einzeltherapie oder der Beratung dem in der Adoleszenz geläufigen Gefühl der Vereinzelung und der Singularität der eigenen Problematik entgegengetreten (Remschmidt 1975).

Aufgrund dieser Ausgangslage gibt es, einen erfahrenen Gruppentherapeuten vorausgesetzt, wenig Kontraindikationen. Als solche gelten eine akute psychotische Symptomatik, Gruppenunfähigkeit aufgrund hirnorganischer Schädigungen oder bestimmter Persönlichkeitseigenschaften sowie extreme Angst und Gehemmtheit (z. B. Kombination von schwerer Angst und Zwangssymptomatik), die jede Art von Gruppenaktivität zu einer allzu großen Belastung für den Jugendlichen werden ließe. In solchen Fällen muß zunächst mit einer Einzeltherapie begonnen werden.

Grundsätzlich sind folgende Bereiche für die Indikationsstellung zu bedenken: Persönlichkeit, Gruppenfähigkeit, psychiatrische Diagnose und Vereinbarkeit dieser Merkmale mit der geplanten Gruppe (z. B. problemzentrierte, psychoanalytisch oder verhaltensorientierte Therapie).

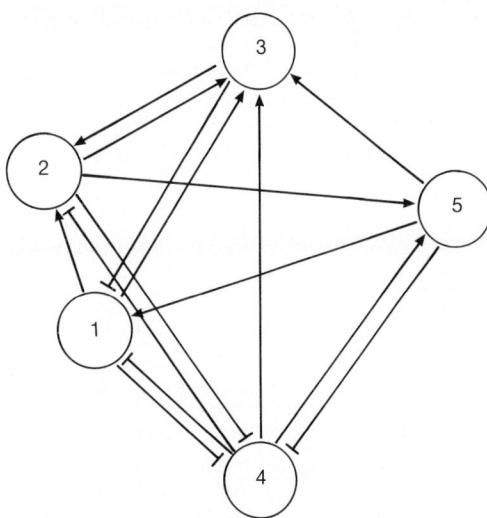

Abb. 37.1 Soziogramm einer Gruppe von fünf Patienten einer kinderpsychiatrischen Klinik. Patient 3 nimmt eindeutig die Führungsrolle wahr (4 positive und keine negative Wahl). Patient 4 ist der Außenseiter der Gruppe, er wird von drei anderen Patienten abgelehnt. ↑ = positive Wahl, T = negative Wahl (Ablehnung) (aus Remschmidt, H.: Psychologie für Krankenpflegeberufe, 5. Aufl. Thieme, Stuttgart 1988)

37.2 Verschiedene gruppentherapeutische Verfahren

37.2.1 Gruppentraining

In Anlehnung an Petermann u. Petermann (1987) kann man die Trainingsverfahren mit Jugendlichen wie folgt einteilen:

- Training psychologischer Fertigkeiten;
- Prävention bei besonderen Gefährdungen, z. B. durch Alkohol oder Drogen;
- Abbau dissozialen und delinquenten Verhaltens durch Rollenspiele und
- Breitbandprogramme mit sozialpädagogischen Ansprüchen.

Beim Gruppentraining geht es generell um zielgerichtetes Training auf verhaltenstherapeutischer bzw. sozialpädagogischer Grundlage. Die Interventionstechniken umfassen u. a. Rollenspiele, Selbstkontrollverfahren, Kommunikations- und Planspiele sowie Entspannungsübungen (Lehmkuhl 1990). Ent-

Tabelle 37.**2** Verschiedene Formen der Gruppentherapie (nach Haar u. Mitarb. 1979 und Lehmkuhl 1990)

Vorgehensweise	Strukturierungs-grad	Ziele
Gruppentraining	hoch	Behebung definierter Verhaltensauffälligkeiten und Defizite
Gruppenarbeit	mittelgradig	Vermittlung korrigierender **sozialer** Erfahrungen
Gruppenpsychotherapie	gering	Vermittlung korrigierender **emotionaler** Erfahrungen Intrapsychische Veränderungen

sprechend der Ausrichtung der Trainingsverfahren wird ein hoher Strukturierungsgrad angestrebt. Dabei wird der Weg zum Ziel, das erreicht werden soll, in Teilschritte zerlegt, die operationalisiert und auf diese Weise überprüfbar gemacht werden. Mit den Jugendlichen werden dann die Teilschritte sukzessiv eingeübt, wobei unterschiedliche Lerntechniken eingesetzt werden. Diese allgemeine Vorgehensweise wurde inzwischen bei unterschiedlichen Gruppen erprobt.

Gruppentraining bei aggressiven und delinquenten Jugendlichen

Goldstein u. Mitarb. (1978; Goldstein u. Pentz 1984) berichten über gute Erfolge ihrer Gruppenbehandlung von aggressiven und delinquenten Jugendlichen, die sie *„replacement training"* nennen. Das Programm umfaßt die Vermittlung einer Reihe von Teilfähigkeiten zur Bewältigung komplexer Aufgaben und sozialer Situationen wie z. B.:

– grundlegende soziale Fähigkeiten wie Zuhören, sich auf ein Gespräch vorbereiten, ein Gespräch beginnen;
– komplexe soziale Fähigkeiten wie um Hilfe bitten, sich beteiligen, Instruktionen erteilen und befolgen;
– Fähigkeiten im Umgang mit Gefühlen wie Gefühle und Stimmungen ausdrücken, die Gefühle anderer verstehen;
– Verhaltensalternativen zur Aggression wie Verhandeln, Selbstkontrolle aufbringen, sich für seine Rechte einsetzen, sich aus Kämpfen heraushalten;
– Fähigkeit im Umgang mit Streß wie eine Beanstandung ausdrücken, mit Verlegenheit umgehen, sich für einen Freund einsetzen, mit dem Gruppendruck umgehen;

– Vertiefen der Fähigkeiten wie Informationen zusammenstellen, Probleme nach ihrer Wichtigkeit ordnen, Entscheidungen treffen.

Goldstein u. Mitarb. betonen, daß die Vermittlung dieser Inhalte und der Aufbau neuer Verhaltensweisen nur möglich ist, wenn die Vorgehensweise und die Gesamtsituation in der Gruppe den Jugendlichen auch die Möglichkeit zur *Identifikation* gibt. Diese hängt wiederum von folgenden Faktoren ab (Petermann u. Petermann 1987):

– der Beziehung zwischen dem Therapeuten und den Jugendlichen;
– Art und Zahl der vom Jugendlichen unmittelbar umsetzbaren Teilfähigkeiten und
– motivationsfördernden Einflüssen innerhalb der Trainingsgruppe.

Diese Aspekte zeigen, daß auch bei Trainingsgruppen Gesichtspunkte wie Übertragung und Gegenübertragung und gruppendynamische Gesetzmäßigkeiten von großer Bedeutung sind. Es kommt also nicht nur darauf an, ein wohldurchdachtes Programm zu erstellen. Der Bezugsrahmen, in dem das Programm und das Training ausgeführt werden, ist von ebenso großer Bedeutung.

Soziales Kompetenztraining

Am Beispiel des sozialen Kompetenztrainings läßt sich die Vorgehensweise des Gruppentrainings veranschaulichen. Um Selbstunsicherheit zu beheben, wird sie in *Komponenten* zerlegt (Döpfner u. Mitarb. 1981, S. 235):

1. „Soziale Ängste (emotionale Ebene von Selbstunsicherheit).
2. Negative Selbstwertgefühle (kognitive Ebene von Selbstunsicherheit).

3. Ineffektives Interaktionsverhalten und geringe Interaktionsfrequenz (motorische Ebene von Selbstunsicherheit).
4. Motorische soziale Defizite in Form fehlender verbaler oder nonverbaler Fertigkeiten (motorische Ebene von Selbstunsicherheit).
5. Kognitive soziale Defizite in Form fehlender sozialer Kenntnisse und Problemlösungsfähigkeiten (kognitive Ebene von Selbstunsicherheit)."

Aus diesen Komponenten werden Lernschritte abgeleitet, die systematisch durchgeführt werden. Dabei wird nach zwei *Grundprinzipien* vorgegangen:

– Das soziale Kompetenztraining ist multimodal angelegt, d. h., die Selbstunsicherheit wird auf allen genannten Ebenen zu beheben versucht.
– Evaluationen sollen Veränderungen auf allen Ebenen prüfen.

Die Durchführung des sozialen Kompetenztrainings erfolgt anhand eines Therapeutenmanuals, wobei verschiedene Trainingsblocks unterschieden werden (Tab. 37.3).

Diese Trainingsblocks werden mit Hilfe von „*Modifikationstechniken*" eingeübt. Zu ihnen gehören z. B. Gruppendiskussionen, Modellierung von sozialkompetentem Verhalten durch den Therapeuten, Gegenüberstellung verschiedener Elemente von sozialkompetentem und sozialinkompetentem Verhalten, Aufzeigen von Reaktionsalternativen, Vermittlung von Instruktionen für die Verhaltensübung, Rollenspiel und Rollentausch, Einübung bereits trainierter Verhaltensweisen im natürlichen sozialen Milieu.

Mit dieser Methode kann die soziale Kompetenz selbstsicherer und gehemmter Kinder und Jugendlicher verbessert werden. Dabei ist das soziale Kompetenztraining der klientenzentrierten Spieltherapie überlegen (Döpfner u. Mitarb. 1981).

37.2.2 Gruppenarbeit

Die Gruppenarbeit zielt auf die Beeinflussung des Sozialverhaltens ab. Sie schließt daher die Betreuer und die Eltern ein. Sie geht davon aus, daß die Patienten nach der stationären Aufnahme alte, also auch pathogene Beziehungsmuster wiederholen.

Tabelle 37.**3** Die Trainingsblocks (TB) des sozialen Kompetenztrainings (aus Döpfner, M., S. Schlüter, R. E. Rey: Z. Kinder- u. Jugendpsychiat. 9 [1981] 242–243)

TB 1:	Kennenlernen und Aufbau von Gruppenkohäsion
TB 2:	Nonverbale Kommunikation 1: Die Sprache der Augen und die Sprache des Gesichts
TB 3:	Nonverbale Kommunikation 2: Die Sprache des Körpers und die Sprache der Stimme
TB 4:	Soziale Angst und irrationale Gedanken
TB 5:	Freude zeigen
TB 6:	Sich gemeinsam freuen
TB 7:	Bitten stellen, erfüllen und ablehnen
TB 8:	Forderungen stellen
TB 9:	Ärger ausdrücken
TB 10:	Kontakte aufnehmen, aufrechterhalten und beenden

Grundlegende Formen der Gruppenarbeit sind (Haar u. Mitarb. 1979, S. 929 ff.):

1. Das *Stationsteam*, in welchem Angehörige der verschiedensten Berufsgruppen zusammenarbeiten. Hierzu ist eine klare Aufgabenverteilung, ein gemeinsames Konzept und ein eindeutiges Kommunikationssystem wesentlich. Gemeinsame Teamsitzungen bilden das zentrale Forum der Zusammenarbeit. Dabei ist der emotionale Arbeits- und Kommunikationsstil bedeutsam. Ein Klima der Offenheit und Angstfreiheit ist wesentliche Voraussetzung dafür, daß Erfahrungen eingebracht werden und gemeinsam nach Lösungen gesucht werden kann.

2. Die sozialtherapeutische und sozialpädagogische *Gruppenarbeit mit Jugendlichen* zielt auf die Nachreifung sozialer Fähigkeiten ab. Diesem Ziel dienen
   – *Stationsgruppen (z. B. Tiefenbrunner Modell):* An der Auseinandersetzung über Themen des Zusammenlebens (gemeinsame Veranstaltungen, interpersonelle Konflikte usw.) werden neue Einsichten gewonnen. Um eine Überforderung der Jugendlichen zu vermeiden, ist ein klarer Rahmen notwendig (inhaltlich, zeitlich usw.).
   – *Arbeitsgruppen* (Aktivitätsgruppen): Im Rahmen von Übungs- und Gestaltungstechniken (Werken, Sport, Musizieren) werden Ich-Fähigkeiten wie Körperbe-

herrschung und Meisterung des Materials gelernt. Es erfolgt auch soziales Lernen; z. B. wird gelernt, die eigenen Interessen mit denen anderer in Einklang zu bringen.

3. Für die *Elternarbeit* gibt es zwei grundlegende Formen:
   - die *Elterngruppentherapie*, die thematisch an der Eltern-Kind-Beziehung orientiert ist;
   - die *Elternarbeit im Realraum der Klinik:* Eine Eltern-Erzieher-Gruppe bezieht die Eltern ins Stationsleben ein und wirkt deren Tendenz entgegen, zu viel Verantwortung an die Klinik zu delegieren.

37.2.3 Gruppenpsychotherapie

Man kann je nach der theoretischen Orientierung zwischen *analytisch* und *verhaltenstherapeutisch* ausgerichteter Gruppenpsychotherapie unterscheiden; was die Vorgehensweise betrifft, so können beide mehr aktionsorientiert oder mehr verbal ausgerichtet sein. Wiewohl sich die Gegensätze zwischen tiefenpsychologisch und verhaltenstherapeutisch ausgerichteter Gruppenbehandlung weitgehend nivelliert haben, seit man weiß, daß alle Veränderungsprozesse auf Lernvorgängen und Umstrukturierungsvorgängen beruhen, so gibt es dennoch einen fundamentalen Unterschied: während das verhaltenstherapeutische Vorgehen mehr den Übungscharakter und das „Hier und Jetzt" betont, wird das Gruppengeschehen in tiefenpsychologischer Sicht als „Wiederholung bzw. Wiederinszenieren spezifischer Phasen der Entwicklung des Kindes in seinem sozialen Kontext" verstanden (Sandner 1986). Im folgenden wird nur auf die *tiefenpsychologische Gruppentherapie* näher eingegangen (s. auch Kap. 33).

1. **Zielvorstellung:** Die *allgemeine* Zielvorstellung der Gruppentherapie besteht darin, der Gruppe als Ganzer und den einzelnen Teilnehmern Motivationszusammenhänge und Interaktionen insbesondere auch in ihren unbewußten Anteilen näherzubringen und durch Interpretationen dem Erleben zugänglich und reflektierbar zu machen (Heigl-Evers 1972). Der tiefenpsychologischen Theorie entsprechend werden im Gruppenprozeß frühkindliche Entwick-

lungsphasen reaktiviert. Neben dieser allgemeinen Zielsetzung strebt die tiefenpsychologische Gruppentherapie mit Jugendlichen folgende *spezifische Veränderungen* an (Slavson 1977):
- Stärkung der positiven Ich-Anteile und damit Aufbau eines gesunden Selbstwertgefühls;
- Aufbau eines stärkeren Realitätsbezuges in der Auseinandersetzung mit anderen Gruppenmitgliedern;
- Stärkung der sozialen Beziehungen, ebenfalls in der Auseinandersetzung mit anderen Gruppenmitgliedern und mit dem Therapeuten;
- Förderung des Identifikationsverhaltens (Therapeut, Gruppenmitglieder);
- Abbau von Abwehrmechanismen, die der Weiterentwicklung im Wege stehen;
- Klärung des Rollenverhaltens gegenüber Erwachsenen in der Auseinandersetzung mit dem Therapeuten bzw. Kotherapeuten.

Im positiven Fall entsteht ein gesundes Selbstwertgefühl, das dem Patienten auch außerhalb der therapeutischen Gruppensituation erhalten bleibt und ihm hilft, mit den alterstypischen Entwicklungsaufgaben fertig zu werden. Die Gruppe dient dabei als Versuchsfeld für die neuen Erlebens- und Verhaltensweisen. Für die Dauerhaftigkeit der Wirkung ist entscheidend, daß die innerhalb der Gruppentherapie erworbenen Fähigkeiten auch außerhalb der therapeutischen Situation angewandt und gefestigt werden.

2. **Gruppenprozeß und Gruppendynamik:** Obwohl der Inhalt der Gruppengespräche frei ist und nicht vorstrukturiert wird (freie Interaktionsregel), so gelten für die Gruppentherapie dennoch einige formale Regeln: Zunächst ist den Jugendlichen der Sinn der Gruppentherapie vom Therapeuten zu erklären, sodann wird angesprochen, was als Erfolg der Gruppentherapie erwartet wird und erwartet werden kann. Schließlich wird die in Aussicht genommene Dauer der Therapie, Pünktlichkeit und regelmäßige Teilnahme abgesprochen. Zu Beginn der Therapie stellen sich die Teilnehmer selbst vor, dann ergibt sich ohne eine weitere Strukturierung das Gruppengespräch.
Häufig steht am Beginn ein längeres Schweigen, das der Therapeut allerdings in der Gruppentherapie Jugendlicher unterbrechen sollte, damit nicht eine allzu große Angst, Einschüchterung und Hemmung

entsteht. Die dann im Laufe der Therapiesitzungen geäußerten Themen sind sehr vielfältig, kreisen aber meist um adoleszenztypische Konflikte, um das Stationsleben, sofern die Therapie auf der Station stattfindet, um Auseinandersetzungen mit anderen Jugendlichen, mit Eltern, mit der Schule usw. Bereits in den ersten Gruppenstunden bilden sich bei den Gruppenteilnehmern verschiedene Rollen heraus, die zur Gruppendynamik beitragen. Es ist dabei die Aufgabe des Therapeuten, extreme Rollenentwicklungen (z. B. übermäßige Dominanz eines Teilnehmers oder Unterdrückung eines anderen) abzufangen. Im Gruppenprozeß werden auch Übertragungen und Gegenübertragungen sichtbar, auf die der Therapeut eingestellt sein muß.

3. **Rolle des Therapeuten:** In der Regel wird eine tiefenpsychologische Gruppentherapie von einem Therapeuten geleitet, und ein Kotherapeut nimmt ebenfalls an der Sitzung teil. Wenn Therapeut und Kotherapeut unterschiedlichen Geschlechtern angehören, so kann dies ein Vorteil für die „Projektionen" der Jugendlichen sein. Die Rolle des Gruppentherapeuten kann wie folgt gekennzeichnet werden (Haar 1980, S. 192 f.):

a) „Der Therapeut zeigt engagiert Verständnis und Einfühlung und nimmt gleichzeitig eine diagnostische Einordnung des Gruppengeschehens mit Hilfe der analytischen Beobachtungs- und Schlußbildungsmethode vor.

b) Seine gruppentherapeutische Technik hilft ihm anerkannte Ziele zu erreichen, soll aber nicht in formaler Weise zur Norm des therapeutischen Verhaltens erstarren.

c) Der Therapeut ist authentisch; für den Umgang der Gruppenteilnehmer hat er modellhafte Züge.

d) Seine Interventionen sind relativ häufig und ich-stützend.

e) Er versucht durch Thematisierung der Gruppenvorgänge einen Leitfaden für das Gespräch zu geben.

f) Er nimmt auf den hohen Angstpegel und die relative Ich-Schwäche der Jugendlichen Rücksicht und betont und interpretiert den Schutzcharakter von Abwehrmechanismen und Rollenzuteilungen in der Gruppe.

g) Da die Übertragung der Jugendlichen auf den Therapeuten stark und zum Teil herausfordernd ist, ist diesem die Beobachtung und Kontrolle von induzierten Gegenübertragungen besonders wichtig."

37.3 Psychodrama

Das von J. L. Moreno (1890−1974) entwickelte Psychodrama ist eine besondere Methode der Gruppenpsychotherapie, die aus dem *Rollenspiel* abgeleitet ist. Die ebenfalls von Moreno entwickelte Technik des Soziogramms eignet sich zur quantitativen Erfassung von Gruppenprozessen (s. o.) und kann auch im Psychodrama angewandt werden. Obwohl das Psychodrama eine Gruppenmethode ist, kann es auch als Einzelmethode in Form des Rollenspiels angewandt werden. Vom methodischen Vorgehen her ist das Psychodrama, was die Therapierichtung betrifft, nicht festgelegt: es kann analytisch, tiefenpsychologisch, verhaltenstherapeutisch, biographisch-eklektisch, ja sogar im Sinne der Einübung bestimmter Rollenaspekte eingesetzt werden.

Gemeinsam ist allen Varianten des Psychodramas, daß Problemsituationen und Konflikte, aber auch Phantasien, Hoffnungen, Wünsche und Erwartungen in Form von Szenen gespielt und dann interpretiert und besprochen werden. Dies geschieht mit Unterstützung der anderen Gruppenmitglieder und vor allem des Therapeuten.

37.3.1 Verfahren und Vorgehensweise

Im Verlaufe einer Psychodrama-Gruppensitzung werden in der Regel drei Phasen unterschieden: die Erwärmungsphase (etwa 30 Minuten), die Spielphase (60−90 Minuten) und die Integrationsphase (30−40 Minuten).

1. **Erwärmungsphase:** Sie hat eine vorwiegend *diagnostische Bedeutung*. Es kommt zunächst darauf an, das Konflikt- oder Erlebnismaterial, das zur Darstellung kommen soll, zu eruieren. Je nachdem, ob sich die Gruppenmitglieder bereits näher kennen oder nicht, läuft die Erwärmungsphase unterschiedlich ab. Bei einer Gruppe, die erst beginnt, dauert es oft lange, bis ein entsprechender „Spielstoff" vorliegt. Der Psychodramaleiter hat dabei die Aufgabe, Themen aufzugreifen bzw. zu stimulieren. Hierzu sind eine Reihe von Techniken vorhanden wie:

– *Blitzlicht:* Die Teilnehmer werden aufgefordert, nach kurzer Überlegung das zu beschreiben, was sie gerade wahrnehmen, empfinden oder auch ausführen möchten.

- *Identifikation mit einem Teil:* Der Gruppenleiter fordert die Gruppenmitglieder auf, sich in einen Gegenstand oder einen Körperteil hineinzuversetzen und ihn in Ich-Form sprechen zu lassen.
- *Indirekte Vorstellung:* Die Gruppenmitglieder werden aufgefordert, sich gegenseitig vorzustellen.
- *Nonverbale Techniken:* Dabei werden die Gruppenmitglieder aufgefordert, über Gesten, Mienen und Gebärden eine Szene darzustellen, eine berufliche Tätigkeit oder einen Gemütszustand.

Mit Hilfe dieser Techniken können Ängste abgebaut werden und die Gruppe so weit motiviert werden, daß „szenisches Material" für die Spielphase vorgeschlagen wird.

2. **Spielphase:** Sie kann beginnen, sobald sich in der Erwärmungsphase entsprechendes Material ergeben hat. Dabei kann ein einzelnes Gruppenmitglied, mehrere Gruppenmitglieder oder auch die ganze Gruppe ein Thema artikulieren. Das Material, das in Szene gesetzt werden soll, kann dem eigenen Erleben entstammen, es kann sich aber ebenso um Phantasien, Märchen, Träume, Wünsche und Bedürfnisse handeln. Am häufigsten sind die *Protagonistenspiele*, bei denen ein Gruppenmitglied in Aktion tritt und eine Szene spielt, die es sich selbst ausgedacht hat. Es wird dabei vom Gruppenleiter und den anderen Gruppenmitgliedern unterstützt. In der Spielphase haben sich verschiedene *Techniken* bewährt, die das Spiel einerseits erleichtern und zum anderen dem Protagonisten einen tieferen Einblick in die gespielte Szene bzw. den zugehörigen Gemütszustand ermöglichen. Solche Techniken sind:

Doppeln: Der Psychodramaleiter, ein Kotherapeut oder ein anderes Gruppenmitglied, das hinter dem Protagonisten steht, versucht sich in dessen Situation innerhalb der gespielten Szene einzufühlen. Er spricht jeweils in Ich-Form und versucht das auszudrücken, was den Protagonisten in der gespielten Szene gerade beschäftigen könnte. Der Protagonist hat dabei Gelegenheit, Stellung zu nehmen, ob das, was jeweils geäußert wurde, seinem Empfinden entspricht oder nicht. Das Doppeln kann zu einem vertieften Erleben des Protagonisten beitragen und ihn an frühere Situationen erinnern. Auch wenn das im Rahmen

des Doppeln Vorgebrachte nicht seiner eigenen Empfindungslage entspricht, so kann er gerade im Kontrast hierzu sein eigenes Empfinden schulen und besser wahrnehmen. In der Theorie wird angenommen, daß das Doppeln frühe Zweierbeziehungen (z. B. zwischen Mutter und Kind) reaktiviert.

Spiegeln: Das Verhalten des Protagonisten in der Szene wird von einem anderen Gruppenmitglied möglichst genau nachgespielt. Auf diese Weise hat der Protagonist Gelegenheit, zu einer Korrektur seines Verhaltens zu kommen, das ihm wie in einem Spiegel vorgehalten wird. Zu beachten ist dabei, daß das Spiegeln nicht eine zu starke Belastung für den Protagonisten wird. Es ist die Aufgabe des Psychodramaleiters, dies vorauszusehen und entweder selbst oder durch ein anderes Gruppenmitglied Hilfestellung zu geben.

Beim *Rollentausch* „schlüpft" der Protagonist in der von ihm gespielten Szene in die Rolle einer anderen Person. Er soll sich ganz mit ihr identifizieren und ihr Denken, Fühlen und Handeln szenisch verkörpern. Beim Rollentausch wird in der Sicht der Psychodramatherapeuten die früheste Form des Sich-Hineinversetzens in andere Personen aktiviert.

Die Erfahrung zeigt, daß unter Gruppenmitgliedern, die sich bereits längere Zeit kennen, das Protagonistenspiel immer mehr in den Vordergrund tritt. Es ist die beste Möglichkeit zum Ausdrücken eigener Probleme, Konflikte und Erfahrungen. Zu Beginn haben die Mitglieder jedoch häufig Hemmungen, als Protagonisten in Erscheinung zu treten. Deshalb empfehlen sich eine Reihe von anderen Spielen, an denen mehrere Gruppenmitglieder teilhaben, wie allgemeine Rollenspiele, Stegreifspiele usw.

Eine im Jugend- wie im Erwachsenenalter angewandte Form des Protagonistenspiels ist das *Traumspiel*. Dabei werden Traumszenen oder ein vollständiger Traum dargestellt. Der Vorteil dieser Methode liegt darin, daß ein Traum nicht so leicht vom spielenden Gruppenmitglied durchschaut werden kann und daher mehr Projektionsmöglichkeiten bietet und auch mehr Spontaneität des Spielers zum Ausdruck bringen kann.

Sofern die Gruppenmitglieder sich bereits gut kennen, zeigen sich in der Psychodramagruppe verschiedene Beziehungsstrukturen, Übertragungen, Gegenübertragungen und Identifikationen. Dabei kommt es immer wieder zu Konflikten, mit denen in unterschiedlicher Weise umgegangen werden kann:

- durch *verbale Klärung* und Auseinandersetzung, wobei sich die Kontrahenten meist gegenübersitzen;
- durch *vertauschte Rollen*, wobei die Kontrahenten jeweils die Gegenseite vertreten und
- durch *Sekundantenspiel*, wobei sich die Kontrahenten eines oder mehrere Gruppenmitglieder auswählen, die sie bei der Gegenseite vertreten bzw. denen sie helfen (sekundieren).

Die Spielphase bietet eine Vielzahl von Identifikationsmöglichkeiten und daher ein hervorragendes Projektionsfeld für das Durchspielen verschiedener Rollen. Dies gilt nicht nur für den aktiv Beteiligten, sondern auch für den Zuschauer. Ähnlich wie im Theater kann der Zuschauer von einer Szene tief ergriffen sein und sich mit dem Akteur identifizieren oder ihn ablehnen.

3. **Integrationsphase:** Diese Phase dient der Aufarbeitung der Szene und der Vermittlung von Einsichten in Zusammenhänge. Dies wird durch folgende Vorgehensweisen gefördert:

- Bericht der Gruppenmitglieder über ähnliche Erlebnisse und Ereignisse, wie sie der Protagonist gespielt hat (Sharing);
- Bericht über die während des Spiels aktivierten Gefühle;
- Bericht über Gefühlsänderungen während des Spiels.

Durch diese verschiedenen Formen der *Rückkoppelung* (Feedback) kann dem Protagonisten eine neue Sicht der gespielten Szene (Konflikte, Problemkreise) vermittelt werden, die nicht selten neue, für ihn bis dahin nicht gekannte Perspektiven umfaßt. Der Gruppenleiter muß darauf achten, daß die Rückkoppelung der Situation angemessen bleibt, nicht abwertend, sondern konstruktiv ausfällt und im Bestreben abgegeben wird, dem Protagonisten in seiner Situation und Problemlage zu helfen.

37.3.2 Indikation, Kontraindikation und technisches Vorgehen

Indikation und Kontraindikation: Das Psychodrama kann sowohl therapeutisch als auch nichttherapeutisch (oder vortherapeutisch) eingesetzt werden. Für einen therapeutischen Einsatz ist die *Gruppenfähigkeit* allererste Voraussetzung. Die Jugendlichen müssen in der Lage sein, $1\frac{1}{2}-2$ Stunden in einer Gruppe durchzuhalten. Was die Störungsbilder betrifft, so eignen sich neurotische Störungen, Adoleszentenkrisen, Konflikte, Reaktionen, kurzum alle Störungen, in denen biographische Zusammenhänge und aktuelle sowie chronifizierte Konflikte eine große Rolle spielen.

Kontraindikationen ergeben sich nur selten. Sie erstrecken sich auf verschiedene akute psychiatrische Krankheitsbilder (z. B. schizophrene Psychosen, manische Zustandsbilder, akute Konfliktreaktionen, Angst- und Panikattacken im Akutstadium). Auch Abhängigkeitskranke sollten nicht in einer gemischten Psychodramagruppe behandelt werden. Wohl aber ist es durchaus möglich, für drogen- oder alkoholabhängige Jugendliche eine eigene Psychodramagruppe zu konstituieren. Vorsicht ist auch geboten bei Jugendlichen, die an starken sozialen Ängsten leiden. Für sie ist die Gruppensituation und noch dazu eine solche, in der man aktiv Szenen spielen soll, zu Beginn zu bedrohlich. Daher ist für diese Jugendlichen zunächst eine Einzeltherapie zu empfehlen, die aber auch als Vorbereitung für eine Gruppentherapie bzw. für das Psychodrama dienen kann.

Technisches Vorgehen: Im allgemeinen nehmen $5-10$ Jugendliche an einer Psychodramagruppe teil. Die Therapie kann ambulant, stationär oder teilstationär durchgeführt werden. Was die Zusammensetzung der Gruppe betrifft, so empfiehlt es sich, Patienten mit unterschiedlichen Störungen aufzunehmen. Sie müssen jedoch insoweit zusammenpassen, als nicht einer oder mehrere Patienten infolge ihres Störungsgrades oder persönlicher Besonderheiten so stark aus der Rolle fallen, daß ihre Gruppenfähigkeit bezweifelt werden muß. Die Gruppe wird von einem Therapeuten geleitet, den ein Kotherapeut unterstützt. Nicht selten nimmt auch noch ein Ausbildungskandidat an den Gruppensitzungen teil. Auch im Jugendalter hat sich eine gemischtgeschlechtliche Gruppenzusammensetzung mit etwa je zur Hälfte männlichen und weiblichen Jugendlichen bewährt. Die Sitzungsdauer beträgt jeweils 1½–2½ Stunden. In der Regel finden die Sitzungen einmal in der Woche statt. Die Gesamtdauer einer Psychodramagruppe variiert stark je nach Zusammensetzung der Gruppe und Problematik der Gruppenmitglieder. Im Jugendalter werden in der Regel 20–60 Sitzungen durchgeführt.

37.4 Kombination von Gruppentherapien mit anderen Therapieformen

In der Regel wird die Gruppentherapie zusätzlich zu einer Einzeltherapie durchgeführt. Es gibt wenig Einschränkungen in der Kombination gruppentherapeutischer Verfahren mit anderen Methoden. Am häufigsten wird eine tiefenpsychologisch fundierte oder analytische Einzeltherapie mit einer analytischen Gruppenpsychotherapie kombiniert. Aber auch Kombinationen von Verhaltenstherapie mit Gruppentraining oder mit einer Psychodramagruppe sind möglich. Schließlich ist auch auf die Kombinationsmöglichkeit zwischen medikamentöser Therapie und Gruppentraining bzw. Gruppentherapie hinzuweisen.

37.5 Evaluation von Gruppentherapien

Untersuchungen zur Prüfung der Effektivität von gruppentherapeutischen Verfahren sind außerordentlich selten. Die wenigen vorliegenden Studien sind nur an kleinen Stichproben mit unzureichenden Kontrollgruppen durchgeführt. Von daher kann eine Intensivierung der Evaluationsforschung auf diesem Gebiet nur gefordert werden (Lehmkuhl 1990).

Evaluationsuntersuchungen liegen zu den folgenden Bereichen vor: Gruppentraining mit Jugendlichen (Petermann u. Petermann 1987); Gruppentraining mit delinquenten Jugendlichen (Goldstein u. Mitarb. 1978; Goldstein u. Pentz 1984); soziales Kompetenztraining (Döpfner u. Mitarb. 1981); stationäre analytische Gruppenpsychotherapie mit Jugendlichen. So konnten Döpfner u. Mitarb. (1981) zeigen, daß das soziale Kompetenztraining bei Kindern einer nichtdirektiven Spieltherapie im Hinblick auf die positive Beeinflussung von Selbstunsicherheit und Kontaktstörungen überlegen ist. Bei jugendlichen Teilnehmern

einer analytisch orientierten Gruppentherapie (Lehmkuhl u. Mitarb. 1982; Lehmkuhl 1984) zeigten sich signifikante Besserungen in den Bereichen Offenheit, Bearbeitung persönlicher Probleme, Hilfe durch andere und Angstminderung. Es ergab sich aber nach der Gruppenstunde keine weitere Veränderung. Dies entspricht den Resultaten von Enke-Ferchland (1968), wonach eine Art Schwellenwert für die therapeutische Wirksamkeit besteht, der sich mit zunehmender Therapiedauer nicht mehr verändert.

37.6 Literatur

Döpfner, M., S. Schlüter, E. R. Rey: Evaluation eines sozialen Kompetenztrainings für selbstunsichere Kinder im Alter von neun bis zwölf Jahren. Ein Therapievergleich. Zeitschrift für Kinder- und Jugendpsychiatrie 9 (1981) 233–252

Enke-Ferchland, E.: Die Verweildauer als Strukturierungsmerkmal in der psychosomatischen Klinik. Gruppenpsychotherapie und Gruppendynamik 2 (1968) 124–134

Goldstein, A. P., M. A. Pentz: Psychological skill training and the aggressive adolescent. School Psychology Review 13 (1984) 311–323

Goldstein, A. P., M. Sherman, N. J. Gershaw, R. P. Sprafkin, B. Glick: Training aggressive adolescents in prosocial behavior. Journal of Youth and Adolescence 7 (1978) 73–92

Haar, R. L.: Gruppentherapie mit Kindern und Jugendlichen in Klinik und Heim. Praxis der Kinderpsychologie und Kinderpsychiatrie 29 (1980) 182–194

Haar, R., J. Zauner, P. Zech: Gruppentherapie und Gruppenarbeit bei Kindern und Jugendlichen in Klinik und Heim. In Heigl-Evers, A., U. Streeck: Die Psychologie des 20. Jahrhunderts, Bd. VIII. Kindler, Zürich 1979

Hartley, E. L., R. E. Hartley: Grundlagen der Sozialpsychologie. Rembrandt, Berlin 1955 (Orig.: Fundamentals of Social Psychology. Knopf, New York 1952)

Heigl-Evers, A.: Konzepte der analytischen Gruppenpsychotherapie. Vandenhoeck & Ruprecht, Göttingen 1972; 2. Aufl. 1978

Lehmkuhl, G.: Stationäre Gruppenpsychotherapie mit Jugendlichen – Indikation und technische Probleme. In Remschmidt, H.: Psychotherapie mit Kindern, Jugendlichen und Familien, Bd. II. Enke, Stuttgart 1984

Lehmkuhl, G.: Gruppenpsychotherapie mit Jugendlichen. In Steinhausen, H.-Ch.: Das Jugendalter. Entwicklung – Probleme – Hilfen. Huber, Bern 1990

Lehmkuhl, G., P. M. Schieber, G. Schmidt: Zur Gruppenpsychotherapie Jugendlicher mit Anwendung audiovisueller Verfahren. Acta paedopsychiatrica 48 (1982) 323–332

Leutz, A.: Das klassische Psychodrama nach J. L. Moreno. Springer, Berlin 1974

Moreno, J. L.: Gruppenpsychotherapie und Psychodrama. Einleitung in die Therapie und Praxis, 2. Aufl. Thieme, Stuttgart 1973; 3. Aufl. 1988

Petermann, F., U. Petermann: Training mit Jugendlichen. Psychologie Verlags-Union, München 1987

Remschmidt, H.: Psychologie und Psychopathologie der Adoleszenz. Monatsschrift für Kinderheilkunde 123 (1975) 316—323

Remschmidt, H.: Psychologie für Krankenpflegeberufe, 5. Aufl. Thieme, Stuttgart 1988

Sandner, D.: Gruppenanalyse. Theorie, Praxis, Forschung. Springer, Berlin 1986

Slavson, S. R.: Meine Technik der Gruppentherapie mit Kindern. In Biermann, G.: Handbuch der Kinderpsychotherapie, Bd. II. Reinhardt, München 1969

Slavson, S. R.: Einführung in die Gruppentherapie von Kindern und Jugendlichen. Vandenhoeck & Ruprecht, Göttingen 1956; 2. Aufl. 1972 (Orig.: An Introduction to Group Therapy. Int. Univ. Press, New York 1943)

Slavson, S. R.: Analytische Gruppentherapie. Theorie und Anwendung. Fischer, Frankfurt 1977

Yablonski, L.: Psychodrama. Die Lösung emotionaler Probleme durch das Rollenspiel. Klett, Stuttgart 1978

38. Soziotherapie

38.1 Allgemeine und historische Gesichtspunkte

Unter der Bezeichnung Soziotherapie werden im allgemeinen Formen der Behandlung zusammengefaßt, deren gemeinsamer Nenner die therapeutische *Beeinflussung durch „soziale Medien und Vorgänge"* ist. Solche soziale Medien sind die Beschäftigung, die Arbeit, die Milieugestaltung und die Gruppe. Dementsprechend werden Beschäftigungstherapie, Arbeitstherapie, Milieutherapie und Gruppentherapie unter dem Begriff Soziotherapie subsumiert. Die ersten drei der genannten Therapieformen werden im folgenden abgehandelt, während der Gruppentherapie ein eigenes Kapitel gewidmet ist (Kap. 37).

Die Anwendung der *Arbeit* im Genesungsprozeß psychisch Kranker wurde bereits durch Pinel (1801) in Frankreich und Conolly (1794—1866) in England sowie Griesinger (1892) in Deutschland eingesetzt. Zu einer eigenen Behandlungsmethode ausgebaut wurde sie jedoch erst von Simon (1929) in der Anstalt Gütersloh, von wo aus sie in Deutschland ihren Ausgang nahm (Schulte 1973).

Die *Beschäftigungstherapie* entstand überwiegend in den angelsächsischen Ländern im 1. Weltkrieg und gehörte zur Versorgung kranker und verwundeter Soldaten. Nach dem 2. Weltkrieg fand sie Eingang in die Versorgung psychisch Kranker in der Bundesrepublik. 1953 wurde in Hannover die erste Schule für Beschäftigungstherapeuten eröffnet. Die Beschäftigungstherapie wurde bald eine gleichberechtigte Ergänzung der Arbeitstherapie (Haerlin u. Mitarb. 1981).

Bereits Simon (1929) wies darauf hin, daß die Umgebung des Patienten von sehr großer Bedeutung für den therapeutischen Erfolg ist. Ausgehend von einer systematischen Untersuchung der Bedeutung von Umgebungsfaktoren für den Heilungs- und Rehabilitationsprozeß psychiatrischer Patienten in den USA (Cumming u. Cumming 1962; Goffman 1972) entwickelte sich die *Milieutherapie*, deren Ziel es ist, alle Faktoren der Umgebung des Patienten konform mit den Therapiezielen und menschenfreundlich zu gestalten (Heim 1984).

Die *therapeutische Gemeinschaft* entwickelte sich vorwiegend in England und hat, sofern sie nicht ideologische Züge annahm, großen Einfluß auf das therapeutische Milieu in psychiatrischen Kliniken ausgeübt (Hilpert u. Schwarz 1981). Sie kann einerseits als eine besondere Form der Milieutherapie im Krankenhaus gelten, zum anderen ist ihr Konzept aber wesentlich weiter und umfaßt letztlich die Rahmenbedingungen für das gesamte therapeutische Vorgehen auf einer psychiatrischen Station oder in einem psychiatrischen Krankenhaus. Das Konzept der therapeutischen

Gemeinschaft ist insofern auf die *Adoleszentenpsychiatrie* in besonderer Weise anwendbar, als es hier zu einer besonders engen Abstimmung der Aktivitäten einer Vielzahl von therapeutisch Tätigen kommt, wobei auch ein kontrollierter Umgang mit den Emotionen der beteiligten Therapeuten von großer Bedeutung ist. In kaum einem anderen klinischen Feld als in der Kinder- und Jugendpsychiatrie ist die Kooperation einer so großen Zahl von therapeutisch tätigen Mitarbeitern gegeben (Ärzte, Psychologen, Pädagogen, Schwester, Pfleger, Sonderpädagogen, Krankengymnasten, Beschäftigungstherapeuten usw.). Wenn es nicht gelingt, diese Berufsgruppen und ihre Aktivitäten unter einem gemeinsamen Therapieziel zu einigen, so ist es um den Behandlungsverlauf und die Behandlungsergebnisse schlecht bestellt.

Beschäftigungstherapie, Arbeitstherapie und Milieutherapie ergänzen sich wechselseitig. Es ist keineswegs angebracht, die *Beschäftigungstherapie* als kreativ und aktionszentriert zu betrachten und die *Arbeitstherapie* als produktzentriert (Janz 1979). Es überwiegen vielmehr die Gemeinsamkeiten beider Therapieformen, die in der Wiederherstellung produktiver und kreativer Möglichkeiten des Patienten, im Bemühen um seine Wiedereingliederung und dem Aufbau von Selbständigkeit und Selbstbewußtsein konvergieren. Gemeinsam ist diesen Therapieformen ferner, daß sie überwiegend auf Behandlungselemente zurückgreifen, die dem nichtverbalen Bereich angehören. Dadurch sind sie in besonderer Weise als therapeutische Hilfestellung bei ängstlichen, gehemmten, verbal weniger gewandten und kontaktgestörten Jugendlichen geeignet. Sie eröffnen vielfach dort eine neue Perspektive, wo der verbale Zugang zum Patienten versagt hat.

38.2 Beschäftigungstherapie

38.2.1 Behandlungsziele und Indikationen

Die *allgemeinen Behandlungsziele* der Beschäftigungstherapie decken sich weitgehend mit jenen anderer Therapieformen, werden aber durch nichtverbale Vorgehensweisen, besonders durch den Umgang mit verschiedenen Materialien, manuelle Tätigkeiten, kreatives Gestalten oder Musik realisiert (Haerlin 1980). Die *speziellen* therapeutischen Ziele (Tab. 38.1) gliedern sich in pädagogische, die mehr den Freizeitbereich und die Beeinflussung der allgemeinen Lebensbedingungen betreffen, in psychologische, die sich auf die ganz individuellen Probleme des Patienten beziehen, und in psychodynamische, die die Selbstauseinandersetzung und die Beziehungen des Patienten zu den ihm nahestehenden Personen betreffen.

Die *Indikationen* der Beschäftigungstherapie sind vielfältig. Es gibt eigentlich keine echten Kontraindikationen. Sie ist bei allen Jugendlichen angezeigt, bei denen ein verbaler Zugang in der Therapie erschwert oder nicht möglich ist. Sie ist ebenso als Begleittherapie bei allen anderen Formen der Behandlung möglich. Besonders geeignet ist sie bei folgenden Störungen und Erkrankungen:

1. *Schizophrene Psychosen:* Bei dieser Gruppe von Erkrankungen besteht in besonderem Maße die Notwendigkeit, die den Patienten bewegenden Erlebnisse, Beeinträchtigungen und Beschwerden genau kennenzulernen. Bei verbal gewandten Jugendlichen mit paranoid-halluzinatorischen Psychosen ist dies im allgemeinen nicht schwierig, weil die Patienten von sich aus ihre Symptome schildern. Andererseits sind sie von ihrer aktuellen Symptomatik und von bestimmten Wahn- und halluzinatorischen Erlebnissen so besetzt, daß sie auf andere Bereiche kaum angemessen eingehen können. Hier bietet sich über kreative Tätigkeiten eine Möglichkeit, auch über diese Bereiche Näheres zu erfahren. Bei zurückgezogenen, äußerungsgehemmten schizophrenen Jugendlichen mit einer Minussymptomatik ist die Beschäftigungstherapie in besonderer Weise geeignet, kreative Fähigkeiten zu wecken und den Patienten auf nichtverbale Weise in einen Kommunikationsprozeß einzubinden, der später durch verbale Techniken erweitert werden kann. Darüber hinaus hat die Beschäftigungstherapie gerade bei psychotischen Patienten einen ausgesprochenen *Trainingseffekt:* Ausdauer, Konzentration, aber auch Planung von einfachen Abläufen, die Kommunikation mit anderen

Jugendlichen, die am gleichen Gegenstand arbeiten, und der Ausdruck von Emotionen werden gefördert (Haerlin 1980). Weiterhin bietet die Auseinandersetzung mit verschiedenen Materialien die Möglichkeit, in ganz handgreiflicher Weise sich mit der Realität auseinanderzusetzen. Es versteht sich von selbst, daß der Behandlungsplan stufenförmig nach dem Schwierigkeitsgrad der jeweiligen Tätigkeit und nach dem zeitlichen Rahmen der Behandlung gegliedert sein muß.

2. *Neurotische Störungen:* Bei verschiedenen neurotischen Störungen in der Adoleszenz (Angstsyndrome, depressive Syndrome, Zwangssyndrome) dominiert weniger der Übungscharakter der beschäftigungstherapeutischen Behandlungsmaßnahmen. Vielmehr steht hier die Entdeckung oder Wiederentdeckung kreativer Fähigkeiten und Fertigkeiten und ihre Auswirkung auf das Selbstwertbewußtsein der Jugendlichen im Vordergrund. Wie bei schizophrenen Jugendlichen hat auch hier die Beschäftigungstherapie einen ausgesprochen diagnostischen Aspekt. Darüber hinaus kann in einer Gruppensituation die Kommunikationsbereitschaft und die Kommunikationsfähigkeit entscheidend gefördert werden (Wuttke 1980).

3. *Psychosomatische Erkrankungen:* Bei dieser Gruppe von Erkrankungen, bei denen die Verbalisierungsfähigkeit häufig in besonderer Weise beeinträchtigt ist (introvertierte Patienten), dienen beschäftigungstherapeutische Maßnahmen einerseits dem Ausdruck zugrundeliegender Konflikte, zum anderen erleichtern sie die Verbalisierung.

4. *Autistische Syndrome:* Bei autistischen Jugendlichen ist die wichtigste Aufgabe der Therapie, zunächst einen mehr oder weniger tragfähigen Kontakt herzustellen. Dies gelingt in den seltensten Fällen über den verbalen Weg. Hier kann die Beschäftigungstherapie geradezu eine Schlüsselfunktion haben. Mit dem Durchprobieren verschiedener Materialien und gestalterischer Möglichkeiten gelingt es nicht selten, jenen Weg zum Patienten zu finden, der auch für alle anderen therapeutischen Maßnahmen gleichsam als Leitlinie benutzt werden kann. Welche Art von Tätigkeit dies ist,

Tabelle 38.1 Pädagogische, psychologische und psychodynamische Therapieziele (nach Lempke 1989)

1. Pädagogisch:
- Freizeitgestaltung
- Hobbyvermittlung
- Do-it-yourself-Ansatz
- alternative Lebensformen
- Wiederbelebung alter Fähigkeiten
- „Antiverschüttungsarbeit"

2. Psychologisch:
- Beeinflussung des Antriebes sowohl im antriebssteigernden wie beruhigenden Sinne
- Beeinflussung der Emotionalität (Vertrauensbildung, antidepressiv, antiaggressiv)
- Beeinflussung der Wahrnehmung von eigener Person und sozialem Umfeld
- Beeinflussung der Selbstwertsituation (Selbstwerthebung durch sichtbaren Erfolg, Selbstwertveränderung im Spiegel der beurteilenden Mitpatienten)
- Beeinflussung des Sozialverhaltens (Üben von Miteinander, Herstellen um zu schenken, Kommunikationsförderung)

3. Psychodynamisch:
- nonverbale Selbstauseinandersetzung und Selbstbewältigung
- Ergänzung zur gesprochenen Psychotherapie
- gestalterische Begegnung mit Partner und Familie

kann häufig nicht vorausgesagt werden. Es kann sich um gestalterische Arbeiten mit Ton ebenso handeln wie um Zeichnungen oder um Musik bzw. rhythmische Tätigkeiten. Ist der Zugang zum Patienten einmal gefunden, so läßt er sich über verwandte Gestaltungsaufgaben erweitern und immer mehr in eine soziale Kommunikation einbauen. Dies ist der Weg einer häufig erfolgreichen Therapie.

5. *Andere Indikationen:* Beschäftigungstherapeutische Maßnahmen eignen sich auch bei einer Vielzahl von anderen Störungen. Jugendliche mit chronischen Erkrankungen, zerebralen Anfällen, neurologischen Erkrankungen, aber auch mit körperlichen und geistigen Behinderungen profitieren von einer Beschäftigungstherapie, die auf ihre Möglichkeiten eingeht und ihre Fähigkeiten zu stimulieren versucht.

Die Ziele der Beschäftigungstherapie konvergieren mit jenen der Einzeltherapie, den familiären und schulischen Maßnahmen und der Eingliederung ins Arbeitsleben. Es handelt sich dabei um:

- Förderung der Selbständigkeit in allen Lebensbereichen,
- Entwicklung der Leistungsbereitschaft,
- Förderung des Durchhaltevermögens,
- Förderung der sozialen Kommunikation in der Familie und unter Gleichaltrigen,
- Förderung von Selbstvertrauen und Selbstwertgefühl.

Die Behandlungsziele ergeben sich stets aus einer sorgfältigen ärztlichen und psychologischen Diagnostik, nach deren Abschluß ein Therapieplan konzipiert wird. In diesem haben auch die beschäftigungstherapeutischen Maßnahmen einen angemessenen und wichtigen Platz.

38.2.2 Diagnostik und Dokumentation

Beschäftigungstherapie kann erst sinnvoll einsetzen, wenn nach einer mehrdimensionalen und interdisziplinären Diagnostik eine Diagnose gestellt wurde und die Fähigkeiten, Neigungen und Interessen des Patienten sowie seine Ausdauer und Motivation überblickt werden können. Damit ist die Diagnostik nicht abgeschlossen. Sie wird vielmehr in allen Bereichen, die mit dem Patienten zu tun haben, fortgesetzt. Der Therapeut, der die Patienten in Einzeltherapie hat, sollte Gelegenheit erhalten, die beschäftigungstherapeutischen Ansätze und vor allem die erarbeiteten Gegenstände und Produkte einzubeziehen. Dies setzt eine enge Kommunikation zwischen dem Einzel- und dem Beschäftigungstherapeuten voraus. Auch die Beschäftigungstherapie hat diagnostische Aufgaben. Ihre *diagnostischen Ziele* erstrecken sich auf (Lempke 1989):

- Unterstützung der Eingangsdiagnostik,
- Verlaufs- und Entwicklungsbeobachtung,
- Mitbeurteilung der Entlassungssituation.

Neben diesen allgemeinen Zielen, die in den Gesamtablauf der diagnostischen und therapeutischen Maßnahmen eingeordnet sind, gibt es eine *beschäftigungstherapiespezifische Dia-*

gnostik. Diese ist darauf abgestimmt, vor der Durchführung spezifischer Trainingsprogramme die jeweilige Ausgangslage des Patienten festzustellen. Im allgemeinen geht es dabei um die gezielte Behebung von Defiziten im emotionalen, kognitiven und Handlungsbereich. Hierfür wurden zum Teil eigene Instrumente entwickelt.

Die Ergebnisse der allgemeinen und spezifischen Diagnostik in der Beschäftigungstherapie werden in *Dokumentationsbögen* fixiert und während der Visite bei der Besprechung jedes Patienten eingebracht und diskutiert. Dabei spielen besonders die Verlaufs- und Entwicklungsbeobachtung eine entscheidende Rolle.

38.2.3 Anwendungsformen

Organisationsform: In einer jugendpsychiatrischen Klinik kann die Beschäftigungstherapie in verschiedener Weise eingebunden sein: entweder als zentraler Bereich *außerhalb der Stationen oder integriert in die Station selbst*. In letzterem Fall ist darauf zu achten, daß jede Station über einen eigenen Raum für die Beschäftigungstherapie verfügt. In vielen klinischen Einrichtungen werden beide Organisationsformen praktiziert, weil sie verschiedenen Stadien der Behandlung zugeordnet werden können.

So ist bei suizidalen Patienten oder bei akut erkrankten, denen die Konfrontation mit einer außerhalb der Station gelegenen Umgebung noch nicht zugemutet werden kann, die Integration der Beschäftigungstherapie in den stationären Ablauf die angemessene Möglichkeit. Umgekehrt ist es bei Patienten, die nicht mehr suizidal sind und schon Fortschritte während der stationären Behandlung gemacht haben, ein wichtiger Schritt der beginnenden Verselbständigung, das beschäftigungstherapeutische Angebot außerhalb der Station in einem zentralen Bereich wahrzunehmen. Ein solcher zentraler Bereich ist in der Regel auch besser ausgestattet, verfügt über differenziertere Behandlungsmöglichkeiten und bietet darüber hinaus die Möglichkeit, mit einer größeren Zahl anderer Patienten in Kontakt zu kommen.

Abb. 38.**1** Zuordnung von Zweck, Material bzw. Technik und Ergebnis in der Beschäftigungstherapie (nach Lempke 1989)

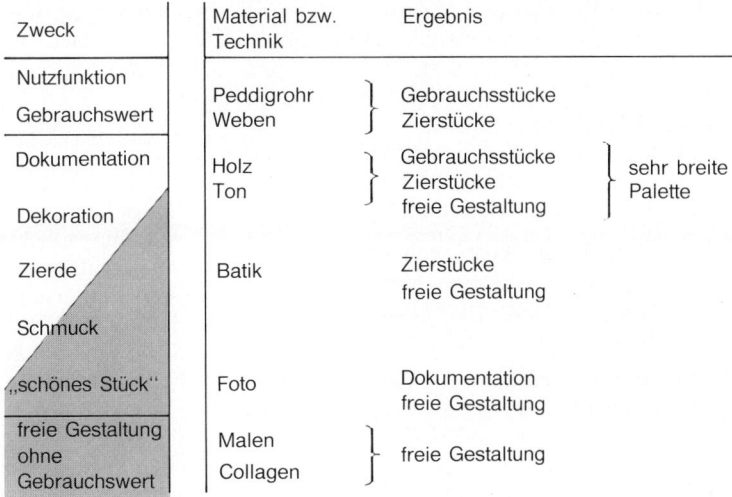

Zweck	Material bzw. Technik	Ergebnis	
Nutzfunktion			
Gebrauchswert	Peddigrohr Weben	} Gebrauchsstücke Zierstücke	
Dokumentation	Holz Ton	} Gebrauchsstücke Zierstücke freie Gestaltung	} sehr breite Palette
Dekoration			
Zierde	Batik	Zierstücke freie Gestaltung	
Schmuck			
„schönes Stück"	Foto	Dokumentation freie Gestaltung	
freie Gestaltung ohne Gebrauchswert	Malen Collagen	} freie Gestaltung	

Räumliche Anordnung: Es empfehlen sich mehrere größere, helle und miteinander verbundene Räume mit genügend Ablageplatz und einem großen Vorratsraum zur Aufnahme der gerade nicht gebrauchten Gegenstände, Objekte und Materialien. Die einzelnen Räume können bestimmten Zwecken zugeordnet sein (z. B. Arbeiten mit Ton, mit Holz, mit Metall). Ein Gruppen- und Besprechungsraum sollte ebenfalls vorhanden sein, ebenso eine Übungsküche, die gerade von Jugendlichen besonders gerne genutzt wird. Die räumlichen Möglichkeiten sollten Gelegenheit geben, mit einzelnen Jugendlichen zu arbeiten, aber auch mit Gruppen verschiedener Größe. Oft ist es im Verlaufe der Therapie notwendig, mit einer Einzelbeschäftigung zu beginnen, die dann in einer Gruppensituation fortgesetzt wird. Die Gruppengröße sollte 6–8 Kinder bzw. Jugendliche pro Beschäftigungstherapeut möglichst nicht überschreiten.

Besondere Aufmerksamkeit ist den **Materialien** und den Werkzeugen zuzuwenden (Abb. 38.**1**). Die Materialien können zu Gebrauchs- bzw. Nutzgegenständen, zu Dekorations- bzw. Schmuck- und Zierartikeln oder zu nutzfreien Ausdrucksarbeiten bzw. künstlerischen Objekten verarbeitet werden. Diese verschiedenen Möglichkeiten lassen eigenen Plänen und Intentionen genügend Entwicklungsmöglichkeit.

Von den **Werkzeugen** her lassen sich drei Zugangsarten zu Materialien unterscheiden (Lempke 1989): der werkzeugfreie Zugang, der Zugang über einfache Urwerkzeuge und der Zugang über zunehmend technisierte Werkzeuge. Alle gestalterischen Vorgänge, die mit den Händen zu bewältigen sind, gehören zu den *werkzeugfreien* Zugängen (Umgang mit Ton, modellieren). Zu den einfachen *Urwerkzeugen* rechnet man solche, die die Funktionen der Hand verfeinern und verbessern. Hierzu gehören z. B. Federn, Pinsel, Stifte, aber auch Spatel, Schaber, Hammer und Meißel sowie Schnitzwerkzeug für die Holzbearbeitung. *Technisierte Werkzeuge* hingegen umfassen z. B. elektrische Geräte zum Sägen, Hobeln, Schneiden, auch die Töpferscheibe und viele anderen Geräte, die höheren technischen Aufwand erfordern.

Inhaltliches Vorgehen: Die von Cumming u. Cumming (1962) vorgeschlagene Unterscheidung eines instrumentalen und eines sozioemotionalen Anteils kann auf Beschäftigungs- und Arbeitstherapie angewandt werden. Der *sozioemotionale Aspekt* bezieht sich auf die individuelle Situation des Patienten, dem im Rahmen eines auf seine momentanen Möglichkeiten und Fähigkeiten abgestimmten Stufenplanes beschäftigungstherapeutische Angebote gemacht werden sollen, die ihn weder über- noch unterfordern, sondern zur kontinuierlichen Mitarbeit und Leistungssteigerung motivieren. Es ist zweckmäßig, die Einzeltherapie, sobald dies möglich ist, in der Gruppe fortzusetzen, um den sozialkommunikativen Aspekt gleichzeitig zu fördern. Es ist selbstverständlich, daß die Vorgehensweise mit den anderen therapeutischen Maßnahmen, die ebenfalls stattfinden, abgestimmt sein muß.

Beim *instrumentalen Aspekt* geht es im wesentlichen um die verwendeten Materialien und den Umgang mit ihnen (mit Hilfe verschiedener Werkzeuge).

Detaillierter werden diese Aspekte in der speziellen beschäftigungstherapeutischen Literatur behandelt (Janz 1979; Lempke 1989; Wuttke 1979).

38.3 Arbeitstherapie

38.3.1 Behandlungsziele und Indikationen

In der Psychiatrie-Enquête (Deutscher Bundestag 1975) wurde die Arbeitstherapie wie folgt definiert:

„Arbeitstherapie ist unter sachverständiger Anleitung (Arbeitstherapeut, Beschäftigungstherapeut mit Weiterbildung, Krankenpflegepersonal mit entsprechender Weiterbildung usw.) ausgeübte regelmäßige Tätigkeit, die der optimalen Förderung und Wiederherstellung der Arbeitsfähigkeit dient. Als Maßnahme der vorberuflichen oder berufsbezogenen Rehabilitation sucht sie durch stufenweise Heranführung an qualitäts- oder leistungsbezogene Normen das Ziel einer beruflichen Wiedereingliederung zu erreichen. In gewissen Fällen mit ungünstiger Prognose ermöglicht sie auch nur eine Dauerbeschäftigung des Kranken auf dem höchsten ihm erreichbaren Niveau, ohne zu einer beruflichen Rehabilitation zu führen".

Die Arbeitstherapie unterscheidet sich von der Beschäftigungstherapie dadurch, daß sie weniger kreative und musische Fähigkeiten in den Vordergrund stellt. Vielmehr gliedert sie den Patienten, mit angemessenen Anforderungen beginnend, in einen Arbeitsprozeß ein, der produktorientiert ist und in stufenweiser Steigerung den Gepflogenheiten des Arbeitslebens in unserer Gesellschaft entsprechen soll. An der positiven Auswirkung einer angemessenen Arbeitsbelastung auch bei psychisch

Kranken kann seit der bahnbrechenden Einführung dieser Form der Behandlung durch Hermann Simon (1929) kein Zweifel bestehen.

Bei der Arbeitstherapie sind einige Besonderheiten zu beachten:

- Die angebotene Arbeit muß den auch sonst von Jugendlichen ausgeübten Tätigkeiten im Arbeitsleben angeglichen sein.
- Werkstätten und Arbeitsgeräte sollten modernen Standards entsprechen und spezielle Sicherungen gegen Verletzungsmöglichkeiten enthalten.
- Die Arbeitsvorgänge müssen individuell auf die Möglichkeiten des einzelnen Jugendlichen abstimmbar sein. Dabei muß man mit kürzeren Belastungsetappen rechnen als bei Erwachsenen.
- Eine intensive Anleitung muß sichergestellt sein.
- Wie alle anderen Behandlungsmaßnahmen muß auch die Arbeitstherapie in einen Gesamtplan eingeordnet werden.

Was die generellen **Zielsetzungen** der Arbeitstherapie betrifft, so kann ebenfalls zwischen einem instrumentellen und einem sozioemotionalen Aspekt unterschieden werden (Cumming u. Cumming 1962). Zu den *instrumentellen* Zielen gehören: Entwicklung handwerklich-technischer Fertigkeiten; angemessener Umgang mit verschiedenen Werkstoffen; angemessene Handhabung von Werkzeugen und Maschinen; Erlernen von Planungs- und Organisationsvorgängen, die die eigene Arbeit betreffen; Einteilen eines längeren Arbeitsvorganges in verschiedene Zwischenstufen; Erlernen von Sorgfalt und Zeiteinteilung; Erlernen einer tätigkeitsangemessenen Körperhaltung. Die *sozioemotionalen* Ziele umfassen u. a.: Entwicklung von Motivation und Initiative; Einüben von Selbständigkeit und Selbstvertrauen; Erlernen von Kooperation mit anderen Jugendlichen; Integration der eigenen Leistung und Arbeit in einen „Produktionsplan"; Erlernen des Umgangs mit Kollegen und Vorgesetzten.

Indikationen: Da bei der Mehrzahl der Jugendlichen schulische Anforderungen im Vordergrund stehen, konzentriert sich die Arbeitstherapie mehr auf Berufswahl und Arbeitserprobung. Es geht dabei sowohl um die individuellen Voraussetzungen und Neigungen für eine bestimmte berufliche Tätigkeit als auch um die krankheitsspezifischen Besonderheiten. Für chronisch psychisch kranke Jugendliche (z. B. mit schizophrenen Psychosen oder schweren chronifizierten neurotischen Störungen) kann eine mittel- bis langfristige Arbeitstherapie angezeigt sein. Sie findet nahezu ausschließlich im Mittel- bis Langzeitbereich kinder- und jugendpsychiatrischer Landeskrankenhäuser statt.

38.3.2 Formen der Arbeitstherapie

Sowohl historisch als auch nach der praktischen Bedeutung kann man zwei arbeitstherapeutische Grundkonzepte unterscheiden (Lempke 1989): die klassische und die sozialpsychiatrische Arbeitstherapie.

Klassische Arbeitstherapie

Die klassische Arbeitstherapie geht zurück auf die Zeit der psychiatrischen Großkrankenhäuser, wie sie Ende des 19. und Anfang des 20. Jahrhunderts entstanden sind. Diese Großkrankenhäuser waren zugleich Wirtschaftsbetriebe, die über eine eigene Landwirtschaft, eigene Werkstätten und handwerkliche Betriebe verfügten. Im Rahmen dieser gewissermaßen auf Selbstversorgung eingestellten Anstalten war die Arbeitstherapie auch von Nutzen für die Gesamteinrichtung. Für das Jugendalter spielt dieser Aspekt heute praktisch keine Rolle mehr.

Sozialpsychiatrische Arbeitstherapie

Diese Art von Arbeitstherapie, die nicht anstaltsbezogen, sondern nach außen gerichtet ist, entstand nach dem 2. Weltkrieg, vor allem um chronisch kranken psychiatrischen Patienten Möglichkeiten der Integration, der Selbstbestätigung und der Führung eines weitgehend normalen Lebens zu geben. In Verbindung mit den Erfolgen der medikamentösen Therapie hat die sozialpsychiatrische Arbeitstherapie dazu geführt, daß viele chronisch Kranke heute außerhalb von Einrichtungen leben können. Die *Ziele* dieser Therapie sind in Tab. 38.**2** wiedergegeben. Die arbeitstherapeutischen Maßnahmen sind in ein umfassenderes

Tabelle 38.**2** Ziele der sozialpsychiatrischen Arbeitstherapie (nach Lempke 1989)

– Möglichst wohnortnahe Betreuung der psychisch Kranken. Insofern mehr psychiatrische Abteilungen, aber weniger Großkliniken
– Weitgehende Entdiskriminierung der psychisch Kranken durch Anbindung gemeindenah orientierter psychiatrischer Abteilungen an Allgemeinkrankenhäusern
– Aufbau eines Netzes von stationären, teilstationären und komplementären sowie ambulanten Einrichtungen und gute Kooperation der zu einem Versorgungsgebiet gehörigen Stellen
– Möglichst kurze Aufenthaltsdauer der psychisch Kranken in den vollstationären Abteilungen. Rasche Überleitung in teilstationäre, komplementäre und ambulante Stellen, also: möglichst kurze Distanzierungszeiten aus der Welt der Normalen, hingegen rasche Überleitung in Institutionen mit wachsendem normalem Realitätsbezug
– Arbeitstherapeutische Programme sowohl inhaltlicher wie institutioneller Art für mittelfristig, langfristig und chronisch betreuungsbedürftige Patienten. Dabei deutlich veränderte Akzente gegenüber der klassischen Arbeitstherapie:
  • Arbeit als Training für draußen
  • Grundtendenz also nicht mehr auf die Einrichtung selber bezogen, sondern zentrifugal von der Einrichtung weg hin zur normalen Außenwelt
  • Arbeitsprogramme möglichst analog zu den Bedingungen im normalen Alltag
  • Entlohnung der Arbeit
  • aufbauende arbeitstherapeutische Etappen wie Arbeit in der Einrichtung mit vorwiegend außengerichteter Herstellung oder Produktion, beschützte Arbeitsplätze in Firmen, beschützende Werkstätten
  • Arbeitsplatzsimulation wie im gesunden Umfeld mit ähnlichen Anforderungen, bedarfsbezogenem Denken und gerechter Lohnsituation

Gesamtprogramm einbezogen und nicht mehr institutionell an psychiatrische Langzeiteinrichtungen gebunden.

Diese Art der Arbeitstherapie spielt auch im Jugendalter eine wichtige Rolle, vor allem bei Patienten mit chronischen Erkrankungen und häufigen Rezidiven (schizophrenen Psychosen, chronifizierten neurotischen Störungen, hirnorganischen Psychosyndromen, schwer einstellbaren Epilepsien, Borderline-Persönlichkeiten).

Bei einer Reihe von jugendlichen Patienten muß ein besonderer Akzent auf die *Förderung lebenspraktischer Fähigkeiten* gelegt werden. Es handelt sich dabei meist um Jugendliche mit chronifizierten schizophrenen Psychosen, um drogenabhängige Jugendliche, um Jugendliche mit hirnorganischen Störungen, seltener um Jugendliche mit chronifizierten neurotischen Störungen und Persönlichkeitsstörungen. Die Förderung der lebenspraktischen Fähigkeiten ist eine *gemeinsame Aufgabe* aller mit dem Patienten praktizierten Therapieformen. Es geht dabei um die systematische Einübung von Techniken, von deren Beherrschung die Reintegration in eine Lebensgemeinschaft entscheidend abhängt.

Solche sind z. B. (Lempke 1989): Umgang mit Behörden, Ausfüllen von Formularen; Wahrnehmung von eigenen Rechten; Nutzung kultureller Angebote; Benutzung öffentlicher Beförderungsmittel, Wahrnehmung und Nutzung von Medien und Bibliotheken; Führen von Diskussionen, politische Ideenbildung, Verständnis für politische Gremien, für Wahlen und ihre Bedeutung; Umgang mit Geld, Gelderwerb, Geldnutzung; Wohnungssuche; Führerscheinerwerb, Verkehrsverhalten; Partnerschaftliche Kontaktaufnahme; Gesprächsführung mit Erwachsenen.

Jugendpsychiatrische Kliniken verfügen zwar meist über eine mehr oder weniger gut ausgebaute Beschäftigungstherapie, jedoch seltener über differenzierte arbeitstherapeutische Möglichkeiten. Dies hängt damit zusammen, daß bei der überwiegenden Mehrzahl der Jugendlichen schulische Maßnahmen im Vordergrund stehen und die Arbeitstherapien bei ihnen mehr den Charakter von Berufsfindung, Berufserprobung, Entwicklung einer Arbeitshaltung und Erprobung der Arbeitsbelastung haben.

Die Maßnahmen der *Berufsfindung und Berufserprobung* finden in enger Zusammenarbeit mit den regionalen Arbeitsämtern statt. Diese verfügen in der Regel über Berufsberater für Behinderte, die bei Vorliegen körperlicher, geistiger oder seelischer Behinderungen zuständig sind und auch die Möglichkeiten der Berufsausbildung und Berufsvermittlung genauer kennen (Bundesanstalt für Arbeit 1979). Vor der Aufnahme einer Berufsausbildung haben sich als *berufsvorbereitende Maßnahmen* bewährt:

– Das Berufsgrundbildungsjahr oder Berufsgrundschuljahr;
– spezielle Förderungslehrgänge bzw. Lehrgänge zum Nachholen des Hauptschulabschlusses;
– die Berufsbildungswerke, die zur erstmaligen beruflichen Eingliederung behinderter Jugendlicher tätig werden und neben der Aufgabe der Berufsfindung, Arbeitserprobung und der berufsvorbereitenden Förderung auch besondere Ausbildungsgänge anbieten;
– Werkstätten für Behinderte, die der Eingliederung Behinderter ins Arbeitsleben dienen.

38.4 Milieutherapie

38.4.1 Behandlungsziele und Indikationen

Der Begriff Milieutherapie wird in zweifacher Weise gebraucht: einerseits im Sinne einer Koordination aller therapeutischen Maßnahmen einer Station oder Klinik, zum anderen als Umschreibung aller auf den Patienten bezogenen therapeutischen Aktivitäten und Ereignisse.

Mit der Gestaltung eines therapeutischen Milieus ist nicht nur gemeint, die Therapiemaßnahmen im engeren Sinn zu koordinieren und aufeinander abzustimmen, sondern den gesamten Tagesablauf so zu strukturieren, daß er sowohl für den einzelnen Patienten als auch für die Patientengruppe als ganze therapeutisch wirksam wird. Dies bedeutet z. B., daß in der Einzeltherapie erzielte Fortschritte dem Stationsteam mitgeteilt und erläutert werden müssen, damit verschiedene andere Maßnahmen auf der Station (z. B. Freizeitaktivitäten eines Patienten oder auch der alltägliche Umgang mit ihm) im Sinne des Therapiezieles und unter Berücksichtigung der bereits erzielten Fortschritte gestaltet werden können.

Wenn man diese Zielrichtung zugrunde legt, so sind alle auf einer Station, in einer Tagesklinik oder in einem Therapieheim tätigen Mitarbeiter an der Gestaltung des therapeutischen Milieus beteiligt und zu beteiligen. So gesehen verfolgt die Milieutherapie Behandlungsziele, wie sie auch für andere Behandlungsformen gelten. Der einzige Unterschied besteht darin, daß die Einwirkung der Milieutherapie nicht punktuell und zeitlich auf bestimmte Therapiestunden begrenzt ist, sondern den ganzen Tagesablauf umfaßt und die Aktivitäten aller Mitarbeiter. Insofern stellt sie hohe Anforderungen an Kooperation und Koordination.

Spezielle Indikationen und Kontraindikationen für die Milieutherapie existieren nicht, denn sie soll im Idealfall in allen stationären und teilstationären Behandlungseinrichtungen stattfinden und gewissermaßen die Basis für die anderen Therapiemaßnahmen verkörpern.

38.4.2 Inhalte und Organisationsformen

Ein förderliches therapeutisches Milieu stellt sich in einer Station oder Tagesklinik nicht von selbst ein. Die Motivation und Bereitschaft aller dort Tätigen ist unabdingbare Voraussetzung. Auch kommt es darauf an, eine sorgfältige Abstimmung aller Behandlungsmaßnahmen vorzunehmen, aber auch mit Bedürfnissen und Wünschen sowie mit störenden Verhaltensweisen der Patienten umzugehen. Dies geschieht im Rahmen verschiedener *Organisationsformen:*

1. **Visiten und Übergabebesprechungen:** Die ärztlichen *Visiten* auf einer Adoleszentenstation unterscheiden sich von jenen auf einer Kinderstation oder einer Erwachsenenstation. Der Rundgang des zuständigen Arztes durch das Krankenzimmer soll diesem einen aktuellen Eindruck vom jeweiligen Patienten vermitteln, ausführliche und problemzentrierte Gespräche am Krankenbett hingegen sind nicht angebracht. Dies geschieht in der anschließenden Visitenbesprechung, an der das gesamte Stationsteam teilnimmt, aber auch die außerhalb der Station Tätigen, die mit dem Patienten zu tun haben (z. B. Beschäftigungstherapeuten, Lehrkräfte, Krankengymnasten). In dieser interdisziplinären Besprechung werden die aktuelle Situation eines Patienten vom behandelnden Arzt oder Psychologen dargestellt, die Therapiemaßnahmen besprochen, der Behandlungsplan aufgestellt und die Hindernisse für den Fortschritt der Therapie diskutiert. Jeder Teilnehmer an dieser Besprechung hat die Möglichkeit und auch die Pflicht, seine eigenen Beobachtungen einzubringen, die dann der Weiterentwicklung und Modifizierung des Therapieplanes dienen. *Übergabebesprechungen* zwischen zwei Schichten sollen die lückenlose Informationsweitergabe ermöglichen und dadurch sicherstellen, daß der Therapieplan über den ganzen Tageslauf hinweg konstant durchgeführt werden kann und das angestrebte therapeutische Milieu aufrechterhalten wird.

2. **Therapeutische Gemeinschaft:** Darunter versteht man eine Art Großgruppe, die aus Patienten, Schwestern, Pflegern, Ärzten, Psychologen und allen anderen, die mit dem Patienten zu tun haben, besteht und deren Ziel es ist, die optimalen Voraussetzungen für die Besserung oder Heilung der Patienten zu schaffen. In der therapeutischen Gemeinschaft sind die Kompetenzen und Initiativen in abgestufter Weise auf verschiedene Gruppenmitglieder verteilt, was der Realisierung folgender Ziele dient:
   - das krankhafte Verhalten des einzelnen Patienten sichtbar zu machen, um es besser zu verstehen;
   - Situationen zu fördern, die korrigierende Erfahrungen ermöglichen;
   - die gesunden Seiten und die Bewältigungsstrategien (Coping-Mechanismen) des Patienten zu entdecken, anzuerkennen und zu fördern.

Es ist eine bewährte, jedoch noch nicht hinreichend entwickelte Methode, von den Bewältigungsstrategien des einzelnen Patienten auszugehen und diese in alle Maßnahmen, die seiner Förderung und Heilung dienen, einzubeziehen. Im Rahmen therapeutischer Gemeinschaften werden in Form von Gruppengesprächen alltägliche Probleme, die sich aus dem Gemeinschaftsleben ergeben, aber auch persönliche Schwierigkeiten und Differenzen ausführlich besprochen. Gespräche dieser Art tragen wesentlich dazu bei, daß eine Atmosphäre der Offenheit, des Vertrauens und des Verstehens entsteht. Sie verhindern auch unterschwellige Spannungen und die Ansammlung von Aggressionen, die sich dann explosionsartig entladen. Ein wesentlicher therapeutischer Vorgang in einer solchen Gemeinschaft ist der des „sozialen Lernens". *Soziales Lernen* bedeutet, die Patienten durch gruppendynamische Prozesse und Vorgänge wieder zu einer Anpassung an eine Gemeinschaft zu führen.

Je nach dem theoretischen Konzept einer Klinik und nach den spezifischen Erfahrungen existieren verschiedene *Varianten* der hier geschilderten therapeutischen Gemeinschaft. In wöchentlich stattfindenden *Stationsgruppen*, bestehend aus den jeweils anwesenden Mitarbeitern und Patienten, werden aktuelle Fragen der Stationsordnung, der Ausgangsregelung, der zu planenden gemeinsamen Aktivitäten, aber auch aktuelle Konflikte, der tägliche Umgang miteinander usw. besprochen. Eine besondere Form der Stationsversammlung ist nach dem *Tiefenbrunner Modell* ein sogenanntes *Hausparlament*, das der Einübung demokratischer Regeln des Zusammenlebens dient.

Entscheidend für die Wirksamkeit therapeutischer Gemeinschaften und ihrer Varianten ist eine klare Regelung von Kompetenz und Verantwortung. Dies bedeutet, daß jeder Mitarbeiter gemäß seiner Ausbildung und Erfahrung tätig ist und nicht der eine die Rolle des anderen übernimmt. Nur durch die Respektierung der Kompetenz des anderen kann eine wirkliche therapeutische Gemeinschaft entstehen und nicht durch eine Rollenverwischung, bei der man am Ende nicht mehr weiß, wer für welchen Bereich zuständig ist.

3. **Begleitende Weiterbildung:** Zur Gewährleistung des angestrebten therapeutischen Milieus ist eine zusätzliche bzw. begleitende Weiterbildung aller Mitarbeiter einer kinder- und jugendpsychiatrischen Station bzw. Tagesklinik erforderlich, die zwei Gesichtspunkten Rechnung tragen muß:
   – der Vermittlung von fachlichen Kenntnissen mit dem Ziel, ein besseres Verständnis für das Verhalten der Patienten zu erreichen, und
   – der Erzielung eines besseren Einblicks in die eigenen Verhaltens- und Reaktionsweisen, besonders in emotionaler Hinsicht.
Im Hinblick auf die Durchführung derarti-

ger berufsbegleitender Weiterbildungen existieren verschiedene Konzepte. In der Marburger Klinik hat sich eine Kombination aus Plenarveranstaltungen und stationsinternen Veranstaltungen bewährt. In den Plenarveranstaltungen wird eine Thematik, z. B. aggressives Verhalten von Jugendlichen, zusammenhängend und theoretisch fundiert besprochen. Dann wird die gleiche Thematik anhand konkreter Patienten auf den Stationen mit einem erfahrenen Therapeuten diskutiert. Dabei kommen auch die Reaktionsweisen und die Schwierigkeiten der einzelnen Mitarbeiter mit dem betreffenden Patienten zur Sprache. Nach zwei derartigen stationsinternen Sitzungen erfolgt wiederum eine Plenarsitzung, in der Beobachtungen und Erfahrungen aus verschiedenen Stationen zusammengetragen und in einer größeren Runde diskutiert werden.

4. **Einbeziehung von Eltern und Bezugspersonen:** Auch wenn die Eltern und Bezugspersonen nur relativ selten anwesend sind, so sind sie in den Konflikten, Problemen und Auseinandersetzungen der Jugendlichen doch stets präsent. Denn ein Großteil der Schwierigkeiten, die Jugendliche krankheitsbedingt oder auch jenseits ihrer Erkrankung haben, hängt direkt oder indirekt mit Eltern und Bezugspersonen zusammen. Auch spielen aktuelle Reaktionsweisen von Eltern und Bezugspersonen, sei es durch Anrufe, sei es durch beabsichtigte oder unbeabsichtigte Interventionen in den stationären oder tagesklinischen Alltag, eine wichtige Rolle. Es ist deshalb zweckmäßig, den Kontakt zu den Eltern zu institutionalisieren. Dies geschieht einerseits durch regelmäßige Elterngespräche des behandelnden Therapeuten (Arzt oder Psychologe), andererseits aber auch durch Besuche auf der Station und durch Elterngruppen, die unter der Leitung eines erfahrenen Therapeuten in unregelmäßigen Abständen stattfinden und der Besprechung der Sorgen und Nöte der Eltern sowie der Einbeziehung der Eltern in den therapeutischen Ablauf dienen. Letzteres ist insbesondere vor einer stationären Entlassung bei geplanter längerer Nachbehandlung erforderlich.

38.4.3 Verschiedene Milieuformen

Ein umfassendes, an erwachsenen Patienten entwickeltes Milieutherapie-Modell, das sich aber auch auf Jugendliche gut übertragen läßt, hat Heim (1984) entwickelt. Die in diesem Modell zugrundegelegten zehn Dimensionen wurden oft in empirischen Untersuchungen zur Wirkung von Gruppentherapie gefunden. Sie werden vier milieutherapeutischen Prinzipien zugeordnet: Partizipation, offene Kommunikation, soziales Lernen und Leben in der Gemeinschaft.

Heim hat ausgehend von diesen milieutherapeutischen Grundprinzipien *fünf Milieutypen* beschrieben, die sich sowohl im stationären als auch im teilstationären Bereich realisieren lassen und zur vollständigen sozialpsychiatrischen Versorgung einer Region gehören. Es sind dies:

- das strukturierende Milieu zur Behandlung hochakuter psychiatrischer Zustandsbilder;
- das equilibrierende Milieu, das der Versorgung Akutkranker mit hohem Aktivitätsniveau dient;
- das animierende Milieu zur Behandlung subakut bis chronisch psychiatrisch Kranker, die nur ein geringes Aktivitätsniveau aufweisen;
- das animierende Milieu, das insbesondere Patienten aus dem Formenkreis der reaktiven und neurotischen Störungen Anregung geben soll, aber auch Patienten nach Ablauf einer psychotischen Episode, und
- das betreuende Milieu, das der längerfristigen Versorgung chronisch psychisch Kranker dient.

Die bekannteste Methode, das therapeutische Milieu bzw. die Stationsatmosphäre quantitativ zu erfassen, ist die *Ward-Atmosphere-Scale (WAS)* von Moos u. Houts (Moos 1974). Es handelt sich um eine Skala, die vom Patienten und dem Personal auszufüllen ist. Die 100 Items der Skala werden 10 Subskalen zugeordnet, die die wichtigsten Bereiche des Stationslebens und der Stationsorganisation umfassen. Die Skala kann zur Eigenkontrolle der Institution, aber auch zum Vergleich verschiedener Institutionen verwendet werden.

Die einzelnen Milieuformen können auch nach der theoretischen Ausrichtung des therapeutischen Konzeptes unterteilt werden. In diesem Sinne kann man psychoanalytisch ausgerichtete Milieuformen (Haar u. Mitarb. 1979) von verhaltenstherapeutisch (Smith u. Murphy 1984) und pädagogisch ausgerichteten (Olds 1982) unterscheiden.

38.5 Schulische Betreuung in Klinik und Tagesklinik

In jeder Klinik, in der Jugendliche behandelt werden, sollten auch schulische Betreuungsmöglichkeiten existieren. In kinder- und jugendpsychiatrischen Kliniken ist dies ohnehin der Fall. Je nach Schwerpunkt der Klinik hat die Klinikschule einen unterschiedlichen Akzent. Entsprechend der Ausrichtung der Schule unterscheiden sich auch die dort tätigen Lehrer. In der Regel handelt es sich jedoch um Sonderschulpädagogen. Diese haben entweder nach einem abgeschlossenen Lehrerexamen und mehrjähriger Berufstätigkeit oder auch (an einigen Hochschulen) grundständig eine Zusatzausbildung durchlaufen, die an den speziellen Bedürfnissen psychisch gestörter oder behinderter Kinder und Jugendlicher orientiert ist. So existieren Sonderschulpädagogen mit den Fachrichtungen Lernbehinderten-, Geistigbehinderten-, Verhaltensgestörten- und Sprachbehinderten-Pädagogik.

Die Aufgabe der in jugendpsychiatrischen Einrichtungen tätigen Lehrer erstreckt sich auf folgende vier Bereiche (Remschmidt 1987):

1. *Objektivierung des schulischen Leistungsstandes:* Bei vielen Jugendlichen, die wegen einer psychiatrischen Erkrankung stationär oder teilstationär aufgenommen werden, bestehen schulische Lern- und Leistungsstörungen. Um die Frage der weiteren Beschulung zu klären bzw. um den Stellenwert des schulischen Leistungsversagens im Rahmen der Erkrankung festzulegen, ist eine Prüfung des schulischen Leistungsstandes unbedingt erforderlich.

2. *Aufrechterhaltung des schulischen Leistungsstandes:* Jugendliche mit schwerwiegenden seelischen Fehlentwicklungen müssen oft über längere Zeit stationär behandelt werden (z. B. Patienten mit Anorexia nervosa oder mit Schizophrenien). Dabei

kommt der Schule die wichtige Aufgabe zu, den Leistungsstand aufrechtzuerhalten bzw. durch kontinuierlichen Unterricht die Voraussetzungen dafür zu schaffen, daß ein Patient nach Entlassung aus der stationären oder teilstationären Behandlung wieder Anschluß an den Stoff seiner Schulklasse sowie an die Klassengemeinschaft findet. Dieses Prinzip hat also sowohl eine kognitive als auch eine emotionale und soziale Komponente. Bei längerfristigen stationären Aufenthalten wird der Besuch einer Außenschule angestrebt, sobald der Zustand des Patienten und der Behandlungsverlauf dies erlauben. Die Patienten besuchen dann vormittags jeweils ihrem Leistungsniveau entsprechende Schulen in der Gemeinde, während die therapeutischen Maßnahmen am Nachmittag stattfinden.

3. *Therapeutische Schulversuche:* Bei bestimmten emotionalen Störungen wie Schulphobien, Schulangst und depressiven Erkrankungen im Jugendalter erweisen sich therapeutische Schulversuche als sinnvoll und notwendig. Dabei versucht man schrittweise und unter spezieller Beobachtung der besonderen Probleme einen Jugendlichen wieder an die schulische Leistungssituation zu gewöhnen. In vielen Fällen muß zunächst mit dem Einzelunterricht begonnen werden, dann folgt der Unterricht in einer kleinen Gruppe und schließlich in einer kleinen Klassengemeinschaft. In vielen Fällen ist es zweckmäßig, den therapeutischen Schulversuch auf eine in der Nähe der Klinik gelegene Schule auszudehnen. Insofern ist es wichtig, daß eine enge Zusammenarbeit zwischen Klinikleitung, Kliniksschule und den Schulen in der Umgebung der Klinik angebahnt wird.

4. *Mitwirkung der Schule in Diagnostik und Therapie:* Die Lehrer an Schulen, die jugendpsychiatrischen Kliniken angeschlossen sind, haben auch diagnostische und therapeutische Aufgaben. Ihr Einsatz wird im Rahmen eines Therapieplanes für jeden Patienten individuell festgelegt. Dabei ergeben sich vielfach auch Spezialaufgaben, die das Leistungs- und das Sozialverhalten eines Jugendlichen in der Schule betreffen. Schließlich können die Lehrer je nach ihrer Spezialausbildung mit besonderen Therapieaufgaben betraut werden, z. B. Sprach-

heiltherapie durch einen Sonderpädagogen mit entsprechender Spezialausbildung.

38.6 Literatur

Bundesanstalt für Arbeit: Behinderte Jugendliche vor der Berufswahl. Handbuch für Lehrer und Berufsberater. Universum Verlagsanstalt, Wiesbaden 1979

Cumming, J., E. Cumming: Ego and Milieu. Atherton, New York 1962 (dtsch.: Ich und Milieu. Vandenhoeck & Ruprecht, Göttingen 1979)

Deutscher Bundestag: Bericht über die Lage der Psychiatrie in der Bundesrepublik Deutschland − Zur psychiatrischen und psychotherapeutisch/psychosomatischen Versorgung der Bevölkerung. Bundestags-Drucksache 7/4200 u. 7/4201, Bonn 1975

Goffman, E.: Asyle. Suhrkamp, Frankfurt 1972

Haar, R., J. Dauner, P. Zech: Gruppentherapie und Gruppenarbeit bei Kindern und Jugendlichen in Klinik und Heim. In Heigl-Evers, A., U. Streeck: Die Psychologie des 20. Jahrhunderts, Bd. VIII. Kindler, Zürich 1979

Haerlin, C.: Schizophrene Zustandsbilder. In Verband der Beschäftigungs- und Arbeitstherapeuten (Ergotherapeuten): Indikationskatalog. Was tut der Beschäftigungs- und Arbeitstherapeut? 3. Aufl. Modernes Lernen, Dortmund 1980 (Schr.-Reihe Ergotherapie)

Haerlin, C., M. Rohde, V. Zumpe: Struktur und Funktion der Beschäftigungstherapie. In Kayser, H., H. Krüger, W. Mävers, P. Petersen, M. Rohde, H.-K. Rose, A. Veltin, V. Zumpe: Gruppenarbeit in der Psychiatrie, 2. Aufl. Thieme, Stuttgart 1981

Heim, E.: Praxis der Milieutherapie. Springer, Berlin 1984

Hilpert, H., R. Schwarz: Entwicklung und Kritik des Konzeptes der therapeutischen Gemeinschaft. In Hilpert, H., R. Schwarz, F. Beese: Psychotherapie in der Klinik. Springer, Berlin 1981

Janz, H.-W.: Beschäftigungstherapie in der Psychiatrie − Grundlagen, Aufgaben, Ziele, Wirkungen und Grenzen. In Janz, H.-W.: Beschäftigungstherapie, 3. Aufl. Bd. II. Thieme, Stuttgart 1979

Lempke, G.: Beschäftigungstherapie in der Psychiatrie. Thieme, Stuttgart 1989

Moos, R. H.: Ward Atmosphere Scale Manual. Consulting Psychologist Press, Palo Alto 1974

Olds, J.: The inpatient treatment of adolescents in a milieu including younger children. Adolescent Psychiatry 10 (1982) 373−381

Pinel, P.: Philosophische und medizinische Abhandlung über Geistesverwirrung oder Manie. Schaumburg, Wien 1801

Remschmidt, H.: Kinder- und Jugendpsychiatrie. Eine praktische Einführung, 2. Aufl. Thieme, Stuttgart 1987

Schulte, W.: Arbeitstherapie. In Müller, C.: Lexikon der Psychiatrie. Springer, Berlin 1973

Simon, H.: Aktivere Krankenbehandlung in der Irrenanstalt. de Gruyter, Berlin 1929 (Neuaufl. Fa. Jannsen, Düsseldorf 1969)

Smith, C., K. E. Murphy: Developing a children's inpatient psychiatric unit. Journal of Psychosocial Nursing and Mental Health Services 22 (1984) 31

Wuttke, I.: Beschäftigungstherapie in der Kinder- und Jugendpsychiatrie. In Jentschura, G., H.-W. Janz: Beschäftigungstherapie, 3. Aufl., Bd. II. Thieme, Stuttgart 1979

Wuttke, I.: Verhaltensstörungen und Neurosen im Kindes- und Jugendalter. In Verband der Beschäftigungs- und Arbeitstherapeuten (Ergotherapeuten): Indikationskatalog. Was tut der Beschäftigungs- und Arbeitstherapeut? 3. Aufl. Modernes Lernen, Dortmund 1980 (Schr.-Reihe Ergotherapie)

39. Rehabilitation*

39.1 Begriffe und Aufgabenbereich

Unter *Rehabilitation* versteht man den zusammengefaßten Einsatz aller Maßnahmen, die bei Behinderungen und chronischen Erkrankungen die Anpassung an die Anforderungen im schulischen, beruflichen und gesellschaftlichen Leben erleichtern. Rehabilitationsmaßnahmen sind dann erforderlich, wenn durch eine akute Erkrankung oder Verletzung oder auch durch in der frühkindlichen Entwicklung entstandene Schäden funktionelle Beeinträchtigungen zurückgeblieben sind. Mit der Zunahme der chronischen Erkrankungen und ihrer körperlichen, seelischen und sozialen Folgen wird der Bereich der Rehabilitation immer wichtiger.

Rehabilitationsmaßnahmen sind primär bei *Behinderungen* angebracht. Der Begriff der Behinderung wird uneinheitlich gebraucht, so daß für die folgenden Ausführungen eine Definition erforderlich ist (s. auch Abb. 39.**1**, Kap. 10 u. Tab. 10.**4**). Unter Behinderung versteht man, basierend auf der Definition der WHO (1980), die

„sich aus dem Schaden (impairment) ergebende funktionelle Einschränkung (disability) und darauf beruhende soziale Beeinträchtigung (handicap)" (Bundesarbeitsgemeinschaft für Rehabilitation 1984, S. 193).

Mit der Trias „*Schaden* (Schädigung), funktionelle Einschränkung und soziale Beeinträchtigung" lassen sich die meisten Behinderungen

spezifischer beschreiben, so daß gezielte Rehabilitationsmaßnahmen abgeleitet werden können.

Unter *funktioneller Einschränkung* (disability) versteht man

„Jegliche, durch den Schaden (impairment) bedingte Einschränkungen oder das Fehlen von Fähigkeiten, Aktivitäten in dem Rahmen auszuführen, der für Menschen als normal angesehen wird" (Bundesarbeitsgemeinschaft für Rehabilitation 1984, S. 194).

Soziale Beeinträchtigung (handicap) schließlich bezieht sich auf die

„Nachteilige Auswirkung eines Schadens (impairment) oder einer funktionellen Einschränkung (disability) in bezug auf die Rollenführung, die für das Individuum je nach Alter, Geschlecht und soziokulturell als normal gilt" (Bundesarbeitsgemeinschaft für Rehabilitation 1984, S. 197).

Das *Ziel der Rehabilitation* umfaßt aus ärztlicher Sicht

„die Gesamtheit der Bemühungen, einen durch Krankheit, ein angeborenes Leiden oder äußere Schädigungen körperlich, geistig oder seelisch behinderten Menschen über die Akutbehandlung hinaus durch umfassende Maßnahmen auf medizinischem, schulischem, beruflichem und allgemein-sozialem Gebiet in die Lage zu versetzen, eine Lebensform und -stellung, die ihm entspricht und seiner würdig ist, im Alltag, in der Gemeinschaft und im Beruf zu finden bzw. wiederzuerlangen" (Bundesarbeitsgemeinschaft für Rehabilitation 1984, S. 5).

Dieses hochgesteckte Ziel ist in vielen Fällen nicht erreichbar. Es sollten jedoch alle Maßnahmen ergriffen werden, die ihm dienen können. Entscheidend für den Erfolg von Rehabilitationsmaßnahmen ist der *Zeitpunkt* ihrer

---

* Überarbeitete Fassung des gleichnamigen Beitrags in Remschmidt, H., M. H. Schmidt: Kinder- und Jugendpsychiatrie in Klinik und Praxis, Bd. I. Thieme, Stuttgart 1988

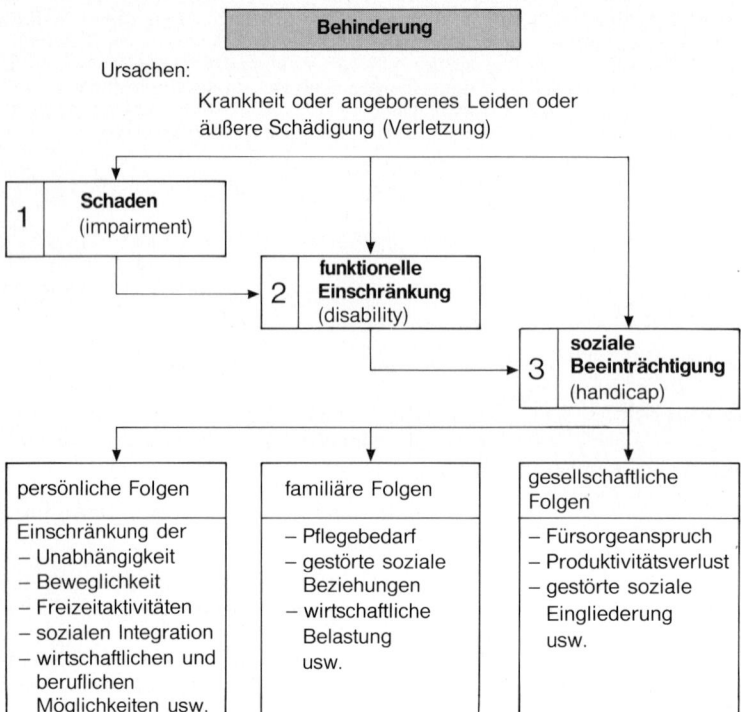

Einleitung. Es herrscht heute Einigkeit darüber, daß diese relativ früh erfolgen muß. Rehabilitationsmaßnahmen sollen nicht erst ergriffen werden, wenn eine manifeste Behinderung vorliegt, sondern bereits dann, wenn eine Behinderung einzutreten droht. Hierfür wurden entsprechende gesetzliche Voraussetzungen geschaffen.

Für den Arzt ergeben sich im Hinblick auf Rehabilitationsmaßnahmen bei psychisch kranken Kindern und Jugendlichen folgende Fragen:

– Liegt eine Schädigung (impairment) vor oder droht sie einzutreten?
– Hat dieser Schaden zu einer Funktionseinschränkung (disability) geführt oder droht eine solche?
– Welche sozialen Beeinträchtigungen (handicaps) werden durch die Schädigung und die Funktionseinschränkungen hervorgerufen?
– Sind medizinische, schulische, berufliche oder soziale Maßnahmen zur Rehabilitation erforderlich?

39.1.1 Leistungsspektrum der Rehabilitation

Rehabilitationsmaßnahmen richten sich auf folgende *Ziele* aus:

– Verbesserung der verbliebenen Funktionen durch Aktivierung und Übung,
– Entwicklung ausgleichender Funktionen und Fähigkeiten und
– Ausgleich der eingetretenen Funktionseinschränkungen durch Versorgung und technische Hilfen unterschiedlicher Art.

Im allgemeinen unterscheidet man Maßnahmen der medizinischen Rehabilitation von solchen der schulisch-pädagogischen, der beruflichen und der sozialen Rehabilitation (vgl. Abb. 39.**2** sowie Kap. 43.1).

Medizinische Rehabilitation: Medizinische Rehabilitationsmaßnahmen stehen bei einer Vielzahl von Erkrankungen und Behinderungen an erster Stelle. Die Bezeichnung bedeutet nicht, daß nicht auch die anderen Felder der Rehabilitation einbezogen werden sollen und

Leistungen zur Rehabilitation

1. medizinische Leistungen,

insbesondere
- ärztliche und zahnärztliche Behandlung
- Arznei- und Verbandmittel
- Heilmittel einschl. Krankengymnastik, Bewegungs-, Sprach- und Beschäftigungstherapie
- Körperersatzstücke, orthopädische und andere Hilfsmittel
- Belastungserprobung und Arbeitstherapie, auch in Krankenhäusern, Kur- und Spezialeinrichtungen

2. berufsfördernde Leistungen,

insbesondere
- Hilfen zur Erhaltung oder Erlangung eines Arbeitsplatzes
- Berufsfindung, Arbeitserprobung und Berufsvorbereitung
- berufliche Anpassung, Ausbildung, Fortbildung und Umschulung
- sonstige Hilfen zur Förderung einer Erwerbs- oder Berufstätigkeit auf dem allgemeinen Arbeitsmarkt oder in einer Werkstatt für Behinderte

3. Leistungen zur allgemeinen sozialen Eingliederung,

insbesondere Hilfen
- zur Entwicklung der geistigen und körperlichen Fähigkeiten vor Beginn der Schulpflicht
- zur angemessenen Schulbildung einschl. der Vorbereitung hierzu
- für Behinderte, die nur praktisch bildbar sind, zur Ermöglichung einer Teilnahme am Leben in der Gemeinschaft
- zur Ausübung einer angemessenen Tätigkeit, soweit berufsfördernde Leistungen nicht möglich sind
- zur Ermöglichung und Erleichterung der Verständigung mit der Umwelt
- zur Erhaltung, Besserung und Wiederherstellung der körperlichen und geistigen Beweglichkeit sowie des seelischen Gleichgewichts
- zur Ermöglichung und Erleichterung der Besorgung des Haushalts
- zur Verbesserung der wohnungsmäßigen Unterbringung
- zur Freizeitgestaltung und zur sonstigen Teilnahme am gesellschaftlichen und kulturellen Leben

4. ergänzende Leistungen,

insbesondere
- Übergangsgeld, Krankengeld, Verletztengeld, Versorgungskrankengeld
- sonstige Hilfen zum Lebensunterhalt
- Beiträge zur gesetzlichen Kranken-, Unfall- und Rentenversicherung sowie zur Bundesanstalt für Arbeit
- Übernahme der mit einer berufsfördernden Leistung zusammenhängenden Kosten
- Übernahme der Reisekosten
- Behindertensport in Gruppen unter ärztlicher Betreuung
- Haushaltshilfe

Abb. 39.**2**   Bereiche rehabilitativer Leistungen (nach Bundesarbeitsgemeinschaft für Rehabilitation 1984)

müssen. Denn auch im schulischen, beruflichen und sozialen Bereich spielen ärztliche Aspekte eine wichtige Rolle. Es wäre daher besser, den Bereich als „*ärztliche Rehabilitation*" zu umschreiben, weil diese Bezeichnung auch soziale und zum Teil schulische und berufliche Maßnahmen umfaßt. In den Bereich der medizinischen Rehabilitation gehören eine Vielzahl von Maßnahmen, von Prothesen bis zur Belastungserprobung und Arbeitstherapie.

Schulisch-pädagogische Rehabilitation: Bei angeborenen oder im Kindesalter erworbenen Behinderungen ist es erforderlich, rechtzeitig den schulisch-pädagogischen Bereich einzubeziehen. Viele Kinder und Jugendliche mit früh erworbenen Schädigungen sind in ihrer Lernfähigkeit eingeschränkt, leiden unter Konzentrationsstörungen und sind meist auch im sozialen Bereich mehr oder weniger beeinträchtigt. Die schulisch-pädagogische Rehabilitation paßt die Förderung der Schädigung an und versucht über entsprechende Lernhilfen und ein der Schädigung angepaßtes didaktisches Vorgehen die Auswirkungen der Behinderung abzumildern.

Berufliche Rehabilitation: Wenn die Chance besteht, den Patienten einer beruflichen Tätigkeit zuzuführen, so werden nach erfolgreichem Abschluß der medizinischen und der schulischen Rehabilitation Maßnahmen der beruflichen Rehabilitation eingeleitet. Diese beginnen mit Berufsfindung, Arbeitserprobung und Berufsvorbereitung und gehen in die Berufsausbildung, Fortbildung und gegebenenfalls Umschulung über.

Soziale Rehabilitation: Sie richtet sich auf die persönlichen, familiären und gesellschaftlichen Folgen, die aus der Behinderung resultieren, und hat als Ziel die soziale Eingliederung oder Wiedereingliederung des behinderten Kindes oder Jugendlichen, um jeweils ein Höchstmaß an zwischenmenschlicher und gesellschaftlicher Teilhabe zu erreichen. Das Spektrum der Maßnahmen ist vielfältig.

39.1.2 Einleitung von Rehabilitationsmaßnahmen

Die Einleitung von Rehabilitationsmaßnahmen ist primär eine ärztliche Aufgabe, denn der Arzt ist der erste, der die Erkrankung diagnostiziert. Er kann die bereits eingetretene oder drohende Schädigung zum frühestmöglichen Zeitpunkt beurteilen. Die Einleitung von Rehabilitationsmaßnahmen kann auf zwei Wegen erfolgen:

1. *Mitteilungsverfahren an die Krankenkassen:* Bei Vorliegen einer Indikation für Rehabilitationsmaßnahmen teilt der Kassenarzt nach § 368s RVO dies der Krankenkasse mit. Gleichzeitig findet eine Beratung des Patienten bzw. seiner Eltern statt. Eine entsprechende Mitteilung kann auch durch den Krankenhausarzt erfolgen gemäß § 372 RVO.
2. *Beantragung von Rehabilitationsmaßnahmen durch Nicht-Kassenärzte:* Auch Ärzte, die nicht Kassen- oder Vertragsärzte sind, können Rehabilitationsmaßnahmen einleiten. Zunächst muß die Zuständigkeit des

entsprechenden Rehabilitationsträgers ermittelt werden. Dann können in gleicher Weise die Rehabilitationsmaßnahmen beantragt werden. Wichtig ist zu wissen, daß die zuständigen Träger zur etwaigen Klärung der Zuständigkeit in Vorleistung treten müssen.

Besondere Verfahrensweisen sind erforderlich, wenn es um Rehabilitationsmaßnahmen nach *Unfällen* geht (s. auch Kap. 43). Hier sind die Vorgehensweisen durch das Durchgangsarztverfahren, das Beratungsfacharztverfahren und andere Modalitäten geregelt. Die Träger der Rehabilitation sind verpflichtet, Auskunfts- und Beratungsstellen einzurichten, an die sich sowohl der Behinderte selbst als auch der Arzt wenden kann.

39.2 Gesetzliche Bestimmungen und Leistungsträger

39.2.1 Gesetzliche Bestimmungen

Die wichtigsten gesetzlichen Bestimmungen sind:

1. **Bundessozialhilfegesetz (BSHG)** vom 30. Juni 1961: In diesem Gesetz ist in den §§ 39–47 die Eingliederungshilfe für Behinderte geregelt. Es geht dabei um „nicht nur vorübergehend körperlich, geistig oder seelisch wesentlich Behinderte", denen Eingliederungshilfe zu gewähren ist. In der 3. Verordnung nach § 47 BSHG (Eingliederungshilfeverordnung) in der Fassung vom 1. 2. 1975 ist näher definiert, welcher Personenkreis als körperlich, geistig und seelisch wesentlich behindert anzusehen ist. In der Kinder- und Jugendpsychiatrie kommen die beiden zuletzt genannten Personenkreise am häufigsten vor. Deshalb seien die Definitionen gemäß der Eingliederungshilfeverordnung wiedergegeben:

   § 2: Geistig wesentlich Behinderte: „Geistig wesentlich Behinderte im Sinn des § 39 Abs. 1 des Gesetzes sind Personen, bei denen infolge einer Schwäche ihrer geistigen Kräfte die Fähigkeit zur Eingliederung in die Gesellschaft in erheblichem Umfange beeinträchtigt ist."

§ 3: Seelisch wesentlich Behinderte: „Seelisch wesentlich Behinderte im Sinn des § 39 Abs. 1, Satz 1 des Gesetzes sind Personen, bei denen infolge seelischer Störungen die Fähigkeit zur Eingliederung in die Gesellschaft in erheblichem Umfange beeinträchtigt ist. Seelische Störungen, die eine Behinderung i. S. des Satzes 1 zur Folge haben können, sind: 1. körperlich nicht begründbare Psychosen, 2. seelische Störungen als Folge von Krankheiten oder Verletzungen des Gehirnes, von Anfallsleiden oder von anderen Krankheiten oder körperlichen Beeinträchtigungen, 3. Suchtkrankheiten, 4. Neurosen und Persönlichkeitsstörungen."

2. Gesetz über die Angleichung der Leistungen zur Rehabilitation **(Rehabilitationsangleichungsgesetz)** vom 7. 8. 1974: In Anbetracht des gegliederten Sozialrechtes und der damit verbundenen Unterschiede zwischen verschiedenen Rehabilitationsträgern und Rehabilitationsbestimmungen war es erforderlich, eine Vereinheitlichung herbeizuführen. Diese erfolgte durch das Rehabilitationsangleichungsgesetz, welches auf alle Rehabilitationsträger anwendbar ist. Durch dieses Gesetz wurde erstmalig auch die Krankenversicherung in die Rehabilitation einbezogen. Die Eingliederungshilfe für Behinderte gemäß BSHG wird vom Rehabilitationsangleichungsgesetz nicht umfaßt. Das Ziel des Gesetzes ist die inhaltliche Angleichung aller Bestimmungen über die Rehabilitation (§§ 9–20 Rehabilitationsangleichungsgesetz), um Rehabilitationsverfahren sicherzustellen, ohne daß zeitliche Verzögerungen eintreten.

In § 1 ist die *Aufgabe der Rehabilitation* dergestalt festgelegt, daß sie Behinderten unabhängig von der Art ihrer Behinderung im Arbeitsbereich und in der Gesellschaft eine Eingliederung ermöglichen soll.

In § 10 sind die *medizinischen Leistungen* zusammengefaßt, zu denen ärztliche und zahnärztliche Behandlungen, die Versorgung mit Arznei- und Verbandsmitteln, Heilmitteln, Krankengymnastik, Bewegungstherapie, Sprach- und Beschäftigungstherapie usw. gehören.

§ 11 sieht vor, daß auch *berufliche Leistungen* für die Rehabilitation nutzbar gemacht werden können. Es geht dabei um Maßnahmen der Arbeitserprobung und Berufsfindung, um Grundausbildung, Umschulung, Fortbildung, Verkehrsbefähigung und Hilfen am Arbeitsplatz.

In § 12 sind *ergänzende Leistungen* geregelt, vor allem die finanziellen Hilfen für den Rehabilitanden und seine Familie während der Rehabilitationsmaßnahmen.

3. **Reichsversicherungsordnung (RVO)** vom 19. Juli 1911: In diesem Gesetz sind Bestimmungen für Rehabilitationsmaßnahmen festgelegt, die sich auf die Krankenversicherung, die Unfallversicherung und die Rentenversicherung beziehen.

4. Gesetz zur Sicherung der Eingliederung Schwerbehinderter in Arbeit, Beruf und Gesellschaft **(Schwerbehindertengesetz)** vom 16. 6. 1953.

5. **Gesetz über die Sozialversicherung Behinderter** in geschützten Einrichtungen **(SVBG)** vom 7. Mai 1975.

39.2.2 Leistungsträger der Rehabilitation

Abb. 39.**3** gibt eine Übersicht über die Leistungsträger der Rehabilitation und die von ihnen veranlaßten bzw. finanzierten Rehabilitationsmaßnahmen (s. auch Tab. 43.**1**). Für die Jugendpsychiatrie sind das Leistungsspektrum der Krankenkassen und die Rehabilitationsmaßnahmen, welche durch die Sozialhilfe gefördert werden, am bedeutungsvollsten. Die Krankenkassen sind in erster Linie Träger der medizinischen Rehabilitationsmaßnahmen, einschließlich der ergänzenden Leistungen. Die Sozialhilfemaßnahmen konzentrieren sich im wesentlichen auf die Eingliederungsbeihilfe für „Personen, die nicht nur vorübergehend körperlich, geistig oder seelisch wesentlich behindert sind" (§ 39 BSHG).

39.3 Rehabilitationsmaßnahmen bei verschiedenen psychiatrischen Erkrankungen

Bei den verschiedenen psychiatrischen Erkrankungen in der Adoleszenz ergeben sich zum Teil spezifische Rehabilitationsaufgaben. Folgende große Gruppen von Störungsmustern können unterschieden werden:

1. Hirnschädigungen und Hirnfunktionsstörungen einschließlich Anfallsleiden,
2. Lern- und geistige Behinderungen,
3. endogene Psychosen und

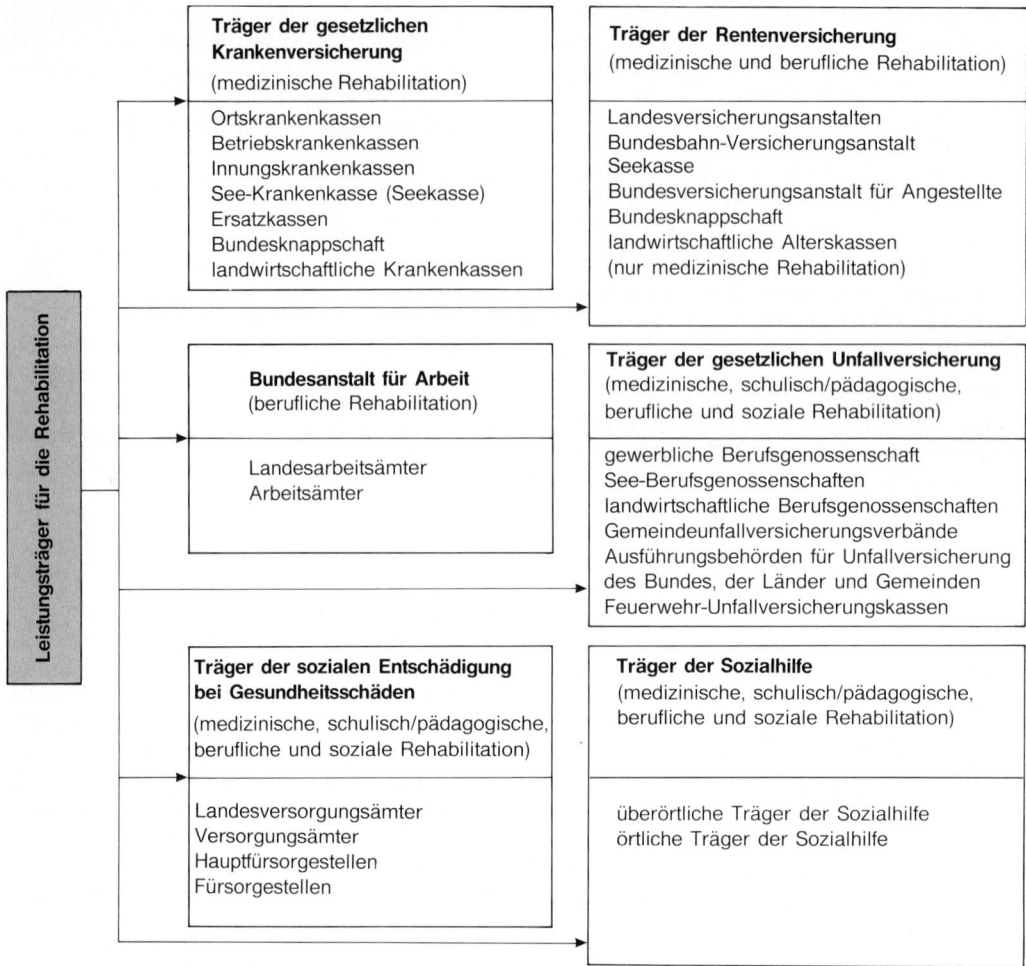

Leistungsträger für die Rehabilitation

Träger der gesetzlichen Krankenversicherung
(medizinische Rehabilitation)

Ortskrankenkassen
Betriebskrankenkassen
Innungskrankenkassen
See-Krankenkasse (Seekasse)
Ersatzkassen
Bundesknappschaft
landwirtschaftliche Krankenkassen

Träger der Rentenversicherung
(medizinische und berufliche Rehabilitation)

Landesversicherungsanstalten
Bundesbahn-Versicherungsanstalt
Seekasse
Bundesversicherungsanstalt für Angestellte
Bundesknappschaft
landwirtschaftliche Alterskassen
(nur medizinische Rehabilitation)

Bundesanstalt für Arbeit
(berufliche Rehabilitation)

Landesarbeitsämter
Arbeitsämter

Träger der gesetzlichen Unfallversicherung
(medizinische, schulisch/pädagogische, berufliche und soziale Rehabilitation)

gewerbliche Berufsgenossenschaft
See-Berufsgenossenschaften
landwirtschaftliche Berufsgenossenschaften
Gemeindeunfallversicherungsverbände
Ausführungsbehörden für Unfallversicherung
des Bundes, der Länder und Gemeinden
Feuerwehr-Unfallversicherungskassen

Träger der sozialen Entschädigung bei Gesundheitsschäden
(medizinische, schulisch/pädagogische, berufliche und soziale Rehabilitation)

Landesversorgungsämter
Versorgungsämter
Hauptfürsorgestellen
Fürsorgestellen

Träger der Sozialhilfe
(medizinische, schulisch/pädagogische, berufliche und soziale Rehabilitation)

überörtliche Träger der Sozialhilfe
örtliche Träger der Sozialhilfe

Abb. 39.**3** Leistungsträger der Rehabilitation und die von ihnen veranlaßten bzw. finanzierten Rehabilitations-maßnahmen (nach Bundesarbeitsgemeinschaft für Rehabilitation 1984)

4. reaktive, alterstypische und neurotische Störungen.

Nach der Vorgehensweise der WHO können für alle diese Gruppen Schadensbild (impairment), Funktionseinschränkungen (disabilities) und soziale Beeinträchtigungen (handicaps) beschrieben und entsprechende Rehabilitationsmaßnahmen definiert werden, die zum Ziel haben, bei relativ dauerhaftem Schadensbild Funktionseinschränkungen und soziale Beeinträchtigungen abzubauen. Allerdings haben diese Definitionen noch nicht genügend Eingang in die tägliche Praxis gefunden. Insbe-

sondere sind die im Klassifikationsmanual der WHO für Behinderungen enthaltenen Skalen zur Quantifizierung von Funktionseinschränkungen und sozialen Beeinträchtigungen für die jugendpsychiatrische Rehabilitation noch nicht verfügbar gemacht.

Bei allen Rehabilitationsmaßnahmen in der Adoleszenz muß folgendes sichergestellt werden (Expertenkommission der Bundesregierung 1988, S. 415):

– Sie müssen der Gruppe der 16- bis 21jährigen zur Verfügung stehen;

- sie dürfen mit der Vollendung des 18. Lebensjahres (Volljährigkeit) nicht unterbrochen werden;
- sie müssen berufsbildende und berufsfördernde Maßnahmen umfassen, die sowohl an psychiatrische Einrichtungen als auch an Einrichtungen der Jugendhilfe angebunden sein können.

Auf Einzelheiten wird hier nicht eingegangen, da die grundsätzlichen Probleme der Rehabilitation bei den einzelnen Störungsbildern abgehandelt werden.

39.4 Institutionen für die Rehabilitation

Die **Krankenhäuser** sind durch das Rehabilitationsangleichungsgesetz in die medizinische Rehabilitation einbezogen. Es geht dabei hauptsächlich um Krankengymnastik, Bewegungstherapie, Sprach- und Beschäftigungstherapie, Belastungserprobung und Arbeitstherapie.

Spezialisierte Rehabilitationszentren verfügen über geeignete Einrichtungen und spezielle Methoden zur Rehabilitation von Patienten bestimmter Störungsgruppen und sind, jedenfalls für Kinder und Jugendliche, überregional zuständig. Es existieren spezielle Rehabilitationszentren für hirngeschädigte anfallskranke und psychotische Jugendliche sowie für drogenabhängige Jugendliche.

Sonderschulen dienen der Spezialunterrichtung verschiedener Gruppen behinderter Kinder und Jugendlicher. Diese werden in Sonderschulen eingeschult, wenn eine gemeinsame Beschulung mit nichtbehinderten Kindern nicht möglich ist. Es existieren Sonderschulen für Körperbehinderte, Sehbehinderte, Lernbehinderte, geistig Behinderte und Verhaltensgestörte. Die Unterrichtung erfolgt durch speziell geschulte Sonderpädagogen. Für spezielle Behinderungsgruppen (z. B. Blinde, Hörbehinderte und Gehörlose) gibt es überregionale Schulen mit internatsmäßiger Unterbringung.

Teilstationäre Einrichtungen sind im wesentlichen Tageskliniken und Nachtkliniken. Während die *Nachtkliniken* in der Jugendpsychiatrie keine größere Rolle spielen, sind *Tageskliniken* hervorragend für die Rehabilitation von Jugendlichen mit chronifizierten psychiatrischen Erkrankungen oder Behinderungen geeignet. Der Vorteil bei der tagesklinischen Behandlung liegt darin, daß die Jugendlichen abends im gewohnten Milieu sind, so daß der Kontakt zu den Angehörigen erhalten bleibt. Die tagsüber erfolgende Behandlung hat alle Möglichkeiten einer vollstationären Therapie und bietet ein strukturiertes therapeutisches Programm, das auf die Bedürfnisse des einzelnen Patienten zugeschnitten ist.

Übergangseinrichtungen dienen der Rehabilitation teilarbeitsfähiger psychisch Kranker und Behinderter unter Einbeziehung erzieherischer und sozialpädagogischer Hilfen. Diese jungen Menschen sind nicht mehr krankenhausbedürftig, können aber auch noch nicht in das häusliche Milieu integriert werden, sondern bedürfen noch einer besonderen Betreuung.

Heime und Wohngruppen: Psychiatrisch erkrankte Adoleszenten werden in *Heimen* untergebracht, wenn eine klinisch-stationäre Behandlung nicht mehr erforderlich ist, eine Rückkehr in das häusliche Milieu aber nicht erfolgen kann. Auch Heime sind, wenn sie über spezielle Rehabilitationsprogramme verfügen, wichtige Hilfen zur Wiedereingliederung psychisch kranker Kinder und Jugendlicher. Neben Spezialheimen für körperbehinderte, sinnesbehinderte sowie sprachgestörte Jugendliche existieren folgende *Heimtypen*:

- familiäre Kleinstheime, die besonders geeignet sind, den Patienten einen familiären Anschluß zu ersetzen;
- heilpädagogische Heime mit speziellen Behandlungsmöglichkeiten und unterschiedlicher Schwerpunktsetzung (z. B. für Lernbehinderte oder Verhaltensgestörte);
- psychotherapeutische Spezialheime zur Behandlung und Rehabilitation von Jugendlichen mit chronifizierten neurotischen Störungen;
- Jugendwohnheime für in Berufsausbildung befindliche Jugendliche;
- geschlossene Heime für Mädchen und Jungen mit schwerer Dissozialität und erheblichen Weglauftendenzen.

Wohngruppen für junge Menschen mit psychiatrischen Erkrankungen stellen eine wichtige Maßnahme zur Verselbständigung dar. Sie ermöglichen den Patienten mehr Selbstentfaltung und eine größere Nähe zur Realität des alltäglichen Lebens. Art und Frequenz der Betreuung richten sich aus am Krankheitsbild und den durch die Erkrankung verursachten Einschränkungen.

Einrichtungen der beruflichen Rehabilitation spielen im Anschluß an die Akutphase der Behandlung eine wichtige Rolle. Es geht zum einen um die *Wiederanpassung an den alten Beruf* unter Berücksichtigung der Behinderung. In diesem Sinne wird ein Belastungstraining durchgeführt, Hilfsmittel werden angepaßt, und der Patient wird schrittweise an seine frühere Tätigkeit wieder herangeführt. Wenn die Integration in den früheren Beruf nicht mehr möglich ist, erfolgt eine *Umschulung.* Schließlich ist für viele Jugendliche erst der geeignete Beruf zu finden, was über eine Phase der *Berufsfindung*, Arbeitserprobung, Belastungstraining und dann Eingliederung in eine Anlern- oder Lehrtätigkeit erreicht wird.

Selbsthilfegruppen und -verbände sind wichtige Organisationen im Dienste der Rehabilitation. Sie sind einerseits Interessenvertretungen verschiedener Gruppen Behinderter, andererseits Schrittmacher für die Förderung von Rehabilitationseinrichtungen und -maßnahmen und dienen schließlich auch der gegenseitigen Hilfe Behinderter und dem Abbau von Vorurteilen. Die meisten Selbsthilfegruppen sind in der Bundesarbeitsgemeinschaft Hilfe für Behinderte e. V. zusammengeschlossen (Kirchfeldstr. 149, 4000 Düsseldorf 1).

39.5 Literatur

Bundesarbeitsgemeinschaft für Rehabilitation: Die Rehabilitation Behinderter. Wegweiser für Ärzte. Deutscher Ärzte-Verlag, Köln 1984

Expertenkommission der Bundesregierung: Empfehlungen zur Reform der Versorgung im psychiatrischen und psychotherapeutisch/psychosomatischen Bereich. Auf der Grundlage des Modellprogramm Psychiatrie der Bundesregierung. BMJFFG, Bonn 1988

Remschmidt, H.: Rehabilitation. In Remschmidt, H., M. H. Schmidt: Kinder- und Jugendpsychiatrie in Klinik und Praxis, Bd. I. Thieme, Stuttgart 1988

World Health Organization (WHO): International Classification of Impairments, Disabilities, and Handicaps. A Manual of Classification Relating to the Consequences of Disease. WHO, Geneva 1980

40. Versorgung und Versorgungseinrichtungen

40.1 Versorgung psychisch kranker Jugendlicher

Die Versorgung psychisch kranker Adoleszenter muß zwei Gesichtspunkten Rechnung tragen, die manchmal auch Anlaß zu Konflikten zwischen verschiedenen Berufsgruppen und Versorgungseinrichtungen geben:

– dem *Altersspektrum*, das je nach Definition vom 13.–25. Lebensjahr reichen kann, und
– dem *interdisziplinären Ansatz*, der verschiedene Berufsgruppen (Kinder- und Jugendpsychiater, Psychiater, Psychologen, Sozialpädagogen, Beschäftigungstherapeuten usw.) einbeziehen muß.

Vom Altersspektrum her werden junge Menschen mit psychischen Erkrankungen häufig nicht nur von Jugendpsychiatern, sondern auch von Erwachsenenpsychiatern behandelt. Der interdisziplinäre Ansatz ist in jugendpsychiatrischen Einrichtungen in der Regel weitgehend berücksichtigt.

40.1.1 Der interdisziplinäre Ansatz

Bei der Behandlung junger Menschen mit psychischen Erkrankungen durch verschiedene Berufsgruppen und unterschiedliche Einrichtungen ist die interdisziplinäre Zusammenarbeit unabdingbar. Die Psychiatrie der Adoleszenz ist zwar eine ärztliche Disziplin. Sie hat aber aufgrund der besonderen Belange von Jugendlichen und Heranwachsenden fast ebenso enge Beziehungen zur Jugendhilfe und zum Bildungs- und Ausbildungssystem.

Abb. 40.**1** Beziehung der
Psychiatrie der Adoleszenz
zu anderen Disziplinen
(nach Expertenkommission
der Bundesregierung 1988)

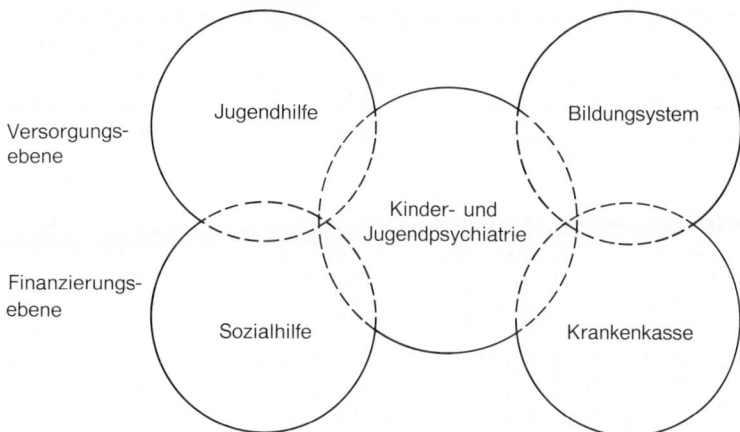

Versorgungs-
ebene

Finanzierungs-
ebene

Jugendhilfe

Bildungsystem

Kinder- und
Jugendpsychiatrie

Sozialhilfe

Krankenkasse

Abb. 40.**1** zeigt die Ansiedlung der Adoleszentenpsychiatrie auf der Versorgungsebene zwischen Jugendhilfe und Bildungssystem und auf der Finanzierungsebene zwischen Sozialhilfe und Krankenkassen. Sie unterstreicht zugleich den interdisziplinären Charakter der Adoleszentenpsychiatrie. Bei ihr sind stets folgende übergreifende Gesichtspunkte zu berücksichtigen (Expertenkommission der Bundesregierung 1988, S. 382):

1. *Entwicklungspsychologische Aspekte:* Entwicklungsabläufe bestimmen oft Symptomatik und Zeitpunkt des Auftretens einer Störung und sind auch für die Behandlung von großer Bedeutung.
2. *Familienbezug:* Gerade in der Zeit der Ablösung von der Familie gewinnt diese eine besondere Bedeutung für das weitere Schicksal der Adoleszenten; häufig vorübergehend als negativer Gegenpol zu den eigenen Intentionen, oft aber auch als ein Ort der Sicherheit, zu dem man zurückkehren kann, wenn man von Problemen überwältigt wird.
3. *Bildungs- und Ausbildungssituation:* Bildungsinstitutionen stellen neben der Familie wichtige Prägefaktoren für junge Menschen dar und müssen häufig sowohl im Hinblick auf die Auslösung von Störungen als auch im Zusammenhang mit deren Behebung beachtet werden.
4. *Risikofaktoren für psychische Störungen und Erkrankungen:* Bei vielen psychisch

gestörten Adoleszenten existieren Risikofaktoren seit der Kindheit, führen häufig aber erst in der Adoleszenz zu Erkrankungen oder Verhaltensauffälligkeiten. Solche sind: körperliche Erkrankungen, Hirnfunktionsstörungen, Teilleistungsschwächen, chronische körperliche Erkrankungen, aber auch ungünstige familiäre Bedingungen, soziale Desorganisation, Scheitern von Beziehungen usw. Wichtiges Ziel ist es, diesen Risikofaktoren, soweit dies überhaupt noch möglich ist, zu begegnen.
5. *Protektive Faktoren und Prävention:* In den letzten Jahren hat sich eine Betrachtungsweise psychischer Störungen durchgesetzt, die neben den Risikofaktoren protektive Faktoren zu identifizieren versucht. Darunter versteht man Einflüsse, die die Manifestation psychischer Störungen verhindern oder zumindest abmildern können. In der Adoleszenz versucht man gemeinsam mit den Patienten Bewältigungsstrategien zu entwickeln, mit deren Hilfe sie sich sowohl mit ihrer Erkrankung als auch mit ihren jeweiligen Entwicklungs- und alltäglichen Aufgaben besser auseinandersetzen können.

Die Einbeziehung der genannten Aspekte ist nur im Rahmen einer interdisziplinären Zusammenarbeit zwischen verschiedenen Berufsgruppen möglich, ohne die eine aktive und erfolgreiche Psychiatrie der Adoleszenz nicht betrieben werden kann.

40.1.2 Leitprinzipien der Versorgung

Wie bei der Versorgung körperlich kranker junger Menschen ergeben sich auch bei psychisch kranken Adoleszenten häufig Probleme. Insbesondere bei Heranwachsenden (18- bis 21jährige) oder älteren jungen Menschen (bis zum 25. Lebensjahr) stellt sich häufig die *Kompetenzfrage*, da sich niemand so recht zuständig fühlt. Darüber hinaus bestehen bezüglich der Gleichbehandlung dieser Patienten mit anderen, insbesondere körperlich kranken Patientengruppen, noch erhebliche Einschränkungen. Aus diesen Gründen hat die Expertenkommission zum Modellprogramm Psychiatrie (1988) darauf hingewiesen, daß das 18. Lebensjahr nicht eine Behandlungsgrenze für die jugendpsychiatrische Behandlung darstellen darf und daß folgende Leitprinzipien in der Versorgung realisiert werden sollen:

1. *Gleichstellung mit anderen Patientengruppen:* Formal sind zwar psychisch kranke junge Menschen mit solchen gleichgestellt, die an körperlichen Erkrankungen leiden. Faktisch existieren jedoch noch eine Reihe von Defiziten. Insbesondere fehlen im ambulanten Bereich in vielen Regionen noch entsprechende Behandlungs- und Beratungsangebote. Vor allem ist ein Defizit an niedergelassenen Kinder- und Jugendpsychiatern zu beklagen.
2. *Integration in die Medizin:* Die rechtliche Gleichstellung erfordert auch die Einbindung der Adoleszentenpsychiatrie in die Medizin als Heilkunde und Wissenschaft. Dieser Grundsatz muß sich auch in der räumlichen Integration von Kinder- und Jugendpsychiatrie und Psychiatrie in die Krankenhäuser der Maximal- und Regelversorgung niederschlagen. Psychisch kranke junge Menschen müssen das Krankenhaus durch die gleiche Tür betreten können wie körperlich kranke. Hier existiert ein erheblicher Nachholbedarf. Die Ausgliederung jugendpsychiatrischer oder psychiatrischer Einrichtungen in die Peripherie sollte der Vergangenheit angehören.
3. *Gemeindenähe:* Weite Entfernungen zwischen Wohnort und Behandlungsort erschweren jede Behandlung. Deshalb soll eine gemeindenahe Versorgung angestrebt

werden. Diese ist in dicht besiedelten Gebieten leichter zu realisieren als auf dem Lande. Insofern wird Gemeindenähe immer nur im Sinne eines Kompromisses realisiert werden können. Extrem ungleiche Verteilungen von Versorgungseinrichtungen im stationären und ambulanten Bereich müßten jedoch aufgehoben werden.
4. *Angemessenheit der Versorgung:* Die Versorgung einer Patientengruppe ist nur angemessen, wenn sie auf deren besondere Bedürfnisse Rücksicht nimmt. Erforderlich ist gut ausgebildetes Personal, das in der Lage ist, die vielfältigen Verflechtungen psychischer Störungen und Erkrankungen der Adoleszenz zu berücksichtigen und einem interdisziplinären Behandlungsansatz zuzuführen.

40.1.3 Versorgungsbedarf

Epidemiologische Untersuchungen haben gezeigt, daß die Rate behandlungsbedürftiger Kinder und Jugendlicher bis zum Alter von 18 Jahren rund 5% beträgt (s. auch Kap. 7). Bei weiteren 10−13% aller Kinder und Jugendlichen wurden Verhaltensstörungen sowie psychische und soziale Auffälligkeiten festgestellt, bei denen zumindest diagnostische Maßnahmen und Beratungsangebote angezeigt sind. In der Gruppe der über 18jährigen dürften die Raten keineswegs niedriger liegen. Von daher ergibt sich ein erheblicher Versorgungsbedarf, der bislang vor allem im ambulanten und komplementären Bereich noch nicht gedeckt ist. Im stationären Bereich kann die in der Bundesrepublik vorhandene Platzzahl als ausreichend erachtet werden. Jedoch sind die Behandlungsplätze regional zum Teil sehr ungleich verteilt, so daß insoweit dringend eine Änderung der Versorgungssituation erforderlich erscheint.

Eine funktionsfähige regionale Versorgung erfordert darüber hinaus eine entsprechende Kooperation zwischen den Trägern der Versorgung und zwischen den Mitarbeitern der einzelnen Einrichtungen sowie eine Koordination auf regionaler und überregionaler Ebene.

40.2 Versorgungseinrichtungen

Die für psychisch auffällige und kranke junge Menschen zuständigen Versorgungseinrichtungen nennt Tab. 40.1. Dabei wurde die klassische Aufgliederung in den ambulanten, teilstationären, stationären und komplementär-rehabilitativen Bereich zugrunde gelegt. Die größten Defizite bestehen derzeit im ambulanten sowie im komplementär-rehabilitativen Bereich.

40.2.1 Ambulanter Bereich

Die ambulante jugendpsychiatrische Versorgung sollte durch *niedergelassene Kinder- und Jugendpsychiater* gewährleistet werden. Hier besteht noch ein extremes Defizit. Die Zahl der niedergelassenen Kinder- und Jugendpsychiater hat die Hundert noch nicht überschritten. Die Expertenkommission zum Modellprogramm Psychiatrie der Bundesregierung hat eine Relation von einem Arzt für Kinder- und Jugendpsychiatrie auf 200 000−250 000 Einwohner vorgeschlagen. Das würde bedeuten, daß derzeit in der alten Bundesrepublik 250−300 Praxen erforderlich sind.

Niedergelassene *Kinder- und Jugendlichen-Psychotherapeuten* existieren über 600. Sie sind, unter der Voraussetzung des Delegationsverfahrens, zur kassenärztlichen Versorgung zugelassen. Gleiches gilt für *Diplompsychologen* verschiedener therapeutischer Ausrichtung.

Institutsambulanzen und Polikliniken können zu einer wesentlichen Verbesserung der ambulanten Versorgung junger Menschen mit psychischen Erkrankungen beitragen. Institutsambulanzen können nach der Anfang 1986 in Kraft getretenen Novellierung des § 368 N, Abs. 6 RVO an psychiatrischen Krankenhäusern auf Antrag eingerichtet werden, nicht jedoch an jugendpsychiatrischen Abteilungen in allgemeinen Krankenhäusern.

Kinder- und jugendpsychiatrische sowie psychiatrische Dienste erfüllen ihre Aufgaben in Ergänzung zu den niedergelassenen Ärzten und den ambulanten Einrichtungen. Sie nehmen wichtige Funktionen dort wahr, wo die Patien-

Tabelle 40.1 Versorgungseinrichtungen für Adoleszenten mit psychiatrischen Erkrankungen

I. Ambulanter Bereich
1. Niedergelassene Ärzte (Ärzte für Kinder- und Jugendpsychiatrie und Ärzte für Psychiatrie bzw. für Neurologie und Psychiatrie)
2. Niedergelassene Kinder- und Jugendlichen-Psychotherapeuten
3. Institutsambulanzen und Polikliniken
4. Kinder- und jugendpsychiatrische und psychiatrische Dienste
   4.1 Konsiliardienste
   4.2 Kinder- und jugendpsychiatrische und psychiatrische Dienste an Gesundheitsämtern
   4.3 Mobiler jugendpsychiatrischer Dienst mit Behandlungsaufgaben
5. Erziehungs- und Familienberatungsstellen
6. Spezielle Beratungsstellen für Jugendliche (z. B. Drogenberatungsstellen, Schwangerschaftsberatungsstellen)

II. Teilstationärer Bereich
1. Tageskliniken für psychisch kranke Adoleszenten
2. Nachtklinische Behandlungsmöglichkeiten

III. Stationärer Bereich
1. Kinder- und jugendpsychiatrische und psychiatrische Universitätskliniken
2. Kinder- und jugendpsychiatrische sowie psychiatrische Landeskliniken oder Abteilungen an psychiatrischen Landeskrankenhäusern
3. Kinder- und jugendpsychiatrische und psychiatrische Abteilungen an Allgemeinkrankenhäusern

IV. Komplementär-rehabilitativer Bereich
1. Rehabilitationseinrichtungen für spezielle Patientengruppen (z. B. für Jugendliche mit schweren Schädel-Hirn-Traumen oder schwer einstellbaren Epilepsien)
2. Übergangsheime
3. Wohngruppen
4. Wohnheime verschiedener Ausrichtung

ten und ihre Familien aufgesucht werden müssen.

Konsiliardienste sind meist stationären Einrichtungen angeschlossen und versorgen die umliegenden klinischen Einrichtungen.

Mobile kinder- und jugendpsychiatrische Dienste haben drei Aufgaben: 1. Nachbetreuung ehemals stationärer Patienten, 2. Abhalten von Sprechstunden in der jeweiligen Region und 3. Institutionsberatung. Letztere umfaßt die Beratung und Betreuung verschiedener Einrichtungen, in denen Kinder und Jugendliche permanent betreut werden (Schulen, Heime, Tagesstätten, Sondertagesstätten usw.). Erfahrungen mit einem derartigen Dienst über neun Jahre haben gezeigt, daß dieser die Patienten im Durchschnitt um ein Jahr früher erreicht als Ambulanzen und Kliniken und daß er eine wichtige präventive Funktion im Hinblick auf das Wiederauftreten psychischer Störungen bei Kindern, Jugendlichen und Heranwachsenden hat (Remschmidt u. Mitarb. 1990).

Erziehungs- und Familienberatungsstellen nehmen ebenfalls einen wesentlichen Teil ambulanter Versorgungsaufgaben wahr, allerdings mehr im Kindesalter und weniger in der Adoleszenz. Träger dieser Einrichtungen sind etwa zur Hälfte freie Wohlfahrtsverbände bzw. die Städte und Landkreise. In der Bundesrepublik gab es 1989 über 800 Erziehungs- und Familienberatungsstellen (Haupt- und Nebenstellen mit eigener personeller Besetzung).

40.2.2 Teilstationärer Bereich

Unter der Bezeichnung *teilstationäre Versorgung* werden tages- und nachtklinische Einrichtungen für psychisch kranke und behinderte Adoleszenten zusammengefaßt. Teilstationäre Einrichtungen (dies gilt sowohl für Tages- als auch für Nachtkliniken) verfügen über nahezu alle Behandlungsmöglichkeiten einer vollstationären Einrichtung, haben aber den Vorteil, daß die Patienten abends bzw. tagsüber in ihre gewohnte Umgebung zurückkehren können. Die Behandlung verläuft nach einem auf jeden Patienten abgestimmten und interdisziplinär durchgeführten Behandlungsplan.

Tageskliniken haben sich als effektive, kostengünstige und flexible Behandlungseinrichtungen bewährt. Sie haben den großen Vorteil, daß eine besonders enge Angehörigen- und Elternarbeit durchgeführt werden kann. Indikationen für eine tagesklinische Behandlung in der Kinder- und Jugendpsychiatrie sind: 1. Vermeiden einer stationären Behandlung,

2. Abkürzung der stationären Behandlungsphase und 3. Vorbereitung auf eine stationäre Behandlung.

Nachtklinische Behandlungsmöglichkeiten sind in der Adoleszentenpsychiatrie weitaus seltener erforderlich als bei erwachsenen Patienten.

40.2.3 Stationärer Bereich

In der alten Bundesrepublik existieren etwa 70 klinisch-stationäre Einrichtungen, deren Bettenkapazität für die Versorgung psychisch auffälliger und kranker Kinder ausreicht. Im Bereich der Adoleszenz gibt es noch eine Reihe von Defiziten, vor allem dadurch, daß manche kinder- und jugendpsychiatrischen Einrichtungen über keine Adoleszentenstationen verfügen, so daß diese Patienten in der Erwachsenenpsychiatrie behandelt werden. Letzteres ist deswegen nicht zu empfehlen, weil sie in Abteilungen für Erwachsene ganz überwiegend mit wesentlich älteren Patienten und zum Teil sehr schweren Krankheitsbildern (Alkoholdelir, akute Psychosen usw.) konfrontiert werden und auf diese Weise die adoleszenztypischen Probleme nicht angemessen bearbeitet werden können. Aufgrund dieser Situation sind Adoleszentenstationen an allen kinder- und jugendpsychiatrischen Kliniken zu fordern. Eine Anbindung an Allgemeinkrankenhäuser ist zu empfehlen, vor allem um die Gemeindenähe und Integration in die Medizin zu verwirklichen. Beides hat positive Auswirkungen auf die Versorgung dieser Patientengruppe.

40.2.4 Komplementär-rehabilitativer Bereich

Er umfaßt die Betreuung und Rehabilitation längerfristig oder chronisch psychisch kranker Jugendlicher und junger Volljähriger (s. Kap. 39). Zum Spektrum dieser Einrichtungen gehören Patientenclubs, Wohngruppen, Werkstätten für Behinderte, Übergangswohnheime, Jugendwohnheime und -wohngruppen. Komplementär-rehabilitative Maßnahmen sind in aller Regel im Anschluß an stationäre Behandlungsmaßnahmen erforderlich.

40.3 Literatur

Expertenkommission der Bundesregierung: Empfehlungen zur Reform der Versorgung im psychiatrischen und psychotherapeutisch/psychosomatischen Bereich. Auf der Grundlage des Modellprogramm Psychiatrie der Bundesregierung. BMJFFG, Bonn 1988

Remschmidt, H., R. Walter (unter Mitarbeit von K. Kampert): Evaluation kinder- und jugendpsychiatrischer Versorgung. Analysen und Erhebungen in drei hessischen Landkreisen. Enke, Stuttgart 1989 (Klinische Psychologie und Psychopathologie, Bd. LI)

Remschmidt, H., R. Walter, A. Warnke: Konzeption und Versorgungsleistung eines mobilen kinder- und jugendpsychiatrischen Dienstes auf dem Land. Psychiatrische Praxis 17 (1990a) 99−106

Remschmidt, H., R. Walter, K. Kampert, K. Hennighausen: Evaluation der Versorgung psychisch auffälliger und kranker Kinder und Jugendlicher in drei Landkreisen. Nervenarzt 61 (1990b) 34−45

IV Gerichtliche Jugendpsychiatrie und gesetzliche Bestimmungen

41. Die Rechtsstellung von Kindern und Jugendlichen auf verschiedenen Altersstufen

Der *Begriff „Kind"* wird in der Rechtsordnung nicht einheitlich verwandt. Ohne obere Altersgrenze wird er für Abkömmlinge ersten Grades der Eltern z. B. in Teilen des Bürgerlichen Gesetzbuches (BGB § 1599ff., § 1616ff.) verwandt, im Grundgesetz (GG Art. 6) und in § 2 des Kinder- und Jugendhilfegesetzes (KJHG). Im folgenden werden als Kinder Personen unter 14 Jahren bezeichnet.

„Jugendlicher" ist, wer über 14, aber noch nicht 18 Jahre alt ist. Mit Vollendung des 18. Lebensjahres tritt seit der Herabsetzung des Volljährigkeitsalters, die am 1.1.1975 gesetzlich fixiert wurde, die Volljährigkeit ein. Bis zu diesem Zeitpunkt wurden die 18- bis 21jährigen als *„Heranwachsende"* bezeichnet. Wenngleich diese Kennzeichnung inzwischen weggefallen ist, so hat sie doch in strafrechtlicher Hinsicht noch eine besondere Bedeutung (§ 105 JGG). Entsprechend dieser Bestimmung können 18- bis 21jährige nach Jugendstrafrecht beurteilt werden, wenn der Täter in seiner Persönlichkeit zum Zeitpunkt der Tat noch einem Jugendlichen gleichstand oder es sich nach Art und Umständen der Tat um eine Jugendverfehlung handelte.

Das Kind ist „mit Vollendung der Geburt" (§ 1 BGB) rechtsfähig; es besitzt z. B. die Fähigkeit zu klagen. Bis zur Volljährigkeit steht das Kind unter dem Recht der elterlichen Sorge (§ 1626 BGB). Gleichwohl bestehen bereits vor dem 18. Lebensjahr eine Reihe von *Teilmündigkeiten*, die ein kontinuierliches Hineinwachsen des Kindes bzw. Jugendlichen in die Rechtsordnung festlegen. Tab. 41.1 gibt eine Übersicht über die *Rechtsstellung von Kindern und Jugendlichen nach Altersstufen*.

Die wichtigsten Altersmarken sind die Vollendung des 6. Lebensjahres (Schulpflicht), des 14. Lebensjahres (strafrechtliche Verantwortlichkeit) und des 18. Lebensjahres (Volljährigkeit). *Bis zum 7. Lebensjahr* ist das Kind *geschäftsunfähig* (§ 104 BGB) und *nicht deliktfähig*, d. h. nicht verantwortlich für die Schadenszufügung gegenüber einem anderen. Von diesem Alter an sind Geschäfts- und Deliktfähigkeit auf bestimmte Rechtsgeschäfte beschränkt bzw. an bestimmte Reifekriterien gebunden (§ 106ff., § 828 BGB). Kinder, die *jünger* sind als *14 Jahre*, sind strafrechtlich *nicht verantwortlich*. Bei Begehen inkriminierter Handlungen werden sie nach den Bestimmungen des JWG und nicht nach denen des JGG behandelt.

Wesentlich ist der *Schutz- und Erziehungsanspruch* für Kinder, der in § 1 des KJHG definiert ist: „Jeder junge Mensch hat ein Recht auf Förderung seiner Entwicklung und auf Erziehung zu einer eigenverantwortlichen und gemeinschaftsfähigen Persönlichkeit."

Fast alle gesetzlichen Bestimmungen enthalten sogenannte *unbestimmte Rechtsbegriffe*, die durch Kommentare, wissenschaftliche Diskussionen und die höchstrichterliche Rechtsprechung ausgelegt und präzisiert werden. Ihr rechtlicher Bedeutungsgehalt deckt sich häufig nicht mit dem allgemeinen Sprachgebrauch oder der medizinischen Terminologie. Beispiele aus dem Kindes- und Jugendrecht sind: Gefährdung, Wohl des Kindes, (drohende) Verwahrlosung, schädliche Neigungen, Einsichtsfähigkeit, sittlich-geistige Reife, Geistesschwäche, (körperliche, geistige, seelische usw.) Behinderung, Erwerbs-

Tabelle 41.**1**   Übersicht über die Rechtsstellung in Abhängigkeit vom Lebensalter (nach Schüler-Springorum 1988)

Alter	Bedeutung	§§
Vollendung der Geburt	Rechtsfähigkeit Grundrechtsfähigkeit (zivilprozessuale) Parteifähigkeit	1 BGB Art. 1 ff GG 50 ZPO
6 Jahre	Schulpflicht	Landesschulgesetze
7 Jahre	beschränkte Geschäftsfähigkeit beschränkte (zivilr.) Deliktfähigkeit	106 BGB 828 II BGB
12 Jahre	beschränkte Religionsmündigkeit	5 (vgl. 2 III) RelKErzG
14 Jahre	volle Religionsmündigkeit bedingte Strafmündigkeit Ende des strafrechtl. Kinderschutzes bes. Mitbestimmungs- u. Anhörungsrechte Beschwerderecht im FGG-Verfahren	5 RelKErzG (71 III JWG) 1, 3 JGG 176 StGB 1746, 1765, 1671, 1778 BGB; 55 b, 55 c, 59 FGG 59 FGG
15 Jahre	Ende der allg. Schulpflicht; BerufsSchPfl.	Landesschulgesetze
16 Jahre	bedingte Ehemündigkeit Testierfähigkeit, Eidesmündigkeit (ziv.pr.) Parteivernehmung teilweise Ende des strafrechtl. Jugendschutzes	1 EheG 2229 BGB 60 StPO, 393, 455 ZPO 170d, 174, 180, 182 (vgl. 235, 236 StGB)
18 Jahre	Volljährigkeit, Heranwachsendenalter	2 BGB pp, 1, 105 JGG
21 Jahre	Ende der Anwendbarkeit des JugendStrR Ende der Hilfe für junge Volljährige	1, 105 JGG, 41 KJHG
24 Jahre	Ende des Jugendstrafvollzugs	92 JGG

minderung. Diese Termini beinhalten meist eine von der Zielsetzung des jeweiligen Gesetzes bestimmte, spezifische Bedeutung. Es empfiehlt sich, vor der Abgabe von Gutachten sich jeweils der rechtlichen Bedeutung dieser Begriffe zu vergewissern. Meist werden hierzu juristische Kommentare benötigt.

Literatur s. Kap. 44, S. 646 f.

42. Die Rechtsstellung des Sachverständigen und seine Aufgaben

Der vom Gericht oder von der Staatsanwaltschaft beauftragte Sachverständige übt immer eine *„Gehilfenfunktion"* aus (s. auch Kap. 44). Seine Aufgabe unterscheidet sich vom gewohnten ärztlichen Auftrag der Untersuchung, Beratung und Behandlung. Zu jeder Begutachtung gehört die Untersuchung, nicht aber die Behandlung.

Die *Aufgabe des Gutachters* besteht darin, eine vom *Auftraggeber* formulierte Fragestellung nach Maßgabe der Untersuchungsbefunde und unter Berücksichtigung des derzeitigen ärztlich-psychologischen Wissens so genau wie möglich zu beantworten. Nicht immer werden die Fragen so gestellt, daß eine klare Antwort möglich ist. In solchen Fällen sollte der jugendpsychiatrische Gutachter nur das ausführen, was er aufgrund seiner Untersuchungsbefunde und der allgemein anerkannten Erkenntnisse seines Fachgebietes dazu sagen kann.

Der jugendpsychiatrische Sachverständige kann nicht nur vom Gericht beauftragt werden, sondern auch z. B. von Versicherungsgesellschaften, Behörden, Krankenkassen oder Privatpersonen. In diesen Fällen steht es ihm frei, ob er den Gutachtenauftrag übernimmt. In strafrechtlichen Verfahren versuchen zuweilen die Parteien, einen Sachverständigen zu engagieren. Er gerät dabei häufig in die problematische Situation des „Parteigutachters", was seine Position vor Gericht erheblich schwächt. Um dieser Situation zu entgehen, die letztlich niemandem nützt, sollte der Gutachter darauf achten, vom Gericht oder von der Staatsanwaltschaft geladen zu sein, und zwar stets vor Beginn der Verhandlung. Den Parteien steht es frei, dem Gericht einen bestimmten Sachverständigen vorzuschlagen. Wird er vom Gericht akzeptiert, so ist er nicht als Parteigutachter zu betrachten.

42.1 Klassifikation und Systematik verschiedener Begutachtungsfragen

Die gutachterlichen Fragestellungen, die Kinder und Jugendliche betreffen, sind sehr unterschiedlich. Sie berühren eine Vielzahl von Rechtsbestimmungen und beziehen sich auf z. T. sehr unterschiedliche menschliche Situationen, Gefahren, Erkrankungen und Beeinträchtigungen. Diese Komplexität erlaubt verschiedene Vorgehensweisen bei der Einteilung der gutachterlichen Fragestellungen.

Die folgende Einteilung richtet sich schwerpunktmäßig an der *rechtlichen* Fragestellung aus und stellt gutachterliche Fragen im *Zivilrecht* solchen im *Strafrecht* gegenüber. Auch bei dieser Einteilung gibt es Überschneidungen, die sich jedoch nicht vermeiden lassen. Als dritte Kategorie könnte man das *Öffentliche Recht* einführen, das z. B. die öffentliche Erziehung, den Schutz der Jugend in der Öffentlichkeit und staatliche bzw. kommunale Sozialleistungen regelt. Fragestellungen aus diesen Bereichen werden im folgenden dem Zivilrecht zugeordnet.

Relativ umfangreich sind die Fragestellungen, die sich bei der Gutachtertätigkeit im Versorgungswesen stellen. Hilfreich hierfür sind die vom Bundesministerium für Arbeit und Sozialordnung herausgegebenen Anhaltspunkte (BMA 1973).

42.2 Rechtsstellung und Aufgaben im Zivilrecht

Die *gesetzlichen Voraussetzungen* für die Heranziehung eines Sachverständigen im Zivilrecht sind in den *§§ 404−411* der *Zivilprozeßordnung* (ZPO) geregelt. Auch im Zivilprozeß kann der Gutachter von den Parteien vorgeschlagen und vom Gericht bestellt werden. Ebenso kann der Sachverständige gemäß § 406 ZPO von jeder Partei abgelehnt werden, wenn dieser Antrag dem Gericht gegenüber ausführlich begründet wird und dieses die Begründung anerkennt. Ist der Sachverständige vom Gericht beauftragt, so hat er ebenso wie im Strafprozeß der Ernennung gemäß § 407 ZPO Folge zu leisten. Er kann aber auch aus triftigen Gründen, die im wesentlichen mit jenen im Strafprozeßverfahren identisch sind, die Erstattung eines Gutachtens ablehnen (§ 408 ZPO). Weitere Bestimmungen für die Beauftragung eines Gutachters finden sich im *Sozialgesetzbuch* und im *Kinder- und Jugendhilfegesetz (früher Jugendwohlfahrtsgesetz, JWG)*. In beiden Fällen wird das Gutachten in der Regel schriftlich erstattet, und ein Erscheinen zur mündlichen Verhandlung ist nicht erforderlich.

Die wichtigsten Fragestellungen zum Zivilrecht sind in Kap. 43 wiedergegeben.

42.3 Rechtsstellung und Aufgaben im Strafrecht

Die gesetzlichen Bestimmungen hierzu finden sich im 7. Abschnitt des ersten Buches der *Strafprozeßordnung* (Sachverständige und Augenschein), § 72−93:

- Im § 72 wird darauf hingewiesen, daß auf Sachverständige die Vorschriften für Zeugen angewandt werden.
- § 73 StPO regelt die Auswahl des Sachverständigen, die durch den Richter erfolgt.

– In §74 StPO ist ausgeführt, daß ein Sachverständiger aus denselben Gründen, die zur Ablehnung eines Richters berechtigen, abgelehnt werden kann.
– Der Sachverständige unterliegt der Pflicht zur Erstattung des Gutachtens (§75 StPO), kann aber aus denselben Gründen, „die einen Zeugen berechtigen, das Zeugnis zu verweigern", von seinem Gutachtenverweigerungsrecht Gebrauch machen (§76 StPO).
– Die Gehilfenfunktion des Sachverständigen geht u. a. aus §78 StPO hervor, der festlegt, daß der Richter, soweit ihm dies erforderlich erscheint, die Tätigkeit des Sachverständigen zu leiten hat.

Von besonderer Bedeutung sind die §80a und §81 StPO:

– In §80a (Zuziehung im Vorverfahren) ist ausgeführt, daß der Sachverständige zugezogen werden muß, wenn damit zu rechnen ist, „daß die Unterbringung des Beschuldigten in einem Psychiatrischen Krankenhaus, einer Entziehungsanstalt oder in der Sicherungsverwahrung angeordnet werden wird".
– §81 StPO regelt die Beobachtung in einem Psychiatrischen Krankenhaus. In Abs. 1 dieses Paragraphen ist ausgeführt: „Zur Vorbereitung eines Gutachtens über den psychischen Zustand des Beschuldigten kann das Gericht nach Anhörung eines Sachverständigen und des Verteidigers anordnen, daß der Beschuldigte in ein öffentliches Psychiatrisches Krankenhaus gebracht und dort beobachtet wird."

Die *Aufgaben des jugendpsychiatrischen Gutachters im Strafverfahren* sind im wesentlichen:

1. festzustellen, ob der Angeschuldigte zum Zeitpunkt der Tat unter einer psychischen Erkrankung oder Störung litt, die sich auf seine Verantwortlichkeit ausgewirkt haben könnte;
2. zu ermitteln, ob der Angeklagte durch die festgestellte Erkrankung oder Störung auch in Zukunft eine Gefahr darstellt;
3. darzulegen, ob und in welcher Weise die festgestellte Erkrankung oder Störung behandelbar oder beeinflußbar ist. Diese Frage wird oft vom Gericht nicht gestellt. Der jugendpsychiatrische Sachverständige sollte sie jedoch in sein Gutachten einbeziehen.

Außer diesen allgemeinen Aufgaben ergeben sich jeweils spezielle Fragestellungen (s. Kap. 44).

Literatur s. Kap. 44, S. 646 f.

43. Gutachterliche Fragestellungen im Zivilrecht und im öffentlichen Recht

43.1 Begutachtungen bei entschädigungspflichtigen Ereignissen

43.1.1 Unfallschäden

Gesetzliche Bestimmungen

Je nach Lebensalter, Unfallart und Unfallhergang sind bei der Begutachtung verschiedene gesetzliche Bestimmungen zu beachten.

Für häusliche Unfälle jüngerer Kinder treten die *Krankenkassen* ein, für Unfälle von Kindergartenkindern und von Schülern die *gesetzliche Unfallversicherung*. Das Gesetz über die Unfallversicherung für Schüler und Studenten sowie Kinder in Kindergärten vom 1. 4. 1971 umfaßt Unfälle im Kindergarten, der Schule oder der Universität sowie Unfälle auf dem Wege dorthin und zurück. Für dauerhafte Behinderungen bei Kindern und Jugendlichen ist das *Bundessozialhilfegesetz (BSHG)* zuständig (s. Kap. 39).

Grundsätzlich gelten auch für Kinderunfälle, sofern sie unter den gesetzlichen Unfallschutz fallen, die Bestimmungen der **Reichsversiche-**

rungsordnung (Unfallversicherung). Im dritten Buch der RVO ist die Einschätzung der Unfallfolgen für Erwachsene festgelegt. Durch die Einbeziehung der Schülerunfallversicherung sind die dortigen Richtlinien sinngemäß auf Kinder und Jugendliche übertragen worden.

Lediglich vom *Begriff der Arbeitsunfähigkeit* ist bei Kindern abzusehen, da sie vor dem Unfall keine Arbeit ausgeübt haben. In vollem Umfang berücksichtigt wird jedoch die *Minderung der Erwerbsfähigkeit (MdE)*. Dieser Begriff hat auch in die Schülerversicherung Eingang gefunden. Für den Gutachter bedeutet dies, daß er die MdE auch bei einem hirntraumatisch geschädigten Kind festzulegen hat, wobei Maßstäbe wie für Erwachsene zugrundegelegt werden. Da dies jedoch zum Teil nicht möglich ist, muß die Einschätzung so erfolgen, als ob der Betreffende auf dem Arbeitsmarkt bereits zur Verfügung gestanden hätte. Der Grad der MdE ist auf den Zeitpunkt des Tages nach dem Unfall festzulegen. Allerdings muß bei Kindern und Jugendlichen in kürzeren Abständen eine Begutachtung durchgeführt werden, da im Schulalter die Heilung häufig schneller erfolgt und somit eine bessere Anpassungsfähigkeit resultiert.

Auch im Kindesalter kann eine *Unfallrente* beansprucht werden (entsprechend § 580, Abs. 4 RVO). Eine Rente wird gewährt, wenn mindestens eine 20%ige MdE vorliegt und diese die 13. Woche nach dem Unfallereignis überdauert.

Von entscheidender Bedeutung ist die Rehabilitationsphase (s. auch Kap. 39). Durch das **Rehabilitationsangleichungsgesetz** vom 7.8. 1974 sind die zuständigen Träger zur Aufstellung eines *Gesamtplanes* verpflichtet. Diese Aufgabe ist sehr verantwortungsvoll und erfordert vom Gutachter viel Erfahrung und eine gute Übersicht über die schadensrechtliche Literatur. Über die Grundzüge des Rehabilitationsrechtes informiert Mrozynski (1979).

Das Gesetz über die Angleichung von Rehabilitationsleistungen unterscheidet medizinische Leistungen der Rehabilitation von beruflichen und ergänzenden Leistungen.

Tabelle 43.1 Zuständigkeit für die drei Gruppen von Rehabilitationsmaßnahmen (nach Arns u. Mitarb. 1989)

	Medizinische Leistungen	Berufliche Leistungen	Ergänzende Leistungen
Kriegsopferversorgung	×	×	×
Gesetzliche Unfallversicherung	×	×	×
Gesetzliche Krankenversicherung	×		×
Gesetzliche Rentenversicherung	×	×	×
Arbeitsverwaltung		×	×
BSHG (örtlicher und überörtlicher Träger der Sozialhilfe)	×	×	×

– Die *medizinischen Untersuchungen* sind in *§ 10* des Gesetzes festgelegt und umfassen ärztliche und zahnärztliche Behandlungen, die Versorgung mit Arznei- und Verbandsmitteln, Heilmitteln, insbesondere Krankengymnastik, Bewegungstherapie, Sprach- und Beschäftigungstherapie, die Ausstattung mit Körperersatzstücken, orthopädischen und anderen Hilfsmitteln einschließlich der notwendigen Änderungen, Ersatzbeschaffung sowie der Ausbildung im Gebrauch der Hilfsmittel. Auch Arbeitstherapie und Belastungserprobung gehören zu den medizinischen Leistungen.
– Die *beruflichen Leistungen* sind in *§ 11* des Gesetzes angeführt, wobei es sich um Maßnahmen der Arbeitserprobung, der Berufsfindung, um Grundausbildung, Umschulung oder Fortbildung handelt.
– Die in *§ 12* geregelten *ergänzenden Leistungen* umfassen vor allem finanzielle Hilfen für den Rehabilitanden, Leistungen zur Sozialversicherung und den Behindertensport.

Tab. 43.1 gibt eine schematische Übersicht über die Zuständigkeit für die drei Gruppen von Rehabilitationsmaßnahmen gemäß dem Rehabilitationsangleichungsgesetz.

Vorgehen bei der Begutachtung

Bei der Begutachtung müssen die *prätraumatischen Bedingungen* (Entwicklungsstand, eventuelle Vorschädigungen), der *Unfallhergang*, die *Folgen* des Traumas und die *posttraumatischen Bedingungen* beachtet werden.

Die *Unfallschäden* werden, soweit Knochen- und Gliedmaßenverletzungen betroffen sind, meist von Chirurgen, Orthopäden oder Neurochirurgen beurteilt. Die Weichteilverletzungen oder Schädigungen innerer Organe hat im allgemeinen der Pädiater oder Internist zu beurteilen. Die Begutachtung der Schädel-Hirn-Verletzungen fällt überwiegend in das Gebiet der Neuropädiatrie und der Neuropsychiatrie des Kindes- und Jugendalters. Zur *Festlegung der MdE* muß auf die einschlägigen Richtlinien bzw. Spezialpublikationen hingewiesen werden (Bundesminister für Arbeit und Sozialordnung 1973). Über Begutachtungsfragen nach Schädel-Hirn-Traumen finden sich Hinweise sowie entsprechende Tabellen bei Lange-Cosack u. Tepfer (1973) sowie Remschmidt u. Stutte (1980).

43.1.2 Impfschäden

Mit der Aufhebung der Verpflichtung zur Pokkenschutzimpfung, die für die höchste Zahl von Komplikationen verantwortlich war, haben gutachterliche Fragestellungen im Hinblick auf Impfschäden deutlich abgenommen. Außer bei der Pockenschutzimpfung können nach der *Pertussis-Schutzimpfung*, der *Masern-Lebendimpfung* und der *Poliomyelitis-Schutzimpfung* Akut- und Spätfolgen auftreten (meist Enzephalitiden), die jedoch aufs Ganze gesehen sehr selten sind.

Nach der Poliomyelitis-Schutzimpfung kann es zu poliomyelitisähnlichen Krankheitsbildern im Abstand von 9–15 Tagen kommen. Eine derartige Schädigung findet sich etwa auf 1 Million Poliomyelitis-Schutzimpfungen.

Gesetzliche Bestimmungen: Nach der zweiten Gesetzesänderung des *Bundesseuchengesetzes* vom 25. 8. 1971 hat gemäß §§ 51–55 jeder, der durch eine gesetzlich vorgeschriebene, angeordnete, von der Behörde öffentlich empfohlene oder aufgrund von Verordnungen zur Ausführung der internationalen Gesundheits-

vorschriften durchgeführte Impfung einen Impfschaden erleidet, wegen möglicher gesundheitlicher oder wirtschaftlicher Folgen des Impfschadens einen *Anspruch auf Versorgung* nach den Vorschriften des *Bundesversorgungsgesetzes*. Dieser Anspruch muß beantragt werden. Derartige Anträge werden in der Regel erst nach einer Begutachtung entschieden.

Nach dem Gutachten des Bundesgesundheitsamtes wird als *Impfschaden* „jede der Dauer und Schwere nach über das übliche Maß hinausgehende Beeinträchtigung der Gesundheit des Impflings angesehen, die infolge der Impfung auftritt und ohne die Impfung nicht oder nicht in dieser Form entstanden wäre. Sinngemäß gilt dies für alle Schädigungen nach öffentlich empfohlenen Impfungen" (Harbauer 1979).

Über Inkubationszeiten, Art und Ausmaß der Folgen von Schutzimpfungen informieren Ehrengut u. Mitarb. (1972).

43.1.3 Körperliche und seelische Schäden nach Gewalttaten und Verfolgung

Nach § 847,1 *BGB* kann der Verletzte im Falle der Verletzung des Körpers oder der Gesundheit gegebenenfalls eine Geldentschädigung verlangen (*Schmerzensgeld*), womit nicht nur die durch den Schaden hervorgerufenen körperlichen Schmerzen, sondern auch die Auswirkungen von Entstellungen (etwa bei Verbrennungen oder bei Verunstaltungen, vor allem im Gesichtsbereich), der Verlust an Lebensfreude, die Beeinträchtigung der sozialen Rolle u. ä. abgegolten werden sollen. Der ärztliche Sachverständige hat hierbei die Aufgabe, für das juristische Urteil sachliche Informationen über den Umfang der Gesundheitsstörung unter Einbeziehung auch ihrer psychischen, beruflichen und sozialen Auswirkungen zu liefern. Nach dem *Gesetz über die Entschädigung von Opfern von Gewalttaten* vom 11. 5. 1976 können auch den Opfern inkriminierter Handlungen (z. B. bei sexuellem Mißbrauch) geldliche oder sonstige Entschädigungs- bzw. Wiedergutmachungsansprüche zuerkannt werden (Schulze-Lüke u. Wolf 1977).

Seltener geworden sind Begutachtungen nach dem Bundesentschädigungsgesetz (BEG) wegen Schadens an Körper und Gesundheit *nach nationalsozialistischer Verfolgung*. Der Gutachtenauftrag wird in der Regel von der Landesrentenbehörde, vom Landesamt für Entschädigung oder von Land- bzw. Oberlandesgerichten gestellt. Meist handelt es sich um die *Beurteilung von Spätfolgen* bei derzeit Erwachsenen, die in frühester Kindheit nationalsozialistischen Verfolgungen (körperlichen Züchtigungen, Leben in der Illegalität) ausgesetzt waren. Es besteht kein Zweifel daran, daß derartige Verfolgungen langfristige Auswirkungen haben, die sich in schwerwiegenden neurotischen Störungen und Angstzuständen, Persönlichkeitsstörungen, psychosomatischen Beschwerden, depressiven Syndromen, apathischem Verhalten und Einschränkung in allen Lebensbereichen zeigen können (Baeyer u. Mitarb. 1964; Keilson 1979; Lempp 1976).

Bei der Begutachtung, die ja nur retrospektiv erfolgen kann, ist anhand der wissenschaftlich bekannten Zusammenhänge nachzuweisen, ob das derzeitige Zustandsbild unter Berücksichtigung aller Umstände mit der Verfolgung in einen kausalen Zusammenhang gebracht werden kann. Ein solcher gilt als erwiesen, wenn mehr Gründe für als gegen diesen Zusammenhang sprechen. Über Details der Begutachtung orientieren Paul u. Herberg (1963). Besonders erschwerend wirkt sich aus, daß häufig der Betroffene nicht untersucht werden kann und die Begutachtung nur nach Aktenlage durchgeführt wird.

43.1.4 Schadensersatzpflicht und Deliktfähigkeit gemäß § 827 und 828 BGB

Fragestellungen nach *§ 827 BGB* beziehen sich auf die **Schadensersatzpflicht**. § 827 BGB lautet:

„Wer im Zustande der Bewußtlosigkeit oder in einem die freie Willensbestimmung ausschließenden Zustande krankhafter Störung der Geistestätigkeit einem anderen Schaden zufügt, ist für den Schaden nicht verantwortlich. Hat er sich durch geistige Getränke oder ähnliche Mittel in einen vorübergehenden Zustand dieser Art versetzt, so ist er für den Schaden, den er in diesem Zustand widerrechtlich verursacht, in gleicher Weise verantwortlich, wie wenn ihm die Fahrlässigkeit zur Last fiele; die Verantwortlichkeit tritt nicht ein, wenn er ohne Verschulden in den Zustand geraten ist."

Gutachten gemäß § 827 BGB sind selten. Sie kommen vor, wenn durch Kinder oder Jugendliche anderen materielle oder gesundheitliche Schäden zugefügt worden sind und Zweifel an ihrer Verantwortlichkeit auftauchen.

Häufiger sind Gutachten zur Frage der *Verantwortlichkeit* (**Deliktfähigkeit**) gemäß § 828 BGB:

1. „Wer nicht das 7. Lebensjahr vollendet hat, ist für einen Schaden, den er einem anderen zufügt, nicht verantwortlich."
2. „Wer das siebente, aber nicht das achtzehnte Lebensjahr vollendet hat, ist für einen Schaden, den er einem anderen zufügt, nicht verantwortlich, wenn er bei Begehung der schädigenden Handlung nicht die zur Erkenntnis der Verantwortlichkeit erforderliche Einsicht hat. Das gleiche gilt von einem Taubstummen."

Begutachtungen sind meist zu *§ 828 Abs. 2* zu erstatten. Es handelt sich dabei in den häufigsten Fällen um körperliche Schäden (fahrlässige Körperverletzungen, häufig beim Spielen) oder um materielle Schäden (meist Brandstiftung), die durch über 7jährige Kinder verursacht werden, wobei sich die Frage erhebt, ob das Kind zum Zeitpunkt der Tat „die zur Erkenntnis der Verantwortlichkeit erforderliche Einsicht" hatte.

Diese Frage ist oft schwer zu entscheiden und erfordert ausführliche entwicklungspsychologische Erhebungen zur *Einsichtsfähigkeit*, zur moralischen Entwicklung und zur Persönlichkeit bzw. Handlungsbereitschaft. Es geht *nicht* um eine allgemeine Feststellung des Entwicklungsstandes und um den Vergleich des Kindes, das die Tat begangen hat, mit einem durchschnittlichen Siebenjährigen, sondern um die Einsicht in die Verantwortlichkeit im konkreten Einzelfall. Besonders schwierig sind diese Fragen zu entscheiden, wenn es um Körperverletzungen geht, die sich aus dem Spiel heraus ergeben, oder auch um Brandstiftungen bei jüngeren Kindern (Dauner 1980).

43.2 Begutachtungen im Familien- und Vormundschaftsrecht

43.2.1 Kindeswohl und Elternrecht

In der Verfassung sind die *Grundrechte des Kindes (Artikel 2 GG) und der Eltern (Artikel 6, Abs. 2 GG)* festgelegt.

In Artikel 6, Abs. 1 GG werden Ehe und *Familie* als Gemeinschaft unter *besonderen staatlichen Schutz* gestellt. Einheit und Eigenständigkeit der Familie als immer noch beste und effektivste Sozialisationsinstanz sind auch im Sinne einer Wertentscheidung allgemein anerkannt.

Von diesen Prämissen her muß davon ausgegangen werden, daß Kindeswohl und Elternrecht bzw. -pflicht nicht als Gegensätze zu sehen sind, sondern als konvergierende, gemeinsame Interessensausrichtung.

Das *Kindeswohl* gehört zu den unbestimmten Rechtsbegriffen und kann nicht allgemeingültig festgelegt werden. Vielmehr muß es jeweils im Hinblick auf den konkreten Fall und seine Bedingungen definiert und präzisiert werden. Definitorisch kann man unterscheiden zwischen den Begriffen *Kindeswohl, Recht des Kindes, Kindesinteresse* und *Kindeswillen.* Das *Kindeswohl* kann als Summe der Kindesrechte und der Kindesinteressen unter angemessener Berücksichtigung des jeweiligen Kindeswillens angesehen werden. Ein Ziel der Erziehung ist es, dem Kind im Laufe seiner Entwicklung in zunehmend stärkerem Maße die Fähigkeit zu vermitteln bzw. zu wecken, seine Rechte und Interessen und seinen Willen selbst vertreten zu können (Remschmidt 1978a).

Kindeswohl und Elternrecht bzw. Elternwille können in verschiedener Weise in Kollision geraten. Derartige Konflikte werden in der Regel unter dem Begriff der *Gefährdung des Kindeswohles* beschrieben. Am häufigsten wird das Kindeswohl gefährdet durch Kindesmißhandlung, Deprivation und Vernachlässigung, gravierende Erziehungsmängel sowie Trennung und Scheidung der Eltern mit all ihren Folgen. In diesen Fällen ist ein staatlicher Eingriff möglich und vielfach notwendig, indem den Eltern oder anderen Betreuungspersonen gemäß §1666 BGB das Aufenthaltsbestim-

mungs- und Sorgerecht aberkannt werden kann. Gutachterliche Fragestellungen erstrecken sich meist auf die Regelung des Sorgerechts und des Umgangsrechts.

43.2.2 Regelung des Sorgerechts

Gesetzliche Bestimmungen: Die einschlägigen Fragestellungen sind in den §§1671, 1672, 1680 und 1681 *BGB* geregelt. Im *§1671* BGB war zunächst vom Gesetzgeber festgelegt worden, daß das Familiengericht die elterliche Sorge nach der Scheidung nur einem Elternteil übertragen kann. Diese Bestimmung wurde durch das Urteil vom 3. 11. 1982 aufgehoben, so daß jetzt nach der Scheidung der Eltern das Sorgerecht auch beiden Eltern zur gemeinsamen Ausübung übertragen werden kann. Die *§§1672, 1680* und *1681* regeln verschiedene Details, u. a. Vermögensfragen und Vorgehensweise nach dem Tode eines Elternteils.

Durch das am 1. 7. 1977 in Kraft getretene neue *Ehescheidungsrecht* wurden Familiengerichte geschaffen, die sowohl für die Sorgerechts- und Umgangsregelung als auch für Vermögensfragen zuständig sind.

Mit der Änderung des *Rechts der elterlichen Sorge* (in Kraft getreten am 1. 1. 1980) sind ebenfalls verschiedene Änderungen eingetreten, u. a. die Ablösung des Schuldprinzips durch das Zerrüttungsprinzip und die neue Bezeichnung „Recht der elterlichen Sorge", das an die Stelle der „elterlichen Gewalt" getreten ist. Hierin zeigt sich nicht nur eine terminologische Veränderung. Vielmehr hat die Rechtsentwicklung der zunehmenden Einsicht Rechnung getragen, daß die Rechtsstellung des Kindes und seine Willensbekundungen stärker und in einem früheren Alter zu berücksichtigen sind.

Diese Haltung ist im Grundsatz zu begrüßen, ist aber auch problematisch, da aufgrund der Komplexität gesellschaftlicher Anforderungen eine immer größere Diskrepanz entsteht zwischen der angestrebten Erziehung zur Verantwortlichkeit und Selbstbestimmung und der Möglichkeit, Verantwortung real zu übernehmen. Die Entwicklung des Familienrechts geht immer stärker in Richtung einer *Verselbständigung der Kinder.* Andererseits ist unser gesellschaftliches System so konstruiert, daß Verantwortung im breiteren Rahmen, die ja stets auch an wirtschaftliche Selbständigkeit gekoppelt ist, erst relativ spät erlangt werden kann. Insofern muß ein Konflikt entstehen, wenn Kinder zur frühen Übernahme von Verantwortung erzogen werden sollen, die sie realiter erst sehr spät wahrnehmen können (Remschmidt 1978b).

Vorgehensweise bei der Begutachtung: Ausgehend vom Wohl des Kindes muß im Rahmen der Begutachtung geklärt werden, *welchem Elternteil das Sorgerecht zuerkannt werden* soll oder ob es beiden Eltern zur *gemeinsamen Ausübung* übertragen werden kann. Letzteres ist nur möglich, wenn die streitigen Auseinandersetzungen zu einem gewissen Stillstand gekommen sind, so daß nicht befürchtet werden muß, daß die gemeinsame Ausübung des Sorgerechts eine Fortsetzung der früheren Konflikte mit anderen Mitteln bedeutet.

Für die Entscheidung in dieser Fragestellung sind eine Reihe von *Kriterien* genannt worden (vgl. Lempp 1983):

1. Wille des Kindes (nach Vollendung des 14. Lebensjahres ist das Kind vom Familiengericht stets zu hören; das Familiengericht kann aber auch jüngere Kinder anhören);
2. Bindungs- und Beziehungsqualität des Kindes zu einem oder beiden Elternteilen;
3. Beziehungskontinuität;
4. Persönlichkeit, Erziehungsfähigkeit und wirtschaftliche bzw. soziale Situation der Eltern;
5. Zusammenbleiben oder Trennung der Kinder im Rahmen einer Sorgerechtsentscheidung.

Lempp (1983) gibt zehn allgemeine Grundsätze für die Übertragung des Rechtes der elterlichen Sorge gemäß § 1671 BGB an und hat einen empfehlenswerten Ratgeber für Eltern verfaßt (Lempp 1976).

In den letzten Jahren wurde eine heftige *Diskussion um zwei Fragen* geführt: die *gemeinsame Ausübung des Rechtes der elterlichen Sorge* durch beide Eltern nach der Scheidung und die *Übertragung des Rechtes der elterlichen Sorge an Väter*. Während früher jüngere Kinder gewissermaßen automatisch in die Obhut der Mütter gegeben wurden, hat sich dies, auch aufgrund der zunehmenden Erkenntnis der Bedeutung des Vaters für die Entwicklung

von Kindern, verändert (Fthenakis 1984a u. b, 1985a u. b).

43.2.3 Regelung des Umgangsrechts

Gesetzliche Bestimmungen: Die für die Begutachtung relevanten Fragenstellungen ergeben sich aus *§ 1634 BGB*, der auch dem Elternteil, dem die Personensorge nicht zusteht, das Recht zum persönlichen Umgang mit dem Kinde gibt. Laut § 1634 BGB entscheidet das Familienrecht über den Umfang der Befugnis im persönlichen Umgang mit dem Kind: „Das Familiengericht kann die Befugnis einschränken oder ausschließen, wenn dies zum Wohle des Kindes erforderlich ist." Wenn beiden Eltern das Personensorgerecht zusteht, so gelten sinngemäß die gleichen Bestimmungen.

Nach Lempp (1983) lassen sich folgende **Richtlinien** *zur Regelung der Umgangsbefugnis* formulieren:

- Ein regelmäßiger Kontakt zwischen einem Kind und seinem nicht sorgeberechtigten Elternteil kann nur dann ohne Belastung möglich sein, „wenn die geschiedenen Ehepartner zu einer sachlichen Neutralität gegeneinander zurückgefunden haben".
- Wer eine vollkommene Trennung von seinem früheren Ehepartner anstrebt, muß gegebenenfalls auf den Kontakt mit dem Kind verzichten können.
- Jeder Besuchskontakt gegen Willen und Wunsch des Kindes widerspricht dem Sinn der Umgangsbefugnis. Im Hinblick auf diese Problematik ergibt sich immer wieder die Frage, inwieweit der sorgeberechtigte Elternteil das Kind gegenüber dem nicht sorgeberechtigten Elternteil beeinflußt.
- Der sorgeberechtigte Elternteil hat immer den größeren Einfluß auf das Kind, was der nicht sorgeberechtigte Elternteil akzeptieren oder zumindest tolerieren muß.
- Bewußte oder unbewußte negative Beeinflussung des Kindes durch den sorgeberechtigten Elternteil kann Veranlassung geben, die Sorgerechtsentscheidung zu überprüfen.
- Das Kindeswohl kann mit dem Elternrecht kollidieren. Insofern kann eine Regelung der Umgangsbefugnis manchmal auch ein schweres Unrecht für einen Elternteil bedeuten. Dies läßt sich aber, wenn dem Kindeswohl Priorität eingeräumt wird, manchmal nicht vermeiden.
- Bei Kindern bis zum Grundschulalter kann eine

Regelung der Umgangsbefugnis nur vertreten werden, „wenn die Eltern zu einer Minimalform gegenseitiger Höflichkeit in der Lage sind".

– Bei Schwierigkeiten im Kontakt der geschiedenen Eheleute sollte gegebenenfalls eine dem Kind gut bekannte neutrale Person eingeschaltet werden.

– Ein häufiger Wechsel der Bezugspersonen belastet Kinder besonders. Daher sind seltenere, aber längere Besuche häufigen und sehr kurzen eher vorzuziehen.

– Kinder unter vier Jahren sollten beim nicht sorgeberechtigten Elternteil nur dann übernachten, wenn sie mit ihm vertraut sind.

Trotz aller Regeln bleibt die Begutachtung zur Frage des Umgangsrechtes für den Gutachter eine sehr schwierige und vom Ergebnis her oft unbefriedigende Aufgabe. Es geht fast immer um die am wenigsten schädliche Alternative.

43.2.4 Adoption

Die **gesetzlichen Bestimmungen** sind in den *§§ 1741−1772 BGB* formuliert. Das adoptierte Kind hat heute die gleichen Rechte wie ein leibliches Kind und verliert mit der Adoption die Verwandtschaft zu seiner bisherigen Familie. Die Adoption erfolgt nach dem Adoptionsvermittlungsgesetz. Adoptionsstellen befinden sich in der Regel bei den Landesjugendämtern.

Im Zusammenhang mit dem Adoptionsrecht existieren im wesentlichen drei **gutachterliche Fragestellungen**:

1. **Adoptionseignung des Kindes:** Diese orientiert sich an einer Reihe von Individualfaktoren. Neben der Bedeutung des körperlichen Entwicklungszustandes und möglicher Krankheiten bereitet die Stellungnahme zur geistig-seelischen Entwicklung häufig Schwierigkeiten, weil diese durch Hospitalismusfolgen oftmals schwer festgestellt werden kann.
   Bekanntlich sind *Hospitalismusfolgen* bei den zu adoptierenden Kindern durch vorausgegangene Heimaufenthalte nicht selten. Nicht zuletzt wird aus diesen Gründen eine Art Probezeit durch vorübergehende Schaffung eines *Pflegekindverhältnisses* nach § 27 JWG geschaffen, um so die Kenntnis über die wechselseitige Anpassung zu vertiefen. Grundsätzlich ist die

Frühadoption anzustreben. Sie hat aber in verschiedener Hinsicht Grenzen. Denn einerseits kann die Einwilligung der leiblichen Eltern des Kindes gemäß § 1777, Abs. 3 BGB frühestens erteilt werden, wenn das Kind acht Wochen alt ist, andererseits soll auch den Adoptiveltern die Möglichkeit gegeben werden, ihre Entscheidung zu überprüfen (§ 1744).

2. **Adoptionseignung der Adoptiveltern:** Bei der Beurteilung dieser Frage muß der Gutachter versuchen, ein genaues Bild von den Adoptiveltern zu bekommen. Er muß sich ein Urteil über ihre erzieherischen Fähigkeiten, ihre erzieherische Einstellung und ihre Motivation zur Adoption bilden. Durch die *Adoptionsrechtsnovelle* vom 1.1.1977 wurden nicht nur die rechtliche Situation des adoptierten Kindes verbessert, sondern auch realistischere Regelungen bezüglich der Adoptiveltern herbeigeführt. So wurde die untere Altersgrenze für Adoptiveltern auf 25 Jahre festgesetzt. Bei der Annahme durch ein Ehepaar genügt es, wenn ein Ehepartner 25 Jahre alt ist, wobei der andere jedoch mindestens 21 Jahre alt sein muß.
   Bei den Adoptiveltern ist vor allem auf eine realistische und ausgewogene Einstellung zum Adoptionsvorgang zu achten. Trotz insgesamt guter Erfolge der Adoption für die weitere Entwicklung vieler Adoptivkinder muß vor einer Überschätzung und Überbewertung der Möglichkeiten der Adoption gewarnt werden. Die Aufklärung eines Adoptivkindes über seine Herkunft sollte unbedingt vor dem Schulbeginn erfolgen. Die heutigen gesetzlichen Bestimmungen machen die Adoptionsauflösungen zu Recht sehr schwer. Um so sorgfältiger muß die Adoptionseignung von Eltern und Kind bedacht werden. Denn eine Adoptionsauflösung gehört zu den bedrückendsten Erfahrungen für Eltern und Kinder.

3. **Ersetzung der Einwilligung eines Elternteils gemäß § 1748 BGB:** Im Falle schwerer und über längere Zeit beobachteter gröblicher Verletzung des Rechtes der elterlichen Sorge und einer Gefährdung des Kindeswohles kann das Vormundschaftsgericht die Einwilligung der Eltern zur Adoption eines Kindes ersetzen. Dies ist ein schwerwiegender Eingriff in das Eltern-

recht, der deshalb nur bei eindeutigen Verletzungen der elterlichen Pflichten vorgenommen wird. In der Praxis wird in solchen Fällen zunächst so vorgegangen, daß den Eltern gemäß *§ 1666 BGB* das Recht der elterlichen Sorge aberkannt wird und das Kind in eine *Pflegefamilie* kommt. Erst im zweiten Schritt wird dann die Adoption eingeleitet. Die gutachterliche Stellungnahme zum § 1748 BGB ist außerordentlich verantwortungsvoll und muß sich stets auf Fakten stützen, um nicht den Eltern oder dem Kind Unrecht zu tun.

43.2.5 Begutachtung bei Gefährdung des Kindeswohls gemäß § 1666 BGB

Gesetzliche Bestimmungen: Durch die Neuregelung des Rechtes der elterlichen Sorge vom 1.1.1980 kann nunmehr auch bei „unverschuldetem Versagen der Eltern" diesen das Recht der Personensorge für das Kind entzogen werden. *§ 1666 BGB* lautet:

1. „Wird das körperliche, geistige oder seelische Wohl des Kindes durch mißbräuchliche Ausübung der elterlichen Sorge, durch Vernachlässigung des Kindes, durch unverschuldetes Versagen der Eltern oder durch das Verhalten eines Dritten gefährdet, so hat das Vormundschaftsgericht, wenn die Eltern nicht gewillt oder nicht in der Lage sind, die Gefahr abzuwenden, die zur Abwendung der Gefahr erforderlichen Maßnahmen zu treffen. Das Gericht kann auch Maßnahmen mit Wirkung gegen einen Dritten treffen.
2. Das Gericht kann Erklärungen der Eltern oder eines Elternteils ersetzen.
3. Das Gericht kann einem Elternteil auch die Vermögenssorge entziehen, wenn er das Recht des Kindes auf Gewährung des Unterhalts verletzt und für die Zukunft eine Gefährdung des Unterhaltes zu besorgen ist."

Die häufigsten **gutachterlichen Fragestellungen** sind:

1. Entzug des Rechtes der elterlichen Sorge aufgrund *verschuldeter oder unverschuldeter Gefährdung des Kindeswohls*. Eine verschuldete Gefährdung des Kindeswohls liegt z. B. bei Mißhandlung und Vernachlässigung des Kindes vor. Unverschuldet kann sie eintreten durch schwerwiegende Erkrankung des sorgeberechtigten Elternteils (z. B. bei einer alleinerziehenden Mut-

ter oder einem alleinerziehenden Vater, die sich wegen ihrer Erkrankung nicht mehr um das Kind kümmern können).
2. Entzug des Rechtes der Personensorge, weil das Kindeswohl dadurch gefährdet ist, daß die *leiblichen Eltern die Herausgabe ihres Kindes aus einer Pflegefamilie beantragen*. Meist geht es dabei um Fälle, in denen sich der antragstellende Elternteil (verschuldet oder unverschuldet) für lange Zeit nicht um sein Kind gekümmert hat, welches sich in einer Pflegefamilie befindet und zu den Pflegeeltern nunmehr eine intensive Bindung und Beziehung aufgebaut hat, die beim Zurückverbringen zum leiblichen Elternteil erhebliche psychische Folgen für das Kind nach sich zöge. Derartige Fälle sind manchmal für die leiblichen Eltern sehr tragisch. In der heutigen Rechtsprechung und Begutachtungspraxis wird jedoch häufig bei einer Rechtsgüterabwägung das Kindeswohl höher eingeschätzt als das Elternrecht. Dies bedeutet, daß in derartigen Konfliktfällen die *psychologisch begründete Elternschaft* vor der *biologischen Elternschaft* rangiert.

43.2.6 Begutachtung zur Sterilisation geistig behinderter Jugendlicher

Aus Angst vor einer Schwangerschaft regen oft die Eltern geistig behinderter Mädchen deren Sterilisation an. Immer noch werden derartige Eingriffe ohne weitergehende Überlegungen durchgeführt. Dabei bewegt sich der durchführende Frauenarzt oder Chirurg in einem rechtlich weitgehend ungeklärten Raum. Es ist die Frage, ob Eltern im Hinblick auf eine derartige Maßnahme überhaupt für ihr geistig behindertes Kind entscheiden können. Auch ist fraglich, ob die Einwilligung eines geistig behinderten Mädchens bezüglich einer derartigen Maßnahme, wenn sie überhaupt erfolgt, aufgrund der möglicherweise sehr eingeschränkten Einsichtsfähigkeit rechtliche Gültigkeit besitzt. Die gemeinsame Konferenz der Fachvertreter für Psychiatrie und Kinder- und Jugendpsychiatrie an den Hochschulen der Bundesrepublik Deutschland hat sich im Jahre 1985 mit der Frage der Sterilisation geistig behinderter Jugendlicher beschäftigt und dazu festgestellt:

„Die Rechtslage zu dieser Problematik ist ungeklärt. Im Interesse der Betroffenen muß darauf hingewirkt werden, daß eine Sterilisation nur erwogen werden sollte,

– wenn die rechtsrelevante Einwilligung des Betroffenen und die Zustimmung des/der Sorgeberechtigten vorliegt,
– wenn durch ein (kinder- und jugend-)psychiatrisches Gutachterverfahren die Indikation zur Sterilisation begründet wird.

Einer Begutachtung sollten folgende Indikationskriterien zugrunde gelegt werden:

– die Schwere der geistigen Behinderung und deren Prognose und
– die Gefährdung im Hinblick auf sexuellen Mißbrauch.

Dabei sollte überprüft werden, wieweit weniger eingreifende Maßnahmen ohne gesundheitliche Risiken durchgeführt werden können" (DGKJ 1985, S. 286).

Die unklare Rechtslage ist inzwischen durch das Betreuungsgesetz behoben worden (1. § 1905 BGB).

43.2.7 Betreuung und Unterbringung

Betreuung: Nach den Bestimmungen des Betreuungsgesetzes, das am 1.1.1992 Gültigkeit erlangte, kann für einen Volljährigen, der aufgrund einer psychischen Krankheit oder einer körperlichen, geistigen oder seelischen Behinderung seine Angelegenheiten ganz oder teilweise nicht besorgen kann, vom Vormundschaftsgericht ein Betreuer bestellt werden (§ 1896 BGB).

Das Betreuungsgesetz bezieht sich ausschließlich auf Volljährige.

Die Betreuung kann in folgender Weise erfolgen:

– durch eine *natürliche Person*, die vom Vormundschaftsgericht bestellt wird und „die geeignet ist, in dem gerichtlich bestimmten Aufgabenkreis die Angelegenheiten des Betreuten zu besorgen und ihn hierbei im erforderlichen Umfang persönlich zu betreuen" (§ 1897, Abs. 1 BGB)
– durch *mehrere Betreuer*, die vom Vormundschaftsgericht dann bestellt werden können, „wenn die Angelegenheiten des Be-

treuten hierdurch besser besorgt werden können" (§ 1899, Abs. 1 BGB)
– durch einen *Verein* oder eine *Behörde*. Dieser Fall kann dann vom Vormundschaftsgericht vorgesehen werden, wenn der Volljährige durch eine oder mehrere natürliche Personen nicht hinreichend betreut werden kann (§ 1900, Abs. 1 BGB).

Pflicht zur Übernahme der Betreuung und Pflichten des Betreuers:
In § 1898 BGB ist die Verpflichtung zur Übernahme der Betreuung geregelt, die dann nicht abgewiesen werden kann, „wenn der Betreuer zur Betreuung geeignet ist und ihm die Übernahme unter Berücksichtigung seiner familiären, beruflichen und sonstigen Verhältnisse zugemutet werden kann".

Die Pflichten des Betreuers sind jeweils am Wohl des Betreuten zu orientieren: „Zum Wohl des Betreuten gehört auch die Möglichkeit, im Rahmen seiner Fähigkeiten sein Leben nach seinen eigenen Wünschen und Vorstellungen zu gestalten" (§ 1901, Abs. 1 BGB).

Schließlich sind für *Heranwachsende* und *junge Volljährige* noch folgende Bestimmungen von großer Bedeutung: ärztliche Maßnahmen, Sterilisation und Unterbringung.

(1) Ärztliche Maßnahmen (§ 1904 BGB)
„Die Einwilligung des Betreuers in eine Untersuchung des Gesundheitszustandes, eine Heilbehandlung oder einen ärztlichen Eingriff bedarf der Genehmigung des Vormundschaftsgerichts, wenn die begründete Gefahr besteht, daß der Betreute aufgrund der Maßnahme stirbt oder einen schweren und längerdauernden gesundheitlichen Schaden erleidet. Ohne die Genehmigung darf die Maßnahme nur durchgeführt werden, wenn mit dem Aufschub Gefahr verbunden ist".

(2) Sterilisation (§ 1905 BGB)
„Besteht der ärztliche Eingriff in einer Sterilisation des Betreuten, in die dieser nicht einwilligen kann, so kann der Betreuer nur einwilligen, wenn

1. die Sterilisation dem Willen des Betreuten nicht widerspricht,
2. der Betreute auf Dauer einwilligungsunfähig bleiben wird,
3. anzunehmen ist, daß es ohne die Sterilisa-

tion zu einer Schwangerschaft kommen würde,

4. infolge dieser Schwangerschaft eine Gefahr für das Leben oder die Gefahr einer schwerwiegenden Beeinträchtigung des körperlichen oder seelischen Gesundheitszustandes der Schwangeren zu erwarten wäre, die nicht auf zumutbare Weise abgewendet werden könnte, und

5. die Schwangerschaft nicht durch andere zumutbare Mittel verhindert werden kann.

Als schwerwiegende Gefahr für den seelischen Gesundheitszustand der Schwangeren gilt auch die Gefahr eines schweren und nachhaltigen Leidens, das ihr drohen würde, weil vormundschaftsgerichtliche Maßnahmen, die mit ihrer Trennung vom Kind verbunden wären (§§ 1666, 1666a), gegen sie ergriffen werden müßten".

„Die Einwilligung bedarf der Genehmigung des Vormundschaftsgerichtes".

(3) Unterbringung (§ 1906 BGB)
„Eine Unterbringung des Betreuten durch den Betreuer, die mit Freiheitsentziehung verbunden ist, ist nur zulässig, solange sie zum Wohle des Betroffenen erforderlich ist, weil

1. aufgrund einer psychischen Krankheit oder geistigen oder seelischen Behinderung des Betreuten die Gefahr besteht, daß er sich selbst tötet oder erheblichen gesundheitlichen Schaden zufügt oder

2. eine Untersuchung des Gesundheitszustandes, eine Heilbehandlung oder ein ärztlicher Eingriff notwendig ist, der ohne die Unterbringung des Betreuten nicht durchgeführt werden kann und der Betreute aufgrund einer psychischen Krankheit oder geistigen oder seelischen Behinderung die Notwendigkeit der Unterbringung nicht erkennen oder nicht nach dieser Einsicht handeln kann".

Wie bei den ärztlichen Maßnahmen und bei der Sterilisation ist auch bei der Unterbringung die Genehmigung des Vormundschaftsgerichtes einzuholen.

43.3 Mitwirkung und Begutachtung im Kinder- und Jugendhilferecht und im Sozialrecht

43.3.1 Mitwirkung im Kinder- und Jugendhilferecht

Die ausdrückliche Möglichkeit zur Begutachtung der Persönlichkeit eines Minderjährigen vor der Einleitung von Jugendhilfemaßnahmen, wie sie im § 66 des JWG vorgesehen war, ist im neuen KJHG (in Kraft getreten am 1.1.1991 mit Übergangsbestimmungen bis zum 31.12.1994) nicht festgelegt. Lediglich, wenn Hilfen zur Erziehung erforderlich sind, die auch Maßnahmen der Eingliederungshilfe nach § 40 BSHG und der Verordnung nach § 47 BSHG umfassen, „sind bei der Aufstellung des Hilfeplanes sowie bei der Durchführung der Hilfe auch der behandelnde Arzt, das Gesundheitsamt, der Landesarzt und nach § 126a des BSHG der Träger der Sozialhilfe und die Bundesanstalt für Arbeit zu beteiligen" (§ 36, Abs. 3 KJHG).

Das Kinder- und Jugendhilfegesetz (KJHG) unterscheidet folgende *Jugendhilfemaßnahmen:*

1. Hilfe zur Erziehung (§ 27)
   Im ersten Absatz des § 27 ist der Anspruch der Personensorgeberechtigten auf Hilfe zur Erziehung festgelegt. Er liegt dann vor, „wenn eine dem Wohl des Kindes oder des Jugendlichen entsprechende Erziehung nicht gewährleistet ist und die Hilfe für seine Entwicklung geeignet und notwendig ist".
   Abs. 3 umschreibt die Maßnahmen im einzelnen: „Hilfe zur Erziehung umfaßt insbesondere die Gewährung pädagogischer und damit verbundener therapeutischer Leistungen. Sie soll bei Bedarf Ausbildungs- und Beschäftigungsmaßnahmen i.S. von § 13, Abs. 2 einschließen". Schließlich ist in Abs. 4 festgelegt, daß Hilfe zur Erziehung auch Eingliederungshilfe nach Maßgabe des § 40 des Bundessozialhilfegesetzes und der Verordnung nach § 47 des BSHG umfaßt.

2. Erziehungsberatung (§ 28)
   „Erziehungsberatungsstellen und andere Beratungsdienste und -einrichtungen sol-

len Kinder, Jugendliche, Eltern und andere Erziehungsberechtigte bei der Klärung und Bewältigung individueller und familienbezogener Probleme und der zugrundeliegenden Faktoren, bei der Lösung von Erziehungsfragen sowie bei Trennung und Scheidung unterstützen. Dabei sollen Fachkräfte verschiedener Fachrichtungen zusammenwirken, die mit unterschiedlichen methodischen Ansätzen vertraut sind".

3. Soziale Gruppenarbeit (§ 29)
„Die Teilnahme an sozialer Gruppenarbeit soll älteren Kindern und Jugendlichen bei der Überwindung von Entwicklungsschwierigkeiten und Verhaltensproblemen helfen. Soziale Gruppenarbeit soll auf der Grundlage eines gruppenpädagogischen Konzepts die Entwicklung älterer Kinder und Jugendlicher durch soziales Lernen in der Gruppe fördern".

4. Erziehungsbeistand, Betreuungshelfer (§ 30)
„Der Erziehungsbeistand und der Betreuungshelfer sollen das Kind oder den Jugendlichen bei der Bewältigung von Entwicklungsproblemen möglichst unter Einbeziehung des sozialen Umfelds unterstützen und unter Erhaltung des Lebensbezugs zur Familie seine Verselbständigung fördern".

5. Sozialpädagogische Familienhilfe (§ 31)
„Sozialpädagogische Familienhilfe soll durch intensive Betreuung und Begleitung Familien in ihren Erziehungsaufgaben, bei der Bewältigung von Alltagsproblemen, der Lösung von Konflikten und Krisen, im Kontakt mit Ämtern und Institutionen unterstützen und Hilfe zur Selbsthilfe geben. Sie ist in der Regel auf längere Dauer angelegt und erfordert die Mitarbeit der Familie".

6. Erziehung in einer Tagesgruppe (§ 32)
„Hilfe zur Erziehung in einer Tagesgruppe soll die Entwicklung des Kindes oder des Jugendlichen durch soziales Lernen in der Gruppe, Begleitung der schulischen Förderung und Elternarbeit unterstützen und dadurch den Verbleib des Kindes oder des Jugendlichen in seiner Familie sichern.

Die Hilfe kann auch in geeigneter Form der Familienpflege geleistet werden".

7. Vollzeitpflege (§ 33)
„Hilfe zur Erziehung in Vollzeitpflege soll entsprechend dem Alter und Entwicklungsstand des Kindes oder des Jugendlichen und seinen persönlichen Bindungen sowie den Möglichkeiten der Verbesserung der Erziehungsbedingungen in der Herkunftsfamilie Kindern und Jugendlichen in einer anderen Familie eine zeitlich befristete Erziehungshilfe oder eine auf Dauer angelegte Lebensform bieten. Für besonders entwicklungsbeeinträchtigte Kinder und Jugendliche sind geeignete Formen der Familienpflege zu schaffen und auszubauen".

8. Heimerziehung, sonstige betreute Wohnformen (§ 34)
„Hilfe zur Erziehung in einer Einrichtung über Tag und Nacht (Heimerziehung) oder in einer sonstigen betreuten Wohnform soll durch eine Verbindung von Alltagserleben und pädagogischen und therapeutischen Angeboten Kinder und Jugendliche in ihrer Entwicklung fördern und entsprechend ihrem Alter und Entwicklungsstand sowie den Möglichkeiten der Verbesserung der Erziehungsbedingungen in der Herkunftsfamilie

1. eine Rückkehr des Kindes oder des Jugendlichen in die Familie zu erreichen versuchen oder
2. die Erziehung in einer anderen Familie oder familienähnlichen Lebensform vorbereiten oder
3. die Verselbständigung des Jugendlichen fördern und begleiten.
Die Jugendlichen sollen auf ein selbständiges Leben vorbereitet und in Fragen der Lebensführung, der Ausbildung und Beschäftigung beraten und unterstützt werden".

9. Intensive sozialpädagogische Einzelbetreuung (§ 35)
„Intensive sozialpädagogische Einzelbetreuung soll Jugendlichen gewährt werden, die einer intensiven Unterstützung zur sozialen Integration und zu einer eigenverantwortlichen Lebensführung bedürfen. Die Hilfe ist in der Regel auf längere Zeit

angelegt und soll den individuellen Bedürfnissen des Jugendlichen Rechnung tragen".

10. Inobhutnahme von Kindern und Jugendlichen (§ 42)
„Inobhutnahme eines Kindes oder eines Jugendlichen ist die vorläufige Unterbringung des Kindes oder des Jugendlichen bei
1. einer geeigneten Person oder
2. einer Einrichtung oder
3. einer sonstigen betreuten Wohnform.

Mit der Inobhutnahme ist dem Kind oder Jugendlichen unverzüglich Gelegenheit zu geben, eine Person seines Vertrauens zu benachrichtigen. Während der Inobhutnahme übt das Jugendamt das Recht der Beaufsichtigung, Erziehung und Aufenthaltsbestimmung aus; der mutmaßliche Wille des Personensorgeberechtigten oder des Erziehungsberechtigten ist dabei angemessen zu berücksichtigen. Es hat für das Wohl des Kindes oder des Jugendlichen zu sorgen, das Kind oder den Jugendlichen in seiner gegenwärtigen Lage zu beraten und Möglichkeiten der Hilfe und Unterstützung aufzuzeigen" (§ 42, Abs. 1).

Im Abs. 3 des gleichen Paragraphen heißt es weiter: „Das Jugendamt ist verpflichtet, ein Kind oder einen Jugendlichen in seine Obhut zu nehmen, wenn eine dringende Gefahr für das Wohl des Kindes oder des Jugendlichen die Inobhutnahme erfordert. Freiheitsentziehende Maßnahmen sind dabei nur zulässig, wenn und soweit sie erforderlich sind, um eine Gefahr für Leib oder Leben des Kindes oder des Jugendlichen oder eine Gefahr für Leib und Leben Dritter abzuwenden".

Im § 36 des KJHG sind die Mitwirkungsmöglichkeiten geregelt, und es wird darauf verwiesen, daß ein Hilfeplan zu erstellen ist.

Im Hinblick auf die *Mitwirkung* wird ausgeführt, daß der Personensorgeberechtigte und das Kind bzw. der Jugendliche vor Einleitung von Jugendhilfemaßnahmen zu beraten sind. Ferner soll die Entscheidung über die Hilfeart „im Zusammenwirken mehrerer Fachkräfte getroffen werden". Als Grundlage für die Ausgestaltung der Hilfe sollen sie zusammenwirkend mit dem Personensorgeberechtigten

und dem Kind oder dem Jugendlichen einen Hilfeplan aufstellen, der Feststellungen über den erzieherischen Bedarf, die zu gewährende Art der Hilfe sowie die notwendigen Leistungen enthält" (§ 36, Abs. 2).

Im § 40 des KJHG ist die *Krankenhilfe* geregelt. Dort heißt es: „Kindern und Jugendlichen, für die Leistungen zum Unterhalt nach § 39 zu gewähren sind, ist Krankenhilfe zu leisten; für den Umfang der Hilfe gelten die §§ 36 und 37, Abs. 2–4, sowie die §§ 37a, 37b und 38 des Bundessozialhilfegesetzes entsprechend.

Hier ist also die Brücke zum Bundessozialhilfegesetz geschlagen. Es befaßt sich mit Hilfen in besonderen Lebenslagen (z.B. Eingliederungshilfen für Behinderte, Hilfe für Gefährdete, Ausbildungsbeihilfe) und den damit verbundenen Verfahrensfragen hinsichtlich der Kosten. Hierin zeigt sich die enge Verflechtung zwischen Jugendhilfe- und Sozialrecht.

43.3.3 Begutachtungen zur Frage der Eingliederungshilfe gemäß § 39ff. BSHG

Gesetzliche Bestimmungen: Vom *§ 39 BSHG* sind *Personenkreis und Aufgabe* bezüglich der Eingliederungshilfe für Behinderte wie folgt geregelt:

1. „Personen, die nicht nur vorübergehend körperlich, geistig oder seelisch wesentlich behindert sind, ist Eingliederungshilfe zu gewähren. Personen mit einer anderen körperlichen, geistigen oder seelischen Behinderung kann sie gewährt werden.
2. Den Behinderten stehen die von einer Behinderung Bedrohten gleich. Dies gilt bei Personen, bei denen Maßnahmen der in den §§ 36 und 37 genannten Art erforderlich sind, nur, wenn auch bei Durchführung dieser Maßnahmen eine Behinderung einzutreten droht."
(Anmerkung: Im § 36 BSHG ist die vorbeugende Gesundheitshilfe, in § 37 die Krankenhilfe apostrophiert, die beide in die Leistungspflicht der Krankenkassen gehören.)
3. „Aufgabe der Eingliederungshilfe ist es, eine drohende Behinderung zu verhüten oder eine vorhandene Behinderung oder deren Folgen zu beseitigen oder zu mildern und den Behinderten in die Gesellschaft einzugliedern (...)
4. Eingliederungshilfe wird gewährt, wenn und solange bei der Besonderheit des Einzelfalles, vor allem nach Art und Schwere der Behinderung,

Aussicht besteht, daß die Aufgabe der Eingliederungshilfe erfüllt werden kann."

Im *§ 40 BSHG* sind die *Maßnahmen der Eingliederungshilfe* genannt: ambulante oder stationäre Behandlung, heilpädagogische Maßnahmen, Hilfe zur angemessenen Schulbildung, Hilfe zur Erlangung eines Arbeitsplatzes usw.

Gutachterliche Fragestellungen: Der im § 39
BSHG festgelegte Sachverhalt, wonach körperlich, geistig oder seelisch wesentliche Behinderungen, die „nicht nur vorübergehend"
sind, vorliegen müssen, weist auf die gutachterlichen Fragestellungen hin: betroffen sind
geistig behinderte Kinder und Jugendliche,
Kinder und Jugendliche mit frühkindlichem
Autismus, aber auch mit schweren, chronifizierten neurotischen Störungen, psychotische
Kinder und Jugendliche, kurzum die meisten
schwerwiegenden chronischen Erkrankungen
und Behinderungen in der Kinder- und Jugendpsychiatrie. Für die akute Behandlung
sind die Krankenkassen zuständig; entsteht ein
chronifizierter Dauerzustand, so liegt die Zuständigkeit beim Bundessozialhilfegesetz.

Es gibt eine Reihe von *Streitfragen im Grenzbereich* zwischen Leistungspflicht der Krankenkassen und der Zuständigkeit des Jugend-
wohlfahrtsgesetzes und des Bundessozialhilfegesetzes:

„Die derzeitigen Bestimmungen lassen unklare Interpretationen zu und führen häufig zu willkürlichen
Entscheidungen zum Nachteil der Patienten und ihrer Eltern. Dadurch werden teilweise notwendige
Behandlungsmaßnahmen verhindert und auch die
Aufenthaltsdauer in den Kliniken verlängert. Die
Krankenkassen und die Kostenträger von Rehabili-
tations- und Sozialhilfe- sowie Jugendhilfemaßnahmen werden aufgefordert, die derzeitige Grauzone
durch klar definierte Regelungen zu ersetzen"
(Deutsche Gesellschaft für Kinder- und Jugendpsychiatrie 1984).

Besondere Auseinandersetzungen im Hinblick
auf die Frage der *Eingliederungshilfe* gemäß
§ 39 BSHG hat es um die *Legasthenie* gegeben. Die Kosten der Untersuchung und der
Behandlung bei Vorliegen zusätzlicher neurotischer Fehlentwicklungen fallen in die Leistungspflicht der Krankenkassen. Im Bereich
der pädagogischen Förderung, die sich aus den
Richtlinien der jeweiligen Kultusverwaltungen
ergibt, sind die Schulverwaltungen zuständig
(spezielle Förderkurse). Soweit schulische
Maßnahmen nicht zur Verfügung stehen oder
nicht ausreichen und die Leistungspflicht der
Krankenkassen nicht mehr berührt ist, steht
den Betroffenen Eingliederungshilfe im Sinne
des BSHG zu. Hierzu liegen auch gerichtliche
Entscheidungen vor. So heißt es in einem Urteil des Verwaltungsgerichtes Köln vom
31.7.1974 (Az.: V L 477/74): „Die von ihr (gemeint ist die Legasthenie) betroffenen Personen leiden an einer Hirnfunktionsschwäche im
Wahrnehmungsbereich und sind in ihrer seelischen Entfaltung wesentlich beeinträchtigt."

Literatur s. Kap. 44, S. 646 f.

44. Gutachterliche Fragestellungen im Strafrecht

44.1 Allgemeine Gesichtspunkte

Das am 16. 2. 1923 in Kraft getretene *Jugendgerichtsgesetz* ist seiner Funktion nach zwischen Jugendhilferecht und Strafrecht angesiedelt und stellt den *Erziehungsgedanken* in den
Mittelpunkt. Das Jugendstrafrecht ist also
nicht nur ein „Täterstrafrecht", sondern auch
ein „Erziehungsstrafrecht". Es ist ein *„Täterstrafrecht"*, weil und soweit in ihm Art und Gewicht der strafrechtlichen Reaktionen nicht so
sehr durch die Tat als vielmehr durch die Persönlichkeit des Täters bestimmt werden. Es ist
„Erziehungsstrafrecht", weil in ihm Erzie-
hungsmaßnahmen und Zuchtmittel die Strafe
in weitem Umfang ersetzen und weil auch die
Sühne oder Strafe selbst, soweit für sie noch
Raum bleibt, in Voraussetzungen, Dauer und
Inhalt wesentlich stärker als im allgemeinen
Strafrecht auf den Zweck einer erzieherischen
Resozialisierung des Täters ausgerichtet ist
(Schaffstein 1977).

Bei der *Begutachtung* von Jugendlichen und Heranwachsenden (Altersgruppe der 18- bis 21jährigen) in einem Strafverfahren sind nicht nur Aussagen darüber zu machen, ob eine *krankhafte psychische Störung* vorgelegen hat. Vielmehr stellt sich immer gleichzeitig die Frage, ob die *psychische Entwicklung norm- und zeitgerecht* verlaufen ist oder ob z. B. nach entwicklungspsychologischen Kriterien die Entwicklung der Persönlichkeit des Jugendlichen soweit retardiert ist, daß dies forensisch berücksichtigt werden muß. Die hierfür relevanten Rechtsvorschriften sind die §§ 3 und 105 JGG.

Die in der Rechtsordnung vorgesehenen Differenzierungen im strafrechtlichen Bereich (bedingte Strafmündigkeit mit 14 Jahren, Anwendung von Jugendstrafrecht zwischen 14 und 18 Jahren, Möglichkeit der Anwendung von Jugendstrafrecht auf Heranwachsende bis zum 21. Lebensjahr, Gültigkeit des allgemeinen Strafrechts nach Vollendung des 21. Lebensjahres) tragen der Tatsache Rechnung, daß Kinder und Jugendliche die in der Gesellschaft gültigen Verhaltensnormen erst erlernen und verinnerlichen müssen, bevor sie in der Lage sind, ein mit den rechtlichen Bestimmungen in Einklang befindliches geordnetes Leben zu führen (Böhm 1985).

Untersuchungen zur *moralischen Entwicklung* zeigen, daß vom frühen Kindesalter bis ins Erwachsenenalter eine Reihe von Stadien durchlaufen werden, die auch für die strafrechtliche Beurteilung wichtig sind. Am weitesten ausgebaut ist die Theorie von Kohlberg (1964) (s. Kap. 3, Tab. 3.**2**). Ein Kind durchläuft demnach eine Entwicklung von einem prämoralischen Stadium (auch präkonventionelles Stadium genannt) über ein konventionelles Stadium der Rollenkonformität zum postkonventionellen Stadium, in dem moralische Prinzipien an mehr oder weniger allgemeingültigen Vorstellungen (z. B. der Idee der Gerechtigkeit) orientiert sind. Kohlberg und seine Mitarbeiter haben Methoden entwickelt, mit deren Hilfe man feststellen kann, auf welcher Stufe der moralischen Entwicklung sich ein Kind oder Jugendlicher in etwa befindet. Auf der Grundlage derartiger Experimente haben verschiedene Autoren Untersuchungen bei Delinquenten und Nicht-Delinquenten angestellt und sind dabei zu dem Ergebnis gekommen, daß unter Straftätern ein höherer Prozentsatz an Personen gefunden wird, die sich in einem präkonventionellen Stadium der moralischen Entwicklung befinden. Diese Gesichtspunkte aus dem Bereich der persönlichen Wertvorstellungen und der Motivation dürften von großer Bedeutung für die Entstehung delinquenten bzw. im weitesten Sinne dissozialen Verhaltens sein.

Akzeptiert man diese entwicklungspsychologischen Erkenntnisse, so ist davon auszugehen, daß *Kinder und Jugendliche schrittweise in unsere Rechtsordnung hineinwachsen*. Bei diesem Prozeß müssen Lernschritte vollzogen werden, die unweigerlich auch Verhaltensweisen implizieren, welche mit dem Gesetz in Konflikt stehen. So gesehen, begehen alle Kinder und Jugendlichen während ihrer Entwicklung Straftaten. Dies hat die Dunkelfeldforschung (Remschmidt u. Mitarb. 1975) deutlich gezeigt. Bei der ganz überwiegenden Mehrzahl kommt es aber mit zunehmender moralischer Entwicklung zu verantwortlichem Verhalten und damit zur Gesetzeskonformität. Im Rahmen der Normgenese und der moralischen Entwicklung kann es allerdings auch zu Verzögerungen kommen, die bei der strafrechtlichen Beurteilung der Rechtsbrecher berücksichtigt werden müssen.

Der im JGG niedergelegte *Erziehungsgedanke* verlangt daher, daß der forensisch tätige Arzt in der Lage sein muß, dem Gericht den Entwicklungsstand und die Entwicklungsprognose zu verdeutlichen. Ersteres betrifft die strafrechtliche Verantwortlichkeit (§ 3 JGG), letzteres die Festlegung von Maßnahmen, die pädagogische Wirkung erzielen sollen.

Für die forensisch-jugendpsychiatrische Untersuchung ist unbedingt eine ergänzende Untersuchung durch einen klinisch erfahrenen Psychologen notwendig. Die *psychologische Untersuchung* erstreckt sich zumeist auf den kognitiven Bereich (Feststellung der Intelligenz, Diagnostik von Teilleistungsstörungen wie Legasthenie oder Dyskalkulie), die psychologische Persönlichkeitsbeurteilung mittels standardisierter Fragebogenverfahren (z. B. MMPI oder HSPQ) und auf die Erfassung von Persönlichkeitsdimensionen mittels *projektiver Verfahren*. Bezüglich der projektiven Verfahren sind allerdings Einschränkungen gegeben.

Die wesentlichen Schlußfolgerungen des Gutachtens dürfen sich nicht auf diese Verfahren stützen. Trotz dieser auch durch einige OLG-Urteile bekräftigten Bedenken bleiben projektive Verfahren (z. B. Rorschach-Test, TAT) in der Begutachtung unentbehrlich. Der Sachverständige muß sich jedoch ihres Stellenwertes als ergänzender Verfahren bewußt sein und darf seine wesentlichen Schlußfolgerungen nicht auf derartige Methoden stützen.

Die Ergebnisse der psychologischen Begutachtung müssen in das jugendpsychiatrische Gutachten integriert und in einen schlüssigen Zusammenhang gestellt werden.

44.2 Die Rolle des Gutachters

Die Rolle des jugendpsychiatrischen Gutachters im Strafverfahren ist durch folgenden *Konflikt* gekennzeichnet:

– Er ist einerseits „*Gehilfe des Gerichtes*" und soll diesem unter Berücksichtigung seiner Kenntnisse und Erfahrungen zu einer umschriebenen Frage Auskunft geben. Hat er den Auftrag einmal angenommen, so ist er auch verpflichtet, ihn auszuführen und dem Gericht alles mitzuteilen, was er im Rahmen der Begutachtung erfährt.
– Er kann andererseits als Arzt die *beratende und therapeutische Komponente* nicht ganz ausklammern. Diese spielt sich unweigerlich in einer Arzt-Patient-Beziehung ab, die Vertrauen und Verständnis voraussetzt.

Der Gutachter muß den Probanden über seine Gutachterrolle aufklären. Er wird aber die im Gutachtenauftrag fixierte Fragestellung insofern überschreiten müssen, als er sich aufgrund seiner ärztlichen Rolle von der Notwendigkeit, pädagogische oder therapeutische Vorschläge zu machen, nicht befreien kann und will. In diesem Verständnis der Gutachterrolle wird der Sachverständige sich auftrags- und pflichtgemäß als Gehilfe des Gerichtes verstehen müssen, zugleich aber ebenso als Helfer, der für die Resozialisierung des jugendlichen Straftäters realistische Vorschläge macht.

In dieser sicherlich nicht konfliktfreien Position und Identität wird der Gutachter das Gespräch mit dem Probanden (nach entsprechen-

der Aufklärung) als ärztliches Gespräch führen. Er wird versuchen, eine Atmosphäre des Vertrauens herzustellen, und er wird die entwicklungspsychologischen und lebensgeschichtlichen Umstände des Probanden ebenso bedenken wie Tatmotivation, Tatablauf, körperliche und psychische Befunde sowie Vorschläge zur Therapie und Resozialisierung.

Die in der hier gekennzeichneten mitmenschlichen Beziehung erhobenen Befunde sind qualitativ höher zu bewerten als das bloße Sammeln von Daten in der distanzierten Haltung der Neutralität. Der Sachverständige muß sich auch der Tatsache bewußt sein, daß viele jugendliche Straftäter anläßlich der Begutachtung zum ersten Mal die Gelegenheit haben, ein ausführliches Gespräch zu führen, das sich von solchen im Rahmen der Vernehmungssituation unterscheidet und damit von den Jugendlichen wesentlich positiver empfunden wird (Schönfelder 1979).

Die Art der hier beschriebenen Situation und Beziehung erlaubt dem jugendpsychiatrischen Gutachter dennoch, dem Gericht gegenüber die Persönlichkeit des jugendlichen Straftäters zu beschreiben, seine Motive, seine etwaigen psychischen Störungen, und auch Vorschläge für die zu ergreifenden Maßnahmen zu machen. Diese Vorgehensweise steht im Einklang mit der pädagogischen Intention des Jugendgerichtsgesetzes, das sich insoweit vom allgemeinen Strafrecht unterscheidet.

44.3 Begutachtungen zur Verantwortlichkeit gemäß § 3 JGG

Gesetzliche Grundlage des geltenden Jugendstrafrechts ist das *Jugendgerichtsgesetz* vom 4. 8. 1953, das in der Fassung vom Dezember 1974 geringfügig modifiziert wurde. Es enthält nicht nur das materielle, sondern auch das formelle Jugendstrafrecht, wie z. B. Zusammensetzung und Kompetenz der Jugendgerichte, strafprozessuale Regelungen und Richtlinien über die Strafvollstreckung und den Strafvollzug. In *§ 1 Abs. 2 JGG* ist der *persönliche Anwendungsbereich* definiert:

„Jugendlicher ist, wer zur Zeit der Tat 14, aber noch nicht 18, Heranwachsender, wer zur Zeit der Tat 18, aber noch nicht 21 Jahre alt ist."

Mit der Bestimmung des *§ 3 JGG* wird ein spezieller *Schuldausschließungsgrund* für Jugendliche anerkannt. Sie können als „relativ" strafmündig bezeichnet werden:

„Ein Jugendlicher ist strafrechtlich verantwortlich, wenn er zur Zeit der Tat nach seiner sittlichen und geistigen Entwicklung reif genug ist, das Unrecht der Tat einzusehen und nach dieser Einsicht zu handeln. Zur Erziehung eines Jugendlichen, der mangels Reife strafrechtlich nicht verantwortlich ist, kann der Richter dieselben Maßnahmen anordnen wie der Vormundschaftsrichter.

Die strafrechtliche Verantwortlichkeit gemäß § 3 JGG ist für jeden anhängigen Fall sorgfältig zu prüfen und muß in jedem Fall positiv vom Gericht festgestellt werden. Es muß geprüft werden, ob zum Zeitpunkt der Tat die Reife zur Einsicht vorhanden war und auch die Reife, gemäß dieser Einsicht zu handeln."

Die *Einsichtsfähigkeit* nach § 3 JGG setzt einen Entwicklungsstand voraus, der den Jugendlichen zu der Erkenntnis befähigt, daß seine Handlung mit einem friedlichen Zusammenleben der Menschen unvereinbar ist und deshalb von der Rechtsordnung nicht geduldet werden kann. Dazu gehört nicht nur ein intellektuelles Vermögen (*Verstandesreife*), sondern auch eine Ausbildung der sittlichen Wertvorstellungen (*ethische Reife*). Vom Jugendlichen muß der Unrechtscharakter der konkreten Handlung zutreffend beurteilt werden. Es muß die Erkenntnis ausgebildet sein, daß die Handlung vom Recht mißbilligt wird; nicht verlangt wird die Kenntnis der Strafgesetze. Bei der Beurteilung der Einsichtsfähigkeit geht es ausdrücklich nicht darum, ob der straffällige Jugendliche zur Zeit der Tat einem körperlich und geistig durchschnittlich entwickelten Jugendlichen entsprach, sondern darum, ob er bei der ihm vorgeworfenen Handlung reif genug zur Einsicht war und reif genug, entsprechend dieser Einsicht zu handeln.

Für die häufigsten inkriminierten Straftaten Jugendlicher wie Eigentumsdelikte oder aggressive Handlungen wird man in der Regel die Einsichtsfähigkeit bejahen können, wenn die verstandesmäßigen Voraussetzungen bezüglich der Erkenntnisfähigkeit in den Unrechtsgehalt der Tat vorhanden sind. Nur bei für jüngere Jugendliche schwerer durchschaubaren Deliktformen wie z. B. Hehlerei wird man im Einzelfall zu einer negativen Beurteilung kommen.

§ 3 JGG erfordert auch eine Aussage darüber, ob der Jugendliche nach erfolgter Einsicht in das Unrecht der Tat auch in der Lage war, danach zu handeln (*Handlungsfähigkeit*).

Nicht wenige Jugendliche sind in ihrer sozialen Reife noch nicht so weit entwickelt, daß sie in der Lage wären, trotz Einsicht in das Unrecht ihres Tuns entsprechend zu handeln bzw. inkriminierte Handlungen zu unterlassen. Es geht hierbei weniger um psychopathologische Zustandsbilder als vielmehr darum, zu beurteilen, ob zum Zeitpunkt der Tat Einflüsse auf den Jugendlichen einwirkten, die es ihm unmöglich machten, gemäß seiner Einsicht zu handeln. Konfliktsituationen, die ein Jugendlicher nicht lösen kann und die seine Handlungsfähigkeit in Frage stellen, entstehen z. B. bei der Delinquenz in einer Gruppe, aus der der Jugendliche sich nicht lösen kann oder in der er wichtige emotionale Bindungen hat, oder bei Delikten, die Jugendliche zusammen mit Autoritätspersonen verüben (Vater, älterer Bruder). Solche speziellen Tatumstände können dazu führen, daß zwar die Einsichtsfähigkeit gemäß § 3 JGG vorhanden war, aber die Handlungsfähigkeit verneint werden muß.

Eine generelle Schwierigkeit bei der Beurteilung nach § 3 JGG ist bezüglich der *Reifebeurteilung* zu bewältigen: Untersuchungszeit und Tatzeit sind nicht identisch. Es fehlen objektive, allgemein verbindliche diagnostische Kriterien zur Erfassung der Reife.

Schließlich ist die *Konkurrenz zwischen § 3 JGG und § 20 StGB* zu berücksichtigen. Beide Bestimmungen gleichen sich insofern, als sie die strafrechtliche Verantwortlichkeit an die Voraussetzung der Einsichtsfähigkeit und der Handlungsfähigkeit knüpfen. Handelt es sich um ein psychisches Zurückbleiben, das als Folge eines noch nicht abgeschlossenen Entwicklungsprozesses verstanden werden kann und ist eine Nachreifung zu erwarten, so ist § 3 JGG anwendbar. Hingegen soll § 20 StGB angewendet werden, wenn das Zurückbleiben pathologischer Art ist (z. B. Schwachsinn). Es handelt sich dann um eine strukturelle, bleibende oder nur mangelhaft ausgleichbare Unreife.

Schließlich muß der Gutachter berücksichtigen, daß die Verneinung des § 3 JGG immer auch eine pädagogische Wirkung hat. Die

Feststellung, ein Jugendlicher sei strafrechtlich nicht verantwortlich, kann von diesem als Freibrief für weitere strafbare Handlungen verstanden werden, andererseits aber auch zu einer erheblichen Verletzung des Selbstwertgefühls führen.

44.4 Begutachtungen zur Frage der Anwendung von Jugendstrafrecht auf Heranwachsende (§ 105 JGG)

§ 105 JGG lautet:

1. „Begeht ein Heranwachsender eine Verfehlung, die nach den allgemeinen Vorschriften mit Strafe bedroht ist, so wendet der Richter die für einen Jugendlichen geltenden Vorschriften der §§ 4–8, § 9 Nr. 1, §§ 10, 11 und 13–32 entsprechend an, wenn
   1. die Gesamtwürdigung der Persönlichkeit des Täters bei Berücksichtigung auch der Umweltbedingungen ergibt, daß er zur Zeit der Tat nach seiner sittlichen und geistigen Entwicklung noch einem Jugendlichen gleichstand, oder
   2. es sich nach der Art, den Umständen oder den Beweggründen der Tat um eine Jugendverfehlung handelt.
2. § 31 Absatz 2, Satz 1, Absatz 3 ist auch dann anzuwenden, wenn der Heranwachsende wegen eines Teiles der Straftaten bereits rechtskräftig nach allgemeinem Strafrecht verurteilt worden ist.
3. Das Höchstmaß der Jugendstrafe für einen Heranwachsenden beträgt 10 Jahre."

Ob ein Heranwachsender nach allgemeinem Strafrecht oder nach Jugendstrafrecht beurteilt wird, muß nach § 105 Absatz 1, Ziffer 1 u. 2 JGG entschieden werden. Dies hat für die Betroffenen oft einschneidende Folgen, etwa bei der Höhe der Festsetzung des Strafmaßes, insbesondere bei schwerwiegenden Delikten (Höchststrafe nach dem JGG zehn Jahre Freiheitsentzug).

In der Regel erstreckt sich die Begutachtung auf *§ 105 Absatz 1, Ziffer 1*, nämlich die „**Gesamtwürdigung der Persönlichkeit des Täters**". Sie bezieht sich auf den *„sittlichen und geistigen Entwicklungsstand"*. Zu beurteilen ist, ob zum Zeitpunkt der Tat dieser Entwicklungsstand dem eines Jugendlichen gleichzusetzen ist. Auch bezüglich des § 105 JGG be-

steht das Dilemma, daß es keine objektiven psychiatrischen Kriterien gibt, mit denen man feststellen könnte, ob ein Heranwachsender zum Tatzeitpunkt einem Jugendlichen gleichzustellen wäre.

Nach Einführung des § 105 JGG wurden 1954 auf der Marburger Tagung der Deutschen Vereinigung für Jugendpsychiatrie „jugendpsychologische Richtlinien zu § 105 JGG" erarbeitet (*„Marburger Richtlinien"*) (*Deutsche Vereinigung für Jugendpsychiatrie* 1955).

Nach diesen Richtlinien wird ein Heranwachsender einem Jugendlichen in seiner geistigen und sittlichen Entwicklung dann gleichzustellen sein, wenn seine Persönlichkeit insbesondere folgende *für die Erwachsenenreife charakteristischen Züge* vermissen läßt: eine gewisse Lebensplanung, Fähigkeit zu selbständigem Urteilen und Entscheiden, Fähigkeit zu zeitlich überschauendem Denken; Fähigkeit, Gefühlsurteile rational zu unterbauen, ernsthafte Einstellung zur Arbeit, eine gewisse Eigenständigkeit in der Beziehung zu anderen Menschen.

Umgekehrt können nach den „Richtlinien" charakteristische *jugendtümliche Züge* u. a. sein: ungenügende Ausformung der Persönlichkeit, Hilflosigkeit (die sich nicht selten hinter Trotz und Arroganz versteckt), naiv vertrauensseliges Verhalten, dem Augenblick leben, starke Anlehnungsbedürftigkeit, spielerische Einstellung zur Arbeit, Neigung zum Tagträumen, Hang zu abenteuerlichem Handeln, Hineinleben in selbstwerterhöhende Rollen, mangelnder Anschluß an Altersgenossen.

Schmitz und Villinger (zit. n. Schaffstein 1977, S. 48) haben ergänzend u. a. auf folgende jugendtümliche Züge hingewiesen: Impulsives, unmittelbar aus der Situation vorschießendes Handeln, Neigung zu kindlich-jugendlichem Stimmungswechsel ohne rechten Anlaß, Fehlen einer Integration von Eros und Sexus (wichtig besonders bei Sittlichkeitsdelikten), jugendliche Übersteigerung des Abenteuerdranges, des Wanderdranges, der Geltungssucht u. a. „phasenspezifische" Tendenzen.

Die Feststellung puberaler Persönlichkeitszüge und Reaktionseigentümlichkeiten wie persistierende emotionale Abhängigkeit von den Eltern oder auch ausgeprägter Elternprotest mit einer damit verbundenen sozialen Unreife rechtfertigt die Anwendung eines Erziehungsstrafrechts (Lempp 1983).

Auch die *mögliche Prognose* wird man bei der Beurteilung der sittlichen und geistigen Entwicklung eines Heranwachsenden mitberücksichtigen müssen. Kann man davon ausgehen, daß die weitere Entwicklung mehr innere Stabilität, Selbständigkeit und Reife mit sich bringen wird, so ist dies ebenfalls ein Argument, § 105 JGG anzuwenden.

Ziffer 2 des § 105 JGG, nämlich die Feststellung, ob es sich um eine **typische Jugendverfehlung** handelt, obliegt zunächst der Beweiswürdigung des Richters. Typische Jugendverfehlungen sind z. B. unfugartige Streiche, die Entwendung von Kraftfahrzeugen zum vorübergehenden eigenen Gebrauch, wenn sie aus jugendlichem Geltungsbedürfnis heraus geschehen, oder auch jugendliche Rauflust. In solchen Fällen wird ein Gutachter selten bemüht. In anderen Fällen ist eine *Prüfung der Beweggründe* ausschlaggebend. Hierbei soll beurteilt werden, ob „aus den Antriebskräften der Entwicklung entspringende Entgleisungen" vorgelegen haben. Als Beispiel hierfür gilt die Brandstiftung aus pubertätsbedingten sexuellen Motiven. Eine solche Tat muß als Ausfluß der körperlichen oder seelischen Pubertät angesehen werden. Auch schwere Taten gelten dann mitunter als Jugendverfehlungen.

44.5 Begutachtung zur Frage der Schuldfähigkeit und der verminderten Schuldfähigkeit (§ 20 und § 21 StGB)

44.5.1 Gesetzliche Bestimmungen

„Ohne Schuld handelt, wer bei Begehung der Tat wegen einer krankhaften seelischen Störung, wegen einer tiefgreifenden Bewußtseinsstörung oder wegen Schwachsinns oder einer schweren anderen seelischen Abartigkeit unfähig ist, das Unrecht der Tat einzusehen oder nach dieser Einsicht zu handeln." (§ 20 StGB)
„Ist die Fähigkeit des Täters, das Unrecht der Tat einzusehen oder nach dieser Einsicht zu handeln, aus einem der im § 20 bezeichneten Gründe bei Begehung der Tat erheblich vermindert, so kann die Strafe nach § 49 Absatz 1 gemildert werden" (§ 21 StGB).

44.5.2 Gutachterliche Fragestellungen

Zunächst muß darüber befunden werden, ob **die sogenannten „biologischen" Voraussetzungen** gegeben sind. Hierunter versteht man die Feststellung, ob einer der vier im Gesetz genannten Sachverhalte, nämlich krankhafte seelische Störung, tiefgreifende Bewußtseinsstörung, Schwachsinn oder schwere andere seelische Abartigkeit, diagnostiziert werden kann.

Diese vier Kriterien finden jedoch in der jugendpsychiatrischen Diagnostik keine eindeutige Entsprechung. Die gesetzlichen Begriffe bedürfen deswegen einer näheren Erläuterung:

– Unter *krankhafter seelischer Störung* wird zunächst der Formenkreis der endogenen und exogenen Psychosen erfaßt. Die Feststellung einer Psychose führt regelmäßig zur Schuldunfähigkeit gemäß § 20 StGB. Die Folgezustände nach leichten hirnorganischen Schädigungen wie z. B. das frühkindlich exogene Psychosyndrom sollen nach Lempp (1983) ebenfalls den krankhaften seelischen Störungen zugeordnet werden.
– Strittig ist die Zuordnung des *Alkoholrausches*. Manche Autoren sehen die Alkoholeinwirkung als eine Form der exogenen Psychose und rechnen sie somit den krankhaften Störungen der Geistestätigkeit zu. (Gerchow u. Heberle [1980] und Lenckner [1972] ordnen die Alkoholeinwirkung den tiefgreifenden Bewußtseinsstörungen zu.) Bezüglich der forensischen Beurteilung des Alkoholgenusses bzw. der Berechnung der Blutalkoholkonzentration sei auf die Spezialliteratur verwiesen (Langelüddeke u. Bresser 1976).
– Der gesetzliche Terminus *„tiefgreifende Bewußtseinsstörung"* hat mit dem psychiatrischen Begriff Bewußtseinsstörung nichts gemein, die letztere fällt juristisch unter die krankhaften seelischen Störungen. Vielmehr sind hiermit affektive Ausnahmezustände gemeint. Bei der forensischen Beurteilung ergeben sich außerordentliche Probleme, da bei den meisten (insbesondere den Gewalt-) Delikten Affekte eine Rolle spielen.
– *Schwachsinn* wird man üblicherweise bei einem Gesamt-IQ von weniger als 70 anneh-

men. Zu überprüfen sind aber auch hier Täterpersönlichkeit und Art des Delikts in Beziehung zu der vorhandenen Intelligenz.

– Unter *„andere schwere seelische Abartigkeiten"* fallen die schweren neurotischen Fehlentwicklungen einschließlich der Abweichungen der psychosexuellen Entwicklung und die Persönlichkeitsstörungen. Unter jugendpsychiatrischen Gesichtspunkten wird sich aber die Mehrzahl solcher Fehlhaltungen als entwicklungsbedingte, passagere Durchgangsphasen verstehen lassen. Insofern kann zumindest bezüglich der Prognose eine günstigere Aussage gemacht werden als bei fixierten Fehlhaltungen im Erwachsenenalter.

Ist die Feststellung über die „biologischen" Voraussetzungen getroffen, so muß der Gutachter darüber befinden, ob aufgrund einer dieser Voraussetzungen der Täter unfähig war, das Unrecht der Tat einzusehen oder nach dieser Einsicht zu handeln (**sogenannter „psychologischer" Teil der Begutachtung**). Bei dieser Urteilsbildung muß sich der Sachverständige darüber im klaren sein, daß der Gesetzgeber grundsätzlich *Willensfreiheit* unterstellt. Für die Feststellung, ob durch einen vom Gutachter diagnostizierten psychopathologischen Sachverhalt die *Einsichtsfähigkeit oder* die *Handlungsfähigkeit* gemäß § 21 StGB erheblich vermindert war, *fehlen objektive Kriterien.* Oft entsteht die Notwendigkeit, sich auf allgemeine Erfahrungsgrundsätze zu berufen bzw. sich an allgemeine Konventionen zu halten. Manche Autoren meinen sogar, daß der forensisch tätige Gutachter das Schwergewicht seiner Betrachtung bei der Frage belassen müsse, ob einer der im § 20 StGB bezeichneten Tatbestände festzustellen sei. Auf der zweiten Ebene der Betrachtung sei vom Sachverständigen meist nicht mehr viel zu sagen, hier liege der eigentliche Spielraum für eine richterliche Ermessensentscheidung. Die Beurteilung von Einsichts- und Steuerungsfähigkeit entspreche mehr einer wertenden Würdigung als einer mit Sachverstand zu gewinnenden Erkenntnis.

Auf die mögliche Konkurrenz der §§ 3 JGG und 20 und 21 StGB bei der Begutachtung sei ausdrücklich hingewiesen (s. hierzu Lempp 1983 und Schaffstein 1977).

44.6 Gutachterliche Stellungnahmen zur Maßnahmenwahl und zur Prognose

Die vom Gericht erbetene psychiatrisch-psychologische *Persönlichkeitsbeurteilung* soll die Grundlage für die optimale Maßnahmenwahl liefern. Dieser Zweck wird nur erreicht, wenn das Sachverständigenurteil über die Persönlichkeitsdiagnose hinaus Aussagen über die Prognose sowie die pädagogische und therapeutische „Ansprechbarkeit" des Probanden enthält, aus denen abzuleiten ist, welche ambulanten oder stationären Maßnahmen dem Ziel der Resozialisierung am effektivsten dienen (Focken u. Pfeiffer 1980). Das Jugendrecht läßt folgende Reaktionen auf eine Jugendstraftat zu (Schaffstein 1977):

1. *Erziehungsmaßregeln:* Weisungen, Erziehungsbeistandschaft, Erziehungshilfe durch den Disziplinarvorgesetzten.
2. *Zuchtmittel:* Verwarnung, Auflagen, Jugendarrest (als Dauerarrest, Freizeitarrest oder Kurzarrest).
3. *Jugendstrafe:* Freiheitsentzug von bestimmter Dauer ohne oder mit Strafaussetzung zur Bewährung oder Freiheitsentziehung von unbestimmter Dauer.

44.6.1 Weisungen nach § 10 Absatz 2 JGG (heilerzieherische Behandlung oder Entziehungskur)

Der jugendpsychiatrische Sachverständige wird in vielen Fällen in der Lage sein, aus psychiatrisch-psychologischer Sicht Befunde beizutragen, die für die Maßnahmenentscheidung von Bedeutung sind, hier wiederum insbesondere durch Auskunft zur Entwicklungs- und Sozialprognose des Täters (Focken u. Pfeiffer 1980). Eine besondere Aufgabe wächst dem Sachverständigen durch *§ 10 Absatz 2 JGG* zu:

„Der Richter kann dem Jugendlichen auch mit Zustimmung des Erziehungsberechtigten und des gesetzlichen Vertreters auferlegen, sich einer heilerzieherischen Behandlung durch einen Sachverständigen oder einer Entziehungskur zu unterziehen. Hat der Jugendliche das 16. Lebensjahr vollendet, so soll dies nur mit seinem Einverständnis geschehen."

Nach einer Empfehlung der Deutschen Vereinigung für Jugendgerichte und Jugendgerichtshilfe und der Deutschen Vereinigung für Kinder- und Jugendpsychiatrie (1973) sollte *insbesondere bei folgenden Sachverhalten* geprüft werden, ob eine heilerzieherische Behandlung nach § 10 Absatz 2 JGG nicht sinnvoller ist als eine Jugendstrafe (Focken u. Pfeiffer 1980):

1. *Im familiären Bereich:* fehlende Familienbeziehungen oder vorausgegangene Änderungen der Familiensituation; erzieherische Diskontinuität (Verwaisung, Scheidung, Adoption usw.);
2. *Im Bereich der Persönlichkeitsentwicklung und des Verhaltens:*
   - auffallende Ängstlichkeit in der Kindheit;
   - Störungen der sprachlichen und motorischen Entwicklung;
   - auffälliges Einzelgängertum;
   - isolierte Leistungsschwäche in einzelnen Schulfächern, z. B. im Lesen und Schreiben, oder allgemein anhaltendes Schul- und Leistungsversagen;
   - gesteigertes aggressives Verhalten aus inadäquatem Anlaß;
   - dissoziale Entwicklung bei äußerlich intaktem Milieu;
   - auffallende Symptome wie z. B. Stottern, Einnässen, Einkoten und Tics;
   - Fehlreaktionen auf objektive oder vermeintliche Körpermängel.

Die Voraussetzungen des § 10 Absatz 2 JGG sollten außerdem geprüft werden bei

- Diskrepanz zwischen Tat und bisheriger Persönlichkeitsentwicklung,
- sexueller Delinquenz,
- scheinbar sinnloser Bereicherungsdelinquenz,
- Brandstiftung.

Die heilerzieherische Behandlung ist nicht auf Heilpädagogik im engeren Sinne beschränkt, sondern umschließt vor allem die speziellen psychotherapeutischen Maßnahmen. Für die Durchführung kommen Fachkräfte verschiedener Disziplinen (Ärzte, Psychologen, Heil- und Sonderpädagogen) in Frage.

44.6.2 Maßregeln der Besserung und Sicherung nach § 7 JGG

In § 7 JGG ist folgendes ausgeführt:

„Als Maßregeln der Besserung und Sicherung im Sinne des allgemeinen Strafrechts können die Unterbringung in einem Psychiatrischen Krankenhaus oder einer Entziehungsanstalt, die Führungsaufsicht oder die Entziehung der Fahrerlaubnis angeordnet werden (§ 61, Nr. 1, 2, 5 und 6 des Strafgesetzbuches)."

Nach § 7 JGG ist es also nicht möglich, für nach Jugendstrafrecht verurteilte Jugendliche alle freiheitsentziehenden Maßregeln zu verhängen, die für Erwachsene gelten. Insbesondere sind nicht möglich: die Unterbringung in einer sozialtherapeutischen Anstalt (§ 65 StGB), die Unterbringung in Sicherungsverwahrung (§ 66 StGB) und das Berufsverbot (§ 70 StGB). Für die Unterbringung in einem Psychiatrischen Krankenhaus ist Voraussetzung, daß die rechtswidrige Tat im Zustand der Schuldunfähigkeit (§ 20 StGB) oder der verminderten Schuldfähigkeit (§ 21 StGB) begangen wurde und daß aufgrund dieser Umstände weitere erhebliche rechtswidrige Taten zu erwarten sind.

Damit ist die Frage der Prognose angeschnitten, die gerade in der Adoleszenz besonders schwer zu beurteilen ist (s. auch Kap. 11).

44.6.3 Aussagen zur Prognose

Prognosebeurteilungen werden vom jugendpsychiatrischen Sachverständigen im Zusammenhang mit verschiedenen gesetzlichen Bestimmungen und Sachverhalten verlangt. Im einzelnen geht es dabei um folgende *Bestimmungen des StGB und JGG*:

- Strafaussetzung zur Bewährung nach § 56 StGB;
- Aussetzung des Strafrestes nach § 57 und 57a StGB;
- Anordnung einer Maßregel der Besserung und Sicherung nach § 63 und 64 StGB;
- Bedeutsamkeit schädlicher Neigungen nach § 17 und 27 JGG;
- Aussetzung einer verhängten Jugendstrafe zur Bewährung gemäß § 21 JGG;
- Entlassung zur Bewährung aus einer Jugendstrafe gemäß § 88 und 89 JGG.

Bei der *Prognosebeurteilung* geht es nicht darum, psychologisch-psychiatrische Befunde auf Rechtsbegriffe zu beziehen, die in einem ganz anderen Denksystem verankert sind, sondern um originäre Aufgaben von Psychologie und Psychiatrie (Rasch 1986). Bei prognostischen Aussagen geht es um folgendes:

- Vorhersage weiteren kriminellen Verhaltens,
- Vorhersage des kriminellen Rückfalls und
- Vorhersage gefährlichen Verhaltens in der Zukunft.

Nach Rasch (1986) lassen sich drei **Methoden zur Prognoseerstellung** unterscheiden:

1. Im Rahmen der *statistischen Methode* wird versucht, aus bereits erhobenen, aus Verlaufsstudien stammenden Daten eine Vorhersage für einen einzelnen Probanden oder eine Gruppe von Probanden zu machen. Bekannt geworden sind die Untersuchungen des Ehepaares Glueck (Glueck u. Glueck 1950, 1959, 1963), deren Erhebungen an jugendlichen Straftätern und ihrer Lebensbewährung zu *Prognosetafeln* geführt haben. Eine im klinischen Alltag häufiger angewandte Methode ist der *Legalprognosetest* von Hartmann u. Eberhard (1972). Die Problematik der statistischen Prognose liegt darin, daß sie relativ zuverlässige Trends für die Gruppenbeurteilung von Straftätern liefert, jedoch den Einzelfall aufgrund der immer mehr oder weniger bedeutsamen statistischen Streuung nicht sicher vorauszusagen vermag.
2. Die *klinische Prognose* geht von Einzelfällen oder Gruppen aus und stützt sich auf das gebräuchliche klinische Instrumentarium einschließlich Persönlichkeitsdiagnostik, Exploration und Verhaltensbeobachtung. Letztlich beruht die Methode darauf, aus früheren Verhaltensmerkmalen spätere Verhaltensweisen zu prognostizieren. Auch dieses Vorgehen ist mit einer gewissen Unsicherheit belastet und hängt sehr stark von der Erfahrung des Untersuchers ab. Bezüglich letzterer wird aber auch eingewandt, daß der Hinweis auf die praktische Erfahrung häufig nur besagt, daß immer wieder dieselben Fehler gemacht werden (Schneider 1979).
3. Gleiches gilt für die *intuitive Prognose*, bei der sich der Untersucher mehr vom *Gesamteindruck der Persönlichkeit unter Berücksichtigung der Vorgeschichte* leiten läßt. Die intuitive Prognose kann keine Wissenschaftlichkeit für sich beanspruchen, kann aber trotzdem im Einzelfall sehr wohl zutreffend sein.

Im allgemeinen wird trotz der erwähnten Unsicherheiten der statistischen Prognosemethode der Vorzug gegeben.

Trotz einer Vielzahl von Untersuchungen ist die *Prognosefrage bis heute nicht gelöst*. Vielleicht ist die Erwartung, sichere Verhaltensprognosen zu stellen, auch unrealistisch. Denn das menschliche Verhalten ist so vielfältig, und die Weiterentwicklung hängt von so vielen verschiedenen Faktoren ab, daß sichere Prognosen kaum möglich erscheinen. Andererseits werden manche Gruppen von Straftätern immer wieder rückfällig, so daß für diese Gruppen (manche Gewalttaten, Sexualstraftaten) Prognosen nicht schwer zu stellen sind.

Für den Gutachter bedeutet dies: Er muß zur Prognose Stellung nehmen, obwohl er weiß, auf welch unsicherem Boden seine Aussagen sich bewegen. Dies hat zur Folge, daß *Prognosebeurteilungen in aller Vorsicht abgegeben werden* und der Gutachter, was den Sicherheitsgrad seiner prognostischen Aussage betrifft, oft nicht der Fragestellung gerecht werden kann, die an ihn herangetragen wird. Dies sollte er auch sagen. Vor Gericht werden immer wieder Anforderungen an den Sachverständigen gestellt, die seine Erkenntnismittel übersteigen.

Nach Rasch (1986) sollte der Sachverständige bei prognostischen Aussagen folgende Bereiche einbeziehen:

- die Tat oder die Taten,
- die Persönlichkeit bzw. Erkrankung des Täters,
- den Verlauf seit Begehung der Tat oder der Taten und
- Perspektiven, Außenorientierung, soziales Netzwerk.

Diese Gesichtspunkte und die daraus abgeleiteten Anhaltspunkte für prognostische Aussagen sind in Tab. 44.**1** als Orientierungsmerkmale wiedergegeben. Sie sind nach den Ergebnissen von Prognoseuntersuchungen und klinischen Erfahrungen zusammengestellt und erlauben zumindest eine allgemeine Orientierung in dem schwierigen Feld der Prognostik.

44.7 Begutachtung zur Glaubwürdigkeit Jugendlicher

Es gibt keinerlei psychiatrische oder psychologische „Beweise", anhand derer man mit Sicherheit feststellen könnte, ob die Aussage eines Kindes oder eines Jugendlichen im speziellen Falle glaubwürdig oder unglaubwürdig ist. Das Sachverständigengutachten zur Frage der Glaubwürdigkeit sollte deswegen im positiven Falle mit der Feststellung schließen, daß aus kinder- und jugendpsychiatrischer bzw. psychologischer Sicht sich keine Hinweise finden, die die Glaubwürdigkeit der Aussage in Frage stellen. Im negativen Falle wird man die Gründe benennen, die dafür sprechen, daß es sich um eine Falschaussage handelt.

Im einzelnen wird zunächst eine Feststellung getroffen über die allgemeine Glaubwürdigkeit, sodann wird die spezielle Glaubwürdigkeit beurteilt. Bei der Überprüfung der **allgemeinen Glaubwürdigkeit** ist darauf einzugehen, ob die intellektuellen Voraussetzungen vorliegen, um eine entsprechende Aussage machen zu können. Weiter werden Aussagen getroffen über Tendenzen zu Konfabulation und Suggestibilität. Die Prüfung der allgemeinen Glaubwürdigkeit liefert den psychologischen Hintergrund zur Beurteilung der speziellen Glaubwürdigkeit.

Die Prüfung der **speziellen Glaubwürdigkeit** erfolgt unter folgenden Gesichtspunkten:
- *Aussagekonstanz:* Hierbei ist zu berücksichtigen, daß eine starr stereotype Aussage im Laufe vieler Vernehmungen ebenso fragwürdig ist wie eine sich allmählich ausdehnende und immer weitere Details einbeziehende Schilderung der Vorfälle.
- *Situation bei der Erstaussage:* Berücksichtigt wird die emotionale Situation des Kindes bzw. Jugendlichen, seine Motivlage, seine damalige familiäre Situation sowie seine Beziehung zum möglichen Täter zum Zeitpunkt der Erstaussage.
- *Fremdsuggestion:* Insbesondere jüngere Kinder haben gegenüber Personen, an die sie emotional stark gebunden sind, ein hohes Maß an Suggestibilität. Es ist zu überprüfen, ob von dritter (erwachsener) Seite ein Motiv für eine solche Fremdsuggestion besteht.
- *Autosuggestion:* Sie findet sich – insbesondere bei sexuell getönten Ereignissen – häufig bei Jugendlichen in der präpuberalen Phase, bei denen eine unvollkommene Abgrenzung des real Erlebten von dem nur in der Phantasie Vorhandenen möglich ist.

Belasten mehrere kindliche oder jugendliche Zeugen im gleichen Sinne einen Angeklagten, so besteht die Möglichkeit einer bewußten Falschaussage als Ergebnis eines Gruppengeschehens.

Die Sicherheit des Urteils des Sachverständigen wird dadurch erhöht, daß er neben der Analyse der Motive der Zeugen auch die Angehörigen in die Untersuchung einbezieht. Die Analyse der emotionalen Beziehung zu den Angehörigen und auch eventuell zum Angeschuldigten können bei der Beurteilung der Glaubwürdigkeit helfen. Zu warnen ist vor dem Fehler, sozusagen in Identifikation mit dem kindlichen Zeugen dessen Glaubwürdigkeit beweisen zu wollen.

44.8 Verhalten des Gutachters in der Hauptverhandlung

Bei Strafverfahren gegen Jugendliche und Heranwachsende ist der jugendpsychiatrische Gutachter in der Verhandlung bis zum Ende der Beweisaufnahme anwesend. Für die Gestaltung der Hauptverhandlung ist das Gericht verantwortlich. Der Sachverständige wird aber häufig auch vor seiner Gutachtenerstattung bei der Entscheidung über verschiedene Vorgehensweisen des Gerichtes hinzugezogen. Auch mit der ebenfalls vorhandenen Jugendgerichtshilfe ist eine Abstimmung erforderlich.

44.8.1 Ausschluß der Öffentlichkeit

Im Strafverfahren gegen Jugendliche ist die Öffentlichkeit gemäß *§ 172 GVG (Gerichtsverfassungsgesetz)* ohnehin ausgeschlossen. Bei Heranwachsenden und erwachsenen Straftätern kann die Öffentlichkeit gemäß § 172 ebenfalls ausgeschlossen werden, wenn

Tabelle 44.**1**   Anhaltspunkte für prognostische Aussagen (nach Rasch 1986)

Die klinische Prognose kriminellen Verhaltens

Dimension	Anhaltspunkte	
	für eher *ungünstige* Prognose	für eher *günstige* Prognose
Bekannte Kriminalität, Auslösetat bzw. -taten	Kriminalität ist auf grundlegende Persönlichkeitsmerkmale zurückzuführen oder auf eine psychopathologische Entwicklung oder auf eine chronische psychotische Erkrankung	Kriminalität ist Resultat lebensphasischer Bedingungen oder eines schicksalhaften Konflikts oder einer aktuellen Situation oder einer flüchtigen psychotischen Episode
	Sie entspricht einem eingeschliffenen Verhaltensmuster	Es bestand eine hochspezifische Täter-Opfer-Beziehung
	Der zur Tatzeit wirksame Einfluß von Alkohol oder Drogen beruht auf einer süchtigen Bindung	Die strafbaren Handlungen entstanden aus der Gruppendynamik der Mittäterschaft
		Das kriminelle Verhalten stand im Zusammenhang mit einer Alkohol- oder Medikamentenintoxikation ohne gleichzeitige süchtige Bindung
Persönlichkeitsquerschnitt, aktueller Krankheitszustand	Befunde, die auf hohe psychische Abnormität hinweisen, insbesondere auf hohe Störbarkeit, geringe Frustrationstoleranz, Depressivität, geringes Selbstwertgefühl, Impulsivität, Augenblicksverhaftung	Keine Verhaltensauffälligkeiten oder Testbefunde, die auf psychische Abweichungen hinweisen, die zu dem spezifischen kriminellen Verhalten disponieren
	Produktiv-psychotische Symptomatik mit Bezug zum Tatthema	Gute Remission einer zur Tatzeit vorhandenen psychotischen Symptomatik
	Hohes Suchtpotential, sofern kriminelles Verhalten auf Sucht zurückzuführen war.	Keine Hinweise auf Inhalte, die bei den strafbaren Handlungen von Bedeutung waren
	Konversionssymptomatik (psychosomatische Beschwerden)	Guter körperlicher Allgemeinzustand
Zwischenanamnese, Verlauf während eines Freiheitsentzugs	Weitere ähnliche Straftaten oder Versuche	Keine weiteren ähnlichen Straftaten
	Keine Einsicht in eigene Probleme, Tendenz zur Bagatellisierung	Fehlen strafbarer Handlungen während längerer Zeit der Entweichung aus der Haft oder der Unterbringung
	Unmöglichkeit, sich der speziellen Problematik zu nähern	Komplikationslose Beurlaubungen aus dem Freiheitsentzug
	Verweigerung therapeutischer Angebote (soweit Therapie indiziert ist). Mehrfache Therapieabbrüche	Aufgeschlossenheit gegenüber Therapie
	Impulsive Handlungen	Bindung an einen Therapeuten oder eine entsprechende Bezugsperson (z. B. Bewährungshelfer)
	Bei Verlaufskontrolle in den psychologischen Tests keine positive Entwicklung	Impulskontrolle
		Bei Verlaufskontrollen zeigen psychologische Tests eine konstante Entwicklung in Richtung Normalisierung

Die klinische Prognose kriminellen Verhaltens

Dimension	Anhaltspunkte	
	für eher *ungünstige* Prognose	für eher *günstige* Prognose
Perspektiven, Außen-orientierung	Fehlen realistischer Zukunftspläne, über-höhte Erwartungen	Gute soziale Kontakte (Partner, Ver-wandte, Freunde, Freundschaften)
	Problematische Wohnverhältnisse	Wohnung
	Keine Aussicht auf Arbeit	Arbeitsstelle
	Fehlende oder instabile soziale Beziehun-gen, insbesondere zum Partner	Fortsetzung der Therapie, Bindung an einen Therapeuten
	Rückkehr in pathogene Familienverhält-nisse	Frühzeitiger Kontakt mit dem Bewäh-rungshelfer

1. „eine Gefährdung der Staatssicherheit, der öffentlichen Ordnung oder der Sittlichkeit zu besorgen ist,
2. die Umstände aus dem persönlichen Lebensbereich eines Prozeßbeteiligten oder Zeugen oder eines wichtigen Geschäftsbetriebs, Erfindungs- oder Steuergeheimnis zur Sprache kommen, durch deren öffentliche Erörterung überwiegend schutzwürdige Interessen verletzt würden,
3. ein privates Geheimnis erörtert wird, dessen unbefugte Offenbarung durch den Zeugen oder Sachverständigen mit Strafe bedroht ist,
4. eine Person unter 16 Jahren vernommen wird".

Zum Ausschluß der Öffentlichkeit kann der Sachverständige Vorschläge machen; oft wird er, wenn z. B. ein solcher Vorschlag seitens der Verteidigung erfolgt, um eine Stellungnahme gebeten.

Aus jugendpsychiatrischer Sicht ist es nicht selten angezeigt, bei der Erörterung von Umständen aus dem persönlichen Lebensbereich eines heranwachsenden Straftäters die Öffentlichkeit auszuschließen. Insbesondere gilt dies für die Erörterung von Vorgängen aus dem Intimbereich, deren öffentliche Diskussion schädliche Rückwirkungen auf den zu Begutachtenden erwarten läßt. Das Gericht hat dabei immer zwischen dem Interesse der Öffentlichkeit und der möglichen Gefährdung des Angeklagten zu entscheiden. Der Gutachter kann jedoch häufig aufgrund der detaillierten Kenntnis des angeschuldigten Straftäters und seiner Biographie wichtige Gesichtspunkte für diese Entscheidung beitragen.

44.8.2 Zeitweilige Ausschließung des Angeklagten und seiner Eltern von der Hauptverhandlung gemäß §51 JGG

§51 JGG lautet:

1. „Der Vorsitzende soll den Angeklagten für die Dauer solcher Erörterungen von der Verhandlung ausschließen, aus denen Nachteile für die Erziehung entstehen können. Er hat ihn von dem, was in seiner Abwesenheit verhandelt worden ist, zu unterrichten, soweit es für seine Verteidigung erforderlich ist.
2. Der Vorsitzende soll auch Angehörige, den Erziehungsberechtigten und den gesetzlichen Vertreter des Angeklagten von der Verhandlung ausschließen, soweit gegen ihre Anwesenheit Bedenken bestehen."

Die Frage des zeitweiligen Ausschlusses von **Angehörigen bzw. Erziehungsberechtigten** von der Hauptverhandlung kann sich bei der *Erörterung von Sachverhalten* stellen, *die für den Angeklagten demütigend oder peinlich sind*. Es zeigt sich oft, daß der angeklagte Jugendliche oder Heranwachsende nicht bereit ist, in Anwesenheit seiner Eltern oder naher Familienangehöriger über diese Dinge zu sprechen. Häufig geht es hierbei um Sachverhalte, die den sexuellen Bereich betreffen, oder um Tatabläufe, die mit besonderer Grausamkeit verbunden sind. Eine Erörterung dieser Sachverhalte ist oft nur möglich, wenn die Eltern ausgeschlossen werden, was der Gutachter anregen kann.

Ein 17jähriger Jugendlicher, der aus sexuellen Motiven in grausamer Weise einen 9jährigen Jungen getötet hatte, war nicht bereit oder nicht in der Lage, in Anwesenheit seiner Mutter den Tatablauf im einzelnen zu schildern. Erst als auf Anregung des Sachverständigen die Mutter von der Verhandlung zeitweise ausgeschlossen wurde, konnte er seine Motive und den Tatablauf so genau beschreiben, daß sich alle Prozeßbeteiligten ein Bild vom Tathergang und von der Motivationslage vor der Tat machen konnten.

Bei der *Erstattung des mündlichen Gutachtens*, in welchem zur Entwicklung und Persönlichkeitsstruktur des Angeklagten, zur Motivation und zum Tatablauf differenziert Stellung genommen werden muß, stellt sich häufig die Frage, ob **der Angeklagte** für die Dauer dieser Erörterungen von der Verhandlung ausgeschlossen werden soll. Diesbezüglich bestehen je nach Alter des Angeklagten zwei Möglichkeiten:

– Bei *Jugendlichen* ist dies gemäß § 51, Abs. 1 JGG möglich.
– Bei *Heranwachsenden oder Erwachsenen* greift diese Bestimmung nicht. Es gilt *§ 247 StPO*, in dem es u. a. heißt:

„Die Entfernung des Angeklagten kann für die Dauer von Erörterungen über den Zustand des Angeklagten und die Behandlungsaussichten angeordnet werden, wenn ein erheblicher Nachteil für seine Gesundheit zu befürchten ist. Der Vorsitzende hat den Angeklagten, sobald dieser wieder anwesend ist, von dem wesentlichen Inhalt dessen zu unterrichten, was während seiner Abwesenheit ausgesagt oder sonst verhandelt worden ist."

Bei der Entscheidung über diese Fragen ist zu bedenken:

Bei *Jugendlichen* folgt das Gericht in der Regel dem Vorschlag des Gutachters, wenn dieser Bedenken hinsichtlich der Anwesenheit des Angeklagten während der Gutachtenerstattung äußert. Es sollte jedoch vom Gutachter bedacht werden, daß die verkürzte Wiedergabe des Gutachtens durch den Vorsitzenden für den Jugendlichen auch problematisch sein kann. Im übrigen herrscht unter jugendpsychiatrischen Gutachtern heute Übereinstimmung darüber, daß man die wesentlichen Gesichtspunkte und Ergebnisse der Begutachtung mit dem Angeklagten vorher bespricht. Daher wird man in der Regel davon ausgehen können, daß die Gutachtenerstattung für den Angeschuldigten nicht schädlich ist. Jedoch kann es hiervon Ausnahmen geben, z. B. bei Erörterungen über eine sehr ungünstige Prognose, so daß der Vorschlag an das Gericht, den Angeklagten vorübergehend auszuschließen, sinnvoll erscheint.

Bei *Heranwachsenden* werden seitens des Gerichtes eher Bedenken bezüglich eines vorübergehenden Ausschlusses aus der Hauptverhandlung geäußert. Denn ein solches Vorgehen stellt einen erheblichen Eingriff in die Rechte des Angeklagten dar. Wird jedoch der Heranwachsende nach Jugendstrafrecht (gemäß § 105 JGG) behandelt, was für die überwiegende Mehrzahl der Fälle zutrifft, so können diese Bedenken hintangestellt werden, da er ja nach seiner geistigen und sittlichen Reife noch einem Jugendlichen gleichsteht. Jedoch wird man einen Heranwachsenden trotz der Behandlung nach Jugendstrafrecht nur dann von der Hauptverhandlung ausschließen, wenn gravierende Argumente hierfür vorliegen.

Umgekehrt muß betont werden, daß die Anwesenheit bei der Gutachtenerstattung einen erzieherischen Wert haben kann, ebenso auch die Hauptverhandlung als solche. Es ist daher vom Gutachter, aber auch von der Jugendgerichtshilfe, zu fordern, daß sie den Angeklagten auf den Gang der Hauptverhandlung vorbereiten und die wesentlichen Ergebnisse des Gutachtens vorher mit ihm erörtert werden.

44.8.3 Zusammenarbeit mit der Jugendgerichtshilfe

Neben dem Sachverständigen ist in der Hauptverhandlung in aller Regel auch eine Vertreterin oder ein Vertreter der Jugendgerichtshilfe anwesend. Die *Aufgaben der Jugendgerichtshilfe* sind in *§ 38 JGG* geregelt. Dieser legt folgendes fest:

1. „Die Jugendgerichtshilfe wird von den Jugendämtern in Zusammenwirken mit den Vereinigungen für Jugendhilfe ausgeübt.
2. Die Vertreter der Jugendgerichtshilfe bringen die erzieherischen, sozialen und fürsorgerischen Gesichtspunkte in dem Verfahren vor den Jugendgerichten zur Geltung. Sie unterstützen zu diesem Zweck die beteiligten Behörden durch Erforschen der Persönlichkeit, der Entwicklung und der Umwelt des Beschuldigten und äußern sich zu den Maßnahmen, die zu ergreifen sind...
3. Im gesamten Verfahren gegen einen Jugendli-

chen ist die Jugendgerichtshilfe heranzuziehen...
Vor der Erteilung von Weisungen (§ 10) sind die
Vertreter der Jugendgerichtshilfe stets zu hö-
ren."

Da die Jugendgerichtshilfe meist schon früher
als der jugendpsychiatrische Sachverständige
mit dem Jugendlichen oder Heranwachsenden
Kontakt aufgenommen hat, verfügt sie oft
über sehr differenzierte Informationen, die
auch für den Gutachter nützlich sind. Deshalb
sollte zwischen dem *Sachverständigen* und der
*Jugendgerichtshilfe eine enge Zusammenarbeit
stattfinden*. In vielen Fällen sind die Vertreter
der Jugendgerichtshilfe in der Lage, Angaben
über den familiären Hintergrund und die Entwicklung des Angeklagten aus persönlicher
Kenntnis zu machen, was für die Gutachtenerstellung sehr wertvoll ist. Deshalb empfiehlt es
sich für den Sachverständigen, frühzeitig Kontakt mit der Jugendgerichtshilfe aufzunehmen
und den Jugendgerichtshilfebericht, sofern
dieser schon vorliegt, bei der Gutachtenerstellung zu berücksichtigen. Auch sollten die vorgeschlagenen Maßnahmen stets mit der
Jugendgerichtshilfe abgesprochen sein, deren
Vertreter die örtlichen Möglichkeiten in der
Regel besser kennen als der Sachverständige.
Auf diese Weise kann sichergestellt werden,
daß die vorgeschlagenen Maßnahmen realistisch und durchführbar sind. Da die Vertreter der Jugendgerichtshilfe sehr frühzeitig im
Verfahren mit dem Angeklagten Kontakt aufnehmen – oft kennen sie ihn schon aus früherer Tätigkeit –, sind sie auch oft die maßgeb-
lichen Anreger für eine jugendpsychiatrische
Begutachtung.

44.8.4 Schriftliches und mündliches Gutachten

Im Gegensatz zu zivilrechtlichen Fragestellungen, in denen das Gutachten lediglich in
schriftlicher Form eingereicht und auf eine
mündliche Anhörung des Gutachters in der
Regel verzichtet wird, stellt im strafrechtlichen
Verfahren das *schriftliche Gutachten* lediglich
eine vorbereitende Hilfe für die Hauptverhandlung dar. Denn das in der Hauptverhandlung erstattete *mündliche Gutachten* ist einzig
und allein maßgebend für die Beweisaufnahme und damit für die Beurteilung des Gerichtes.

Dennoch ist das schriftliche Gutachten nicht
nachrangig, sondern von großer Bedeutung,
weil es in aller Regel Struktur und Aussagen
des mündlichen Gutachtens in der Hauptverhandlung präjudiziert. Der Gutachter sollte
sich aber nicht scheuen, in der Hauptverhandlung von seinem schriftlich erstellten Gutachten abzuweichen, wenn z. B. durch Zeugen-
aussagen, Aussagen des Angeklagten, Angaben von Eltern des Angeklagten oder durch
andere Informanten neue Gesichtspunkte zutagegefördert werden, die dem Sachverständigen bei Erstellung des Gutachtens nicht bekannt waren.

Schriftliches Gutachten

Im schriftlichen Gutachten werden alle für die
Fragestellung wesentlichen Informationen in
geordneter und gegliederter Form zusammengefaßt. Der Untersuchungsgang bei der Erstellung des Gutachtens folgt in aller Regel dem
Untersuchungsablauf, wie er im klinischen Bereich üblich ist. Hinzu kommen differenzierte
Erhebungen, die sich mit folgenden Bereichen
beschäftigen:

- Normgenese und moralische Entwicklung,
- Tatmotivation und Tatablauf sowie vorange-
gangene Straftaten,
- genaue Persönlichkeitserforschung und pro-
gnostische Aussagen,
- Diskussion aller erhobenen Befunde im
Hinblick auf die vom Gericht formulierte
Fragestellung und
- Hinweise zur Maßnahmenwahl aus ju-
gendpsychiatrischer Sicht.

Ein Schema für den Aufbau des Gutachtens ist
in Tab. 44.2 wiedergegeben.

Besonderes Augenmerk ist auf die *Beurteilung*
und die Beantwortung der vom Gericht gestellten Fragen zu legen. Die vom Gutachter
zu leistende Aufgabe besteht darin, seine ärztlichen und psychologischen Befunde auf die im
Gesetz vorgesehenen rechtlichen Sachverhalte
und Bestimmungsstücke zu beziehen. Dabei
ist zu bedenken, daß verschiedene Formulierungen in Gesetzestexten, z. B. „tiefgreifende
Bewußtseinsstörung", im ärztlichen Sprachgebrauch eine andere Bedeutung haben als im
juristischen. Diese Unterschiede müssen dem
Gutachter bekannt sein. Es empfiehlt sich im
übrigen, jeweils die Kommentare zu den ge-

setzlichen Bestimmungen, die in die Fragestellung Eingang gefunden haben, heranzuziehen. Die *Schlußfolgerungen*, zu denen der Gutachter kommt, sind stets wissenschaftlich zu begründen, Hinweise auf die eigene Erfahrung genügen dabei nicht.

Bei der Erstellung eines schriftlichen Gutachtens ist es nützlich, auch die *möglichen Fehlerquellen und Mängel bei der Gutachtenerstellung* zu kennen. Mit den Fehlerquellen forensisch-psychiatrischer Gutachten hat sich Heinz (1982) ausführlich beschäftigt. Eine Liste möglicher Mängel psychiatrisch-psychologischer Gutachten wurde von Rasch (1986) erstellt (Tab. 44.**3**).

Die angegebenen Gutachtenmängel sind keineswegs vollständig, stellen für den Gutachter aber eine nützliche Orientierung dar, die ihn davor bewahren kann, daß sein Gutachten gemäß § 83 Abs. 1 StPO für ungenügend erachtet wird oder daß gemäß § 244 Abs. 4 StPO ein weiterer Sachverständiger herangezogen wird. Letzteres ist möglich, wenn

– „die Sachkunde des früheren Gutachters zweifelhaft ist,
– sein Gutachten von unzutreffenden tatsächlichen Voraussetzungen ausgeht,
– das Gutachten Widersprüche enthält,
– der neue Sachverständige über Forschungsmittel verfügt, die denen eines früheren Gutachters überlegen sind" (Rasch 1986, S. 242).

Mündliches Gutachten in der Hauptverhandlung

Während das *schriftliche Gutachten* im Strafverfahren gegen Jugendliche und Heranwachsende als eine wichtige *Vorbereitung* angesehen werden kann, stellt das *mündliche Gutachten* den eigentlichen und *ausschlaggebenden Teil* der Begutachtung dar. Falls im Rahmen der Beweisaufnahme neue Gesichtspunkte auftreten, so kann der Gutachter ohne weiteres von den im schriftlichen Gutachten formulierten Aussagen abweichen. Auf jeden Fall sollte der Gutachter vorher mit dem Angeklagten die wesentlichen Ergebnisse seines Gutachtens erörtert haben, damit der Angeklagte einerseits informiert ist und andererseits dessen Ausschluß in der Hauptverhandlung nach Möglichkeit vermieden werden kann. Da der Sachverständige während der

Beweisaufnahme anwesend ist, hat er Gelegenheit, Fragen an den Angeklagten und an die Zeugen zu stellen. Davon sollte er nur dann Gebrauch machen, wenn derartige Fragen für die Beantwortung der vom Gericht gestellten Fragen nützlich sind. Auf keinen Fall sollte der Sachverständige sich in die gerichtlichen oder staatsanwaltschaftlichen „Ermittlungen" einschalten.

Vor Erstattung des mündlichen Gutachtens ist der Sachverständige vom Vorsitzenden Richter darüber aufzuklären, daß er sein Gutachten unparteiisch und nach bestem Wissen und Gewissen zu erstatten hat. Zu Beginn wird er gebeten, seine Personalien einschließlich beruflicher Position, Familienstand, Alter und Wohnort zu benennen mit dem ausdrücklichen Vermerk, daß er mit dem Angeklagten weder verwandt noch verschwägert ist.

Für die **mündliche Gutachtendarlegung** haben sich folgende Gesichtspunkte als nützlich erwiesen:

– *Gutachtenerstattung in freier Form:* Das schriftliche Gutachten liegt dem Gericht vor. Seine Verlesung erübrigt sich daher. Vielmehr sollte der Sachverständige in knapper Form die wesentlichsten Ergebnisse seines Gutachtens erläutern.
– *Einarbeitung der Ergebnisse der mündlichen Verhandlung (Beweisaufnahme):* Zur Gutachtenerstattung gehört, daß der Sachverständige an verschiedenen Stellen in seinem Gutachten auf die Beweisaufnahme während der Hauptverhandlung zurückkommt und ihre wesentlichen Ergebnisse einarbeitet. Dabei kann er sowohl auf Aussagen des Angeklagten als auch der Zeugen im entsprechenden Zusammenhang hinweisen. Die Einbeziehung dieser Ergebnisse erhöht die Überzeugungskraft seines Gutachtens, weil die entsprechenden Sachverhalte, die argumentativ aufgenommen werden, von allen Prozeßbeteiligten erlebt wurden.
– *Klare Stellungnahme zur gutachterlichen Fragestellung:* Der Sachverständige sollte so genau wie möglich die vom Gericht gestellten Fragen beantworten und nicht über sie hinausgehen. Bei der Beantwortung dieser Fragen muß aber der *Sicherheitsgrad* aller Aussagen bedacht werden. Insofern muß der Sachverständige auch den Mut haben,

Tabelle 44.**2**   Schema für den Aufbau des Gutachtens (nach Rasch 1986)

Die Beurteilung der Schuldfähigkeit

Dimension	Mögliche Hinweise auf eine Beeinträchtigung
Persönlichkeit/Krankheit	*Anamnestisch-biographisch* Psychische Erkrankungen in der Familie Psychotische Episoden in der eigenen Vorgeschichte (Depressionen, Manien, schizophrene Schübe) Hirnverletzungen Persönlichkeitsumbrüche, evtl. in zeitlichem Zusammenhang mit einer Erkrankung. Selbstmordversuche Sucht, süchtige Episoden Frühe Auffälligkeiten: Einnässen, Weglaufen, Schuleschwänzen, Diebstähle im sozialen Nahraum Abbruch von Schule oder Lehre *Querschnittsbild / Psychischer Befund* Hirnorganische Wesensänderung oder Demenz Psychotischer Persönlichkeitsdefekt Produktiv-psychotische Symptomatik (Wahnideen, Halluzinationen) Verfälschte Realitätswahrnehmung Reflexive Befangenheit, d. h. Verlust an Distanz gegenüber sich selbst, Einengung des Erlebnisfeldes, Verlust an allgemeiner sozialer Kompetenz Intellektuelle Minderbegabung Testbefunde mit statistisch signifikanten Abweichungen auf psychischen Dimensionen, die mit der Fähigkeit positiv korrelieren, sozialen Erwartungen zu entsprechen
Akute exogene Einflüsse	Alkoholintoxikation Medikamenten- oder Drogenintoxikation, Kombination mit Alkoholintoxikation Entziehungserscheinungen Delirante oder amnestische Symptomatik aufgrund eines Hirntraumas, einer Intoxikation, einer Entziehung oder einer körperlichen Erkrankung Hirnorganischer Ausnahmezustand nach akuter Hirnverletzung
Körperliche Befunde	Schlechter körperlicher Allgemeinzustand, Untergewicht Akute Infektionskrankheit Chronische Erkrankung auf internem Gebiet Hirnkrankheit: Epilepsie, Hirntumor, Hirnschwund, Arterienverkalkung Appetitlosigkeit Schlaflosigkeit Gewichtsabnahme Übermüdung, Erschöpfung Chronische Intoxikationen, insbesondere mit kumulierenden und abhängigkeitsbildenden Substanzen Neurologische Abweichungen Auffälligkeiten im Elektroenzephalogramm oder im Computertomogramm Chromosomenanomalien. Hormonstörungen

Die Beurteilung der Schuldfähigkeit

Dimension	Mögliche Hinweise auf eine Beeinträchtigung
Tatvor-geschichte	Konfliktreaktionen mit krankheitsartiger Symptomatik:
	Depressive Verstimmung, möglicherweise mit sogenannter vitaler Symptomatik (Appetitlosigkeit, Gewichtsabnahme, Schlaflosigkeit), allgemeine psychosomatische Beschwerden
	Aggressive Aufladung
	Selbstmordversuche
	Soziale Ausgliederung, Arbeitsunfähigkeit, zusätzliche Konflikte
	Beeinträchtigung oder Verlust der sozialen Identität
	Längerdauernde psychopathologische Entwicklungen wie sexuelle Perversion, Medikamentensucht, Spielsucht, Querulanz, Eifersuchtswahn
	Stereotypisierung des Verhaltens
Tatverhalten	Motorische und/oder psychische Erregung
	Situationsverkennung, akute paranoide Reaktion
	Mangelhafte räumliche/zeitliche Orientierung
	Geringe oder fehlende Einstellung auf die wechselnden Erfordernisse der Situation (z. B. keine Reaktion auf Außenreize wie das Hinzukommen Dritter)

Nicht oder nur bedingt brauchbare Kriterien:

Unbewußte Motivation, Motivlosigkeit, Sinnlosigkeit, mangelnde Einfühlbarkeit

Fehlende Bereicherungstendenz

Persönlichkeitsfremdheit

Erinnerungslücken, Erinnerungslosigkeit

Nicht-Fliehen, Nicht-Verbergen, Sich-Stellen, Reue, Geständnis

die eine oder andere Frage so zu beantworten, wie es den Ergebnissen seiner Ermittlungen entspricht. Zum Beispiel ergibt sich immer wieder bei der Beurteilung der verminderten Schuldfähigkeit oder der Schuldunfähigkeit, daß die Voraussetzungen hierfür nicht positiv begründet werden können, sich aber auch nicht ausschließen lassen. Diese Aussage ist immer ein wenig unbefriedigend, aber wenn der Sachverhalt sich so darstellt, wäre es ebenso unangemessen, verminderte Schuldfähigkeit oder Schuldunfähigkeit eindeutig zu bejahen oder auszuschließen. Die Beantwortung der vom Gericht gestellten gutachterlichen Fragestellungen muß jeweils begründet werden. Es genügt nicht, mit der persönlichen Überzeugung oder der Erfahrung in ähnlichen Fällen zu argumentieren. Vielmehr müssen die Argumente für oder gegen einen entsprechenden Sachverhalt erläutert werden.

– *Keine Stellungnahme zu Fragen, die außerhalb der Kompetenz des Sachverständigen liegen:* Auf keinen Fall sollte der Sachverständige zu Fragen Stellung nehmen, die in die Kompetenz des Gerichtes oder der Staatsanwaltschaft gehören. Hierzu gehören z. B. Vorschläge zum Strafmaß oder Hinweise darauf, daß es sich bei der entsprechenden Tat um einen „minder schweren Fall" handeln könnte. Wohl sollte der Gutachter aber in allgemeiner Form Vorschläge zu den Maßnahmen aus *seiner Sicht* machen. Dies gilt für Maßnahmen der Resozialisierung, Weisungen nach § 10 Abs. 2 JGG usw. Im Gegensatz zum Sachverständigen steht der Jugendgerichtshilfe das Recht zu, Vorschläge zu den Maßnahmen zu machen.

– *Sachliche und knappe Beantwortung zusätzlicher Fragen:* Im Anschluß an die Erstattung des mündlichen Gutachtens, die abge-

Tabelle 44.**3** Mängel psychiatrisch-psychologischer Gutachten (nach Rasch 1986)

Die Beurteilung der Schuldfähigkeit

Dimension	Mögliche Hinweise auf eine Beeinträchtigung
Durch Einstellung des Gutachters	Einseitige Aktenauszüge
	Verzerrte Wiedergabe der Schilderungen des Untersuchten
	Unterstellungen, Verdächtigungen
	Direkte oder indirekte Glaubwürdigkeitsbeurteilungen
	Terminologische Vorverurteilungen
	Vorwurf des Leugnens
	Moralisieren
	Abwertende Persönlichkeitsbeschreibung („Verdammungsurteil")
	Anregungen hinsichtlich einer Bestrafung
	Hinweise, daß Druck auf den Untersuchten ausgeübt wurde
	Nicht genehmigte Nutzung von ärztlichen Unterlagen
In der Form des Gutachtens	Überflüssige umfangreiche Aktenauszüge
	Unklarer Aufbau
	Durcheinandergehen von Berichten und Bewertungen
	Seitenfüllende Wiederholungen
	Literaturzitate, deren Inhalt bei einem Sachverständigen vorauszusetzen ist
	Unverhältnismäßig geringer Zeitaufwand
	Kriminalistische Ermittlungstätigkeit
	Fehlende Belehrung des Untersuchten oder seiner Angehörigen über ihr Recht zur Aussageverweigerung
Bei der Erhebung der Vorgeschichte	Nicht-Herbeiziehung von Krankengeschichten und anderen Behandlungsunterlagen, deren Inhalt bedeutsam sein könnte (sofern der Untersuchte mit der Herbeiziehung einverstanden war)
	Nicht-Beachtung von ambulanten oder stationären psychiatrisch/neurologischen oder psychotherapeutischen Behandlungen
	Fehlen einer detaillierten Sexualanamnese bei Sexualdelikten
	Fehlen einer Schilderung der Entstehung des kriminellen Verhaltens aus der Sicht des Untersuchten
	Unkommentierte Lücken in der Vorgeschichte
	Fehlen einer Auseinandersetzung mit den Ergebnissen früherer Begutachtungen
	Fehlen der Erhebung zum körperlich-seelischen Befinden und zur Frage einer Alkohol- oder Mittelwirkung zur Tatzeit
Bei der Erhebung der Befunde	Fehlen einer körperlichen Untersuchung
	Verzicht auf weiterführende Untersuchungen bei Unterstellung oder Ausschluß bestimmter körperlicher Erkrankungen (z. B. Computertomogram, EEG, Blutuntersuchungen)
	Überbewertung von Laborbefunden
	Anwendung obskurer (nicht anerkannter) Untersuchungsverfahren
	Oberflächliche Schilderung des psychischen Befundes mit einigen überall passenden Versatzstücken
	Tautologische (lediglich aus der Tat abgeleitete) Persönlichkeitscharakterisierung

Die Beurteilung der Schuldfähigkeit

Dimension	Mögliche Hinweise auf eine Beeinträchtigung
Bei der Erhebung der Befunde	Wiederholung der Vorgeschichte im psychischen Befund an Stelle einer Befunderhebung
	Bestimmung des für die Beurteilung wesentlich erachteten Intelligenzniveaus lediglich aufgrund des Eindrucks
	Tatbewertung als zentraler Beurteilungsfaktor
In den Schluß-folgerungen	Fehlen einer wissenschaftlich anerkannten Diagnose oder einer Diskussion der differential-diagnostischen Schwierigkeiten
	Nur-deskriptive Pseudodiagnose (z. B. Verhaltensstörungen, krimineller Psychopath)
	Undifferenzierte, d. h. nicht klar begründete Verwendung der Diagnose „Neurose" oder „Psychopathie"
	Keine Erläuterung der im Gutachten referierten Befunde
	Mangelhafte Diskussion der Befunde, die nicht zu den gezogenen Schlußfolgerungen passen
	Ungeklärte offenkundige Widersprüche zwischen Lebenslauf, Eindruck und psychologischen Testergebnissen (z. B. Schulversagen trotz guter Intelligenz beim Test)
	Berufung auf „Erfahrung" statt wissenschaftlicher Belege
	Unzureichende Begründung der gezogenen Schlüsse (Zusammenhang zwischen psychischem Befund und kriminellem Verhalten)
	Keine Darstellung der tatrelevanten Entwicklung (Tatdynamik)
	Fehlen einer vorläufigen Stellungnahme zur Schuldfähigkeit, obwohl nach den vorliegenden Entwicklungsergebnissen möglich
	Angebliche Unverständlichkeit der Tat als Indiz für eine Beeinträchtigung der Schuldfähigkeit
	Fehlen prognostischer Erörterungen, obwohl angezeigt
	Fehlen therapeutischer Empfehlungen, obwohl angezeigt
	Mangelnde Konformität mit den Grundlagen unseres Rechts

sehen von besonders komplizierten und langwierigen Fällen nicht länger als 30−40 Min. dauern sollte, muß der Sachverständige für Fragen aller Prozeßbeteiligten zur Verfügung stehen. Diese Fragen können z. T. seine Kompetenz überfordern, sie können auch taktische Hintergründe haben (z. B. seitens der Verteidigung) oder mitunter in aggressiver oder polemischer Form gestellt werden. Diese Fragen sollte der Gutachter knapp und sachlich zu beantworten versuchen, ohne sich provozieren zu lassen. Er sollte aber auch Fragen, die in der gestellten Form nicht beantwortbar sind, zurückweisen, z. B. durch die Bemerkung, daß diese Frage die Erkenntnismittel eines Sachverständigen übersteigt und insofern in der vorliegenden Form nicht beantwortet werden kann.

44.9 Literatur (zu Kap. 41−44)

Arns, W., K.-A. Jochheim, H. Remschmidt: Neurologie und Psychiatrie für Krankenpflegeberufe, 6. Aufl. Thieme, Stuttgart 1989

von Baeyer, W., H. Häfner, K. P. Kisker: Psychiatrie der Verfolgten. Springer, Berlin 1964

Böhm, A.: Einführung in das Jugendstrafrecht. Beck, München 1985

Bundesarbeitsgemeinschaft für Rehabilitation: Die Rehabilitation Behinderter. Deutscher Ärzte-Verlag, Köln 1984

Bundesministerium für Arbeit und Sozialordnung: Anhaltspunkte für die ärztliche Gutachtertätigkeit im Versorgungswesen. Ausgabe 1973. Bonn 1973

Dauner, I.: Brandstiftung durch Kinder. Huber, Bern 1980

Deutsche Gesellschaft für Kinder- und Jugendpsychiatrie (DGKJ): Denkschrift zur Lage der Kinder- und Jugendpsychiatrie in der Bundesrepublik Deutschland. Marburg 1984; Neuaufl. 1990 (unveröff.)

Deutsche Gesellschaft für Kinder- und Jugendpsychiatrie (DGKJ): Stellungnahme zur Sterilisation geistig behinderter Jugendlicher. Z. Kinder- u. Jugendpsychiat. 13 (1985) 286

Deutsche Vereinigung für Jugendgerichte und Jugendgerichtshilfen u. Deutsche Vereinigung für Kinder- und Jugendpsychiatrie: Empfehlungen zur „Weisung nach § 10, II, JGG". Z. Kinder- u. Jugendpsychiat. 1 (1973) 88−92

Deutsche Vereinigung für Jugendpsychiatrie: Arbeitstagung über die Probleme der §§ 105, 21, 43, 3, 10 II des Jugendgerichtsgesetzes v. 4. 8. 1953. Monatsschrift für Kriminologie und Strafrechtsreform 38 (1955) 58−62

Ehrengut, W., J. Ehrengut-Lange, D. Seitz, G. Weber: Die postvaccinale Encephalopathie. Schattauer, Stuttgart 1972

Focken, A., C. Pfeiffer: Thesen zur Zusammenarbeit des Jugendrichters mit dem jugendpsychiatrisch-psychologischen Sachverständigen. Z. Kinder- u. Jugendpsychiat. 8 (1980) 93−103

Fthenakis, W. E.: Gemeinsame elterliche Sorge nach der Scheidung. In Remschmidt, H.: Kinderpsychiatrie und Familienrecht. Enke, Stuttgart 1984a

Fthenakis, W. E.: Der Vater als sorge- und umgangsberechtigter Elternteil. In Remschmidt, H.: Kinderpsychiatrie und Familienrecht. Enke, Stuttgart 1984b

Fthenakis, W. E.: Väter, Bd. I: Zur Psychologie der Vater-Kind-Beziehung. Urban & Schwarzenberg, München 1985a

Fthenakis, W. E.: Väter, Bd. II: Zur Vater-Kind-Beziehung in verschiedenen Familienstrukturen. Urban & Schwarzenberg, München 1985b

Gerchow, J., B. Heberle: Alkohol, Alkoholismus (Lexikon). Neuland-Verlagsges., Hamburg 1980

Glueck, S., E. Glueck: Unraveling Juvenile Delinquency. Harvard Univ. Press, Cambridge/Mass. 1950

Glueck, S., E. Glueck: Predicting Delinquency and Crime. Harvard Univ. Press, Cambridge/Mass. 1959

Glueck, S., E. Glueck: Jugendstrafrecht. Wege zur Vorbeugung. Enke, Stuttgart 1963

Harbauer, H.: Kinderpsychiatrische Aspekte bei der Begutachtung von Impfschädigungen. In Remschmidt, H. H. Schüler-Springorum: Jugendpsychiatrie und Recht, Festschrift für Hermann Stutte zum 70. Geburtstag am 1. 8. 89. Heymanns, Köln 1979

Hartmann, K., K. Eberhard: Legalprognosetest für dissoziale Jugendliche (LDJ). Vandenhoeck & Ruprecht, Göttingen 1972

Heinz, G.: Fehlerquellen forensisch-psychiatrischer Gutachten: Eine Untersuchung anhand von Wiederaufnahmeverfahren. Kriminalistik Verlag, Heidelberg 1982

Keilson, H.: Sequentielle Traumatisierung. Enke, Stuttgart 1979

Kohlberg, L.: Development of moral character and moral ideology. In Hoffman, M. L., L. W. Hoffman: Review of Child Development Research, vol. I. Russel Sage, New York 1964

Lange-Cosack, H., G. Tepfer: Das Hirntrauma im Kindes und Jugendalter. Springer, Berlin 1973

Langelüddeke, A., P. H. Bresser: Gerichtliche Psychiatrie, 4. Aufl. de Gruyter, Berlin 1976

Lempp, R.: Die Ehescheidung und das Kind. Kösel, München 4. Aufl. 1989

Lempp, R.: Gerichtliche Kinder- und Jugendpsychiatrie. Huber, Bern 1983

Lempp, R.: Gerichtliche Kinder- und Jugendpsychiatrie. In Remschmidt, H., M. H. Schmidt: Kinder- und Jugendpsychiatrie in Klinik und Praxis, Bd. II. Thieme, Stuttgart 1985

Lenckner, Th.: Strafe, Schuld und Schuldfähigkeit. In Göppinger, H., H. Witter: Handbuch der forensischen Psychiatrie I, Teil A. Springer, Berlin 1972

Mrozynski, P.: Rehabilitationsrecht. Beck, München 1979; 2. Aufl. 1988

Paul, H., H. J. Herberg: Psychische Schäden nach politischer Verfolgung. Karger, Basel 1963

Rasch, W.: Forensische Psychiatrie. Kohlhammer, Stuttgart 1986

Remschmidt, H.: Das Wohl des Kindes aus ärztlicher Sicht. Z. Kinder- u. Jugendpsychiat. 6 (1978a) 409−428

Remschmidt, H.: Junge Volljährige im Kriminalrecht. Mschr. Kriminol. 61 (1978b) 79−94

Remschmidt, H.: Prognose der Dissozialität heute. In Martinius, J.: Jugendpsychiatrie. Aktuelle Themen in Diagnostik und Therapie. MMV Medizin Verlag, München 1987

Remschmidt, H., M. Martin: Begutachtungsfragen bei Kindern und Jugendlichen. In Marx, H. H.: Medizinische Begutachtung. Grundlagen und Praxis, 6. Aufl. Thieme, Stuttgart 1992

Remschmidt, H., H. Stutte: Neuropsychiatrische Folgen nach Schädel-Hirn-Traumen bei Kindern und Jugendlichen. Huber, Bern 1980

Remschmidt, H., W. Merschmann, R. Walter: Zum Dunkelfeld kindlicher Delinquenz: Eine Erhebung an 483 Probanden. Mschr. Kriminol. Strafrechtsreform 58 (1975) 133−153

Schaffstein, F.: Jugendstrafrecht. Eine systematische Darstellung, 6. Aufl. Kohlhammer, Stuttgart 1977 (Kohlhammer Studienbücher Rechtswissenschaft)

Schneider, H. J.: Kriminalprognose. In Elster, A., H. J. Schneider: Handwörterbuch der Kriminologie, Bd. IV. de Gruyter, Berlin 1979

Schneider, K.: Klinische Psychopathologie, 12. Aufl. Thieme, Stuttgart 1980; 13. Aufl. 1987

Schönfelder, Th.: Zur Identität des jugendpsychiatrischen Sachverständigen. In Müller-Küppers, M., F. Specht: Recht − Behörde − Kind. Probleme und Konflikte der Kinder- und Jugendpsychiatrie. Huber, Bern 1979

Schüler-Springorum, H.: Rechtswissenschaften. In Remschmidt, H., M. H. Schmidt: Kinder- und Jugendpsychiatrie in Klinik und Praxis, Bd. I. Thieme, Stutgart 1988

Schulze-Lüke, G., M. Wolf: Gewalttaten und Opfer-Entschädigung. Kommentar zum Gesetz über die Entschädigung für Opfer von Gewalttaten vom 11. 05. 1976. de Gruyter, Berlin 1977

V Anhang

1 Weiterführende Literatur zur Psychiatrie der Adoleszenz

1.1 Hand- und Lehrbücher

De Ajuriaguerra, J.: Manuel de psychiatrie de l'enfant. 2. Aufl., Masson, Paris 1974

Chess, S., Hassibi, M.: Principles and practice of child psychiatry. Plenum Press, New York 1978

Dührssen, A.: Psychogene Erkrankungen bei Kindern und Jugendlichen. Eine Einführung in die allgemeine und spezielle Neurosenlehre. 13. Aufl., Vandenhoeck & Ruprecht, Göttingen 1982

Dührssen, A.: Psychotherapie bei Kindern und Jugendlichen. 6. Aufl., Vandenhoeck & Ruprecht, Göttingen 1980

Eggers, C., Lempp, R., Nissen, G., Strunk, P.: Kinder- und Jugendpsychiatrie. 5., völl. neubearb. u. erhebl. erw.Aufl., Springer, Berlin 1989 (1. bis 4. Aufl.: Harbauer,H., Lempp, R., Nissen, G., Strunk, P.)

Evans, J.: Adolescent and pre-adolescent psychiatry. Academic Press, London u. Grune & Stratton, New York 1982

Göllnitz, G.: Neuropsychiatrie des Kindes- und Jugendalters. 4. Aufl., Fischer, Stuttgart 1981

Graham, P.: Child Psychiatry. A developmental approach. Oxford University Press, Oxford 1986

Lempp, R.: Eine Pathologie der psychischen Entwicklung. 4. Aufl., Huber, Bern 1981

Lempp, R.: Gerichtliche Kinder- und Jugendpsychiatrie: Ein Lehrbuch für Ärzte, Psychologen und Juristen. Huber, Bern 1983

Lewis, M. (Ed.): Child and adolescent psychiatry. A comprehensive textbook. Williams & Wilkins, Baltimore 1991

Nickel, H.: Entwicklungspsychologie des Kindes- und Jugendalters, Bd. I u. II. Huber, Bern 1974
Bd. I: Allgemeine Grundlagen. Die Entwicklung bis zum Schuleintritt. 4. Aufl. 1982
Bd. II: Schulkind und Jugendalter. 3. Aufl. 1981

Nissen, G.: Psychische Störungen im Kindes- und Jugendalter. 2. Aufl., Springer, Berlin 1986

Nissen, G., Eggers, C., Martinius, J.: Kinder- und jugendpsychiatrische Pharmakotherapie in Klinik und Praxis. Springer, Berlin 1984

Noshpitz, J. D. (Ed.): Basic handbook of child psychiatry. Vol. I–IV. Basic Books, New York 1979

Oerter, R., Montada, L. et al.: Entwicklungspsychologie. 2., völlig neubearb. u. erw. Aufl., Psychologie Verlags Union, München 1987 (1. Aufl. 1982)

Ollendick, H., Herten, M. (Eds.): Handbook of child psychopathology. Plenum Press, New York 1983

Quay, H., Werry, J.: Psychopathological disorders of childhood. 2. Aufl., Wiley, New York 1979

Remschmidt, H. (Hrsg.): Kinder- und Jugendpsychiatrie. Eine praktische Einführung. 2. Aufl., Thieme, Stuttgart 1987

Remschmidt, H., Schmidt, M. (Hrsg.): Neuropsychologie des Kindesalters. Enke, Stuttgart 1981 (Klinische Psychologie und Psychopathologie, Bd. 15)

Remschmidt, H., Schmidt, M. (Hrsg.): Multiaxiales Klassifikationsschema für psychiatrische Erkrankungen im Kindes- und Jugendalter nach Rutter, Shaffer und Sturge. Mit einem synoptischen Vergleich zum DSM–III. 2. Aufl., Huber, Bern 1986 (1. Aufl. 1977)

Remschmidt, H., Schmidt, M. H. (Hrsg.): Kinder- und Jugendpsychiatrie in Klinik und Praxis: In drei Bänden. Thieme, Stuttgart 1985 - 1988.
Bd. I: Grundprobleme, Pathogenese, Diagnostik, Therapie. 1988
Bd. II: Entwicklungsstörungen, organisch bedingte Störungen, Psychosen, Begutachtung. 1985
Bd. III: Alterstypische, reaktive und neurotische Störungen. 1985

Rutter, M. (Ed.): Scientific foundations of developmental psychiatry. Heinemann, London 1980

Rutter, M. (Ed.): Developmental Psychiatry. Heinemann, London 1980

Rutter, M., Hersov, L. (Eds.): Child and adolescent psychiatry - modern approaches. 2. Aufl., Blackwell, Oxford 1985 (1. Aufl. 1977)

Rutter, M., Shaffer, D., Shepherd, M.: A multiaxial classification of child psychiatric disorders. World Health Organization, Geneva 1975

Rutter, M., Shaffer, D., Sturge, C.: A guide to a multiaxial classification scheme for psychiatric disorders in childhood and adolescence. Institute of Psychiatry, London 1976

Schmidt, L. R.: Lehrbuch der Klinischen Psychologie. 2. Aufl., Enke, Stuttgart 1984 (Klinische Psychologie und Psychopathologie, Bd. 1)

Schmidtchen, S.: Psychologische Tests für Kinder und Jugendliche. Hogrefe, Göttingen 1975

Shaffer, D., Ehrhardt, A. A., Greenhill, L. (Eds.): The clinical guide to child psychiatry. Free Press, New York 1985

Steinhausen, H.-Ch.: Psychische Störungen bei Kindern und Jugendlichen. Lehrbuch der Kinder- und

Jugendpsychiatrie. Urban & Schwarzenberg, München 1988

Steinhausen, H.-Ch. (Hrsg.): Das Jugendalter. Entwicklungen - Probleme - Hilfen. Huber, Bern 1990

Wolman, B. B., Egan, J., Ross, A. O. (Eds.): Handbook of treatment of mental disorders in childhood and adolescence. Prentice-Hall, Englewood Cliffs/N.J. 1978

1.2 Buchreihen

Adolescent Psychiatry.
University of Chicago Press, Chicago/Ill.

Advances in Behavioral Pediatrics.
JAI Press, Greenwich/CT.

Advances in Child Psychiatry and Child Development.
Plenum Press, New York.

Annual Progress in Child Psychiatry and Development.
Brunner/Mazel, New York.

Child Behavior and Development.
Spectrum Publications, New York.

Child Development. Abstracts and Bibliography.
University of Chicago Press, Chicago/Ill.

Child and Youth Psychiatry. European Perspectives.
Hogrefe & Huber, Toronto

Developmental Clinical Psychology and Psychiatry.
Sage Publications, Beverly Hills

Klinische Psychologie und Psychopathologie.
Enke, Stuttgart.

Mental Retardation and Developmental Disabilities.
Brunner/Mazel, New York.

Monographs of the Society for Research in Child Development.
University of Chicago Press, Chicago/Ill.

Review of Child Development Research.
Published under the auspices of the Society for Research in Child Development
University of Chicago Press, Chicago/Ill.

Wiley Series on Studies in Child Psychiatry.
Wiley, Chichester.

1.3 Zeitschriften

Acta Paedopsychiatrica. Europäische Zeitschrift für Neuropsychiatrie, Psychologie und Psychotherapie des Kindes- und Jugendalters. Verlag der Acta Paedopsychiatrica, Düsseldorf. Bd. 51. 1988ff. (Heft 1−3. 1988 im Verlag Marhold, Berlin). (Bd. 1. 1934/35−19. 1952: Zeitschrift für Kinderpsychiatrie. Bd. 20. 1953−50. 1984: Acta Paedopsychiatrica. Beide im Verlag Schwabe, Basel.)

Adolescence. An international quarterly devoted to the physiological, psychological, psychiatric, sociological, and educational aspects of the second decade of human life. Libra Publishers, San Diego. 1. 1966ff.

American Journal of Orthopsychiatry. American Orthopsychiatric Association, Albany/N.Y. 1.1930ff.

American Journal on Mental Retardation. AJMR. American Association on Mental Retardation, Washington/D.C. 92. 1988ff. (Bd. 45. 1940/41−92, 2. 1987: American journal of mental deficiency).

Applied Research in Mental Retardation.

Pergamon Press, New York. 1. 1980/81−7. 1986 (ab Bd. 8. 1987ff: Research in developmental disabilities.)

Child Development. University of Chicago Press, Chicago−London. 1. 1930ff.

Child Psychiatry & Human Development. Human Sciences Press, New York. 1. 1970/71ff.

Development and Psychopathology. Cambridge University Press, New York. 1. 1989ff.

Developmental Medicine and Child Neurology. Mac Keith Press, London. 4. 1962ff. (Bd. 1. 1958/59−3. 1961: Cerebral palsy bulletin.)

European Child and Adolescent Psychiatry. Hogrefe, Göttingen. 1. 1991ff.

Frühförderung interdisziplinär. Zeitschrift für Praxis und Theorie der frühen Hilfe für behinderte und entwicklungsauffällige Kinder. Reinhardt, München. 1. 1982ff.

Geistige Behinderung. Fachzeitschrift der Bundesvereinigung Lebenshilfe für geistig Behinderte, Marburg. Lebenshilfe-Verlag, Marburg. 19, 3. 1980ff. (Bd. 1. 1962−Bd. 19, 2. 1980: Lebenshilfe.)

Heilpädagogische Forschung. Zeitschrift für Pädagogik und Psychologie Behinderter. Marhold, Berlin. 1. 1968/69ff.

International Journal of Adolescence and Youth. Academic Publishers, . 1. 1991ff.

Journal of Abnormal Child Psychology. Plenum Press, New York. 1. 1973ff.

Journal of Adolescence. Published for the Association for the Psychiatric Study of Adolescents. Academic Press, London. 1. 1978ff.

Journal of Autism and Developmental Disorders. Plenum Press, New York. 9. 1979ff. (Bd. 1. 1971−8. 1979: Journal of Autism and Childhood Schizophrenia)

Journal of Child and Adolescent Psychopharmacology. Mary Ann Liebert, New York. 1. 1991ff.

Journal of Child Psychology and Psychiatry and Allied Disciplines. Official Organ of the Association for Child Psychology and Psychiatry. Pergamon Press, Oxford. 1. 1960ff.

Journal of Clinical Child Psychology. Official Journal of the Section on Clinical Child Psychology, Section 1, Division 12, American Psychological Association. Lawrence Erlbaum, Hillsdale/N.J. 1. 1972ff.

Journal of Developmental and Behavioral Pediatrics. Williams & Wilkins, Baltimore. 1. 1980ff.

Journal of Learning Disabilities. Fairchild Publications, New York. 1. 1968ff.

Journal of Pediatric Psychology. Plenum Press, New York. 1. 1976ff.

Journal of the American Academy of Child and Adolescent Psychiatry. Williams & Wilkins, Baltimore/Md. 1. 1962ff.

Journal of Youth and Adolescence. Multidisciplinary research publication. Plenum Press, New York. 1. 1972ff

Monatsschrift Kinderheilkunde. Organ der Deutschen Gesellschaft für Kinderheilkunde. Springer, Berlin. 128, 8. 1980ff. (1. 1902 [1903]−128, 7. 1980: Monatsschrift für Kinderheilkunde; 9. 1910−17. 1919 Teilung in Unterreihen.)

Neuropediatrics. Journal of pediatric neurobiology, neurology and neurosurgery. Hippokrates, Stuttgart. 11. 1980ff. (1. 1969−10. 1979: Neuropädiatrie.)

Neuropsychiatrie de l'enfance et de l'adolescence. Organe officiel de la Société Française de Psychiatrie de l'Enfant et de l'Adolescent. Expansion Scientifique Française, Paris. 27. 1979 ff. (1. 1953–26. 1978: Revue de Neuropsychiatrie Infantile et d'Hygiene mentale de l'Enfance.)

Pädiatrie und Pädologie. Organ der Österreichischen Gesellschaft für Kinder- und Jugendheilkunde (usw.). Springer, Wien. 1. 1965 ff.

Praxis der Kinderpsychologie und Kinderpsychiatrie. Ergebnisse aus Psychoanalyse, Psychologie und Familientherapie. Vandenhoeck & Ruprecht, Göttingen. 1. 1952 ff.

Psichiatria dell'infanzia e dell'adolescenza. Borla, Roma. 51. 1984 ff. (1907–1968: Infanzia anormale; 1969–1983: Neuropsichiatria infantile.)

La Psychiatrie de l'Enfant. Presses Universitaires de France, Paris. 1. 1958 ff.

Recht der Jugend und des Bildungswesens. Zeitschrift für Schule, Berufsbildung und Jugenderziehung. Luchterhand, Neuwied. 1. 1953 ff.

Zeitschrift für Entwicklungspsychologie und Pädagogische Psychologie. Hogrefe, Göttingen. 1. 1969 ff.

Zeitschrift für Kinder- und Jugendpsychiatrie. Huber, Bern. 1. 1973 ff.

Sachverzeichnis